Geheimnisse und Heilkräfte der Pflanzen

Verlag DAS BESTE Zürich – Stuttgart – Wien

Geheimnisse und Heilkräfte der Pflanzen

ist eine Adaptierung der französischen Ausgabe «Secrets et vertus des plantes médicinales», herausgegeben von Sélection du Reader's Digest S.A., Paris.

AUTOREN

Prof. Pierre DELAVEAU S. 337–348;
Michelle LORRAIN S. 11–15, 349–360;
François MORTIER S. 8–10;
Caroline RIVOLIER S. 43–45, 47, 49, 51–52, 54, 56–58, 60–62, 67–70, 72–75, 77–83, 85–86, 88–91, 93–100, 102–103, 105–110, 112–117, 119–121, 123, 125, 128–130, 132–134, 136–138, 140–144, 148–149, 151–154, 156, 159, 161–165, 167–171, 173–179, 183, 185–188, 193, 195–196, 202, 204, 206–209, 211, 213–216, 218–219, 221–234, 237–239, 240, 242, 244–245, 248–250, 252–254, 256–265, 267–268, 270–272, 274, 276, 279–292, 294–298, 300, 302, 304;
Dr. Jean RIVOLIER und Caroline RIVOLIER S. 364–446;

Abbé René SCHWEITZER S. 20–39, 46, 48, 50, 53, 55, 59, 63–66, 71, 76, 84, 87, 92, 101, 104, 111, 118, 122, 124, 126–127, 131, 135, 139, 145–147, 150, 155, 157–158, 160, 166, 172, 180–182, 184, 189–192, 194, 197–201, 203, 205, 210, 212, 217, 220, 235–236, 241, 243, 246–247, 251, 255, 266, 269, 273, 275, 277–278, 293, 299, 301, 303, 447–457.

ÜBERSETZER UND BEARBEITER

Dr. Hans HUTZLI S. 439–446;
Paul RASCHLE S. 8–13, 16–18, I–VIII, 20–40;
Ruth SCHNEEBELI S. 305–360;
Willi SCHNEIDER S. 14–15, 364–438;
Dr. Oskar SEBALD und Dr. Volkmar WIRTH S. 43–304.

WISSENSCHAFTLICHE MITARBEITER

Pierre BOSSERDET
René H. DELÉPINE
Michel GUÉDÈS
Prof. Paul JOVET
Prof. René PARIS

Für die deutsche Ausgabe
Dr. Otto HEGG

ILLUSTRATOREN

David BAXTER S. 85, 87, 157, 269;
Françoise BONVOUST S. 50, 52, 111, 130, 136, 160, 161, 220, 224, 232, 251, 284;
Luc BOSSERDET S. 58, 65, 72, 91, 98, 99, 167, 182, 183, 186, 200, 209, 228, 290, 294, 295;
Pierre BROCHARD S. 206;
Jean COLADON S. 55, 100, 113, 119, 139, 152, 181, 189, 255, 256, 260, 277, 304, 447–457;
François COLLET S. 62, 231;
Philippe COUTÉ S. 81, 94, 159, 162, 163, 208, 242, 261;
Françoise DE DALMAS S. 144, 185, 266, 273, 300;
Maurice ESPÉRANCE S. 20–35, 59, 66, 92, 104, 148, 158, 166, 168, 180, 194, 201, 217, 230, 247, 264, 267, 275;
Ian GARRARD S. 90, 102, 114, 134, 165, 173, 179, 207, 225, 253, 265, 274;
Odette HALMOS S. 142, 195, 235, 236, 252, 286;
Madeleine HUAU S. 60, 68, 88, 89, 120, 149, 212, 243, 276, 298;
Mette IVERS S. 70, 75, 93, 95, 106, 109, 115, 131, 132, 140, 147, 154, 174–177, 188, 206, 216, 249,

250, 281, 285, 302, 305–336;
Josiane LARDY S. 47, 74, 80, 84, 110, 124, 125, 146, 156, 184, 196, 197, 202, 205, 213, 233, 237–239, 248, 259, 263, 269, 270, 283;
Annie LE FAOU S. 54, 61, 96, 116, 128, 135, 138, 153, 172, 204, 214, 226, 229, 234, 241, 244, 257, 268, 287, 291;
Yvon LE GALL S. 76;
Nadine LIARD S. 171, 246, 301, 303;
Guy MICHEL S. 51, 53, 57, 69, 71, 83, 86, 126, 151, 190, 191, 193, 221, 222, 278, 299;
Daniel MONCLA S. 63, 121, 137, 187;
Marie-Claire NIVOIX S. 43, 64, 101, 108, 129, 279, 280, 288;
Alain d'ORANGE S. 118;
Charles PICKARD S. 107, 112, 127, 198;
Robert ROUSSO S. 44, 82, 117, 245;
Jean-Paul TURMEL S. 48, 141, 145, 150, 169, 210, 258, 262, 272, 296;
Denise WEBER S. 45, 49, 56, 67, 73, 77–79, 97, 103, 105, 122, 123, 133, 143, 155, 164, 170, 178, 192, 199, 203, 211, 215, 218, 219, 223, 227, 254, 271, 282, 292, 297 und Buchdeckel.

Erste Auflage
© 1978 Das Beste aus Reader's Digest AG,
Räffelstrasse 11, «Gallushof», 8021 Zürich

© 1978 Verlag Das Beste GmbH, Rotebühlplatz 1,
7000 Stuttgart 1

Alle Rechte, insbesondere die der Übersetzung, Verfilmung, Funk- und Fernsehbearbeitung – auch von Teilen des Buches –, im In- und Ausland vorbehalten.
Printed in Germany ISBN 3 7166 0018 0

Inhalt

Vorwort	5

Kleine Heilpflanzenkunde

Eine Naturgeschichte	8
Die Pflanze als Produzent	11
Bestimmen, Sammeln, Aufbewahren	16

Illustrierter Führer durch die Welt der Pflanzen

Wilde und verwilderte Pflanzen	43
Zier- und Nutzpflanzen	305
Giftpflanzen	337
Exotische Pflanzen	349

Gesundheit durch Pflanzen

Die Anwendung von Heilkräutern	364
Handbuch der Gesundheit	371
Pflanzen in der Tierheilkunde	439

Wörterbuch der Botanik	447
Register	458

Vorwort

Die Pflanzenwelt bietet ein faszinierendes Kaleidoskop von schier unerschöpflichem Farben- und Formenreichtum. Doch nicht genug damit. Sie liefert uns den lebensnotwendigen Sauerstoff, ernährt uns und erhält uns gesund. Zwischen der Pflanzenwelt und dem Menschen besteht also eine enge Beziehung, die so alt ist wie die Menschheit selbst. Dies sollten wir gerade in unserer hochtechnisierten Welt nicht vergessen.

Jahrtausende vor unserer Zeitrechnung hat der Mensch die heilenden Kräfte der Pflanzen erkannt und für seine Gesundheit zu nutzen verstanden. Ägypter, Griechen und Römer haben den Grundstein zur Pflanzenheilkunde gelegt, und ihre Erfahrung kam den Menschen späterer Jahrhunderte zugute. Pflanzen haben auch ganz entschieden zum Fortschritt der Medizin beigetragen, liefern sie doch wertvolle Wirkstoffe, die zur Herstellung von zahlreichen Medikamenten verwendet werden.

Die Pflanzenheilkunde oder Phytotherapie erfreut sich heute, dank einem vermehrten Umweltbewußtsein, zunehmender Beliebtheit. Das heißt nicht etwa, daß sie die moderne Chemotherapie – die Behandlung mit chemischen Medikamenten – verdrängen kann oder will. Es gibt jedoch zahlreiche Fälle, sei es nun ein lästiger Husten, Grippe, Nervosität oder äußerliche Verletzungen, bei denen pflanzliche Zubereitungen Linderung verschaffen oder eine medikamentöse Behandlung unterstützen können.

«Geheimnisse und Heilkräfte der Pflanzen» bietet eine Fülle von Wissenswertem sowohl auf dem Gebiet der Botanik als auch der Pflanzenheilkunde. Um mit Sicherheit die richtige Pflanze zu ernten, muß man sie genau kennen. Der Leser lernt deshalb zunächst ihre botanischen Merkmale kennen, so daß er beim Sammeln genau weiß, um welche Pflanze es sich handelt – der erste und wichtigste Schritt für die heilkundliche Verwendung von Pflanzen überhaupt. Er erfährt, wo bestimmte Pflanzen gedeihen – im Wald oder in Wiesen, auf kalkarmem Boden, in alpinen Lagen oder in sumpfigen Gegenden –, welche ihrer Organe heilkräftige Eigenschaften besitzen, welches die beste Jahreszeit zum Ernten dieser Pflanzenteile ist und wofür sie in der Heilkunde eingesetzt werden können. Darüber hinaus ist angegeben, bei welchen Pflanzen Vorsicht geboten ist, wie eine Pflanze hier und anderswo heißt, welches ihr wissenschaftlicher Name ist und welche Bedeutung ihr in der Mythologie und Heilkunde früher Kulturvölker zukam. Alle diese Informationen mögen dazu beitragen, das Verständnis der Pflanzenwelt zu vertiefen und sich die Pflanzen zu Vertrauten zu machen.

Über 300 Pflanzen der gesamten europäischen Flora sind an Hand von großformatigen, vierfarbigen Illustrationen dargestellt. Jede dieser Zeichnungen ist von einer Aufnahme der Pflanze in ihrem Biotop begleitet; dies soll es dem Sammler erleichtern, sie in der ihr angestammten Umgebung zu suchen. Den Giftpflanzen ist ein eigenes Kapitel gewidmet.

Die am häufigsten vorkommenden und sehr giftigen sind abgebildet, damit man sie nicht etwa mit ähnlichen, ungefährlichen Pflanzen verwechselt. Zwei weitere Kapitel handeln von heimischen und exotischen Nutzpflanzen, die nicht nur der Ernährung dienen, sondern auch zu heilkundlichen Zwecken herangezogen werden können.

Ein ausführliches Kapitel behandelt die heilkundlichen Pflanzenanwendungen. Das «Handbuch der Gesundheit» führt gesundheitliche Störungen und Körperorgane auf, zu deren Behandlung Pflanzen nutzbringend angewandt werden können. Zu jedem der Stichwörter sind die entsprechenden, im Buch beschriebenen Pflanzen, die Zubereitungsarten und Dosierungen angegeben. Bevor man jedoch daran geht, Pflanzenzubereitungen selbst herzustellen, wird empfohlen, die Ausführungen im Kapitel «Die Verwendung von Heilpflanzen» genau zu lesen. Ein weiteres Kapitel in diesem Rahmen ist der Anwendung von Pflanzen in der Tierheilkunde gewidmet.

Das Register am Schluß des Werkes führt alle im «Illustrierten Führer durch die Welt der Pflanzen» erwähnten Kräuter auf, und zwar ihre deutschen – auch die lokalen – und lateinischen Namen.

«Geheimnisse und Heilkräfte der Pflanzen» ist in erster Linie ein Lehr- und Nachschlagewerk. Die Angaben über die Heilwirkungen der Pflanzen dienen dem Hausgebrauch und ersetzen weder Arzt noch Apotheke. Stets ist daran zu denken, daß selbst mit nicht giftigen Heilpflanzen Mißbrauch getrieben werden kann. Es ist deshalb ratsam, die pflanzlichen Zubereitungen mit Maßen anzuwenden und nur solche Pflanzen zu gebrauchen, die man wirklich kennt. Bevor man sich zum Kauf von Heilkräutern entschließt, empfiehlt es sich, einen Fachmann zu Rate zu ziehen. Er kennt die Wirkung der Pflanzen und weiß um ihre heilenden Kräfte.

Kleine Heilpflanzenkunde

Eine Naturgeschichte	8
Die Pflanze als Produzent	11
Bestimmen, Sammeln, Aufbewahren	16

Eine Naturgeschichte

«Der Herr läßt die Arznei aus der Erde wachsen, und ein Vernünftiger verschmäht sie nicht», heißt es im Buch *Der Prediger*. Doch lange vor dieser alttestamentarischen Erwähnung der pflanzlichen Heilkräfte hatten Kulturvölker bestimmte Pflanzen bereits zu naturheilkundlichen Zwecken genutzt. Bemerkenswert ist, daß der Mensch seit den frühesten Zivilisationen auf allen Kontinenten nicht nur den Anbau von Pflanzen zu Ernährungszwecken ständig ausgedehnt und verbessert hat, sondern gleichzeitig auch stets auf der Suche nach ihren heilenden Kräften war. Die dabei gewonnenen Kenntnisse haben, ohne ihre Gültigkeit zu verlieren, Jahrtausende überdauert, während denen sie vertieft und ständig erweitert wurden.

Die Entwicklung der Heilpflanzenkunde vollzog sich in drei Hauptphasen. Während der ägyptischen, griechischen und römischen Antike wurden auf diesem Gebiet reiche Erfahrungen gesammelt, die vor allem über die Araber nach Europa gelangten. Die Erneuerung des wissenschaftlichen Denkens und die vermehrten Entdeckungsreisen während der Renaissance gaben den Gelehrten Gelegenheit, überlieferte Kenntnisse weiterzuentwickeln und zu ordnen. Der Fortschritt der modernen Wissenschaften seit Ende des 18. Jahrhunderts schließlich führte zu einer bedeutenden Bereicherung und Erweiterung dieses Wissensgebietes.

Die Anfänge der Heilkunde

Wir wissen heute, daß die Ägypter bereits 2000 Jahre vor den ersten Ärzten der griechischen Antike in der Heilkunde bewandert waren. 1873 erwarb der deutsche Ägyptologe Georg Ebers eine umfangreiche Papyrusrolle. Beim Entziffern der Einleitung las der erstaunte Ebers: «Hier beginnt das Buch zur Herstellung von Heilmitteln für alle Partien des menschlichen Körpers.» Die Schrift sollte sich als die früheste uns bekannte Abhandlung ägyptischer Heilkunde erweisen. Ein Teil ist der Behandlung innerer Krankheiten gewidmet, ein weiterer führt eine Liste von Heilmitteln auf. Zwei der Rezepte gehen auf die 6. Dynastie zurück (rund 2400 v. Chr.). Im alten ägyptischen Reich wurde im Palast des Pharao ein Stab von Heilkundigen, darunter Spezialisten für Zahn- und Augenheilkunde, beschäftigt. Der griechische Geschichtsschreiber Herodot berichtet: «In Ägypten ist jeder Arzt für nur eine einzige Krankheit zuständig; ihre Zahl ist darum sehr groß.» Etwa in jene Zeit fällt auch die Gründung einer Schule für Heilkunde am Tempel von Edfu in Oberägypten, die auch über einen Kräutergarten verfügte.

Zu den von den Ägyptern am häufigsten verwendeten Pflanzen zählten Wacholder *(Juniperus communis* L.), Koloquinthe *(Citrullus colocynthis* Schrad.), Granatbaum *(Punica granatum* L.), Lein *(Linum* L.), Wilder Fenchel *(Foeniculum vulgare* Mill.), Ahorn *(Acer* L.), Kardamompflanze *(Elettaria cardamomum* [L.] Maton), Kreuzkümmel *(Cuminum cyminum* L.), Knoblauch *(Allium sativum* L.), Senna *(Cassia angustifolia* Vahl), Madonnenlilie *(Lilium candidum* L.) und Rizinus *(Ricinus communis* L.). Ein ägyptisches Flachrelief zeigt auch die Alraunwurzel *(Mandragora officinarum* L.), eine Heilpflanze, welche später in den Arzneibüchern des Mittelalters eine bedeutende Rolle spielen sollte. Den Ägyptern war auch die schmerzlindernde Wirkung des Schlafmohns *(Papaver somniferum* L.) bekannt.

Beachtenswerter noch ist die nach und nach gewonnene Kenntnis der genauen Dosierung bei der Herstellung und Anwendung der einzelnen Drogen, und man darf wohl sagen, daß damit der Grundstein für das ärztliche Rezept gelegt worden ist.

Die medizinischen Kenntnisse der Ägypter fanden auch in Mesopotamien Verbreitung. 1924 gelang es Campbell Thompson, einem britischen Assyrologen, zweihundertfünfzig Pflanzen, Mineralien und andere Stoffe zu identifizieren, die den babylonischen Medizinern als Heilmittel dienten. Darunter waren vor allem die Tollkirsche *(Atropa belladonna* L.) als Mittel gegen Krämpfe, Husten und Asthma sowie der auf mesopotamischen Tafeln erwähnte Indische Hanf *(Cannabis indica* L.), der wegen seiner schmerzlindernden Eigenschaften bei Bronchitis, Rheumatismus und Schlaflosigkeit verordnet wurde.

Von der Antike zum Mittelalter

Als wirkliche Erben der ägyptischen Heilwissenschaft galten jedoch vor allem die Griechen und durch sie später die Römer. Der Universalgelehrte Aristoteles befaßte sich unter anderem auch mit Naturgeschichte und Botanik; Hippokrates, oft «Vater der Heilkunde» genannt, faßte mit seinen Schülern die Gesamtheit der medizinischen Kenntnisse seiner Zeit in einer Sammlung von Abhandlungen, dem *Corpus Hippocraticum*, zusammen. Für jede Krankheit werden darin das pflanzliche Heilmittel und seine Anwendungsweise beschrieben. Im zweiten Jahrhundert

v. Chr. erwähnt der römische Staatsmann Cato der Ältere in *De re rustica*, einem mehrbändigen Werk über die Landwirtschaft, hundertzwanzig Heilpflanzen, die er in seinem Garten kultivierte. Im ersten Jahrhundert n. Chr. führte der griechische Arzt Dioskurides in seinem Werk *De materia medica* (Über die Medizin) über fünfhundert Heilmittel pflanzlicher, mineralischer oder tierischer Herkunft auf. Wie schon die Ärzte vor ihm, bemühte er sich, das Rationale vom Irrationalen zu trennen – eine wissenschaftliche Einstellung, die von Plinius dem Älteren, dessen 37bändige Naturgeschichte *Naturalis historiae libri* manchmal etwas phantasievolle Beschreibungen enthält, jedoch nicht immer eingehalten wurde. Und der Name des griechisch-römischen Arztes Galen schließlich, der wie Hippokrates die Pharmakologie nachhaltig beeinflußt hat, ist seither mit dem Begriff der galenischen Heilmittel* verbunden.

Das Mittelalter dagegen, das zwischen Wissenschaft, Magie und Hexerei oft keinen Unterschied machte, war für den wissenschaftlichen Fortschritt eher hinderlich. Dem Schwarzen Bilsenkraut *(Hyoscyamus niger* L.), der Tollkirsche und der Alraunwurzel etwa sagte man diabolische Herkunft nach. So wurde die Jungfrau von Orléans beschuldigt, ihre Macht über die Engländer von den magischen Kräften einer in ihrem Panzer versteckten Alraunwurzel zu beziehen. Dennoch waren die während Jahrtausenden erworbenen Kenntnisse im Mittelalter nicht in Vergessenheit geraten. Vor allem die Mönche waren es, die dank ihren Latein- und Griechischkenntnissen das überlieferte Wissen zu wahren und weiterzugeben vermochten. Zahlreiche Klöster waren stolz auf ihre Heilkräutergärten mit den zur Behandlung von Kranken benötigten Pflanzen. Der heiligen Hildegard von Bingen – auch «Heilige Heilende» genannt – kommt dabei eine bedeutende Rolle zu, da sie in ihren Schriften *Physica* und *Liber simplicis medicinae secundum creationem* (Buch der einfachen Heilmittel, nach dem Schöpfungsbericht geordnet) nicht nur die alten Kenntnisse festgehalten, sondern die Kraft verschiedener bisher als Heilpflanzen noch nicht bekannter Kräuter überhaupt erstmals erwähnt hat, so z. B. das Kleine Habichtskraut *(Hieracium pilosella* L.) und die Arnika *(Arnica montana* L.). Eine bedeutende Rolle spielte auch die Schule von Salerno, die durch ihren Kontakt mit arabischen Gelehrten wie Avicenna, Avenzoar und Ibn-el-Beithar sowie ihren Zugang zu arabischen Schriften zahlreiche

heilkundliche Werke in griechischer Sprache verbreitete.

Erst die Renaissance, während der Experiment und direkte Beobachtung in den Vordergrund gestellt und ausgedehnte Reisen nach Indien und Amerika unternommen wurden, brachte einen Fortschritt in der Kenntnis der Pflanzen und ihrer Heilkräfte. Zu Beginn des 16. Jahrhunderts versuchte der Basler Arzt Paracelsus die «Seele» der Pflanzen, von der ihre therapeutischen Kräfte ausgingen, zu erfassen. Ohne irgendwelche Hilfsmittel für seine Analyse – diese kamen erst viel später auf – versuchte er, einen Zusammenhang zwischen den heilkräftigen Eigenschaften der Pflanzen und ihren morphologischen Merkmalen, ihrer Form und Farbe herzustellen. Diese Theorie wurde «Signaturenlehre» genannt. 1530 erschien ein Kräuterbuch von Otto Brunfels, in dem er versuchte, die von Dioskurides beschriebenen Kräuter mit den südwestdeutschen zu identifizieren. Sein Werk diente in der Folge den Botanikern Hieronymus Bock, Leonhart Fuchs, Dodonaeus und P. A. Mattioli (auch Matthiolus) als Vorbild für ihre Kräuterbücher. Olivier de Serres, der unter Heinrich IV. die französische Landwirtschaft reformierte, ließ auf seinem Gut in Pradel in der Region Vivarais einen prächtigen Kräutergarten anlegen, den Ludwig XIII. 1635 mit seinem «Jardin du Roy», dem Vorläufer des heutigen Nationalen Naturhistorischen Museums in Paris, kopierte. Auch der Zürcher Stadtarzt und Botanikforscher Conrad Gesner (auch Gessner) ließ im 16. Jahrhundert privat zwei botanische Gärten anlegen.

Damals arbeiteten eine Reihe bedeutender Botaniker im botanischen Zentrum Montpellier. Ihr Verdienst war es, die systematische Klassifizierung des gesamten Pflanzenreiches weiterzuführen.

Der Ausbau der seit dem Ende des 15. Jahrhunderts befahrenen Seestraßen machte Europa zum Zentrum des Welthandels. Unter den aus fernen Ländern eingeführten Produkten befanden sich auch Pflanzen mit manchmal abschreckenden Eigenschaften, wie etwa das Kurare, dessen tödliche Wirkung die Konquistadoren am eigenen Leib erfahren hatten. Man lernte die Chinarinde *(Cinchona succirubra* Pav.) kennen, die, längst bevor man daraus Chinin gewinnen konnte, gegen das Sumpffieber eingesetzt wurde; aus Amerika gelangte auch die Kenntnis von den betäubenden und anregenden Kräften der Blätter des Kokastrauches *(Erythroxylum coca* Lam.) nach Europa. Forscher und Missionare folgten den Spuren der Entdecker; darunter befanden sich Pater Charles Plumier und der Botaniker Joseph Pitton de Tournefort, der 1792 während

---

* Bei der galenischen Aufbereitung werden aktive Stoffe der Heilpflanze mit Hilfe von Lösungsmitteln und Essig ausgezogen und daraus Salben, Pflaster und andere Präparate hergestellt.

einer Reise in den Orient 1356 in Europa unbekannte Pflanzen sammelte. Bereits zweihundert Jahre vor ihm hatte der Augsburger Leonhart Rauwolf von einer Orientreise 513 getrocknete Pflanzen mitgebracht, die noch heute in der Universitätsbibliothek von Leiden aufbewahrt werden.

Carl von Linné setzte die von Botanikern in Montpellier begonnene Klassifizierung in seinem bedeutenden Werk *Systema naturae* (System der Natur) fort. Der schwedische Forscher des 18. Jahrhunderts teilt darin die Pflanzen nach den Geschlechtsverhältnissen der Blüten und den Merkmalen der männlichen Organe, des Androeceums, ein. Das Pflanzenreich gliedert er in zwei Hauptzweige auf, nämlich in Sporenpflanzen (Kryptogamen), die weder Staubblätter noch Stempel besitzen, und Blütenpflanzen (Phanerogamen), die Staubblätter und Stempel aufweisen. Innerhalb der Blütenpflanzen unterscheidet er auf Grund der morphologischen Merkmale 23 Klassen. Die Brüder Joseph, Bernard und Antoine Jussieu und ihr Neffe Antoine Laurent de Jussieu führten diese beschreibende Botanik und die systematische Einteilung weiter, ohne jedoch alle Möglichkeiten auszuschöpfen.

Auch im Hinblick auf die Pflanzenheilkunde wurde die Liste der Pflanzen seit den auf dem Papyrus aus der 6. ägyptischen Dynastie erwähnten Rezepten ständig erweitert. Die Beschreibung ihrer Merkmale und die Angaben zu ihrer Verwendung wurden systematischer; die Einteilung der Arten erfolgt heute nach strengen Richtlinien. Und trotzdem konnte bisher weder die Gesetzmäßigkeit der Entwicklung einer Pflanze noch ihr innerer Aufbau oder die Ursache für ihre Wirksamkeit bei der Behandlung von Krankheiten genau erklärt werden. Mit Bestimmtheit wissen wir lediglich, daß sie diese oder jene Wirkung hat.

Der Weg zur modernen Pflanzenkunde

In den letzten zwei Jahrhunderten wurden allerdings auf diesem Gebiet bedeutende Fortschritte erzielt. Die Einführung der neuen Pflanzensysteme nämlich, nach denen sich ähnliche Pflanzenarten oft nur durch ein bestimmtes Merkmal unterscheiden, führte zur These einer allmählichen Entwicklung, d. h. Evolution der Pflanzenarten. Dank der Paläobotanik, die auf den Zürcher Botaniker Johann Jacob Scheuchzer zurückgeht und die ausgestorbene und stammesgeschichtlich alte Pflanzen in Versteinerungen untersucht, konnte diese These zu Beginn des 19. Jahrhunderts, vor allem durch die Arbeiten Adolph Brongniarts, bestätigt werden. 1694 löste Rudolf Jacob Camerarius in Tübingen das Geheimnis der Sexualität der Samenpflanzen. Er erbrachte den Nachweis, daß sich reife Samen nur dann bilden, wenn die Narbe mit Blütenstaub bestäubt wird. Sein Landsmann Joseph Gottlob Kölreuter stellte durch Hybridisierungsversuche fest, daß der Blütenstaub auch am Aufbau der nächsten Generation beteiligt ist. 1866 entdeckte der Mönch Gregor Mendel aus Brünn auf Grund von Beobachtungen an Erbsen die Vererbungsgesetze und die Gesetze der Änderung der Erbanlagen. Dies war die Geburtsstunde der klassischen Genetik. Während all diese Erkenntnisse die Entwicklung des Pflanzenreiches betreffen, führten der Genfer Alphonse de Candolle und der Franzose Henri Lecoq die Pflanzengeographie ein.

Die Erfindung des Mikroskops Ende des 16. Jahrhunderts ermöglichte es, die Feinstruktur der Pflanzen weit besser zu erkennen. Dies führte zu Beginn des 19. Jahrhunderts zur genaueren Kenntnis der Zelle und damit zur Histologie, der Wissenschaft von den Geweben. Bereits im Jahr 1800 hatte der französische Naturalist Jean Baptiste de Lamarck den Begriff der Biologie eingeführt. Dank den Fortschritten der Chemie, besonders der Chemie der Lebensvorgänge oder Biochemie, konnten schließlich die wirksamen Substanzen der Heilkräuter erkannt und isoliert werden: 1804 wurde das Morphium aus dem vom Schlafmohn gewonnenen Opium isoliert, 1817 das Emetin aus der Ruhrwurzel (*Cephaelis ipecacuanha* Baill.), 1818 das Strychnin aus der Brechnuß (Frucht von *Strychnos nux-vomica* L.) und 1820 das Chinin aus der Chinarinde.

Viele dieser Verbindungen kann man heute synthetisch herstellen. Das heißt jedoch nicht, daß die Pflanzen dadurch ihren Verwendungszweck eingebüßt haben oder die Bemühungen der Ärzte Cazin im 19. und Leclerc im 20. Jahrhundert zur Verteidigung und Verbreitung der Pflanzenheilkunde umsonst waren. Keineswegs. Zum einen können gewisse, in den Pflanzen enthaltene Stoffe noch immer nicht synthetisch hergestellt werden, zum andern gelingen weitere synthetische Produkte nur, wenn die Pflanzen dazu die Rohstoffe liefern. So enthalten etwa Agave (*Agave* L.) und Yamswurzel (*Dioscorea* L.) organische Ausgangspunkte, welche zur «Halbsynthese» gewisser Hormone, z. B. der Cortisone und ihrer Derivate, unentbehrlich sind.

Vergessen wir jedoch nicht, daß die pflanzliche Droge ein organisch entstandenes Produkt ist, das vom Organismus im allgemeinen besser vertragen wird als vollständig synthetische Stoffe. Die Pflanzenheilkunde ist auch heute, trotz der bedeutenden Fortschritte in der chemischen Heilmittelproduktion, sehr verbreitet. Ihre Beliebtheit nimmt sogar zu.

Die Pflanze als Produzent

Grüne Pflanzen benötigen Wasser aus dem Boden, Kohlendioxid (CO_2) aus der Luft und Sonnenenergie, um Kohlenhydrate herzustellen. Diese Umwandlung von chemischen Verbindungen mit Hilfe der Sonnenenergie – Kohlenstoffassimilation oder Photosynthese – vollzieht sich in den Chloroplasten der Blätter. Aus den Kohlenhydraten bilden sich energiespeichernde Reservestoffe, neue Pflanzenzellen und sekundäre Pflanzenstoffe (Lipide, ätherische Öle und Glykoside). Als lebende und atmende Zelle nimmt die Pflanze Sauerstoff (O_2) auf und gibt CO_2 ab. Tagsüber wird dieser Gasaustausch durch die Photosynthese überlagert, so daß am Tag eine große Menge O_2 und nachts eine geringe Menge CO_2 frei wird. Durch einen anderen Vorgang nehmen die grünen Pflanzen über die Wurzel Mineralsalze und Nitrate auf und produzieren daraus Eiweißstoffe und Alkaloide.

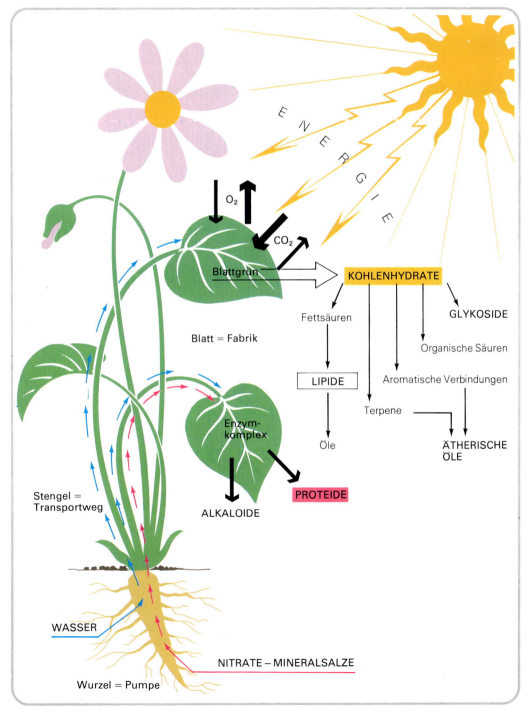

Die wirksamen Stoffe der Pflanzen

Der Stoffwechsel der grünen Pflanzen liefert vor allem Kohlenhydrate und Eiweißstoffe (Proteide). Ein Teil der Kohlenhydrate wird in verschiedene Verbindungen umgewandelt, wobei die Fettsubstanzen (Lipide) für die Pflanze am wichtigsten sind. Daneben fallen auch sekundäre Pflanzenstoffe an, die der Mensch zu Heilzwecken benützt, wie Glykoside, Alkaloide, ätherische Öle und Gerbstoffe (Tannine). Zudem liefern die Pflanzen Vitamine, Spurenelemente und Antibiotikastoffe.

Die Glykoside. Diese Verbindungen bestehen aus Zucker und einem nicht zuckerartigen Teil, dem Aglykon oder Genin. Man vermutet, daß die Genine Ausscheidungsprodukte sind. Als solche wären sie toxisch; zu ihrer Neutralisierung verbinden sie sich mit einem Kohlenwasserstoff, mit dem zusammen sie ein für die Pflanze ungiftiges Glykosid bilden. So scheidet der Kirschlorbeer ein Öl aus, das ein Blausäureglykosid enthält. Das Genin dieses Glykosids, die Blausäure, ist für den Menschen ein gefährliches Gift. In der Heilkunde werden zahlreiche Glykoside verwendet, so z. B. das Digitalin, ein starkes, das Herz anregendes Mittel oder Salicin, der Vorläufer von Aspirin. Die Glykoside werden entsprechend der Beschaffenheit ihrer Genine eingeteilt (siehe folgende Tabelle).

pflanzliche Alkali genannt) interessiert, denn sie wirken schon in geringster Dosis sehr exakt auf bestimmte Funktionen des menschlichen Körpers. Man kennt heute über 1000 verschiedene Alkaloide und schätzt, daß etwa 15–20 Prozent der Blütenpflanzen Alkaloide enthalten. Allein im Milchsaft unreifer Fruchtkapseln des Schlafmohns verbergen sich 25 verschiedene Sorten dieser Stoffklasse. Die Alkaloide schmecken oft bitter; sie sind stark wirksam und verlangen deshalb eine sehr genaue Dosierung. Die Alkaloide (von Strychnin über Ephedrin und Theophyllin bis Emetin) sind die wichtigste Quelle unserer Medikamente.

Die ätherischen Öle. Auch dies sind Ausscheidungsprodukte des pflanzlichen Stoffwechsels. Man unterscheidet zwei Formen: die eigentlichen pflanzlichen ätherischen Öle und die Harze. Sie kommen als Emulsionen vor und neigen dazu, sich zu größeren Tröpfchen zu vereinen. Diese gibt die Pflanze dann über Ausscheidungskanäle nach außen ab. Die eigentlichen ätherischen Öle aber sind flüchtig und dringen durch die Epidermis der Blätter und Blüten nach außen; sie verbreiten oft einen sehr ausgeprägten Duft. Solche Öle sind Terpene, d. h. lange Ketten von Kohlenwasserstoffen aus in beliebiger Zahl aneinandergereihten Isopreneinheiten. Die

Einige Glykoside und ihre Einteilung

Glykosid-klasse	Blausäure-glykosid	Phenol-glykosid	Cumarin-glykosid	Steroid-glykosid	Flavon-glykosid
Beispiel eines Glykosids	Amygdalin	Salicin	Melilotosid	Digitalin	Quercitin
Genin (oder Aglykon)	Blausäure	Saligenin	Cumarin	Digitalin	Quercetin
Pflanzliche Herkunft	Bittermandel	Silberweide (Rinde)	Honigklee	Roter Fingerhut	Stieleiche (Blatt)

Die Alkaloide. Dies sind stickstoffhaltige organische Verbindungen, deren Funktion noch nicht genügend geklärt ist; man vermutet, daß es sich um Abfallprodukte handelt. Ihre Chemie ist kompliziert, und man teilt sie entsprechend ihrem Kern in etwa 15 verschiedene Gruppen ein. Je nach Art der Pflanze sind sie in verschiedenen Organen lokalisiert. Das Nikotin etwa entsteht in den Wurzeln der Tabakpflanze, wird aber nur in den Blättern gespeichert; die Alkaloide des Schlafmohns sind in dessen Fruchtkapseln, jene des Chinarindenbaums in der Rinde, die des Kaffeestrauchs im Samen enthalten. Seit 1804 das Morphium aus Opium isoliert wurde, hat sich die Medizin für die Alkaloide (damals

Harze sind normalerweise in ätherischen Ölen gelöst und erscheinen erst dann als zähflüssiger oder sogar fester Rückstand, wenn diese sich verflüchtigt haben. Ätherische Öle haben eine antiseptische Wirkung und verhindern Holzfäule; aus diesem Grund werden auch die mit Harz überzogenen Kiefernknospen zur Desinfektion der Atemwege angewendet.

Die Gerbstoffe. Sie bestehen aus sehr verschiedenartigen Phenolverbindungen und färben die Organe, in denen sie sich befinden, braunrot. Auch sie gelten als Abfallprodukte des Stoffwechsels. Gewisse Pflanzen reichern sie in großen Mengen an; so bestehen z. B. über 20

Prozent des Trockengewichts vom Holz des südamerikanischen Quebrachobaums *(Schinopsis quebracho-colorado* Barkl. et T. Mey.*)* aus Gerbstoffen, die zum Gerben, d. h. Haltbarmachen von Leder, verwendet werden. In der Arzneikunde werden sie wegen ihrer adstringierenden, stopfenden und den Kreislauf stärkenden Eigenschaften gebraucht. Daneben gibt es weitere pflanzliche, den Gerbstoffen verwandte Farbstoffe, wie die Flavonoide – gelbe Pigmente, die zur Stärkung der Kapillargefäße eingesetzt werden.

Vitamine, Mineralstoffe und Antibiotika. Die Pflanzen beliefern uns mit notwendigen Vitaminen, die unser Körper nicht selbst herstellen kann. Sie finden sich in ausgewogener Mischung in Früchten und frischem Gemüse. Aus den Pflanzen beziehen wir zudem eine große Zahl der für uns notwendigen Mineralstoffe, wie Stickstoff, Kalzium, Kalium, Natrium, usw. Einige weitere dieser Stoffe sind in geringer Menge in unserem Organismus vorhanden; hier handelt es sich um Spurenelemente, wie Zink, Eisen, Kobalt, Kupfer, Mangan, Lithium, Caesium, Nickel, Molybdän, usw. Ein Mensch mit einem Körpergewicht von etwa 70 kg hat etwa 4,2 g Eisen (wovon 3 g in den roten Blutkörperchen), 2,2 g Zink und 0,28 g Mangan in sich. Die Pflanzen liefern ausgewogene Mischungen fast aller Spurenelemente. Zudem stellen einige pflanzliche Organismen antibiotische Stoffe her; ein Beispiel dafür ist das Penicillin, das aus dem Pinselschimmel (einem Schimmelpilz) gewonnen wird. Auch die schwefelhaltigen ätherischen Öle des Knoblauchs sowie einige Glykoside des Senfs wirken antibiotisch.

Die Pflanzenorgane in der Heilkunde

Die verschiedenen Pflanzenorgane sind ungleich mit wirksamen Stoffen ausgestattet. Die in der Heilkunde verwendeten Organe nennt man «pflanzliche Drogen». Das am meisten verwendete Organ ist das **Blatt**, da es die Glykoside und die meisten Alkaloide herstellt. Der **Stengel** dient lediglich als Transportweg zwischen Wurzeln und Blättern, kann aber dennoch Wirkstoffe enthalten; dies gilt im besonderen auch für die **Rinde** von Bäumen und Sträuchern sowie für den **Splint** als Teil des Stammes zwischen Kernholz und Rinde. Auch das **Holz** kann verwendet werden, wie das der Hängebirke, das uns pflanzliche Kohle liefert. Der Stengel endet in einer **Knospe**; diese ist ein vollständiger, doch verkleinerter Sproß. Manche Knospen wirken antiseptisch, wie die der Weißtanne. Unterirdische Sprosse (Stengel), welche die Funktion einer Vorratskammer übernehmen, sind **Rhizome (Wurzelstöcke), Knollen** und **Zwiebeln. Sie** sorgen vor allem für das Überleben einer Knospe im Winter, wenn alle Blätter abgefallen sind. Die Knollen der Kartoffel speichern Zuckermoleküle in Form von Stärke. Schwefelhaltige ätherische Öle sind in den Zwiebeln der Küchenzwiebel und des Knoblauchs enthalten. Die **Wurzel** entnimmt dem Boden Wasser und Mineralsalze und gibt sie an die Blätter weiter. Oft speichert sie Zucker, manchmal auch Vitamine; sie kann aber auch alkaloidhaltig sein.

Die **Blüte** sorgt für die Weitergabe der Erbträger. Ihrer oft aktiven Substanzen wegen wird sie auch in der Pflanzenheilkunde geschätzt. Die bunten Kronblätter sind reich an Pigmenten: Die Krone des Besenginsters enthält Flavonoide, die der Essigrose Gerbstoffe; die Lavendelblüten sind besonders reich an ätherischem Öl. Die Blüten, vermischt mit Blütenstielen und kleinen Blättchen des Blütenstandes, bilden die **blühenden Sproßspitzen**. Die Blütenstandstiele werden oft auch Spindel genannt. Die Kirschenstiele sind, wie die Griffel vom Mais, wassertreibend. Der Pollen ist vitaminreich und enthält zahlreiche Spurenelemente. Wenn die Blüten nicht gepflückt werden, werden sie zu **Früchten.** Die Früchte der Doldenblütler enthalten ätherische Öle; man verwendet unter anderem die Früchte von Fenchel, Anis und Kümmels. Die fleischigen Früchte dieser Pflanze enthalten Vitamine, organische Säuren und Zucker. Die Heidelbeere ist besonders reich an Vitamin P (ein Bioflavonoid), außerdem ist sie wirksam gegen Durchfall und tötet gewisse krankheitserregende Bakterien im Darm.

Der **Same** (oder das Korn) ist ein eigentlicher Vorratsspeicher, der alle notwendigen Nährstoffe der künftigen Pflanze – Kohlenhydrate, Fettkörper und Eiweißstoffe – in harmonisch ausgewogener Menge enthält. Der Same liefert uns die pflanzliche Stärke und die meisten Pflanzenöle. Die niederen, blütenlosen Pflanzen bilden zu ihrer Vermehrung Sporen, dies sind oft kleine, gelbliche, dem Pollen ähnliche Keime. Die Sporen des Keulenbärlapps beispielsweise werden seit langer Zeit zur Herstellung von verschiedenen Wundpulvern verwendet.

Manchmal sind pflanzliche Drogen **Ausscheidungen von Pflanzenorganen**, wie die Harze und gummiartigen Stoffe. Ein zähflüssiges Sekret befindet sich zum Beispiel unter der Rinde der Stechpalme; es wird für Umschläge bei Abszessen und Furunkeln gebraucht.

DIE PFLANZE ALS PRODUZENT

Lexikon
der medizinischen Eigenschaften der Pflanzen

Auf diesen beiden Seiten werden die im vorliegenden Werk erwähnten medizinischen Eigenschaften der Pflanzen erklärt. Der besseren Verständlichkeit halber sind die meisten der aus dem Lateinischen oder Griechischen stammenden Begriffe in ihrer deutschen Übersetzung wiedergegeben. Allgemein bekannte, in der Medizin gebräuchliche Fremdwörter wurden übernommen.

A

Abführend: Erleichtert den Austritt des Darminhaltes, indem sein Volumen erhöht oder die Darmbewegung (Peristaltik) intensiviert wird.

Abführend, stark: Verursacht starke Darmbewegungen und bewirkt eine rasche und gründliche Darmentleerung. Dabei kann die Darmschleimhaut gereizt werden.

Absorbierend (aufsaugend): Bei innerlicher Anwendung einer Pflanze mit dieser Eigenschaft verbinden sich die Pflanzenwirkstoffe mit den Magenabsonderungen (Sekreten), um den Durchgang durch den Darm zu verlangsamen und das Luftschlucken (Aerophagie) sowie das Auftreiben von Gasen zu verhindern. Bei äußerlicher Anwendung wird die Pflanze in Pulverform zum Austrocknen von Wunden angewendet.

Adstringierend (zusammenziehend): Verengt und zieht das Gewebe, die Blutgefäße (Kapillaren) und ihre Öffnungen zusammen und vermindert die Absonderung der Schleimhäute. Adstringierende Pflanzen wirken oft blutstillend und können die Verstopfung fördern.

Antiallergisch: Macht Stoffe unschädlich, die beim Menschen Allergien hervorrufen können.

Antianämisch: Bekämpft die Blutarmut durch Zufuhr von Vitamin B und Mineralstoffen (Eisen), damit im Blut wieder eine genügend große Zahl von roten Blutkörperchen erzeugt werden kann.

Antidiabetisch: Führt eine Senkung des Blutzuckergehaltes herbei.

Antiinfektiös: Hilft Infektionen bekämpfen.

Antineuralgisch: Bekämpft die Schmerzen in den Bahnen der Sinnesnerven. Es gibt Pflanzen mit einer ausgesprochen antineuralgischen Wirkung, wie etwa die Gewürznelke, deren Essenz äußerlich zur Linderung von Zahnschmerzen angewendet wird.

Antiparasitär: Tötet alle Parasiten (Insekten, Milben, Würmer).

Antiseptisch (keimtötend): Tötet die Mikroben oder verhindert ihre Ausbreitung, so daß eine Ansteckung vermieden wird. Trägt zur Desinfizierung der Wunde bei und ermöglicht die Reinigung gewisser Organe. Eukalyptus und Fichte wirken keimtötend in den Atemwegen.

Aphrodisiakisch (sexuell stimulierend): Verstärkt die Potenz oder den Geschlechtstrieb (Libido). Allerdings wirkt keine Pflanze wirklich aphrodisiakisch.

Appetitanregend (appetitsteigernd): Ausgelöst durch Bitterstoffe, die den Appetit und die Tätigkeit der übrigen Verdauungsorgane anregen.

Aromatisch: Stärkend und oft auch verdauungsfördernd wirkende, wohlriechende Öle.

Atemregulierend: Reguliert die Atmung und erleichtert das Atmen.

Augenerkrankungen, gegen: Hilft bei gewissen Erkrankungen des Auges und des Augenlids.

Auswurf, fördert den (expektorierend): Fördert den Auswurf von Schleim aus Bronchien und Rachen.

B

Balsamisch: Wirkt wie ein Balsam lindernd auf die Schleimhäute der Atemwege.

Bandwürmer, gegen: Siehe Wurmtreibend.

Beruhigend: Siehe Sedativ.

Betäubend: Verschafft einen tiefen, künstlichen Schlaf, mindert die Empfindungsfähigkeit. Die Wirkung kann örtlich (lokal) oder umfassend sein. Im letzteren Fall kann das Bewußtsein abgeschwächt oder ganz ausgeschaltet werden.

Bitter: Fördert den Appetit und regt die Magenfunktionen an. Pflanzen mit dieser Eigenschaft wirken auch kräftigend und können den Ausbruch von Fieber verhindern.

Blasenziehend: Siehe Hautreizend.

Blutbildend: Siehe Antianämisch.

Blutdruckerhöhend: Wirkt anregend und bewirkt eine Erhöhung des Blutdrucks in den Arterien.

Blutdrucksenkend: Bewirkt eine Senkung des arteriellen Bluthochdrucks.

Blutgerinnungsfördernd: Siehe Hämostatisch.

Blutstillend: Bekämpft die Blutung durch Zusammenziehen und Festigen der feinsten Blutgefäße (Kapillaren) oder durch Förderung der Blutgerinnung (Koagulation).

Blutreinigend: Reinigt das Blut, indem das Ausscheiden der Abfallstoffe aus dem Körper gefördert wird. Diese Pflanzen wirken auch wassertreibend, abführend und schweißtreibend.

Blutzuckersenkend: Siehe Antidiabetisch.

Brechreiz, gegen: Bekämpft den nervösen oder krampfhaften Brechreiz.

Brechreizerzeugend: Verursacht Erbrechen, um die Entleerung des Magens bei Vergiftungen herbeizuführen.

Bronchialerkrankungen, gegen: Wirkt beruhigend auf die Organe des Atmungsapparates. Hustenbekämpfende Pflanzen wirken pektoral, d. h. sie verhindern Bronchialerkrankungen.

C

Cholesterinsenkend: Senkt den Cholesteringehalt des Blutes und schaltet damit eine der wichtigsten Ursachen für die Arteriosklerose aus.

D

Durchfall, gegen (antidiarrhöisch): Bekämpft den Durchfall durch Zufuhr von adstringierenden Stoffen oder durch Beruhigung des Darmtraktes.

E

Entzündungshemmend (entzündungswidrig): Schwächt Entzündungen ab, indem die entsprechende Reaktion des Körpers gehemmt wird.

Erfrischend: Stillt den Durst und senkt die Körpertemperatur. Erfrischend wirken Pflanzen mit Fruchtsäuregehalt. Pflanzen mit dieser Eigenschaft wirken auch entzündungshemmend.

Erweichend: Übt eine besänftigende und beruhigende Wirkung

DIE PFLANZE ALS PRODUZENT

auf Haut und Schleimhäute aus, wenn diese entzündet sind.

F

Fettbildend: Fördert die Speicherung von Fetten, also die Ausdehnung des Fettgewebes, oft durch Einlagerung von Fettsubstanzen (Lipiden).

Fiebersenkend: Bekämpft Fieber, verhindert seinen Ausbruch.

G

Gallensekretion, fördert die: Regt die Ausscheidung der Galle durch die Leber an und fördert damit die Verdauung der Fettstoffe.

Gallentreibend: Zieht die Gallenblase zusammen und ermöglicht somit den Austritt der Galle aus dem Gallengang in den Darm.

Gefäßerweiternd: Erweitert die Blutgefäße, indem die gereizten Gewebe vergrößert und beruhigt werden.

Gefäßverengend: Strafft und verengt die Blutgefäße.

Geruchbindend (desodorierend): Bindet schlechten Körpergeruch und krankhafte Körperausdünstung.

Geschwüre, gegen (antiulzerös): Wirkt lindernd auf Geschwüre der Verdauungsorgane, oft durch Senkung des Säuregehaltes des Magensaftes.

Gichtbekämpfend: Bekämpft die Gicht durch Verhinderung von Harnsäurebildung oder Senkung des Harnsäurespiegels.

H

Hämolytisch: Greift die roten Blutkörperchen an und kann eine Blutarmut oder Gelbsucht auslösen.

Hämostatisch: Fördert die Gerinnung des Blutes, also auch die Vernarbung einer Wunde. Dies kann durch zusammenziehende (adstringierende) Wirkung oder durch Zufuhr von gerinnungsfördernden Substanzen, wie den Vitaminen K+P erfolgen.

Harntreibend: Siehe Wassertreibend.

Hautreizend: Erzeugt bei äußerlicher Anwendung eine Rötung und Erwärmung der Haut.

Hepatisch: Hilft Leber und Galle bei den Verdauungsfunktionen, vor allem bei der Ausscheidung der Galle.

Herzregulierend: Verstärkt, verlangsamt und reguliert den Herzschlag.

Hühneraugen, gegen: Bewirkt bei äußerlicher Anwendung eine Erweichung und oft sogar Auflösung von Hühneraugen.

Hustenbekämpfend: Beruhigt Husten- und Rachenreiz.

I

Insektizid: Tötet gewisse Insekten und vertreibt andere. Die insektenvernichtende Wirkung geht von flüchtigen Stoffen aus, die der Pflanze entweichen.

K

Kopfschmerzen, gegen: Besitzt beruhigende Eigenschaften, die speziell den nervösen Kopfschmerz lindern.

Krampflösend: Löst schmerzhafte Muskelkrämpfe, indem diejenigen Nerven beeinflußt werden, welche den Rhythmus der Muskelzusammenziehung bestimmen.

M

Magenwirksam: Siehe Verdauungsfördernd.

Menstruation, reguliert die: Erleichtert und fördert den Eintritt der Menstruation. Die Regelblutung kann jedoch nicht von einer Pflanze allein eingeleitet werden.

Milchsekretion, fördert die: Siehe Milchtreibend.

Milchsekretionshemmend: Vermindert die Aussonderung von Muttermilch.

Milchtreibend: Fördert oder aktiviert die Absonderung von Muttermilch.

Mineralsalzzuführend: Durch Zufuhr von Mineralsalzen und Spurenelementen wird das Gleichgewicht des Körpers an diesen Stoffen wiederhergestellt.

Muskelverspannung, gegen: Beruhigt und wärmt die Muskeln und vermindert durch eine ableitende und krampflösende Wirkung deren Verkrampfung.

N

Narbenbildend: Siehe Wundheilend.

Niesreiz, erzeugt: Regt den Niesreiz an.

S

Schlaf, fördert den: Begünstigt den Schlaf entweder durch direkte Einwirkung auf das Zwischenhirn (Hypothalamus) oder durch Beruhigung des gesamten Organismus.

Schlankheitsfördernd: Fördert den Gewichtsverlust durch eine wassertreibende Wirkung oder durch Appetitverminderung.

Schleimbildend: Enthält Kohlenhydrate, die nach gewisser Zeit im Wasser aufquellen und eine zähflüssige Masse, den Schleim, bilden.

Schleimlösend: Verflüssigt die Ausscheidung der Bronchien, damit der darin gebildete Schleim besser ausgehustet werden kann.

Schmerzlindernd: Bekämpft den Schmerz direkt über das schmerzende Organ oder über das Zentralnervensystem, von wo aus der Schmerz gesteuert wird.

Schweißhemmend: Vermindert die Ausscheidung von Schweiß.

Schweißtreibend: Regt die Transpiration an.

Sedativ: Beruhigt und reguliert die Nerventätigkeit.

Skorbut, gegen: Bekämpft den Skorbut – eine durch Vitamin-C-Mangel hervorgerufene Krankheit, die früher vor allem Seefahrer befiel – durch Zufuhr von Vitaminen, vor allem von Vitamin C.

Steinbildung, gegen (antilithiasisch): Wirkt der Bildung von Steinen in Gallen- und Harnwegen entgegen oder begünstigt deren Auflösung.

Stimulierend (anregend): Regt die Wachheitsfunktionen, die Tätigkeit der Nerven und Gefäße an. Es gibt Anregungsmittel für bestimmte Organe, wie etwa den Verdauungstrakt oder das Herz; wieder andere wirken zentralanregend (analeptisch).

T

Tonisch: Wirkt stärkend auf den Organismus und vertreibt die Müdigkeit.

U

Übelkeit, gegen: Siehe Brechreiz, gegen.

V

Verdauungsfördernd: Unterstützt den Magen in seiner Tätigkeit und fördert so die Verdauung.

W

Wassertreibend: Vollendet den Ausscheidungsprozeß, indem das Blut von Giftstoffen befreit wird. Einige wassertreibende Pflanzen schwemmen die Chlorsalze aus und werden deshalb gegen Wassersucht (Ödeme) angewandt, wieder andere erhöhen einfach das Volumen des Urins.

Windtreibend (karminativ): Fördert die Austreibung von Gasen aus dem Darm. Pflanzen mit aromatischen und stimulierenden Eigenschaften sind oft windtreibend.

Wundheilend: Fördert die Vernarbung von Wunden und die Heilung von Quetschungen.

Wundreinigend: Reinigt Wunden und Geschwüre und beschleunigt ihre Vernarbung.

Wurmtreibend: Treibt die Würmer aus der Darmregion aus. Je nach Wurmart (z. B. Band-, Haken-, Maden- und Spulwürmer) gelangen verschiedene Pflanzen zur Anwendung.

Z

Zirkulation, fördert die: Aktiviert die Blutzirkulation und regt die Verdauungsfunktion an.

15

Bestimmen, Sammeln, Aufbewahren

Die Formenvielfalt des Pflanzenreiches scheint unbegrenzt, und man könnte glauben, daß diese überbordende Fülle jede systematische Gruppierung unmöglich mache. Aber so verschwenderisch die Natur auch erscheinen mag, ist sie doch einer Gesetzmäßigkeit unterworfen und formt nach ganz bestimmten Modellen. Diese zu erkennen, ihre Merkmale und Beziehungen zueinander aufzudecken und die hinter der Formenvielfalt verborgene Gesetzmäßigkeit zu erfassen, um sie der ordnenden Vernunft zu unterstellen, war das Werk ganzer Forschergenerationen.

Das Ergebnis jahrhundertelanger Bemühungen, die Pflanzen zu klassifizieren und in Unterabteilungen einzuteilen, kann heute in Form eines Bestimmungsschlüssels zusammengefaßt und dargestellt werden. Beschränkt man sich auf die im vorliegenden Werk vorgestellten Pflanzen, kommt man, der Unterteilung dieses Schlüssels folgend, auf 100 Pflanzenfamilien, z. B. die Doldenblütler, Korbblütler, Liliengewächse, usw. Eine Pflanzenfamilie ist ein Teil einer Ordnung, diese wiederum Teil einer Klasse; die nächst höheren Gruppen sind Unterabteilung und Abteilung, bis schließlich die Gesamtheit des Pflanzenreiches überhaupt erreicht ist.

Unterteilt man eine Familie nach morphologischen Merkmalen, kann zuerst die Gattung, dann die Art einer Pflanze bestimmt werden. Letztere legt die Identität einer Pflanze fest, so daß eine Verwechslung mit einer anderen ausgeschlossen wird. Während also die Gattungen einer Familie noch von stark verschiedenem Aussehen sein können, sind die Arten einer Gattung einander sehr ähnlich. Aus diesem Grund schien es nur natürlich, jeder Pflanze sowohl einen Gattungs- als auch einen Artnamen zuzuteilen. Um nun jede gefundene Pflanze bestimmen und damit identifizieren zu können, muß man ihren Aufbau erkennen und ihre einzelnen Organe – Wurzel, Sproßachse, Blatt, Blüte, Blütenstand und Frucht – unterscheiden und untersuchen. Die Merkmale dieser Organe, ihre gegenseitige Anordnung oder das Fehlen eines oder mehrerer davon erlauben es, jede Art zu bestimmen. So zeigen z. B. die Farnpflanzen weder Blüte noch Frucht; die Blätter des Spanischen Ginsters *(Genista hispanica* L.) sind so klein, daß man sie auf den ersten Blick gar nicht wahrnimmt; die Quendelseide *(Cuscuta epithymum* [L.] L.) verankert zu ihrer Ernährung keine Wurzeln im Boden, sondern treibt Saugorgane in andere Pflanzen, ist also ein Schmarotzer. Der Stengel der einen Pflanze ist hohl, der einer anderen wiederum gefüllt; bei einer Art stehen die Blüten einzeln, bei einer andern sind sie zu Trauben, Ähren oder Dolden vereint. All das verlangt genauestes Beobachten sowie Kenntnis vom Aufbau der Pflanzen.

Auch Gegend und Bodenbeschaffenheit geben Hinweise. Die geographische Verbreitung der verschiedenen Pflanzenarten ist nämlich keineswegs dem Zufall überlassen. Jede Pflanze stellt ganz bestimmte Bedingungen an Boden und Klima; während die eine Schatten braucht, benötigt eine andere Licht. So bietet praktisch jedes Gebiet auf der Erde, ob heiß oder kalt, trocken oder feucht, flach oder gebirgig, bestimmten Pflanzen den ihnen genau entsprechenden Lebensraum. Versuche, diese Pflanzen aus ihrem Biotop – also ihrem natürlichen Lebensraum – zu verdrängen und durch andere zu ersetzen, scheitern in den meisten Fällen.

Der Sammler muß deshalb mit den Bedingungen vertraut sein, nach denen sich das geographische Vorkommen der Arten richtet und die neue Fundorte möglich machen. Er wird dabei feststellen, daß die Pflanzen ebenso wie die Tiere einen ganz bestimmten und genau umrissenen Raum bewohnen, und er wird mit der Vermutung vorsichtig sein, eine Pflanze habe etwa ihr Biotop verlassen und sich anderswo angesiedelt. Damit können von vornherein falsche Pflanzenbestimmungen vermieden werden.

Die Jahreszeit spielt für das Sammeln bestimmter Pflanzen ebenfalls eine wichtige Rolle. Gewisse Zeiten sind für das Sammeln günstiger als andere. Der «Erntekalender» auf Seite 38/39 gibt die günstigsten Jahreszeiten zum Sammeln der verschiedenen Organe der in diesem Buch aufgeführten Pflanzen an.

Der Sammler ist also nun in der Lage, eine Pflanze im Pflanzensystem einzuordnen, indem er ihre Gattung und Art bestimmt. Er kennt ihre Ansprüche an die Umwelt, weiß sie in einem bestimmten Biotop zu suchen und kann sie dank dem Erntekalender zur richtigen Jahreszeit sammeln. Nun wird er sich noch mit den wichtigsten Methoden zum Sammeln und Konservieren der Pflanzen vertraut machen und die einfachen, doch notwendigen Hilfsmittel kennenlernen.

Bestimmungsschlüssel

Der folgende Bestimmungsschlüssel dient vor allem dazu, die Pflanzen, die man beim Sammeln findet, der richtigen Familie zuzuordnen. Sein Zweck ist also ein praktischer und er folgt deshalb nicht in allen Einzelheiten den von Botanikern aufgestellten Einteilungssystemen. Die vielen Unterscheidungen in dieser Tabelle sollen es dem Sammler erleichtern, die Pflanzen zu bestimmen. Da die Pflanzenmerkmale verschieden beurteilt werden können, andererseits die Arten innerhalb einer Familie verschiedene Merkmale aufweisen, kann dieselbe Pflanzenfamilie an mehreren Stellen erwähnt sein.

Will man nun eine Pflanze bestimmen, beginnt man am Anfang des Bestimmungsschlüssels und entscheidet sich in der Folge für eine der beiden, jeweils untereinander aufgeführten Alternativen. So gelangt man schließlich – von links nach rechts – zu den halbfett gedruckten Namen von Pflanzenfamilien; in Klammern dahinter stehen als Beispiele einige Pflanzennamen. Die in diesem Buch vorkommenden Pflanzenarten innerhalb einer Familie finden sich in der Zusammenstellung der Pflanzenfamilien (Seite VII–VIII).

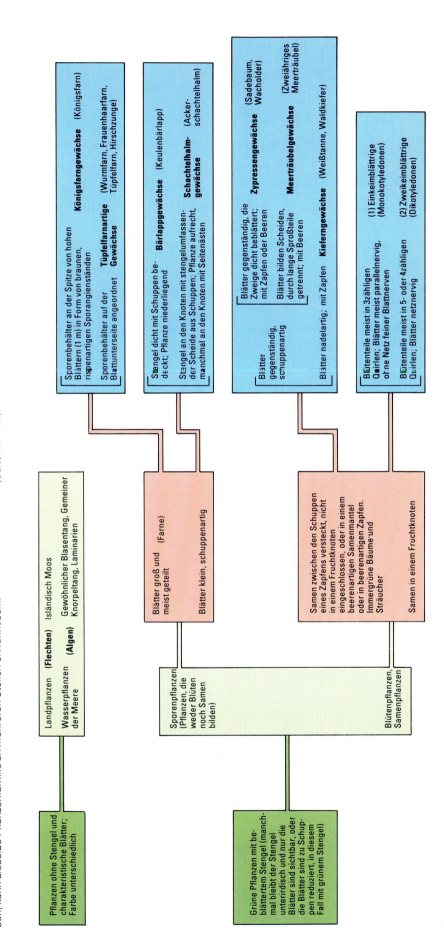

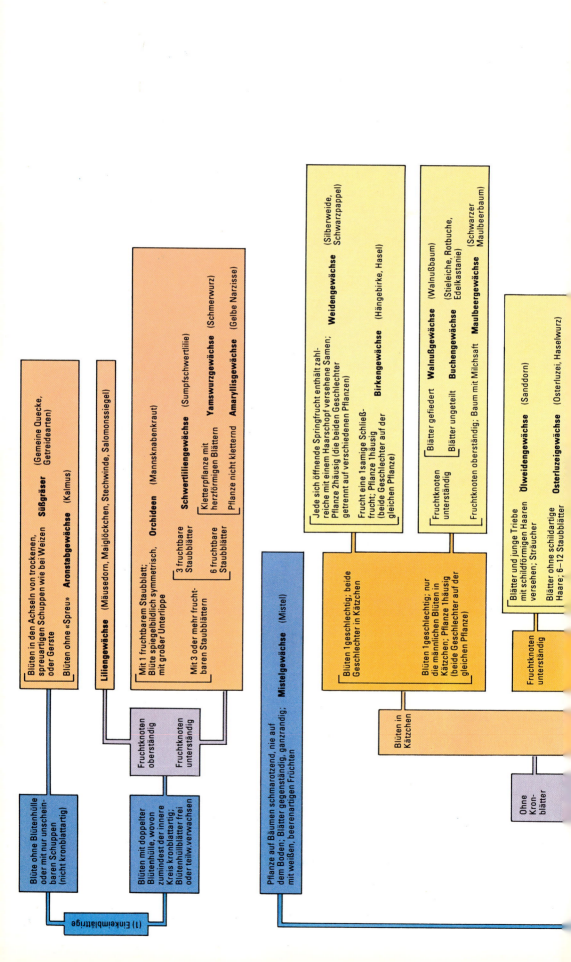

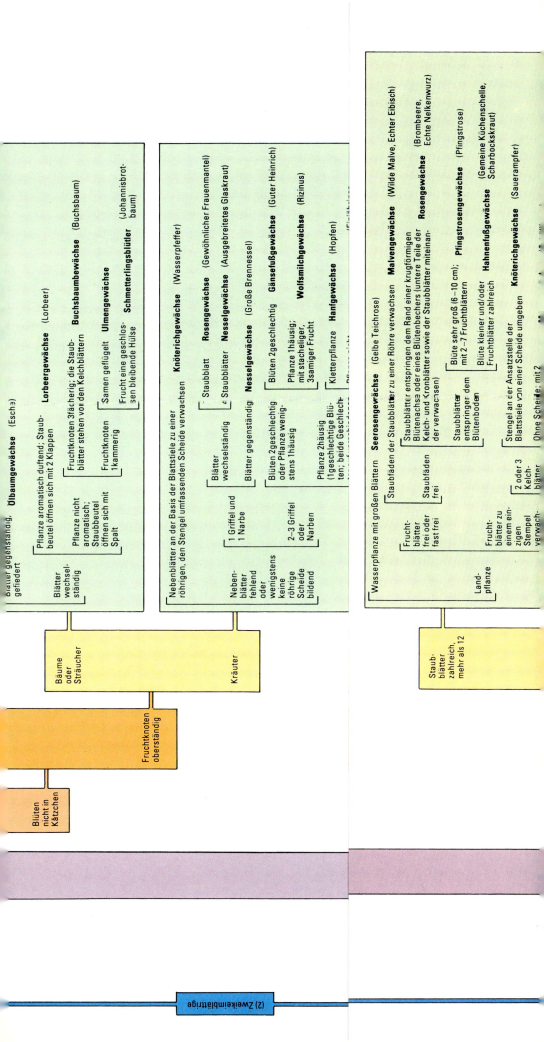

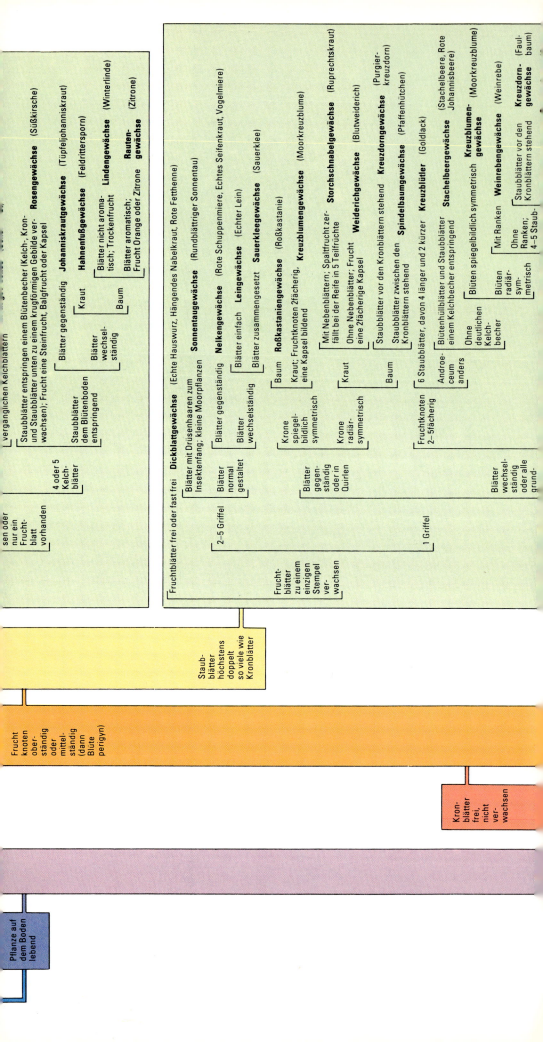

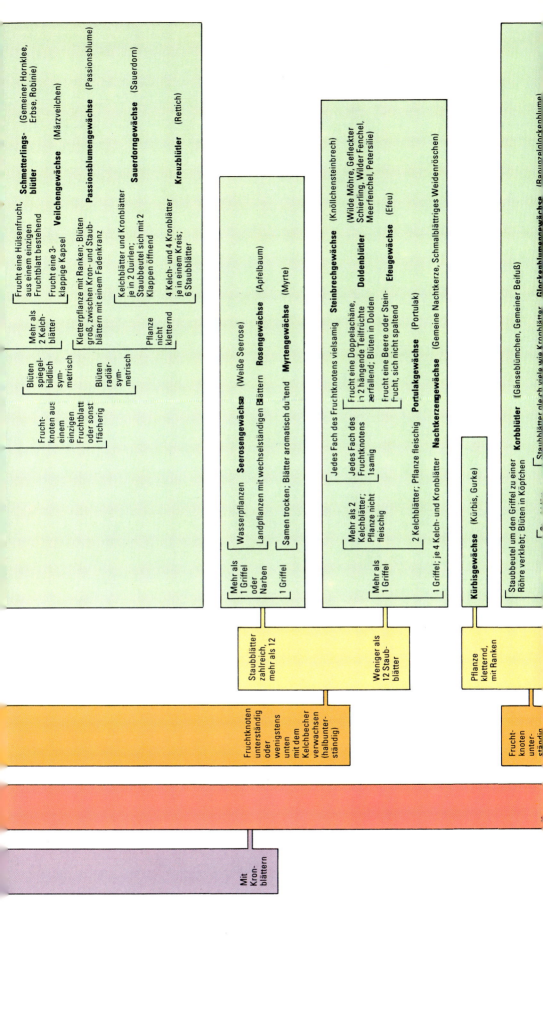

blätter (wenigstens an der Basis) verwachsen

oder halbunterständig

Pflanze ohne Ranken

Fruchtknoten oberständig

Gynoeceum aus mindestens 2 wenigstens teilweise freien Fruchtblättern

Gynoeceum aus 1 Fruchtblatt

Staubbeutel frei — frei stehend — Staubblätter doppelt so viele wie Kronblätter **Heidekrautgewächse** (Preiselbeere)

Staubblätter der Kronröhre eingefügt — Blüten in Köpfchen; von einer gemeinsamen Hülle umgeben **Kardengewächse** (Wilde Karde, Teufelsabbiß)

Blüten nicht in Köpfchen oder wenigstens ohne gemeinsame Hülle — Staubblätter weniger als Kronblätter **Baldriangewächse** (Arzneibaldrian)

Staubblätter gleich viele wie Kronblätter — Blätter quirlständig **Rötegewächse** (Echtes Labkraut, Krapp)

Blätter gegenständig **Geißblattgewächse** (Schwarzer Holunder, Waldgeißblatt)

---

5 Fruchtblätter **Dickblattgewächse** (Hängendes Nabelkraut)

2 Fruchtblätter **Hundsgiftgewächse** (Immergrün)

Staubblätter gleich viele oder weniger als Kronblätter

Staubblätter zwischen den Kronblättern stehend — Fruchtknoten 1fächerig — Krone radiärsymmetrisch **Enziangewächse** (Gelber Enzian) und **Fieberkleegewächse** (Fieberklee)

Krone spiegelbildlich symmetrisch **Wasserschlauchgewächse** (Gemeines Fettkraut)

Fruchtknoten 2- oder mehrfächerig

Griffel dem einfachen Fruchtknoten aufgesetzt **Eisenkrautgewächse** (Eisenkraut)

Griffel zwischen den Teilen des tief 4teiligen Fruchtknotens entspringend; Blüten spiegelbildlich symmetrisch mit 1–2 Lippen **Lippenblütler** (Echter Salbei, Muskatellersalbei, Minzen, Knoblauchgamander)

2 oder 4 Staubblätter — Frucht aus 4 Teilfrüchten bestehend

5 Staubblätter — Frucht eine Kapsel oder fleischig **Raublattgewächse** (Borretsch, Gemeiner Beinwell, Sumpfvergißmeinnicht)

Fruchtbare Staubblätter weniger als Kronzipfel

Blüten in Blütenkopf mit oft gemeinsamer Hülle **Kugelblumengewächse** (Gemeine Kugelblume)

Blüten nicht in umhüllten kopfigen Blütenständen — Blätter wechselständig **Rachenblütler** (Roter Fingerhut)

Blätter gegenständig

Blüten radiärsymmetrisch; Bäume oder Sträucher **Ölbaumgewächse** (Liguster, Olivenbaum)

Blüten spiegelbildlich symmetrisch — Blätter sehr groß (50 cm), fiederteilig **Akanthusgewächse** (Akanthus)

Blätter viel kleiner **Rachenblütler** (Knotige Braunwurz, Gnadenkraut, Ehrenpreis)

Fruchtbare Staubblätter gleich viele wie Kronzipfel

Fruchtknoten 4–5kammerig — Blüten in dichten Ähren **Wegerichgewächse** (Wegerich)

Fruchtknoten 1–2kammerig (manchmal durch eine falsche Scheidewand 4kammerig erscheinend)

Kelchblätter frei; Kletterpflanze **Windengewächse** (Zaunwinde) und **Seidegewächse** (Quendelseide)

Kelchblätter verwachsen; keine Kletterpflanze

Staubblätter (wenigstens die 3 oberen) wollig behaart **Rachenblütler** (Kleinblütige Königskerze)

Staubfäden nicht ... **Nacht-**

Blütenstand anders; 5 Kronblätter

Fruchtknoten 4–5kammerig **Stechpalmengewächse** (Stechpalme)

Die Pflanzenfamilien

Diese Zusammenstellung stützt sich auf den Bestimmungsschlüssel und führt die in diesem Werk beschriebenen wildwachsenden sowie Zier-, Nutz- und Giftpflanzen zu den einzelnen Pflanzenfamilien auf.
Das Symbol ⊖ kennzeichnet Giftpflanzen.

Akanthusgewächse *(Acanthaceae)*
  Akanthus
Amaryllisgewächse *(Amaryllidaceae)*
  Narzisse, Gelbe
Aronstabgewächse *(Araceae)*
  ⊖ Aronstab, Gefleckter
  ⊖ Dieffenbachie
  Kalmus
Baldriangewächse *(Valerianaceae)*
  Arzneibaldrian
  Feldsalat
Bärlappgewächse *(Lycopodiaceae)*
  Keulenbärlapp
Birkengewächse *(Betulaceae)*
  Hängebirke
  Hasel
  Schwarzerle
Buchengewächse *(Fagaceae)*
  Edelkastanie
  Rotbuche
  Stieleiche
Buchsbaumgewächse *(Buxaceae)*
  Buchsbaum
Dickblattgewächse *(Crassulaceae)*
  Fetthenne, Rote
  Hauswurz, Echte
  Nabelkraut, Hängendes
Doldenblütler *(Umbelliferae)*
  Anis
  Bibernelle, Große
  Dill
  Engelwurz, Echte
  Feldmannstreu
  Fenchel, Wilder
  Gartenkerbel
  ⊖ Hundspetersilie
  Knorpelmöhre, Große
  Koriander
  Kümmel, Echter
  Liebstöckel
  Meerfenchel
  Meisterwurz
  Möhre (Karotte)
  Möhre, Wilde
  Pastinak
  Petersilie
  ⊖ Rebendolde, Safrangelbe
  Sanikel
  ⊖ Schierling, Gefleckter
  Sellerie
  Sellerie, Echter
  Wiesenbärenklau
Efeugewächse *(Araliaceae)*
  Efeu
Eibengewächse *(Taxaceae)*
  ⊖ Eibe
Eisenkrautgewächse *(Verbenaceae)*
  Eisenkraut
  Zitronenstrauch
Enziangewächse *(Gentianaceae)*
  Enzian, Gelber
  Tausendgüldenkraut, Echtes
Fieberkleegewächse
(Menyanthaceae)
  Fieberklee
Frauenhaarfarngewächse
(Adiantaceae)
  Frauenhaarfarn
Gänsefußgewächse
(Chenopodiaceae)
  Gartenmelde
  Guter Heinrich
  Mangold
  Rübe, Rote
  Spinat
  Teekraut, Mexikanisches
Geißblattgewächse *(Caprifoliaceae)*
  Attich
  Holunder, Schwarzer
  Schneeball, Gewöhnlicher
  Schneeball, Wolliger
  Waldgeißblatt

Ginkgogewächse *(Ginkgoaceae)*
  ⊖ Ginkgobaum
Glockenblumengewächse
(Campanulaceae)
  Rapunzelglockenblume
Hahnenfußgewächse
(Ranunculaceae)
  Akelei, Gemeine
  Buschwindröschen
  Christophskraut
  Christrose
  Eisenhut, Blauer
  Feldrittersporn
  Frühlingsadonisröschen
  Hahnenfuß, Scharfer
  Küchenschelle, Gemeine
  Leberblümchen
  Scharbockskraut
  Sumpfdotterblume
  Waldrebe, Gemeine
Hanfgewächse *(Cannabinaceae)*
  Hanf
  Hopfen
Heidekrautgewächse *(Ericaceae)*
  Bärentraube, Immergrüne
  Erdbeerbaum
  Heidekraut
  Heidelbeere
  Preiselbeere
Hundsgiftgewächse *(Apocynaceae)*
  Immergrün
  ⊖ Oleander
Johanniskrautgewächse
(Hypericaceae)
  Tüpfeljohanniskraut
Kapuzinerkressegewächse
(Tropaeolaceae)
  Kapuzinerkresse
Kardengewächse *(Dipsacaceae)*
  Karde, Wilde
  Teufelsabbiß
Kieferngewächse *(Pinaceae)*
  Sternkiefer
  Waldkiefer
  Weißtanne
Knöterichgewächse *(Polygonaceae)*
  Ampfer, Stumpfblättriger
  Buchweizen, Echter
  Rhabarber, Gemeiner
  Rhapontikrhabarber
  Sauerampfer
  Schlangenknöterich
  Vogelknöterich
  Wasserpfeffer
Königsfarngewächse
(Osmundaceae)
  Königsfarn
Korbblütler *(Compositae)*
  Alant, Echter
  Arnika
  Artischocke
  Balsamkraut
  Beifuß, Gemeiner
  Benediktenkraut
  Berufkraut, Kanadisches
  Eberraute
  Edelraute, Echte
  Edelraute, Schwarze
  Estragon
  Färbersaflor
  Gänseblümchen
  Gartenschwarzwurzel
  Giftlattich
  Gletscheredelraute
  Goldrute, Echte
  Habichtskraut, Kleines
  Heiligenkraut
  Huflattich
  Insektenpulverkraut
  Kamille, Echte
  Kamille, Römische
  Katzenpfötchen
  Klette, Große

Kopfsalat
Kornblume
Kreuzkraut, Gewöhnliches
Lattich, Wilder
Löwenzahn
Mariendistel
Mutterkraut
Pestwurz, Gemeine
Rainfarn
Rainkohl
Ringelblume
Schafgarbe, Gemeine
Silberdistel
Sonnenblume
Sternflockenblume
Strandbeifuß
Wasserdost
Wegwarte
Wermut
Wiesenbocksbart
Kreuzblumengewächse
(Polygalaceae)
  Moorkreuzblume
Kreuzblütler *(Cruciferae)*
  Barbarakraut, Gewöhnliches
  Besenrauke
  Brunnenkresse, Echte
  Gartenkresse
  Goldlack
  Hirtentäschelkraut
  Kohl
  Knoblauchsrauke
  Löffelkraut, Echtes
  Meerrettich
  Nachtviole
  Raps
  Rauke
  Rettich
  Senf, Schwarzer
  Wegrauke
Kreuzdorngewächse *(Rhamnaceae)*
  Faulbaum
  Purgierkreuzdorn
Kugelblumengewächse
(Globulariaceae)
  Kugelblume, Gemeine
Kürbisgewächse *(Cucurbitaceae)*
  Gurke
  Kürbis
  Melone
  Spritzgurke
  ⊖ Zaunrübe, Zweihäusige
Leingewächse *(Linaceae)*
  Lein, Echter
Liliengewächse *(Liliaceae)*
  ⊖ Einbeere
  ⊖ Germer, Weißer
  ⊖ Herbstzeitlose
  Knoblauch
  Lauch
  Madonnenlilie
  Maiglöckchen
  Mäusedorn
  Salomonssiegel
  Schnittlauch
  Spargel
  Stechwinde
  Winterzwiebel
  Zwiebel
Lindengewächse *(Tiliaceae)*
  Winterlinde
Lippenblütler *(Labiatae)*
  Ackerminze
  Andorn, Gemeiner
  Basilikum
  Betonie
  Braunelle, Kleine
  Dost
  Feldthymian
  Gamander, Echter
  Gartenmajoran
  Gundermann
  Günsel, Kriechender

VII

BESTIMMEN, SAMMELN, AUFBEWAHREN

Hohlzahn, Gelber
Immenblatt
Katzenminze, Echte
Krauseminze
Knoblauchgamander
Lavendel, Echter
Löwenschwanz
Melisse
Minze, Grüne
Minze, Rundblättrige
Muskatellersalbei
Pfefferminze, Echte
Poleiminze
Rosmarin
Roßminze
Salbei, Echter
Schwarznessel
Taubnessel, Weiße
Thymian, Echter
Waldbergminze
Wasserminze
Winterbohnenkraut
Ysop
Ziest (Sumpf-, Waldziest)

Lorbeergewächse (*Lauraceae*)
Lorbeer

Malvengewächse (*Malvaceae*)
Eibisch, Echter
Malve, Wilde

Maulbeergewächse (*Moraceae*)
Feigenbaum
Maulbeerbaum, Schwarzer

Meerträubelgewächse
(*Ephedraceae*)
Meerträubel, Zweiähriges

Mistelgewächse (*Loranthaceae*)
Mistel

Mohngewächse (*Papaveraceae*)
Erdrauch, Gemeiner
Klatschmohn
Schöllkraut

Myrtengewächse (*Myrtaceae*)
Eukalyptus
Myrte

Nachtkerzengewächse
(*Onagraceae*)
Nachtkerze, Gemeine
Weidenröschen, Schmalblättriges

Nachtschattengewächse
(*Solanaceae*)
● Alraunwurzel
Aubergine
● Bilsenkraut, Schwarzes
● Bocksdorn, Europäischer
Judenkirsche
Kartoffel
Nachtschatten, Bittersüßer
● Nachtschatten, Schwarzer
Pfeffer, Spanischer
● Stechapfel
● Tabak
● Tollkirsche
Tomate

Nelkengewächse (*Caryophyllaceae*)
Schuppenmiere, Rote
Seifenkraut, Echtes
Vogelmiere

Nesselgewächse (*Urticaceae*)
Brennessel, Große
Glaskraut, Ausgebreitetes

Ölbaumgewächse (*Oleaceae*)
Esche
Flieder
Liguster
Olivenbaum

Ölweidengewächse (*Elaeagnaceae*)
Sanddorn

Orchideen (*Orchidaceae*)
Mannsknabenkraut

Osterluzeigewächse
(*Aristolochiaceae*)
Haselwurz
Osterluzei

Passionsblumengewächse
(*Passifloraceae*)
Passionsblume

Pfingstrosengewächse
(*Paeoniaceae*)
Pfingstrose

Portulakgewächse (*Portulacaceae*)
Portulak

Primelgewächse (*Primulaceae*)
● Ackergauchheil
Gilbweiderich, Gewöhnlicher

Pfennigkraut
Schlüsselblume, Echte

Rachenblütler (*Scrophulariaceae*)
Augentrost
Bachehrenpreis
Braunwurz, Knotige
● Fingerhut, Roter
Gnadenkraut
Königskerze, Kleinblütige
Waldehrenpreis

Rauhblattgewächse (*Boraginaceae*)
Beinwell, Gemeiner
Borretsch
Hundszunge, Echte
Lungenkraut, Echtes
Ochsenzunge, Gemeine
Steinsame, Echter
Sumpfvergißmeinnicht

Rautengewächse (*Rutaceae*)
Bergamotte
Bitterorangenbaum
Süßorangenbaum
● Raute
Zitronenbaum

Rosengewächse (*Rosaceae*)
Apfelbaum
Aprikosenbaum
Birnbaum
Blutwurz
Brombeere
Eberesche
Essigrose
Fingerkraut, Kriechendes
Frauenmantel, Gewöhnlicher
Gänsefingerkraut
Gartenrose
Himbeere
Hundsrose
● Kirschlorbeer
Mädesüß
Mandelbaum
Mispel
Nelkenwurz, Echte
Odermennig, Gewöhnlicher
Pfirsichbaum
Quitte
Sauerkirsche
Schwarzdorn
Silberwurz
Süßkirsche
Walderdbeere
Weißdorn, Eingriffeliger
Weißdorn, Zweigriffeliger
Wiesenknopf, Großer, Kleiner
Zwetschge

Roßkastaniengewächse
(*Hippocastanaceae*)
Roßkastanie

Rötegewächse (*Rubiaceae*)
Klebkraut
Krapp
Labkraut, Echtes
Waldmeister

Sauerdorngewächse (*Berberidaceae*)
Sauerdorn

Sauerkleegewächse (*Oxalidaceae*)
Sauerklee

Schachtelhalmgewächse
(*Equisetaceae*)
Ackerschachtelhalm

Schildfarngewächse
(*Aspidiaceae*)
Wurmfarn

Schmetterlingsblütler
(*Papilionaceae*)
Besenginster
Blasenstrauch
Bockshornklee
Erbse
Gartenbohne
Geißraute, Echte
● Ginster, Spanischer
● Goldregen
Hauhechel, Dornige
Hornklee, Gemeiner
Johannisbrotbaum
Linse
Lupine, Weiße
Robinie
Saubohne
Sojabohne
Steinklee, Echter
Süßholz
Wundklee

Schwertliliengewächse (*Iridaceae*)
Safran, Echter

Sumpfschwertlilie
Veilchenwurzel

Seerosengewächse (*Nymphaeaceae*)
Seerose, Weiße
Teichrose, Gelbe

Seidengewächse (*Cuscutaceae*)
Quendelseide

Seidelbastgewächse (*Thymeleaceae*)
● Lorbeerseidelbast
● Seidelbast, Gemeiner

Sonnentaugewächse (*Droseraceae*)
Sonnentau, Rundblättriger

Spindelbaumgewächse
(*Celastraceae*)
Pfaffenhütchen

Stachelbeergewächse
(*Grossulariaceae*)
Johannisbeere, Rote
Johannisbeere, Schwarze
Stachelbeere

Stechpalmengewächse
(*Aquifoliaceae*)
Stechpalme

Steinbrechgewächse (*Saxifragaceae*)
Knöllchensteinbrech

Storchschnabelgewächse
(*Geraniaceae*)
Ruprechtskraut

Streifenfarngewächse
(*Aspleniaceae*)
Hirschzunge

Sumachgewächse (*Anacardiaceae*)
● Perückenstrauch

Süßgräser (*Gramineae*)
Gerste
Hirse, Echte
Mais
Quecke, Gemeine
Reis
Roggen
Saathafer
Weizen

Tüpfelfarngewächse
(*Polypodiaceae*)
Tüpfelfarn

Ulmengewächse (*Ulmaceae*)
Feldulme

Veilchengewächse (*Violaceae*)
Märzveilchen
Stiefmütterchen, Wildes

Walnußgewächse (*Juglandaceae*)
Walnußbaum

Wasserschlauchgewächse
(*Lentibulariaceae*)
Fettkraut, Gemeines

Wegerichgewächse (*Plantaginaceae*)
Breitwegerich
Flohsamenwegerich
Spitzwegerich
Wegerich, Mittlerer

Weidengewächse (*Salicaceae*)
Espe
Schwarzpappel
Silberweide

Weiderichgewächse (*Lythraceae*)
Blutweiderich

Weinrebengewächse (*Vitaceae*)
Weinrebe

Windengewächse (*Convolvulaceae*)
Zaunwinde

Wolfsmilchgewächse
(*Euphorbiaceae*)
Bingelkraut, Einjähriges
Rizinus
● Schnee-auf-dem-Berge
● Sonnenwendwolfsmilch
● Weihnachtsstern

Yamswurzgewächse
(*Dioscoreaceae*)
Schmerwurz

Zypressengewächse (*Cupressaceae*)
● Sadebaum
Wacholder

ALGEN UND FLECHTEN

Braunalgen (*Phaeophytina*)
Blasentang, Gewöhnlicher
Laminarien (Finger-, Palmen-,
Zuckertang)

Flechten (*Lichenes, Parmeliaceae*)
Isländisch Moos

Rotalgen (*Rhodophytina*)
Knorpeltang
Wurmmoos, Korsisches

VIII

Die Pflanze erhält ihren Namen

Seit der Antike hat man versucht, die verschiedenen Lebewesen in Gruppen einzuteilen. Carl von Linné hat die Begriffe «Art» und «Gattung» erstmals genau umschrieben. Danach umfaßt eine Gattung Arten mit gewissen gemeinsamen Merkmalen, benachbarte Gattungen bilden eine Familie; diese wiederum werden in Ordnungen zusammengefaßt, Ordnungen in Klassen, Klassen in Unterabteilungen, Unterabteilungen in Abteilungen, und alle pflanzlichen Organismen zusammen bilden das Pflanzenreich. Für die Benennung hat Linné durchwegs eine zweigliedrige Kombination eingeführt, nach der jede Pflanze durch ihren Gattungs- und Artnamen bestimmt ist.

Die Nomenklatur

Wissenschaftliche, nach einem allgemein und weltweit gültigen System für Fachbezeichnungen aufgestellte Namen ersetzen immer mehr die örtlich gebräuchlichen, meist unklaren Benennungen. Dadurch ist eine Klassifizierung der Pflanzen möglich, die auch international anwendbar ist. Latein wurde deshalb gewählt, weil diese Sprache im Alltag nicht mehr gesprochen wird und sich deshalb nicht mehr weiter entwickelt und verändert. So hat heute jede Pflanze ihren vielleicht etwas nüchtern erscheinenden wissenschaftlichen Namen, der dafür jedoch genauer ist als die volkstümlichen Benennungen. Dem lateinischen Namen einer Pflanze folgt der abgekürzte Name des Botanikers, also des Autors, der die Pflanze erstmals beschrieben und benannt hat (eine Liste der in diesem Werk vorkommenden Botanikernamen und ihre Abkürzung sowie kurze biographische Angaben siehe Seite 19). Neben den wissenschaftlichen existieren also oft zahlreiche volkstümliche und lokal gebräuchliche Namen, welche die Vorstellungskraft und das Gefühl vielleicht stärker ansprechen als die lateinischen Benennungen. Je nach Region kann eine Pflanze unter völlig verschiedenen Namen bekannt sein, manchmal sogar unter mehreren am gleichen Ort. Außerdem kommt es vor, daß ein und derselbe Name für verschiedene Pflanzen verwendet wird. Worin liegen die Gründe für diese unzähligen, nur örtlich verstandenen Pflanzennamen? Hier spielen Dichtkunst und Volksglaube, die Begeisterung eines geheilten Kranken etwa, aber auch Irrtümer oder Verwechslungen und offensichtliche Ähnlichkeiten eine Rolle. Die Judenkirsche (*Physalis alkekengi* L.) z. B. wird auch Lampionpflanze oder Laternenblume genannt, wohl wegen des zur Fruchtzeit lampionartig vergrößerten Kelches, der die Beere umschließt. Der Rote Fingerhut (*Digitalis purpurea* L.) wurde auf Grund der Form seiner Blütenkrone, die dem Finger eines Handschuhs gleicht, auch Unserliebenfrauhandschuh genannt. Der Gemeine Hornklee (*Lotus corniculatus* L.) ist unter den verschiedensten Volksnamen bekannt, die alle auf die Form der Blütenknospe und der Blütenkrone anspielen. Der volkstümliche Name ist nicht immer für eine bestimmte Pflanze reserviert; botanisch sehr verschiedene Pflanzen können ihrer gleichen Wirkung wegen sehr ähnliche oder sogar dieselben Namen haben. Wegen der blutstillenden Eigenschaften gewisser Pflanzen nannte man sie lokal auch Zimmermannkraut, da gerade das Handwerk des Zimmermanns früher oft zu Verletzungen und Wunden führte.

Verwechslungen auf Grund der volkstümlichen Namen können zu medizinischen Irrtümern führen. Das Ruprechtskraut (*Geranium robertianum* L.) ist ein Beispiel dafür, wie verschieden der Ursprung eines Namens oft gedeutet wird. Manche sind der Meinung, daß dieser Name vom lateinischen *ruber* (rot) abzuleiten ist, da sein Stengel, seine Blattstiele, teilweise die Blätter und die Blüten mehr oder weniger rot sind. Man hat darum im Mittelalter diese Pflanze *Herba rubra*, dann *Herba rubertiana* genannt. In der Folge wurde das «u» zu einem «o», und es entstand der Name *Herba robertiana*. Später wurde diese Pflanze nach dem heiligen Robert, dem Ordensgründer der Zisterzienser benannt, der der Legende nach eine wundersame Heilung mit diesem Kraut vollbracht hat. Nur dem Zufall ist es zuzuschreiben, daß diese Pflanze, die durch eine Laune der Geschichte zur Heilpflanze wurde, in der Tat auch eine gewisse Heilkraft besitzt.

Wie kommt es zum grammatikalischen Geschlecht (männlich oder weiblich) der Pflanzennamen? Es bezieht sich nicht etwa auf das Geschlecht der Pflanze, denn die Mehrzahl der Gewächse ist zweigeschlechtig. In der Vergangenheit allerdings war es üblich, den Arten mit kräftigem Wuchs einen Namen männlichen Geschlechts zu geben, während Namen weiblichen Geschlechts den zarteren Erscheinungen vorbehalten blieben. Typische Beispiele dafür sind der Wurmfarn (*Dryopteris filix-mas* [L.] Schott) und der Frauenfarn (*Athyrium filix-femina* [L.] Roth), die als «Farnmännlein» und «Farnweiblein» einer einzigen Farnart zugeordnet wurden. In Wirklichkeit jedoch ist der ausgewachsene Farnwedel geschlechtslos. Jener Irrtum wurde, wie in zahlreichen anderen Fällen, bei der lateinischen Namensgebung übernommen.

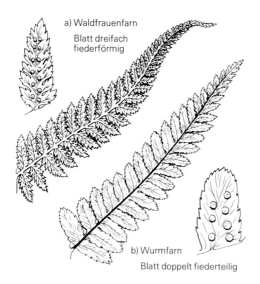

a) Waldfrauenfarn
Blatt dreifach fiederförmig

b) Wurmfarn
Blatt doppelt fiederteilig

Der lateinische Name einer Pflanze kann verschiedensten Ursprungs sein. Hier einige Beispiele: Die *Centaurea calcitrapa* L. (Sternflockenblume) ist nach einer Gestalt der griechischen Mythologie benannt; der Sage nach wurde durch sie der Kentaur Chiron von seinen Verletzungen geheilt. Der *Teucrium chamaedrys* L. (Echter Gamander) erinnert an den trojanischen König Teukros, der die heilende Wirkung der Pflanze entdeckt haben soll. Als Carl von Linné die Pflanzen der Gattung *Bartsia* L. benannte, verewigte er darin den Namen des 1738 jung verstorbenen holländischen Botanikers Bartsch. Um seine Trauer auszudrücken, wählte Linné eine dunkelfarbige Pflanze. Manchmal wurde als heutiger Name einer Pflanze auch direkt ihr in der Antike gebräuchlicher übernommen: Der Gattungsname des *Ceterach officinarum* DC. (Schriftfarn) etwa stammt vom gleichlautenden arabischen Namen ab. Der lateinische Name kann auch Hinweise auf eine morphologische Eigenart geben; so leitet sich z. B. *Foeniculum* vom lateinischen *foenum* (Heu) oder *funiculatus* (fein, fadenförmig) ab und bezieht sich auf die feinen Abschnitte der Blätter des Fenchels. Im Gattungsnamen des *Tussilago farfara* L. (Huflattich) ist ein Hinweis auf seine hustenbekämpfende Eigenschaft enthalten: *Tussis* bedeutet Husten, *ago* ich verjage.

Die Klassifizierung

Dem Sammler stellt sich immer wieder die Frage, um welche Pflanze es sich jeweils handelt und ob etwa zwei bestimmte Pflanzen derselben Art oder Gattung angehören. Betrachtet man z. B. einige Exemplare der Sumpfschwertlilie *(Iris pseudacorus* L.*)*, stellt man fest, daß sie nicht völlig identisch sind. Einige sind etwa fünfzehn Zentimeter größer als andere; diese hat drei offene Blüten und zwei Blütenknospen, jene begnügt sich mit nur einer Blüte. Doch trotz dieser individuellen Unterschiede handelt es sich in allen Fällen um Sumpfschwertlilien der gleichen Art.

In weiteren Feuchtgebieten, oder aber entlang trockenen Rainen und in der Nähe von Siedlungen begegnen uns Pflanzen von gleichem allgemeinem Aussehen, mit gleichen Blättern und demselben Blütenbau; nur die Farbe der Blüten wechselt. So ist die *Iris florentina* L. weiß, die *Iris germanica* L. violett, die *Iris spuria* L. blau, violett oder weißlich und die *Iris pallida* Lam. blaßblau. Sämtliche Vertreter dieser insgesamt etwa zweihundert Arten gleichen einander mehr als etwa den nächstverwandten Gattungen, den Gladiolen *(Gladiolus* L.*)* oder den Krokussen *(Crocus* L.*)*. Deshalb schuf man für diese Arten mit gemeinsamen – auch chemischen – Merkmalen eine eigene Gattung, nämlich *Iris* L. Die Blütenfarbe spielt dabei keine Rolle und wird auch nicht erwähnt, da sie jeweils nur für eine Art gilt.

Entsprechendes gilt für verwandte Gattungen. Auch hier bestehen Ähnlichkeiten zwischen den Gattungen *Crocus* L., *Iris* L. und *Gladiolus* L., die alle zusammen der Familie der Schwertliliengewächse *(Iridaceae)* angehören. Man könnte nun vielleicht annehmen, daß auch die leicht mit einem Krokus zu verwechselnde Herbstzeitlose *(Colchicum autumnale* L.*)* zu dieser Familie gehört; sie wird jedoch der Familie der Liliengewächse *(Liliaceae)* zugeordnet. Beide Familien weisen gewisse gemeinsame Merkmale auf, so daß sie in die Ordnung der Lilienartigen *(Liliales)* gestellt werden. Steigen wir nun im Pflanzensystem weiter Stufe um Stufe höher, von der Ordnung zur Klasse, Unterabteilung und Abteilung, erhalten wir die Stellung unserer Sumpfschwertlilie im System:

Art:	*pseudacorus* L. (Sumpfschwertlilie)
Gattung:	*Iris* (Schwertlilie)
Familie:	*Iridaceae* (Schwertliliengewächse)
Ordnung:	*Liliales* (Lilienartige)
Klasse:	*Monocotyledoneae* (Einkeimblättrige)
Unterabteilung:	*Angiospermae* (Bedecktsamige)
Abteilung:	*Anthophyta* (Blütenpflanzen, Samenpflanzen)

Um eine unbekannte Pflanze mit Hilfe eines Bestimmungsschlüssels oder einer sogenannten Flora – eine mit einem solchen Schlüssel versehene Zusammenstellung von Pflanzen, die in einem bestimmten Gebiet vorkommen – zu bestimmen, muß man umgekehrt vorgehen: Zuerst werden, immer gemäß den Merkmalen der entsprechenden Pflanze, Abteilung und Unterabteilung, dann Klasse, Ordnung und Familie bestimmt und erst ganz zuletzt die Art innerhalb der Gattung.

BESTIMMEN, SAMMELN, AUFBEWAHREN

Die Autoren der Pflanzennamen

Ait./Aiton — Aiton, William Hamilton, 1731–1793. Engl.
Alef. — Alefeld, Friedrich Georg Christoph, 1820–1872. Deutschl.
All. — Allioni, Carlo, 1728–1804. Ital.
Andrz. — Andrzejovski, Antoni, 1785–1868. Pol.
Arcang. — Arcangeli, Giovanni, 1840–1921. Ital.
Baill. — Baillon, Henri Ernest, 1827–1895. Frankr.
Bak. — Baker, John Gilbert, 1834–1920. Engl.
Barkl. et T. Mey. — Barkley, Fred A., 1908–. USA, und Meyer, Teodoro, 1910–. Argent.
Batsch — Batsch, August Johann Georg Karl, 1761–1802. Deutschl.
P. Beauv./ Pal./P.B.. Pal. Beauv. — Palisot de Beauvois, Ambroise Marie François Joseph, 1752–1820. Frankr.
Benth. — Bentham, George, 1800–1884. Engl.
Berg — Berg, Otto C., 1815–1866. Deutschl.
Bernh. — Bernhardi, Johann J.,1774–1850. Deutschl.
Bl. — Blume, Carl Ludwig, 1796–1862. Holl.
Borkh. — Borkhausen, Moritz B., 1760–1806. Deutschl.
Briggs — Briggs, Scott M. 1889–1917. Engl.
Britt. — Britton, Nathaniel Lord, 1859–1934. USA.
Bromf. — Bromfield, William A., 1800–1851. Engl.
Br. R./R. Br. — Brown, Robert, 1773–1858. Engl.
Cav. — Cavanilles, Antonio J., 1745–1804. Span.
Cavara — Cavara, Fridiano, 1857–1929. Ital.
Grande — Grande, Loreto, 1878–1965. Ital.
Čelak. — Čelakovsky, Ladislav Josef, 1834–1902. Tschechosl.
Chaix — Chaix, Dominique, 1731–1800. Frankr.
A. Chev./ Cheval — Chevalier, Auguste J. B., 1873–1956. Frankr.
Craib — Craib, William Grant, 1882–1933. Engl.
Crantz — Crantz, Heinrich Johann Nepomuk von, 1722–1797. Österr.
Cronq./ Cronquist — Cronquist, Arthur John, 1919–. USA.
DC. — De Candolle, Augustin Pyramus, 1778–1841. Schweiz.
Druce — Druce, George Claridge, 1850–1932. Engl.
Duch. — Duchesne, Antoine N., 1747–1827. Frankr.
Eberm. — Ebermaier, Carl H., 1802–1870. Deutschl.
Ehrh. — Ehrhart, Friedrich, 1742–1795. Deutschl.
Endl. — Endlicher, Stephan L., 1804–1849. Österr.
Foslie — Foslie, Mikal H., 1855–1909. Norw.
G. — Gaertner, Philipp, 1754–1825. Deutschl.
Gaertn. — Gaertner, Joseph, 1732–1791. Deutschl.
Garcke — Garcke, Christian August Friedrich, 1819–1904. Deutschl.
Gilib. — Gilibert, Jean Emmanuel Gilbert, 1741–1814. Frankr.
S. F. Gray — Gray, Samuel Frederick, 1766–1828. Engl.
Gunn. — Gunner, Johann Ernst, 1718–1773. Norw.
Hance — Hance, Henry Fletcher, 1827–1886. Engl.
Harley — Harley R. M., 1936–. Engl.
Hartm. — Hartmann, Carl J., 1790–1849. Schwed.
Haw. — Haworth, Adrian Hardy, 1768–1833. Engl.
Hayek — Hayek, August von, 1871–1928. Österr.
Heget. — Hegetschweiler, Johann Jacob, 1789–1939. Schweiz.
J. Herrm. — Herrmann, Johann, 1738–1800. Deutschl.
Hill — Hill, John 1716–1775. Engl.
A. W. Hill — Hill, Arthur William, 1875–1941. Engl.
Hoffm./ G. F. Hoffm. — Hoffmann, Georg Franz, 1761–1826. Deutschl.
Hook. f. — Hooker, Joseph Dalton Sir, 1817–1911. Engl.
Houtt. — Houttuyn, Marten, 1720–1798. Holl.
Huds. — Hudson, William, 1730–1793. Engl.
Hull — Hull, John H., 1761–1843. Engl.
Jacq. — Jacquin, Niklaus Josef von, 1727–1817. Österr.
K. Koch/ C. Koch — Koch, Karl Heinrich, 1809–1879. Deutschl.
Ktze./Kuntze — Kuntze, Karl E. O., 1843–1907. Deutschl.
Kütz. — Kützing, Friedrich T., 1807–1893. Deutschl.
L. — Linné, Carl von, 1707–1778. Schwed.
Labill. — Billardière, Jacques Julien Houtton de la, 1755–1834. Frankr.
Lam./ Lamk. — Lamarck, Jean Baptiste Antoine Pierre de Monnet, 1744–1829. Frankr.
Laterrade — Laterrade, Jean F., 1784–1858. Frankr.
Latour. — Latourette, Marc Antoine Louis Claret de, 1729–1793. Frankr.
Leers — Leers, Johann D., 1727–1774. Deutschl.
L'Hérit. — L'Héritier de Brutelle, Charles Louis, 1746–1800. Frankr.
Liebl. — Lieblein, Franz K., 1744–1810. Deutschl.
Link — Link, Johannes Heinrich Friedrich, 1767–1851. Deutschl.
Loisel. — Loiseleur-Deslongchamps, Jean Louis Auguste, 1774–1849. Frankr.
M./B. Mey. — Meyer, Bernhard, 1767–1836. Deutschl.

Maton — Maton, William G., 1774–1835. Deutschl.
Mattuschka/ Matt. — Graf von Mattuschka, Heinrich Gottfried, 1734–1779. Schles.
Maxim. — Maximowicz, Karl J., 1827–1891. Russl.
Medik./Med. — Medikus, Friedrich Kasimir, 1736–1808. Deutschl.
Merr./ Merrill — Merrill, Elmer Drew, 1876–1956. USA.
Metzg./ Metzger — Metzger, Johann, 1789–1852. Deutschl.
C. A. Mey. — Meyer, Carl Anton von, 1795–1855. Russl.
Miers — Miers, John, 1789–1879. Engl.
Mildbr. — Mildbraed, Gottfried Wilhelm Johannes, 1879–1954. Deutschl.
Mill. — Miller, Philip, 1691–1771. Engl.
Miq. — Miquel, Friedrich A. W., 1811–1871. Holl.
Moench — Moench, Konrad, 1744–1805. Deutschl.
Mol./ Molina — Molina, Juan Ignacio, 1737–1829. Ital.
Th. Nees — Nees von Esenbeck, Theodor Friedrich Ludwig, 1787–1837. Deutschl.
Newm. — Newman, Edward, 1801–1876. Engl.
Nutt. — Nuttall, Thomas, 1786–1859. Engl.
Osbeck — Osbeck, Pehr, 1723–1805. Schwed.
Pall. — Pallas, Peter Simon, 1741–1811. Deutschl.
Pav. — Pavon, José Antonio, 1750–1844. Span.
L. M. Perry — Perry, Lily May, 1895–. USA.
Pers. — Persoon, Christian H., 1761–1836. Frankr.
Poir./Poiret — Poiret, Jean Louis M., 1755–1834. Frankr.
Poit. — Poiteau, Pierre Antoine, 1766–1854. Frankr.
Pollich — Pollich, Johann Adam, 1740–1780. Deutschl.
J. et C. Presl/ J. S et K. B. Presl — Presl, Jan Swatapluk, 1791–1849, und Karel (Carel) Boriwog, 1794–1852. Tschechosl.
Pursh — Pursh, Traugott Frederick (urspr. Friedrich Pursch), 1774–1820. Deutschl., Kan.
Raeusch./ Rae. — Räuschel, Ernst Adolf, wirkte zwischen 1772 und 1797. Deutschl.
Rafn. — Rafinesque-Schmaltz, Constantine Samuel, 1783–1840. Ital., USA.
Rchb. — Reichenbach, Heinrich Gottlieb Ludwig, 1793–1879. Deutschl.
Rchb. f. — Reichenbach, Heinrich Gustav, Sohn Heinrich Gottlieb Ludwig Reichenbachs, 1824–1889. Deutschl.
Regel — Regel, Eduard August von, 1815–1892. Deutschl.
A. Rich./Rich. — Richard, Achille, 1794–1852. Frankr.
Risso — Risso, Joseph Antoine, 1777–1845. Frankr.
Rosc. — Roscoe, William, 1753–1831. Engl.
Roth — Roth, Albrecht Wilhelm, 1757–1834. Deutschl.
Roxb. — Roxburgh, William, 1751–1815. Engl.
Ruiz et Pav. — Ruiz, Lopez Hipolito, 1754–1815, und Pavon, José Antonio, 1750–1844. Span.
S./Sibth. — Sibthorp, John, 1758–1796. Engl.
Sch./Scherb. — Scherbius, Johannes, 1769–1813. Deutschl.
Scholl./ Scholler — Scholler, Friedrich Adam, 1718–1785. Deutschl.
Schott — Schott, Heinrich W., 1794–1865. Österr.
Schrad. — Schrader, Heinrich Adolf, 1767–1836. Deutschl.
Schreb. — Schreber, Johann Christian Daniel von, 1739–1810. Deutschl.
Scop. — Scopoli, Giovanni A., 1723–1788. Österr.
Sieb. — Siebold, Philipp Franz von, 1796–1866. Deutschl.
Sm. — Smith, James Edward Sir, 1759–1828. Engl.
Somm. et Lav. — Sommier, Carlo Pietro Stefano, 1848–1922. Ital., und Lavallée, Pierre Alphonse Martin, 1836–1884. Frankr.
Spreng. — Sprengel, Kurt, 1766–1833. Deutschl.
Stackh. — Stackhouse, John, 1740–1819. Engl.
Stapf — Stapf, Otto, 1857–1933. Österr.
St.-Hil. — Saint-Hilaire, Augustin François César Prouvencal de, 1779–1853. Frankr.
Thoms. — Thomson, Thomas, 1817–1878. Engl.
Thuill. — Thuillier, Jean Louis, 1757–1822. Frankr.
Thunb. — Thunberg, Carl Pehr, 1743–1828. Schwed.
Trev. — Trevinarus, C. L., 1779–1864. Deutschl.
Tul. — Tulasne, Edmond L. R., 1815–1885. Frankr.
Vahl — Vahl, Martin H., 1749–1804. Dänem.
Vill. — Villars, Dominique, 1745–1814. Frankr.
Vis. — Visiani, Roberto de, 1800–1878. Ital.
Wallr. — Wallroth, Carl Friedrich Wilhelm, 1792–1857. Deutschl.
Web. — Weber, Georg, 1752–1828. Deutschl.
Willd. — Willdenow, Karl L., 1765–1812. Deutschl.
Wulf. — Wulfen, Franz Xaver von, 1728–1805. Österr.
Zucc. — Zuccarini, Josef G., 1797–1848. Deutschl.

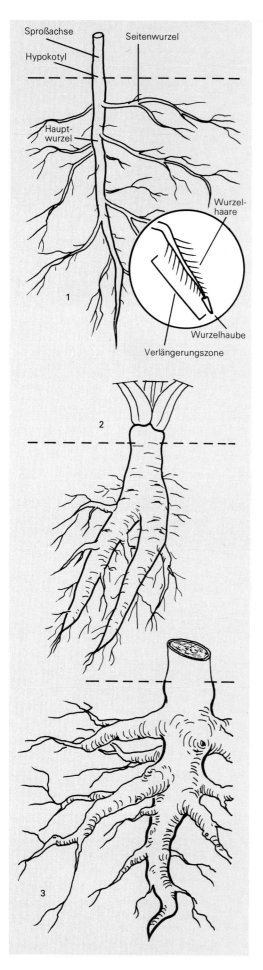

Die Wurzel

Die Wurzel ist der wichtigste unterirdische Teil der Pflanze und sorgt für deren Verankerung im Boden. Sie gibt also Festigkeit, besorgt die Wasseraufnahme und erlaubt die Ernährung mit anorganischen Salzen; oft dient sie auch als Speicher für Nährstoffe. Die Wurzel kann der heilkräftige, aber auch der giftige Teil einer Heilpflanze sein. Im folgenden werden die verschiedenen Wurzeltypen und deren Teile beschrieben.

Primärwurzel nennt man die Hauptwurzel mit davon abzweigenden Seitenwurzeln.
1. Bei der Pfahlwurzel unterscheidet man eine deutlich stärker ausgebildete Hauptwurzel als Verlängerung der Sproßachse im Boden und in den Seitenwurzeln, die sich weiter verzweigen können. Das Hypokotyl ist die Verbindung zwischen Wurzel und Sproß. Die Wurzelspitzen tragen eine Wurzelhaube. Über die Wurzelhaare nimmt die Pflanze Wasser und Mineralsalze auf.
2. Die Rohrwurzel ist eine Speicherwurzel und besteht aus einer knollenartigen Ver-

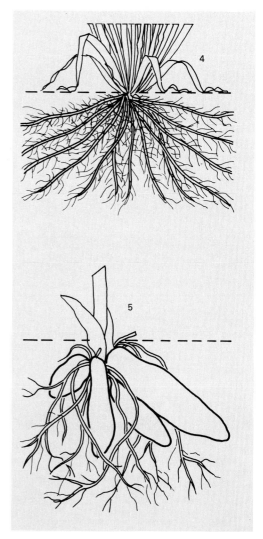

dickung der mit Reservestoffen angefüllten Hauptwurzel. Beispiel: Möhre (Karotte), Rettich.
3. Alte Pfahlwurzel. Beispiel: Stieleiche.
Büschelwurzeln entspringen dem Hypokotyl und sind büschelig angeordnet.
4. Die meisten Graswurzeln sind vom Typ der Faserwurzel, einer Büschelwurzel. Beispiel: Echte Hirse.
5. Manche Büschelwurzeln sind knollig und haben in den Wurzelknollen Reservestoffe angereichert. Beispiel: Scharbockskraut, Mannsknabenkraut.
Adventivwurzeln entstehen direkt aus einem unter- oder oberirdischen Sproß, wie bei einem Steckling, nicht in der Verlängerung des Sprosses oder aus einer Wurzel.
6. An jedem Knoten des kriechenden Teils eines oberirdischen Sprosses bilden sich Adventivwurzeln. Beispiel: Feldthymian, Waldehrenpreis.
7. Adventivwurzeln entstehen an den Knoten eines Wurzelstockes. Beispiel: Weiße Taubnessel, Gemeine Quecke, Salomonssiegel.
8. Adventivwurzeln an einem Steckling. Beispiel: Silberweide.

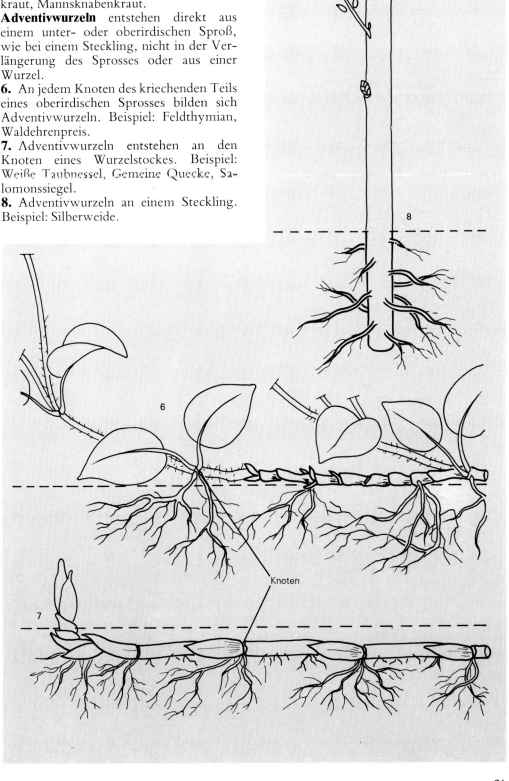

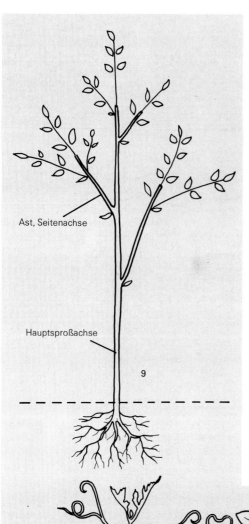

Die Sproßachse

Sie trägt die Blätter und enthält die Leitbündel, ist also im wesentlichen ein Leitungsorgan, durch das Saft auf- und abwärts fließt. Die Sproßachse kann ober- und unterirdisch sein.

Oberirdische Sproßachsen sind die Fortsetzung der Wurzel oberhalb des Hypokotyls.

9. Die oberirdische, aufrechte Sproßachse kann krautig sein, also biegsam, zart und vergänglich (Beispiel: Weizen, Mais) oder verholzt, also unbiegsam, hart und ausdauernd wie bei den Bäumen (Beispiel: Rotbuche, Edelkastanie).

10. Der kletternde oberirdische Sproß hat oft zuwenig Festigkeit, so daß er sich nur mit Hilfe verschiedener Organe aufrecht halten kann: mit Ranken (Beispiel: Weinrebe), mit Haftwurzeln (Beispiel: Efeu) oder mit den Blattspindeln (Beispiel: Gemeine Waldrebe).

11. Windepflanzen winden sich mit ihrer Sproßachse um die Stütze. Beispiel: Waldgeißblatt.

12. Der kriechende oberirdische Sproß (Ausläufer) bewurzelt sich an den Knoten und bildet Blätter, Blütenstiele und Blütenstände. Beispiel: Erdbeere, Märzveilchen, Kriechender Günsel.

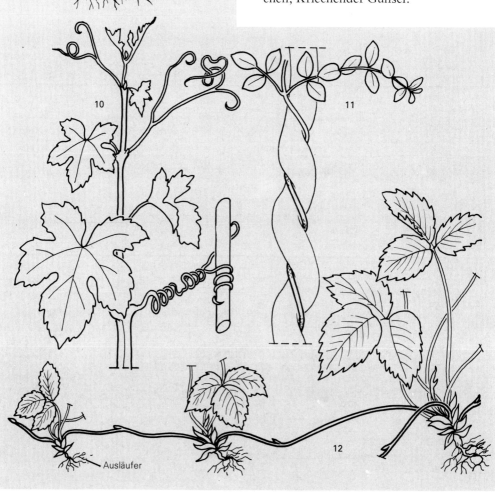

Unterirdische Sproßachsen sind horizontal oder etwas schräg wachsende Wurzelstöcke (Rhizome), aus denen sich jedes Jahr in einer Richtung neue oberirdische Sprosse bilden, die sich auf der anderen Seite zersetzen. Weitere Formen unterirdischer Sprosse sind mit Nährstoffen angereicherte Knollen (Sproßknollen) oder Zwiebeln – knospenähnliche Sprosse, deren reduzierte Achse zu einer Zwiebelscheibe verkürzt ist. Sie alle besitzen folgende Merkmale:

13. Der horizontal wachsende Wurzelstock breitet sich im Boden aus. Beispiel: Weiße Taubnessel.

14. Am Wurzelstock können sowohl die Narbe des letztjährigen Blütenstengels als auch die Knospe für den oberirdischen Trieb des nächsten Jahres sichtbar sein. Beispiel: Salomonssiegel.

15. Unterirdischer Sproß, zu Knollen erweitert (a), nicht zu verwechseln mit Wurzeln; diese haben Knospen und schuppenartige «Blättchen» (b). Beispiel: Kartoffel.

16. Schalenzwiebel ohne fleischige Schuppen (a). Schnitt durch die Zwiebel (b). Beispiel: Tulpe.

17. Schuppenzwiebel mit fleischigen Schuppen. Beispiel: Madonnenlilie.

18. Zwiebel aus geschichteten Hüllen, deren innere jünger und fleischiger sind. Beispiel: (Küchen-)Zwiebel.

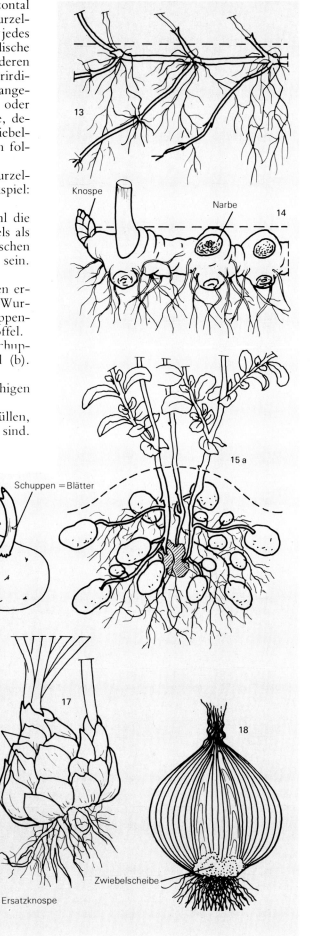

Das Blatt (1)

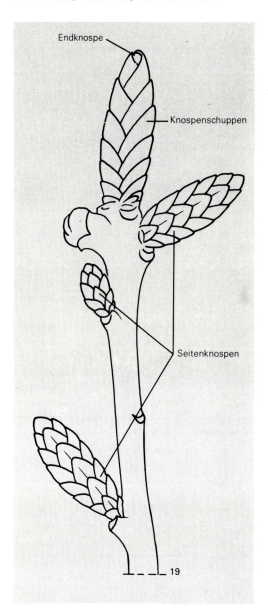

Das Blatt ist ein seitliches Anhangsorgan des Triebes. Es ist am Knoten fest mit der Sproßachse verbunden und damit ein für das Gedeihen der grünen Pflanze notwendiges Organ. Durch das Blattgrün (Chlorophyll) nimmt die Pflanze die roten Strahlen des Sonnenlichtes auf und sammelt dadurch Energie zur Synthese von Kohlenwasserstoffen (Kohlenhydraten), Eiweißkörpern (Proteinen) und Fettsubstanzen (Lipiden). Die wirksamen Substanzen der Heilpflanzen entstehen oft in den Blättern. Blätter sind sehr vielgestaltig, und zwischen den einzelnen Typen gibt es oft Übergangsformen. Um ein Blatt zu charakterisieren, muß man beobachten, wie es mit der Sproßachse verbunden ist. Weitere Merkmale sind die Anordnung der Blattadern oder Blattnerven in der Blattspreite, die Form der Spreite und die gegenseitige Stellung der Blätter.

Die Knospe. Aus ihr entsteht ein neuer Sproß. Sie enthält eine beblätterte, noch nicht entwickelte Sproßachse, die entweder frei oder durch Knospenschuppen geschützt ist.

19. Die Endknospe befindet sich an der Spitze eines Sprosses; der Trieb oder Blütenstand, welcher im Frühling daraus entsteht, verlängert diesen Sproß. Die Seiten- (oder Achsel-)knospen sitzen in der Blattachsel auf der Oberseite des Blattstils. Aus ihnen entstehen im Frühling beblätterte Seitentriebe, oder sie werden zu einer Blütenknospe oder Knospe eines Blütenstandes. Beispiel: Apfelbaum, Birnbaum.

Die Blattansatzstelle:

20. Einfaches, ungeteiltes Blatt mit Blatt-

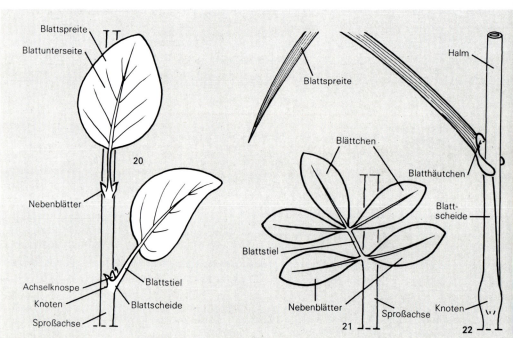

spreite und Blattstiel, mit welchem es an der Sproßachse verbunden ist.

21. Ein aus drei Blättchen (Teilblättern) zusammengesetztes Blatt mit zwei freien Nebenblättern an der Basis des Blattstiels.

22. Die Blätter der Süßgräser haben keinen Blattstiel; eine Blattscheide (Teil der Blattspreite) umschließt den Stengel (oder Halm) röhrig bis zum nächsten Knoten.

23. Das sitzende Blatt ist ohne Stiel (a); die Blattspreite kann sich mit Öhrchen über den Stengel hinaus verlängern und ihn öhrchenartig umfassen (b); sie kann durch den unteren Spreitenteil herablaufend mit dem Stengel verwachsen sein (c).

24. Der Blattstiel des trichterförmigen Blattes ist in der Mitte der Blattspreitenunterseite angeheftet. Beispiel: Hängendes Nabelkraut.

Die Blattadern (Blattnerven) sind mehr oder weniger deutlich hervortretende Verlängerungen und Verzweigungen des Blattstiels, welche die Blattspreiten durchziehen. Sie sind gleichzeitig Gerüst und Leitungssystem des Saftes. Die Anordnung der Adern in der Blattspreite ist oft für eine Gattung oder Familie einheitlich.

25. Hier ist die Anordnung der Adern ziemlich parallel. Beispiel: Wegericharten, Liliengewächse, Süßgräser.

26. Beim einnervigen Blatt durchzieht ein einziger Nerv das nadelfeine Blatt. Beispiel: Kiefer, Wacholder, Weißtanne.

27. Beim netznervig-fiedernervigen Blatt zweigen die Seitennerven beidseits des Hauptnervs fiederartig ab. Beispiel: Rotbuche, Edelkastanie.

28. Beim netznervig-fingernervigen Blatt strahlen mehrere Hauptadern fingerförmig vom Spreitengrund aus. Beispiel: Wilde Malve, Rizinus.

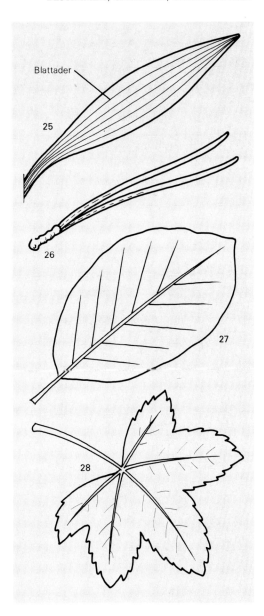

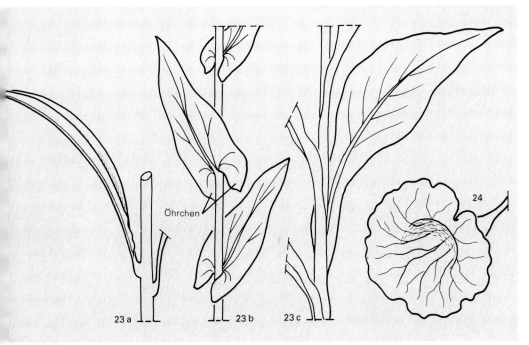

BESTIMMEN, SAMMELN, AUFBEWAHREN

Das Blatt (2)

Die Blattspreite kann in verschiedene Kategorien eingeteilt werden:

Einfache Blätter besitzen eine Blattspreite, die aus einer einzigen, am Grund zusammenhängenden Fläche besteht. Der Blattrand kann gezähnt oder mehr oder weniger stark eingeschnitten sein.

29. Die Spreite ist einfach und ganzrandig. Beispiel: Flieder.

30. Der Spreitenrand ist gezähnt, d. h. der Blattrand endet mit spitzen Zähnen und stumpfen Buchten (Beispiel: Edelkastanie), oder hat spitze Zähne und spitze Buchten (Beispiel: Große Brennessel).

31. Der gekerbte Spreitenrand weist stumpfe Vorsprünge und spitze Buchten auf. Beispiel: Schwarzpappel.

32. Die fiederlappige Spreite hat abgerundete Einschnitte. Beispiel: Stieleiche.

33. Das fiederteilige Blatt hat Einschnitte, die bis über die Hälfte der Spreite reichen; die Blattadern sind fiederförmig.

Zusammengesetzte Blätter. Man nennt ein Blatt «zusammengesetzt», wenn alle Blattabschnitte als Teilblätter (oder Blättchen) völlig voneinander getrennt sind; oft haben die Blättchen eigene Blattstiele, durch die sie mit der Blattspindel verbunden sind.

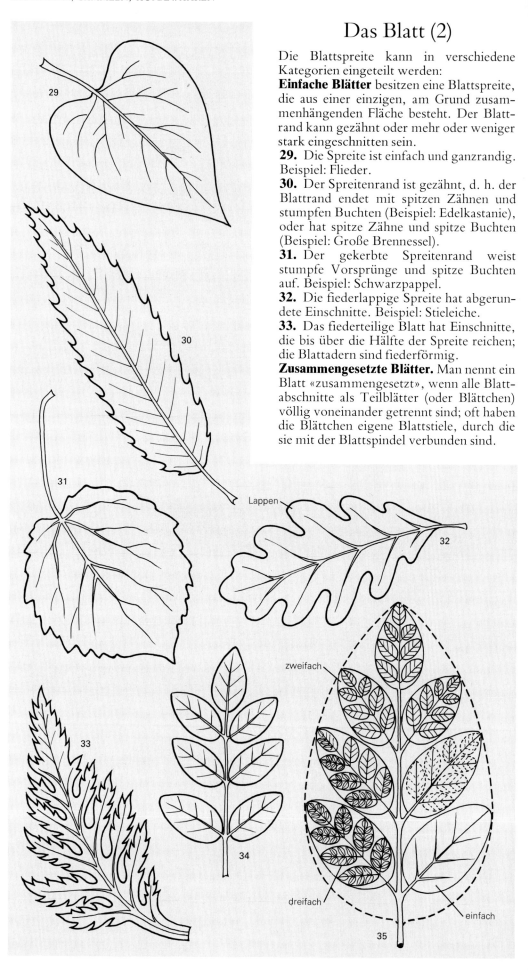

34. Beim gefiederten Blatt sind die einzelnen Teilblättchen vollständig voneinander getrennt.
35. Schema eines ein-, zwei- und dreifach gefiederten Blattes.
36. Ein Blatt ist unpaarig gefiedert, wenn sich am Ende einer Blattspindel ein einzelnes Blättchen befindet. Beispiel: Echte Geißraute.
37. Ein Blatt ist handförmig (oder fingerförmig) geteilt, wenn die Teilblätter gleich einer gespreizten Hand angeordnet sind und sich in einem gemeinsamen Zentrum treffen. Beispiel: Roßkastanie.
Die Blattstellung: An der Sproßachse können die Blätter gegenständig, wechselständig oder quirlig angeordnet sein.
38. Die Blätter sind gegenständig, stehen sich also paarweise am gleichen Knoten gegenüber. Beispiel: Lippenblütler.
39. Die Blätter sind wechselständig, wenn an jedem Knoten nur ein Blatt angeheftet ist. Beispiel: Winterlinde.
40. Hier sind die Blätter quirlig, d. h. an jedem Knoten in Gruppen von mehr als zwei Blättern um den Stengel angeordnet. Beispiel: Waldmeister.
41. Die Blätter bilden eine grundständige Blattrosette. Beispiel: Gemeines Fettkraut, Echte Schlüsselblume.

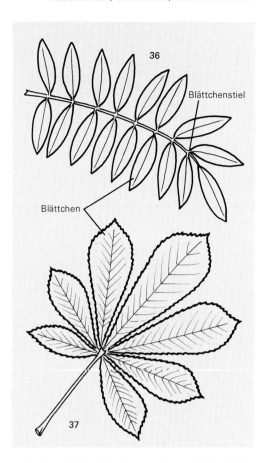

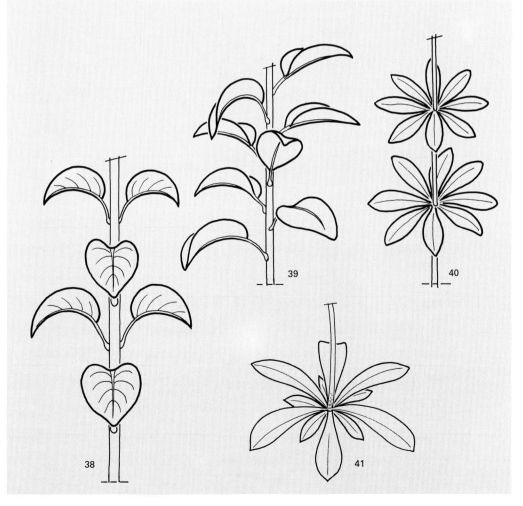

Die Blüte (1)

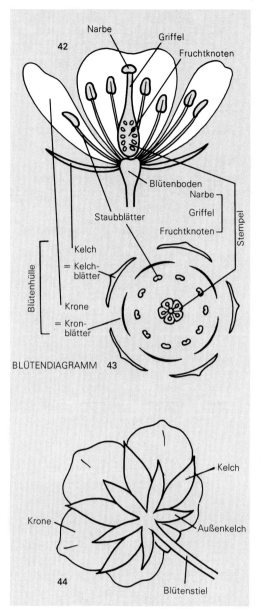

Die Blüte ist ein gestauchter, sehr spezialisierter Sproß. Ihre Hauptaufgabe ist die geschlechtliche Fortpflanzung. Sie ist meistens zweigeschlechtig (zwittrig), seltener eingeschlechtig. Eine «vollständige» Blüte besteht aus Kelch, Krone, Staubblättern (Androeceum, männlicher Blütenteil) und dem Stempel (Gynoeceum, weibliches Organ); fehlt eines dieser Blütenteile, ist die Blüte unvollständig. Ihr Träger ist der Blütenstiel, an dessen Basis sich ein kleines Blatt (Deckblatt) befindet, das von den Stengelblättern verschieden ist. Fehlt ein Blütenstiel, so ist die Blüte sitzend. Eine Blüte kann radiärsymmetrisch (strahlenförmig symmetrisch angeordnet) oder zygomorph (zweiseitig symmetrisch), oder auch völlig asymmetrisch sein. Die Blüten stehen einzeln oder in verschieden gestalteten Blütenständen.

Vollständige Blüte:
42–43. Eine vollständige Blüte hat eine doppelte Blütenhülle, die aus dem Kelch und der Krone besteht, ferner ein Androeceum und ein Gynoeceum, bestehend aus Fruchtknoten, Griffel und Narbe.
44. Diese Ansicht der Unterseite einer Blüte zeigt die Blütenhülle, bestehend aus dem Kelch (Kelchblätter) und der Krone (Kronblätter), sowie den Blütenstiel. Die abgebildete Blüte hat einen Außenkelch.
Der Kelch ist der äußerste Kreis der Blütenhüllblätter und besteht aus einem oder mehreren grünen Kelchblättern. Manchmal ist er zudem von einem Außenkelch, einer zusätzlichen Hülle aus Hüllblättern (Hochblättern) umgeben. Bei der Madonnenlilie haben beide Kreise der Blütenhülle die gleiche Farbe; die Kelchblätter sind

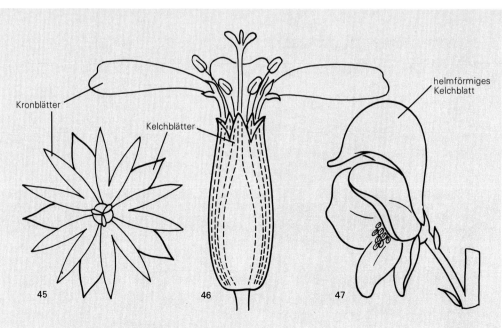

kronblattartig. In diesem Fall bilden alle Blütenblätter das Perigon.

45. Kelch aus nicht miteinander verwachsenen Kelchblättern. Beispiel: Vogelmiere.

46. Beim verwachsenblättrigen Kelch bilden die Kelchblätter mit ihrem verwachsenen Teil eine Kelchröhre mit Kelchzähnen. Beispiel: Echtes Seifenkraut.

47. Kelch mit helmförmig ausgebildetem Kelchblatt. Beispiel: Blauer Eisenhut.

Die Krone setzt sich als innerer Kreis der Blütenhülle aus den Kronblättern zusammen. Sie hat die wichtige Aufgabe, durch die lebhafte Färbung der Kronblätter, ihren Duft und den Zuckersaft von Honigdrüsen an der Basis verschiedener Kronblätter Insekten anzulocken und damit die Befruchtung der Blüte zu begünstigen.

48. Hier sind die Kronblätter frei, d. h. nicht miteinander verwachsen. Beispiel: Blutwurz, Echte Nelkenwurz.

49. Bei den verwachsenblättrigen Kronblättern bilden diese einen Trichter. Beispiel: Zaunwinde, Maiglöckchen.

50. Krone aus gespornten Kronblättern. Beispiel: Gemeine Akelei, Märzveilchen.

Radiärsymmetrische Blüte. Hier sind die verschiedenen Blütenteile in bezug auf ein gemeinsames Zentrum mehrfach symmetrisch. (**48**). Beispiel: Echte Nelkenwurz.

Zygomorphe Blüte. Sie zeigt eine einzige Symmetrieebene, hat also eine linke und eine rechte Seite, die zueinander spiegelbildlich sind. (**51, 52**). Beispiel: Wildes Stiefmütterchen, Gemeiner Hornklee.

53. Die Ansicht von vorne zeigt die Symmetrie der linken zur rechten Hälfte.

54. Bei der zygomorphen Blüte einer Lippenblüte bilden zwei Kronblätter die Ober- und drei die Unterlippe. Beispiel: Weiße Taubnessel.

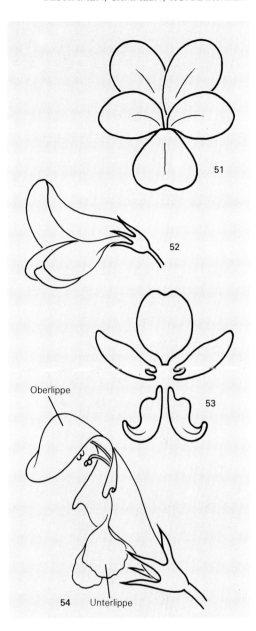

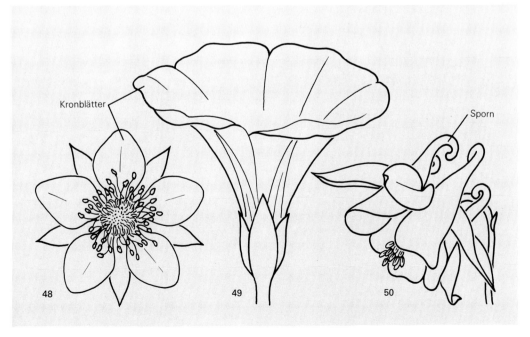

Die Blüte (2)

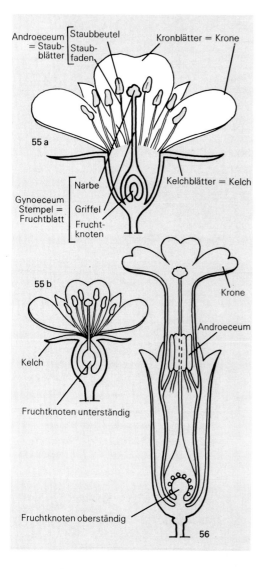

55. An diesem Schnitt durch die Blüte des Schwarzdorns erkennt man die Kelchblätter, die Kronblätter, die Staubblätter und den Stempel. Im Zentrum befindet sich der Stempel, bestehend aus Fruchtknoten, Griffel und Narbe. Bei diesem perigyn genannten Blütenbau sind Krone und Staubblätter oben auf der becherförmig ausgebildeten Blütenachse eingesetzt; der Fruchtknoten liegt in diesem Becher eingesenkt (a). Sind Kelch und Fruchtknoten nicht miteinander verwachsen, obwohl dieser in der Blütenachse eingesenkt ist, wird er «mittelständig» genannt. Beim epigynen Blütenbau ist der Fruchtknoten «unterständig», d. h. Kelch und Fruchtknoten sind miteinander verwachsen (b).

56. Diese Blüte ist hypogyn, weil die Staubblätter und die Krone unterhalb des Fruchtknotens entspringen; man nennt diesen deshalb «oberständig».

Das Androeceum (Staubblätter) enthält den Blütenstaub (Pollen).

57. Wenn alle Staubfäden ganz (b) oder teilweise (a) zu einem Bündel verwachsen sind, nennt man sie monadelphisch.

58. Sind die Staubfäden zu 2 Bündeln oder alle bis auf einen Staubfaden verwachsen, bezeichnet man sie als diadelphisch.

59. Zu mehreren Büscheln gruppierte Staubblätter einer Blüte sind polyadelphisch. Beispiel: Tüpfeljohanniskraut.

60. Die Staubblätter sind synanthér, wenn die Staubfäden frei, die Staubbeutel (Antheren) aber zu einer Röhre verwach-

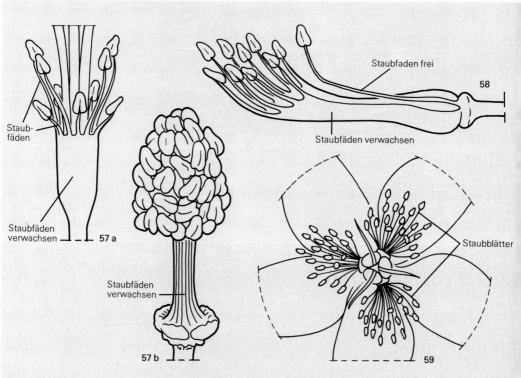

sen sind, die den Griffel umgibt. Zungenblüte vom Löwenzahn (a), Röhrenblüte vom Gänseblümchen (b).

61. Besteht das Androeceum aus 4 (2 längeren und 2 kürzeren) Staubblättern, ist es didynamisch. Beispiel: Roter Fingerhut.

62. Weist das Androeceum 6 (4 längere und 2 kürzere) Staubblätter auf, ist es tetradynamisch. Beispiel: Kreuzblütler.

Das Gynoeceum. Dieses Organ besteht aus mindestens einem Fruchtblatt (**55**), das sich aus Fruchtknoten, Griffel und Narbe zusammensetzt. Meistens aber wird es aus mehreren Fruchtblättern gebildet, die unter sich verwachsen oder frei sein können; entsprechend erhöht sich die Zahl der Kammern und Griffel.

63. Beim Scharbockskraut ist das Gynoeceum aus zahlreichen freien Fruchtblättern zusammengesetzt (a); bei der Gemeinen Küchenschelle sind diese mit langen, federartigen Griffeln versehen (b).

64. Aus 3 oder 5 Fruchtblättern bestehender Stempel. Die Fruchtblätter sind an der Basis verwachsen, oben frei. Beispiel: Weißer Germer (a), Blauer Eisenhut (b).

65. Der Stempel ist aus 5 verwachsenen Fruchtblättern zusammengesetzt, die 5 Griffel sind frei. Beispiel: Echter Lein.

66. Der Stempel besteht aus drei völlig verwachsenen Fruchtblättern, einem dreifächerigen Fruchtknoten, einem einzigen Griffel und kopfförmiger, nur kurz dreilappiger Narbe. Beispiel: Tulpe.

67. Der Fruchtknoten des Stempels ist oben zu einer mit zahlreichen Narbenstrahlen besetzten Narbenscheibe erweitert. Beispiel: Klatschmohn.

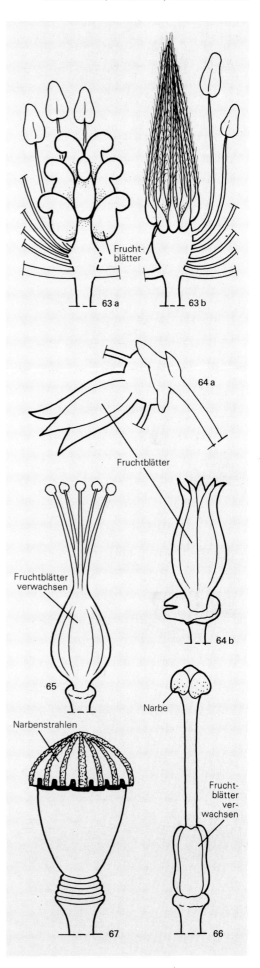

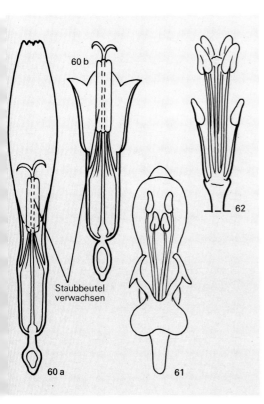

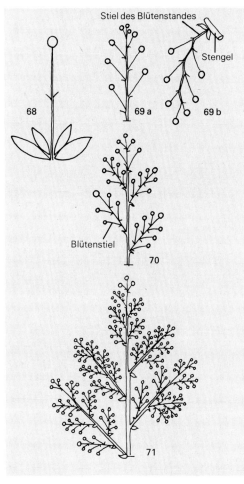

Der Blütenstand

Die Blüten einer Pflanze kommen als Einzelblüten oder zahlreich in einem oder mehreren Blütenständen vereint vor. Unter einem Blütenstand versteht man eine Gruppe von Blüten, die von einem gemeinsamen Stiel getragen werden. Zahlreiche Blütenstände sind zusammengesetzt.

68. Pflanze mit einer einzigen Blüte.
Die Traube besteht als Blütenstand aus einer Anzahl Blüten; aus einer ihrer Hauptachsen entspringen Blütenstiele, die in der Verlängerung des Blütenstandstiels liegen. Die Traube hat normalerweise an der Spitze ihrer Achse keine Blüte.
69. Schema einer Traube (a). Sproßachse und Stiel des Blütenstandes bei der Roten Johannisbeere (b).
70. Bei der Doppeltraube sind die seitlichen Blütenstiele wiederum traubig verzweigt. Beispiel: Weinrebe.
71. Eine Rispe besteht aus traubig verzweigten Nebenachsen mit ungleich langen Blütenstielen. Die Äste entspringen längs einer Hauptachse. Der gesamte Blütenstand hat pyramidale Form. Beispiel: Gemeiner Beifuß.
Die Ähre setzt sich aus Blüten zusammen, die ungestielt an der Hauptachse sitzen.
72. Schema einer einfachen Ähre.
73. Schema einer zusammengesetzten Ähre.
74. Eine Ähre kann dicht zusammengesetzt oder lang und hängend sein (Kätzchen). Beispiel: Hasel.
Die Scheindolde ist eine falsche Dolde oder Schirmtraube mit verschieden langen Blütenstielen; alle Blüten des Blütenstandes dagegen erreichen etwa die gleiche Höhe.
75. Schema einer Scheindolde (a). Beispiel: Birnbaum (b).
Die Dolde besteht als Blütenstand aus Blüten, deren Stiele alle etwa gleich lang sind und einem gemeinsamen Punkt entspringen. Oft umgibt eine Hülle die Basis der Blütenstiele einer Dolde.
76. Schema einer einfachen Dolde (a). Beispiel: Sauerkirsche (b).

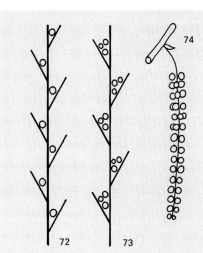

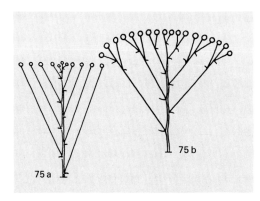

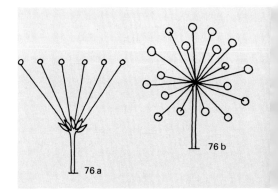

77. Die meisten Arten aus der Familie der Doldenblütler haben Doppeldolden. Beispiel: Wiesenbärenklau.

78. Wo sich die Blütenstiele einer Dolde treffen, bilden oft Hochblätter eine Hülle. Beispiel: Wilde Möhre.

79. Der Becher der Eichel (Frucht der Eiche) ist ebenfalls eine Hülle, wenn diese auch aus verholzten Schuppen besteht. Er umschließt eine einzige Frucht und bleibt an ihrer Basis.

Das Köpfchen oder Körbchen besteht aus einer Gruppe von Einzelblüten in einem Blütenstand; die Einzelblüten sind auf dem Blütenboden, einer Anschwellung des Blütenstandstiels, angeordnet.

80. Schema eines Köpfchens (a). Verglichen mit dem Märzveilchen (**68**), erscheint das Gänseblümchen (b) nicht als Einzelblüte, sondern als Blütenköpfchen: jede weiße Zungenblüte und jede gelbe Röhrenblüte im Zentrum ist eine Blüte. Doch nur die gelben Röhrenblüten haben Staubblätter; diese sind mit ihren Staubbeuteln zu einer den Griffel umfassenden Röhre vereint (**60** b).

81. Körbchenform der Flockenblume; besonders gestaltete Hochblätter bilden die Hülle (auch «Hüllkelch») des Körbchens.

Die Kolbenblüte. Der Kolben ist eine dichte Ähre mit dicker, fleischiger Achse. Beim Gefleckten Aronstab (**82**) ist der Blütenstand in eine meist violette, sterile Keule verlängert und von einer kronblattartigen Blattscheide eines Hochblattes umhüllt.

Die Zyme. Bei diesem Blütenstand schließt die Hauptachse mit einer Blüte ab, verzweigt sich aber unterhalb jeder Blüte und bildet einen oder zwei Seitenäste.

83. Diese Zyme wird auch Schraubel genannt. Jeder Blütenstiel trägt immer nur einen einzigen Seitenast, und die Entwicklung geht immer auf die gleiche Seite. Beispiel: Sumpfvergißmeinnicht.

84. Wenn bei einer eingliedrigen Zyme die Entwicklung abwechselnd auf beide Seiten der Hauptachse geht, wird sie Wikkel genannt. Beispiel: Schwertlilie.

85. Zyme mit zweigliedriger Verzweigung: Jeder Blütenstiel trägt zwei blütentragende Seitenäste. Beispiel: Vogelmiere.

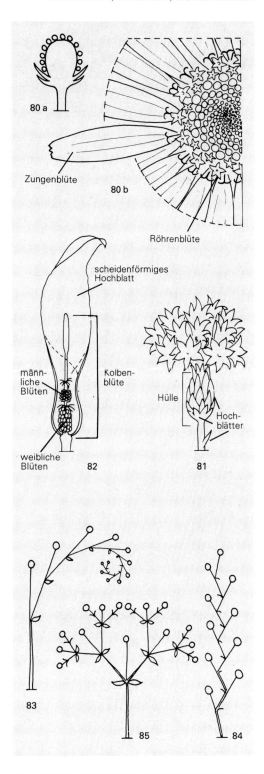

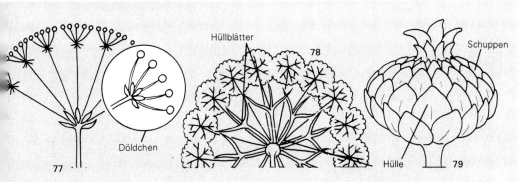

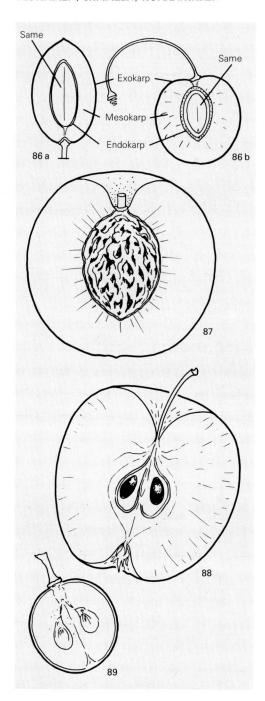

Die Frucht

Die Frucht ist das Resultat der Reifung eines befruchteten Fruchtknotens. Sie enthält die aus den Samenanlagen entstandenen Samen, die unmittelbar oder nach einer Samenruhe keimfähig sind.

Die fleischige Frucht. Die Samen sind von einem saftigen Fruchtfleisch umschlossen. Der Same kann in einem Steinkern eingeschlossen sein, der wiederum im Fruchtfleisch eingebettet liegt.

86. Die beiden Schemata zeigen Schnitte durch zwei Steinfrüchte. Der Same ist im Steinkern (Endokarp der Fruchtwand) eingeschlossen, welcher seinerseits im Fruchtfleisch (Mesokarp der Fruchtwand) eingebettet liegt. Eine Haut (Exokarp der Fruchtwand) umschließt Frucht und Fruchtfleisch.

87. Manchmal hat der Steinkern eine sehr dicke Wand. Beispiel: Pfirsich.

88. Das Endokarp kann auch weniger hart, dafür aber lederartig zäh sein. Beispiel: Apfel.

89. Sind die Samen oder Kerne direkt im Fruchtfleisch eingebettet, spricht man von Beeren. Beispiel: Weinbeere.

Die trockene und oft harte Fruchtwand von Trockenfrüchten bildet ein Gehäuse.

Die Schließfrucht öffnet sich bei der Samenreife nicht von selbst. Nachdem sich die Fruchtwand zersetzt hat, kann sich aus dem frei gewordenen Samen ein Keimling entwickeln.

90. Bei der Achäne, einer einsamigen, nußartigen Frucht, haftet der Same nicht an der Wand. Die abgebildete Achäne trägt hier (wie bei vielen Korbblütlern) auf einem Stiel einen seidigen Haarkranz und ist so zur Windverbreitung eingerichtet.

91. Bei den Lippenblütlern bilden die 4 Teilfrüchte jeder Einzelblüte eine vierteilige Spaltfrucht (Klausenfrucht).

92. Die Früchte der Doldengewächse sind zweiteilige Spaltfrüchte (Doppelachänen),

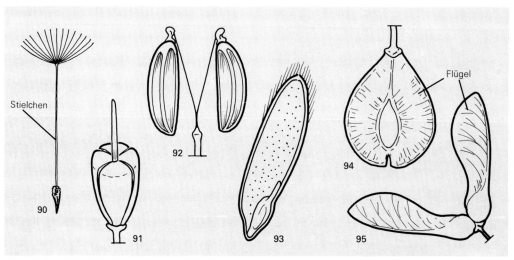

d. h. 2 aus einer einzigen Blüte entstandene Teilfrüchte.
93. Bei der Karyopse ist die Fruchtwand untrennbar mit dem einzigen Samen verwachsen. Beispiel: Süßgräser.
94. Eine Flügelfrucht ist eine Nuß, die von Flügeln aus einer häutigen Membran umgeben ist. Beispiel: Feldulme.
95. Manchmal besteht eine Spaltfrucht aus zwei geflügelten Teilfrüchten. Beispiel: Ahorn.
Die sich öffnende Trockenfrucht öffnet sich bei der Reife und setzt die Samen frei.
96. Die Hülse ist eine Springfrucht, die aus einem einzigen Fruchtblatt gebildet wird (a); bei der Reife teilt sie sich in zwei Klappen (b), in denen die Samen angeheftet sind. Beispiel: Erbse.
97. Die Schote besteht aus einem samentragenden Plazentarahmen, von dem sich die Wand in zwei Klappen ablöst.
98. Die Kapsel ist eine Trockenfrucht, welche die Samen entweder durch sich öffnende Klappen (a) (Beispiel: Märzveilchen) oder durch Poren (b) (Beispiel: Klatschmohn) freiläßt.
Sammelfrüchte entstehen aus Blüten mit freien Fruchtblättern, die auf einem Fruchtboden beisammenstehen.
99. Schnitt durch eine Himbeere. Man erkennt die fleischigen, um den Fruchtboden angeordneten Steinfrüchte.
100. Die Erdbeere hat einen mächtigen, saftig-fleischigen Fruchtboden, auf dem zahlreiche Nüßchen zu erkennen sind.
Fruchtstände. Aus ganzen Blütenständen bilden sich einer Einzelfrucht ähnliche Fruchtstände.
101. Scheinbeere, aus Steinfrüchten zusammengesetzt. Beispiel: Schwarze Maulbeere.
102. Die Früchte sind untereinander und mit den fleischigen Hochblättern verwachsen. Beispiel: Ananas.
103. Die Feige hat einen saftigen, fleischigen Blütenboden, der die im Innern enthaltenen Blüten krugförmig umhüllt.

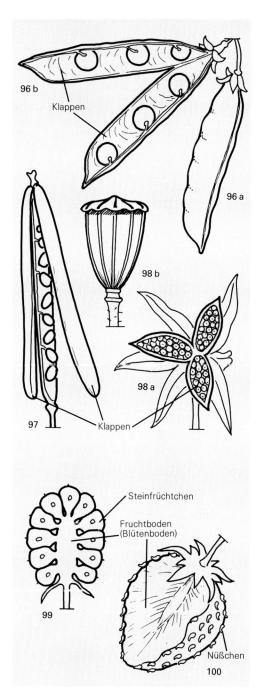

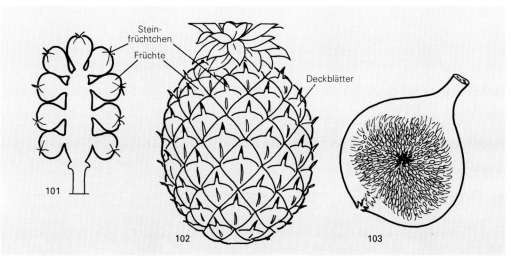

BESTIMMEN, SAMMELN, AUFBEWAHREN

Wo suchen?

Eine Pflanze ist mit ihrem Lebensraum, dem Biotop, eng verbunden und nutzt ihn durch ihre im Boden verankerten Wurzeln und über ihre oberirdischen Organe. Verschiedene Faktoren spielen dabei eine wichtige Rolle. Dazu gehören die physikalischen Eigenschaften des Bodens, die für die Bodenfruchtbarkeit unerläßlichen Mineralstoffe, aber auch der Sauerstoff- und Kohlendioxidgehalt der Luft sowie der Wasserhaushalt eines Standorts (Niederschlagsmenge, Schnee, Verdunstung, Luftfeuchtigkeit und Taubildung) spielen dabei eine wichtige Rolle. Ein weiterer bedeutender Faktor ist die Lufttemperatur, die in hohem Maße von der Sonneneinstrahlung, den Lichtverhältnissen sowie der Tageslänge und der Windgeschwindigkeit abhängt.

Die Pflanze ist zweifellos mehr als ein Tier an einen bestimmten Biotop gebunden, denn sie kann ihren Lebensraum nicht wechseln, wenn bestimmte Umweltbedingungen ihrer Entwicklung hinderlich sind. Da sie sich jedoch gut anpassen kann, gleicht die Pflanze viele Nachteile dieser Unbeweglichkeit aus. Muß sie etwa mit trockenen und nährstoffarmen Bodenverhältnissen auskommen, entwickeln sich ihre Wurzeln stärker, verzweigen sich mehr, bis sie ein dichtes Wurzelwerk bilden. Ist dagegen Wasser im Überfluß vorhanden, reagiert die Pflanze mit erhöhter Verdunstung (Abgabe von Wasser an die Luft) oder sie scheidet Wasser in Form von Tropfen durch die Blätter aus. Um austrocknendem Wind und Kälte zu trotzen, wächst sie als dichtes, dem Boden anliegendes Polster. In Regionen mit kurzem Sommer und langer Schneebedeckung (alpine Stufe) gelangt die Pflanze rascher zur Blüte, manchmal sogar schon, während noch Schnee liegt. Und um das Aussterben der Art zu verhindern, entwickelt die Pflanze große Mengen von Samen. Trotzdem verschwinden Pflanzen aus bestimmten Biotopen, wofür jedoch meist der Mensch verantwortlich ist.

Eine Heilpflanze braucht günstige Wachstumsbedingungen; ein zu intensives Wachstum jedoch senkt wiederum oft ihren Gehalt an Wirkstoffen. Darum muß man die Heilkräuter stets in den ihnen entsprechenden Lebensräumen suchen, dort nämlich, wo sie wildwachsend und damit in voller Kraft vorkommen. Die Sumpfdotterblume *(Caltha palustris* L.) z. B. wächst vor allem in Sümpfen und in sehr feuchten Wiesen. Der Huflattich *(Tussilago farfara* L.) bevorzugt tonige Böden wie Straßenränder und Gräben. Die Ufer von Teichen und langsam strömenden Flüssen sind bevorzugte Standorte der Sumpf-

schwertlilie. Der Silberwurz *(Dryas octopetala* L.) begegnet man auf Kalkschutt und mageren, kalkhaltigen Alpweiden. Der Rundblättrige Sonnentau *(Drosera rotundifolia* L.) ist eine fleischfressende Pflanze der Torfmoore und Sümpfe. Der Rosmarin *(Rosmarinus officinalis* L.) wächst wild nur in den Steppen und den Macchien des Mittelmeergebietes, wo er dank der dort herrschenden Trockenheit seinen aromatischen Duft bewahrt; dieses beliebte Gewürzkraut läßt sich jedoch auch in unseren Gärten anpflanzen. Andere Pflanzen wiederum wachsen nur auf Bäumen, z. B. die Mistel *(Viscum album* L.).

Die heilkräftigen Pflanzen kommen in diesen verschiedenen Lebensräumen ungleich häufig vor. Manche treten nur vereinzelt auf, und man kann daraus nicht unbedingt auf weitere Standorte dieser Art schließen. Andere Pflanzen wiederum besiedeln einen neuen Standort oft besonders dicht, so der Echte Steinsame *(Lithospermum officinale* L.), der Keulenbärlapp *(Lycopodium clavatum* L.) und der Königsfarn *(Osmunda regalis* L.). Manche Pflanzen dagegen sind regelmäßiger an bestimmten Standorten anzutreffen, wie das Ausgebreitete Glaskraut *(Parietaria judaica* L.), der Löwenzahn *(Taraxacum officinale* Web.) und die Wegericharten *(Plantago* L.). Das bevorzugte Klima einer Pflanze kann man an ihrem geographischen Vorkommen erkennen. Wird z. B. das Mittelmeergebiet als Vorkommen angegeben, kann man daraus schließen, daß sie mediterranes Klima benötigt; man wird sie also nicht etwa im Jura oder in Deutschland suchen, wenn man ihr dort auch gelegentlich in Gärten begegnen mag.

Es kommt vor, daß lokale Klimaverhältnisse günstiger sind als das Klima einer bestimmten Region, was sich in einer etwas veränderten oder spezialisierten Flora widerspiegelt. Zum Beispiel begünstigen natürliche Naßstandorte – Hochmoore, Sümpfe, Teiche oder manche Flußauen – oder besonders warme Lagen das Vorkommen bestimmter Pflanzen einer Regionalflora, oder es treten sogar völlig außergewöhnliche Arten auf. So erlaubt es das Klima bei Ascona im Tessin, daß dort die amerikanische Agave verwildert vorkommt; und dank dem Lokalklima der Insel Mainau im Bodensee konnten dort für die Gegend sonst nicht geeignete Bäume angepflanzt werden. Der Gehalt einer Pflanze an medizinisch wirksamen Stoffen kann von Gegend zu Gegend, ja zwischen den Standorten ein und derselben Region variieren. Es sind sogar Unterschiede zwischen zwei aufeinanderfolgenden Vegetationsperioden möglich.

Vom Sammeln, Trocknen und Aufbewahren

Zunächst sollte man sich im klaren darüber sein, welche Pflanzen man überhaupt sammeln will. In den meisten Fällen wird man sich wohl auf die im Haushalt benötigten Kräuter beschränken. Wer möchte sich nicht einen Vorrat an Lindenblüten, Pfefferminze und Römischer Kamille zulegen, anstatt «Aufgußtee» mit zweifelhaftem Aroma und nicht sicherem Gehalt an Wirkstoffen zu kaufen? Andererseits wäre es unvernünftig, Pflanzen zu sammeln, die einem zu Hause nichts nützen oder deren Gebrauch sogar gefährlich ist. Außerdem verändert sich die Wirkung bestimmter Heilpflanzen durch Lagerung. Bei anderen wiederum kann eine jahrelange Aufbewahrung gut und notwendig sein. Deshalb ist es ratsam, jedes Jahr nur soviel zu sammeln, wie man im kommenden Winter benötigt. Restbestände sollten vernichtet werden. Auch ist es hilfreich zu wissen, in welchen Gegenden die gewünschten Kräuter zu finden sind; man wird sich vorzugsweise an jene halten, die in der Nähe des eigenen Wohnorts wachsen.

Das Sammeln

Die Erfahrung hat gezeigt, daß beim Sammeln einige Vorsichtsmaßnahmen zu treffen sind. So muß jede Pflanze, die im Freien gefunden wird, unverzüglich genau bestimmt werden, da Verwechslungen in der Pflanzenheilkunde äußerst schwerwiegende Folgen haben können. Damit die Pflanze nicht etwa verschimmelt, sollte man zum Sammeln stets einen schönen Tag wählen; außerdem darf nur zu einer Tageszeit geerntet werden, wenn der Tau mehr oder weniger verdunstet ist und die Blüten sich geöffnet haben, also z. B. am Vormittag zwischen 9 und 10 Uhr oder gegen Abend.

Während der Vegetationsperiode einer Pflanze gibt es für jedes ihrer Organe einen mehr oder weniger genau bestimmten Zeitabschnitt, währenddessen der Gehalt an Wirkstoffen am günstigsten ist. Als Faustregel gilt: Sprosse im Herbst und Knospen im frühen Frühling sammeln; Blätter vor dem Aufblühen einer Pflanze ernten, da dann ihre Wirksamkeit am größten ist; Blüten und blühende Sproßspitzen zu Beginn der Blütezeit sammeln, wenn die Krone noch frisch ist und sich noch keine Früchte entwickelt haben; Früchte in reifem Zustand pflücken und Samen erst dann herauslösen, wenn die Pflanze am Austrocknen ist; Wurzeln werden außerhalb der Vegetationsperiode (Herbst oder Frühling) gesammelt, während die Rinde fast das ganze Jahr über eingebracht werden kann.

Die Blütezeit ist bei den verschiedenen Pflanzenarten sehr unterschiedlich. So blüht der Huflattich zwischen Februar und April, erst danach erscheinen Blätter und Früchte. Später im Jahr können Blüten nur noch in höheren Lagen gefunden werden. Im allgemeinen können, je nach geographischer Breite und Höhenlage, Abweichungen von ungefähr einem Monat auftreten.

Ist nun eine Pflanze gefunden und sorgfältig bestimmt worden, muß man die richtigen Pflanzenteile ernten. In manchen Fällen ist auch die ganze Pflanze nützlich.

Auch das nötige Werkzeug zum Sammeln ist wichtig – ein gutes Messer mit Stahlklinge, eine kleine Baumschere, Bindfaden, ein offener Korb aus Weidengeflecht oder eine hölzerne Kiste.

Was als Strauß oder Bund zusammengestellt werden kann, z. B. die beblätterten Sprosse der Minzen (*Mentha* L.) oder des Immenblattes (*Melittis melissophyllum* L.), wird auf folgende Weise behandelt und zum Trocknen vorbereitet: Etwa zwanzig Stengel werden an der Basis zusammengebunden, wobei ein Schnurende mindestens zwanzig Zentimeter vorstehen soll; dann wird jeder Strauß in den Behälter (Korb oder Kiste) gelegt. Praller Sonnenschein begünstigt dabei das sofortige Verwelken der Pflanzen – die erste Stufe zum Trocknen. Verwelkt die Pflanze sofort, wird dadurch die Gefahr des Verderbens stark reduziert, doch müssen die Büschel dann möglichst bald an einem schattigen Ort dem Luftzug ausgesetzt werden. So erwünscht die direkte Sonneneinwirkung manchmal am Anfang ist, sollten Pflanzen, die besonders viele flüchtige Stoffe enthalten (z. B. Doldengewächse und Lippenblütler), nachher vor der Sonne geschützt bleiben, da sie sonst einen großen Teil ihrer Wirkstoffe verlieren.

Das Trocknen

Beim Trocknen gibt die Pflanze einen Teil ihres Wassers ab. Da dieser Vorgang sehr wichtig ist, sollte er möglichst bald beginnen. Schon bevor man sich zum Sammeln aufmacht, sollten daher ein geeigneter Ort und die nötigen Utensilien zum Trocknen vorbereitet werden.

Alle Pflanzenarten müssen gesondert getrocknet werden. Es dürfen also keine aromatischen Pflanzen mit anderen vermischt werden. Giftpflanzen dürfen auf keinen Fall zu Hause gelagert werden. Manchmal muß ein Teil der Pflanze gewaschen werden, etwa wenn die Blätter staubig oder verschmutzt sind; unmittelbar nach dem Waschen läßt man sie in warmer Luft bis zum Anwelken trocknen. Auch alle

Erntekalender

Der Lebensrhythmus der Pflanzen richtet sich nach dem Breitengrad und den klimatischen Besonderheiten einer Region. Die hier angegebenen Erntezeiten können deshalb lokal abweichen. Der Stern hinter einem Pflanzennamen zeigt an, daß die Pflanze in Deutschland, Österreich oder der Schweiz geschützt ist. Bevor man ans Sammeln geht, soll man sich deshalb im Text über die jeweilige Pflanze vergewissern, in welchem der drei Länder sie geerntet werden darf.

	FRÜHLING	SOMMER	HERBST	WINTER	GANZES JAHR
Rinde	Attich (Wurzel), Edelkastanie*, Esche* (Äste), Feldulme, Hasel* (junge Äste)*, Hängebirke, Mispel*, Bittersüßer Nachtschatten (junge Äste), Purgierkreuzdorn, Roßkastanie, Gewöhnlicher Schneeball, Schwarzdorn, Schwarzerle* (junge Zweige), Schwarzpappel* (2–3 jährige Äste), Silberweide, Stechpalme*, Stieleiche (gereinigt), Weißdorn (junge Zweige).	Faulbaum (Stamm)	Buchsbaum* (Wurzel), Sauerdorn (Wurzel).	Rotbuche (Äste)	Espe, Schwarzer Holunder (grüne Rinde).
Holz		Winterlinde			
Wurzeln und Wurzelstöcke	Echter Alant, Attich, Gemeiner Beinwell, Große Bibernelle, Blutwurz, Feldmannstreu*, Haselwurz, Große Klette, Knöllchensteinbrech*, Liebstöckel, Löwenzahn, Mädesüß, Meisterwurz, Moorkreuzblume, Gemeine Nachtkerze, Echte Nelkenwurz, Gemeine Pestwurz, Gemeine Quecke, Sauerampfer, Sauerklee, Echter Sellerie, Stachelbeere, Tüpfelfarn, Wasserdost, Wiesenbärenklau, Großer Wiesenknopf, Zaunwinde.	Betonie, Gänsefingerkraut, Wilde Karde, Wilde Möhre, Scharbockskraut.	Stumpfblättriger Ampfer, Arzneibaldrian, Gemeiner Beifuß, Gemeiner Bainwell, Knotige Braunwurz, Große Brennessel, Echter Eibisch, Echte Engelwurz, Fenchel, Kriechendes Fingerkraut, Huflattich, Echte Hundszunge (2-jährig), Kalmus*, Königsfarn*, Echter Kümmel, Märzveilchen, Mäusedorn*, Osterluzei, Gemeine Quecke, Rapunzelglockenblume, Salomonssiegel*, Sanikel, Schlangenknöterich, Schmerwurz, Schöllkraut, Echtes Seifenkraut, Silberdistel*, Stachelbeere, Süßholz (3jährig), Teufelsabbiß, Tüpfelfarn, Vogelknöterich, Wasserdost, Wegwarte, Schmalblättriges Weidenröschen, Wiesenbocksbart, Großer Wiesenknopf.	Walderdbeere	Dornige Hauhechel, Wegerich-Arten, Wurmfarn.
Stengel	Benediktenkraut (entrindet), Melisse* (beblättert), Sauerampfer.	Ackerschachtelhalm (steril), Kanadisches Berufkraut (blühend), Blutweiderich (beblättert), Echte Brunnenkresse (beblättert), Echte Engelwurz, Gemeiner Knorpeltang (Thallus), Römische Kamille, Echtes Tausendgüldenkraut*, Waldbergminze.	Judenkirsche		Blasentang, Fingertang, Palmentang, Zuckertang.
Knospen	Edelkastanie*, Hängebirke, Schwarzpappel*, Waldkiefer, Weißtanne.	Brombeere			Waldkiefer, Weißtanne.
	Attich, Gewöhnliches Barbarakraut, Bärentraube, Benediktenkraut, Besenginster* (jung), Blasenstrauch*, Brombeere, Buchsbaum* Eberesche*, Edelkastanie*, Echter Eibisch, Engelwurz, Espe, Feldulme, Fenchel, Rote Fetthenne, Gemeines Fettkraut*, Fieberklee*, Gänsefingerkraut, Giftlattich, Glaskraut, Goldregen* (ausgewachsener Baum), Gundermann, Hasel*, Echte Hauswurz*, Heidelbeere, Holunder, Huflattich, Immergrün, Große Klette, Knöllchensteinbrech*, Knoblauchgamander, Königsfarn*, Kleinblütige Königskerze, Gemeine Kugelblume, Liguster, Löwenzahn, Mädesüß, Wilde Malve, Märzveilchen, Mäusedorn*, Melisse*, Mispel* Nachtschatten, salbei, Gemeine Nachtkerze, Bittersüßer Nachtschatten,	Stumpfblättriger Ampfer, Bachehrenpreis, Gemeiner Beifuß, Knotige Braunwurz, Efeu (jung), Esche* Färbersaflor, Feldmannstreu*, Frauenhaarfarn*, Gewöhnlicher Frauenmantel, Echter Gamander, Gewöhnlicher Gilbweiderich, Hängebirke, Haselwurz, Dornige Hauhechel, Heidekraut*, Himbeere, Römische Kamille, Leberblümchen*, Liebstöckel, Lorbeer (ohne Blattstiel), Echtes Lungenkraut* (Rosette), Mariendistel, Minzen, Mistel (gereinigt), Wilde Möhre, Gemeine Ochsenzunge, Gewöhnlicher			Große Brennessel, Gänseblümchen, Immergrün, Gewöhnliches Kreuzkraut,

	(grün)	(gelb)	(orange)	(blau)	(weiß)
(Fortsetzung)	...kraut, Schwarzerle*, Seifenkraut, Echter Sellerie, Silberweide, Stachelbeere, Echter Steinsame, Stieleiche, Sumpfdotterblume*, Weiße Taubnessel, Teufelsabbiß, Tüpfeljohanniskraut, Wacholder, Walderdbeere, Waldgeißblatt, Wasserdost, Wegerich-Arten, Schmalblättriges Weidenröschen, Wermut* (gereinigt), Wiesenbärenklau, Wiesenbocksbart.	...kraut, Echter Thymian, Waldbergminze, Waldehrenpreis, Gemeine Waldrebe, Wegrauke, Wegwarte, Ysop (gereinigt), Zaunwinde.			Gänseblümchen, Rosmarin.
Blüten	Besenginster* (Knospen), Brombeere (Knospen), Schwarzer Holunder, Hundsrose* (Knospen), Knöllchensteinbrech*, Echter Lavendel (gereinigt), Liguster, Wilde Malve, Märzveilchen, Gemeine Pestwurz, Robinie, Gewöhnlicher Schneeball, Weißdorn.	Attich, Borretsch, Echter Eibisch, Engelwurz, Färbersaflor, Feldrittersporn*, Gänsefingerkraut, Gewöhnlicher Gilbweiderich, Dornige Hauhechel, Himbeere, Hornklee, Huflattich, Echte Kamille, Römische Kamille, Klatschmohn, Kleinblütige Königskerze, Kornblume, Gemeine Ochsenzunge, Schwarzdorn (Knospen), Sternflockenblume, Stiefmütterchen, Teufelsabbiß, Waldbergminze, Waldgeißblatt, Schmalblättriges Weidenröschen, Winterlinde, Wundklee*.		Hasel* (männlich und weiblich)	
Blühende Sproßspitzen	Benediktenkraut, Bockshornklee, Goldlack, Echte Katzenminze, Echtes Lungenkraut, Mädesüß, Weiße Taubnessel.	Gemeiner Andorn, Bachehrenpreis, Beifuß, Benediktenkraut, Blutweiderich, Knotige Braunwurz, Dost, Feldthymian, Echter Gamander, Goldrute, Heidekraut*, Katzenminze, Katzenpfötchen* (weiblich), Knoblauchgamander, Echtes Labkraut, Lavendel, Löwenschwanz, Minzen, Muskatellersalbei, Mutterkraut, Gewöhnlicher Odermennig*, Rainfarn, Echter Salbei, Gemeine Schafgarbe, Schwarznessel, Echter Steinklee, Steinsame, Sumpfvergißmeinnicht, Tausendgüldenkraut*, Echter Thymian, Tüpfeljohanniskraut, Waldehrenpreis, Wegrauke, Wermut*, Winterbohnenkraut, Ysop, Ziest-Arten.	Echte Katzenminze, Strandbeifuß.		
Früchte		Brombeere, Eberesche*, Goldlack, Himbeere, Heidelbeere, Hundsrose*, Rote Johannisbeere, Echter Kümmel (nach dem 2. Jahr), Preiselbeere, Gemeiner Sauerdorn, Wolliger Schneeball, Stachelbeere, Süßkirsche (mit den Fruchtstielen), Wacholder, Walderdbeere.	Edelkastanie*, Hopfen, Schwarzer Holunder, Judenkirsche, Loorbeer, Mispel* (teigig, nach den ersten Frostnächten), Purgierkreuzdorn, Sanddorn, Schwarzdorn, Echter Sellerie, Echter Steinsame, Sternflockenblume, Stieleiche, Weißdorn, Wiesenbärenklau.		Rotbuche, Waldkiefer.
Samen		Gewöhnliches Barbarakraut, Bockshornklee (getrocknet), Dill, Echte Engelwurz, Esche* Feldrittersporn*, Echte Geißraute, Kornblume, Echter Lein, Märzveilchen, Pfaffenhütchen*, Schwarzer Senf.	Färbersaflor, Hasel*, Heiligenkraut, Keulenbärlapp*, Große Klette, Große Knorpelmöhre, Esche* Feldrittersporn*, Liebstöckel, Mariendistel, Wilde Möhre, Muskatellersalbei, Rainfarn, Roßkastanie, Gemeine Schafgarbe.		Hirtentäschelkraut
Oberirdische Pflanzenteile, in Blüte	Einjähriges Bingelkraut, Gemeiner Erdrauch, Kriechender Günsel, Immenblatt*, Knoblauchsrauke, Wildes Stiefmütterchen, Waldmeister.	Besenrauke, Einjähriges Bingelkraut, Kleine Braunelle, Gewöhnlicher Frauenmantel, Echte Geißraute, Glaskraut, Gnadenkraut, Gelber Hohlzahn, Nachtviole, Ruprechtskraut, Großer Wiesenknopf.			
Ganze Pflanze	Große Brennessel (jung), Gundermann, Guter Heinrich, Sanikel, Kleiner Wiesenknopf.	Augentrost, Breitwegerich, Eisenkraut, Feldrittersporn*, Rote Fetthenne, Goldrute, Kleines Habichtskraut, Echte Katzenminze, Klebkraut, Kornblume, Echtes Löffelkraut*, Moorkreuzblume, Pfennigkraut, Quendelseide, Spitzwegerich, Vogelknöterich, Wasserpfeffer, Mittlerer Wegerich, Großer Wiesenknopf, Wundklee*.			Gewöhnliches Kreuzkraut (vor dem Aufblühen der Köpfchen), Isländisch Moos, Vogelmiere.
Saft, Milchsaft, Hopfenmehl	Stumpfblättriger Ampfer, Hängebirke, Echte Hauswurz*, Rainkohl, Sanikel, Scharbockskraut, Schöllkraut, Wildes Stiefmütterchen, Großer Wiesenknopf.	Blutweiderich, Breitwegerich, Rote Fetthenne, Giftlattich, Kleines Habichtskraut, Gemeine Quecke, Rainkohl, Spitzwegerich, Sternflockenblume, Teufelsabbiß, Wegrauke, Mittlerer Wegerich, Wegerich, Winterlinde.	Hopfen, Löwenzahn, Großer Wiesenknopf.		Gewöhnliches Kreuzkraut, Vogelmiere.

Wurzeln werden vor dem Trocknen sorgfältig und gründlich gewaschen und dann sofort (noch frisch) in ein bis zwei Zentimeter lange Stücke zerschnitten. Dies hat zwei Gründe: Kleine Stücke trocknen schneller als eine ganze Wurzel, und zudem ließe sich die trockene Wurzel später nur mit Mühe zerkleinern.

Nachdem nun die Kräuter in der Sonne welk geworden sind, werden sie im Schatten in einem gut durchlüfteten und trockenen Raum getrocknet – ideale Orte dazu sind ein Dachboden, der auch teilweise mit Möbelstücken verstellt sein kann, oder eine Scheune. Falls durch ein Fenster oder eine Dachluke noch etwas Sonne in den Raum dringt, schützt man die Pflanzen am besten mit einem Vorhang aus Sacktuch, den man in einigem Abstand von den Pflanzen befestigt.

Doch wie werden die gesammelten Heilkräuter nun wirklich getrocknet? Bündel (von Stengeln) und Äste (von Bäumen oder Sträuchern) hängt man mit den Spitzen nach unten an eine im Raum gespannte Schnur (oder einen Draht). Vom Stengel abgetrennte Blätter, Blüten und Wurzelstücke werden getrennt in mit Jute ausgekleideten, flachen Harassen ausgebreitet. So kann auch von unten her frische Luft herankommen. Das Jutetuch hält die feinen Bruchstücke zurück, die sonst leicht verlorengehen. Die Pflanzen sollten nicht mehr als ein bis zwei Zentimeter hoch übereinander aufgeschichtet werden.

Beeren können in einem großen, flachen Pappdeckel getrocknet werden. Beim Sammeln haben sich sicher Blattstückchen unter die Beeren gemischt. Hält man nun den Karton etwas schräg, rollen die Beeren nach unten; die beigemischten Pflanzenteile bleiben zurück und können leicht entfernt werden. Beeren und andere runde Früchte benötigen im allgemeinen keinen besonderen Luftzutritt von unten, weil schon ihre Form rundherum eine günstige Belüftung erlaubt. Während des Trocknens werden sie lediglich jeden Tag etwas geschüttelt, damit auch die unteren Schichten mit frischer Luft versorgt werden. Eine leichte Luftzirkulation ist notwendig, jedoch kein allzu kräftiger Luftzustrom. Wenn zuerst ganze Äste getrocknet werden, müssen bald einmal die gewünschten Organe abgetrennt werden. Besonders bei Linden ist dies wichtig, da sonst der in den Ästen enthaltene Saft noch eine Fruchtbildung der Lindenblüte begünstigt. Gleiches gilt für das Gewöhnliche Kreuzkraut (*Senecio vulgaris* L.); wird es als ganzer Strauß mit noch geschlossenen Körbchenblütenständen getrocknet, können noch Samen mit weißen, federartigen Flugorganen heranreifen. Sind die Früchte einmal voll entwickelt, hat die Pflanze ihre wirksamen Eigenschaften fast völlig verloren.

Eine Landpflanze enthält in frischem Zustand etwa 75–85 Prozent Wasser, bei einer Wasserpflanze steigt dieser Anteil oft auf über 90 Prozent. Durch das Trocknen verliert die Pflanze zwischen 50 und 10 Prozent Wasser, doch darf ihr niemals alles Wasser entzogen werden. In richtig getrockneten Kräutern beträgt dieser Anteil immer noch etwa 10–12 Prozent ihres Gewichts. Im Frühjahr gesammelte Pflanzen verlieren allerdings mehr an Gewicht als im Herbst geerntete.

Die zum Trocknen nötige Zeit hängt also von der Wassermenge ab, welche abgegeben werden muß, doch ebenso davon, wie resistent die Pflanze gegen Verdunstung ist. Unter günstigen Bedingungen rechnet man mit einer Woche. Bei nur geringer Belüftung ist wegen der länger dauernden Trocknungszeit die Gefahr der Verschimmelung größer. Darum sollte das Pflanzenmaterial nach spätestens drei Wochen getrocknet sein. Gut trocken ist das Material, wenn Blätter und Blüten beim Berühren keine Feuchtigkeit mehr abgeben, wenn sie fest und hart, doch nicht zerbrechlich sind.

Die Aufbewahrung

Nun müssen die getrockneten Kräuter vor Luft, Licht, Feuchtigkeit und Staub geschützt aufbewahrt werden. Am besten eignen sich dazu gut verschließbare Blechdosen, starke und luftundurchlässige Papiertüten oder Plastiksäcke. Bei der Verwendung von Plastiksäcken ist allerdings größte Vorsicht geboten: Wenn acht Tage nach dem Einfüllen an der Innenwand auch nur geringste Anzeichen von Wassertröpfchen zu sehen sind, bedeutet dies, daß das Material noch nicht genügend trocken ist. Zum Schluß versieht man die Packungen mit einem gut sichtbaren Etikett, auf dem der Name der Pflanze und das Sammeldatum vermerkt sind.

Es ist nicht empfehlenswert, Heilpflanzen bei sich zu Hause anzupflanzen, da in vielen Fällen dadurch ein wichtiger Teil ihrer Wirkstoffe verlorengeht. Wer sich trotzdem einen kleinen Kräutergarten anlegen will, sollte sich auf Arten beschränken, welche gleichzeitig Gewürz- und Heilpflanzen sind. Dazu zählen etwa Gartenkerbel (*Anthriscus cerefolium* [L.] Hoffm.), Winterzwiebel (*Allium fistulosum* L.), Estragon (*Artemisia dracunculus* L.), Gartenmajoran (*Origanum majorana* L.), Echter Salbei (*Salvia officinalis* L.), Petersilie (*Petroselinum crispum* [Mill.] A. W. Hill), Echter Thymian (*Thymus vulgaris* L.), Römische Kamille (*Chamaemelum nobile* [L.] All.), Echte Pfefferminze (*Mentha piperita* L.), Melisse (*Melissa officinalis* L.) sowie heilkräftige Gemüse wie Kohl (*Brassica oleracea* L.), Artischocke (*Cynara scolymus* L.) und Basilikum (*ocimum basilicum* L.).

Illustrierter Führer durch die Welt der Pflanzen

Wilde und verwilderte Pflanzen	43
Zier- und Nutzpflanzen	305
Giftpflanzen	337
Exotische Pflanzen	349

Wilde und verwilderte Pflanzen

Einige Erläuterungen zum Kapitel
«Illustrierter Führer durch die Welt der Pflanzen»:

Die in diesem Kapitel beschriebenen Pflanzen sind alphabetisch nach ihrem allgemein gültigen deutschen Namen geordnet.

Darunter steht kursiv der botanische, d. h. wissenschaftliche Pflanzenname, der sich aus Gattungs- und Artnamen zusammensetzt. Nach dem Artnamen folgt gelegentlich eine Abkürzung: «ssp.» steht für das lateinische *subspecies* (Unterart) und bedeutet, daß die Art verschiedene Unterarten haben kann, die je nach Region unterschiedliche Merkmale aufweisen; «var.», abgekürzt für *varietas* (Varietät, Abart), weist darauf hin, daß die Art von ihrer ursprünglichen Form abweicht. Hinter dem wissenschaftlichen Pflanzennamen steht der Name (meist abgekürzt oder die Initialen) des Botanikers, der die Pflanze benannte (siehe die Liste der Autoren, Seite 19). Sind zwei Autoren angegeben, bedeutet dies, daß der letztgenannte Autor die Pflanze einer anderen Gattung zugeordnet hat als der in Klammern erwähnte Botaniker. «Emend.» vor einem Autorennamen steht für *emendavit* (abgeändert) und weist darauf hin, daß der folgende Autor die Beschreibung der Art ergänzt hat.

Die im deutschen Sprachraum gebräuchlichsten lokalen Pflanzennamen sind ebenfalls aufgeführt.

Als letzter ist der Name der Pflanzenfamilie angegeben.

Die großformatigen Farbzeichnungen stellen die beschriebene Pflanze oder, wenn ihre Ausmaße keine vollständige Abbildung erlaubten, einen Teil derselben dar. In verschiedenen Fällen wurde die Abbildung durch ein Detail – Blüte, Blatt, Sproß, Stiel, Wurzel, Frucht oder Samen – ergänzt, wenn dies von Bedeutung ist und das Identifizieren der Pflanze erleichtert.

Die Farbaufnahme zeigt die Pflanze in ihrem Biotop und ermöglicht es somit dem Sammler, die Pflanze in ihrem natürlichen Lebensraum zu suchen und zu erkennen.

Der Kasten enthält alle wichtigen Informationen, die zum Erkennen und zur Verwendung der Pflanze nötig sind. Hier einige Erklärungen zu den Zeichen und Stichwörtern:

● bedeutet, daß die Pflanze giftig oder bei ihrem Gebrauch Vorsicht geboten ist.

Vorkommen: Region, in der die Pflanze wildwachsend oder verwildert vorkommt, ihre bevorzugten Standorte und ihre Wachstumsgrenze.

Geschützt: Dies steht, wenn die Pflanze in Deutschland (D), Österreich (A) oder der Schweiz (CH) unter Naturschutz steht. Dabei wurden nur jene Pflanzen berücksichtigt, die im ganzen Land, also nicht nur in einem bestimmten Gebiet, geschützt sind. Für die Schweiz ist eine Pflanze als geschützt angegeben, wenn sie in mehreren Kantonen unter Naturschutz steht. Es wird jedoch geraten, sich vor *jedem* Sammeln zu vergewissern, ob die Pflanze in der entsprechenden Region geerntet werden darf. ✿ zeigt an, welche (getrockneten) Teile dieser geschützten Pflanzen in Apotheken oder Drogerien in Deutschland, Österreich und der Schweiz erhältlich sind.

Merkmale: Genaue botanische Beschreibung der Pflanzenorgane. Die Blütezeit ist in Klammern angegeben. Die botanischen Ausdrücke werden im Kapitel «Bestimmen, Sammeln, Aufbewahren» (S. 20–35) und im «Wörterbuch der Botanik» (S. 447–457) erklärt.

Wirksame Teile: Die zu heilkundlichen Zwecken verwendbaren Pflanzenteile und Angaben über die Art der Trocknung sowie über die Erntezeit.

Inhaltsstoffe: Die chemischen Wirkstoffe der Pflanze. Das Kapitel «Die Pflanze als Produzent» (S. 12–13) gibt Auskunft über die Bedeutung der Inhaltsstoffe und erklärt die wichtigsten Begriffe.

Medizinische Eigenschaften: Das «Lexikon der medizinischen Eigenschaften» (S. 14–15) definiert die hier aufgeführten Begriffe. ✚ steht, wenn die Pflanze in der pharmazeutischen, ♥, wenn sie in der kosmetischen Industrie und ◪, wenn sie in der Tiermedizin verwendet wird.

Siehe: Hier ist angegeben, gegen welche Beschwerden oder bei welchen Körperorganen die Pflanze angewendet werden kann. Die entsprechenden Stichwörter mit den Pflanzenzubereitungen sind im «Handbuch der Gesundheit» (S. 371–438) nachzuschlagen.

Bei Pflanzen, die in Mitteleuropa nicht vorkommen oder in Deutschland, Österreich und der Schweiz geschützt sind und von denen keine Pflanzenteile in den Apotheken erhältlich sind, wurde der Siehevermerk gestrichen.

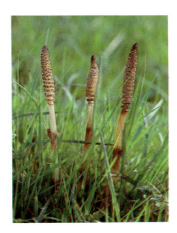

Acker-schachtelhalm

Equisetum arvense L.
Katzenschwanz, Zinnkraut

SCHACHTELHALMGEWÄCHSE
Equisetaceae

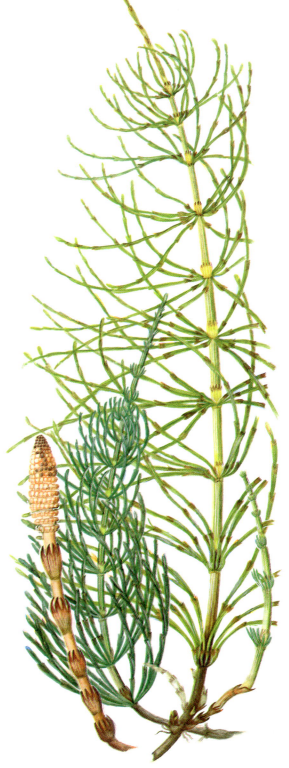

Vieles in der Biologie der Schachtelhalme ist eigenartig, ja außergewöhnlich. Wie die Farne und Bärlappe gehören sie zu den Gefäßkryptogamen, die zwar Wurzeln, vereinzelt sogar primitive Blüten, aber keine Samen ausbilden und sich statt dessen mit staubfeinen Sporen fortpflanzen. Diese sind in Sporangienbehältern enthalten, die auf der Unterseite kleiner Schüppchen sitzen. Sie sind von vier elastischen Bändern umwickelt, die sich bei Trockenheit entrollen und für die Ausstreuung der Sporenmasse sorgen. Der Ackerschachtelhalm bringt aus ein und demselben Stock zwei sehr verschieden gestaltete Triebe hervor. Zuerst erscheinen bleichrötliche, astlose Sprosse ohne Blattgrün, die an ihren Enden Sporangienähren tragen. Nach einiger Zeit verwelken sie, und es treiben grüne, stark verzweigte, unfruchtbare Sprosse aus, die, neben anderen oberirdischen Organen, zu heilkundlichen Zwecken herangezogen werden. Wegen ihres hohen Kieselsäuregehaltes benutzte man die Sprosse früher auch zum Reinigen von Geschirr und Zinn.

Vorkommen: In Europa; an Wegrändern, in Äckern, auf unkultivierten Plätzen; bis 2500 m.
Merkmale: 10–50 cm hoch. Ausdauernd, mit tief im Boden verlaufendem Wurzelstock; fertile Frühjahrstriebe (März–April) 10–25 cm, einfach, strohfarben bis rötlich, mit braunen, 8- bis 12zähnigen Scheiden und endständiger, bräunlicher Ähre, im Sommer verschwindend; unfruchtbare Sommertriebe ab Mai entwickelt, stark quirlig verästelt, mit gefurchtem Stengel und 4- bis 12zähnigen Scheiden, Äste 3- bis 5-kantig, unterstes Glied länger als die Scheide. Geruchlos.

Wirksame Teile: Ganze Pflanze ohne Wurzel.
Inhaltsstoffe: Mineralsalze (Kieselsäure), Glykoside, Gerbstoff, Saponin, Bitterstoff.
Medizinische Eigenschaften: Adstringierend, blutstillend, harntreibend, mineralsalzzuführend, narbenbildend.
Anwendung: Innerlich und äußerlich; ✚ ♥
Siehe: Albuminurie, Blasenentzündung, Blutung, Finger- und Zehennägel, Fuß, Mineralsalzmangel, Mundschleimhaut, Nasenbluten, Schürfung, Schwangerschaftsstreifen, Steinerkrankungen, Transpiration, Wunde, Zahn.

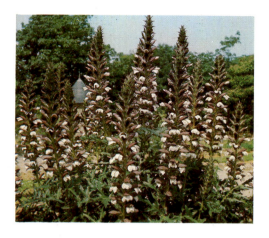

Akanthus

Acanthus mollis L.

AKANTHUSGEWÄCHSE
Acanthaceae

Der Akanthus ist ein Vertreter einer in den Tropen und Subtropen verbreiteten Familie, von der jedoch nur wenige Arten das Mittelmeergebiet erreichen. Rund um das Mittelmeer kommt der Akanthus wild und verwildert vor, wird jedoch häufig auch als Zierpflanze kultiviert. In Mitteleuropa findet man ihn gelegentlich in Gärten angepflanzt. Mit seinen dekorativen, weißen, purpurn geaderten, rachenblütenähnlichen Blüten und dunkelgrünen, glänzenden, fiederteiligen Blättern ist er eine stattliche Erscheinung. In der Ornamentik spielt das «Akanthusblatt» seit dem klassischen Altertum eine große Rolle; es ist jedoch ungewiß, ob das Blatt dieser Art bzw. Gattung als Vorbild gedient hat.

Ein Aufguß der Pflanze wurde von den Ärzten der Antike gegen zahlreiche Leiden empfohlen. Dioskurides und Plinius hoben ihre wassertreibenden Eigenschaften hervor und verabreichten sie bei Entzündungen der inneren Organe. Selbst vor Lungentuberkulose sollte sie schützen.

Heute wendet man sie gewöhnlich äußerlich an, in Form von Bädern, Kompressen, Umschlägen und Mundwasser.

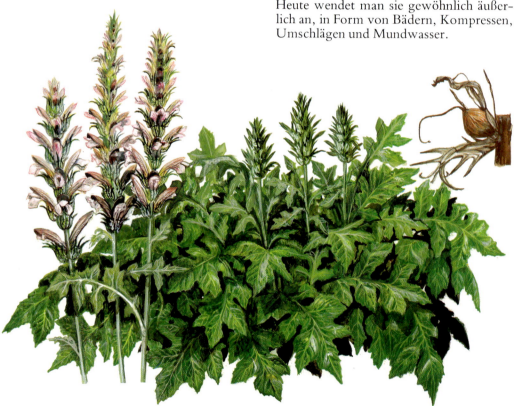

Vorkommen: Im Mittelmeergebiet; an steinigen Stellen und auf Schutt; bis 300 m. Kein Vorkommen in A, CH, D; ⚥ nicht erhältlich.
Merkmale: 40 cm–1,50 m hoch. Ausdauernd; Stengel aufrecht, robust, gegen die Basis mit wenigen Blättern; grundständige Blätter sehr groß, kahl, weich, tief eingeschnitten; Blüten weiß, oft purpurn geadert (Juli–August), 5–6 cm lang, sitzend, 4reihig in langer Ähre angeordnet, mit einem bedornten Hochblatt und 2 schmalen Vorblättern, Kelch ungleich 4zipfelig, der obere Zipfel helmartig über die Blüte gewölbt, violettlich, Krone nur mit 3lappiger Unterlippe, Staubblätter 4; Kapsel braun, glatt mit 2–4 dicken, glänzend braunen Samen; Wurzelstock dick, mit weißlichen Wurzeln. Geschmack bitter.
Wirksame Teile: Blüten, frische Blätter, Wurzeln (Herbst), Blätter und Wurzeln können im Backofen getrocknet werden.
Inhaltsstoffe: Mineralsalze, Schleim, Zucker, Bitterstoff, Gerbstoff.
Medizinische Eigenschaften: Appetitanregend, erweichend, fördert die Gallensekretion, wundheilend.
Anwendung: Innerlich und äußerlich.

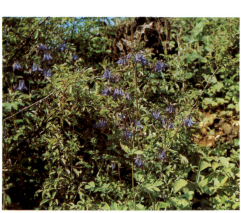

Akelei, Gemeine

Aquilegia vulgaris L.

HAHNENFUSSGEWÄCHSE
Ranunculaceae

Wegen ihrer auffallenden, bizarren Bluten und hübschen, doppelt dreiteiligen Blätter ist die in verschiedenen Farbtönen blühende Akelei eine beliebte Gartenzierpflanze. Unter den Zierpflanzen befinden sich nicht nur Abkömmlinge unserer einheimischen wilden Akelei, sondern auch von Arten, die bei uns wild nicht vorkommen. Die Gemeine Akelei mit ihren meist blauvioletten Blüten wächst bei uns mit Vorliebe auf kalkhaltigen Böden an Gebüschrändern und in lichten Wäldern. Die Form ihrer einwärts gekrümmten Sporne mag ihr zu dem lateinischen Gattungsnamen *Aquilegia* – von *aquila* (Adler) – verholfen haben. Auch der deutsche Name ist vermutlich gleichen Ursprungs. Bereits im 12. Jahrhundert heißt die Pflanze bei der heiligen Hildegard *Ackeleia* oder *Acoleia*. Sie wurde im Mittelalter zur Bekämpfung verschiedener Krankheiten eingesetzt, während der Renaissance auch als Aphrodisiakum. Sie ist nicht ungefährlich, denn in ihren Samen wurde eine Verbindung festgestellt, aus der Blausäure frei werden kann. Ohne ärztliche Verordnung muß deshalb von ihrer innerlichen Anwendung abgeraten werden.

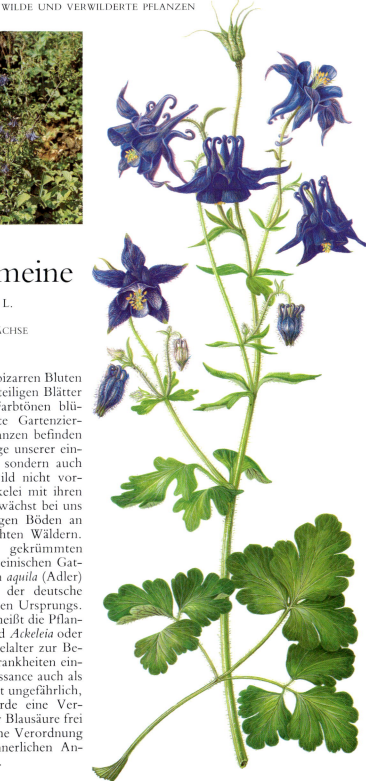

⊖ Ohne ärztliche Verordnung nie innerlich anwenden.
Vorkommen: In Mittel- und Südeuropa; vor allem auf Kalk, in lichten Wäldern, an buschigen Hängen; bis etwa 2000 m.
Geschützt: A, CH, D; ⚥ nicht erhältlich.
Merkmale: 60–80 cm hoch. Ausdauernd; Stengel aufrecht, behaart, oben verzweigt, in Gruppen; Blätter unten etwas blaugrün, wechselständig, die unteren gestielt, obere sitzend, in 3–9 gelappte Blättchen geteilt; Blüten blauviolett, rosa oder weiß (Mai–Juli) gestielt, nickend, in Rispen, 5 kronblattartige Kelchblätter, Kronblätter 5, kapuzenförmig und in einen langen, gekrümmten Sporn ausgezogen, Staubblätter zahlreich; Frucht aus 5 großen Balgfrüchten, die sich auf der Innenseite öffnen, Samen zahlreich; Wurzelstock kurz, dick, schief, Wurzel pfahlartig. Geruch angenehm.
Wirksame Teile: Samen, Blüten, Blätter, Wurzeln.
Inhaltsstoffe: Cyanogene Glykoside, Fettsubstanzen, Enzyme, Vitamin C.
Medizinische Eigenschaften: Adstringierend, antiseptisch, sedativ, wundreinigend.
Anwendung: Innerlich und äußerlich; ✚

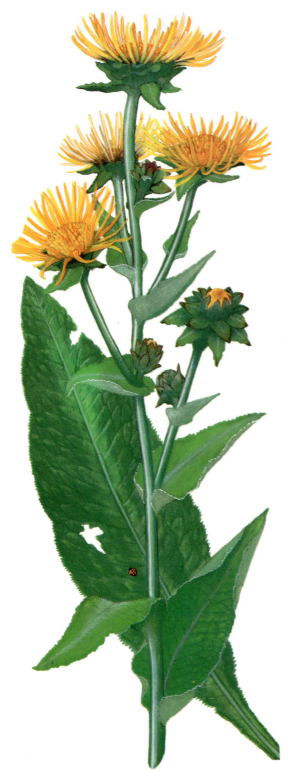
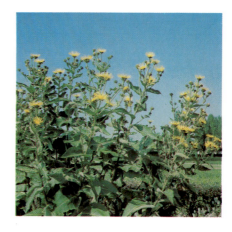

Alant, Echter

Inula helenium L.

KORBBLÜTLER
Compositae

Der Echte Alant genießt seit dem Altertum einen guten Ruf als Arzneipflanze, die als solche schon bei Theophrast, Dioscurides und Plinius erwähnt ist. Seine Wirkung geht von dem im Wurzelstock enthaltenen ätherischen Öl aus. Dieser Stock wird nach der Ernte in Stücke geschnitten und an der Sonne getrocknet. Außer dem ätherischen Öl enthält er in großer Menge Inulin, das bei vielen Korbblütlern als Reservestoff in den Wurzeln gespeichert wird.

In manchen Gegenden wurde früher der Wurzelstock mit Zucker gegessen; auch stellte man alkoholische Getränke aus ihm her, die bei Magenschwäche helfen sollten. Die Pflanze enthält ein bis zwei Prozent Alantöl, das eine wurmtreibende Wirkung hat. Es soll auch antiseptisch bei Infektionen von Harnröhre und Blase wirken.

Der Echte Alant ist eine große Pflanze mit eiförmigen Blättern, die bei uns nicht wild vorkommt. Ihre wenigen, in Mitteleuropa noch vorhandenen Vorkommen sind vermutlich die Reste früherer Kulturen oder sind aus solchen verwildert. Man vermutet, daß der Echte Alant ursprünglich in Zentralasien beheimatet war und von dort nach Europa gelangte.

Vorkommen: In Mitteleuropa zerstreut eingebürgert oder kultiviert; bis etwa 1400 m.
Merkmale: 1–2 m hoch. Ausdauernd; Stengel aufrecht, kräftig; Blätter gezähnt, unten graufilzig, am Stengel eiförmig bis lanzettlich mit herzförmigem und kurz herablaufendem Grund, die grundständigen Blätter in einen Stiel verschmälert; Blüten gelb (Mai–September), in großen Köpfen, mit einer Hülle aus ungleichen Hüllblättern, Zungenblüten lang, zahlreich; Früchtchen bräunlich, mit einfachem rötlichem Haarkranz; Wurzelstock und Wurzel dick.
Wirksame Teile: Wurzelstock.

Inhaltsstoffe: Inulin, Pektin, Harze.
Medizinische Eigenschaften: Fördert die Gallensekretion, hustenbekämpfend, krampflösend, sedativ, tonisch, wurmtreibend.
Anwendung: Innerlich; ✚ V
Siehe: Appetit, Bronchitis, Erbrechen, Flechte, Harnstoff, Husten, Magen.

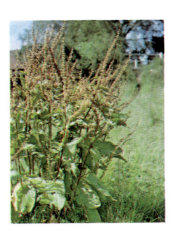

Ampfer, Stumpfblättriger

Rumex obtusifolius L.

KNÖTERICHGEWÄCHSE
Polygonaceae

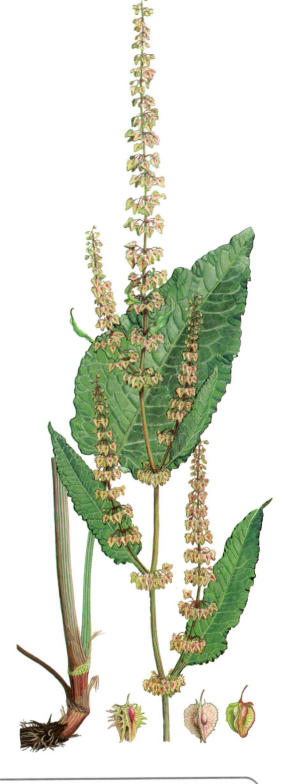

Diese mit dem Sauerampfer verwandte Pflanze besitzt große, breit elliptische Blätter mit herzförmigem Grund und kleine, unscheinbare, grünliche bis rötliche Blüten. Die inneren drei der insgesamt sechs Blütenhüllblätter bleiben an der Frucht erhalten, vergrößern sich und bilden die charakteristische Fruchthülle, die ein wesentliches Unterscheidungsmerkmal gegenüber anderen, ähnlichen Ampferarten darstellt. Außer dem Stumpfblättrigen Ampfer werden der in Gärten gepflanzte Englische Spinat *(R. patientia* L.*)* und der bei uns häufige Krausampfer *(R. crispus* L.*)*, deren Früchte rechts unten abgebildet sind, in der Pflanzenheilkunde gebraucht. Der frische Saft, die Blätter und die getrockneten Wurzelstöcke sind wirksame Heilmittel, die allerdings über Wochen hinweg eingenommen werden müssen, bevor sich Erfolge einstellen. Die blutreinigend, tonisch, harntreibend und leicht abführend wirkenden Blätter lassen sich als Salat oder wie Spinat zubereiten. Der Wurzelstock wirkt abführend, die Früchte sind ein bewährtes Mittel gegen Durchfall.

Vorkommen: In Mittel- und im nördlichen Südeuropa; an Wegrändern, in Gräben, bei Siedlungen, in Äckern, auf Schuttplätzen; bis 1600 m.
Merkmale: 50 cm–1,20 m hoch. Ausdauernd; Stengel aufrecht, grünlich, rot überlaufen; grundständige Blätter groß, breit elliptisch bis eiförmig, mit herzförmigem Grund, gestielt, die oberen Stengelbätter länglich lanzettlich; Blüten grünlich (Juni–September), in reichblütigen Knäueln, mit fädigen Stielen, kelchartig, mit 3 äußeren, schmalen und 3 inneren, vergrößerten, an der Frucht erhalten bleibenden, dreieckig-länglichen Blättern, Staubblätter 6, Griffel 3narbig; Frucht 3kantig, einsamig. Wurzelstock dick, braun. Geschmack bitter.
Wirksame Teile: Blätter, frischer Saft, getrockneter Wurzelstock (Oktober–November); reinigen, nicht waschen, an der Sonne trocknen.
Inhaltsstoffe: Gerbstoffe, Glykoside, Eisen.
Medizinische Eigenschaften: Abführend, adstringierend, antianämisch, blutreinigend, harntreibend, tonisch.
Anwendung: Innerlich und äußerlich.
Siehe: Anämie, Durchfall, Frühjahrskur, Haut, Hautflechte, Hautgeschwür, Leber, Verstopfung.

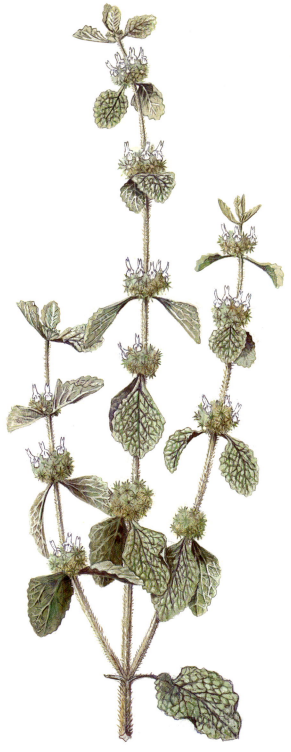
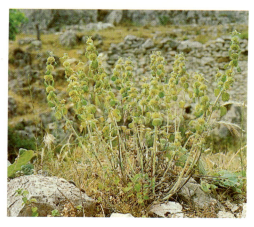

Andorn, Gemeiner

Marrubium vulgare L.

LIPPENBLÜTLER
Labiatae

Dieser dicht buschig wachsende Lippenblütler stammt aus dem Mittelmeergebiet und ist bei uns nur selten in Dörfern, an Wegen, Zäunen und Schuttplätzen zu finden. Er liebt warme, trockene Standorte. Der wissenschaftliche Name soll sich vom hebräischen *mar* (bitter) und *rob* (Saft) ableiten. Seine Blätter haben einen sehr bitteren Geschmack. Die Heilkräfte des Andorns sind seit ältester Zeit bekannt. Die alten Ägypter etwa sahen in ihm ein Mittel gegen Atembeschwerden, Dioskurides erkannte seine menstruationsregulierenden Eigenschaften, aber auch seine Gefährlichkeit bei Nierenleiden. Im 9. Jahrhundert kultivierte ihn Strabo, der karolingische Hofgelehrte, Dichter und Abt, im Klostergarten zu Reichenau und pries ihn als außerordentlich heilkräftig. Mattioli verschrieb ihn in Salbenform zur Förderung der Milchsekretion bei Frauen.

Der Bitterstoff Marrubiin des Andorns hat eine sekretionsfördernde Wirkung auf die Drüsen der Atemwege und regt die Leberfunktion an. Der Andorn wird vor allem bei chronischer Bronchitis, Asthma, Husten, Fieber, Lungenblähung, Schlaflosigkeit und Nervosität angewendet.

Vorkommen: In Europa, außer in Nordeuropa; in Dörfern, auf Ödland, Schutt und trockenen Weiden; bis 1500 m.
Merkmale: 30–70 cm hoch. Ausdauernd; Stengel dicht filzig behaart; Blätter gestielt, breit-eiförmig, gekerbt, besonders unterseits dicht und weißfilzig behaart, runzelig; Blüten weiß (Juni–August), in fast kugeligen, reichblütigen Scheinquirlen in den Achseln der Blätter, Kelch weißfilzig, mit 10 stacheligen, zur Fruchtzeit krallig gekrümmten Zähnen, Krone mit 2spaltiger Ober- und 3zipfeliger Unterlippe, Staubblätter 4. Geschmack bitter.

Wirksame Teile: Blühende Sproßspitzen; im Dunkeln trocknen.
Inhaltsstoffe: Bitterstoffe, Cholin, ätherische Öle, Saponine, Glykoside, Gerbstoff, Kalium, Kalzium.
Medizinische Eigenschaften: Fördert den Auswurf, fiebersenkend, magenwirksam, reguliert die Menstruation, sedativ, tonisch.
Anwendung: Innerlich; ✚
Siehe: Appetit, Asthma, Bronchitis, Cellulitis, Fettleibigkeit, Fieber, Herz, Husten, Lunge, Lungenblähung, Menstruation, Nervosität, Schlaf.

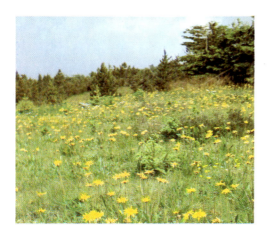

Arnika

Arnica montana L.
Bergwohlverleih

KORBBLÜTLER
Compositae

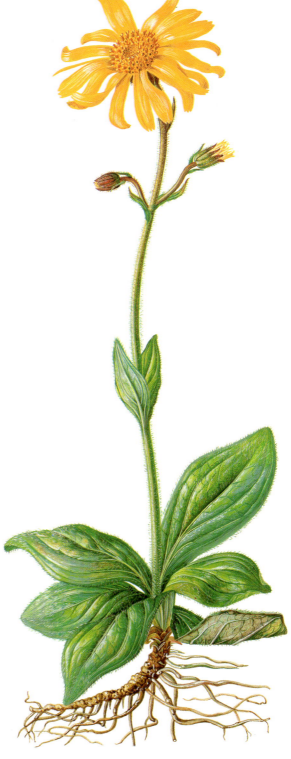

Der Name Arnika taucht erst im 14. Jahrhundert auf, obwohl sich die Verwendung der Arnika bis ins frühe Mittelalter zurückverfolgen läßt. Zunächst galt sie jedoch weniger als Heilpflanze, sondern vielmehr als Aphrodisiakum. Im Laufe der späteren Jahrhunderte wurde die Pflanze dann äußerlich und innerlich gegen eine Vielzahl von Leiden und Krankheiten eingesetzt. In der wissenschaftlichen Heilkunde geriet sie vorübergehend in Mißkredit, da sowohl die äußerliche Anwendung von unverdünnter Arnikatinktur als auch die Einnahme selbstzubereiteter alkoholischer Auszüge von Arnikablüten zu schweren Vergiftungen geführt hatten. In geringer Konzentration dagegen wirkt sie bei äußerlicher Anwendung entzündungshemmend und wundheilend. Diese Pflanze, die in mageren Wiesen und Weiden, vor allem in höheren Lagen und auf kalkarmen Böden gedeiht, ist heute vielerorts schon ziemlich selten geworden. Zum Teil ist sie vollkommen geschützt, zum Teil dürfen nur die Wurzeln nicht ausgegraben werden, oder es ist nur das gewerbsmäßige Sammeln verboten.

○ Ohne ärztliche Verordnung nur äußerlich und in verdünnter Form anwenden.
Geschützt: A, CH, D; ⚥ Blüten.
Vorkommen: In Mittel- und Nordeuropa; auf sauren Böden, mageren Wiesen und Weiden; bis etwa 2800 m.
Merkmale: 20–60 cm hoch. Ausdauernd; Stengel aufrecht, weich behaart, drüsig; Blätter in dem Boden angedrückter Rosette, eiförmig bis lanzettlich, am Stengel kleiner; Blüten gelborange (Mai–Juli), in einem großen, einzelnen, manchmal auch in 3–4 Körbchen an den Spitzen der gegenständigen Stengeläste, am Rand 15–20 Zungenblüten; Früchtchen mit Pappushaaren; Wurzelstock schief, braun. Geruch aromatisch. Geschmack sehr bitter.
Wirksame Teile: Blüten (Juli), Wurzelstock (September); rasch trocknen.
Inhaltsstoffe: Ätherisches Öl, Harz, Gerbstoff, Bitterstoff, Wachs, Äpfelsäure, Kautschuk, Kieselsäure, Farbstoffe.
Medizinische Eigenschaften: Adstringierend, entzündungshemmend, narbenbildend, erregt Niesreiz, schweißtreibend, wundheilend.
Anwendung: Innerlich und äußerlich; ✚
Siehe: Akne, Läusekrankheit.

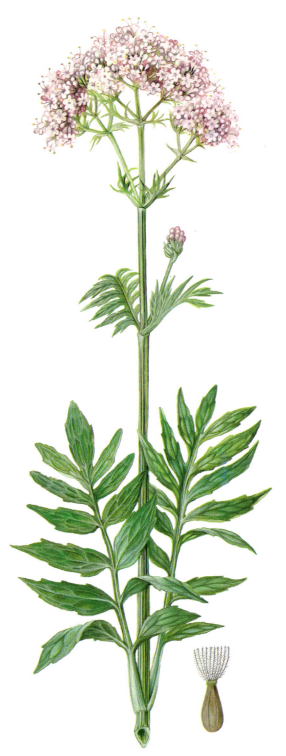
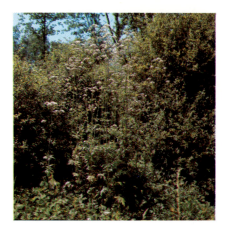

Arzneibaldrian

Valeriana officinalis L.
Gebräuchlicher Baldrian,
Gemeiner Baldrian, Katzenkraut

BALDRIANGEWÄCHSE
Valerianaceae

Die bis zwei Meter hoch wachsende, aufrechte und wenig verzweigte Pflanze mit den gefiederten Blättern und den zahlreichen, doldenartig gedrängten, rosaweißlichen Blüten wächst an feuchten bis trockenen Standorten, meist in Wäldern, im Gebüsch und in Gräben. Es existieren mehrere Kleinarten, die sich auch ökologisch unterscheiden.
Als erster erwähnte ein ägyptischer Arzt den Baldrian im 9. Jahrhundert. Im Mittelalter hielt man ihn sogar für ein Allheilmittel. Mitunter, so bei Chininmangel, wurde er auch als fiebersenkendes Mittel eingesetzt. Heute gilt er als eines der besten Beruhigungsmittel bei nervösen Störungen. Eine bestimmte Baldrianart nahmen die Eingeborenen Mexikos gegen Müdigkeit und um Entbehrungen besser zu ertragen. Baldrian kann auch zur Appetitzügelung, bei nervösen Herzbeschwerden sowie als Schlafmittel und als krampflösendes Mittel bei Störungen des Magen-Darm-Traktes angewendet werden.
Der eigenartige, unangenehme Geruch des Baldrians übt eine starke Anziehungskraft auf Katzen aus.

Vorkommen: In Europa; in Wäldern, Gebüschen und Gräben, in Wiesen; bis 2000 m.
Merkmale: 50 cm–1,50 m hoch. Ausdauernd; Stengel gerade, derb, hohl, gerieft, wenig verzweigt, beblättert; Blätter gegenständig, unpaarig gefiedert, mit 5–23 ganzrandigen oder grob gezähnten Fiedern; Blüten weißlich bis rosa (Mai–August), klein, in doldenartigen Blütenständen (Trugdolden) gedrängt, Krone trichterig, 5zipfelig, mit 3 Staubblättern; Frucht 1-samig, mit federiger Haarkrone; Wurzelstock kurz walzenförmig, ohne oder mit Ausläufern. Geruch unangenehm.

Wirksame Teile: Frischer Wurzelstock mit Wurzeln (Frühjahr oder Herbst im 2. oder 3. Jahr); sofort reinigen, an der Luft trocknen.
Inhaltsstoffe: Ätherisches Öl (mit Borneol, Isovaleriansäure), Ester, Alkaloide, Glykoside.
Medizinische Eigenschaften: Krampflösend, schlaffördernd, sedativ.
Anwendung: Innerlich und äußerlich; ✚ Ⓥ
Siehe: Angst, Appetit, Asthma, Cellulitis, Fettleibigkeit, Herzklopfen, Kolik, Nervosität, Schlaf, Wechseljahre, Zuckungen.

WILDE UND VERWILDERTE PFLANZEN

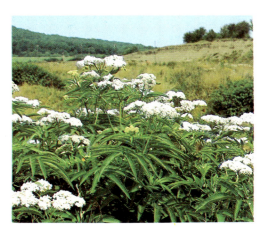

Attich

Sambucus ebulus L.
Zwergholunder

GEISSBLATTGEWÄCHSE
Caprifoliaceae

Unter den Holundern unserer mitteleuropäischen Pflanzenwelt unterscheiden wir drei Arten. Zwei davon sind Sträucher oder Bäume. Der Attich oder Zwergholunder dagegen ist eine große Staude, die man oft an Wald- und Wegrändern finden kann. Der Duft der breiten Scheindolden und der weißen oder rosa Blüten erinnert etwas an Bittermandeln; dagegen verströmen die Blätter, besonders wenn man sie zwischen den Fingern zerreibt, einen widerlichen Geruch. Im September sind die Pflanzen beladen mit schwarzen Beeren, aus deren dunkelrotem Saft ein seit der Antike bekannter Farbstoff gewonnen werden kann. Die Beeren sollen nicht verzehrt werden. Da sie leicht mit denen des Schwarzen Holunders verwechselt werden können, sind gerade bei Kindern schon ernsthafte Vergiftungen vorgekommen. Auch die übrigen Teile der Pflanze enthalten einen chemisch noch unbekannten, in größerer Dosis giftigen Bitterstoff.

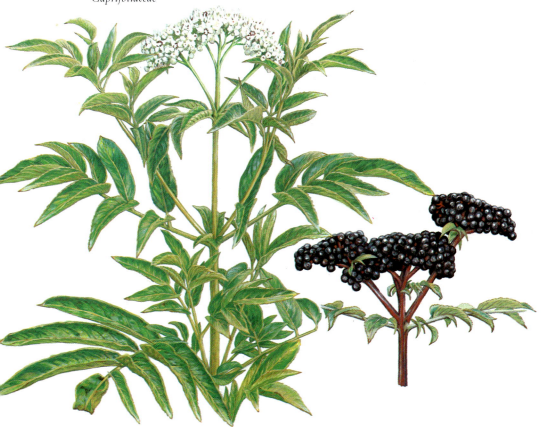

⊖ Nicht die Beeren essen. Angegebene Dosierungen und Dauer der Anwendung einhalten.
Vorkommen: In Mittel- und Südeuropa; auf nährstoffreichen Böden; bis etwa 1500 m.
Merkmale: 50 cm–2 m hoch. Ausdauernd; Stengel krautig, einfach, steif, rillig, mit weißem Mark; Blätter gegenständig, gefiedert mit 7–11 lanzettlichen, gesägten Blättchen; Blüten weiß oder rosa (Juni–August), in großen Scheindolden, 5 Staubblätter mit violetten Staubbeuteln, die Kronblätter überragend; Beeren schwarz, kugelig, glänzend, mit färbendem Saft, 3 Kerne enthaltend; Wurzelstock kriechend, faserig, weiß, stark wuchernd. Geruch widerlich (ganze Pflanze), Geruch der Blüten nach Bittermandeln. Geschmack bitter.
Wirksame Teile: Wurzelstock oder seine frische und getrocknete Rinde, Blüten (Juni–August), getrocknete Blätter.
Inhaltsstoffe: Ätherisches Öl, Kohlenhydrate, Gerbstoff, Anthocyanfarbstoffe, Enzyme.
Medizinische Eigenschaften: Abführend, abschwellend, narbenbildend, schweißtreibend.
Anwendung: Innerlich und äußerlich; ✚ 🆅
Siehe: Augen, Husten, Niere, Ödem, Quetschung, Verstauchung, Verstopfung.

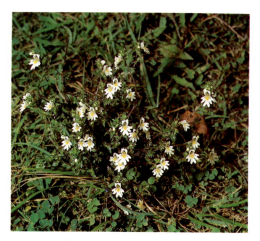

Augentrost

Euphrasia officinalis L. *(sensu lato)*

RACHENBLÜTLER
Scrophulariaceae

Der aus dem Griechischen stammende Gattungsname bedeutet Frohsinn oder auch Wohlbefinden, wahrscheinlich wegen der der Pflanze zugeschriebenen Heilwirkung bei Augenleiden. Was hier unter einem Begriff zusammengefaßt wird, ist in Wirklichkeit eine größere Anzahl von nur sehr schwer unterscheidbaren Arten und Unterarten, die in Wiesen und Weiden bis an die Grenze des Ewigen Schnees vorkommen. Erst bei genauer Prüfung lassen sie sich nach der Verzweigung des Stengels, der Blütengröße und dem Vorkommen oder Fehlen von Drüsenhaaren unterscheiden. Der Augentrost ist ein Halbschmarotzer, der zwar selbst noch Blattgrün besitzt, aber zugleich die Wurzeln anderer Pflanzen, vor allem von Gräsern, anzapft und ihnen Nährstoffe entzieht. Der Augentrost wurde schon im 12. Jahrhundert von der heiligen Hildegard empfohlen; er wird heute noch in der Homöopathie in Form einer aus der ganzen Pflanze gewonnenen Essenz bei Augenleiden angewandt. Auch bei Beschwerden wie Schnupfen und Bronchitis wird der Augentrost äußerlich und innerlich als entzündungshemmendes Mittel eingesetzt.

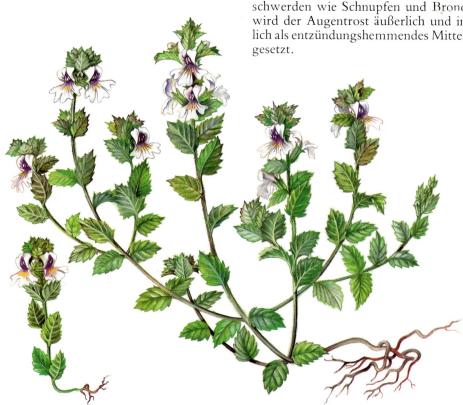

Vorkommen: In Europa fast überall; in Wiesen und Weiden; bis etwa 3000 m.
Merkmale: 5–30 cm hoch. Einjährig; Stengel aufrecht, mehr oder weniger verzweigt; Blätter graugrün, gegenständig, sitzend, eiförmig, gezähnt, drüsig; Blüten weiß, violett gestreift und mit gelbem Schlundfleck (Juli–September), in endständiger, beblätterter Traube, Krone 2lippig, Unterlippe mit 3 ausgerandeten Lappen, Oberlippe helmförmig, Röhre länger als der drüsige Kelch, Staubblätter 4; Kapsel abgeflacht, behaart, mit vielen Samen; Wurzeln mit Saugorganen, die auf den Wurzeln benachbarter Wirtspflanzen haften. Geschmack bitter, scharf.
Wirksame Teile: Ganze Pflanze (Juli–Oktober); rasch trocknen.
Inhaltsstoffe: Ätherisches Öl, Gerbstoff, Glykosid (Aucubin), Harz, Farbstoff.
Medizinische Eigenschaften: Adstringierend, entzündungshemmend, schmerzlindernd.
Anwendung: Innerlich und äußerlich; ✛
Siehe: Augenbindehautentzündung, Augenentzündung, Augenlidentzündung, Gerstenkorn, Katarrh, Mund, Rachenentzündung.

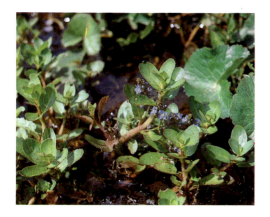

Bachehrenpreis

Veronica beccabunga L.
Bachbunge

RACHENBLÜTLER
Scrophulariaceae

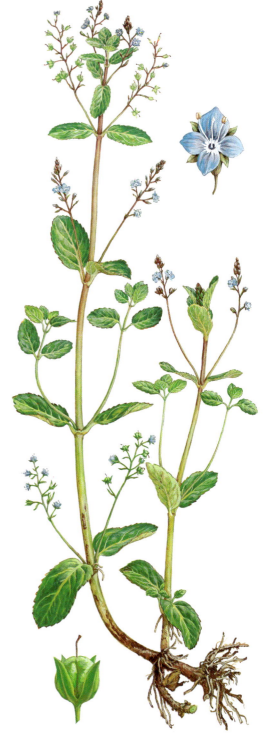

Die Ehrenpreisarten unterscheiden sich von anderen Blumen mit vier Blütenblättern, besonders den Kreuzblütlern, durch ein größeres oberes Blütenblatt und nur zwei Staubblätter. Die Blüten sind fast immer blau. Der Bachehrenpreis wächst in kleinen Bächen, am Rand langsam fließender Gewässer und in Quellfluren. Woher der seltsame Name Bachbunge kommt bzw. was er bedeutet, ist nicht bekannt. Der lateinische Name leitet sich jedenfalls vom deutschen Artnamen ab.

Die frischen Blätter erinnern im Geschmack ein wenig an die Kresse und gelten auch, wie diese, als blutreinigend. Die Blätter und der frische Saft der Pflanze wirken harntreibend und werden außerdem bei Ausschlägen und Geschwüren gebraucht. Der Bachehrenpreis kann als Salat allein oder mit Kresse und Portulak gemischt gegessen werden. Eine andere im und am Wasser lebende Ehrenpreisart, der Gauchheilehrenpreis (*V. anagallis aquatica* L.), besitzt die gleichen Eigenschaften wie der Bachehrenpreis. Seine Blätter sind jedoch ungestielt, länglich-lanzettlich und zugespitzt.

Vorkommen: Fast in ganz Europa; an Bächen, in Gräben, an nassen Stellen; bis 2400 m.
Merkmale: 10–60 cm hoch. Ausdauernd; Stengel niederliegend, wurzelnd, dann aufsteigend, kahl, stielrund, markig; Blätter gegenständig, kurz gestielt, kahl, etwas dicklich, eiförmig bis breit elliptisch, stumpf, fein gesägt; Blüten himmelblau bis dunkelviolett (Mai–September), in Trauben in den Achseln der oberen Blätter, Kelch 4teilig, Krone verwachsen, tief 4teilig, oberes Blütenblatt größer, unteres kleiner als die beiden seitlichen Blütenblätter, Staubblätter 2; Frucht fast kugelig.

Wirksame Teile: Blühende Sproßspitzen, frische oder getrocknete Blätter (zu Beginn der Blütezeit); im Schatten trocknen.
Inhaltsstoffe: Gerbstoff, Glykosid (Aucubin).
Medizinische Eigenschaften: Blutreinigend, harntreibend, stimulierend, wundreinigend.
Anwendung: Innerlich und äußerlich.
Siehe: Hämorrhoiden, Hautflechte, Hautflekken, Hautgeschwür.

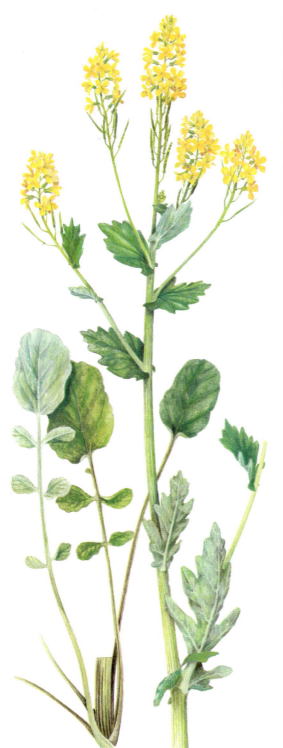
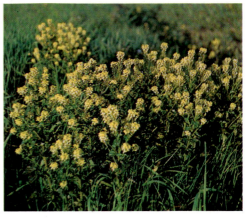

Barbarakraut, Gewöhnliches

Barbarea vulgaris R. Br.
Echtes Barbenkraut, Winterkresse

KREUZBLÜTLER
Cruciferae

Das Barbarakraut ist der Schutzheiligen der Kanoniere, Bergleute und Steinbrucharbeiter gewidmet. Die Zimmerleute haben die Blätter des Barbarakrautes bei Verletzungen einst als Pflaster benutzt. Es ist ein zweijähriger Kreuzblütler, dessen goldgelbe, kleine Blüten sich den ganzen Sommer über entfalten. Man findet das Barbarakraut vor allem auf Kies- und Sandbänken entlang von Flüssen und anderen feuchten und nährstoffreichen Standorten wie Schuttplätzen. Im Herbst bleiben seine Blätter grün, und man kann sicher sein, es mindestens bis zum 4. Dezember, dem Barbaratag, zu finden. Aus dem geschmacklich an Kresse erinnernden Kraut läßt sich ein etwas säuerlich und herb schmeckender Salat oder eine Bouillon zubereiten. Als Heilpflanze sollte man es frisch verwenden, da es getrocknet seine Wirksamkeit verliert. Vor allem die Blätter sind wegen ihres hohen Vitamin-C-Gehaltes medizinisch wertvoll. Die Samen, zerdrückt und in Wein angesetzt, liefern ein harntreibendes Mittel.

Vorkommen: In fast ganz Europa; an Flußufern, auf Kiesbänken, an feuchten, nährstoffreichen Stellen; bis etwa 1500 m.
Merkmale: 30–60 cm hoch. Zweijährig; vielgestaltig, Stengel grün, aufrecht, gerieft, fast kahl, verzweigt, beblättert; Blätter glatt, glänzend, etwas fleischig, in ungleiche Abschnitte geteilt, die unteren mit einem runden Endlappen, die oberen einfach, etwas eingeschnitten, sitzend; Blüten leuchtend gelb (April–Juli), in ziemlich großen endständigen Trauben, Kelchblätter aufgerichtet, hinfällig; Schoten aufrecht, mit 2 Klappen, von denen jede eine Reihe Samen enthält. Geruch schwach. Geschmack kresseartig.
Wirksame Teile: Frische Blätter, Samen; in getrocknetem Zustand verliert die Pflanze ihre Wirkung.
Inhaltsstoffe: Vitamin C.
Medizinische Eigenschaften: Appetitanregend, blutreinigend, harntreibend, wundheilend.
Anwendung: Innerlich und äußerlich.
Siehe: Hautgeschwür, Gicht, Skorbut, Steinerkrankungen, Wunde.

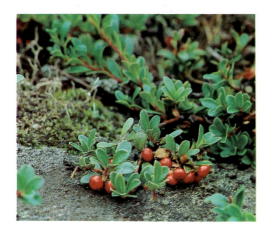

Bärentraube, Immergrüne

Arctostaphylos uva-ursi (L.) Spreng.
Wilder Buchs, Wolfsbeere

HEIDEKRAUTGEWÄCHSE
Ericaceae

Die Bärentraube ist ein kleiner Strauch, der ausgedehnte Flächen bedeckt. Seine Stengel sind weit kriechend und stark verzweigt. Vom norddeutschen Tiefland bis in die Alpen wächst diese Pflanze in großen, ausgedehnten Beständen im Unterwuchs von Kiefernwäldern und auf Felsblöcken. Sie ist eine alte, vorwiegend nordeuropäische Heilpflanze, die schon seit dem Mittelalter wegen ihrer harntreibenden und die Harnwege desinfizierenden Wirkung geschätzt ist. Ihre Blätter enthalten als Hauptwirkstoffe die Phenolglykoside Arbutin und Methylarbutin. Aus diesen Stoffen spalten sich erst nach Durchlaufen der Nieren im Harn die für ihre antiseptische Wirkung bekannten Verbindungen Hydrochinon und Methylhydrochinon ab. Die beiden Stoffe sind allerdings auch giftig, so daß über längere Zeit keine großen Mengen von Bärentraubenblättern genossen werden sollten. In Nordeuropa wurde die Bärentraube wegen ihres reichlichen Gerbstoffgehaltes auch zum Gerben von Häuten verwendet. Unter dem aus dem Finnischen stammenden Namen «Jakuspapuk» wurden früher große Mengen dieser Pflanze nach Europa eingeführt und dem Tabak beigemischt.

● Längere Anwendung größerer Mengen wegen der Gefahr chronischer Hydrochinonvergiftung vermeiden.
Vorkommen: Fast in ganz Europa; in lichten Kiefernwäldern, auf Felsblöcken; bis etwa 2700 m.
Merkmale: 15–30 cm hoch. Zwergstrauch mit langen, kriechenden Ästen; Blätter immergrün, lederig, verkehrt-eiförmig, kurz gestielt; Blüten rosa (April–Juli), klein, glockig, mit 5 kurzen Zipfeln, in kurzen, überhängenden Trauben; Beeren kugelig, 4–6 mm Durchmesser, bei der Reife rot.

Wirksame Teile: Blätter; Trocknung an der Sonne und an luftiger Stelle.
Inhaltsstoffe: Phenolglykoside Arbutin und Methylarbutin, Gerbstoffe, Gallussäure, Äpfel- und Zitronensäure, Mineralsalze.
Medizinische Eigenschaften: Adstringierend, antiseptisch, harntreibend.
Anwendung: Innerlich; ✚ 🅥
Siehe: Bettnässen, Blasenentzündung, Harnstoff, Niere.

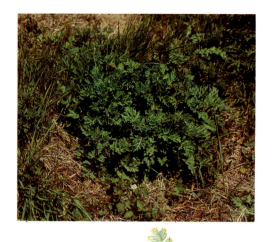

Beifuß, Gemeiner

Artemisia vulgaris L.
Fliegenkraut

KORBBLÜTLER
Compositae

An Wegen, Flußufern, Bahndämmen und ähnlichen Stellen ist der Beifuß bei uns weit verbreitet. Er ist ein Verwandter des Wermuts, aber von diesem leicht daran zu unterscheiden, daß seine Blätter nur auf der Unterseite weißlich behaart sind. Der Name Beifuß soll auf das althochdeutsche Wort *bivoz* (schlagen) zurückgehen, da die Pflanze zur Verwendung als Speisegewürz gestoßen wurde. Bereits im Altertum glaubte man, daß die Pflanze, am Fuß getragen, vor Müdigkeit schützen könne. In der fernöstlichen Heilkunst wurden kleine Mengen der Blätter auf ganz bestimmten Körperstellen verbrannt. Der Beifuß wurde im Mittelalter und auch noch später gegen Epilepsie und Hysterie empfohlen. Angeblich soll der Gattungsname der Pflanze wegen ihrer Wirksamkeit gegen Frauenkrankheiten auf die Göttin Artemis zurückgehen. In manchen Gegenden wird der Beifuß auch zum Vertreiben von Fliegen, Mücken und Flöhen benutzt. Dem in seinem ätherischen Öl enthaltenen Cineol wird eine wurmtreibende Wirkung zugesprochen.

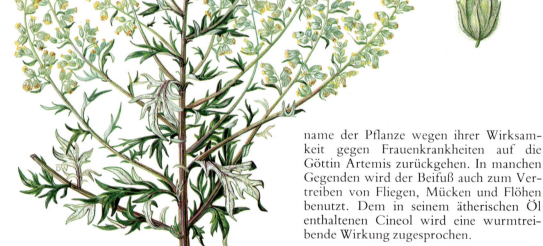

🚫 Anwendung für schwangere Frauen untersagt. In größeren Mengen giftig, deshalb Dosierungen genau beachten. Der Blütenstaub kann Heuschnupfen hervorrufen.
Vorkommen: In Europa; auf Ödland, an Wegen und Ufern; bis etwa 1800 m.
Merkmale: 50 cm–1,50 m hoch. Ausdauernd, Blätter 1–2fach fiederteilig mit spitzen Zipfeln, oben dunkelgrün und kahl, unten weißfilzig; Blüten gelblich (Juli–Oktober), in Köpfchen, diese in Rispen; Wurzelstock verholzt, ästig.
Wirksame Teile: Junge Blätter, blühende Sproßspitzen (Juli–Oktober), Wurzeln (Oktober); zu Pulver zerreiben und vor Licht geschützt aufbewahren (Blätter und Sproßspitzen), Wurzeln im Ofen trocknen.
Inhaltsstoffe: Ätherisches Öl, Harz, Gerbstoff, Schleim, Inulin; Blätter: Vitamine A1, B1, B2, C.
Medizinische Eigenschaften: Fiebersenkend, krampflösend, reguliert die Menstruation, tonisch, wurmtreibend.
Anwendung: Innerlich und äußerlich; ✚ ⓥ
Siehe: Appetit, Darmparasiten, Erbrechen, Fieber, Fuß, Gallenblase, Hautgeschwür, Insekten, Menstruation.

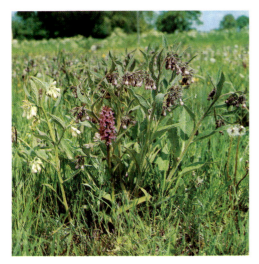

Beinwell, Gemeiner

Symphytum officinale L.
Beinwurz, Gemeine Wallwurz, Schwarzwurz

RAUHBLATTGEWÄCHSE
Boraginaceae

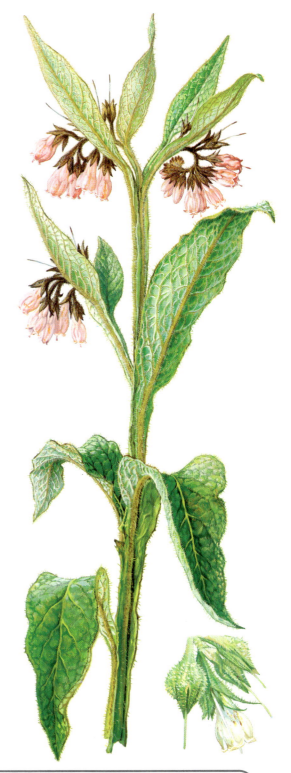

Entlang von Wassergräben, an Bachufern und in sumpfigen Wiesen ragen die rauhen, kantigen Stengel mit den lang herablaufenden Blättern des Gewöhnlichen Beinwells auf. Der Name *Symphytum* ist vom griechischen *symphyein* (zusammenwachsen) abgeleitet und wurde im Altertum auf eine ganze Reihe von Pflanzen angewendet, die wie der Beinwell bei Knochenbrüchen gebraucht wurden. Der Wurzelstock wurde vor allem in Form von Umschlägen bei schlecht heilenden Wunden verwendet. Auch neuere Untersuchungen scheinen die günstigen Eigenschaften des Beinwells zu bestätigen, und zwar nicht nur bei Wunden und Beinbrüchen, sondern auch bei verschiedenen anderen Leiden. Der Wurzelstock enthält Gerbstoff und hat durch seinen hohen Schleimstoffgehalt eine entzündungshemmende, reizlindernde Eigenschaft, besonders bei Nervenentzündungen. Durch das ätherische Öl kommt noch eine antibakterielle Wirkung hinzu.

Vorkommen: In den meisten Ländern Europas, außer im Mittelmeerraum; an feuchten Standorten; bis etwa 1500 m.
Merkmale: 30–80 cm hoch. Ausdauernd; Stengel aufrecht, 4kantig, verzweigt; Blätter elliptisch-lanzettlich, lang herablaufend, rauhhaarig, Blüten violett, rosa oder gelblich (Mai–Juli), in eingerollten, nickenden, traubenartigen Blütenständen, Krone glockig mit 5 kurzen, Kelch mit 5 lanzettlichen Zipfeln; Früchtchen vom bleibenden Kelch umgeben; Wurzelstock außen schwarz, innen weiß und schleimig. Geruchlos. Geschmack süßlich, adstringierend.

Wirksame Teile: Wurzelstock (Frühling oder Herbst) frisch oder getrocknet; waschen, abkratzen, zerteilen, rasch an der Sonne trocknen, gut verschlossen aufbewahren.
Inhaltsstoffe: Schleimstoffe, Gerbstoffe, ätherisches Öl, Allantoin, Kohlenhydrate, Alkaloide.
Medizinische Eigenschaften: Adstringierend, entzündungshemmend, erweichend, hustenbekämpfend, narbenbildend.
Anwendung: Innerlich und äußerlich; ✚
Siehe: Angina, Durchfall, Haut, Hautgeschwür, Hautkrankheiten, Magen, Nervenentzündung, Schuppenflechte, Verbrennung, Verstauchung.

WILDE UND VERWILDERTE PFLANZEN

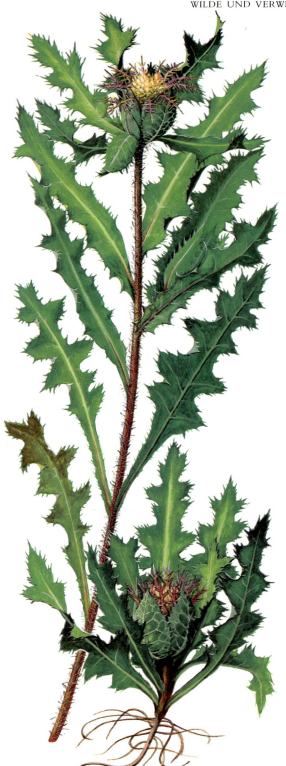

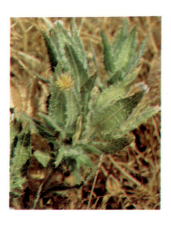

Benediktenkraut

Cnicus benedictus L.
Benediktinerdistel, Bitterdistel

KORBBLÜTLER
Compositae

Die Heimat dieser Pflanze ist das Mittelmeergebiet und der Orient. In Mitteleuropa ist sie heute nur selten kultiviert oder verwildert zu finden; sie hatte jedoch im Mittelalter und auch noch später eine große medizinische Bedeutung. Der Name geht auf den heiligen Benediktus oder die Benediktinermönche zurück, die diese Pflanze angebaut haben. Bei der in einigen alten Arzneibüchern erwähnten *Benedicta* handelt es sich jedoch nicht um diese Pflanze, sondern um die Echte Nelkenwurz *(Geum urbanum* L.*)*. Das Benediktenkraut gehörte zu den mittelalterlichen Heilmitteln gegen die Pest. Es wurde jedoch auch bei einer ganzen Reihe von anderen Beschwerden und Leiden eingesetzt, vor allem, zusammen mit Wermut und Tausendgüldenkraut als Bestandteil des Bittertees, bei Magen- und Darmerkrankungen. Äußerlich wurde es wegen seiner antiseptischen Wirkung bei schlecht heilenden Geschwüren und Frostbeulen angewandt. Da die Zubereitungen des Benediktenkrautes sehr bitter schmecken, wird empfohlen, sie zusammen mit einem Glas Wein einzunehmen.

● Vorgeschriebene Dosierungen nicht überschreiten. Bei Übelkeit und Darmreizung die Anwendung unterbrechen.
Vorkommen: Im Mittelmeerraum, in Mitteleuropa nur selten kultiviert und verwildert; bis etwa 1000 m.
Merkmale: 10–60 cm hoch. Einjährig; Stengel aufrecht, behaart; Blätter hellgrün, lanzettlich, fiederig gelappt; Blüten gelb (April–Juli), in zottig behaarten Köpfchen, umgeben von Laubblättern und in einen fiederartig zusammengesetzten Stachel auslaufenden Hüllblättern. Geschmack sehr bitter.

Wirksame Teile: Blühende Sproßspitzen, Blätter, Stengel entrindet (zu Beginn der Blütezeit); zu Büscheln gebunden im Schatten trocknen.
Inhaltsstoffe: Bitterstoff, ätherisches Öl, Schleim, Gerbstoff, Mineralsalze, Vitamin B1.
Medizinische Eigenschaften: Antiseptisch, fiebersenkend, harntreibend, tonisch, verdauungsfördernd.
Anwendung: Innerlich und äußerlich; ✚ ⓥ
Siehe: Appetit, Fieber, Rekonvaleszenz, Verdauung, Wunde.

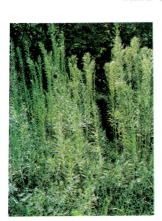

Berufkraut, Kanadisches

Conyza canadensis (L.) Cronq.
Kanadischer Katzenschweif

KORBBLÜTLER
Compositae

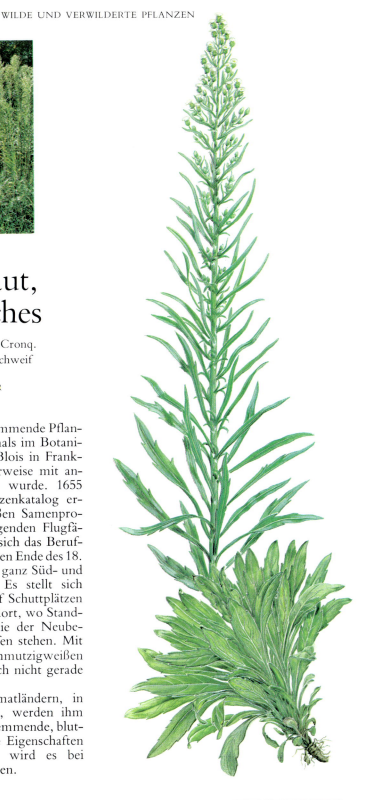

Diese aus Nordamerika stammende Pflanze erschien in Europa erstmals im Botanischen Garten von Schloß Blois in Frankreich, wohin sie möglicherweise mit anderen Arten eingeschleppt wurde. 1655 wurde sie in einem Pflanzenkatalog erwähnt. Mit Hilfe der großen Samenproduktion und der hervorragenden Flugfähigkeit der Samen breitete sich das Berufkraut schnell aus; bereits gegen Ende des 18. Jahrhunderts kam es in fast ganz Süd- und Mitteleuropa häufig vor. Es stellt sich schnell an Wegrändern, auf Schuttplätzen und Ödstellen ein, überall dort, wo Standorte geschaffen werden, die der Neubesiedlung durch Pfanzen offen stehen. Mit seinen vielen kleinen, schmutzigweißen Blütenköpfchen ist es jedoch nicht gerade sehr attraktiv.

Besonders in seinen Heimatländern, in Kanada und Nordamerika, werden ihm wurmtreibende, durchfallhemmende, blutstillende und harntreibende Eigenschaften zugeschrieben. Außerdem wird es bei Rheuma und Gicht empfohlen.

Vorkommen: In großen Teilen Europas; an Wegen, auf Feldern; bis über 1200 m.
Merkmale: 10 cm–1 m hoch. 1- bis 2jährig; Stengel aufrecht, bis zum Blütenstand einfach, oben stark verzweigt und beblättert; Blätter lanzettlich bis lineal-lanzettlich, locker behaart; Blütenköpfe gelblichweiß (Juni–Oktober), zahlreich, klein, gedrängt, in langer, endständiger Rispe, im Innern des Köpfchens Röhrenblüten, am Rand kurze Zungenblüten; Frucht (Achäne) mit schmutzig weißer Haarkrone.
Wirksame Teile: Blühende Sproßspitzen, frischer Saft.

Inhaltsstoffe: Ätherisches Öl, Flavonoid, Gerbstoff, Gallussäure, Harz.
Medizinische Eigenschaften: Blutstillend, gegen Durchfall, entzündungshemmend, harntreibend, wurmtreibend.
Anwendung: Innerlich; ✚
Siehe: Albuminurie, Arthritis, Blasenentzündung, Cellulitis, Durchfall, Gicht, Rheumatismus, Weißfluß.

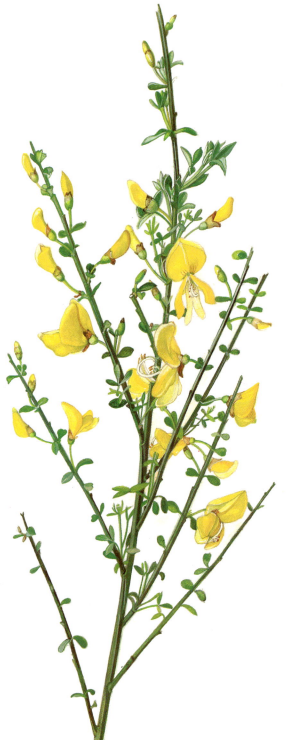
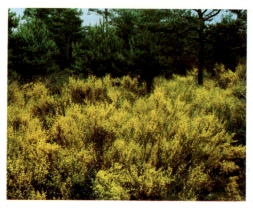

Besenginster

Cytisus scoparius (L.) Link
Besenpfriem, Pfriemenstrauch

SCHMETTERLINGSBLÜTLER
Papilionaceae

Der Besenginster und andere ginsterartige Pflanzen mit ebenfalls goldgelben Blüten sind giftig, wenn auch in unterschiedlichem Ausmaß. Der Besenginster ist ein dornenloser Strauch mit rutenförmigen Zweigen und dreizähligen Blättern, an den oberen Teilen der Zweige aber meist nur mit einfachen, sich erst nach der Blüte entwickelnden Blättern. Seine Blüten entfalten sich stets nur einzeln oder zu zweien in den Blattachseln. Er wächst meist in größeren Beständen auf Heiden und in lichten Wäldern auf kalkarmen Sand- und Silikatböden. Nicht selten wird er zur Befestigung von Dünen sowie von Bahn- und Straßenböschungen angepflanzt, da er den Boden mit Stickstoff anreichert. Aus seinen Fasern wurde früher auch ein Gewebe als Juteersatz hergestellt.

Medizinisch wurden seit alten Zeiten vor allem die Knospen der Blüten und die Spitzen junger Zweige genutzt. Die reifen Samen sind besonders reich an Spartein, einem Alkaloid, das auf Herz und Blutgefäße sowie auf Darm und Uterus anregend wirkt und die Harnausscheidung steigert.

● Nur die Blütenknospen vor der Entfaltung verwenden. Die angegebenen Dosierungen nicht überschreiten.
Vorkommen: In West- und Mitteleuropa; auf kalkarmen Böden in Heiden oder lichten Wäldern; bis 1700 m.
Geschützt: CH; ganze Pflanze ohne Wurzel.
Merkmale: 60 cm–2 m hoch. Strauch; Äste aufrecht, kantig, grün, längs gestreift, zäh, mit rutenförmigen Zweigen; Blätter abfallend, klein, kurz gestielt, 3zählig, die oberen einfach, sitzend; Blüten goldgelb (Mai–Juni), zu 1–2, groß, Kelch kahl, Krone eine Schmetterlingsblüte, Schiffchen stark gekrümmt, Staubblätter 10, am Grund verwachsen; Hülse zusammengedrückt, schwarz.
Wirksame Teile: Blütenknospen, junge Zweige; Trocknung bei schwacher Hitze.
Inhaltsstoffe: Alkaloide (Spartein), Flavonglykosid, Gerbstoff, Bitterstoff, ätherisches Öl, Mineralsalze.
Medizinische Eigenschaften: Blutdruckerhöhend, gefäßverengend, harntreibend, herzregulierend.
Anwendung: Innerlich und äußerlich; ✚ V
Siehe: Blutdruck, niedriger, Steinerkrankungen.

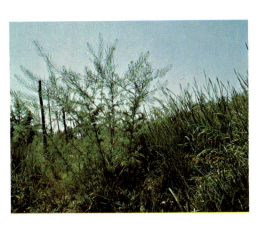

Besenrauke

Descurainia sophia (L.) Web.
Sophienkraut

KREUZBLÜTLER
Cruciferae

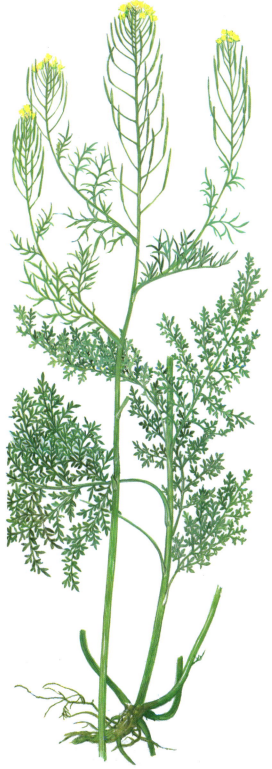

Dieser unscheinbar blühende Kreuzblütler mit den fein gegliederten Blättern hält sich weitgehend an menschliche Siedlungen und ihre nähere Umgebung; er bevorzugt stickstoffreiche Orte in warmen Gegenden. Man trifft ihn vor allem in Dörfern, in Gärten, an Wegrändern und auf Schuttplätzen an. Die ganze Pflanze ist mit feinen, grauflaumigen Sternhaaren bedeckt und wirkt dadurch graugrün. Früher war dieses unauffällige Kraut als Heilpflanze sehr geschätzt. Im Französischen wird sie auch Sagesse-des-chirurgiens (Weisheit der Chirurgen) genannt, da sie zur Beschleunigung der Vernarbung und Heilung von Wunden verwendet wurde. Auch zur Behebung von Schluckauf, Koliken und Durchfall zog man sie heran. Im alten Athen und Rom benutzten sie die Damen der Gesellschaft zur Reinigung und Verschönerung der Haut; hierzu mußte viermal hintereinander eine Maske aus der zerquetschten Pflanze auf das Gesicht aufgetragen werden. Die Samen haben einen brennend scharfen Geschmack, ähnlich wie die Körner des Schwarzen Senfs, und galten als harn- und wurmtreibend.

Vorkommen: In Europa, ausgenommen im hohen Norden; an Wegen, unbebauten Plätzen, in Gärten; bis 2000 m.
Merkmale: 20–50 cm hoch. Einjährig; ganze Pflanze mit Sternhaaren bedeckt und graugrün; Stengel ästig, beblättert; Blätter tief in feine lineale Abschnitte geteilt, 2- bis 3fach fiederschnittig; Blüten hell- bis grünlichgelb (April–September), sehr klein, in endständigen, zur Fruchtzeit auseinandergezogenen Trauben, Kelchblätter 4, 4 kürzere Kronblätter, Staubblätter 6; Früchte (Schoten) dünn und lang, gebogen, aufrecht auf vom Stengel abstehenden Stielen, sich mit 2 Klappen öffnend, Samen gelb, glatt, in jedem Fach einreihig. Geruchlos. Geschmack scharf.
Wirksame Teile: Ganze Pflanze ohne Wurzel, Samen.
Inhaltsstoffe: Schwefelverbindungen.
Medizinische Eigenschaften: Adstringierend, wundheilend, wurmtreibend.
Anwendung: Innerlich und äußerlich; ♥
Siehe: Durchfall, Haut, Wunde.

WILDE UND VERWILDERTE PFLANZEN

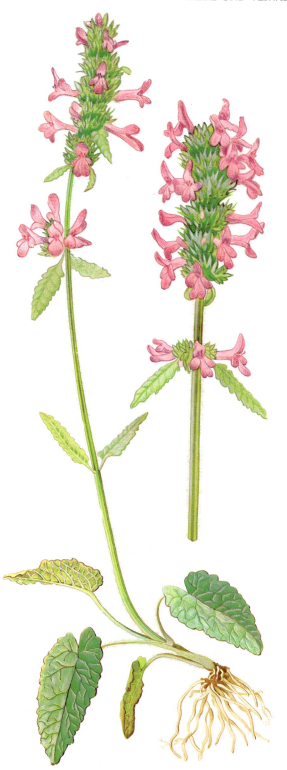

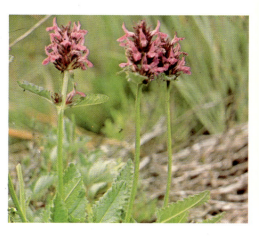

Betonie

Stachys officinalis (L.) Trev.
Echter Ziest, Heilziest

LIPPENBLÜTLER
Labiatae

Die Betonie ist eine zierliche, ausdauernde Pflanze, deren Stengel am Grund einige fast herzförmige Blätter trägt. Die Stengelspitze ist geschmückt mit einer Scheinähre von purpurroten Blüten. Man findet die Betonie in Mitteleuropa in Magerwiesen und in lichten Wäldern auf kalkarmem und kalkreichem Boden. Sie ist eine uralte Heilpflanze, die schon den Griechen und Römern bekannt war und zeitweise fast als Allheilmittel angesehen wurde. In neuerer Zeit ist die Betonie allerdings ziemlich in Vergessenheit geraten. Sie ist eine ausgesprochene Gerbstoffpflanze und wirkt vor allem adstringierend. Der frische Wurzelstock schmeckt sehr bitter und wirkt brechreizerregend.

Umschläge aus den frischen Blättern sollen sehr wirksam die Vernarbung von Geschwüren fördern. Innerlich wurde die Betonie als Tee, Destillat oder Pulver verabreicht. Man glaubte außerdem, daß sie Kopfschmerzen heilen könne und steckte sie deshalb in die Kopfbedeckung. Als Tabakersatz gebraucht, kann die Betonie eine Raucherentwöhnungskur erleichtern.

⊖ Der Genuß des Wurzelstocks kann Erbrechen hervorrufen.
Vorkommen: In Europa fast überall; in lichten Wäldern, in mageren Rasen und Heiden; bis 1800 m.
Merkmale: 30–60 cm hoch. Ausdauernd; Stengel aufrecht, 4kantig, wenig beblättert; Blätter länglich eiförmig, mit herzförmigem Grund, runzelig, gekerbt, die grundständigen gestielt, Stengelblätter mit weitem Abstand, kürzer gestielt, oder sitzend; Blüten purpurrot, manchmal rosa (Juni–September), 2lippig, in einer dichten, endständigen Scheinähre, Kelch kurz, mit 5 Zähnen, Nüßchen 4; Wurzelstock kurz. Geschmack bitter, scharf.
Wirksame Teile: Wurzelstock, Blätter (Juni–Juli).
Inhaltsstoffe: Bitterstoff, Gerbstoff, Betaine, Glykoside, Saponine.
Medizinische Eigenschaften: Adstringierend, appetitanregend, fördert den Auswurf, brechreizerzeugend, magenwirksam, wundheilend.
Anwendung: Innerlich und äußerlich.
Siehe: Abszeß, Gicht, Hautgeschwür, Katarrh, Lungenblähung, Tabakmißbrauch, Wunde.

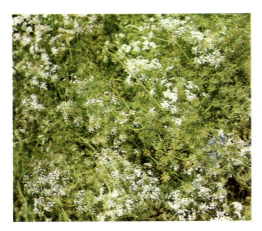

Bibernelle, Große

Pimpinella major (L.) Huds.

DOLDENBLÜTLER
Umbelliferae

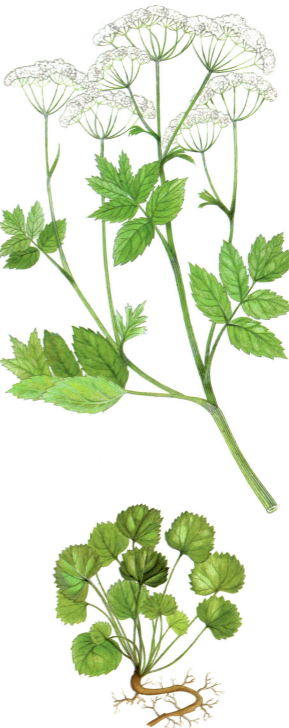

Die beiden bei uns wild vorkommenden Bibernellarten, die Große und die Kleine (*P. saxifraga* L.), sind von dem als Gewürzpflanze kultivierten und zur gleichen Gattung gehörenden Anis (*P. anisum* L.) an ihren kahlen Früchten und Stengelspitzen zu unterscheiden. Beim Anis sind diese behaart. Bei der Großen Bibernelle sind die unteren Blätter deutlich gefiedert, mit vier bis acht eiförmigen, scharf gesägten Blättchen und einem oft dreilappigen Endblättchen. Die oberen Blätter sitzen auf den etwas bauchigen Blattscheiden, während die unteren deutlich gestielt sind. Eine Rosette grundständiger, ungeteilter Blätter wie beim Anis ist nur während des Winters bis zur Entfaltung der neuen Blätter zu beobachten. Die Wurzel läuft an der Luft bläulich an. Sie riecht unangenehm, bockartig.

Beide Arten haben dieselben medizinischen Eigenschaften und werden deshalb auch beide in der Heilkunde verwendet. Vor allem bei Angina und Bronchitis wird ihnen von alters her eine hohe Wirksamkeit nachgesagt. Weit verbreitet war früher in Mitteleuropa ihr Ruf als Heilpflanze bei Pest und Cholera.

Vorkommen: In ganz Europa weit verbreitet; in Wiesen und lichten Wäldern; bis etwa 2300 m.
Merkmale: 30 cm–1 m hoch. Ausdauernd; Stengel aufrecht, verzweigt, hohl, beblättert; Blätter unpaarig gefiedert mit 1–9 Blättchen, diese eiförmig, breit, gesägt; Blüten weiß oder rosa (Juni–August), in Dolden ohne Hüll- und Hüllchenblätter, 5 hinfällige, ausgerandete Kronblätter, Fruchtknoten mit 2 langen Griffeln; Früchtchen etwas runzelig; Wurzel spindelförmig, leicht geringelt. Geruch bockartig (Wurzel). Geschmack scharf.

Wirksame Teile: Frische und getrocknete Wurzeln (Frühling und Herbst).
Inhaltsstoffe: Ätherisches Öl, Gerbstoffe, Cumarin, Harze, Bitterstoff, Saponine.
Medizinische Eigenschaften: Appetitanregend, fördert den Auswurf, entzündungshemmend, reguliert die Menstruation, fördert die Milchsekretion, schweißtreibend, sedativ, wundheilend.
Anwendung: Innerlich und äußerlich; ✚
Siehe: Angina, Augen, Durchfall, Heiserkeit, Herzklopfen, Husten, Mund.

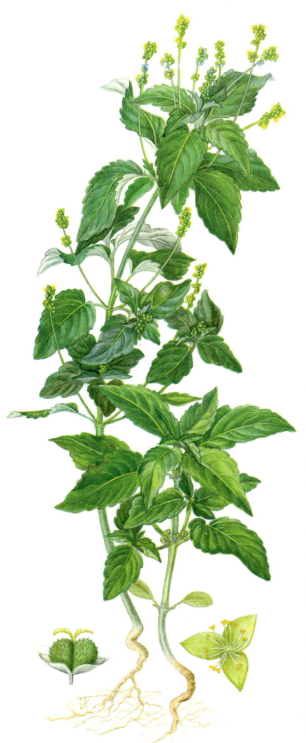
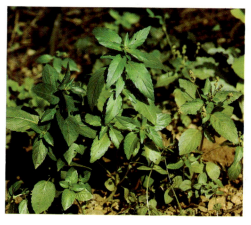

Bingelkraut, Einjähriges

Mercurialis annua L.

WOLFSMILCHGEWÄCHSE
Euphorbiaceae

Das Einjährige Bingelkraut kommt bei uns auf Äckern und in Gärten, das Ausdauernde Bingelkraut dagegen in Wäldern vor. Beide sind zweihäusig und giftig. Letzteres besitzt einen einfachen, runden Stengel mit kriechendem Wurzelstock, das unangenehm riechende Einjährige dagegen einen verzweigten, vierkantigen Stengel. Früher wurde die Pflanze kultiviert; sie verwilderte oft und ist heute vor allem in wärmeren Gebieten eingebürgert, und man kann nur schwerlich ihr natürliches Verbreitungsgebiet ausmachen. Schon zu Hippokrates' Zeiten war das Bingelkraut als abführendes Mittel bekannt. Nach Dioskurides begünstigte gar die Einnahme der Aufkochung der männlichen Pflanze die Geburt von Knaben, die der weiblichen Pflanze die Geburt von Mädchen. Er vergaß jedoch hinzuzufügen, welcher Partner das Mittel einzunehmen habe, und verwechselte noch dazu die männliche und die weibliche Pflanze! Wegen der stark abführenden Wirkung ist das Einjährige Bingelkraut mit Maßen und mit Vorsicht einzunehmen.

⊖ Angegebene Dosierungen nicht überschreiten.
Vorkommen: In Süd- und Mitteleuropa; auf Äckern, in Gärten und Weinbergen; bis 1000 m.
Merkmale: 10–30 (50) cm hoch. Einjährig; zweihäusig; Stengel krautig, kantig, von der Basis ab verzweigt und beblättert, mit Knoten an den Blattansatzstellen; Blätter gegenständig, kurz gestielt, länglich eiförmig, zugespitzt, gekerbt-gesägt; Blüten grünlich (April–November), Kelch mit 3 Blättern, männliche Blüten in Knäueln, die zu ährenartigen, gestielten Blütenständen zusammentreten, mit 10 Staubblättern, weibliche Blüten mehr oder weniger sitzend, einzeln; Kapsel 2teilig, warzig, borstig behaart, mit 2 Samen. Geruch stinkend. Geschmack salzig, bitter.
Wirksame Teile: Ganze frische Pflanze ohne Wurzel, Saft; rasch trocknen.
Inhaltsstoffe: Saponine, ätherisches Öl, Gerbstoff, Glykoside, Methylamin.
Medizinische Eigenschaften: Stark abführend, harntreibend, hemmt die Milchsekretion.
Anwendung: Innerlich und äußerlich; ✚
Siehe: Darm, Stillen, Wechseljahre.

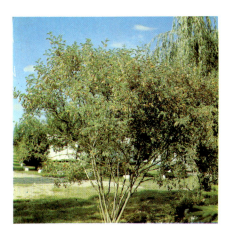

Blasenstrauch

Colutea arborescens L.
Schaflinse

SCHMETTERLINGSBLÜTLER
Papilionaceae

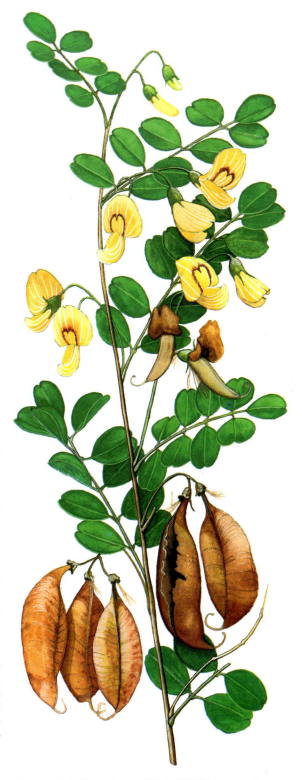

Seinen Namen hat dieser Strauch von den aufgeblasenen, luftgefüllten Hülsen, die Kinder gerne mit einem Knall zwischen den Fingern zerplatzen lassen. Er kommt in Mitteleuropa nur an wenigen Stellen ursprünglich wild vor; häufig ist er verwildert oder als Zierstrauch anzutreffen. Im 19. Jahrhundert begann man in der Schweiz mit seiner Anpflanzung als Tierfutter. Da vor allem Ziegen und Schafe seine bitter schmeckenden Blätter fressen, wird er auch Schaflinse genannt. Von Natur aus ist der Blasenstrauch im südlichen Europa auf kalkreichem, sonnigem Boden weit verbreitet. Seine Blätter wurden im 16. und 17. Jahrhundert als Ersatz für Sennesblätter verwendet, doch ist ihre abführende Wirkung nur schwach. Außerdem gelten sie als harntreibendes und blutreinigendes Mittel. Wegen des widerlichen Geruchs und des bitteren Geschmacks des Blasenstrauchs ist es empfehlenswert, den Blätteraufguß oder das aus den Samen hergestellte Pulver mit Honig vermischt einzunehmen. In höheren Dosen verabreicht, können die Samen allerdings Brechreiz erzeugen.

● Die Samen nur nach Vorschrift verwenden.
Vorkommen: Im südlichen Europa, in Mitteleuropa meist nur verwildert; in lichten Wäldern, auf kalkreichem, besonntem Standort; bis etwa 1600 m.
Geschützt: CH; ⚥ nicht erhältlich.
Merkmale: 1–5 m hoch. Strauch, mit aufrechten Ästen; Blätter unpaarig gefiedert, glanzlos, mit Nebenblättern; Blüten gelb (Mai–Juli), in Trauben, 2–6 an der Spitze eines gemeinsamen Stieles, Kelch kurz, mit 5 ungleichen Zähnen; Hülse aufgeblasen, bei Reife mit Luft gefüllt, die 2 Prozent Kohlendioxid enthält, Samen klein, glänzend. Geruch widerlich. Geschmack bitter.
Wirksame Teile: Blätter, Samen (nur nach Vorschrift).
Inhaltsstoffe: Ätherisches Öl, Coluteasäure, Gerbstoff, Mineralsalze, Vitamin C.
Medizinische Eigenschaften: Schwach abführend.
Anwendung: Innerlich.
Siehe: Verstopfung.

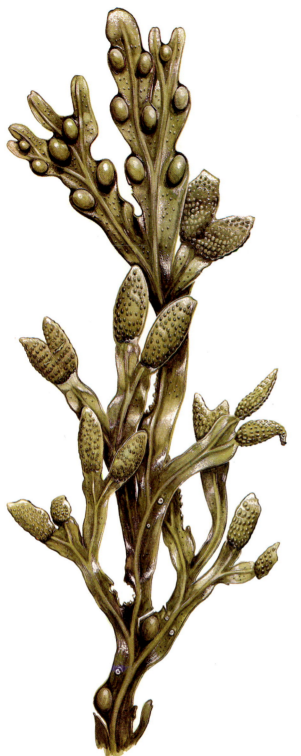
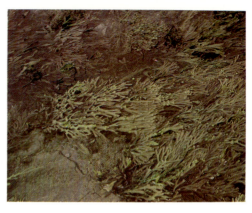

Blasentang, Gewöhnlicher

Fucus vesiculosus L.

BRAUNALGEN
Phaeophytina

Der Blasentang wächst an den Meeresküsten in geringer Wassertiefe auf Felsen, Steinen und Holzwerk. Er tritt oft in großen Mengen auf und überzieht die Felsen in dichten Beständen. Plinius nannte den Blasentang, der zur Bekämpfung von Gelenkschmerzen angewandt wurde, wegen seiner Ähnlichkeit mit den Blättern der Eiche Meereiche *(Quercus marina)*. In neuerer Zeit wurde er bei Hautkrankheiten, Asthma und Fettleibigkeit angewandt. Dabei werden die verfetteten Partien mit frischem Tang eingerieben, Pillen verschrieben oder Bäder mit Blasentangzusatz empfohlen. Der Blasentang ist reich an Jod, deshalb lag seine Anwendung bei Jodtherapien (etwa bei Funktionsstörungen der Schilddrüse) nahe. Er ist hierzu aber wegen der Schwierigkeit einer genauen Dosierung nicht geeignet; auch ist gerade wegen seines Jodgehaltes bei bestimmten Krankheiten Vorsicht geboten. Wie die Laminarien wurde der Blasentang zur Herstellung von Jod und Kali verarbeitet. Heute wird er auch als Viehfutter und zum Düngen benutzt.

Vorkommen: An den Küsten des Atlantiks, der Nord- und Ostsee.
Kein Vorkommen in A, CH; A ♂ nicht erhältlich, CH ♂ Thallus.
Merkmale: 10 cm–1 m hoch. Thallus olivbraun bis gelbbraun, fast lederartig, flach, gabelig verzweigt, mit einer längs durchlaufenden Mittelrippe, neben der beiderseits kleine luftgefüllte Blasen sitzen; an den Spitzen der Thalluszweige große, blasig aufgetriebene, warzige Partien, die die Fortpflanzungsorgane enthalten (weibl. und männl. auf verschiedenen Pflanzen); Thallus mit einer Haftscheibe am Substrat befestigt.

Wirksame Teile: Ganzer Thallus (ganzjährig); an der Sonne trocknen.
Inhaltsstoffe: Xanthophylle, Zucker, Polysaccharide, Fettsubstanzen, Mineralsalze, (z. B. Jod- und Bromverbindungen), Spurenelemente.
Medizinische Eigenschaften: Abführend, blutreinigend, stimulierend.
Anwendung: Innerlich und äußerlich; ✚
Siehe: Arteriosklerose, Bäder, Cellulitis, Fettleibigkeit, Kropf, Schuppenflechte.

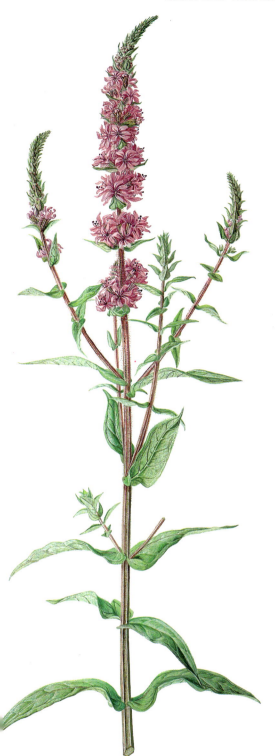
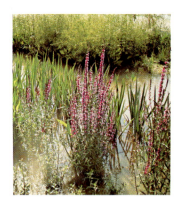

Blutweiderich

Lythrum salicaria L.
Stolzer Heinrich

WEIDERICHGEWÄCHSE
Lythraceae

Der Blutweiderich schmückt die Ufer stehender und fließender Gewässer, Gräben und nasse Wiesen. Sein lateinischer Artname, eine Ableitung von *salix* (Weide), bezieht sich auf die weidenähnlichen Blätter. Der deutsche Artname und der wissenschaftliche Gattungsname nehmen auf die Blütenfarbe Bezug. Früher glaubte man, daß sich in der Pflanze Kobolde versteckten. Heute liegt freilich nichts Geheimnisvolles mehr über diesem Weiderich, der vom Bauern höchstens als Unkraut betrachtet wird.

Seit dem 16. Jahrhundert, als Mattioli ihn von anderen Pflanzen unterschied, hat sich der Blutweiderich unter den Heilpflanzen behauptet. In frischem wie getrocknetem Zustand besitzt er adstringierende sowie blutstillende Eigenschaften, die auf seinen hohen Gerbstoffgehalt zurückzuführen sind. Er ist ein gutes Mittel gegen Durchfall sowie bei Magen- und Darmentzündungen. Die jungen Sprosse und das Mark der Stengel können gekocht als Gemüse gegessen werden; die Blätter ergeben einen Tee. Mit den roten Blüten färbte man früher Zuckerwaren.

Vorkommen: In Europa; an Ufern, in Gräben und Sümpfen; bis 1400 m.
Merkmale: 50 cm–1,50 m hoch. Ausdauernd; Stengel aufrecht, einfach oder ästig, vier- oder mehrkantig, derb, behaart; Blätter gegenständig oder zu 3 quirlständig, sitzend, schmal lanzettlich bis eiförmig, mit abgerundetem oder herzförmigem Grund; Blüten rotviolett (Juni–September), in 3- bis 10blütigen Wirteln, die zu einer langen, endständigen Ähre gedrängt sind; Kelch 6zähnig, Kronblätter 6, kurze und lange Staubblätter je 6; Wurzelstock dick, holzig. Geschmack würzig, leicht adstringierend.
Wirksame Teile: Blühende Sproßspitzen, junge, beblätterte Stengel (Juni–September), frischer Saft; in Sträußen im Schatten trocknen.
Inhaltsstoffe: Gerbstoff, Zucker, Glykoside (Salicarin), Pektin, Harz, Provitamin A, Eisen, Kalziumoxalat.
Medizinische Eigenschaften: Adstringierend, blutstillend, tonisch.
Anwendung: Innerlich und äußerlich; ✣
Siehe: Ekzem, Hautgeschwür, Nasenbluten, Weißfluß.

WILDE UND VERWILDERTE PFLANZEN

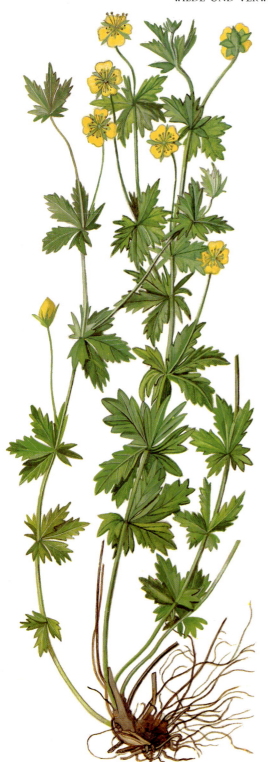

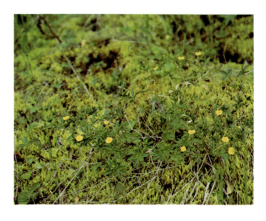

Blutwurz

Potentilla erecta (L.) Raeusch.
Tormentill

ROSENGEWÄCHSE
Rosaceae

Die Blutwurz ist eine Fingerkrautart, doch hat sie statt der üblichen fünf nur vier Blütenblätter. Die lateinischen Namen der Pflanze weisen auf ihre heilkräftigen Wirkungen hin. Potentilla stammt vom lateinischen *potens* (mächtig, kräftig) ab; der seit dem Mittelalter allgemein gebräuchliche Apothekername Tormentill enthält das lateinische Wort *tormen* (Kolik) und verweist auf die adstringierenden, Koliken lindernden Eigenschaften der Pflanze. Den Griechen und Römern war die Blutwurz unbekannt. Im Mittelalter galt sie als wunderkräftiges Heilmittel bei Schmerzen verschiedenster Art. In neuerer Zeit wurde die Blutwurz gegen Darmkatarrh, Durchfall, Blutungen, Entzündungen im Mundbereich und Verbrennungen gebraucht. Für die medizinische Zubereitung wird der im Bruch blutrote Wurzelstock, nach dem die Pflanze ihren deutschen Namen erhielt, frisch getrocknet verwendet.

Wegen des hohen Gerbstoffgehaltes ist die Blutwurz verschiedenen Substanzen, wie Eisen, Kupfer, Wismut oder Jod sowie manchen Heilkräutern, wie der Römischen Kamille, gegenüber unverträglich.

⊖ Nicht mit Eisen in Kontakt bringen!
Vorkommen: In Europa, im Mittelmeergebiet selten; in Magerrasen, in lichten Wäldern; bis 2400 m.
Merkmale: 10–40 cm hoch. Ausdauernd; Stengel aufrecht bis niederliegend, dünn, verzweigt, beblättert; Grundblätter lang gestielt, 3-zählig, gezähnt, Stengelblätter sitzend oder kurz gestielt, 3zählig, gezähnt, mit handförmig eingeschnittenen Nebenblättern; Blüten einzeln auf langen Stielen, gelb (Mai–Oktober), mit 4teiligem Außenkelch, Kelchblätter 4, Blütenblätter 4 (selten mehr), Staubblätter 15–20; Wurzelstock kurz, dick, verholzt, unregelmäßig knollig, außen braun, im Bruch blutrot werdend. Geruchlos. Geschmack adstringierend.
Wirksame Teile: Getrockneter Wurzelstock (März–April); Wurzeln entfernen, an der Sonne oder im Backofen trocknen.
Inhaltsstoffe: Gerbstoffe, Pseudosaponine (Tormentosid), Farbstoffe, Stärke.
Medizinische Eigenschaften: Adstringierend, blutstillend, narbenbildend.
Anwendung: Innerlich und äußerlich; ✚
Siehe: Durchfall, Hämorrhoiden, Mundschleimhaut, Weißfluß, Wunde, Zahnfleisch.

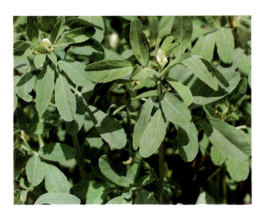

Bockshornklee

Trigonella foenum-graecum L.
Griechisches Heu, Griechischer Schabziegerklee

SCHMETTERLINGSBLÜTLER
Papilionaceae

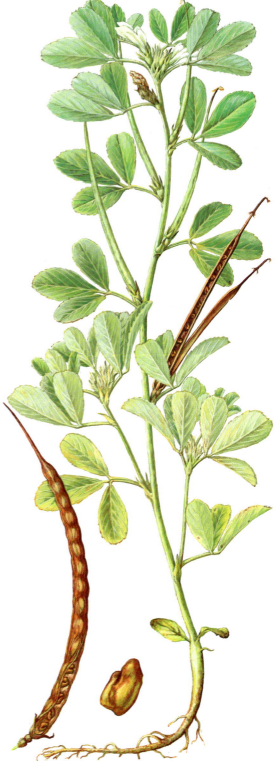

Dieser einjährige Schmetterlingsblütler ist eine uralte Kulturpflanze Südwestasiens und des östlichen Mittelmeergebietes. Er wurde im 9. Jahrhundert auch in Mitteleuropa eingeführt und hier während des Mittelalters angepflanzt. Heute ist er nur noch selten kultiviert oder verwildert bei uns anzutreffen. Man erkennt diese Pflanze an dem zarten, stark beblätterten Stengel, den weißlichen, zwischen den oberen Blättern verborgenen Blüten und den langen, gebogenen, in einen spitzen Schnabel auslaufenden Hülsen. Der ganzen Pflanze haftet ein unangenehmer, starker Geruch an, der auch bei getrockneten Pflanzen erst nach vielen Jahren nachläßt. Medizinisch werden vor allem die durch einen hohen Schleimgehalt ausgezeichneten Samen genutzt, deren Geruch durch Kochen abgeschwächt wird. Die Samen enthalten viel Eiweiß, Fett und Stoffe, die die Fettaufnahme fördern und den Appetit anregen, also die Körperfülle fördern; in Kleinasien werden sie deshalb vor allem von Frauen gegessen. Allgemein gelten sie als kräftigend und anregend auf den gesamten Stoffwechsel.

Vorkommen: Im Mittelmeerraum und Südwestasien; in Mitteleuropa nur noch selten kultiviert oder verwildert; bis etwa 1000 m.
Merkmale: 10–50 cm hoch. Einjährig; Stengel aufrecht, rund; Blätter grün, zahlreich, aufrecht, kurz gestielt, aus 3 verkehrteiförmigen Blättchen zusammengesetzt; Blüten gelblichweiß (April–Juni), sitzend, zu 1–2 in den Achseln der oberen Blätter, Kelch behaart, Krone eine Schmetterlingsblüte, Staubfäden verwachsen, der oberste frei; Hülse 8–10 cm lang, aufrecht, gebogen, mit einem 2–3 cm langen Schnabel, 1 Reihe von 10–20 verbeulten Samen; Wurzel pfahlförmig. Geruch stark, ekelerregend. Geschmack unangenehm.
Wirksame Teile: Getrocknete Samen, blühende Sproßspitzen (April–Juni).
Inhaltsstoffe: Schleimstoffe, Saponin, Trigonellin, Bitterstoff, ätherisches Öl, fettes Öl.
Medizinische Eigenschaften: Abführend, appetitanregend, blutzuckersenkend, tonisch.
Anwendung: Innerlich und äußerlich; ✚ V
Siehe: Anämie, Appetit, Cellulitis, Diabetes, Furunkel, Magerkeit, Nagelentzündung, Rekonvaleszenz.

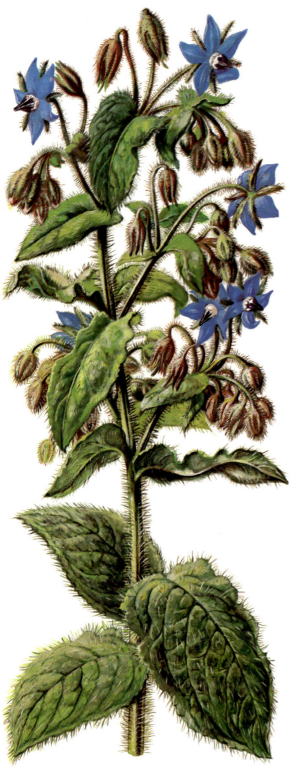
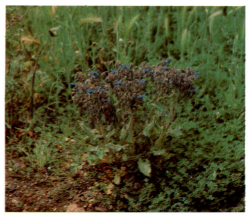

Borretsch

Borago officinalis L.
Gurkenkraut

RAUHBLATTGEWÄCHSE
Boraginaceae

Der Borretsch scheint den alten Römern und Griechen unbekannt gewesen zu sein. Vermutlich wurde er erst während des Mittelalters von den Arabern in Spanien kultiviert, wo er an feuchten Orten häufig wild vorkommt. Der Name Borretsch könnte vom lateinischen *borago*, oder aber vom spätlateinischen *borra* (struppiges Barthaar) abgeleitet sein. Der Borretsch, eine einjährige Pflanze, kommt heute außer im ganzen Mittelmeerraum auch im übrigen Europa fast überall kultiviert und verwildert auf Schuttplätzen, in Ödland und an Wegrändern vor. Seine blauen Blüten leuchten fast während des ganzen Sommers. Die Pflanze ist sehr reich an Schleimstoffen, woraus sich ihre kühlende und lösende Wirkung erklärt. Ihre frischen Blätter und Blüten haben einen gurkenartigen Geschmack und können als Salatbeigabe verwendet werden. Auch als Suppengewürz eignet sich Borretsch vorzüglich. Sein Saft, gemischt mit dem von Brunnenkresse und Löwenzahn, ist ein hervorragendes Blutreinigungsmittel und wirkt sich besonders günstig auf die Gesichtshaut aus.

⊖ Zubereitungen filtrieren, um die eventuell hautreizenden Haare zu beseitigen. Die getrocknete Pflanze verliert ihre Wirkung.
Vorkommen: Fast in ganz Europa, in Mitteleuropa nur verwildert; bis etwa 1800 m.
Merkmale: 20–60 cm hoch. Einjährig; ganze Pflanze rauhhaarig; Blätter wechselständig, runzelig, die unteren gestielt, die oberen sitzend, mit eingezogener Basis; Blüten blau (Mai–September), etwas nickend, Kronblätter 5, verwachsen, mit flach ausgebreiteten Zipfeln, Staubbeutel in einem zentralen, spitzen, schwarzvioletten Kegel, Blütenstand locker, Fruchtblätter braun und stumpf. Geschmack nach frischen Gurken.
Wirksame Teile: Blüten, Saft der Blätter und Stengel (Juni–August).
Inhaltsstoffe: Schleimstoffe, Gerbstoffe, Harz, Saponin, Kaliumnitrat.
Medizinische Eigenschaften: Abführend, blutreinigend, harntreibend, schweißtreibend.
Anwendung: Innerlich und äußerlich; ✚ ♥ Ⅴ
Siehe: Fieber, Frühjahrskur, Gesichtsfarbe, Gicht, Grippe, Herpes, Husten, Lungenblähung, Masern, Ödem, Steinerkrankungen, Transpiration.

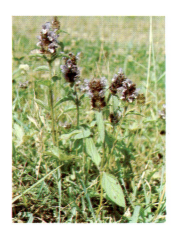

Braunelle, Kleine

Prunella vulgaris L.

LIPPENBLÜTLER
Labiatae

Der Name Braunelle bezieht sich vermutlich auf die dunkelfarbigen Kelche und Blüten, da im Mittelhochdeutschen *brun* nicht nur braun, sondern auch allgemein dunkelfarbig bedeutete. Die Anwendung der Pflanze gegen Halsbräune scheint erst später auf Grund dieses Namens erfolgt zu sein. Die Kleine Braunelle wird gelegentlich mit dem Günsel, einer Pflanze aus der gleichen Familie, verwechselt. Mit Hilfe der folgenden zwei Merkmale lassen sie sich jedoch leicht voneinander unterscheiden: Der Günsel hat die Blüten in übereinanderstehenden Scheinquirlen, während bei der Braunelle die Blüten in endständigen, dichten Scheinähren angeordnet sind: Die Blätter des Günsels sitzen mit einer verschmälerten Basis am Stengel, die Blätter der Braunelle dagegen sind gestielt. Mit der Braunelle wurde eine interessante Erfahrung zur Höhenanpassung gemacht: In die Alpen verpflanzte Braunellen waren nach zwanzig Jahren von gedrungenem Wuchs, hatten eine stärkere Färbung und waren anatomisch besser für eine höhere Assimilation mit Hilfe des Chlorophylls eingerichtet. Die größeren Blüten waren auch intensiver gefärbt. Die Braunelle wurde offenbar zeitweise als Heilpflanze geschätzt. Absude und Destillationen wurden besonders zum Gurgeln bei Entzündungen des Mundes und Halses empfohlen. In manchen Gegenden aß man die jungen Triebe als Salat.

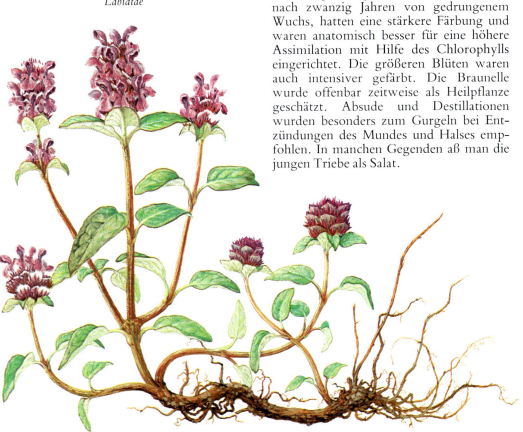

Vorkommen: In Europa fast überall; in Wiesen, an grasigen Stellen und in Waldlichtungen; bis etwa 2400 m.
Merkmale: 5–40 cm hoch. Ausdauernd; schwach behaart; Stengel niederliegend bis aufsteigend; Blätter eiförmig, gestielt, etwas gezähnt; Blüten (Juni–Oktober) in einer Scheinähre mit breiten Deckblättern und abgegrenzt durch die oberen Blätter, Kelch bräunlich mit 2 deutlichen Lippen, Blumenkrone blauviolett, 4 Staubblätter unter der helmförmigen Oberlippe, Unterlippe 3lappig. Geruch kaum aromatisch.

Wirksame Teile: Ganze Pflanze ohne Wurzeln (Juni–Oktober); Trocknung im Schatten auf einem gut durchlüfteten Dachboden.
Inhaltsstoffe: Gerbstoffe, Spuren von Fettsubstanzen und Ölen, Bitterstoffe, Harze.
Medizinische Eigenschaften: Adstringierend, narbenbildend, wundheilend, wundreinigend.
Anwendung: Innerlich und äußerlich.
Siehe: Angina, Hämorrhoiden, Mund, Wunde.

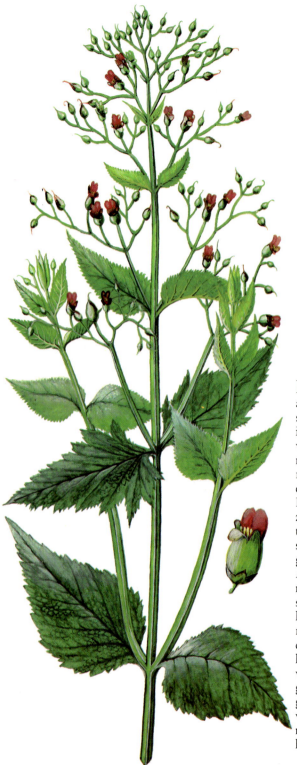
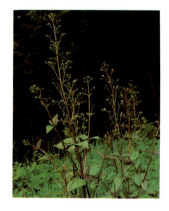

Braunwurz, Knotige

Scrophularia nodosa L.

RACHENBLÜTLER
Scrophulariaceae

Die Knotige Braunwurz enthält, wenn auch in geringer Konzentration, herzwirksame Substanzen und sollte deshalb nicht in übermäßigen Dosen eingenommen werden. Hierzu lädt die Pflanze allerdings nicht gerade ein, denn sie verströmt, wenn man sie zwischen den Fingern zerreibt, einen widerlichen Geruch. Der deutsche Name bezieht sich auf den knotigen Wurzelstock und wohl auf die braunen Blüten. Ihr wissenschaftlicher Gattungsname stammt vom lateinischen *scrophula* (Halsgeschwür) ab, womit auch gleich ein Anwendungsbereich der Heilpflanze genannt ist. Sie wird außerdem bei Geschwülsten, allergischen Drüsenschwellungen, Ekzemen, Augenleiden und Hämorrhoiden angewendet. Im 19. Jahrhundert wurde die blutzuckersenkende Wirkung des Wurzelstocks entdeckt; seither wird die Pflanze auch bei Diabetes eingesetzt. Große Ähnlichkeit mit der Knotigen Braunwurz hat die Geflügelte Braunwurz (*S. alata* Gilib.), die ähnliche medizinische Eigenschaften besitzt, aber kaum zu heilkundlichen Zwecken verwendet wird.

Vorkommen: Fast in ganz Europa; in feuchten Wäldern, in Gräben; bis 1800 m.
Merkmale: 50 cm–1,20 m hoch. Ausdauernd; Stengel aufrecht, meist einfach, kahl, 4kantig; Blätter gegenständig, eiförmig bis eilänglich, zugespitzt, kahl, (doppelt) gesägt; Blüten grünlichbraun (Juni–August), klein, in lockeren endständigen Rispen, 5 hautrandige, stumpfe Kelchzipfel, Krone 2lippig, Oberlippe länger, 2spaltig, Unterlippe 3spaltig, Staubblätter 4; Kapsel eiförmig, zugespitzt, mit kleinen Samen; Wurzelstock dick, knotig, braungrau. Geruch sehr unangenehm. Geschmack bitter.

Wirksame Teile: Wurzelstock, getrocknete blühende Sproßspitzen, frische Blätter.
Inhaltsstoffe: Saponine, Benzoe- und Zimtsäurederivate, Flavonoide, Alkaloide, Kohlenhydrate.
Medizinische Eigenschaften: Antidiabetisch, blutreinigend, fördert die Gallensekretion, harntreibend, narbenbildend, wundheilend.
Anwendung: Innerlich und äußerlich; ✚ ♥
Siehe: Diabetes, Hämorrhoiden, Harnausscheidung, Hautflechte, Krätze, Leber.

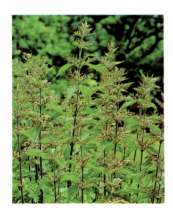

Brennessel, Große

Urtica dioica L.

NESSELGEWÄCHSE
Urticaceae

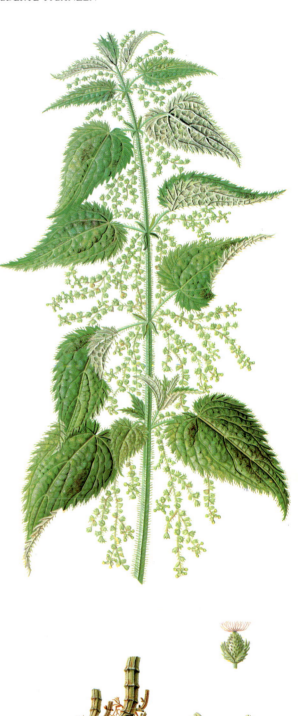

Es ist nur zu wenig bekannt, daß die vielgehaßte Brennessel, die sich überall einstellt, wo sich der Mensch auf Dauer niederläßt, zahlreiche gute und nützliche Eigenschaften besitzt. Zunächst denkt man nur an den unangenehmen Ausschlag, den sie auf der Haut hervorruft. Der brennende Schmerz wird von einer in den glasartig spröden Haaren enthaltenen Flüssigkeit verursacht. Die Spitze dieser Haare bricht bei Berührung ab und dringt wie eine Einstechnadel in die Haut ein. In der Flüssigkeit befinden sich Substanzen, die dann eine Entzündung um die kleine Wunde herum hervorrufen. Die Bezeichnung Nessel wurde auch auf andere, nicht von der Brennessel hervorgerufene Ausschläge übertragen. Bei der Großen Brennessel besteht die Behaarung nur zum Teil, bei der Kleinen Brennessel aber völlig aus Brennhaaren. Die beiden Arten sind nicht nur als Heilpflanzen wertvoll, sondern werden auch zu Suppen und als Gemüse verwendet.

Vor der Einführung der Baumwolle wurden seit dem Mittelalter aus der Großen Brennessel die Fasern zur Herstellung von Nesseltuch gewonnen.

⛔ **Keine Samen essen!**
Vorkommen: In Europa; bis über 3000 m.
Merkmale: 50 cm–1,50 m hoch. Ausdauernd, zweihäusig; Stengel aufrecht, unverzweigt; Blätter gegenständig, gestielt, eiförmig-länglich, lang zugespitzt, gesägt, behaart, z. T. mit Brennhaaren, mit Nebenblättern; Blüten grün (Juni–Oktober), in rispigen Blütenständen, eingeschlechtig, mit 4 Blütenhüllblättern.
Wirksame Teile: Junge Pflanze, Blätter (das ganze Jahr über), Wurzelstock und Wurzeln (Herbst); rasch im Schatten trocknen (im welken Zustand brennen die Haare nicht mehr).

Inhaltsstoffe: Acetylcholin, relativ hoher Chlorophyll-, Vitamin-C- und Eisengehalt, Gerbstoffe, Histamin, Mineralsalze.
Medizinische Eigenschaften: Adstringierend, blutbildend, blutreinigend, blutstillend, harntreibend, milchtreibend.
Anwendung: Innerlich und äußerlich; ✚ ♥ Ⅴ
Siehe: Anämie, Bettnässen, Blutung, Diabetes, Durchfall, Frühjahrskur, Haar, Haut, Ischias, Mundschleimhaut, Nasenbluten, Nesselsucht, Ödem, Rheumatismus, Schuppenflechte, Wechseljahre, Weißfluß.

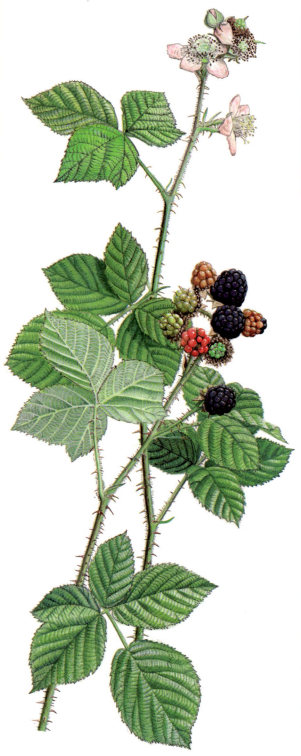
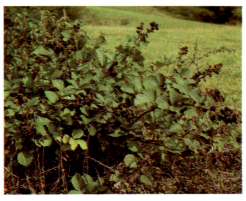

Brombeere

Rubus fruticosus L. *(sensu lato)*

ROSENGEWÄCHSE
Rosaceae

Nur der mit Lupe und speziellen Kenntnissen über diese Gattung ausgerüstete Botaniker findet sich in der Formenfülle der Brombeeren zurecht; bei uns existieren über hundert verschiedene Arten und ein Vielfaches davon an Zwischenformen. Es sind ausdauernde, kräftige, üppig entwickelte Pflanzen, deren lange Zweige mit spitzen Stacheln bewehrt sind. Die weißen oder zartrosa Blüten sind geruchlos.

Seit vorgeschichtlicher Zeit schätzt der Mensch die kräftig aromatisch schmeckenden Früchte des Brombeerstrauchs, die aus zahlreichen kleinen, kugeligen, glänzend schwarzen Einzelfrüchtchen bestehen. Bei der Kratzbeere *(R. caesius L.)* sind sie blau bereift. Außer zu Marmelade, Kompott, Saft, Likör und Schnaps (Brombeerwasser) lassen sich Brombeeren zu einem Sirup verarbeiten, der adstringierend wirkt. Ein Aufguß von gemischten Brombeer- und Himbeerblättern ergibt einen wohlschmeckenden Heil- und Genußtee. Durch Kochen der Blätter erhält man ein noch stärkeres Adstringens als Gesichtslotion oder Gurgelwasser. Jede Zubereitung sollte filtriert werden, damit auch kleinere Stacheln entfernt werden.

⊖ Zubereitungen filtrieren, auch bei äußerlicher Anwendung!
Vorkommen: In Europa; in Hecken und Wäldern; bis etwa 2300 m.
Merkmale: 20 cm–2 m hoch. Strauch mit bogig überhängenden, kriechenden oder aufrechten, bestachelten Sprossen; Blätter aus 3 bis 5 Fiederblättchen, gezähnt, gestielt, unterseits bisweilen weißlich behaart, mit Nebenblättern, Stiel und Nerven bestachelt; Blüten weiß oder rosa (Mai–August), Kelch- und Blütenblätter je 5, zahlreiche Staub- und Fruchtblätter; Früchte im ganzen kugelig, aus schwarzen, fleischigen Steinfrüchtchen. Geschmack süß, ein wenig adstringierend.
Wirksame Teile: Blütenknospen, Blätter (vor der Blütezeit), junge Schößlinge, Früchte; gebündelt im Dunkeln trocknen.
Inhaltsstoffe: Gerbstoff, organische Säuren (Salicyl-, Oxal-, Zitronen-, Äpfelsäure).
Medizinische Eigenschaften: Adstringierend, blutzuckersenkend, blutreinigend, harntreibend, tonisch, wundreinigend.
Anwendung: Innerlich und äußerlich; ✚ Ⅴ
Siehe: Angina, Diabetes, Durchfall, Heiserkeit, Mundschleimhaut, Weißfluß, Zahnfleisch.

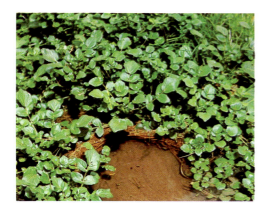

Brunnenkresse, Echte

Nasturtium officinale R. Br.

KREUZBLÜTLER
Cruciferae

Wer aus den wertvollen Eigenschaften der Brunnenkresse den besten Nutzen ziehen will, sollte sie ganz frisch verwenden. Sie muß vorher gut gewaschen werden, da man sich sonst eine Erkrankung durch Leberegel zuziehen kann. Sie ist eine ausdauernde, in Bächen, Gräben und Quellen anzutreffende, weißblühende Pflanze, nicht zu verwechseln mit dem an den gleichen Stellen vorkommenden und oft noch häufigeren Bitteren Schaumkraut *(Cardamine amara* L.*)*. Im Gegensatz zur Brunnenkresse hat dieses keinen hohlen, sondern einen markigen Stengel, und seine Staubbeutel sind nicht gelb, sondern violett. Der lateinische Pflanzenname *Nasturtium* taucht schon bei den Schriftstellern des Altertums auf, doch wurde er damals wohl auf die Echte Kresse *(Lepidium sativum* L.*)* angewandt. Wegen ihres hohen Gehaltes an Vitaminen und Mineralstoffen ist die Brunnenkresse eine sehr beliebte Heilpflanze, die erfolgreich bei Skorbut und Blutreinigungskuren angewandt wird. In manchen Gegenden wird die Brunnenkresse auch in größerem Umfang kultiviert.

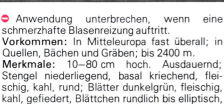

⛔ Anwendung unterbrechen, wenn eine schmerzhafte Blasenreizung auftritt.
Vorkommen: In Mitteleuropa fast überall; in Quellen, Bächen und Gräben; bis 2400 m.
Merkmale: 10–80 cm hoch. Ausdauernd; Stengel niederliegend, basal kriechend, fleischig, kahl, rund; Blätter dunkelgrün, fleischig, kahl, gefiedert, Blättchen rundlich bis elliptisch, das Endblättchen meist größer; Blüten weiß (Mai–September), klein, in Trauben, 4 gleiche Kelchblätter, 4 kreuzständige Kronblätter, 4 lange und 2 kurze Staubblätter; Schoten wurstförmig, mit 4 Reihen von Samen; sproßbürtige Wurzeln an dem kriechenden, basalen Teil des Stengels. Geruch scharf. Geschmack scharf.
Wirksame Teile: Ganze Pflanze ohne Wurzeln (Mai–September).
Inhaltsstoffe: Senfschwefelglykoside, Vitamine A, B2, C, E, PP, Mineralsalze.
Medizinische Eigenschaften: Blutreinigend, fiebersenkend, harntreibend, stimulierend.
Anwendung: Innerlich und äußerlich; ✚
Siehe: Akne, Appetit, Bronchitis, Haar, Haut, Hautkrankheiten, Mund, Rekonvaleszenz.

WILDE UND VERWILDERTE PFLANZEN

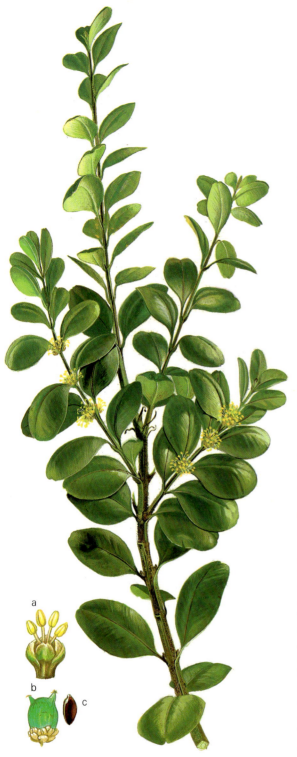

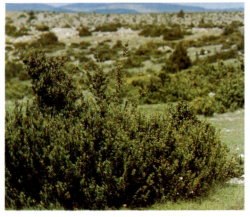

Buchsbaum

Buxus sempervirens L.

BUCHSBAUMGEWÄCHSE
Buxaceae

Der Buchsbaum ist in Mitteleuropa hauptsächlich als immergrüner Zierstrauch bekannt, kann aber auch zu einem bis acht Meter hohen Baum wachsen. Sein südeuropäisches Verbreitungsgebiet erreicht an der Mosel und bei Grenzach in Baden in der Bundesrepublik die nördliche Grenze. Das feste, hornartige Holz war früher besonders für Schnitz- und Drechslerarbeiten geschätzt. Die medizinischen Eigenschaften des Buchsbaumes waren schon der heiligen Hildegard von Bingen bekannt, und während der Renaissance wurde er als Heilmittel gegen Kahlköpfigkeit empfohlen. Ein zeitgenössischer Autor berichtet von einem jungen Bauern, dessen Kopf kahl wie ein Ei gewesen sei; nach einer Behandlung mit einem Auszug des Buchsbaumes zeigte sich wieder prächtiger Haarwuchs, allerdings auch im Gesicht und am Hals!
Der Buchsbaum war auch als Chininersatz bei der Malariabehandlung gebräuchlich. Er enthält vor allem in den Blättern und in der Wurzelrinde Alkaloide, hauptsächlich Buxin, das, in starker Dosierung angewendet, auf Menschen und manche Tiere giftig wirkt.

⊖ Nur mit Vorsicht und in den angegebenen Mengen verwenden.
Vorkommen: In Süd- und Mitteleuropa; auf kalkreichen Böden, in lichten Wäldern, an Berghängen; bis etwa 1600 m.
Merkmale: 1–8 m hoch. Meist als buschiger Strauch mit hartem Holz und immergrünen Blättern; Blätter kurz gestielt, gegenständig, ganzrandig, wachsig, glänzend, oben dunkelgrün, unten hellgrün; Blüten gelb (März–April), klein, ohne Kronblätter, in blattachselständigen Blütenknäueln (a) oder mit endständiger weiblicher Blüte, umgeben von mehreren männlichen Blüten, die Staubblätter enthalten; Kapsel (b) mit 3 Hörnern, aufspringend, mit 6 schwarzen, glänzenden Samen (c). Geschmack sehr bitter.
Wirksame Teile: Wurzelrinde und Blätter.
Inhaltsstoffe: Alkaloide, ätherisches Öl, Vitamin C.
Medizinische Eigenschaften: Abführend, blutreinigend, fiebersenkend, fördert die Gallensekretion, schweißtreibend.
Anwendung: Innerlich und äußerlich; ✚
Siehe: Fieber, Frühjahrskur, Leber.

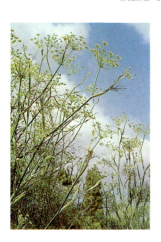

Dill

Anethum graveolens L.
Gurkenkraut

DOLDENBLÜTLER
Umbelliferae

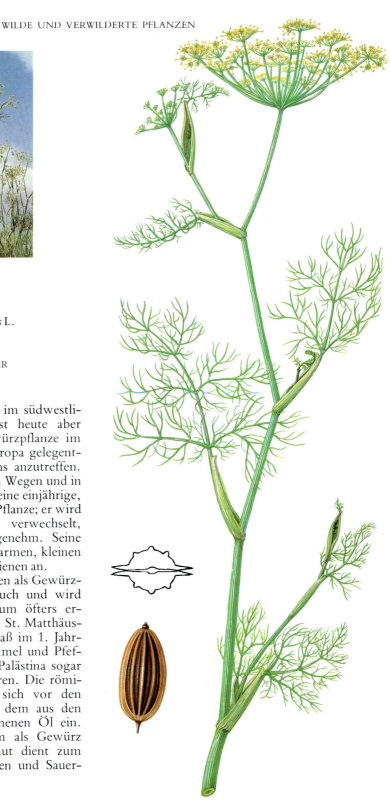

Der Dill war ursprünglich im südwestlichen Asien beheimatet, ist heute aber durch den Anbau als Gewürzpflanze im südlichen und mittleren Europa gelegentlich auch verwildert bei uns anzutreffen. Man kann ihn auf Schutt, an Wegen und in Feldern finden. Der Dill ist eine einjährige, stark aromatisch riechende Pflanze; er wird häufig mit dem Fenchel verwechselt, riecht jedoch weniger angenehm. Seine stark duftenden, aber honigarmen, kleinen Blüten ziehen Fliegen und Bienen an.

Der Dill ist seit uralten Zeiten als Gewürz- und Heilpflanze im Gebrauch und wird schon im antiken Schrifttum öfters erwähnt. Aus einer Stelle im St. Matthäus-Evangelium geht hervor, daß im 1. Jahrhundert n. Chr. Dill, Kümmel und Pfefferminze bei den Juden in Palästina sogar mit einer Steuer belegt waren. Die römischen Gladiatoren rieben sich vor den Kämpfen den Körper mit dem aus den Früchten des Dills gewonnenen Öl ein. Dill wird heute vor allem als Gewürz gebraucht. Das junge Kraut dient zum Einlegen von sauren Gurken und Sauerkraut.

Vorkommen: In Mitteleuropa nur verwildert; in Ödland, an Wegrändern und auf Feldern; bis etwa 600 m.
Merkmale: 20 cm–1 m hoch. Einjährig; Stengel schlank, gestreift, kräftig blaugrün, hohl; Blätter gestielt, am Grund mit einer Scheide, in feine Zipfel geteilt; Blüten gelb (Juni–August), in Dolden mit 15–30 ungleichen Strahlen, 5 Kronblätter mit nach innen eingerollter Spitze; Früchtchen auf jeder Seite mit 5 Rippen, 3 Rückenrippen kantig vorspringend und 2 randständig in einen gelblichen Flügelrand verbreitert; Wurzel dünn, spindelförmig, weißlich. Geruch stark, fenchelartig. Geschmack aromatisch, pikant.
Wirksame Teile: Früchtchen (September); an schattiger Stelle trocknen.
Inhaltsstoffe: Ätherisches Öl (vor allem mit Carvon), fettes Öl, Amin, Schleim, Harz, Gerbstoff.
Medizinische Eigenschaften: Entzündungshemmend, krampflösend, magenwirksam, windtreibend.
Anwendung: Innerlich und äußerlich; ✚ Ⓥ
Siehe: Blähung, Erbrechen, Luftschlucken, Schluckauf, Stillen.

WILDE UND VERWILDERTE PFLANZEN

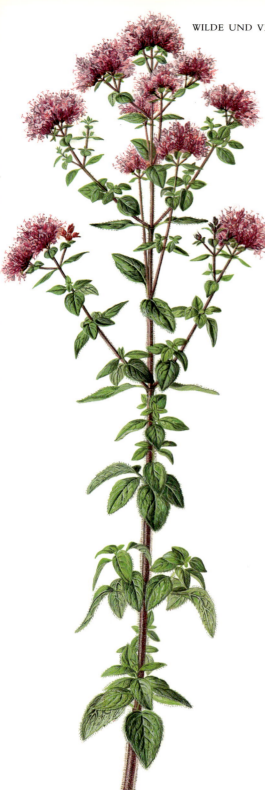

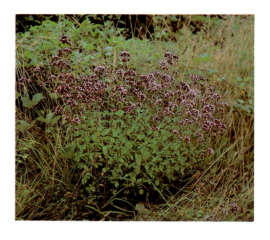

Dost

Origanum vulgare L.
Dosten, Wilder Dost, Wilder Majoran

LIPPENBLÜTLER
Labiatae

Der Dost ist eine häufige, wenig wählerische, in trockenen Rasen, an Rainen, Waldrändern und in lichten Wäldern vorkommende, angenehm duftende Pflanze. Möglicherweise ist der deutsche Name Dost, der in vielen anderen Pflanzennamen wiederkehrt, vom mittelhochdeutschen *doste* (Strauß) abgeleitet. Die auch Wilder Majoran genannte Art wurde früher ähnlich wie Majoran verwendet und auch manchmal mit ihm verwechselt. Im Mittelalter glaubte man, er könne vor Hexen und Teufeln schützen. Viele Heileigenschaften des Dosts beruhen auf seinem stimulierenden Einfluß auf das Nervensystem sowie seinen schmerzstillenden Eigenschaften. Er gilt als schweiß- und harntreibend, als magenwirksam, windtreibend, menstruationsfördernd, vor allem aber als krampflösend. Ein Kräuterkissen aus frisch gepflückten und kurz abgebrühten Dostsproßspitzen wirkt wohltuend bei Halsversteifungen. Aus solchen blühenden Sproßteilen läßt sich auch ein appetitanregendes Getränk herstellen, das die Verdauung fördert und Husten und Heiserkeit lindert.

Vorkommen: In Europa; in Magerwiesen und lichten Gehölzen; bis 2000 m.
Merkmale: 20–50 cm hoch. Ausdauernd; Stengel oben verzweigt, oft rot überlaufen, behaart; Blätter gegenständig, kurz gestielt, eiförmig, etwas zugespitzt, ganzrandig oder undeutlich gezähnt, behaart oder fast kahl; Blüten rotviolett (Juli–September), zahlreich, einzeln in den Achseln rotvioletter Tragblätter, am Ende der Zweige ährenartig gehäuft, Kelch 5zähnig, Krone röhrig, 2lippig, Oberlippe fast flach, Unterlippe 3lappig, 4 auseinandergekrümmte Staubblätter. Geschmack bitter.

Wirksame Teile: Blühende Sproßspitzen (Juli–September); im Schatten trocknen.
Inhaltsstoffe: Ätherisches Öl, Harz, Gerbstoff.
Medizinische Eigenschaften: Antiparasitär, antiseptisch, fördert den Auswurf, krampflösend, magenwirksam, reguliert die Menstruation, schmerzstillend, tonisch.
Anwendung: Innerlich und äußerlich; ✚ ♥ V
Siehe: Appetit, Cellulitis, Haar, Husten, Lausbefall, Luftröhrenentzündung, Luftschlucken, Magen, Menstruation, Mund, Neuralgie, Zahn.

WILDE UND VERWILDERTE PFLANZEN

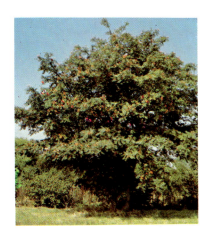

Eberesche

Sorbus aucuparia L.
Vogelbeere

ROSENGEWÄCHSE
Rosaceae

Die Eberesche ist ein anspruchsloser, kleiner Baum mit eschenähnlichen Blättern und dichten Doldenrispen aus weißen, duftenden Blüten, aus denen im Laufe des Sommers schöne, rote Fruchtstände hervorgehen. Sie ist nicht nur wild häufig, sondern wird auch oft an Wegen und Straßen gepflanzt. Im Spätherbst und Winter werden die Ebereschen von Vögeln bevölkert, bei denen die beerenartigen Früchte sehr beliebt sind. Indem die Vögel die Samen unverdaut wieder ausscheiden, sorgen sie außerdem unfreiwillig für die Fortpflanzung des Baumes. Der Name Vogelbeere und der lateinische Artname *aucuparia* (Vogelfangen) verweisen darauf, daß die Früchte früher zum Anlocken und Fangen von Vögeln benutzt wurden. Roh sind sie für uns nicht genießbar. Mit Zucker können sie eingemacht und als Kompott oder Gelee genossen werden. Sie haben einen hohen Vitamin-C- und Provitamin-A-Gehalt und wirken adstringierend, harntreibend und menstruationsregulierend; auch lassen sich aus ihnen Essig, Branntwein und Likör herstellen.

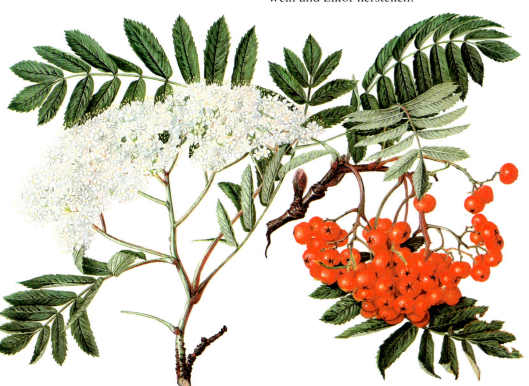

Vorkommen: In Europa, außer im engeren Mittelmeerraum, in Wäldern; bis 2400 m.
Geschützt: CH; ☝ Beeren, Blätter, Rinde.
Merkmale: Strauch oder bis 10 (16) m hoher Baum mit ziemlich lockerer Krone und behaarten Knospen; Blätter wechselständig, gestielt, groß, unpaarig gefiedert, mit 9–19 lanzettlichen, scharf gesägten Fiederblättchen; Blüten weiß (Mai–Juli), klein, in Doldenrispen, 5 dreieckige Kelchblätter, Kronblätter 5, Staubblätter 20, meist 3 Griffel; Frucht beerenartig, orange- bis scharlachrot, ca. 1 cm dick, kugelig. Geruch schwach. Geschmack süßlich, herb.

Wirksame Teile: Getrocknete Blätter, getrocknete oder gekochte Früchte.
Inhaltsstoffe: Parasorbinsäure, Sorbin- und Äpfelsäure, Zucker, Pektin, Vitamin C, Provitamin A.
Medizinische Eigenschaften: Abführend, adstringierend, blutstillend, harntreibend, reguliert die Menstruation, gegen Skorbut.
Anwendung: Innerlich; ✚
Siehe: Durchfall, Husten.

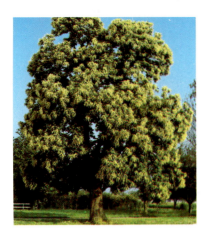

Edelkastanie

Castanea sativa Mill.
Echte Kastanie, Eßkastanie

BUCHENGEWÄCHSE
Fagaceae

Es gibt im südlichen Mitteleuropa da und dort Edelkastanienwälder. Da jedoch dieser Baum früher häufig angepflanzt wurde, kann man nicht immer mit Sicherheit sagen, ob ein Vorkommen natürlich oder durch Anpflanzung entstanden ist. Er bevorzugt kalkarme, tiefgründige Böden auf Sand oder Silikatgestein in Gebieten mit mildem Winter. Die jungen Bäume wachsen zuerst nur langsam heran, später beschleunigt sich das Wachstum. Die Fruchtbildung beginnt erst nach 25 oder 30, in dicht geschlossenen Beständen nach 40 oder 60 Jahren. Der Baum kann bis über 1000 Jahre alt werden. Bei einzelstehenden Bäumen bleibt der Stamm ziemlich kurz, während sich die Krone weit ausbreitet. Die gerösteten Früchte sind als Maroni bekannt; sie sind sehr nahrhaft und können zu Mehl vermahlen werden. Schon im 12. Jahrhundert findet sich bei der heiligen Hildegard ein Rezept zu einem Trank aus Blättern und Rinde gegen eine Viehseuche. Dank ihrem hohen Gerbstoffgehalt ist die Edelkastanie bei einer Reihe von Beschwerden wirksam.

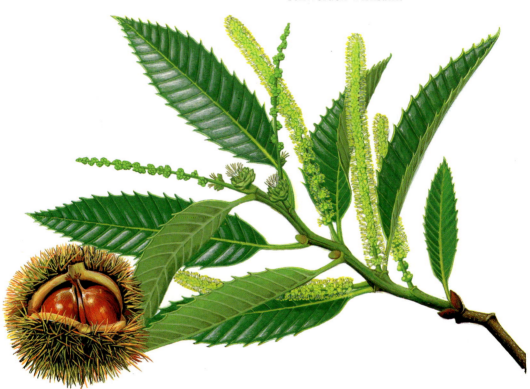

⊖ Für Diabetiker verboten.
Vorkommen: Im südlichen Europa; bis 1300 m.
Geschützt: A, D; A ⚥ nicht erhältlich, D ⚥ Blätter.
Merkmale: 25–35 m hoch. Baum; Stamm kräftig; Blätter gestielt, 10–25 cm lang, lanzettlich, kahl, am Rand stachelig gezähnt; Blüten weißlich (Juni–Juli), die männlichen in geraden, etwa 10 cm langen Scheinähren, mit meist 6teiliger Blütenhülle und 8–15 Staubblättern, die weiblichen zu 1–3 an der Basis der männlichen Scheinähren, Fruchtbecher reif mit Stacheln bedeckt, mit 1–3 Früchten.

Wirksame Teile: Rinde, Blätter, Blüten, Früchte (September–November), nicht in eisernen Gefäßen aufbewahren.
Inhaltsstoffe: Gerbstoffe (Blätter, Rinde), Kohlenhydrate, Fettsubstanzen, Mineralsalze, Eiweiß (Frucht), Vitamine B1, B2, C.
Medizinische Eigenschaften: Adstringierend, magenwirksam, mineralsalzzuführend, sedativ, tonisch.
Anwendung: Innerlich und äußerlich; ✚ ♥ Ⓥ
Siehe: Asthenie, Durchfall, Haar, Husten, Mineralsalzmangel, Rachenentzündung, Rekonvaleszenz.

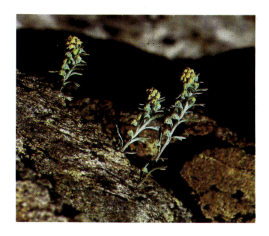

Edelrauten

Artemisia L.

a) Gletscheredelraute *(Artemisia glacialis* L.*)*
b) Echte Edelraute *(Artemisia mutellina* Vill.*)*
c) Schwarze Edelraute *(Artemisia genipi* Web.*)*

KORBBLÜTLER
Compositae

Die Edelrauten sind kleine Beifußarten, die ausschließlich in hohen alpinen Lagen vorkommen. Sie stehen heute unter Naturschutz und dürfen daher nicht mehr gesammelt werden. Die drei Edelrautenarten können jedoch durch andere Heilpflanzen mit den gleichen Eigenschaften ersetzt werden. Hier werden sie aus historischen Gründen erwähnt, weil sie früher für die Alpenbewohner eine bedeutende Rolle als Heilpflanzen spielten. Die aus dem Lateinischen stammende Bezeichnung Genippikraut wird in manchen Gegenden nicht nur auf diese kleinen Beifußarten angewandt, sondern auch auf andere kleine, alpine Korbblütler wie die Moschusschafgarbe *(Achillea moschata* Wulf.*)*. Die Edelrauten sind ausdauernde Pflanzen mit kurzen, wollig behaarten Stengeln und fiederig bis handförmig gelappten bis geteilten, weiß und seidig behaarten Blättern. Auf Steinblöcken, Moränenschutt und in Felsspalten über der Baumgrenze wachsen sie als niedere, vielästige, fast teppichartig ausgebreitete Pflanzen.

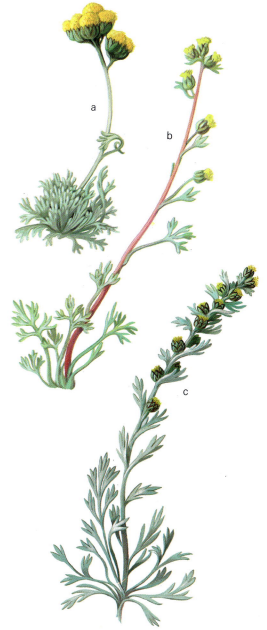

Die an ätherischen Ölen reiche Schwarze Edelraute wurde schon bis in Höhen von 3800 m gefunden. Man bereitete aus ihr einen Tee oder Likör und verwendete sie bei vielerlei Beschwerden, vor allem aber als magenstärkendes Mittel sowie bei Erkältungen.

⊖ Die angegebenen Dosierungen einhalten.
Vorkommen: In hohen Lagen der Alpen; auf Felsen und Schutt; 1800–3800 m.
Echte und Schwarze Edelraute: **Geschützt:** A, CH, D; A ⚥ nicht erhältlich; CH, D ⚥ ganze Pflanzen ohne Wurzeln; Gletscheredelraute: **Geschützt:** A, CH, D; ⚥ nicht erhältlich.
Merkmale: 4–15 cm hoch. a) Basen aus Rosetten aus 3spaltigen Blättern bestehend; Köpfchen an der Spitze eines kurzen, kaum beblätterten Stengels knäuelig gedrängt; Hülle braun; b) Blätter locker, alle gestielt und handförmig geteilt, mit kurzer Spreite; Blüten hellgelb, in kleinen Köpfchen, die einzeln auf Stielen angeordnet sind; c) isolierte Büschel mit 1–2 langen, einseitigen Ähren von kleinen, sitzenden Köpfchen in den Achseln fiederlappiger Blätter.
Wirksame Teile: Blühende Pflanzen, Wurzeln (Juli–September); im Schatten trocknen.
Inhaltsstoffe: Ätherisches Öl, Bitterstoff.
Medizinische Eigenschaften: Appetitanregend, magenwirksam, reguliert die Menstruation, schweißtreibend, tonisch, wundheilend.
Anwendung: Innerlich und äußerlich; ✢
Siehe: Appetit, Asthenie.

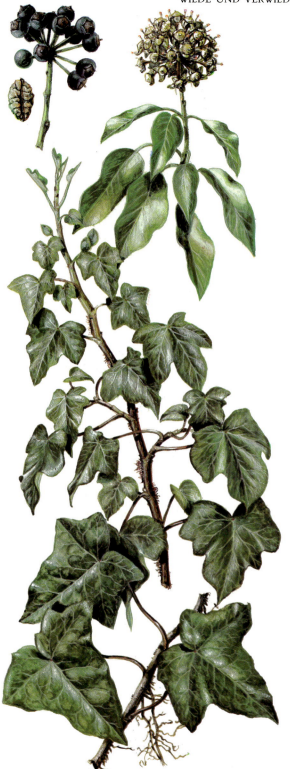
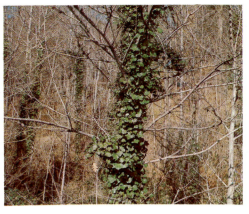

Efeu

Hedera helix L.

EFEUGEWÄCHSE
Araliaceae

In dichten Wäldern kriecht der Efeu meist am Boden entlang. Die immergrünen Blätter sind in zwei Reihen angeordnet und eckig gelappt. An lichteren Stellen entwickelt er sich zu einem hochklimmenden Kletterstrauch, der sich mit Haftwurzeln an Bäumen, Felsen und Mauern festklammert und sich bis zu 20 Meter hoch emporrankt. Dabei schmarotzt er nicht; er schadet seinem Stützbaum nur, wenn er eine große Krone ausbildet. Im Alter, zur Zeit der Blühreife, entwickelt die Pflanze Blätter von deutlich veränderter Gestalt: Sie sind lanzettlich bis eiförmig, lang zugespitzt, ganzrandig und nicht gelappt; außerdem stehen sie nicht mehr zweizeilig, sondern sind rings um den Sproß angeordnet. An solchen Trieben bilden sich an geschützten, warmen Standorten im Spätherbst Blüten in halbkugeligen Dolden; die blauschwarzen Beerenfrüchte reifen im Frühjahr und sind giftig. Der Efeu kann ein hohes Alter erreichen; es gibt 400jährige, dickstämmige Exemplare.
Der Efeu wird von vielen Autoren der Antike erwähnt. Er war – neben der Weinrebe – Attribut der Weingötter Dionysos und Bacchus.

⊖ Nie die Früchte essen; bei Verwendung der Blätter die angegebenen Dosierungen einhalten.
Vorkommen: In West-, Mittel- und Südeuropa; bis 1800 m.
Merkmale: Bis 20 m hoch; Kletterpflanze; Stamm verholzt, mit Haftwurzeln, Blätter glänzend, lederig, an den nicht-blühenden Sprossen 3—5eckig gelappt, wechselständig, an den blühenden Trieben eiförmig bis lanzettlich, zugespitzt, ganzrandig; Blüten gelblichgrün (September—Oktober), in halbkugeligen Dolden zu etwa 10—20 Strahlen, Kelch 5zähnig, 5 fleischige Kronblätter, die eine gelblichgrüne Scheibe umgeben; Frucht blauschwarz, kugelig. Geruch aromatisch. Geschmack bitter.
Wirksame Teile: Junge, frische Blätter (August—September).
Inhaltsstoffe: Glykoside, östrogene Stoffe.
Medizinische Eigenschaften: Krampflösend, reguliert die Menstruation, schmerzlindernd.
Anwendung: Innerlich und äußerlich; ✚ ♥
Siehe: Bäder, Bronchitis, Cellulitis, Haar, Hühnerauge, Keuchhusten, Luftröhrenentzündung, Ödem, Rheumatismus, Schwangerschaftsstreifen, Sonnenbrand, Verbrennung.

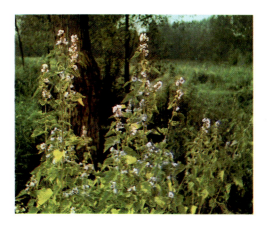

Eibisch, Echter

Althaea officinalis L.
Heilwurz, Sammetpappel

MALVENGEWÄCHSE
Malvaceae

Sämtliche Pflanzenteile des Echten Eibisch, vor allem die unterirdischen, enthalten Schleimstoffe, auf denen seine heilsamen Eigenschaften beruhen. In Mitteleuropa findet man ihn auf feuchten, vor allem salzhaltigen Böden im Binnenland und an den Küsten. Seine Hauptverbreitung liegt jedoch in den Ebenen und Flußtälern Osteuropas bis nach Sibirien.

Wegen ihrer besonderen Heilkraft nannte man die Art einst auch *Dialthaea* oder *Bismalva* (was so viel heißt wie «doppelt so stark wie die Malve wirksam»). Auf Grund einer Verordnung Karls des Großen wurde der Eibisch bereits im 8. Jahrhundert n. Chr. als Heilpflanze gezogen. Seine Anwendung erfolgte innerlich und äußerlich gegen eine Vielzahl von Leiden, vor allem aber bei Entzündungen der Haut und der Schleimhäute. Noch heute bildet der Eibisch einen angenehm schmeckenden Bestandteil hustenbekämpfender Mittel, die ihres angenehmen Geschmackes wegen auch gern von Kindern genommen werden. Meist wird nur die geschälte und getrocknete Wurzel verwendet, doch wurden oft auch Blätter und Blüten genutzt.

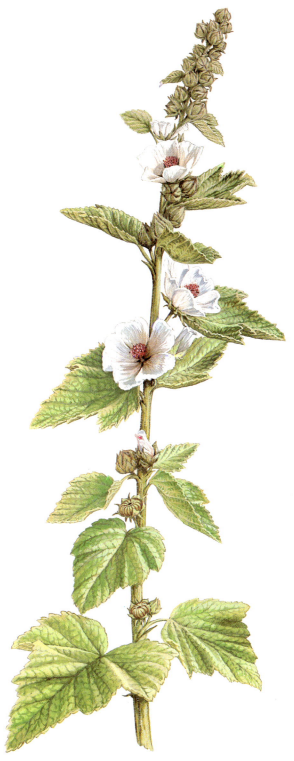

⊖ Unverträglich mit starkem Alkohol, Gerbstoff oder Eisen.
Vorkommen: In Mitteleuropa; an feuchten Stellen, an den Küsten und an salzhaltigen Stellen im Binnenland; bis etwa 300 m.
Merkmale: 60 cm–1,50 m hoch. Ausdauernd; Stengel dicht filzig behaart; Blätter weißlich bis graugrün, gestielt, 3–5lappig bis eiförmig; Blüten weiß oder rosa (Juni–September), Kelch mit 5 Kelchblättern, doppelt, mit einem kurzen Außenkelch, Krone aus 5 herzförmigen Kronblättern, zahlreiche Staubblätter; Frucht aus 10–18 einsamigen Teilfrüchtchen bestehend, Samen braun. Geruch schwach. Geschmack schleimig.
Wirksame Teile: Wurzel (Herbst), Blüten (Juli–August), Blätter frisch oder getrocknet (Juni); Trocknung im Schatten oder im Ofen.
Inhaltsstoffe: Schleimstoffe, Asparagin, Kohlenhydrate, Vitamin C, Mineralstoffe, Pektin, Stärke.
Medizinische Eigenschaften: Erweichend, hustenbekämpfend.
Anwendung: Innerlich und äußerlich; ✚ ♥ Ⓥ
Siehe: Abszeß, Augen, Blasenentzündung, Durchfall, Haut, Husten, Zahnfleisch.

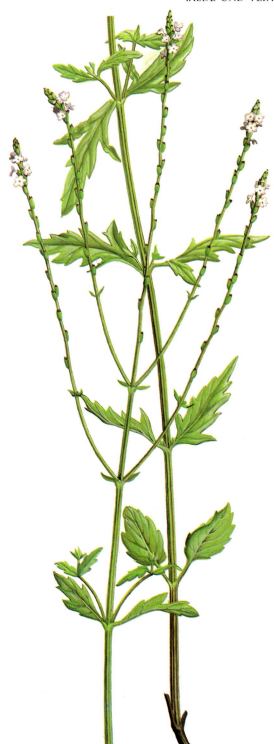

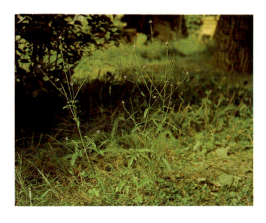

Eisenkraut

Verbena officinalis L.

EISENKRAUTGEWÄCHSE
Verbenaceae

Das Eisenkraut ist mit seinen langen, dünnen, steif aufrechten, fast drahtartigen Zweigen und den wenig auffallenden, lila Blüten eine eigenartige, unverwechselbare Pflanze. Man sieht es häufig in Dörfern, an Wegrändern und auf Weiden. Bei den Römern und anderen Völkern des Altertums wurde es hoch geschätzt und sogar als heilig angesehen. Gesandte trugen Kränze aus Eisenkraut, Bündnistexte wurden mit ihm berührt, um ihnen größeres Gewicht zu verleihen; man schmückte und reinigte damit auch die Altäre der römischen Gottheiten. Der Name *Verbena* wurde damals auf alle Pflanzen übertragen, die bei religiösen und anderen feierlichen Handlungen gebraucht wurden; geblieben ist er bis heute als wissenschaftlicher Name für unser Eisenkraut. Auch bei den Kelten und Germanen spielte es bei kultischen Handlungen sowie bei Zauberei eine Rolle. Es galt als Wundkraut bei Verwundungen durch Eisenwaffen. Von all dieser Tradition und all dem Ruhm ist heute kaum etwas geblieben. Selbst der Eisenkrautaufguß wird heute nicht mehr mit unserer, sondern mit der ausländischen, stärker duftenden Art *V. odorata* L. gemacht.

Vorkommen: In Europa, außer in Nordeuropa; an unkultivierten Standorten und Wegrändern; bis 1500 m.
Merkmale: 30–80 cm hoch. Ausdauernd, mit dünnen, aufrechten, kantigen, an 2 Seiten rinnig vertieften, an den Kanten rauhen Stengeln; Zweige schräg abstehend, lang und dünn; Blätter gegenständig, die mittleren 3spaltig, am Grund keilförmig, kurz gestielt, die obersten sitzend, länglich-lanzettlich; Blüten lila (Juni–Oktober), in end- und achselständigen, vielblütigen, zuletzt verlängerten Ähren, Kelch dicht drüsig behaart, 4- bis 5zähnig, Krone mit kurzer, gekrümmter Röhre und ungleich 5lappigem Saum, Staubblätter 4; Frucht eine 4samige Kapsel. Geruchlos. Geschmack bitter.
Wirksame Teile: Ganze Pflanze (zur Blütezeit).
Inhaltsstoffe: Glykoside, ätherisches Öl, Gerbstoff, Bitterstoff, Schleim.
Medizinische Eigenschaften: Adstringierend, fiebersenkend, krampflösend, tonisch.
Anwendung: Innerlich und äußerlich; ✚
Siehe: Cellulitis, Fieber, Hexenschuß, Ischias, Neuralgie, Ohr, Rheumatismus, Stillen, Steinerkrankungen.

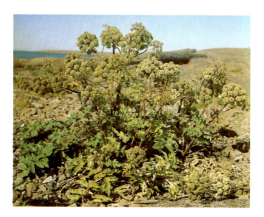

Engelwurz, Echte

Angelica archangelica L.
Brustwurz, Erzengelwurz, Gartenangelik

DOLDENBLÜTLER
Umbelliferae

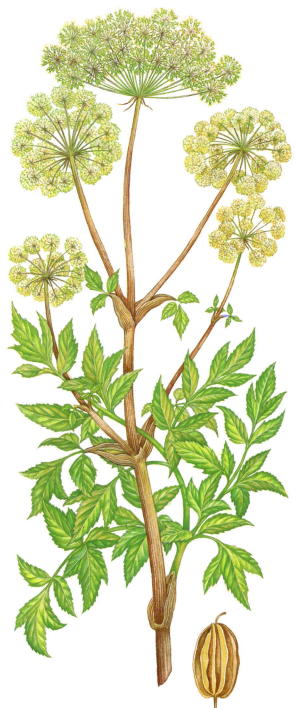

Diese bis über zwei Meter hoch wachsende Pflanze kommt in Mitteleuropa nur zerstreut in feuchten Wiesen, entlang Flußufern und in Gebirgsschluchten vor. Viel häufiger ist in feuchten Wiesen und in Wäldern die kleinere und weniger stark riechende Waldengelwurz *(A. silvestris* L.*)*, anzutreffen.

Die Echte Engelwurz erkennt man an ihren großen, gelblichgrünen Dolden, die von vielen Bienen besucht werden, und dem starken, aromatischen, moschusartigen Geruch der Blätter, wenn man sie zwischen den Fingern zerreibt. Eine Sage berichtet, der Erzengel Raphael habe auf die heilsamen Kräfte dieser Pflanze hingewiesen. Während der Pestepidemien geriet die Pflanze in manchen Gegenden in Gefahr, ausgerottet zu werden, da man glaubte, mit ihr die Pest abwehren zu können. Die Wurzel wird noch heute zur Bereitung von Benediktiner- und Karthäuserlikör verwendet.

Vorsicht ist geboten beim frischen Saft der Pflanze. Er soll nicht mit der Haut in Berührung kommen, da er eine Hautreizung hervorrufen kann.

⊖ Nicht mit bloßen Händen anfassen.
Vorkommen: In Nord- und Mitteleuropa; an feuchten Stellen in Wiesen, in Wäldern, an Ufern; bis etwa 3000 m.
Merkmale: 1,30–2,50 m hoch. Zwei- bis vierjährig; Stengel kräftig, verzweigt, rötlich; Blätter unten heller, 2–3fach in große, gezähnte Blättchen geteilt; Blüten gelbgrün (Juni–August), in großen, halbkugeligen Dolden mit 20–30 behaarten Strahlen, Früchtchen abgeflacht, mit gewellten Flügeln; Wurzel pfahlförmig. Geruch sehr aromatisch. Geschmack scharf, würzig.

Wirksame Teile: Blätter (Mai–Juni), Stengel, Früchtchen (Juni–Juli), Wurzel (Herbst).
Inhaltsstoffe: Cumarin, organische Säuren, ätherisches Öl (vorwiegend Phellandren), Gerbstoffe, Harz, Wachs, Kohlenhydrate.
Medizinische Eigenschaften: Antiseptisch, appetitanregend, magenwirksam, schweißtreibend, tonisch, fördert die Verdauung, windtreibend.
Anwendung: Innerlich und äußerlich; ✚ Ⅴ
Siehe: Appetit, Asthma, Hautgeschwür, Luftschlucken, Nervosität, Quetschung, Rekonvaleszenz, Schwangerschaft, Verdauung.

WILDE UND VERWILDERTE PFLANZEN

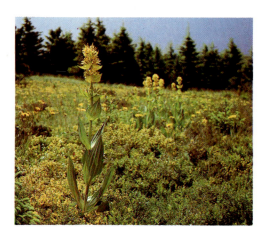

Enzian, Gelber

Gentiana lutea L.
Bitterwurz, Fieberwurz

ENZIANGEWÄCHSE
Gentianaceae

Es gibt mehrere hundert Enzianarten, von denen jedoch nur etwa 30 in Mitteleuropa vorkommen. Nach Dioskurides soll eine Pflanze mit dem griechischen Namen *gentiane* im 2. Jahrhundert v. Chr. vom illyrischen König Gentis entdeckt worden sein. Der Gelbe Enzian ist eine der schönsten und größten Enzianarten, der auf Wiesen und Weiden der Gebirge vorkommt. Er wächst nur langsam, kann dafür aber ein Alter von rund 60 Jahren erreichen, wobei er nur alle vier bis acht Jahre einen neuen Blütenstengel entwickelt. Die jungen Pflanzen sind nicht mit dem sehr giftigen Weißen Germer *(Veratrum album* L.*)*, einem Liliengewächs, zu verwechseln, dessen Blätter ähnlich aussehen, aber wechselständig angeordnet und auf der Unterseite behaart sind. Im blühenden Zustand ist dieser leicht an den weißen und ganz anders gestalteten Blüten zu erkennen. Der Gelbe Enzian enthält besonders reichlich in der Wurzel Bitterstoffe, die appetitanregend wirken. Durch das Ausgraben der Wurzeln wurde sein Vorkommen stark bedroht, so daß er heute teilweise unter Naturschutz steht.

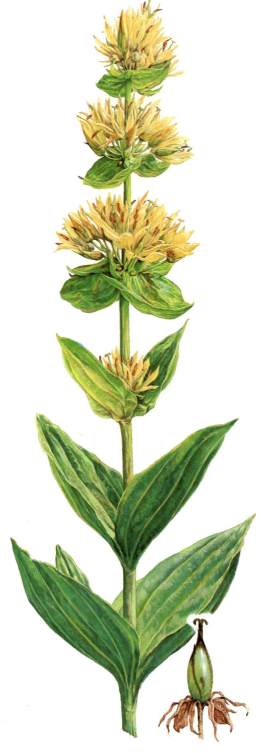

● Angegebene Dosierungen und Dauer der Anwendung nicht überschreiten.
Vorkommen: In Mittel- und Südeuropa; auf Wiesen und Weiden; von 500–2500 m.
Geschützt: A, CH, D; ⚘ Wurzel.
Merkmale: 50 cm–1,50 m hoch. Ausdauernd; Stengel blaugrün, aufrecht, einfach, hohl; Blätter grün, gegenständig, groß, elliptisch, mit 5–7 bogenförmigen Rippen; Blüten gelb (Juni–August), gestielt, in 3–10blütigen Scheindolden; Krone in 5–9 schmale Zipfel geteilt, Kelch häutig, Staubblätter mit roten Staubbeuteln; Wurzelstock fleischig, Wurzel pfahlförmig, gelb, mit grauer Rinde. Geruch kräftig, scharf. Geschmack sehr bitter.
Wirksame Teile: Getrocknete Wurzel (September–November).
Inhaltsstoffe: Bitterstoffglykoside, Pektin, Gerbstoffe, Schleim, Farbstoffe, Vitamin C, Alkaloide.
Medizinische Eigenschaften: Appetitanregend, fiebersenkend, magenwirksam, tonisch, wurmtreibend.
Anwendung: Innerlich und äußerlich; ✚ ♥ Ⅴ
Siehe: Anämie, Appetit, Asthenie, Darmparasiten, Verdauung.

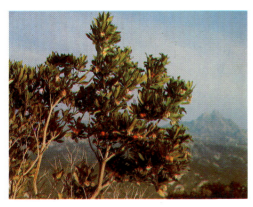

Erdbeerbaum

Arbutus unedo L.

HEIDEKRAUTGEWÄCHSE
Ericaceae

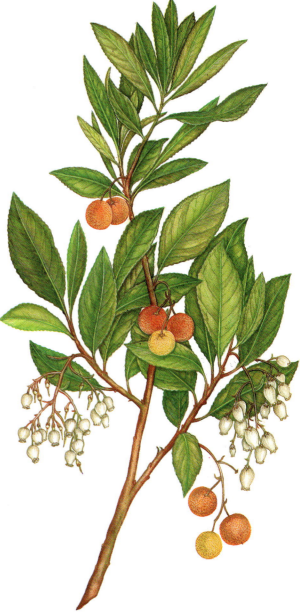

Den Namen *Arbutus* trug der Erdbeerbaum schon bei den Römern. Plinius und einige seiner Zeitgenossen gaben ihm den Beinamen *unedo*, eine Ableitung von *unus* (einer) und *edo* (ich esse). Der Erdbeerbaum ist im ganzen Mittelmeerraum verbreitet; im atlantischen Bereich Europas reicht sein Vorkommen nördlich bis Irland. Bei ungestörtem Wachstum wird er sechs bis zehn Meter hoch, meist bleibt er jedoch wegen seines langsamen Wachstums und der durch Raubbau und Feuer heimgesuchten Macchien nur ein zwei bis drei Meter hoher Strauch. Trotz seiner oft verstümmelten Gestalt wirkt er wegen der immergrünen Beblätterung und vor allem wegen der kugeligen, kräftig gefärbten Früchte sehr attraktiv. Die Früchte findet man das ganze Jahr über in den verschiedenen Reifestadien. Die jungen sind grün, die reifen rot, halbreife gelb oder orange; die Blüten sind weißwollig. Für medizinische Zwecke ist der Erdbeerbaum vor allem wegen seines hohen Gerbstoffgehaltes begehrt. Aus seinen Früchten, denen eine harntreibende Wirkung zugesprochen wird, werden angenehm schmeckende Getränke, Konfitüren und Marmeladen hergestellt, und die Blüten liefern einen guten Honig. Das sehr feine Holz läßt sich gut bearbeiten und polieren; es eignet sich besonders für Drechsler- und Einlegearbeiten sowie für Täfelungen. Außerdem liefert es wertvolle Holzkohle. In der Südschweiz ist der Baum winterhart, nördlich der Alpen muß man ihn dagegen in Glashäusern überwintern.

Vorkommen: Im Mittelmeergebiet und im wintermilden Westeuropa; in Wäldern und Macchien, an trockenen Standorten, vor allem auf Silikatgestein; bis etwa 600 m.
Kein Vorkommen in A, CH, D; A ⚥ nicht erhältlich; CH, D ⚥ Wurzel.
Merkmale: 3–6 m hoch. Strauch; Stamm krumm, aufrecht; junge Zweige rot; Blätter einfach, gezähnt, ledrig, immergrün; Blüten weiß oder grünlich (Oktober–Januar), in zusammengesetzten Trauben, krugförmig, mit 5 Zähnen; Früchte kugelig, fleischig bis mehlig, höckerig, reif rot, mit 20–25 Samenkörnern; Wurzeln tiefgehend. Geschmack der Früchte mehlig, säuerlich.
Wirksame Teile: Wurzeln, Blätter, Rinde, Früchte.
Inhaltsstoffe: Gerbstoffe, Arbutosid.
Medizinische Eigenschaften: Adstringierend, antiseptisch, blutreinigend, entzündungshemmend, harntreibend.
Anwendung: Innerlich.

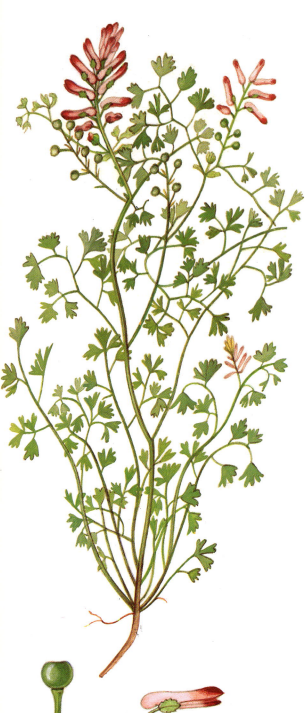

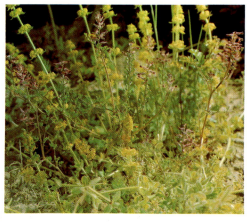

Erdrauch, Gemeiner

Fumaria officinalis L.

MOHNGEWÄCHSE
Papaveraceae

Der Name Erdrauch entspringt einer Übersetzung des lateinischen Namens; er kommt als ursprünglicher Volksname in Mitteleuropa nicht vor. Der wissenschaftliche Gattungsname leitet sich vom lateinischen *fumus* (Rauch) ab, einer Übersetzung des griechischen *kapnos*, Name für eine Pflanze, deren Saft wie der Rauch zu Tränen reizte. Ob diese Pflanze aber der Erdrauch war, ist ungewiß. Man könnte sich jedoch vorstellen, daß das zarte und fein zerteilte Blattwerk dieser in Äckern und auf Schuttplätzen vorkommenden Pflanze im Volksglauben mit der Vorstellung von Rauch, der aus der Erde aufsteigt, verbunden wurde. Der Erdrauch ist als Begleiter der menschlichen Kultur in Mitteleuropa mindestens seit der jüngeren Steinzeit vorhanden.

Seine medizinischen Eigenschaften werden seit dem Altertum gerühmt, vor allem als Blutreinigungsmittel sowie bei Hautleiden und zur Förderung der Leber- und Gallentätigkeit. Man sagt dem Gemeinen Erdrauch auch nach, dank ihm ein hohes Alter zu erlangen.

Vorkommen: In Mitteleuropa fast überall; auf Feldern und Schuttplätzen; bis etwa 1800 m.
Merkmale: 15–70 cm hoch. Einjährig; Stengel blaugrün, aufsteigend, Blätter graugrün, doppelt bis dreifach in schmale Zipfel geteilt, gestielt; Blüten rosa, purpurrot gefleckt (April–September), klein, in Trauben, mit 2 hinfälligen, kronblattartigen Kelchblättern, Kronblätter 4, ungleich, davon 1 mit einem kurzen Sporn, Staubblätter scheinbar 6, in 2 Bündeln; Frucht kugelig, an der Spitze eingedrückt; Wurzel pfahlförmig, gelblichweiß. Geruch des Saftes scharf. Geschmack sehr bitter, salzig.

Wirksame Teile: Blühende Pflanze (Mai–September); rasch in dünnen Schichten oder in Bündeln trocknen.
Inhaltsstoffe: Alkaloid (Fumarin), Gerbstoff, Harz, Bitterstoff, Schleim, Kalium.
Medizinische Eigenschaften: Abführend, appetitanregend, blutreinigend, harntreibend, magenwirksam, tonisch, wundreinigend.
Anwendung: Innerlich und äußerlich; ✚ ♥
Siehe: Arteriosklerose, Asthenie, Ekzem, Fettleibigkeit, Frühjahrskur, Gallenblase, Gesichtsfarbe, Hautflechte, Nesselsucht.

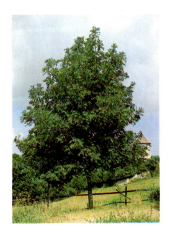

Esche

Fraxinus excelsior L.

ÖLBAUMGEWÄCHSE
Oleaceae

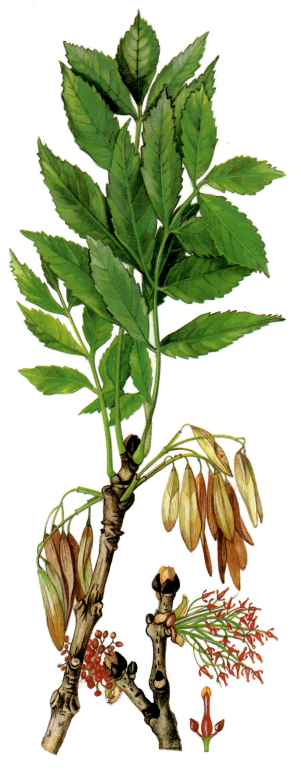

Die Esche gehört zur Familie der rund 600 Pflanzenarten umfassenden Ölbaumgewächse, von denen jedoch nur wenige Arten in Mitteleuropa vorkommen. Sie ist bei uns auf feuchten und nährstoffreichen Böden ein verbreiteter Waldbaum, der bis etwa 40 Meter hoch wachsen kann. Der Stamm ist schlank und von einer glatten oder nur fein rissigen, aschgrauen Rinde bedeckt. Die gegenständigen, unpaarig gefiederten Blätter entfalten sich ziemlich spät im Frühjahr und sollten gesammelt werden, wenn sie noch mit dem etwas klebrigen und süßen Überzug bedeckt sind. Aus ihnen kann man einen belebenden Tee zubereiten, der auch harntreibend und leicht abführend wirkt. Samen und Rinde sollen eine adstringierende und fiebersenkende Wirkung haben. Der schleimreiche, frische Bast der Rinde wurde auch als Auflage zur Heilung von Wunden benutzt. Das zähe Eschenholz verwandte man zur Herstellung von Skis. Heute braucht man es vor allem zur Herstellung von Werkzeugstielen und Möbeln. Die Laubblätter dienten früher auch als Futter für Haustiere. Gemäß der germanischen Mythologie hat die Ziege Fleidrun an der Weltesche Yggdrasil geweidet.

Vorkommen: In Mitteleuropa; in feuchten Wäldern, auf fruchtbaren Böden; bis etwa 1600 m.
Merkmale: 20–40 m hoch. Baum; Knospen schwarz, samtig, gegenständig; Blätter gestielt, unpaarig gefiedert, mit 7–15 sitzenden, eiförmigen, gesägten Blättchen; Blüten bräunlich (April–Mai), in Rispen, reduziert auf 1 Fruchtknoten und 2 Staubblätter; Früchte geflügelte Nüsse in hängenden Rispen. Geschmack bitter.
Wirksame Teile: Samen, junge Blätter (Ende Juni), ohne Stiel trocknen, Rinde der 2–3jährigen Zweige (April).
Inhaltsstoffe: Cumaringlykoside, Zucker, Harz, Gerbstoff, Kautschuk, Vitamine C und P, Farbstoffe, Mineralsalze.
Medizinische Eigenschaften: Abführend, adstringierend, harntreibend, schweißtreibend, tonisch.
Anwendung: Innerlich und äußerlich; ✚ ♥
Siehe: Altern, Atem, Cellulitis, Cholesterin, Fettleibigkeit, Gicht, Harnstoff, Neuralgie, Rheumatismus, Schmerz, Steinerkrankungen, Verstopfung.

WILDE UND VERWILDERTE PFLANZEN

Man erkennt die Espe an ihrem sehr lange hell und glatt bleibenden Stamm, der lockeren Krone und den fast runden, schon beim leisesten Windhauch zitternden Blättern. Dieses Zittern wird dadurch hervorgerufen, daß der lange Blattstiel senkrecht zur Blattspreite abgeplattet ist und einen zusätzlichen Luftwiderstand bietet. Der lichtbedürftige Baum bevorzugt helle Wälder, Buschland, Waldränder, Moore und felsige Abhänge. Auf Felsen dringen seine Wurzeln tief in Felsspalten vor und umklammern das Gestein. Wenig frostempfindlich, kommt er fast in ganz Europa vor und dringt in Skandinavien sogar bis zum 71. nördlichen Breitengrad vor. In der letzten Eiszeit war er einer der ersten Bäume, die nach dem Zurückweichen des Eises wieder erschienen. Die Espe wächst und vermehrt sich sehr schnell. Die saftige Rinde wird gern von Nagern und vom Rotwild angefressen. Das Holz ist sehr weich und leicht und wird zur Herstellung von Papier und Zündhölzern verwendet. In der Heilkunde werden die adstringierenden und antiseptischen Eigenschaften der Rinde und der Blätter genutzt.

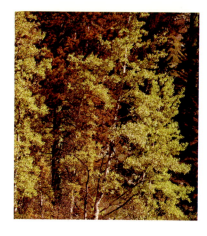

Espe

Populus tremula L.
Aspe, Zitterpappel

WEIDENGEWÄCHSE
Salicaceae

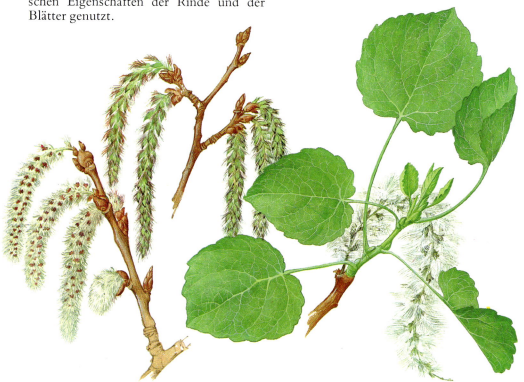

Vorkommen: Fast in ganz Europa; in lichten Wäldern, Gebüschen, Hecken und Mooren; bis 2000 m.
Merkmale: Meist bis 10 m (selten 30 m) hoher Baum. Zweihäusig; Stamm anfänglich glatt berindet, gelbbraun, später dunkelgrau und rissig; Blätter sehr beweglich, wechselständig, mit langen, dünnen, abgeplatteten Stielen, eiförmig bis fast kreisrund, oberseits lebhaft grün, unterseits heller, am Rand stumpf gezähnt, meist kahl; Blüten (März–April) in dichtblütigen Kätzchen; Kätzchen hängend, mit roten Staubblättern bzw. grünen, von roten Narbenlappen gekrönten Fruchtknoten; Fruchtkapsel kahl, Samen mit Haarschopf; oberflächlich verlaufende Wurzeln mit Wurzelschößlingen. Geschmack bitter.
Wirksame Teile: Rinde, frische Blätter, Splintholz.
Inhaltsstoffe: Glykoside, Gerbstoff, Flavonoide, Zimtsäurederivate, Mineralsalze.
Medizinische Eigenschaften: Antiseptisch, entzündungshemmend, fiebersenkend.
Anwendung: Innerlich und äußerlich.
Siehe: Blasenentzündung, Skorbut.

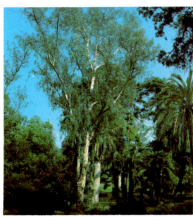

Eukalyptus

Eucalyptus globulus Labill.
Fieberbaum

MYRTENGEWÄCHSE
Myrtaceae

Es gibt weltweit ungefähr 600 verschiedene Eukalyptusarten, von denen etwa 50 im Mittelmeerraum akklimatisiert sind. *E. globulus* ist in Südostaustralien und Tasmanien beheimatet und kann dort bis zu 100 Meter hoch wachsen. Da seine langen Wurzeln dem Boden große Mengen von Wasser entziehen, wurde der Eukalyptusbaum auch zur Trockenlegung von Sumpfgebieten angepflanzt. Außerdem wird er seines raschen Wachstums und seines stark aromatischen Geruches wegen geschätzt.

Zu Heilzwecken werden die langen, sichelförmigen Blätter der älteren Zweige benutzt; die jungen Blätter enthalten zu wenig ätherisches Öl. Von den bekannten Wirkstoffen dieses ätherischen Öls ist das Eukalyptol am wirksamsten, das für zahlreiche Präparate in Form von Pastillen, Kapseln, Injektionslösungen, Zäpfchen und Sirup sowie in Zahnpasten Verwendung findet.

Die getrockneten Blätter sollen in Einmachgläsern aufbewahrt werden, damit sich ihre Eigenschaften nicht verändern.

Vorkommen: Im Mittelmeerraum; bis 1000 m. Kein Vorkommen in A, CH, D; ♂ Blätter.
Merkmale: 25–35 m hoch. Baum; Lentizellen der Rinde mit Balsamharz gefüllt; Blätter junger Bäume und von Schößlingen gegenständig, sitzend, hell, bereift, die der älteren Bäume wechselständig, hängend, glänzend; Blüten weißlich (Mai–Juli); Kelch kreiselförmig; Staubblätter zahlreich, federbuschartig; Kapsel blaugrün, hart, kantig, warzig, mit 4 Kammern, die zahlreiche, dunkle Samen enthalten. Geruch stark aromatisch. Geschmack etwas bitter, aromatisch.

Wirksame Teile: Ausgewachsene Blätter (Juni–September); rasch trocknen und in Einmachgläsern aufbewahren.
Inhaltsstoffe: Gerbstoffe, ätherisches Öl, Harz.
Medizinische Eigenschaften: Adstringierend, antiseptisch, appetitanregend, fiebersenkend, stimulierend.
Anwendung: Innerlich und äußerlich; ✚ Ⓥ
Siehe: Asthma, Bäder, Bronchitis, Fieber, Magen, Stirnhöhlenentzündung.

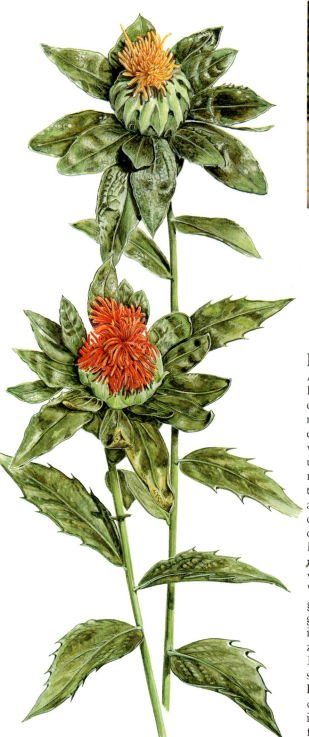
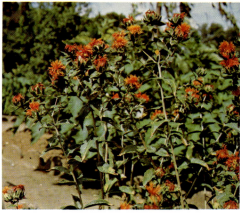

Färbersaflor

Carthamus tinctorius L.
Falscher Safran, Färberdistel

KORBBLÜTLER
Compositae

Diese Färberpflanze von distelartigem Aussehen war einst so bedeutend wie die Indigopflanze. Sie wird heute in Mitteleuropa trotz ihrer hübschen Blüten nur noch selten als Zierpflanze gezogen. Vereinzelt findet man sie auch vorübergehend verwildert auf Schutt, an Bahndämmen und Wegrändern. Ihre Heimat liegt vermutlich im Orient. Dementsprechend leitet sich der Gattungsname *Carthamus* vom arabischen *kurthum* (färben) ab, das wiederum vom hebräischen Wort gleicher Bedeutung, *kartami*, abstammt. Schon die Mumienbinden der alten Ägypter waren mit Saflor eingefärbt. Der rote Farbstoff wird aus den Blüten gewonnen; er ist im Wasser unlöslich, im Gegensatz zu einem gelben Farbstoff der Pflanze, dem Saflorgelb, der ebenfalls in den Blüten enthalten ist und meist durch Einweichen in Wasser zuerst entfernt wird. Früher wurde der Echte Safran oft mit dem Färbersaflor «gestreckt».

In manchen afrikanischen Ländern wird der Saflor auch als Ölfrucht angebaut. Das in den Samen enthaltene Öl wirkt abführend.

Vorkommen: Im Mittelmeerraum und in Mitteleuropa gelegentlich verwildert; auf Schuttplätzen, an Wegrändern.
Merkmale: 10–60 cm hoch. Ein- oder zweijährig; Stengel kahl, verzweigt; Blätter sitzend, die unteren auch in kurzen Stiel verschmälert, dornig gezähnt, unten deutlich netzig geadert; Blütenköpfe einzeln, groß, gelb-orange (Juli–September), umgeben von zahlreichen Hüllblättern mit dornig bewimperten Anhängseln. Geschmack bitter.
Wirksame Teile: Blätter, Blüten (Juli–September), Samen (Oktober).

Inhaltsstoffe: Kohlenhydrate, Fettsubstanzen, Eiweiß, Zellulose, Labenzym (Samen), Vitamin C (Blätter), Farbstoffe (Blüten).
Medizinische Eigenschaften: Stark abführend.
Anwendung: Innerlich; ✚
Siehe: Darm.

WILDE UND VERWILDERTE PFLANZEN

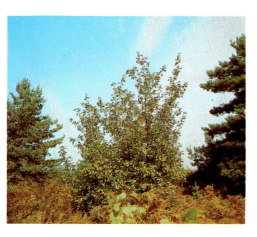

Faulbaum

Frangula alnus Mill.
Pulverholz

KREUZDORNGEWÄCHSE
Rhamnaceae

Der Faulbaum ist in vielen feuchten Laubwäldern als Unterholz und in Gebüschen auf moorigem Boden verbreitet. Der lateinische Gattungsname leitet sich von *frangere* (brechen) ab und bezieht sich auf die Brüchigkeit der Zweige. Der Name Faulbaum soll vom fauligen Geruch der Rinde herrühren. Die Bezeichnung Pulverholz bezieht sich auf die frühere Verwendung des Holzes der dickeren Äste zur Herstellung von Holzkohle als Bestandteil des Schießpulvers. Von dem verwandten Kreuzdorn ist der Faulbaum leicht am Fehlen der Dornen und an den wechselständigen Blättern zu unterscheiden. Die erbsengroßen, zunächst roten, bei der Reife schwarzen Steinfrüchte werden nur selten medizinisch verwendet. Wegen Vergiftungsgefahr sollen Kinder davor gewarnt werden, sie zu essen.

Die hellgrünen bis gelblichen Blüten sind klein und unscheinbar. Da die Früchte ziemlich rasch reifen, kann man sie zusammen mit den Blüten am gleichen Strauch finden. Medizinisch viel verwendet wird beim Faulbaum die getrocknete Rinde, die vor allem abführend wirkt. Sie muß jedoch mindestens ein Jahr gelagert sein.

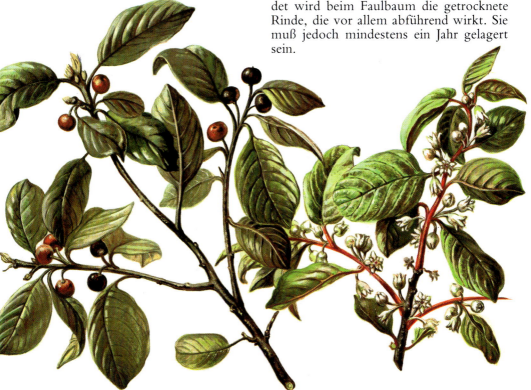

⊖ Früchte nicht verzehren; Rinde nicht in frischem Zustand verwenden (Vergiftungsgefahr).
Vorkommen: In Europa, außer im Mittelmeergebiet; bis etwa 1000 m.
Merkmale: 1–6 m hoch. Strauch mit aufrechten Stämmen; Zweige horizontal, wechselständig, ohne Dornen; Rinde jung braunrot, später schwarzgrau, weißrissig; Blätter wechselständig, sommergrün, eiförmig-elliptisch, manchmal etwas buchtig, unten glänzend, mit 8–12 Paaren erhabener, paralleler, fast gerader Seitennerven; Blüten grünlich (April–Juli), zwittrig, mit 5 Kelchblättern, 5 eiförmigen Kronblättern, 5 Staubblättern, einfachem Griffel, zu 2–10 in doldenartigen Büscheln; Steinfrucht grün, später rot, reif schwarz. Fast geruchlos. Geschmack bitter, adstringierend.
Wirksame Teile: Lebende Rinde der Zweige (Mai–August); in Streifen trocknen.
Inhaltsstoffe: Emodinglykoside, Gerbstoffe, Saponin, Bitterstoff, Schleimstoffe.
Medizinische Eigenschaften: Abführend, gallentreibend, narbenbildend.
Anwendung: Innerlich und äußerlich; ✚ Ⓥ
Siehe: Fettleibigkeit, Gallenblase, Hautflechte, Krätze.

WILDE UND VERWILDERTE PFLANZEN

Der Feldmannstreu ist eine etwas aus dem Rahmen fallende Pflanze. Man sieht ihm die Zugehörigkeit zu den Doldenblütlern nicht auf den ersten Blick an. Vielmehr erinnert er mit seinen kompakten, köpfchenartigen Dolden und den distelartigen, bestachelten Blättern und Hüllblättern mehr an einen Korbblütler. Bei uns besiedelt er Trockenrasen, sonnige Wegraine und Dämme in warmen Gebieten. Im Herbst lösen sich die fruchtenden Stengel von der Wurzel ab und werden vom Wind weitergetragen. Auf diese Weise werden neue Standorte besiedelt. Man nennt diese verfrachteten Pflanzen Laufdisteln oder Steppenhexen. Die Ärzte des Altertums rühmten den Feldmannstreu wegen vielfältiger Tugenden. Heute läßt man nur seine appetitanregenden und harntreibenden Eigenschaften gelten, welche sich im Laufe der Jahrhunderte durch Erfahrung herausgeschält haben und auf Grund der chemischen Analyse der Inhaltsstoffe bestätigt werden konnten. Der Feldmannstreu ist auch ein Nahrungsmittel und Gewürz. Die zarten Schößlinge lassen sich als Salat zubereiten, die jungen Blätter können wie Gurken in Weinessig eingelegt oder mit Zucker eingemacht werden.

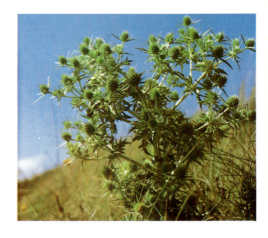

Feldmannstreu

Eryngium campestre L.

DOLDENBLÜTLER
Umbelliferae

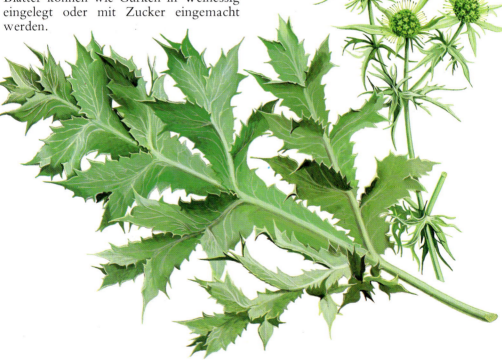

Vorkommen: In Mittel- und Südeuropa; in sonnigen Kalkmagerrasen, auf Dämmen, an Wegrändern; bis über 1000 m.
Geschützt: CH; ⚕ Blätter.
Merkmale: 20–50 cm hoch. Ausdauernd; Stengel weißlichgrün, verzweigt, beblättert; Blätter weißlichgrün, derb, starr, mit weißlichem Adernetz, fiederteilig, dornig gezähnt oder gesägt, obere Blätter den Stengel mit dornig-gezähnten Öhrchen umfassend; Blüten weißlich (Juli–September), in kugeligen Köpfchen, von 3–6 dornigen, lang zugespitzten Hüllblättern umgeben, Kelchblätter lanzettlich, stachelspitzig, doppelt so lang wie die 5 Kronblätter, Staubblätter 5; Frucht (Doppelachäne) mit spitzen Schuppen bedeckt. Geschmack zuerst süßlich, dann bitter und scharf.
Wirksame Teile: Blätter (Juli–August), Wurzel (Frühjahr–Sommer).
Inhaltsstoffe: Ätherisches Öl, Saponin, Mineralsalze.
Medizinische Eigenschaften: Appetitanregend, harntreibend, reguliert die Menstruation.
Anwendung: Innerlich; ✚
Siehe: Albuminurie, Appetit, Harnausscheidung, Harnstoff, Ödem.

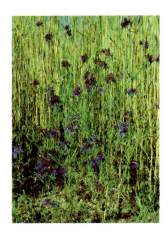

Feldrittersporn

Consolida regalis S. F. Gray
Ackerrittersporn

HAHNENFUSSGEWÄCHSE
Ranunculaceae

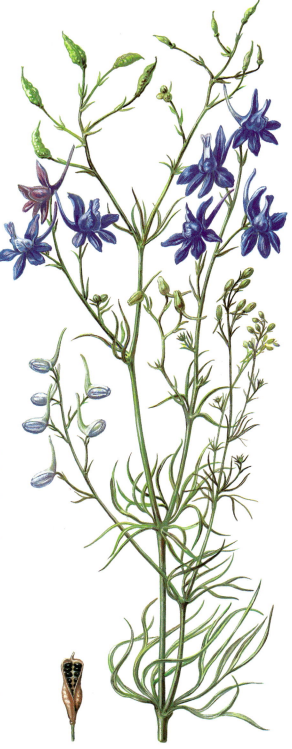

Da sie von den Landwirten als Unkraut betrachtet wird, kommt diese hübsche Pflanze unserer Wildflora infolge der Saatgutreinigung und der chemischen Unkrautbekämpfung immer seltener vor. Doch gibt es von ihr auch eine ganze Reihe von Kultursorten, die als Zierpflanzen in den Gärten gezogen werden. Vermutlich gelangte der Feldrittersporn mit dem Getreideanbau aus dem kleinasiatischen Raum nach Mitteleuropa, wo noch eine Reihe verwandter Arten zu finden sind. Auf den ersten Blick ähneln die Blüten etwas denen des sehr giftigen Blauen Eisenhuts *(Aconitum napellus* L.*)*, der auf keinen Fall ohne ärztliche Verordnung verwendet werden darf. Der Feldrittersporn ist jedoch leicht an dem aufwärts gerichteten, langen, mit Nektar gefüllten Sporn der Blüten zu erkennen. Früher wurde die blühende Pflanze in Form von Aufgüssen als harn- und wurmtreibendes Mittel angewandt; sie enthält jedoch giftig wirkende Alkaloide und wird deshalb nur noch gelegentlich in der Homöopathie verwendet. Blüten und Samen dienen zur Parasitenbekämpfung.

● Nicht ohne ärztliche Verordnung innerlich anwenden.
Vorkommen: In Mitteleuropa; auf Feldern und kalkreichem Boden; bis 1700 m.
Geschützt: CH; ✿ Blüten.
Merkmale: 10–60 cm hoch. Einjährig, Stengel aufrecht, schlank, fast kahl, verzweigt; Blätter tief in lange, schmale Zipfel geteilt, Tragblätter einfach, kurz; Blüten tiefblau (Juni–Oktober), lang gestielt, zu 6–10 in lockeren, endständigen Trauben, 5 kronblattartige Kelchblätter, das obere in einen langen Sporn auslaufend, Kronblätter 4, verwachsen und in einen Sporn verlängert; Balgfrucht kahl, einzeln; Samen schwarz, runzelig, schuppig; Wurzel pfahlförmig. Geruchlos. Geschmack scharf, bitter.
Wirksame Teile: Blüten, blühende Pflanze, Samen (Juni–August).
Inhaltsstoffe: Alkaloide, Glykoside, fettes Öl.
Medizinische Eigenschaften: Antiparasitär, entzündungshemmend.
Anwendung: Innerlich und äußerlich.
Siehe: Augen, Krätze, Läusebefall, Urin.

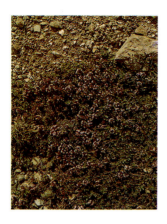

Feldthymian

Thymus serpyllum L.
Quendel, Wilder Thymian

LIPPENBLÜTLER
Labiatae

Der Feldthymian ist ein kleiner, aromatisch duftender Lippenblütler, der von den Botanikern zusammen mit dem Echten Thymian der Gattung *Thymus* zugeteilt wird. Seine Blätter sind klein, gewöhnlich schmal- bis breit-elliptisch und kahl oder fast kahl. Die zahlreichen Kleinarten des formenreichen Feldthymians unterscheiden sich in der Stengelbehaarung, der Blattform, der Blütezeit sowie den Standortsansprüchen. Manche Arten kommen nur auf kalkhaltigen Böden vor, andere wiederum meiden solche Standorte. Der Feldthymian wird von alters her in Form von Tee, Extrakten und Kräuterkissen gegen Magen- und Darmbeschwerden, bei Husten und Asthma sowie zum Einreiben bei Rheuma, Quetschungen und Verstauchungen verwendet. Der Absud der blühenden Pflanze soll bei Nervenschwäche und Schlafstörungen Abhilfe schaffen. Die im ätherischen Öl enthaltenen Wirkstoffe sind bei den einzelnen Thymianarten unterschiedlich stark vertreten. Teils weisen sie, wie beim Echten Thymian, einen hohen Thymol- und Carvacrolgehalt auf, teils sind diese Verbindungen in geringer Konzentration vorhanden, dafür aber ist der Cymolgehalt höher. In Bayern und Österreich spielte der Quendel oder Karwendel im Brauchtum eine bedeutende Rolle, so z. B. als Weihe- und Marienkraut oder als Schutz vor Teufel und Hexen.

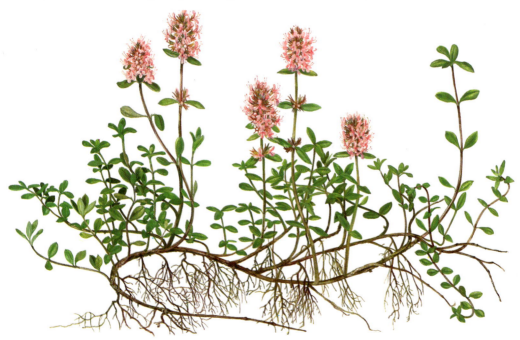

Vorkommen: Fast in ganz Europa; an sonnigen, meist trockenen Standorten; bis 3000 m.
Merkmale: 5–30 cm hoch. Ausdauernd; Stengel aufrecht, aufsteigend oder liegend, rundlich bis 4kantig, behaart; Blätter gegenständig, klein, elliptisch bis länglich, mit ganzem Rand, drüsig punktiert; Blüten rosa bis purpurn (Juni–Oktober), klein, in kugelig-kopfigen bis verlängerten Blütenständen, Kelch röhrig-glockig, mit meist bewimperten, 3 kurzen und 2 längeren Zähnen, Krone mit kurzer Röhre, 2lippig, Staubblätter 4; Wurzelstock dünn, verholzt. Geruch und Geschmack aromatisch.

Wirksame Teile: Blühende Sproßspitzen; in Sträußen trocknen.
Inhaltsstoffe: Ätherisches Öl mit Cymol, Thymol und Carvacrol, Gerbstoff, Harz.
Medizinische Eigenschaften: Antiseptisch, fördert den Auswurf, blutstillend, harntreibend, krampflösend, tonisch, windtreibend, wurmtreibend.
Anwendung: Innerlich und äußerlich; ✢ ♥ V
Siehe: Arthritis, Asthenie, Asthma, Blähung, Bronchitis, Brust, Haar, Husten, Krätze, Magen, Rekonvaleszenz, Rheumatismus, Verstopfung.

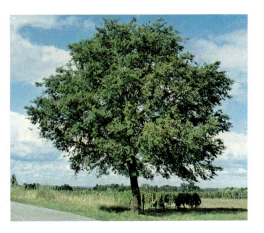

Feldulme

Ulmus minor Mill.
Rüster

ULMENGEWÄCHSE
Ulmaceae

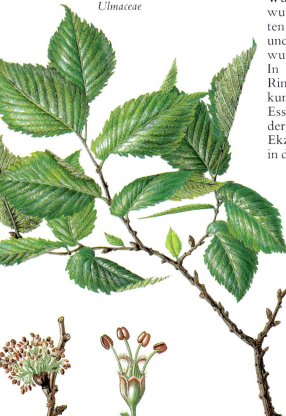

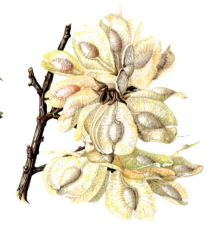

In Mitteleuropa existieren drei Ulmenarten, die zur Bastardierung neigen, nämlich Feld-, Berg- und Flatterulme. Man kann diese an ihren schiefen, stark unsymmetrischen Blättern und den charakteristischen, breit geflügelten Nußfrüchten erkennen. Insbesondere die Feldulme wurde, oft in Kreuzungen mit der Bergulme, gern als Allee- und Parkbaum gepflanzt, zumal sie auch in luftverschmutzten Städten gut wächst. Sie kann bis 500 Jahre alt werden. In den zwanziger Jahren unseres Jahrhunderts wurden die Ulmenbestände durch das sogenannte Ulmensterben stark dezimiert. Diese Krankheit wird durch einen mikroskopisch kleinen, durch Käfer übertragenen Pilz verursacht, der die Gefäße des Baumes verstopft und den Saftstrom hemmt, so daß es zum Welken und Absterben der Zweige kommt. Seit der Antike wird die Feldulme heilkundlich verwendet. Von der Wurzel sagte man, daß sie ein gutes Haarwuchsmittel sei. Die Gallen, durch Insekten hervorgerufene Blattwucherungen, und die in ihnen enthaltene Flüssigkeit wurden bei Augenkrankheiten verwendet. In der Phytotherapie werden vor allem Rinde und Blätter gebraucht, ihre Wirkung ist allerdings nicht sehr stark. Die Essenz aus der Rinde junger Zweige gilt in der Homöopathie als Mittel gegen Ekzeme. Das Holz der Feldulme wird gern in der Möbelindustrie verwendet (Rüster).

Vorkommen: In Europa, außer in Nordeuropa; in Laubmischwäldern; bis 1300 m.
Merkmale: Bis 40 m hoher Baum, oft mit Wurzelbrut. Rinde im Alter rissig, in recht- bis achteckige Felder zerklüftet; Blätter 2zeilig stehend, kurz gestielt, elliptisch bis eiförmig, am Grund stark asymmetrisch, am Ende zugespitzt, am Rand doppelt gesägt, oberseits anfangs behaart, später glatt, unterseits in den Nervenachseln behaart; Blüten rötlich (März–April), klein, unscheinbar, zwittrig, fast sitzend, in Büscheln, Blütenhülle 4- bis 5teilig, Staubblätter 4–5; Frucht breit geflügelt, ei- bis herzförmig, am Grund keilförmig, an der Spitze eingeschnitten, kahl, Same im oberen Teil der Frucht. Geschmack bitter, herb, schleimig.
Wirksame Teile: Rinde, Blätter; Rinde in Streifen schneiden, im Schatten trocknen.
Inhaltsstoffe: Schleimstoffe, Gerbstoffe, Kieselsäure, Kalium.
Medizinische Eigenschaften: Adstringierend, blutreinigend, narbenbildend, schweißtreibend, tonisch.
Anwendung: Innerlich und äußerlich; ♥
Siehe: Augen, Durchfall, Haut, Hautflechte.

WILDE UND VERWILDERTE PFLANZEN

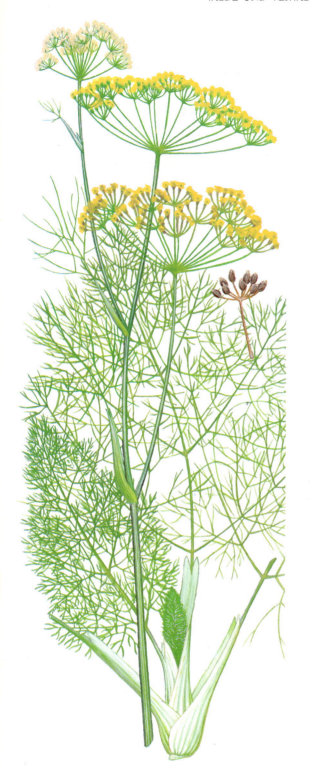

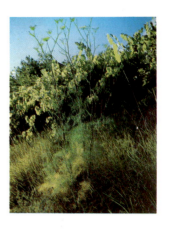

Fenchel, Wilder

Foeniculum vulgare Mill.

DOLDENBLÜTLER
Umbelliferae

Die Heimat des Fenchels ist das Mittelmeergebiet. In Mitteleuropa hat er sich, da und dort aus Kulturen verwildert, nur vorübergehend angesiedelt. Er unterscheidet sich vom verwandten Dill durch ungeflügelte, eiförmig-längliche Früchtchen, die bei jenem linsenförmig und von einem flügelartig verbreiterten Rand umgeben sind. Die Blattscheiden sind beim Fenchel meist drei bis sechs Zentimeter lang und an der Spitze kapuzenförmig vorgezogen, beim Dill dagegen meist weniger als zwei Zentimeter lang. Es gibt mehrere Fenchelarten, die sich im Geschmack der Früchtchen, der zwischen süßlich und ziemlich scharf schwankt, unterscheiden. Es sind die Früchte und das aus ihnen gewonnene Öl, die den Fenchel als Gewürz- und Heilpflanze interessant machen. Das ätherische Öl enthält als Hauptbestandteil Anethol und wirkt magenstärkend und krampflösend, appetitanregend und harntreibend. Der kräftige, aromatische Geruch des Fenchels und seine günstigen Wirkungen auf die Verdauungsorgane machen ihn auch zu einem idealen Speisegewürz. Die Blattansätze einer angebauten Fenchelsorte werden als Gemüse verwertet.

● Bei den Samen Dosierungen einhalten.
Vorkommen: In Mitteleuropa kultiviert, in warmen Gegenden gelegentlich verwildert.
Merkmale: 80 cm – 2 m hoch. Ausdauernd oder zweijährig; Stengel verzweigt; gestreift, glänzend, kahl; Blätter kräftig blaugrün, glänzend, gestielt, fadenförmig; Blüten gelb (Juni–August), klein, in großen Dolden; Frucht dunkelgrau, länglich-eiförmig, gestreift, kahl, mit 2 kurzen Griffeln; Blattscheiden an der Stengelbasis fleischig über einem kräftigen, verholzten, dicken Wurzelstock. Geruch aromatisch. Geschmack würzig, etwas bitter.

Wirksame Teile: Frische Blätter, Wurzel (einjährig), Früchte (September–Oktober).
Inhaltsstoffe: Ätherisches Öl, Mineralsalze, Vitamine A, B, C.
Medizinische Eigenschaften: Appetitanregend, auswurffördernd, harntreibend, krampflösend, reguliert die Menstruation, regt die Milchsekretion an, tonisch, wurmtreibend, wundheilend, fördert die Verdauung.
Anwendung: Innerlich und äußerlich; ✚ Ⓥ
Siehe: Abszeß, Augen, Blähung, Bronchitis, Durchfall, Fettleibigkeit, Heiserkeit, Husten, Impotenz, Luftschlucken, Müdigkeit, Stillen.

WILDE UND VERWILDERTE PFLANZEN

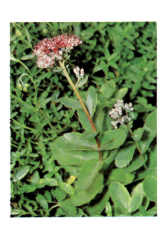

Fetthenne, Rote

Sedum telephium L. ssp. *purpureum* (L.) Hartm.
Donnerbart, Große Fetthenne

DICKBLATTGEWÄCHSE
Crassulaceae

Man findet diese Pflanze mit den charakteristischen «fetten», fleischigen und saftreichen Blättern häufig auf steinigen Magerrasen sowie an Hecken und Waldrändern. Früher wurde sie gern in Bauerngärten angepflanzt. Den ganzen Sommer über trägt die Fetthenne, je nach Unterart, verschiedenfarbige Blüten. Auf dieser Seite ist die Unterart *purpureum* mit ihren purpurfarbenen Blüten abgebildet.
Im Brauchtum hatte die Rote Fetthenne gar mancherlei Bedeutung: Aufs Dach gepflanzt, sollte sie z. B. den Blitz abwehren, und ihr schnelles Welken galt als Zeichen für den frühen Tod eines Menschen. Als Heilpflanze wird sie ähnlich wie die Hauswurz verwendet. Schon Dioskurides und Plinius erwähnten sie als Wundermittel; sie wurde zum Heilen von Brüchen, bei Hautentzündungen und verschiedenen Hautleiden verwendet.
Eine andere Fetthennenart, der Scharfe Mauerpfeffer (*S. acre* L.), hat kräftig gelbe Blüten und scharf schmeckende, kleine, schmale Blätter, mit deren Saft Schwielen und Hühneraugen zum Verschwinden gebracht werden können.

Vorkommen: In Europa; an unkultivierten Standorten; bis 1800 m.
Merkmale: 20–50 cm hoch. Ausdauernde, kahle Pflanze mit kurzem Wurzelstock und spindelförmig auslaufenden Wurzeln; Stengel aufrecht, wenig verzweigt; Blätter wechsel-, gegen- oder quirlständig, fleischig, flach, breit eiförmig, meist ungleich gezähnt; Blüten rötlich, bei anderen Unterarten auch gelbgrünlich (Juni–September), in doldenrispenartigem Blütenstand (Zyme), 5 kurze Kelchblätter, Kronblätter 5, Staubblätter 10; Balgfrüchte 5. Geschmack mild (Blätter), scharf (Wurzel).
Wirksame Teile: Frischer Saft, ganze getrocknete Pflanze, frische oder in Öl konservierte Blätter; trocknen schwierig.
Inhaltsstoffe: Glykoside, Gerbstoff, Schleim, Zucker, Flavonoide, Mineralsalze.
Medizinische Eigenschaften: Adstringierend, erweichend, wundheilend, wundreinigend.
Anwendung: Äußerlich.
Siehe: Hämorrhoiden, Hautflechte, Hühnerauge, Quetschung, Schrunde, Schwiele, Verbrennung, Warze, Wunde.

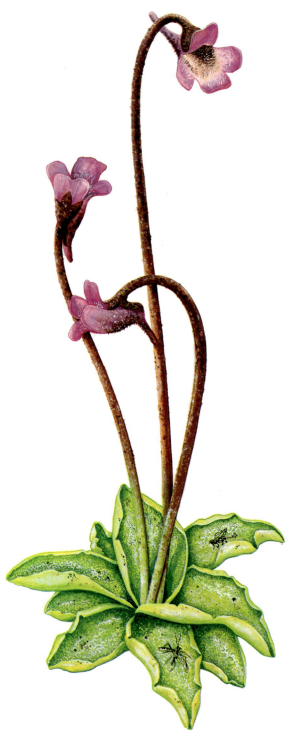
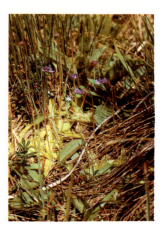

Fettkraut, Gemeines

Pinguicula vulgaris L.
Blaues Fettkraut

WASSERSCHLAUCHGEWÄCHSE
Lentibulariaceae

Seine kleinen, fettig glänzenden Blattrosetten wachsen dicht über dem feuchten Boden an durchsickerten, quelligen oder moorigen Stellen und überrieseltem Gestein. Die fast veilchenartigen Blüten sind hübsch anzusehen, doch für kleine Insekten ist das Fettkraut eine gefährliche Pflanze, da die Blätter dicht mit kleinen Drüsen bedeckt sind – bis zu 25000 auf einen Quadratzentimeter! Ein Teil der Drüsen sondert ein klebriges Sekret ab, an dem die Insekten hängenbleiben. Während sich das Blatt über dem Opfer zusammenrollt, übernehmen andere Drüsen die Verdauung des Insekts durch Ausscheidung von entsprechenden Enzymen. Nach etwa drei Tagen bleiben als unverdauliche Reste nur noch Flügel und Beine übrig, die sich nach und nach zersetzen. Bei der Verdauung scheiden die Fettkrautblätter einen antiseptisch wirkenden Stoff aus, der die Fäulnis der Insektenleichen aufhält.

Das sehr ähnliche Alpenfettkraut *(P. alpina* L.*)* unterscheidet sich vom Gemeinen Fettkraut durch weiße Blüten.

Vorkommen: In Europa; an feuchten, moorigen oder quelligen Stellen; bis 2300 m.
Geschützt: CH; ganze Pflanze ohne Wurzel.
Merkmale: 5–15 cm hoch. Ausdauernd; Blätter gelbgrün, in basaler, dem Boden angedrückter Rosette, sitzend, elliptisch, klebrig, am Rand nach oben eingerollt; Blüten blauviolett (Mai–Juli), einzeln, fast horizontal, Kelch aus 5 Kelchblättern, die in 2 kurze Lippen zusammengefaßt sind, Krone am Schlund behaart, in einen langen, nach unten gebogenen Sporn verlängert, aus 5 2lippig verwachsenen Kronblättern, Oberlippe 2lappig, Unterlippe 3lappig, Staubblätter 2, Fruchtblätter 2; Kapsel einfächerig, eikugelig, sich 2klappig öffnend, mit zahlreichen Samen; Wurzelstock kurz, mit zarten, schlanken, blütentragenden Schäften.
Wirksame Teile: Frische und getrocknete Blätter.
Inhaltsstoffe: Schleim, Gerbstoff, Enzyme, Rohrzucker.
Medizinische Eigenschaften: Erweichend, fiebersenkend, hustenbekämpfend, krampflösend, narbenbildend.
Anwendung: Innerlich und äußerlich; ♥
Siehe: Hautgeschwür, Haar, Keuchhusten.

Fieberklee

Menyanthes trifoliata L.
Bitterklee

FIEBERKLEEGEWÄCHSE
Menyanthaceae

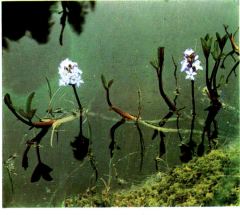

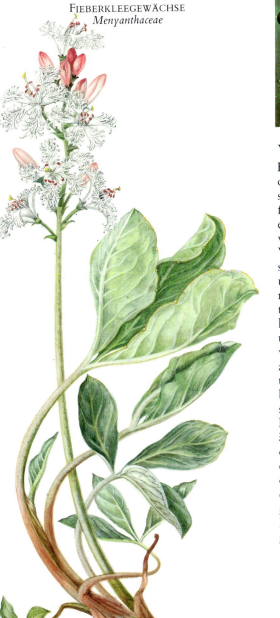

Wer ihn einmal gesehen hat, wird den Fieberklee wohl kaum wieder vergessen oder mit einer anderen Pflanze verwechseln. Mit seinen weißen, zierlich gefransten Blüten und zartrosa Knospen ist er eine überaus reizvolle Erscheinung. Er wächst in Mooren, Gräben, auf nassen Wiesen und in stehenden Gewässern, wo sein Wurzelstock oft zwei bis drei Meter unter die Wasseroberfläche reicht. Er eignet sich auch gut für Teichanlagen in Gärten. Der wissenschaftliche Gattungsname leitet sich vom griechischen *men* (Monat) und *anthos* (Blüte) ab, Monatsblume also, was sich auf die Dauer des Blühens oder aber auf seine Anwendung bei Menstruationsbeschwerden beziehen kann. Der bittere Geschmack seiner Blätter bzw. seine Verwendung bei fiebrigen Erkrankungen sowie die dreizähligen, kleeähnlichen Blätter führten zu seinem deutschen Namen. Nach und nach entdeckte man auch seine Bedeutung bei Verdauungsschwäche. Im Volk wird er außerdem bei Gallen-, Leber- und Lungenleiden gebraucht. Manche versichern, eine Tasse Fieberklee täglich wirke lebensverlängernd.

Vorkommen: In Europa; in Mooren, in Sümpfen, Gräben und an Teichufern; bis 2400 m.
Geschützt: CH; ⚠ Blätter.
Merkmale: 15–30 cm hoch. Wurzelstock dick, kriechend, mit schuppenartigen bis faserigen Niederblättern, im Schlamm verlaufend, in einen aufsteigenden Stengel übergehend; Laubblätter groß, grundständig, 3zählig, mit langem, am Grund scheidenartig verbreitertem Stiel; Blüten weiß bis zartrosa (April–Juni), in der Achsel kleiner Tragblätter, in aufrechten Trauben, Kelch grün, 5zipfelig, Krone mit 5 verwachsenen, auf der Innenseite mit krausen Haaren bedeckten Kronblättern, Staubbeutel violett; Kapsel 2klappig. Geschmack bitter.
Wirksame Teile: Blätter (April–Mai), rasch im Dunkeln trocknen; frische Blätter (Essenz).
Inhaltsstoffe: Menyanthin, Saponin, Flavonglykoside, Vitamin C, Cholin, Jod, Enzyme.
Medizinische Eigenschaften: Appetitanregend, blutreinigend, fiebersenkend, reguliert die Menstruation, tonisch.
Anwendung: Innerlich und äußerlich; ✚
Siehe: Appetit, Asthma, Menstruation, Verdauung.

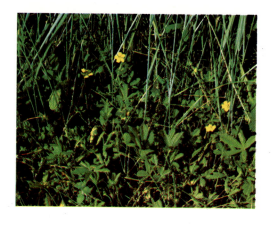

Fingerkraut, Kriechendes

Potentilla reptans L.
Fünffingerkraut

ROSENGEWÄCHSE
Rosaceae

Das griechische *pentaphyllon* und das lateinische *quinquefolium* – beides zu deutsch Fünfblatt – beziehen sich wohl vor allem auf diese Art. Sie ist in Mitteleuropa und, verschleppt, in den gemäßigten Zonen heute weltweit verbreitet. Bei uns ist sie fast überall zu finden, vor allem an Weg- und Ackerrändern sowie in Gärten, Gräben und feuchten Wiesen.

Das Kriechende Fingerkraut weist je fünf gelbe Kronblätter, Kelchblätter und Außenkelchblätter auf. Die Blätter sind meist fünfzählig gefingert. Tabernaemontanus verglich die Eigenschaften seines Wurzelstockes mit denen der Chinarinde. Es wurde als Heilmittel gegen Fieber, Zahnweh, zur Desinfektion von Wunden und Geschwüren, gegen Steinleiden und anderes mehr empfohlen. Ganz besonders hervorzuheben ist seine adstringierende Eigenschaft; dennoch wird das Kriechende Fingerkraut wohl weniger gebraucht als die mit ihm verwandte Blutwurz. Der Wurzelstock kann jederzeit gesammelt und frisch oder getrocknet verwendet werden. Pulverisiert und mit frischem Eigelb zu einer Paste verrührt, kann er auf Nagelgeschwüre aufgelegt werden.

⊖ Nicht in Eisengefäßen zubereiten und aufbewahren.
Vorkommen: In Europa; vor allem auf nährstoffreichen Böden; bis 1700 m.
Merkmale: Ausdauernd; Stengel über 1 m lang, kriechend, an den Knoten wurzelnd und neue Sprosse entwickelnd, oft rötlich; Blätter lang gestielt, 5zählig gefingert, mit ungeteilten Nebenblättern, Fiederblättchen mit keilförmigem Grund, gekerbt-gesägt, spärlich behaart; Blüten meist einzeln, bis 2,5 cm groß, mit je 5 Außenkelch-, Kelch- und Kronblättern, zahlreichen Staub- und Fruchtblättern; Früchtchen (Nuß) runzelig; Wurzelstock dick, verholzend, dunkelbraun. Geschmack adstringierend, scharf.
Wirksame Teile: Wurzelstock (Herbst); im Schatten trocknen.
Inhaltsstoffe: Gerbstoffe, Pseudosaponine (Tormentosid).
Medizinische Eigenschaften: Adstringierend, blutreinigend, fiebersenkend.
Anwendung: Innerlich und äußerlich; ✚ Ⓥ
Siehe: Durchfall, Fieber, Mundschleimhaut, Nagelentzündung, Wunde.

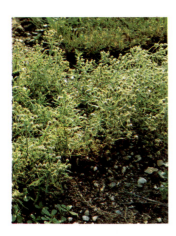

Flohsamen-wegerich

Plantago afra L.

WEGERICHGEWÄCHSE
Plantaginaceae

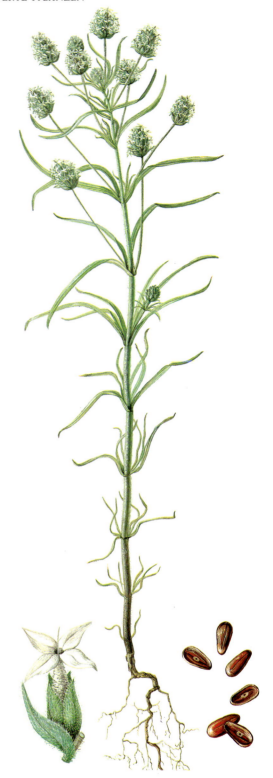

Der Flohsamenwegerich ist ein echter Vertreter der Gattung Wegerich, auch wenn er sich von unseren heimischen Arten vor allem durch die Beblätterung des Stengels und die Vielzahl seiner rundlichen Blütenköpfchen im Aussehen stark unterscheidet. Wild wächst er auf nährstoffarmen, sandigen Böden im Mittelmeergebiet. Seiner winzigen, glänzend braunen Samen wegen nannte man ihn Flohsamenwegerich, und auch verschiedene fremdsprachige, volkstümliche Benennungen erinnern an die Ähnlichkeit mit diesem Insekt. Die Samen sind reich an Schleimstoffen und wirken regulierend auf die Darmtätigkeit, was schon den altägyptischen Medizinern bekannt war.

Der Flohsamenwegerich wird in großen Mengen für pharmazeutische Zwecke kultiviert. Früher benutzte man ihn auch zum Appretieren von Nesseltuch. Frische, sehr junge Blätter wurden wegen ihrer blutreinigenden Wirkung im Frühjahr zusammen mit Löwenzahn als Salat gegessen. Die Samen sind in Vogelfuttermischungen enthalten.

Vorkommen: Im Mittelmeergebiet; an Wegrändern, in Feldern, auf Ödland; bis 1000 m. Kein Vorkommen in A, CH, D; A ⚥ nicht erhältlich; CH, D ⚥ Samen.
Merkmale: 10–35 cm hoch. Einjährig; Stengel mit gegenständigen Ästen, beblättert, behaart; Blätter gegenständig oder zu 3, sitzend, schmal-lineal, drüsig, behaart; Blüten weißlich (April–Juli), klein, in langgestielten, rundlichen Köpfchen, Tragblätter oval-lanzettlich, zugespitzt, Kelchblätter 4, Krone mit querrunzeliger Kronröhre; Samen glänzend braunrot, glatt, kahnförmig, 2,5–5 mm lang; Wurzel lang, dünn.

Wirksame Teile: Samen (Herbst); in Papiertüten trocken aufbewahren.
Inhaltsstoffe: Schleim, Öl.
Medizinische Eigenschaften: Abführend, erweichend.
Anwendung: Innerlich und äußerlich; ✚
Siehe: Verbrennung (Samen).

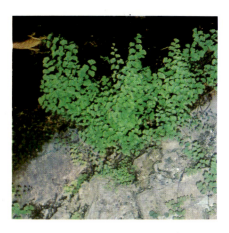

Frauenhaarfarn

Adiantum capillus-veneris L.
Venushaar

FRAUENHAARFARNGEWÄCHSE
Adiantaceae

Dieser kleine Farn trägt seinen Namen zu Recht, sind doch die Stiele der doppelt bis dreifach gefiederten Wedel und vor allem die Stielchen der Fiederblättchen haarfein. Der wissenschaftliche Gattungsname *Adiantum* setzt sich aus der Silbe *a* (nicht) und dem griechischen *diainein* (benetzen) zusammen. Die Blätter dieses Farnes nämlich bleiben beim Eintauchen in Wasser trocken – die Wassertropfen gleiten an ihnen ab. In Mitteleuropa wird der Frauenhaarfarn nur als Zierpflanze gezogen. Natürliche Vorkommen befinden sich jedoch schon im Bereich der Südalpen, z. B. im Tessin, wo er unter Naturschutz steht.

In früheren Jahrhunderten galt der Frauenhaarfarn als ein wirksames Mittel gegen alle Erkrankungen der Lunge einschließlich der Tuberkulose. In Form von Sirup oder als Aufguß innerlich angewandt, ist er ein auch für Kinder gut geeignetes hustenstillendes und leicht harntreibendes Mittel. Als Hauptwirkstoffe enthält der Frauenhaarfarn Schleimstoffe.

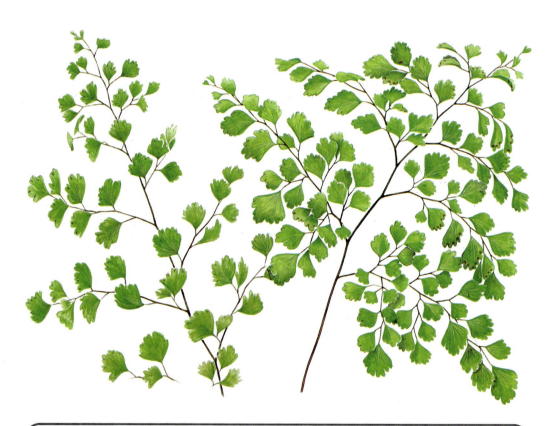

Vorkommen: In Süd- und Westeuropa, bis in die Südalpen; an feuchten Felsen, Brunnen, Quellen und auf feuchtem Kalktuff; bis 1300 m.
Geschützt: CH; ⚘ Blätter.
Merkmale: 10–40 cm hoch. Farn in lockeren Büscheln; Stiele des Wedels und der Wedelteile sehr fein, schwarz oder dunkelbraun, glatt; Blattwedel zart, im Umriß dreieckig, doppelt bis dreifach gefiedert, Sporangien in einer Falte am äußeren Rand der Fiederblättchen; Wurzelstock mit Schuppen. Geruch schwach. Geschmack etwas bitter.
Wirksame Teile: Wedel (Juni–September).

Inhaltsstoffe: Schleimstoffe, Gerbstoff, Zukker, Bitterstoff, etwas ätherisches Öl, Gallussäure, Capillarin.
Medizinische Eigenschaften: Erweichend, harntreibend, hustenbekämpfend, reguliert die Menstruation.
Anwendung: Innerlich und äußerlich; ✚
Siehe: Angina, Bronchitis, Haar.

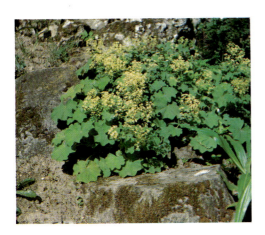

Frauenmantel, Gewöhnlicher

Alchemilla vulgaris L. *(sensu lato)*

ROSENGEWÄCHSE
Rosaceae

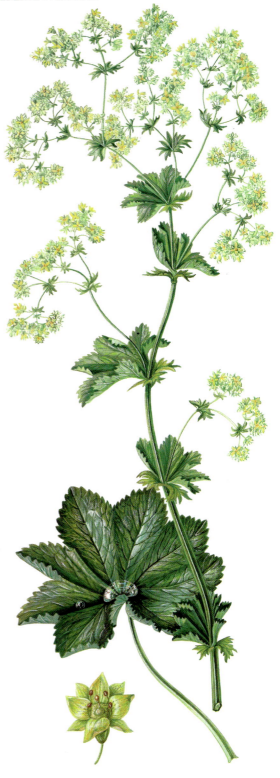

Eine häufig zu beobachtende Erscheinung am Frauenmantel sind die großen Tautropfen, welche die Blätter während der Nacht aufgefangen haben. Sie waren einst von den Alchimisten für die Herstellung des «Himmlischen Wassers» geschätzt, das sie, neben anderen Bestandteilen, auf ihrer Suche nach dem Stein der Weisen gebrauchten.

Der Frauenmantel wächst bei uns an ausreichend feuchten Stellen und kommt in Form von verschiedenen, nur schwer unterscheidbaren Arten vor, bei denen die Samenbildung ohne Befruchtung vor sich geht. Es findet daher kein Austausch von Erbanlagen statt, so daß die Nachkommen immer genau der Mutterpflanze entsprechen. Während der Renaissance glaubte man, der Frauenmantel könne den Zustand der Jungfräulichkeit sowie die durch Alter oder Mutterschaft verlorene Schönheit zurückbringen. Mögen diese Wirkungen auch sehr unwahrscheinlich sein, so ist doch die Nützlichkeit der Pflanze durch ihren Gehalt an Gerb- und Bitterstoffen heute erwiesen.

Vorkommen: Fast in ganz Europa; auf Wiesen, Weiden, an Waldrändern; bis etwa 2600 m.
Merkmale: 10–30 cm hoch. Ausdauernd; Stengel hellgrün, oft etwas rötlich überlaufen, schlank; Blätter groß, nahezu kreisförmig, mit 7–11 gezähnten Lappen, faltig, mit Nebenblättern; Blüten hellgrün (Mai–Oktober), winzig, in lockeren, fast doldigen Rispen, ohne Kronblätter, Kelch mit 4 Kelchblättern und einem 4zähnigen Außenkelch, 4 kurze Staubblätter, 1 Griffel, 1 Früchtchen in den Kelchbecher eingesenkt; Wurzelstock schwärzlich, kräftig. Geruchlos. Geschmack säuerlich, herb.

Wirksame Teile: Ganze Pflanze ohne Wurzel (Juni–August).
Inhaltsstoffe: Organische Säuren, Gerbstoffe, Fettsubstanzen, Harz, Saponin, Kohlenhydrate.
Medizinische Eigenschaften: Adstringierend, entzündungshemmend, magenwirksam, narbenbildend, sedativ, wundheilend.
Anwendung: Innerlich und äußerlich; ✚ ⓥ
Siehe: Angina, Arteriosklerose, Augenbindehautentzündung, Blähung, Brust, Diabetes, Durchfall, Fettleibigkeit, Juckreiz, Migräne, Quetschung, Schwangerschaftsstreifen, Wechseljahre, Weißfluß.

Gamander, Echter

Teucrium chamaedrys L.
Edelgamander

LIPPENBLÜTLER
Labiatae

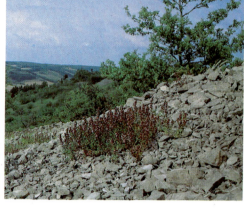

Der griechische Artname *chamaedrys* (aus *chamai*, niedrig, und *drys*, Eiche) bezieht sich auf die Ähnlichkeit der Blattform mit der von Eichenblättern. Sie ist jedenfalls so charakteristisch, daß eine Verwechslung mit unseren übrigen Gamanderarten ausgeschlossen ist. Der Gattungsname der Pflanze geht auf den trojanischen König und Helden Teukros zurück, der ihre Heilkraft entdeckt haben soll. Man findet den Echten Gamander vorwiegend an trockenen, sonnigen Stellen, besonders auf kalkreichem Boden. Er ist ein zwergiger Halbstrauch, bei dem die älteren Äste niederliegen, während die jungen, nicht verholzten Zweige aufwärts gerichtet sind. Schon im Altertum kannte man seine fiebersenkenden und verdauungsfördernden Eigenschaften. Bis in die neue Zeit wurde mit dem Kraut meist ein aromatischer, etwas bitterer Tee zubereitet. Doch wird der Echte Gamander dank seinem hohen Gehalt an ätherischen Ölen, Bitter- und Gerbstoffen auch zur Herstellung von Karthäuserlikör, Wermutwein und anderen verdauungsfördernden, appetitanregenden und belebenden Likören herangezogen.

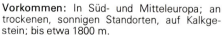

Vorkommen: In Süd- und Mitteleuropa; an trockenen, sonnigen Standorten, auf Kalkgestein; bis etwa 1800 m.
Merkmale: 10–30 cm hoch. Ausdauernd; Stengel rotviolett überlaufen, niederliegend-aufsteigend, dünn; Blätter dunkelgrün, ledrig, oben glänzend, unten behaart, elliptisch, gekerbt, mit kurzen Stielen; Blüten purpurrot oder rosa (Mai–September), zu 3–6 in den Blattachseln in einer einseitswendigen, endständigen Scheintraube, Kelch rötlich behaart, Blumenkrone ohne Oberlippe, Unterlippe mit 5 Lappen, 4 hervorragende Staubblätter; Früchtchen braun, etwas warzig; Wurzelstock kriechend. Geruch aromatisch, schwach. Geschmack adstringierend, bitter.
Wirksame Teile: Blühende Sproßspitzen, Blätter (Mai–September); im Schatten trocknen.
Inhaltsstoffe: Gerbstoffe, ätherisches Öl, Bitterstoffe.
Medizinische Eigenschaften: Antiseptisch, fiebersenkend, fördert die Gallensekretion, magenwirksam, tonisch verdauungsfördernd, wundheilend.
Anwendung: Innerlich und äußerlich.
Siehe: Appetit, Verdauung.

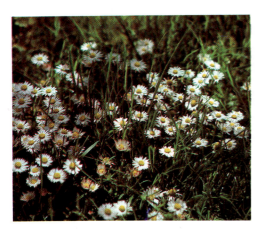

Gänseblümchen

Bellis perennis L.
Maßliebchen, Tausendschön

KORBBLÜTLER
Compositae

Fast das ganze Jahr über blüht diese kleine, hübsche, frostresistente Pflanze, die der Volksmund liebevoll auch Tausendschön und Maßliebchen nennt. Als schön, *bellis*, bezeichnet sie auch der lateinische Name. Tausendschön werden meist die gefüllten Gartenformen genannt. Die Blütenköpfchen des Gänseblümchens schließen sich nachts bei Regen, tagsüber folgen sie dem Lauf der Sonne. Seine medizinischen Eigenschaften sind seit der Renaissance bekannt. Im 18. Jahrhundert geriet es jedoch in Deutschland in Acht und Bann und wurde dort systematisch vernichtet, weil man es, übrigens zu Unrecht, als abtreibendes Mittel ansah. Seine frischen, zerstoßenen Blätter und Blüten dienen äußerlich zur Wundbehandlung und wirken schmerzlindernd bei Quetschungen und Verstauchungen. Im Volk wird das Gänseblümchen auch als auswurffördendes Mittel bei Husten, ferner bei starken und schmerzhaften Menstruationsblutungen und, zusammen mit Erdrauch und Löwenzahn, bei Leberleiden angewandt. In der Homöopathie wird die aus der frischen, blühenden Pflanze bereitete Essenz wegen der tonischen Wirkung auf die Gefäßmuskulatur verwendet.

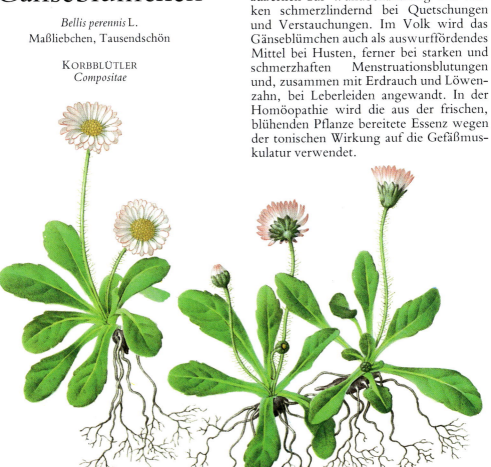

Vorkommen: In Europa; in Wiesen und Parks; bis 2400 m.
Merkmale: 4–15 cm hoch. Ausdauernd, mit kurzem, walzenförmigem Wurzelstock; Blätter in grundständiger Rosette, spatelförmig, in den breiten Stiel verschmälert, leicht gekerbt, einnervig, kurzhaarig oder kahl; Blütenköpfe (ganzjährig) im Zentrum gelb (mit zahlreichen Röhrenblüten), am Rand mit zahlreichen weißen, oft an der Spitze oder an der Unterseite roten Zungenblüten, Hüllblätter elliptisch bis länglich, 2reihig; Frucht (Achäne) ohne Haarkrone. Geschmack erst süßlich, dann bitter.

Wirksame Teile: Blätter, Blüten (das ganze Jahr über); im Schatten trocknen.
Inhaltsstoffe: Saponin, ätherisches Öl, Schleim, Bitterstoff, Gerbstoffe, organische Säuren.
Medizinische Eigenschaften: Fördert den Auswurf, blutreinigend, entzündungshemmend, harntreibend, schweißtreibend, tonisch, wundheilend.
Anwendung: Innerlich und äußerlich; ♥
Siehe: Angina, Asthma, Bronchitis, Furunkel, Gelbsucht, Hautflecken, Niere, Ödem, Verstauchung, Wunde.

WILDE UND VERWILDERTE PFLANZEN

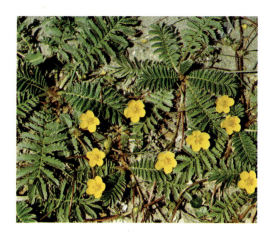

Gänse-fingerkraut

Potentilla anserina L.
Gänserich, Silberkraut

ROSENGEWÄCHSE
Rosaceae

Es existieren zahlreiche Fingerkrautarten. Ihre Blüten ähneln in Form und Bau sehr jenen der Erdbeere, mit der sie auch verwandt sind. Drei Fingerkrautarten – Gänsekraut, Kriechendes Fingerkraut und Blutwurz – besitzen heilkräftige Eigenschaften. Der Name der Gattung leitet sich vom lateinischen *potens* (kräftig) ab, was auf ihre starke Wirkung hinweisen dürfte; im Artnamen steckt das ebenfalls lateinische *anser* (Gans). Der deutsche Gattungsname bezieht sich auf die gewöhnlich gefingerten Blätter, obwohl gerade das Gänsefingerkraut gefiederte Blätter besitzt, und somit seinem Namen eigentlich nicht gerecht wird.

Es ist eine recht kleine, kräftige, seidig behaarte Pflanze, die an nährstoffreichen Plätzen, an Wegrändern, um Bauernhöfe und auf Gänseweiden silbrig schimmernde Teppiche bildet. Die großen, gelben Blüten findet man den ganzen Sommer über. Die Pflanze hilft bei schmerzhafter Menstruation; die Wurzel eignet sich zur Pflege des entzündeten Zahnfleisches und schützt, wenn man sie ständig langsam kaut, vor Paradentose.

⊖ Kontakt mit Eisengefäßen meiden.
Vorkommen: In Europa fast überall; auf nährstoffreichen Böden; bis 1700 m.
Merkmale: 10–30 cm hoch. Ausdauernd; mit langen, dünnen, an Knoten wurzelnden Ausläufern; Blätter grundständig, oberseits grün bis silbrig grüngrau, behaart bis kahl, unterseits dicht seidig behaart und silbrig, bis 20 cm lang, unterbrochen gefiedert, mit 10–20 scharf eingeschnitten gesägten Fiederchen, mit Nebenblättern; Blüten bis 2 cm breit, lebhaft gelb (Mai–September), einzeln, auf langen, an den Knoten entspringenden Stielen; Außenkelch, 5-zähliger Kelch, Kronblätter 5, zahlreiche Staub- und Fruchtblätter; Wurzelstock kurz, holzig.
Wirksame Teile: Blüten, Blätter, Wurzelstock (zur Blütezeit).
Inhaltsstoffe: Gerbstoffe, Flavonoide, Pseudosaponine, Cholin, Harz, Stärke.
Medizinische Eigenschaften: Adstringierend, kräftigend, krampflösend, magenwirksam.
Anwendung: Innerlich und äußerlich; ✤
Siehe: Blutung, Durchfall, Lunge, Magen, Menstruation, Wunde, Zahn.

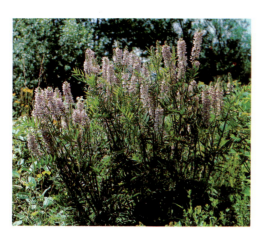

Geißraute, Echte

Galega officinalis L.
Geißklee, Ziegenraute

SCHMETTERLINGSBLÜTLER
Papilionaceae

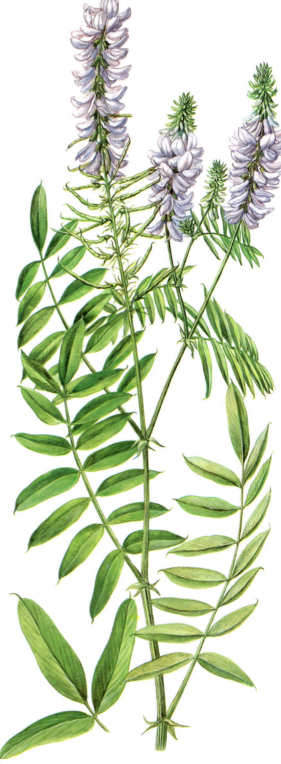

Diese Pflanze ist in Süd- und Osteuropa beheimatet. Bei uns wurde sie erst in der zweiten Hälfte des 15. Jahrhunderts in vielen Gärten als Heilpflanze gezogen, manchmal auch als Futterpflanze angebaut. Heute findet man die Echte Geißraute nur noch da und dort verwildert. Sie ist eine hübsche, ausdauernde Pflanze mit vielstengeligen, kräftigen Büscheln, die feuchte Standorte vorzieht. Die großen Blütentrauben überragen die unpaarig gefiederten Blätter weit. Neuzeitliche Untersuchungen haben die schon früher im Volk bekannte Eigenschaft der Geißraute, nämlich die Milchsekretion zu fördern, bestätigt. Der wissenschaftliche Gattungsname *Galega* nimmt auf diese Eigenschaft Bezug, denn er leitet sich von den griechischen Wörtern *gala* (Milch) und *agein* (treiben) ab. Das besonders in den Samen reichlich enthaltene Alkaloid Galegin bewirkt eine Senkung des Blutzuckerspiegels. Die Echte Geißraute wurde daher zur Anwendung bei Diabetes empfohlen. Wegen möglicher Nebenwirkungen sollte die Echte Geißraute jedoch nur mit Vorsicht angewendet werden.

⊖ Keinen Teil der Pflanze frisch verwenden, sondern nur getrocknet.
Vorkommen: In Mitteleuropa gelegentlich eingebürgert; an feuchten Stellen; bis etwa 1000 m.
Merkmale: 50 cm – 1 m hoch. Ausdauernd; Stengel krautig, aufrecht, kahl, hohl, Blätter kahl, unpaarig gefiedert, aus 11–19 deutlich stachelspitzigen Blättchen, Nebenblätter frei, zugespitzt; Blüten bläulich bis weiß (Juni–August), in langen, gestielten Trauben in den oberen Blattachseln, Kelch mit 5 feinen Zähnen, Fahne und Schiffchen länger als die Flügel; Hülse 2–3 cm lang, kahl, schräg gestreift, zwischen den Samen etwas eingeschnürt; Wurzelstock kräftig, vielköpfig. Geruch schwach, unangenehm, aromatisch. Geschmack bitter.
Wirksame Teile: Blühende Pflanze (ohne Wurzel, getrocknet), Samen (Juli–September).
Inhaltsstoffe: Alkaloid (Galegin), Flavonglykoside, Saponin, Bitterstoff, Vitamin C.
Medizinische Eigenschaften: Antidiabetisch, harntreibend, milchtreibend, schweißtreibend.
Anwendung: Innerlich; ✚ ♥ Ⅴ
Siehe: Diabetes, Stillen.

Giftlattich

Lactuca virosa L.
Giftsalat

KORBBLÜTLER
Compositae

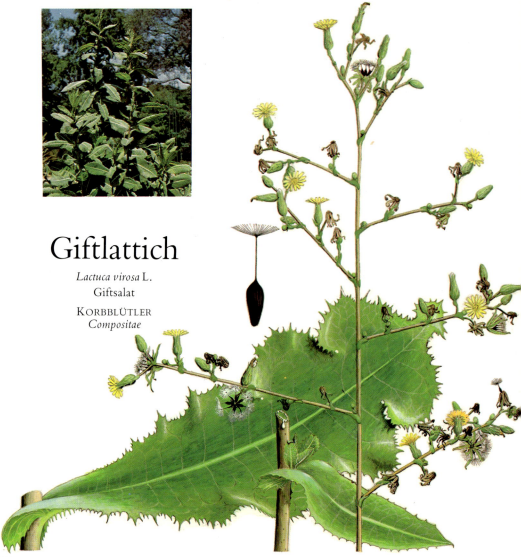

Der Giftlattich, ein seltener Verwandter des häufigen Kompaßlattichs *(L. serriola* L.), fällt durch seine ungewöhnliche Größe (er wird bis über zweieinhalb Meter hoch) und seinen unangenehmen Geruch auf. Wie bei allen Latticharten tritt an Verletzungsstellen des Stengels und der Blätter ein anfangs milchig weißer Saft von bitterem Geschmack aus, der die wesentlichen wirksamen Substanzen der Pflanze enthält. Nur noch selten findet der getrocknete und als *Lactucarium* seit dem Altertum bekannte Milchsaft wegen seiner narkotischen Wirkung Verwendung. Vor der Einführung des Chloroforms wurde er als Betäubungsmittel bei Operationen sowie bei Krämpfen, Asthma, nervösen Zuständen, Schlaflosigkeit und Herzklopfen eingesetzt. Der Giftlattich besitzt dieselben therapeutischen Eigenschaften wie der Kompaßlattich – auch Wilder Lattich genannt –, der sich durch die eigenartige Nord-Süd-Ausrichtung seiner senkrecht gestellten Blätter auszeichnet; dies ermöglicht es ihm, einer starken Bestrahlung durch die Sonne auszuweichen.

⊖ Dosierungen beachten; Milchsaft in hohen Dosen giftig.
Vorkommen: In Süd- und Westeuropa und im südlichem Mitteleuropa; an steinigen Hängen, in Weinbergen, an Wegrändern; bis 1000 (1500) m.
Merkmale: 60 cm – 2,50 m hoch. Zweijährig; ganze Pflanze enthält weißen Milchsaft; Stengel aufrecht, oft rötlich überlaufen, derb, oben verzweigt; Blätter groß, dunkelgrün bis bläulichgrün, am Rand fein dornig gezähnelt, ungeteilt oder etwas buchtig gelappt, mit herzförmigem Grund, stengelumfassend, unterseits am Mittelnerv dornig; Blütenköpfe gelb (Juni–September), in lockerer Rispe; Frucht (Achäne) schwärzlich, gerippt, kahl, mit weißer Haarkrone; Wurzel spindelförmig. Geruch unangenehm. Geschmack bitter.
Wirksame Teile: Blätter, Milchsaft.
Inhaltsstoffe: Bitterstoffe, Inulin, Flavonoide, Alkaloide, Kautschuk, organische Säuren.
Medizinische Eigenschaften: Balsamisch, schlaffördernd, sedativ.
Anwendung: Innerlich und äußerlich; ♥
Siehe: Couperose, Husten, Nervosität, Schlaf, Schlaflosigkeit.

WILDE UND VERWILDERTE PFLANZEN

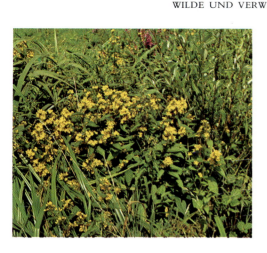

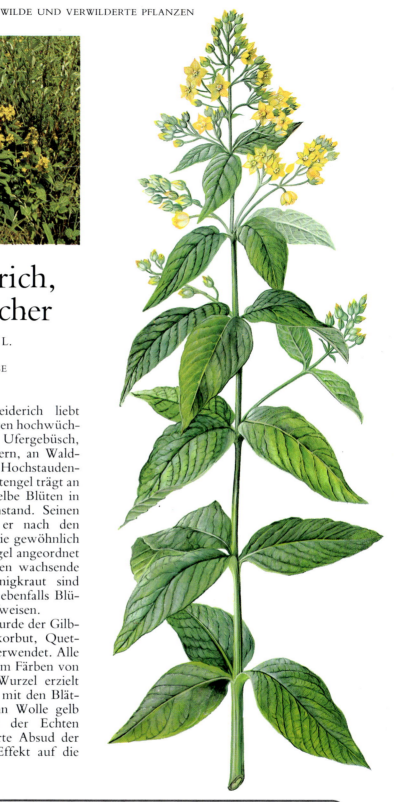

Gilbweiderich, Gewöhnlicher

Lysimachia vulgaris L.

PRIMELGEWÄCHSE
Primulaceae

Der Gewöhnliche Gilbweiderich liebt feuchte Standorte. Mit anderen hochwüchsigen Pflanzen bildet er im Ufergebüsch, an Gräben, in lichten Wäldern, an Waldrändern und in Mooren oft Hochstaudenfluren. Sein fester, gerader Stengel trägt an der Spitze zahlreiche goldgelbe Blüten in pyramidenförmigem Blütenstand. Seinen deutschen Namen erhielt er nach den weidenähnlichen Blättern, die gewöhnlich quirlig zu je dreien am Stengel angeordnet sind. Auch der oft in Gärten wachsende Tüpfelstern und das Pfennigkraut sind *Lysimachia*-Arten, die beide ebenfalls Blüten von goldgelber Farbe aufweisen.

Erst nach dem Mittelalter wurde der Gilbweiderich gegen Fieber, Skorbut, Quetschungen und Blutergüsse verwendet. Alle Teile der Pflanze wurden zum Färben von Stoffen benutzt. Mit der Wurzel erzielt man schöne braune Farben, mit den Blättern oder dem Stengel kann Wolle gelb gefärbt werden. Wie bei der Echten Kamille hat der konzentrierte Absud der Blüten einen bleichenden Effekt auf die Haare.

Vorkommen: In Europa, außer im äußersten Norden; an feuchten Standorten; bis 1800 m.
Merkmale: 50 cm–1,50 m hoch. Ausdauernd; Stengel aufrecht, wenig verzweigt, stumpfkantig, reich beblättert; Blätter meist zu 3 (4) quirlig oder gegenständig, fast sitzend, länglich eiförmig, zugespitzt, ganzrandig; Blüten goldgelb (Juni–August), in langgestielten, blattachselständigen Trauben und endständiger Rispe, Kelch und Krone bis fast zum Grund 5spaltig, Kelchblätter rotberandet, Staubblätter 5, miteinander und mit der Krone verwachsen, Griffel 1; Wurzelstock kriechend, mit Ausläufern.

Wirksame Teile: Blätter und Blüten (Juni–August); an luftigem und schattigem Ort trocknen.
Inhaltsstoffe: Gerbstoff, Glykoside, Saponin, Zucker, Enzym, Vitamin C.
Medizinische Eigenschaften: Adstringierend, wundheilend.
Anwendung: Innerlich und äußerlich; ✚
Siehe: Blutung, Durchfall, Mundschleimhaut, Weißfluß.

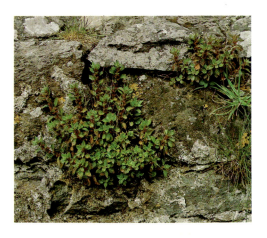

Glaskraut, Ausgebreitetes

Parietaria judaica L.

NESSELGEWÄCHSE
Urticaceae

Sowohl das Ausgebreitete Glaskraut als auch seine verwandte Art, das Aufrechte Glaskraut *(P. officinalis* L.*)*, wurden früher wahrscheinlich zum Reinigen von Glasscheiben benutzt. Vielleicht aber bezieht sich der Name auf den brüchigen Stengel. Beide Arten stammen aus dem Mittelmeergebiet; teils folgten sie der menschlichen Kultur, teils wurden sie vielerorts in Mitteleuropa angebaut, oder sie verwilderten und bürgerten sich besonders in warmen Gegenden ein. Ein beliebter Standort sind alte Mauern, in deren Ritzen sich die Büschel der Pflanze einnisten. Beide Arten besitzen dieselben medizinischen Eigenschaften. Sie sind, vor allem in frischem Zustand, erweichend und harntreibend. Getrocknet erhalten sich ihre Heilkräfte nur teilweise und auch nur dann, wenn sie luftdicht verschlossen aufbewahrt werden. Das Glaskraut ist als Heilpflanze seit dem Altertum bekannt. Es wird bei Harnblasenentzündung, Steinerkrankungen und Nierenentzündungen, äußerlich z. B. bei Verbrennungen angewandt. Bei Harnblasenentzündung kann das Glaskraut auch als Aufguß zusammen mit Ackerschachtelhalm, Weißer Taubnessel, Heidekraut und Mais eingenommen werden. Beide Arten können Heuschnupfen verursachen.

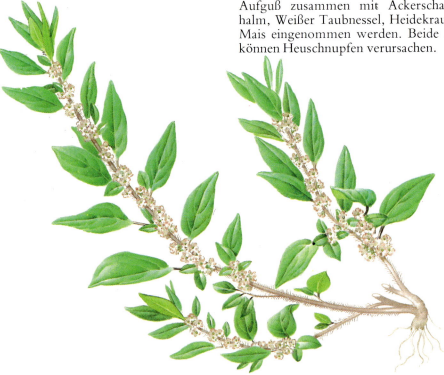

Vorkommen: In Europa, außer in Nordeuropa; an alten Mauern, in Auwäldern; bis 1400 m.
Merkmale: 10 cm–1 m hoch. Ausdauernd; Stengel flaumig behaart, brüchig, entweder aufrecht und einfach oder ausgebreitet und ästig; Blätter wechselständig, gestielt, eiförmig-lanzettlich und bis 10 cm lang oder eiförmig rundlich, bis 3 cm lang, ganzrandig; Blüten grünlich (Juni–September), unscheinbar, zu 5–6 in blattachselständigen Blütenknäueln, mit Tragblättern, eingeschlechtig oder zwittrig, 4-blättrig, Staubblätter 4, 1 Griffel mit federiger Narbe; Frucht (Nuß) klein, glänzend schwarz; Wurzelstock robust. Geruch fade. Geschmack krautig und etwas salzig.
Wirksame Teile: Ganze Pflanze ohne Wurzelstock, Blätter, Saft; rasch im Schatten trocknen.
Inhaltsstoffe: Schleim, Flavonoide, viel Kaliumnitrat, Schwefel, Kalzium.
Medizinische Eigenschaften: Blutreinigend, erfrischend, erweichend, harntreibend.
Anwendung: Innerlich und äußerlich; ✚ ♥ Ⅴ
Siehe: Albuminurie, Blasenentzündung, Hämorrhoiden, Hautflecken, Nierenentzündung, Steinerkrankungen, Verbrennungen, Zahn.

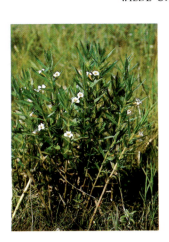

Gnadenkraut

Gratiola officinalis L.

RACHENBLÜTLER
Scrophulariaceae

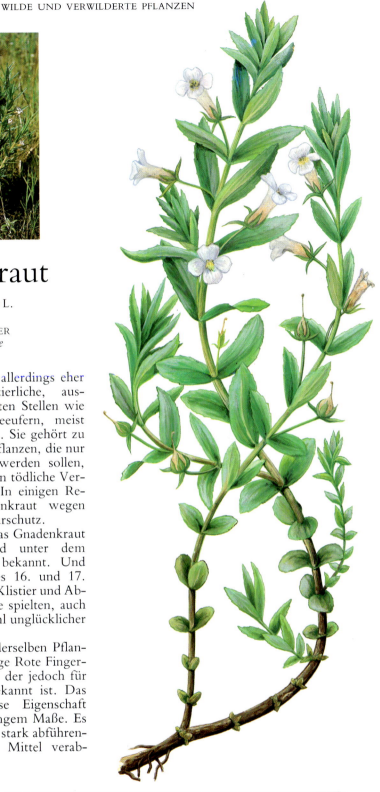

Man findet diese bei uns allerdings eher selten vorkommende, zierliche, ausdauernde Pflanze an feuchten Stellen wie Gräben, Sümpfen und Seeufern, meist zwischen höheren Pflanzen. Sie gehört zu den wildwachsenden Heilpflanzen, die nur mit Vorsicht angewandt werden sollen, denn es sind durch sie schon tödliche Vergiftungen vorgekommen. In einigen Regionen steht das Gnadenkraut wegen seiner Seltenheit unter Naturschutz.

Bei den Apothekern war das Gnadenkraut früher hochgeschätzt und unter dem Namen «Gnade Gottes» bekannt. Und doch war es während des 16. und 17. Jahrhunderts, als Aderlaß, Klistier und Abführmittel eine große Rolle spielten, auch schuld am Tod einer Anzahl unglücklicher Patienten.

Das Gnadenkraut gehört derselben Pflanzenfamilie an wie der giftige Rote Fingerhut *(Digitalis purpurea L.)*, der jedoch für seine Herzwirksamkeit bekannt ist. Das Gnadenkraut besitzt diese Eigenschaft allerdings nur in sehr geringem Maße. Es wurde früher vor allem als stark abführendes und wurmtreibendes Mittel verabreicht.

⊖ Nur die getrocknete Pflanze verwenden; die vorgeschriebenen Dosierungen nicht überschreiten.

Vorkommen: In Mittel- und Südeuropa; an feuchten Orten, an Ufern, in Sümpfen; bis etwa 1500 m.

Merkmale: 20–50 cm hoch. Ausdauernd; Stengel aufrecht, hohl, unten rund, oben 4-kantig; Blätter grün, gegenständig, sitzend, lanzettlich, fein gesägt; Blüten hellgelb mit rosa Lippen (Juni–September), einzeln in den Blattachseln, Kelch mit 5 Zähnen, am Grund mit 2 Hochblättern, Krone innen behaart, Oberlippe 2lappig, Unterlippe 3lappig, Staubblätter 4; Kapsel 2fächerig, Samen zahlreich; Wurzelstock fleischig, kriechend, ausläufertreibend. Geruch widerlich. Geschmack scharf.

Wirksame Teile: Pflanze ohne Wurzel, getrocknet (Juli); bei 60° C im Backofen trocknen.

Inhaltsstoffe: Glykoside (nur zum Teil herzwirksam).

Medizinische Eigenschaften: Abführend, brechreizerzeugend, harntreibend.

Anwendung: Innerlich und äußerlich; ✚

Siehe: Blutandrang, Darm, Hautgeschwür, Ödem.

WILDE UND VERWILDERTE PFLANZEN

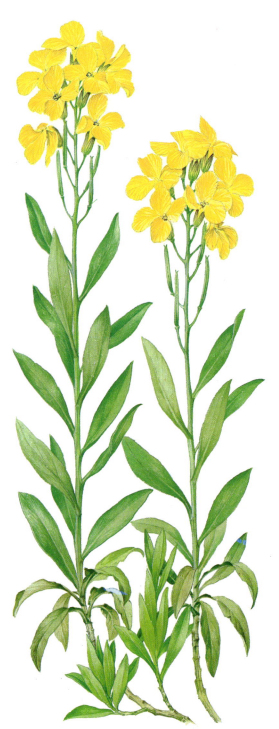

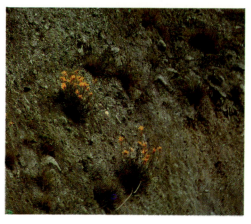

Goldlack

Cheiranthus cheiri L.
Gelbveigel

KREUZBLÜTLER
Cruciferae

Die aus dem östlichen Mittelmeergebiet stammende Pflanze ist in Mitteleuropa als Zierpflanze in den Gärten in goldgelb bis bräunlich blühenden Sorten verbreitet. Im Westen und Süden Mitteleuropas ist die Art in einer gelbblühenden, kleineren Form als Bewohner kalk- und nährstoffreicher Mauerfugen eingebürgert. Der Goldlack ist eine zwei- oder mehrjährige Pflanze und kann nicht zu kalte Winter überstehen. Er verliert seine Blätter im Winter nur zum Teil. Aus Knospen nahe der Stengelbasis wachsen im zweiten Jahr neue Blütenstengel. Obwohl die Pflanze schon von den alten Griechen und den arabischen Ärzten viel verwendet wurde, vor allem als wundreinigendes und menstruationsförderndes Mittel, scheint es Jahrhunderte gedauert zu haben, bis sie in der Heilkunde wieder den ihr gebührenden Platz einnahm. Chemische Untersuchungen haben ergeben, daß sich in den Samen und Blättern, in geringerer Menge auch in den Blüten des Goldlacks herzwirksame Glykoside befinden. Wegen dieser Substanzen sollte man die Pflanze nur mit äußerster Vorsicht anwenden.

⊖ Vor Licht geschützt aufbewahren; nicht ohne ärztliche Verordnung anwenden und die angegebenen Dosierungen beachten.
Vorkommen: In Mitteleuropa im Süden und Westen eingebürgert, sonst kultiviert; an Mauern und Felsen; bis etwa 600 m.
Merkmale: 20–60 cm hoch. Zwei- oder mehrjährig; Stengel zahlreich, kantig, buschig; Blätter lanzettlich, graugrün, fast ganzrandig, mit zweischenkeligen, angedrückten Haaren bedeckt; Blüten gelb, gelborange oder braun (Mai–Juni), groß (2–2,5 cm), in endständigen Trauben, Kelch aus 4 freien, aufrechten, grünen Kelchblättern, Krone aus 4 freien Kronblättern, Staubblätter 6, davon 2 kurz, Narbe in 2 runde Lappen gespalten; Schoten aufrecht, 4kantig, Samen braun, geflügelt. Geruch angenehm, aromatisch. Geschmack scharf.
Wirksame Teile: Blühende Sproßspitzen, Früchte.
Inhaltsstoffe: Herzwirksame Glykoside, Senfölglykoside, Vitamin C, ätherisches Öl.
Medizinische Eigenschaften: Harntreibend, herzregulierend.
Anwendung: Innerlich.
Siehe: Harnausscheidung.

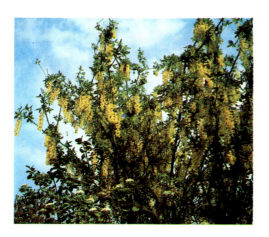

Goldregen

Laburnum anagyroides Med.
Bohnenbaum, Kleebaum

SCHMETTERLINGSBLÜTLER
Papilionaceae

Der Goldregen wird in Mitteleuropa in vielen Gärten wegen seiner sich im Frühjahr entfaltenden großen, hängenden, goldgelben Blütentrauben als Zierstrauch gepflanzt, er kommt aber gelegentlich auch verwildert vor. Seine eigentliche Heimat ist der Süden Europas, von wo er bis in die südlichen Alpen vorgestoßen ist. Er enthält in allen Teilen, am reichlichsten aber in den Samen, das giftige Alkaloid Cytisin. Besonders bei Kindern, die seine Samen gekaut haben, sind schon tödliche Vergiftungen vorgekommen. Für Tiere scheint er sehr unterschiedlich giftig zu sein. Während etwa Pferde recht empfindlich sind, ist er für Schafe und Ziegen ungefährlich. Bei Menschen dagegen, die viel Milch von diesen Ziegen trinken, können Vergiftungserscheinungen auftreten. In der Homöopathie wird eine Essenz aus dem Goldregen bei Depressionszuständen, bei krampfartigen Zuständen und zur Förderung der Gallenblasentätigkeit verwendet. Die Blätter wurden früher da und dort auch als Tabakersatz benutzt. Aus den Blüten und jungen Blättern wurde ein Farbstoff gewonnen; aus dem sehr harten Holz stellte man unter anderem Armbrustbogen her.

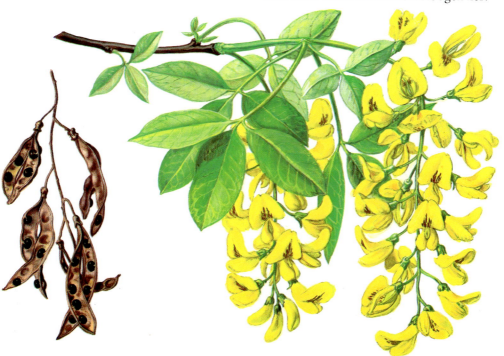

● Nur mit größter Vorsicht anwenden; alle Pflanzenteile sind giftig!
Vorkommen: Im südlichen Europa bis in die südlichen Alpen, in Mitteleuropa häufig angepflanzt und gelegentlich verwildert; in lichten Wäldern, auf kalkreichen Böden; bis 2000 m.
Geschützt: CH; ⚥ nicht erhältlich.
Merkmale: 3–10 m hoch. Baum oder Strauch; Rinde glatt, graugrün, Holz hell, im Alter bräunlich; Zweige überhängend; Blätter wechselständig, aus drei gestielten Blättchen zusammengesetzt, Blättchen elliptisch, kurz zugespitzt, Blüten goldgelb (April–Juni), Kelch glockig, mit 5 ungleichen Zähnen, Krone schmetterlingsblütenartig, oberes Kronblatt zurückgekrümmt, 2 untere Kronblätter verwachsen, 2 seitliche länglich, Staubblätter 10; Hülse braun, 5–6 cm lang, oben mit scharfer Kante, mit 2–7 Samen. Geschmack süßlich.
Wirksame Teile: Getrocknete Blätter ausgewachsener Bäume.
Inhaltsstoffe: Alkaloide, Mineralsalze.
Medizinische Eigenschaften: Abführend, gallentreibend.
Anwendung: Innerlich; ✚
Siehe: Gallenblase.

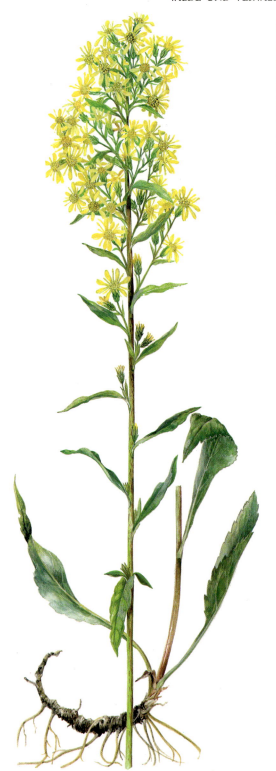
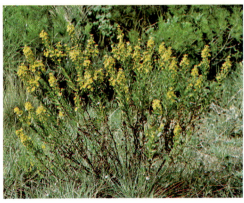

Goldrute, Echte

Solidago virgaurea L.

KORBBLÜTLER
Compositae

Obwohl bei uns mehrere Goldrutenarten vorkommen, ist allein die Echte Goldrute in Mitteleuropa einheimisch. Mehrere Arten stammen aus Nordamerika, wurden hier als Gartenzierblumen angepflanzt, verwilderten und bürgerten sich in vielen Gegenden Mitteleuropas ein. Vor allem die Kanadische *(S. canadensis* L.*)* und die Späte Goldrute *(S. gigantea* Aiton*)* sind häufig an unkultivierten Plätzen und in Auwäldern anzutreffen.

Bereits im Mittelalter war die Goldrute als harntreibendes Mittel bekannt, sie wurde aber später nur noch selten gebraucht. Erst in neuerer Zeit wurde sie für die Pflanzenheilkunde wieder entdeckt. Sie ist wegen ihrer milden Wirkung auf Verdauungs- und Harnwege und ihres günstigen Einflußes bei Durchfall zu empfehlen. Ihr Pollen allerdings ist eine der Hauptursachen des Heuschnupfens. Früher waren die zerquetschten, frischen Blätter und das getrocknete, pulverisierte Kraut ein beliebtes Wundmittel. Die Indianer verwenden eine amerikanische Goldrutenart noch heute als Bestandteil altbewährter Heilmittel zur Behandlung von Klapperschlangenbissen.

Vorkommen: Fast in ganz Europa; in Wäldern und Gebüschen, in Heiden und Magerweiden; bis 2800 m.
Merkmale: 30 cm–1 m hoch. Ausdauernd; Stengel aufrecht, erst oben verzweigt, kahl oder oben spärlich behaart, reich beblättert, mit aufrechten, blühenden Ästen; Blätter elliptisch bis lanzettlich, die unteren grob gesägt, gestielt, die oberen gesägt bis ganzrandig, sitzend, kahl oder wenig behaart; Blütenköpfe gelb (Juli–Oktober), in dichten, endständigen, beblätterten Trauben oder Rispen, mit je 8–12 randlich stehenden Zungenblüten, im Zentrum mit Röhrenblüten; Früchte 8- bis 10rippig, zylindrisch. Geschmack bitter.
Wirksame Teile: Blühende Sproßspitzen, ganze Pflanze.
Inhaltsstoffe: Saponine, ätherisches Öl, Gerbstoff, Flavonoid, Zitronen-, und Oxalsäure.
Medizinische Eigenschaften: Adstringierend, fördert den Auswurf, entzündungshemmend, harntreibend, wundheilend.
Anwendung: Innerlich und äußerlich; ✚
Siehe: Albuminurie, Blasenentzündung, Cholesterin, Ekzem, Harnstoff, Hautgeschwür, Mund, Ödem.

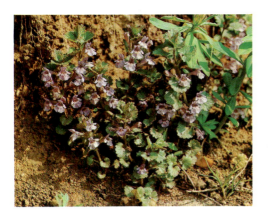

Gundermann

Glechoma hederaceum L.
Gundelrebe

LIPPENBLÜTLER
Labiatae

Der Gundermann wächst an nährstoffreichen Plätzen, vor allem in Hecken, an Wegrändern, zu Füßen von Bäumen, in frischen Wiesen und Laubwäldern. Mit seinen an den Knoten wurzelnden Stengeln kriecht er weit an der Bodenoberfläche entlang. An aufrechten Trieben bringt er im zeitigen Frühjahr hübsche violette Blüten hervor, die in der Achsel von rundlich-herzförmigen bis nierenförmigen Blättern stehen.

Seit dem Mittelalter ist er als Heilpflanze bekannt. Von der heiligen Hildegard wird er gegen Bronchialerkrankungen und als Wundheilmittel empfohlen, Anwendungsgebiete, die auch heute noch gültig sind. Im 16. Jahrhundert verwendete man ihn zur Heilung innerer und äußerer Wunden, auch gegen Tollheit und selbst zum Schutz der Kühe vor Behexung. In Milch gekocht, ist er auf dem Land ein häufig gebrauchtes Mittel gegen Entzündungen von Nase, Rachen, Hals und Bronchien. Dank seinem hohen Gerbstoffgehalt ist er auch bei Durchfall wirksam. Die im Frühjahr gesammelte Pflanze kann wie Spinat oder als feine Kräutersuppe zubereitet werden.

Der Gundermann ist auch Bestandteil eines Wundheiltees, des sogenannten Schweizertees, einer Art stärkendem Tonikum, das bei Belastungen aller Art, auch seelischen, genommen wird.

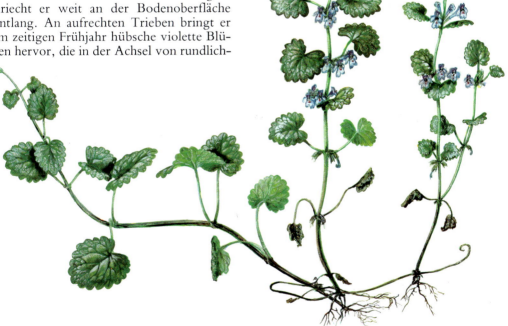

Vorkommen: Fast in ganz Europa; in Hecken und Wäldern, in feuchten Wiesen; bis 1600 m.
Merkmale: 5–25 cm hoch. Ausdauernd; Stengel niederliegend und bis 60 cm lang, wurzelnd, behaart, 4kantig, Ausläufer bildend, blühende Triebe aufrecht, unverzweigt; Blätter gestielt, gegenständig, nierenförmig bis rundlich-herzförmig, gekerbt; Blüten blauviolett, purpurviolett gefleckt (März–Mai), zu 2–4 in den Achseln der Laubblätter, oft einseitswendig, Kelch 5-zähnig, Krone 2–4mal so lang wie der Kelch, mit tief ausgerandeter Oberlippe und 3lappiger Unterlippe, Staubblätter 4. Geschmack scharf.

Wirksame Teile: Frische oder getrocknete Pflanze, frischer Saft, Blätter (zu Beginn der Blütezeit); rasch an der Sonne oder an gut gelüftetem Ort trocknen.
Inhaltsstoffe: Ätherisches Öl, Gerbstoffe, Bitterstoff, Harz, Kohlenhydrate, Kalium.
Medizinische Eigenschaften: Gegen Bronchialerkrankungen, harntreibend, tonisch, wundheilend.
Anwendung: Innerlich und äußerlich; ✚
Siehe: Asthma, Bronchitis, Furunkel, Katarrh, Lungenblähung, Wunde.

Diese kleine, gerbstoffhaltige Pflanze hat eine leicht tonische, adstringierende und wundheilende Wirkung. Sie ähnelt darin stark der Braunelle, mit der sie in den alten Kräuterbüchern zum Teil auch verwechselt wurde. Der deutsche Name Günsel dürfte sich vom lateinischen *consolida* (Beinheil) ableiten. Darunter wurden bis ins 17. Jahrhundert mehrere Pflanzenarten verstanden, die bei Knochenbrüchen heilend wirken sollten *(consolidare* bedeutet festmachen).

Der Kriechende Günsel läßt sich von dem mit ihm verwandten Genfer Günsel oder Heidegünsel *(A. genevensis* L.*)* an seinen an der Stengelbasis entwickelten Ausläufern unterscheiden, die keine Blüten tragen und dicht dem Boden anliegen. Dem Genfer Günsel fehlen diese Ausläufer; er entwickelt an einer Pflanze mehrere aufgerichtete, blütentragende Stengel.

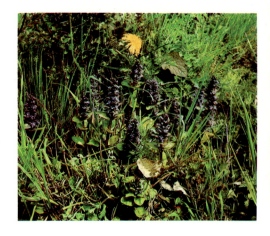

Günsel, Kriechender

Ajuga reptans L.
Gugelkraut, Güldengünsel

LIPPENBLÜTLER
Labiatae

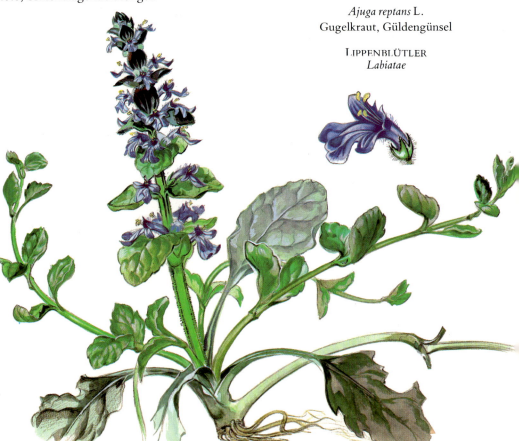

Vorkommen: In Europa, außer im hohen Norden; in Wiesen und Wäldern, besonders auf nicht zu trockenen Stellen; bis etwa 2000 m.
Merkmale: 10–30 cm hoch. Ausdauernd; Stengel aufrecht, 4kantig, auf zwei Seiten behaart, an der Basis mit beblätterten, liegenden Ausläufern; Blätter spatelförmig, an ihrer Spitze rundlich, gekerbt, sitzend, die unteren in einer Rosette und gestielt; Blüten blau (April–Juli), Oberlippe sehr kurz, Unterlippe 3lappig, in oben fast ährenartig gedrängten, unten aufgelockerten Scheinquirlen, obere Tragblätter bläulich überlaufen, kürzer als die Blüten.

Wirksame Teile: Ganze Pflanze ohne Wurzel (April–Juli).
Inhaltsstoffe: Gerbstoff, Saponin, Cholin, Glykoside, Mineralsalze.
Medizinische Eigenschaften: Adstringierend, tonisch, wundheilend.
Anwendung: Innerlich und äußerlich; ✚
Siehe: Angina, Blutung, Durchfall, Weißfluß, Wunde.

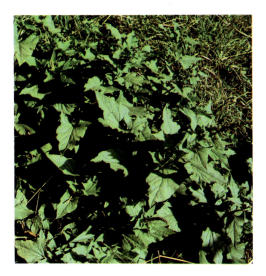

Guter Heinrich

Chenopodium bonus-henricus L.
Wilder Spinat

GÄNSEFUSSGEWÄCHSE
Chenopodiaceae

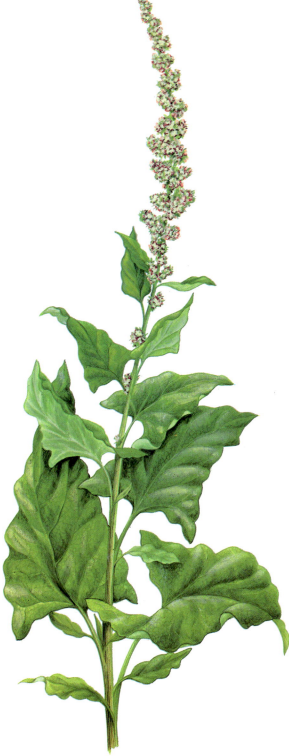

Der Name Heinrich taucht bei volkstümlichen Pflanzennamen öfters auf, denn dämonische Wesen wie Elfen und Kobolde trugen früher häufig diesen Namen. Der Gute Heinrich verdankt seinen Namen den ihm zugeschriebenen Heilkräften. Die Art *bonus-henricus* ist eine ausgesprochene Dorfpflanze, die man an Straßenrändern, an Düngestätten, um Viehställe und an ähnlich stickstoffreichen Orten finden kann. In den Alpen wächst sie besonders häufig in der Umgebung von Almhütten bis weit über die Baumgrenze. Die jungen Blätter werden in manchen Gegenden auch heute noch wie Spinat als Gemüse gegessen. Sie sind reich an Mineralstoffen und wirksam bei Blutarmut. Der Gute Heinrich wirkt abführend und beruhigt entzündete Haut und Schleimhäute. Personen, die an Gicht oder Nierenerkrankungen leiden, ist jedoch von seiner Anwendung abzuraten. Äußerlich kann man die frischen Blätter als Umschläge bei Abszessen benützen.

Vorkommen: In Mitteleuropa; fast überall in der Nähe menschlicher Siedlungen; bis 3000 m.
Merkmale: 20–60 cm hoch. Ausdauernd; Stengel grün, kahl, braun und rötlich gerieft, beblättert; Blätter grün, groß, fleischig, ganz, gestielt, dreieckig, spitz, am Grund spießförmig, Rand etwas wellig, junge Blätter unten mehlig, etwas klebrig; Blüten grünlich (Mai–August), klein, zahlreich, in endständigen, unten verzweigten, langen ährenartigen Rispen; Früchtchen 1 Samen enthaltend.
Wirksame Teile: Ganze Pflanze (Mai–August).

Inhaltsstoffe: Saponine, Mineralsalze (Eisen), Vitamin C.
Medizinische Eigenschaften: Abführend, blutreinigend, erweichend.
Anwendung: Innerlich und äußerlich; ✚
Siehe: Abszeß, Anämie, Verstopfung.

WILDE UND VERWILDERTE PFLANZEN

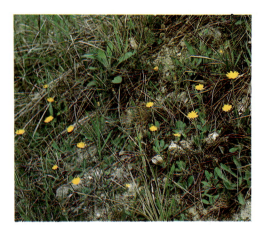

Habichtskraut, Kleines

Hieracium pilosella L.

KORBBLÜTLER
Compositae

Die Gattung *Hieracium*, Habichtskraut, ist die bei weitem formenreichste unter den Korbblütlern. Zwischen den zahlreichen, fast durchweg gelb blühenden Arten existieren viele Zwischenformen, welche die Artabgrenzung und die Bestimmung oft sehr schwierig machen. Das Kleine Habichtskraut, eine der wenigen Heilpflanzen der Gattung, ist leicht zu erkennen. Seine blattlosen Stengel tragen jeweils nur ein hellgelbes, am Rand bisweilen rötliches Blütenköpfchen; die bläulichgrünen Blätter sitzen grundständig oder an Ausläufern und sind langborstig behaart. Es wächst auf trockenen, nährstoffarmen Böden, auf Magerrasen und heideartigen Weiden sowie an steinigen Hängen.

Im 12. Jahrhundert berichtet die heilige Hildegard erstmals von dieser Pflanze. Wegen ihrer sehr stark adstringierenden Wirkung ist sie jedoch mit Vorsicht anzuwenden. Auf dem Land war es üblich, den Saft zur Wundheilung und zur Stärkung der Sehkraft zu benutzen. Der wissenschaftliche und der deutsche Name spielen indirekt auf eine entsprechende Eigenschaft an, denn sie leiten sich vom lateinischen *hierax* (Habicht) ab, und Habichte sollen sich der Sage nach mit dem Milchsaft des Krautes die Sehkraft stärken. Das Kleine Habichtskraut wurde in der Volksmedizin gegen verschiedene Blutungen, Durchfall, Wurmbefall und Maltafieber angewandt.

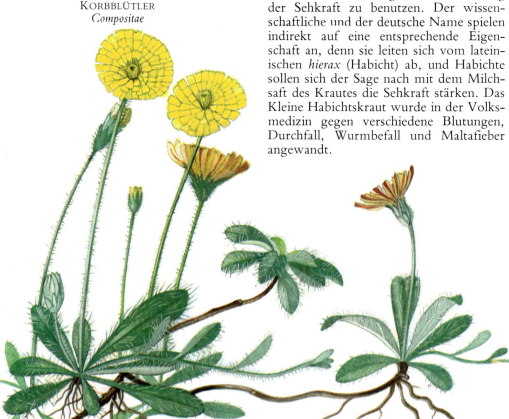

Vorkommen: In Europa, selten im Mittelmeergebiet; bis 3000 m.
Merkmale: 5–15, selten bis 30 cm hoch. Ausdauernd; Blütenstengel einfach, blattlos, behaart; Blätter grundständig, länglich, ganzrandig, mit wenigen bis zahlreichen langen Haaren, oberseits grün bis blaugrün, unterseits graufilzig; Blütenköpfe hellgelb (Mai–September), einzeln, mit zahlreichen Zungenblüten (auf der Unterseite und an den Spitzen manchmal rötlich), Hülle behaart; Früchte (Achänen) mit schmutzig-weißer Haarkrone. Meist mit beblätterten Ausläufern. Geschmack bitter.

Wirksame Teile: Ganze frische Pflanze, frischer Saft (Juni–Oktober).
Inhaltsstoffe: Cumarine (Umbelliferon), Flavonoide, Schleimstoffe, Gerbstoff, Harz, Mangan.
Medizinische Eigenschaften: Adstringierend, antiseptisch, gallentreibend, harntreibend.
Anwendung: Innerlich und äußerlich; ✚ Ⓥ
Siehe: Albuminurie, Bettnässen, Blutung, Bluthochdruck, arterieller, Cellulitis, Durchfall, Harnstoff, Nasenbluten, Ödem, Rekonvaleszenz, Urin.

WILDE UND VERWILDERTE PFLANZEN

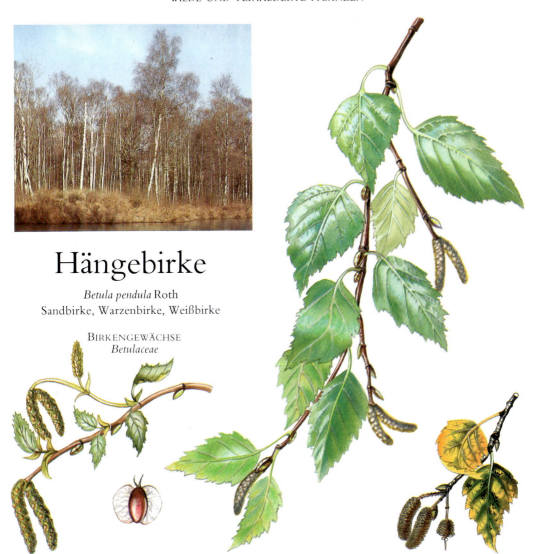

Hängebirke

Betula pendula Roth
Sandbirke, Warzenbirke, Weißbirke

BIRKENGEWÄCHSE
Betulaceae

Die Hängebirke ist ein häufig vorkommender Baum, der an den Nährstoffgehalt des Bodens wenig Ansprüche stellt. In den Mischwäldern ist er leicht an seiner weißen Rinde, den herabhängenden Zweigen und dem zierlichen Wuchs zu erkennen. Nach der Reife der walzenförmigen, weiblichen Kätzchen fallen die kleinen, geflügelten Nüßchen ab und werden durch den Wind weit verbreitet. Das rötliche oder gelblichweiße Holz wird zu Wagnerarbeiten, für Holzschuhe, Möbelfurniere und Schindeln verwendet. Aus dem Saft der Birken wird Haarwasser gewonnen; die angenehm duftenden Blätter ergeben einen blutreinigenden Tee. Die dünnen Zweige werden vor allem in der finnischen Sauna verwendet; auch werden aus ihnen Besen hergestellt. Aus dem Birkenholz wird durch trockene Destillation der Birkenholzteer gewonnen, der medizinisch gegen Hautparasiten eingesetzt wird.

Der Hängebirke ziemlich ähnlich ist die Moor- oder Haarbirke (*B. pubescens* Ehrh.), deren junge Zweige behaart und nicht hängend sind. Bei der Hängebirke dagegen sind die jungen Zweige kahl und etwas klebrig.

Vorkommen: In Europa, außer der Mittelmeerregion; in lichten Wäldern; bis etwa 2000 m.
Merkmale: 20–30 m hoher Baum. Stamm schlank; Rinde jung goldbraun, glatt, später weiß und seidig; Blätter kahl, dreieckig oder rautenförmig, an der Spitze gezähnt; männliche Kätzchen (April–Mai) gelborange, lang; weibliche Kätzchen gestielt, kurz, mit rötlichen Narben, reif hängend; Nüßchen klein, geflügelt. Geschmack leicht aromatisch.
Wirksame Teile: Knospen, Rinde, Saft (Frühling), Blätter (Juni–September); im Schatten trocknen.

Inhaltsstoffe: Saponine, Gerbstoffe, ätherisches Öl, Harz, Glykoside.
Medizinische Eigenschaften: Anregend, antiseptisch, blutreinigend, fördert die Gallensekretion, harntreibend, narbenbildend, schweißtreibend.
Anwendung: Innerlich und äußerlich; ✚ ♥ Ⅴ
Siehe: Cholesterin, Fettleibigkeit, Frühjahrskur, Gesichtsfarbe, Gicht, Haar, Harnstoff, Haut, Flechte, Ödem, Rheumatismus, Steinerkrankungen, Transpiration, Wunde.

121

Zahlreiche fossile Blattabdrücke beweisen, daß sehr ähnliche Haselformen bereits vor Jahrmillionen, im Tertiär, existierten. Und Haselnußfunde in Gräbern aus der Jungsteinzeit deuten darauf hin, daß schon der prähistorische Mensch die Früchte aß. Der Strauch ist zumindest im blühenden und fruchtenden Zustand allgemein bekannt. Im Spätherbst wachsen die männlichen Blütenstände, die «Würstchen», heran. Im Winter stäuben sie ihren reichen Pollen in gelben Wolken aus. Im Herbst sind die Früchte, die Haselnüsse, reif. Die Römer nannten den Haselnußstrauch *Corylus*, nach dem griechischen *corys* (Maske), da der aus Hochblättern gebildete Fruchtbecher die Nuß wie eine Maske umhüllt. Früher wurde die Nuß von den Ärzten in vielerlei Hinsicht verwendet. Dioskurides glaubte, sie sei schädlich für den Magen, beruhige aber den Hustenreiz; die heilige Hildegard empfahl sie zur Heilung von Impotenz; Mattioli hielt sie, zerstoßen und mit Bärenfett vermischt, für ein gutes Haarwuchsmittel. Cato sah in ihr ein schmerzlinderndes Mittel bei Nierenkolik. Gewiß ist eines: Die Haselnuß ist sehr nahrhaft und kräftigend und besser verdaulich als die Walnuß. Aus Haselzweigen wurde die Wünschelrute gefertigt, mit deren Hilfe die Wünschelrutengänger nach Wasseradern suchten.

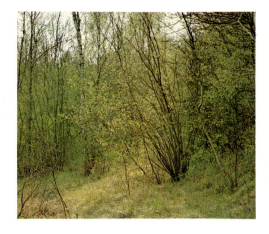

Hasel

Corylus avellana L.
Haselnuß

BIRKENGEWÄCHSE
Betulaceae

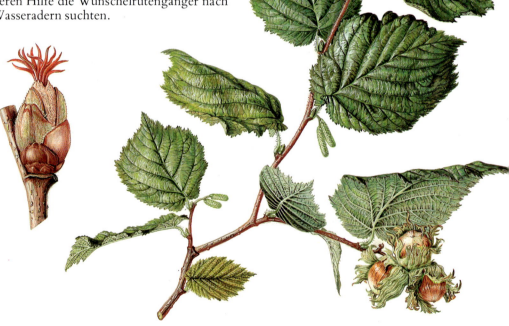

Vorkommen: In Europa, außer in den nördlichsten Gebieten; in Hecken, Gebüschen und Wäldern; bis 1800 m.
Geschützt: CH; ⚘ Wurzel.
Merkmale: Bis 5 m hoch. Strauch mit zahlreichen Stämmchen aus gemeinsamer Basis; junge Zweige grau, rotbraun, borstig, ältere kahl, rötlichgrau, braunwarzig; Blätter wechselständig, kurz gestielt, rundlich-herzförmig, zugespitzt, grob doppelt gesägt, jung weich behaart; männliche Kätzchen gelb, baumelnd, weibliche Blüten knospenartig, mit roten, pinselförmig vorragenden Narben (Februar–März); Frucht eine hartschalige Nuß, in einen Becher aus zerschlitzten Hochblättern eingeschlossen.
Wirksame Teile: Kätzchen, Rinde junger Zweige, Samen, Blätter.
Inhaltsstoffe: Flavonoide, Gerbstoff.
Medizinische Eigenschaften: Adstringierend, blutreinigend, blutstillend, fiebersenkend, gefäßverengend, schlankheitsfördernd.
Anwendung: Innerlich und äußerlich; ✚ ♥ V
Siehe: Augen, Blutkreislauf, Fettleibigkeit, Fieber, Haut, Krampfadern, Nasenbluten, Ödem, Venenentzündung, Wunde.

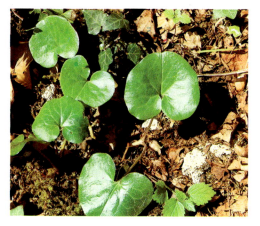

Haselwurz

Asarum europaeum L.
Brechwurz, Pfefferwurz

OSTERLUZEIGEWÄCHSE
Aristolochiaceae

Die Haselwurz ist eine niederwüchsige, eigenartige Pflanze und von allen anderen Pflanzen des Laubwaldes leicht zu unterscheiden. Ihre krugförmigen Blüten erscheinen zu Frühjahrsbeginn einzeln und nahe am Boden, versteckt unter den glänzenden, nierenförmigen Blättern. Zerreibt man die Pflanze zwischen den Fingern, strömt sie einen starken, die Nase reizenden, terpentinartigen Geruch aus. In manchen Gegenden wird die Pflanze in die Schränke gelegt, um Pelze vor Motten zu schützen. Der wissenschaftliche Name der Haselwurz wird schon bei Dioskurides als *asaron* erwähnt, vermutlich eine Ableitung vom griechischen *ase* (Ekel) wegen der brechreizerregenden Wirkung der Pflanze. Ob der deutsche Name davon herrührt, daß die Pflanze oft auch zusammen mit Haselsträuchern vorkommt, ist ungewiß; vielleicht spielte auch die Lautähnlichkeit des lateinischen Namens bei seiner Entstehung eine Rolle. Der in dem ätherischen Öl der Pflanze enthaltene Hauptwirkstoff ist Asaron, der vor allem auf die Nasenschleimhäute wirkt und Niesreiz erzeugt.

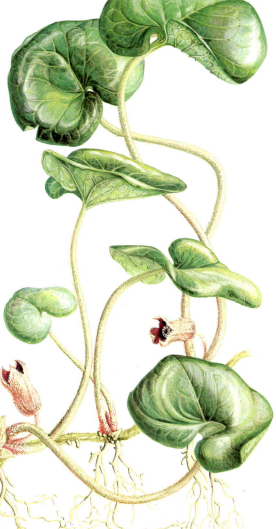

● Giftig! Verliert seine Giftigkeit und Wirksamkeit teilweise nach der Trocknung.
Vorkommen: In Mitteleuropa; vorwiegend auf kalkhaltigen Böden, in Laub- und Mischwäldern; bis etwa 1700 m.
Merkmale: 10–15 cm hoch. Ausdauernd; Stengel lang kriechend, halbunterirdisch, ihre Spitzen nur kurz aufsteigend, schuppenbesetzt; Blätter dunkelgrün, glänzend, nierenförmig, mit einem langen, behaarten Stiel; Blüten einzeln, gestielt, krugförmig, wenig auffallend unter den Blättern, außen schmutziggrün, innen dunkel braunrot; Frucht eine unregelmäßig aufspringende Kapsel mit vielen kleinen Samen; Wurzelstock braun, verzweigt. Geruch scharf, kampferartig. Geschmack scharf, pfefferartig.
Wirksame Teile: Blätter (Sommer), Wurzelstock frisch oder vor nicht mehr als 6 Monaten gesammelt (Frühling bis Herbst).
Inhaltsstoffe: Ätherisches Öl (enthält Asaron).
Medizinische Eigenschaften: Abführend, fördert den Auswurf, brechreizerregend, erzeugt Niesreiz.
Anwendung: Innerlich; ✚
Siehe: Asthma, Bronchitis.

123

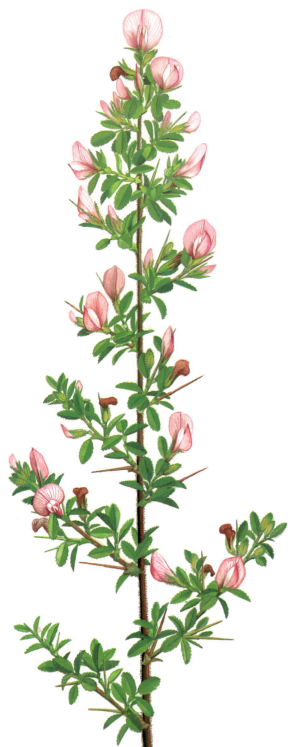
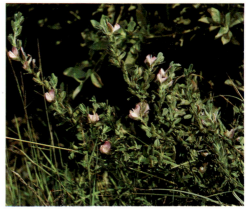

Hauhechel, Dornige

Ononis spinosa L.
Harnkraut, Hechelkraut, Weiberkrieg

SCHMETTERLINGSBLÜTLER
Papilionaceae

Man findet die Dornige Hauhechel häufig auf trockenen Weiden, an Wegböschungen, in brachliegenden Wiesen und Feldern sowie auf Dämmen. Ihr Name könnte von Heuhechel abgeleitet sein und darauf hinweisen, daß sie sich im Heu sehr unangenehm bemerkbar macht. Die zähen, tiefwurzelnden Stengel machten den Frauen beim Unkrautjäten früher schwer zu schaffen; die Pflanze erhielt deshalb im Volksmund den Namen Weiberkrieg. Ihre dornigen Büschel verdrängen wertvollere Futterpflanzen und können beim Weidevieh Fußgeschwüre verursachen.

Schon im 1. Jahrhundert n. Chr. war Dioskurides die harntreibende Wirkung der Hauhechel bekannt. Als Hauptwirkstoff gilt das im Wurzelstock und in den Wurzeln enthaltene ätherische Öl. Wurzelstock und Wurzeln waren auch in dem früher als Holztee bezeichneten und zur Blutreinigung angewandten Mittel enthalten. Gallen- und Nierensteine wurden ebenfalls mit der Dornigen Hauhechel bekämpft.

Vorkommen: Fast in ganz Europa; auf trockenen Gebirgsweiden und in Wiesen, in Brachland, an Wegrändern und in Dünen, vor allem auf kalkreichen Böden; bis etwa 1500 m.
Merkmale: 10–80 cm hoch. Kleiner Halbstrauch mit liegenden bis aufsteigenden, basal holzigen, dornigen Stengeln, die aus Seitentrieben hervorgehenden Dornen oft paarweise; Blätter 3zählig, an der Spitze der Zweige auch einzählig; Blüten rosa (April–September), einzeln in den Blattachseln; Hülse eiförmig.
Wirksame Teile: Blüten, Blätter, Wurzel und Wurzelstock (das ganze Jahr über).

Inhaltsstoffe: Ätherisches Öl, Ononin, Gerbstoff, Harz, Stärke, Glykoside, Orocol.
Medizinische Eigenschaften: Adstringierend, antiseptisch, blutreinigend, harntreibend, schweißtreibend.
Anwendung: Innerlich und äußerlich; ✚
Siehe: Angina, Blasenentzündung, Ekzem, Ödem, Steinerkrankungen.

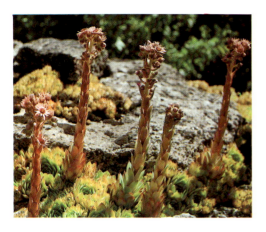

Hauswurz, Echte

Sempervivum tectorum L.
Dachwurz

DICKBLATTGEWÄCHSE
Crassulaceae

Die Echte Hauswurz kommt wildwachsend in Felsspalten vor allem kalkarmer Gesteine im Gebirge vor. Man findet sie jedoch häufig angepflanzt oder auch verwildert auf Mauerkronen und alten Dächern, denen ihre Polster zusätzlichen Schutz gegen Regen bieten. Ein alter Volksglaube behauptet, daß solche Häuser nicht vom Blitz getroffen würden.

Die Hauswurz ist eine genügsame, ausdauernde Pflanze, deren Rosetten etwas an Artischocken erinnern. Obwohl sie allgemein bekannt ist, werden ihre wertvollen medizinischen Eigenschaften doch häufig übersehen. Dabei ist ihre Anwendung sehr einfach. Man braucht keine bestimmte Erntezeit einzuhalten und hat keine Mühe mit der Trocknung, denn die Blätter oder der aus ihnen gewonnene Saft werden frisch angewendet, vor allem äußerlich bei Hühneraugen, Hautflechten und Verbrennungen. Die fleischigen Blätter mit ihrem großen Wasservorrat ermöglichen es der Pflanze, mit wenig Erde auszukommen und regenarme Zeiten gut zu überstehen. Bei Trockenheit werden sogar die Blüten zahlreicher und ansehnlicher. Bei der Verwendung der Hauswurz als Heilpflanze muß man allerdings beachten, daß die wildwachsenden Pflanzen dieser Art in manchen Gegenden ganz oder teilweise unter Naturschutz stehen und nicht ausgegraben werden dürfen.

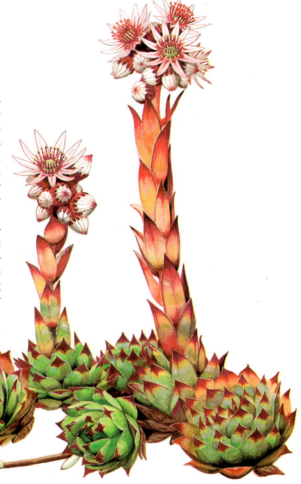

Vorkommen: In Süd- und Mitteleuropa; auf Felsen, Dächern und Mauern; bis 2800 m.
Geschützt: CH; ⚘ ganze Pflanze ohne Wurzel.
Merkmale: 20–50 cm hoch. Ausdauernd; blühender Stengel dicht beblättert; basale Blätter in Rosetten, sitzend, fleischig, dachziegelartig angeordnet; Blüten rosa, purpurrot gestreift (Juni–August), sitzend oder kurz gestielt, in doldenartigem Blütenstand, 8–20 Kelchblätter, 8–20 ausgebreitete Kronblätter, 2 mal so lang wie die Kelchblätter, Staubblätter 16–40, Fruchtblätter 8–20; Balgfrüchte öffnen sich mit einem Spalt, der zahlreiche Samen in 2 Reihen enthält; Wurzelstock Ausläufer bildend. Geruch schwach. Geschmack säuerlich.
Wirksame Teile: Frische Blätter, frischer Saft.
Inhaltsstoffe: Gerbstoff, Schleimstoff, Äpfel- und Ameisensäure, Harz.
Medizinische Eigenschaften: Adstringierend, erweichend, krampflösend, wundheilend.
Anwendung: Innerlich und äußerlich; ✚
Siehe: Augen, Durchfall, Hautflechte, Hämorrhoiden, Hühnerauge, Insektenstich, Schrunde, Verbrennung, Wunde.

Heidekraut

Calluna vulgaris (L.) Hull.
Besenheide

HEIDEKRAUTGEWÄCHSE
Ericaceae

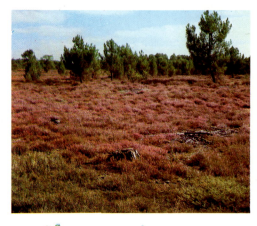

Der Name *Calluna* soll sich vom griechischen Wort *kallyno* (ich reinige oder fege) ableiten, weil die Pflanze, wie auch der deutsche Name Besenheide andeutet, zu Besen verarbeitet wird. Im Aussehen ähnelt das Heidekraut sehr den Heidearten der Gattung Erika und ist ebenso wie diese ein niederer Strauch. Es besiedelt vor allem nährstoffarme Böden vom Flachland bis ins Hochgebirge, kann jedoch auch in lichten Wäldern vorkommen. Im Spätsommer bestimmen die hellvioletten Blüten oft das Bild großer Heideflächen. Diese Blüten liefern große Mengen Nektars, aus dem die Bienen einen bräunlichen Honig herstellen, der besonders für die Zubereitung von Gewürzbrot gefragt ist. Die holzigen Wurzeln lassen sich zu Pfeifen oder Wurzelschnitzereien verarbeiten. In Norddeutschland wird in Abständen von vier bis acht Jahren die Decke aus Heidekraut abgestochen; die so gewonnenen «Plaggen» dienen vor allem als Streu für die Viehställe, wurden früher aber auch zum Decken von Hütten und Ställen verwendet. Die Pflanze eignet sich auch gut zum Gerben.

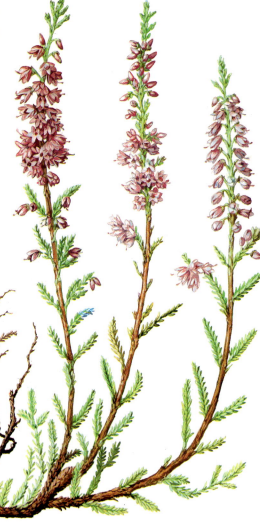

Vorkommen: In Europa; auf Heiden, in lichten Nadelwäldern, auf kalkarmen, sauren Böden; bis etwa 2500 m.
Geschützt: CH; ☞ Blüten, Blätter.
Merkmale: 20 cm–1 m hoch. Zwergstrauch mit gewundenen Ästen, bis etwa 40 Jahre alt werdend; Blätter immergrün, gegenständig, in 4 Reihen, sitzend, lineal, am Grund 2 Spitzen; Blüten hellviolett (Juli–Oktober), in etwas einseitigen Trauben, Krone glockig mit 4 Zipfeln, nur etwa halb so lang wie der kronartige Kelch, am Grund mit kleinen, grünen Hochblättern.

Wirksame Teile: Blühende Sproßspitzen mit Blättern (Juli–Oktober); frisch verwenden.
Inhaltsstoffe: Flavonglykoside, Gerbstoff, Arbutin, Ericolin, organische Säuren, Carotin, Stärke.
Medizinische Eigenschaften: Adstringierend, antiseptisch, harntreibend.
Anwendung: Innerlich und äußerlich; ✚ ♥
Siehe: Albuminurie, Bäder, Bettnässen, Blasenentzündung, Durchfall, Nierenentzündung, Rheumatismus.

Heidelbeere

Vaccinium myrtillus L.
Bickbeere, Blaubeere, Schwarzbeere

HEIDEKRAUTGEWÄCHSE
Ericaceae

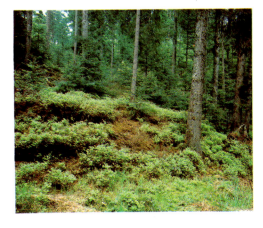

Die Heidelbeere wächst auf sauren, nährstoffarmen Böden in Nadel- und Laubwäldern und auf Heiden, oft in ausgedehnten Beständen. Der dichte, vielästige Zwergstrauch kann ein Alter von 30 Jahren erreichen. Seine blauen, saftigen Beeren, die an günstigen Standorten in großer Zahl heranreifen, sind reich an Vitaminen und werden in der Nahrungsmittelindustrie verwertet.

Die Beeren werden sowohl roh als auch eingemacht gegessen oder zu Marmelade und Heidelbeergeist verarbeitet. Man kann daraus auch den sehr bekömmlichen, rotweinähnlichen Heidelbeerwein herstellen. Die wichtigste Eigenschaft der Heidelbeere (als getrocknete Beeren und in Heidelbeerwein) ist ihre Wirksamkeit bei Durchfall, was auf ihren hohen Gerbstoffgehalt zurückzuführen ist; die Gerbstoffe sind so gebunden, daß sie erst im Darm frei werden und den Magen nicht belasten. Frische Beeren können abführend wirken. Die den Blättern oft zugeschriebene blutzuckersenkende Eigenschaft ist nicht stark ausgeprägt. Der Saft der Beeren kann zum Gurgeln bei Entzündungen des Mund- und Rachenraumes, äußerlich bei Wunden und Ausschlägen angewandt werden.

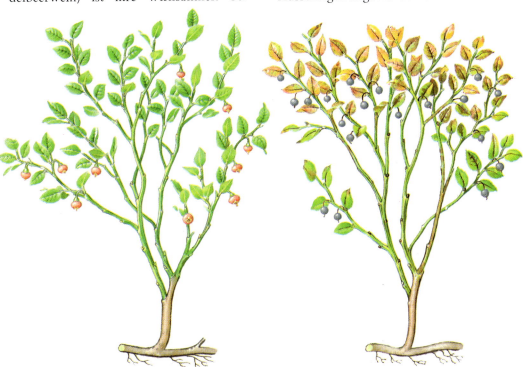

Vorkommen: In Mittel- und Nordeuropa, in Südeuropa in Gebirgen; bis 2800 m.
Merkmale: 30–50 cm hoch. Zwergstrauch mit grünen, kantigen, verästelten Zweigen; Laubblätter sommergrün, rundlich-eiförmig, zugespitzt, fein gesägt, sehr kurz gestielt; Blüten grünlich, blaßrosa überlaufen (Mai–Juli), mit undeutlichem, 5lappigem Kelch, kugelig-krugförmiger, 5zipfeliger, hängender Krone, einzeln oder zu 2 in den Blattachseln; Beeren kugelig, blauschwarz, meist bereift, mit mehreren Samen; Wurzelstock weitkriechend und verzweigt. Geschmack säuerlich, Beeren süß.

Wirksame Teile: Frische und getrocknete Blätter, reife Beeren.
Inhaltsstoffe: Gerbstoffe, Pektin, organische Säuren (Zitronen- und Äpfelsäure), Glykoside, Anthocyane, Vitamine A, B, C, Mineralsalze.
Medizinische Eigenschaften: Adstringierend, antidiabetisch, antiseptisch, blutstillend, gegen Durchfall.
Anwendung: Innerlich und äußerlich; ✚
Siehe: Blasenentzündung, Blutkreislauf, Couperose, Diabetes, Durchfall, Ekzem, Hämorrhoiden, Harnstoff, Mund, Mundschleimhaut.

Heiligenkraut

Santolina chamaecyparissus L.
Zypressenkraut

KORBBLÜTLER
Compositae

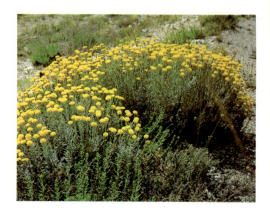

Mit seinem intensiven, würzigen Geruch, seinen graufilzigen, fiedrig eingeschnittenen Blättern und den gelben, hoch aufragenden Blütenköpfchen ist das Heiligenkraut eine attraktive Pflanze, die gern in Steingärten und auf Friedhöfen gepflanzt wird. Seine Heimat sind die trockenen, heißen Hügel und felsigen Hänge im westlichen Mittelmeergebiet. In Mitteleuropa kommt es wegen seiner Frostempfindlichkeit nur selten zum Blühen. Verwildert ist es nur vereinzelt in der Steiermark anzutreffen. Sein wissenschaftlicher Gattungsname könnte vom italienischen santo (heilig) oder auch vom griechischen *xanthos* (gelb) abgeleitet sein.

Die Heilwirkungen der Pflanze waren schon im Altertum bekannt. Ihre blühenden Sproßspitzen, die im Juli gepflückt werden, wirken stimulierend und magenstärkend, der Aufguß hilft vor allem bei Magenkrämpfen. Die Samen gelten als Wurmmittel. Im Französischen führt es auch den Beinamen «Garde-robe», weil es Kleider und Wäsche vor Motten schützt.

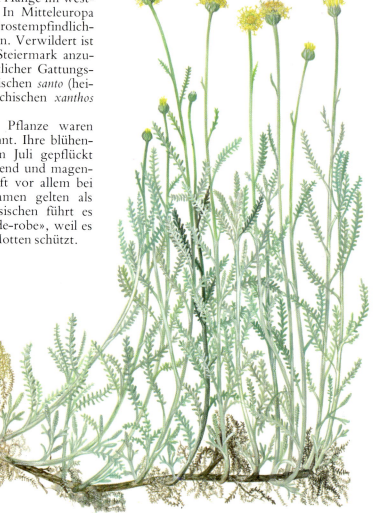

Vorkommen: In Südeuropa; an felsigen, trockenen, warmen Hängen, auf Kalkböden; bis 1000 m.
Merkmale: 20–50 cm hoch. Ausdauernd, mit an der Basis verholztem Stengel und zahlreichen aufgerichteten, flaumig behaarten Zweigen; Blätter graufilzig, klein, schmal-lineal, etwas fleischig, vielpaarig fiedrig eingeschnitten; Blüten goldgelb (Juni–August), röhrenförmig, in endständigen, kugeligen Einzelköpfchen, Blütenboden mit Spreublättern; Früchtchen (Achäne) kahl, abgeflacht, 4kantig. Geruch stark würzig. Geschmack bitter, aromatisch.

Wirksame Teile: Blühende Sproßspitzen, Früchtchen, Blätter (vor der Blüte); zum Trocknen in Sträußen aufhängen.
Inhaltsstoffe: Ätherisches Öl, Harz, Gerbstoff, Bitterstoff.
Medizinische Eigenschaften: Krampflösend, magenwirksam, stimulierend, wurmtreibend.
Anwendung: Innerlich und äußerlich; ✚ 🆅
Siehe: Darmparasiten, Insekten, Magen.

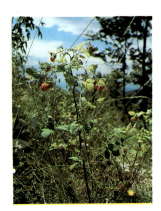

Himbeere

Rubus idaeus L.

ROSENGEWÄCHSE
Rosaceae

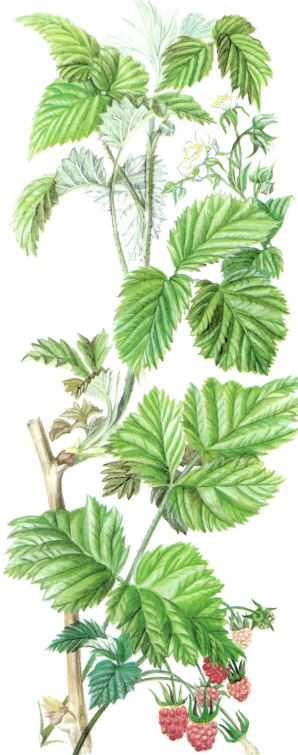

Die Himbeere ist eine Verwandte der Brombeere. Bei ihr entwickeln sich aus dem Wurzelstock viele Jahre lang aufrechte Stengel, die erst im zweiten Jahr Blüten ansetzen und nach der Fruchtbildung absterben, so daß regelmäßig jedes Jahr das gleiche Himbeergebüsch beerntet werden kann. Es gibt eine Vielzahl von kultivierten Himbeersorten, bei denen die Farbe der Früchte von tiefrot bis weiß schwankt.
Wenn auch der Anbau der Himbeere wohl erst im Mittelalter begonnen hat, so beweisen doch viele Funde von Himbeersamen in vorgeschichtlichen Siedlungen, daß sie schon lange vom Menschen genutzt wurde. Die Himbeeren ergeben nicht nur ein angenehmes, erfrischendes Dessert, sondern wirken auch leicht abführend. Nützlich sind sie auch zur Geschmacksverbesserung von pharmazeutischen Präparaten für Kinder. Sie werden oft Wein, Essig, Sirup oder Likören beigegeben und zu Gelee oder Marmelade verarbeitet. Aus den zur Blütezeit gesammelten Blättern und Blüten läßt sich ein wohlschmeckender Tee zubereiten. Das Wort Himbeere bedeutet «Beere der Hinde», einer Bezeichnung für die Hirschkuh.

Vorkommen: In der nördlichen Hemisphäre; in Wäldern; bis etwa 2300 m.
Merkmale: 1–2 m hoch. Strauch mit Wurzelstock, der Ausläufer und aufrechte, zweijährige Stengel treibt; Blätter oben hellgrün, unten weißlich, mit 3–7 gezähnten Blättchen; Blüten weiß (Mai–Juli), 5 kleine, aufrechte Kronblätter, zahlreiche Staub- und Fruchtblätter; Frucht rot, eiförmig, zusammengesetzt aus vielen kleinen, behaarten Steinfrüchtchen, die sich reif von dem kegelförmigen Fruchtträger lösen; Wurzelstock mit unterirdischen Ausläufern. Geruch angenehm. Geschmack süßsauer.

Wirksame Teile: Blüten, Früchte, Blätter (August–September); Blätter an schattiger Stelle trocknen.
Inhaltsstoffe: Zitronensäure, Vitamin C, Zukker, Mineralsalze.
Medizinische Eigenschaften: Abführend, adstringierend, appetitanregend, blutreinigend, erfrischend, harntreibend, reguliert die Menstruation, schweißtreibend, gegen Skorbut, tonisch.
Anwendung: Innerlich und äußerlich; ✚
Siehe: Angina, Asthenie, Augen, Brust, Haut, Menstruation, Mund, Niere, Verstopfung.

WILDE UND VERWILDERTE PFLANZEN

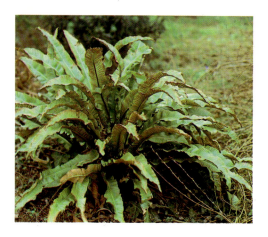

Hirschzunge

Phyllitis scolopendrium (L.) Newman

STREIFENFARNGEWÄCHSE
Aspleniaceae

Der Name Hirschzunge nimmt Bezug auf die Form der Blätter. Im Altertum wurde diese Farnart bei Milz- und Leberleiden angewandt; im Mittelalter war sie als Mittel gegen offene Wunden sehr geschätzt. Auch heute wird die Hirschzunge im Volk bei diesen Erkrankungen gebraucht, wegen ihrer entzündungshemmenden, auswurffördernden und adstringierenden Eigenschaften auch bei Bronchitis und chronischem Darmkatarrh. Während die Homöopathen eine aus frischem Kraut bereitete Tinktur verschreiben, empfehlen die Phytotherapeuten einen Absud frischer oder getrockneter Blätter in Wasser oder, besser, in Milch. Die Hirschzunge ist, zusammen mit einer Reihe von anderen Wundkräutern, im sogenannten Schweizertee enthalten.

Im 16. Jahrhundert beschrieb Leonhart Fuchs den Standort der Pflanze mit den Worten: «Hirtzzung wechst in schattechten feüchten bergen unn steynigen tälern auch in ettlichen brunnen und feüchten mauern. Würdt nun mehr fast in allen gaerten gepflanzt».

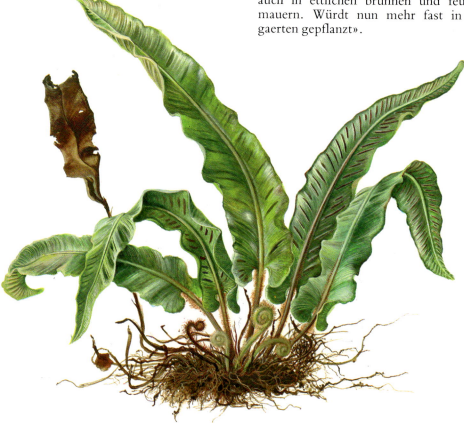

Vorkommen: In Europa, außer im kontinentalen Osteuropa; in Schluchten, auf feuchten Kalkschutthalden, in Felsspalten, auf alten Mauern; bis 1800 m.
Geschützt: A, CH, D; A ⚘ nicht erhältlich; CH, D ⚘ ganze Pflanze ohne Wurzel.
Merkmale: 20–50 (90) cm hoch. Ausdauernd; Blätter büschelig angeordnet, bogig überhängend, lanzettlich, am Grund herzförmig, ungeteilt, ganzrandig; Sporangienhäufchen breitlinealisch, parallel zueinander und schräg zum Mittelnerv stehend, mit häutigem Schleier; Wurzelstock rötlich, dick, aufrecht bis aufsteigend, mit Spreuschuppen bedeckt. Geruch aromatisch (nach dem Trocknen).
Wirksame Teile: Frische und getrocknete Blätter (frisch das ganze Jahr über, bei Konservierung im September sammeln).
Inhaltsstoffe: Schleimstoffe, Tannin, Vitamin C, Cholin, Kohlenhydrate.
Medizinische Eigenschaften: Adstringierend, fördert den Auswurf, entzündungshemmend, reizlindernd, schleimlösend, harntreibend, hemmt die Milchsekretion, wundheilend,.
Anwendung: Innerlich und äußerlich; ✚ 🆅
Siehe: Bronchitis, Leber, Mund, Stillen.

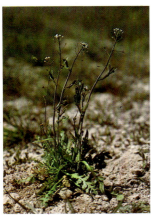

Hirtentäschelkraut

Capsella bursa-pastoris (L.) Med.
Hirtentäschel, Taschenkraut

KREUZBLÜTLER
Cruciferae

Das Hirtentäschelkraut ist ein fast auf der ganzen Welt, mit Ausnahme der Trockengebiete, verbreitetes Unkraut in Gärten und auf Feldern, das man praktisch das ganze Jahr über blühend antreffen kann. Seine deutschen und lateinischen Namen beziehen sich auf die unverkennbare Form der dreieckigen bis verkehrtherzförmigen Schötchen. Schon im 16. Jahrhundert galt die Pflanze als ein wirksames Mittel zum Blutstillen. Sie wurde auch während und noch nach den beiden Weltkriegen als Ersatz für den Mutterkornpilz und die Kanadische Gelbwurzel *(Hydrastis canadensis L.)* herangezogen, da sie als stark blutgerinnungsfördernd galt. Auch bei Störungen der Menstruation wird über eine günstige Wirkung berichtet. Die Pflanze kommt nur ein- oder zweijährig vor. Die Pflanzen, die sich im Frühling aus keimenden Samen entwickeln, sterben im Herbst ab; im Herbst keimende Samen überwintern als Blattrosette und blühen erst im darauffolgenden Jahr.

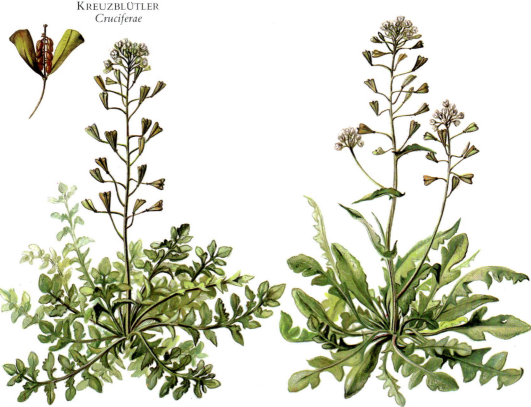

● Dosierungen einhalten.
Vorkommen: In Europa fast überall; auf Feldern, in Gärten, an Wegrändern; bis etwa 2300 m.
Merkmale: 8–50 cm hoch. Ein- oder zweijährig; blühender Stengel aufrecht, sich während der Blüte verlängernd; Blätter basal als Rosette dem Boden anliegend, die Stengelblätter fast ganz am Grund sitzend, mit Öhrchen den Stengel umfassend; Blüten weiß (das ganze Jahr über), klein, in lockerer Traube; Schötchen dreieckig. Geruch schwach. Geschmack scharf oder bitter.

Wirksame Teile: Frisches Kraut ohne Wurzel (das ganze Jahr über).
Inhaltsstoffe: Cholin, Acetylcholin, Tyramin, Flavonglykosid, Gerbstoff, organische Säuren, Kalium.
Medizinische Eigenschaften: Adstringierend, blutstillend, tonisch.
Anwendung: Innerlich und äußerlich; ✚
Siehe: Blutung, Brust, Menstruation, Nasenbluten, Wechseljahre, Wunde.

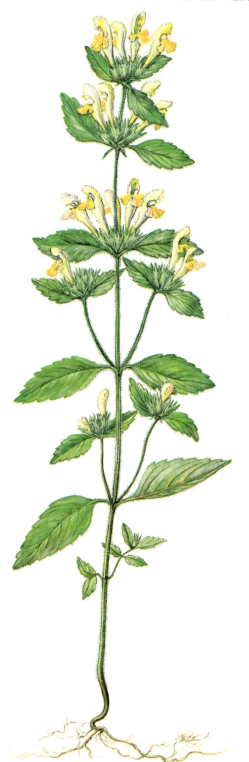
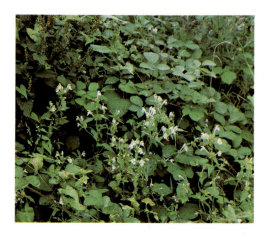

Hohlzahn, Gelber

Galeopsis dubia Leers
Bleiche Hanfnessel

LIPPENBLÜTLER
Labiatae

Der Name Galeopsis leitet sich von den griechischen Wörtern *gale* (Wiesel, Iltis) – die Blüten dieser Art wurden mit Iltisköpfen verglichen – und *opsis* (Aussehen) ab. Der deutsche Name Hohlzahn rührt von den zwei kegelförmigen Ausstülpungen an der Unterlippe der Blüte her.
Es gibt in Mitteleuropa eine Reihe von Hohlzahnarten. Der Gelbe Hohlzahn ist eine vorwiegend westeuropäische Pflanze, die von den verwandten Arten durch die großen, gelben, auf der Unterlippe rot gefleckten Blüten, die an den Knoten nicht verdickten Stengel sowie durch die seidig bis samtig behaarten, gesägten Blätter zu unterscheiden ist. Er wächst vor allem auf Schutthalden kalkarmer Gesteine, kommt aber auch gelegentlich in Äckern vor. Die bei uns häufigste Art, der Gewöhnliche Hohlzahn *(G. tetrahit* L.*)*, hat rötliche Blüten, welche die zugespitzten Kelchzähne oft kaum überragen.
Die Heilwirkung des Gelben Hohlzahns beruht auf seinem hohen Gehalt an Kieselsäure. Das Kraut wird vor allem in Teemischungen gegen chronische Bronchitis verwendet.

Vorkommen: In West- und Mitteleuropa; auf Steinschutt und Silikatgestein, in Äckern; bis etwa 1600 m.
Merkmale: 10–50 cm hoch. Einjährig; Stengel behaart, nicht stachelig, mit aufsteigenden Ästen; Blätter gegenständig, gestielt, eiförmig, an beiden Enden verschmälert, gesägt, seidig behaart, mit sehr kräftigen und dichten Nerven; Blüten blaßgelb oder rosa (Juli–Oktober), in Scheinquirlen, groß, aufrecht, Kelch seidig, drüsig, mit 5 beinahe gleichen, stechenden Zähnen, Kronröhre 3–4 mal so lang wie der Kelch, Oberlippe etwas gewölbt, Unterlippe mit 2 aufrechten Zähnen. Geruch kräftig, wenig angenehm.
Wirksame Teile: Blühende Pflanze (ohne Wurzel), getrocknet (Juli–Oktober); Haltbarkeit 1 Jahr.
Inhaltsstoffe: Kieselsäure, Gerbstoff, Saponine.
Medizinische Eigenschaften: Adstringierend, fördert den Auswurf, gegen Blutarmut, mineralsalzzuführend.
Anwendung: Innerlich; ✚
Siehe: Anämie, Bronchitis.

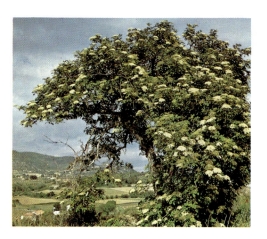

Holunder, Schwarzer

Sambucus nigra L.
Holder, Holler

GEISSBLATTGEWÄCHSE
Caprifoliaceae

Der Holunder war bereits dem Steinzeitmenschen bekannt. Auch die alten Griechen und Römer brauchten ihn häufig. Im Glauben und Volksbrauchtum spielte der Holderbusch eine große Rolle, was gar manches Märchen bezeugt. Nicht von ungefähr findet sich der Strauch häufig in der Nähe von Dörfern, auf Bauernhöfen und am Rand von Bauerngärten. Früher pflanzte man ihn, um gute Hausgeister anzuziehen; heute jedoch wird er – schon wegen seines intensiven, etwas unangenehmen Geruches – in den Gärten kaum noch gezogen. Seine Anwendung in der Heilkunde ist vielfältig. Vor allem die Blüten (z. B. als Aufguß) und Beeren finden Verwendung, weniger die grüne Rinde; früher benutzte man auch die giftigen Blätter. Ein Aufguß der Blüten wirkt schweißtreibend und wird bei fiebrigen Erkrankungen verabreicht. Schichtweise zwischen Äpfel in einen verschlossenen Karton gelegt, helfen sie, diese länger frisch zu erhalten. Im Ausbackteig gewendet, ergeben sie eine wohlschmeckende Süßspeise. Aus den Früchten werden ein Saft, Holundersuppe, Mus und Eingemachtes hergestellt.

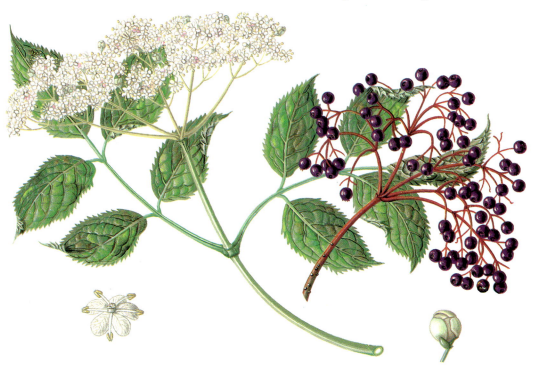

Vorkommen: In Europa, außer im hohen Norden; in Wäldern und Gebüschen; bis 1500 m.
Merkmale: Bis über 7 m hoher Strauch oder Baum. Rinde am Stamm hellbraun bis grau, warzig, an jungen Zweigen grün; Zweige mit weichem, weißem Mark, zerbrechlich; Blätter unpaarig gefiedert, mit 5–7 großen, länglichen, gesägten Fiederblättchen; Blüten weiß bis gelbweiß (Juni–Juli), in Scheindolden mit meist 5 Hauptästen, Kelch-, Kron- und Staubblätter je 5; Beeren schwarzviolett. Geschmack säuerlich.
Wirksame Teile: Blüten, reife Früchte, Blätter; an der Luft trocknen.

Inhaltsstoffe: Ätherisches Öl, Flavonoide, Gerbstoff, Schleim, Harz, Glykosid, Saponin, Alkaloid, organische Säuren, Zucker, Vitamine A, C.
Medizinische Eigenschaften: Abführend, blutreinigend, erweichend, harntreibend, schweißtreibend.
Anwendung: Innerlich und äußerlich; ✚ ♥ V
Siehe: Abszeß, Arteriosklerose, Augen, Blasenentzündung, Bronchitis, Frostbeule, Gerstenkorn, Gicht, Hämorrhoiden, Haut, Herz, Insektenstich, Leber, Nasenbluten, Niere, Rheumatismus, Tabakmißbrauch, Transpiration.

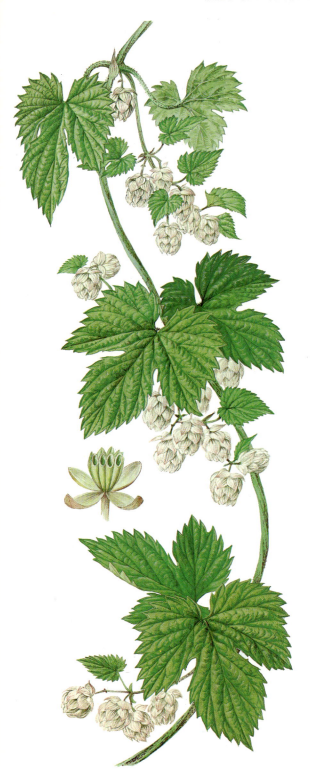

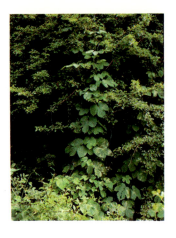

Hopfen, Wilder

Humulus lupulus L.

HANFGEWÄCHSE
Cannabinaceae

Der Wilde Hopfen kommt vor allem in Gebüschen und Wäldern in der Nähe von Gewässern vor. Aus einem ausdauernden Wurzelstock entwickelt er einjährige, fünf bis sieben Meter lange Triebe, die sich rechtswindend um Stämme und Zweige von Bäumen und Sträuchern legen und an ihnen emporklettern. Die sich rauh anfühlenden Blätter des Hopfens sind ganz ähnlich wie Weinrebenblätter gelappt, doch ihre Stiele sind feiner und ihr Blattgrund ist weniger eingetieft, außerdem fehlen dem Hopfen die Ranken. Er ist zweihäusig, und nur die weiblichen Pflanzen bzw. deren zapfenähnliche Blütenstände werden medizinisch oder zur Bierherstellung verwendet. Die gelblichen Drüsen auf der Blütenhülle der weiblichen Blüten und den Vor- und Deckblättern des Blütenstandes enthalten Lupulin, ein Sekret mit beruhigender Wirkung. Hopfen wird deshalb bei nervösen Störungen angewandt.

Die Vermehrung des kultivierten Hopfens erfolgt nicht durch Samen, sondern durch Wurzelstockstücke. Die jungen Hopfentriebe werden in manchen Gegenden gekocht und wie Spargel zubereitet.

● Während der Ernte können Personen, die besonders empfindlich sind, unpäßlich werden und an Schläfrigkeit und Kopfschmerzen leiden.
Vorkommen: In Europa; in Gebüschen und Wäldern; bis etwa 1500 m.
Merkmale: 5–7 m hoch. Ausdauernd; Stengel einjährig, rechtswindend, kantig, rauh; Blätter gegenständig, 3–5lappig, rauh, am Rand stachelspitzig gezähnt; Blüten gelbgrün (Juni–September), zweihäusig, die männlichen in Rispen, die weiblichen zahlreich, in hängenden, zapfenartigen Blütenständen, umschlossen von einem Deckblatt, bedeckt mit den Drüsen, die das Sekret Lupulin enthalten. Geruch stark aromatisch. Geschmack bitter.
Wirksame Teile: Zäpfchen, Lupulin (September, Oktober); nicht lange aufbewahren.
Inhaltsstoffe: Im Sekret Lupulin als Hauptwirkstoffe die Bitterstoffe Humulon und Lupulon, ätherisches Öl, Gerbstoff, Cholin.
Medizinische Eigenschaften: Antiseptisch, appetitanregend, krampflösend, schmerzlindernd, sedativ, verdauungsfördernd.
Anwendung: Innerlich und äußerlich; ✚ ♥
Siehe: Appetit, Haut, Magerkeit, Nervosität, Neuralgie, Schlaf, Verdauung.

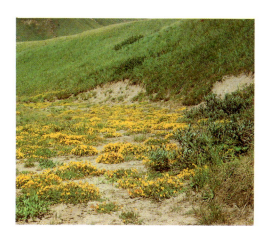

Hornklee, Gemeiner

Lotus corniculatus L.

SCHMETTERLINGSBLÜTLER
Papilionaceae

Den Hornklee findet man häufig in Wiesen und Matten. Seine Blätter sind fünfzählig gefiedert, und die gelben, oft rot überlaufenen Schmetterlingsblüten stehen in wenigblütigen Dolden zusammen. Der Name Hornklee bezieht sich auf den hornförmigen Fortsatz am Ende der Hülsenfrüchte.

Er gehört nicht zu unseren traditionellen Heilpflanzen. Der französische Arzt Leclerc entdeckte im letzten Jahrhundert zufällig die krampflösenden, beruhigenden Eigenschaften des Hornklees: Einer Bäuerin, die sowohl an einer Bindehautentzündung, als auch an einem mit Schlaflosigkeit und Herzklopfen verbundenen Nervenleiden litt, riet er, die Augen mit einem aus Steinklee hergestellten Augenwasser zu pflegen. Die Kranke pflückte statt des Steinklees den Hornklee und bereitete einen Aufguß. Dies erwies sich als glückliche Verwechslung, denn acht Tage später waren nervöse Störungen und Schlaflosigkeit verschwunden.

Der Hornklee ist eine hervorragende Futterpflanze und liefert vorzüglichen Nektar.

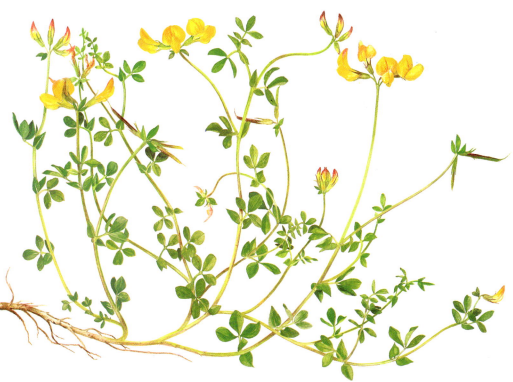

Vorkommen: In Europa; in Wiesen, auf Halbtrocken- und Trockenrasen, in lichten Wäldern; bis 3000 m.
Merkmale: 15–30 cm hoch. Ausdauernd; Stengel niederliegend, aufsteigend bis aufrecht, kahl bis leicht behaart; Blätter 5zählig gefiedert (2 große Nebenblätter, 3 Fiederblätter), Fiederblättchen sehr kurz gestielt, mit keilförmigem Grund; Blüten gelb bis gelborange, oft rot überlaufen (Mai–August), zu 3–6 in langgestielten Dolden; Hülse verlängert, in einen Schnabel auslaufend, reif mit 2 sich einrollenden Klappen aufspringend; Pfahlwurzel.

Wirksame Teile: Blüten.
Inhaltsstoffe: Flavonoide.
Medizinische Eigenschaften: Beruhigend, krampflösend.
Anwendung: Innerlich; ✚
Siehe: Angst, Herzklopfen, Nervosität, Schlaf.

WILDE UND VERWILDERTE PFLANZEN

Der Huflattich ist einer der ersten Frühjahrsblüher; schon im Februar kann man ihn scharenweise auf lehmigen Böden, an Straßenrändern, auf Dämmen, in Steinbrüchen und an ähnlichen Standorten finden. Er ist eine äußerst widerstandsfähige, als Unkraut kaum auszurottende, als Heilpflanze aber sehr nützliche Art. Der deutsche Name weist auf die Form der Blätter hin. Andere deutsche Bezeichnungen und der wissenschaftliche Name *Tussilago* (von *tussis*, Husten und *agere*, vertreiben) deuten eine der wichtigsten Eigenschaften der Art an: Der Aufguß der Blüten lindert Husten und andere Leiden der Atmungsorgane. Er sollte jedoch immer filtriert werden, um die Haare der Haarkronen zu entfernen, die zu einer Reizung des Rachens führen können. Die Blüten können mit jungen Blättern gemischt werden. Äußerlich werden zerquetschte Blätter bei Verstauchungen und zur Wundheilung angewandt.

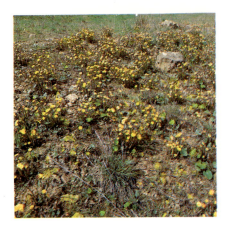

Huflattich

Tussilago farfara L.
Brustlattich

KORBBLÜTLER
Compositae

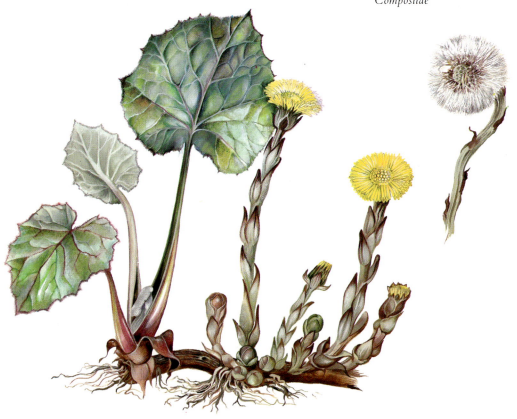

⛔ Bei innerlicher Anwendung Zubereitungen filtrieren.
Vorkommen: In Europa; auf tonigen und lehmigen Böden; bis 2600 m.
Merkmale: 8–30 cm hoch. Ausdauernd; Blätter nach den Blütentrieben erscheinend, grundständig, gestielt, ausgewachsen derb, im Umriß vieleckig, entfernt gezähnt, oberseits grün, unterseits weißfilzig; Blütenschäfte aufrecht, spinnwebig-wollig, mit roten bis grünen Schuppenblättern, Blütenköpfe goldgelb (Februar–Mai), einzeln, innen mit röhrenförmigen Blüten, Randblüten zungenförmig, sehr zahlreich; Frucht mit seidig schimmernden Haaren. Geschmack bitter.
Wirksame Teile: Blätter, Blütenköpfe, Wurzeln, Saft.
Inhaltsstoffe: Schleimstoffe, Gerbstoff, Inulin, Gallussäure, Mineralsalze.
Medizinische Eigenschaften: Fördert den Auswurf, blutreinigend, erweichend, schweißtreibend, sedativ.
Anwendung: Innerlich und äußerlich; ✚ ♥
Siehe: Abszeß, Asthma, Bronchitis, Fuß, Haut, Husten, Luftröhrenentzündung, Stimme, Tabakmißbrauch, Verstauchung, Wunde.

WILDE UND VERWILDERTE PFLANZEN

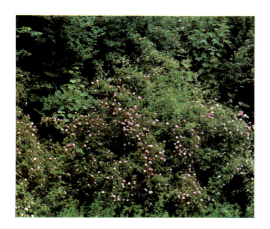

Hundsrose

Rosa canina L.
Gemeine Heckenrose

ROSENGEWÄCHSE
Rosaceae

Die Hundsrose ist nur eine, allerdings meist die häufigste, der zahlreichen Wildrosen, die in Mitteleuropa zu finden sind. Der einige Meter hoch wachsende Strauch bildet besonders entlang von Waldrändern und in Feldhecken undurchdringbare Hindernisse. Der Gartenliebhaber schmückt mit den herrlichen, duftenden Büschen Rasenflächen und Gartenhecken; der Züchter gebraucht sie zum Veredeln der zahllosen Sorten von Kulturrosen. Blüten und Blätter der Hundsrose werden auch in der Heilkunde angewandt, außerdem die als Hagebutten bekannten Früchte sowie die durch Insektenstich hervorgerufenen Rosengallen, bekannt als Rosenschwamm. Blütenknospen und Blätter sind ein angenehmes Abführmittel. Sie werden auch zur Förderung der Narbenbildung angewandt. Die Rosengallen, als Heilmittel seit der Antike bekannt, wirken dank ihrem hohen Gerbstoffgehalt adstringierend und tonisch. Ihr hoher Vitamin-C-Gehalt macht die frisch gesammelten Hagebutten vielseitig anwendbar. Von den Haaren im Innern befreit, können sie auch als Marmelade gegessen oder zu Tee aufgebrüht werden.

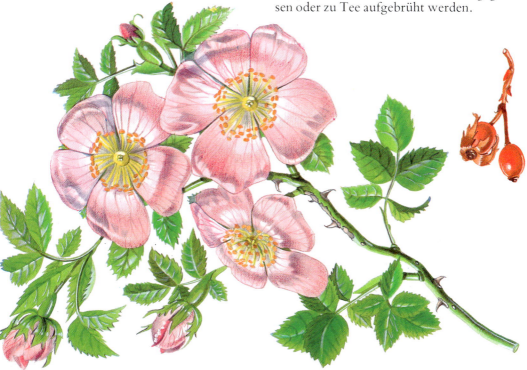

Vorkommen: Fast in ganz Europa; an Straßenrändern, in Feldhecken, an Waldrändern; bis etwa 1600 m.
Geschützt: CH; Hagebutten.
Merkmale: 1–5 m hoch. Strauch; Blätter gefiedert, mit 5–7 gezähnten, kahlen, eiförmigen Blättchen, Nebenblätter verlängert; Blüten hellrosa (Juni–Juli), einzeln oder in Doldenrispen, groß (2–8 cm), Kelchblätter dreieckig, Kronblätter 5, Staubblätter zahlreich; Früchtchen eingesenkt in die eiförmige bis kugelige, bei der Reife rote Scheinfrucht (Hagebutte). Geruch angenehm. Geschmack säuerlich.

Wirksame Teile: Blütenknospen, Blätter (im Frühling an schattiger Stelle trocknen), Hagebutten nach Entfernen der Haare rasch trocknen; trocken unbegrenzt haltbar.
Inhaltsstoffe: Vitamine A, B, C, E, K, PP, Gerbstoff, Pektin.
Medizinische Eigenschaften: Abführend, adstringierend, harntreibend, narbenbildend, gegen Skorbut, tonisch.
Anwendung: Innerlich und äußerlich; ✚ ♥ Ⅴ
Siehe: Angst, Asthenie, Blutung, Durchfall, Frühjahrskur, Steinerkrankungen, Verbrennung, Wunde.

137

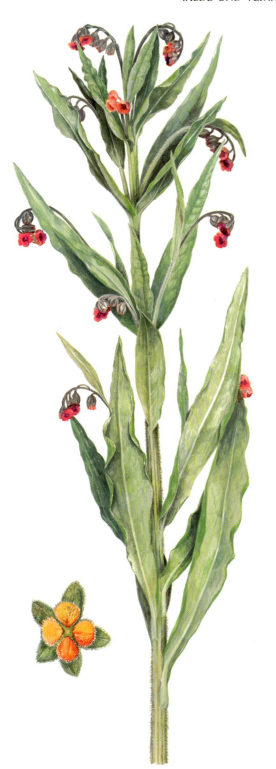
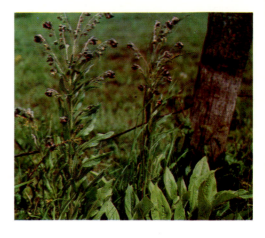

Hundszunge, Echte

Cynoglossum officinale L.

RAUHBLATTGEWÄCHSE
Boraginaceae

Wie der deutsche Name bezieht sich der lateinische Gattungsname auf die weichen, langen Blätter dieser Pflanze, denn er leitet sich vom griechischen *kyon* (Hund) und *glossa* (Zunge) ab. Die Echte Hundszunge unterscheidet sich von den verwandten Arten durch die dunkelbraunroten Blüten und die einseitigen, am Rand wulstig verdickten Nüßchen, die mit ungleich langen Stacheln mit Widerhaken bedeckt sind. Sie ist eine zweijährige Pflanze; man findet sie auf Weiden, Schuttplätzen und an Wegrändern. Ihre frisch zerriebenen Blätter sollen Ratten und Parasiten von Haustieren vertreiben. Die Wurzel wurde früher sowohl zum Färben als auch zu Heilzwecken verwendet.

Sie enthält das Alkaloid Cynoglossin, das bei kaltblütigen Tieren schon in geringer Menge lähmend auf die Nerven wirkt, während es bei warmblütigen Tieren auch in größeren Mengen unwirksam bleibt. Die Pflanze wird heute äußerlich und innerlich vor allem wegen ihrer erweichenden, sedativen und adstringierenden Wirkung eingesetzt.

Vorkommen: In Europa; auf Ödland, an Wegrändern; bis etwa 2400 m.
Merkmale: 30–80 cm hoch. Zweijährig; Stengel kräftig, haarig, grün, im oberen Teil verzweigt; Blätter graugrün, lang, weich, samtig, die unteren eiförmig, groß, gestielt, mit deutlichen Seitennerven, die oberen lanzettlich, etwas stengelumfassend; Blüten dunkelrotbraun (Mai–Juni), kurz gestielt, in eingerollten, traubenartigen Blütenständen, Kelch behaart, mit 5 gleichen Zipfeln, Krone mit kurzer Röhre und 5 Zipfeln; Frucht aus 4 schildförmigen, mit Stacheln besetzten Nüßchen; Wurzel schwarz, lang, ausdauernd. Geruch etwas mäuseartig, widerlich. Geschmack schwach, im Alter bitter.
Wirksame Teile: Wurzel (im Herbst des 2. Jahres), frische Blätter; rasch trocknen, dicht verschlossen aufbewahren.
Inhaltsstoffe: Alkaloide, Schleimstoffe, Gerbstoff, Harz, ätherisches Öl.
Medizinische Eigenschaften: Adstringierend, erweichend, sedativ.
Anwendung: Innerlich und äußerlich; ✚
Siehe: Durchfall, Juckreiz, Mund, Schrunde, Verbrennung.

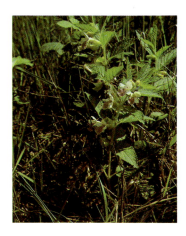

Immenblatt

Melittis melissophyllum L.
Bienensaug, Melissenblatt, Waldmelisse

LIPPENBLÜTLER
Labiatae

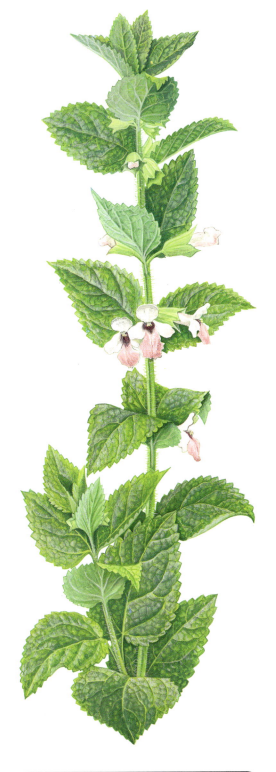

Wie bei der Melisse leitet sich auch der Name *Melittis* von *melitta* bzw. *melissa* ab, dem griechischen Wort für Honigbiene und zugleich Name für manch andere, von Bienen viel besuchte Lippenblütler. Auch mehrere deutsche Bezeichnungen spielen auf die Beliebtheit dieser Pflanze bei den Bienen an. Das Immenblatt hat große, schöne, meist weiße Blüten mit rosa gefleckter Unterlippe. Der Nektar wird so reichlich abgesondert, daß er den unteren Teil der breiten Kronröhre füllt. Die Blätter ähneln denen der Melisse, riechen aber nicht zitronenartig, sondern eher unangenehm, etwas wanzenartig. Die hübsche Pflanze wächst in lichten, warmen Laubwäldern und in sonnigen Gebüschen vor allem in den Kalkgebieten. Zum ersten Mal wurde sie 1542 von Leonhart Fuchs beschrieben. In der Volksmedizin wird das Kraut ähnlich wie Melisse und Majoran gebraucht; in manchen Gegenden war es das am meisten angewandte Mittel gegen Gicht und Blasengries. In jüngerer Zeit scheint die Pflanze für die Pflanzenheilkunde jedoch nur von geringer Bedeutung gewesen zu sein.

Vorkommen: In Südeuropa, im südlichen Mitteleuropa bis Mitteldeutschland; in lichten Eichen-, Linden- und Buchenwäldern; bis 1400 m.
Geschützt: CH; ⚥ nicht erhältlich.
Merkmale: 20–60 cm hoch. Ausdauernd; Stengel meist einfach, aufrecht, weich behaart; Blätter gegenständig, gestielt, eiförmig, grob gekerbt bis gesägt; Blüten rosa oder weiß, mit rötlichem Fleck auf der Unterlippe (Mai–Juni), sehr groß, oft einseitswendig, zu 1–3 in den Achseln der Blätter, Kelch breit glockig, 2lippig, mit 2–5 Zähnen, Krone 2lippig, mit 3lappiger Unterlippe und langer Röhre, Staubblätter 4; Wurzelstock kriechend. Geruch unangenehm. Geschmack scharf, aromatisch.
Wirksame Teile: Ganze Pflanze ohne Wurzeln (Beginn der Blütezeit).
Inhaltsstoffe: Cumarinverbindung.
Medizinische Eigenschaften: Antiseptisch, harntreibend, reguliert die Menstruation, sedativ.
Anwendung: Innerlich und äußerlich.
Siehe: Angst, Augenbindehautentzündung, Menstruation, Schwindel, Verdauung.

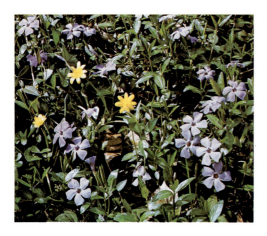

Immergrün

Vinca minor L.

HUNDSGIFTGEWÄCHSE
Apocynaceae

Das Immergrün bildet in lichten Wäldern oft ausgedehnte, dunkelgrüne Teppiche, aus denen sich ab März kurze Zweige mit himmelblauen Einzelblüten erheben. Die Blätter sind lederartig derb, glänzend und immergrün. Oft trifft man die Pflanze in der Nähe von Burgen als Überbleibsel ehemaliger Burggärten an. In einigen Gegenden wird das Immergrün zu Braut- und Totenkränzen geflochten oder gegen Blitzschlag am Haus aufgehängt. Im Mittelalter war es in manchem Liebestrank enthalten. Auch seine medizinische Anwendung ist jahrhundertealt. So empfiehlt es Agricola 1539 gegen Angina, Mattioli 1554 gegen Nasenbluten; lange Zeit hielt man es auch für ein Mittel gegen Lungenkrankheiten. Immergrün ist vor allem ein gutes, bitter schmeckendes Tonikum gegen Blutarmut und Appetitlosigkeit und empfehlenswert während der Rekonvaleszenz. Bei neueren Untersuchungen wurde in der Pflanze ein Alkaloid, das Vincamin, nachgewiesen, das gefäßerweiternd und blutdrucksenkend wirkt. Eine Essenz aus der frischen, blühenden Pflanze wird in der Homöopathie gegen verschiedene Hautkrankheiten angewendet.

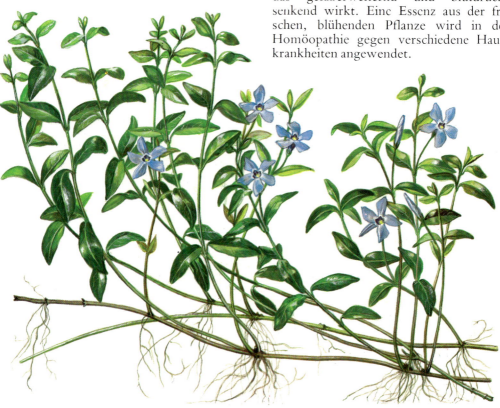

Vorkommen: In Mittel- und Südeuropa; in halbschattigen Wäldern; bis 1300 m.
Merkmale: 15–20 cm hoch. Ausdauernd; bis über 60 cm lange, kriechende, niederliegende und wurzelnde Stengel; Blätter gegenständig, kurz gestielt, lanzettlich bis elliptisch, glänzend, wintergrün; Blüten hellblau bis blauviolett (März–Mai), einzeln blattachselständig, lang gestielt, Kelch trichterförmig, 5zipfelig, Krone flach ausgebreitet, mit trichterförmiger Röhre und 5 schief abgeschnittenen Zipfeln, Staubblätter 5, Griffel an der Spitze verdickt; Frucht (Balgfrucht) selten.

Wirksame Teile: Blätter (ganzjährig, zur Konservierung im März sammeln).
Inhaltsstoffe: Alkaloid (Vincamin), Flavonoide, Gerbstoff, Pektin, organische Säuren, Mineralsalze.
Medizinische Eigenschaften: Adstringierend, antidiabetisch, blutdrucksenkend, gefäßerweiternd, hemmt die Milchsekretion, wundheilend.
Anwendung: Innerlich und äußerlich; ✚
Siehe: Anämie, Angina, Appetit, Bluthochdruck, arterieller, Diabetes, Magenverstimmung, Quetschung, Rekonvaleszenz, Schwindel, Stillen.

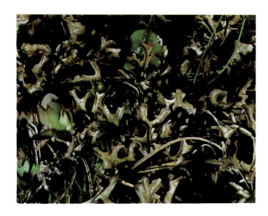

Isländisch Moos

Cetraria islandica L.

FLECHTEN
Parmeliaceae

Der Name Isländisch Moos ist irreführend, denn bei dieser niederen, blüten-, blatt- und wurzellosen Pflanze handelt es sich keineswegs um ein Moos, sondern um eine Flechte. Wie alle anderen Flechten zeichnet sie sich dadurch aus, daß sie eigentlich keinen einheitlichen Organismus darstellt, sondern aus zwei völlig verschiedenen Pflanzen, aus einer Pilz- und einer Algenart, aufgebaut ist. Beide sind allerdings untrennbar miteinander verbunden und leben in sehr engem Kontakt und zu beiderseitigem Nutzen zusammen. Bei den Flechten entstehen dabei aus den beiden Partnern völlig neue Organismen, die im Aussehen wesentlich von den beteiligten Pilz- und Algenarten abweichen und auch zu neuen Leistungen fähig sind – ein im Pflanzenreich einzigartiges Phänomen. Das Isländisch Moos wächst auf Magerrasen und in lichten Wäldern und bildet mit seinen bräunlichen, vielfach verzweigten, aufrechten Lagern locker aufliegende Rasen, die bei Feuchtigkeit elastisch, bei Trockenheit aber starr und zerbrechlich sind. Isländisch Moos wird bei verschiedenen gesundheitlichen Störungen verwendet. Es regt vor allem die Verdauungsdrüsen an und wirkt daher appetitanregend.

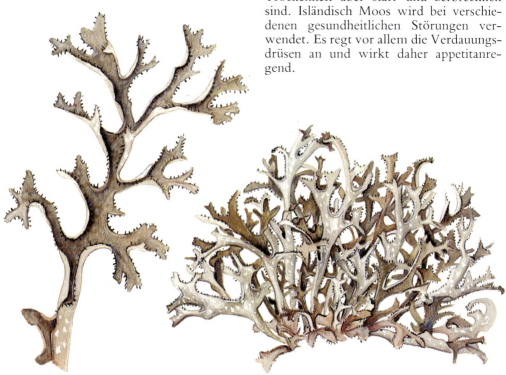

⛔ Darf keinen an Geschwüren leidenden Personen verabreicht werden.
Vorkommen: In Mittel- und Nordeuropa; auf Magerrasen, in lichten Wäldern (vor allem auf Sandböden) und Mooren; bis über 2500 m.
Merkmale: 3–15 cm hoch. Lager aufgerichtet, strauchig, aus mehrfach verzweigten, flachen bis rinnigen, bandartigen, am Rand mit stiftartigen Zähnchen besetzten Lappen, oberseits oliv bis dunkelbraun, unterseits heller bräunlich bzw. oliv bis fast weißlich, mit weißen Flecken, gegen die Basis rötlich. Geruch leicht tangartig. Geschmack bitter.

Wirksame Teile: Getrocknete, gegebenenfalls von Bitterstoffen befreite Pflanze; kann das ganze Jahr über gesammelt werden.
Inhaltsstoffe: Flechtensäuren, Bitter- und Schleimstoffe, Kohlenhydrate.
Medizinische Eigenschaften: Antiseptisch, appetitanregend, gegen Brechreiz, erweichend, krampflösend, tonisch.
Anwendung: Innerlich; ✚
Siehe: Erbrechen, Husten, Lunge, Müdigkeit, Reisekrankheit, Rekonvaleszenz, Übelkeit.

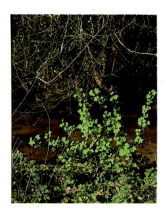

Johannisbeere, Rote

Ribes rubrum L.

STACHELBEERGEWÄCHSE
Grossulariaceae

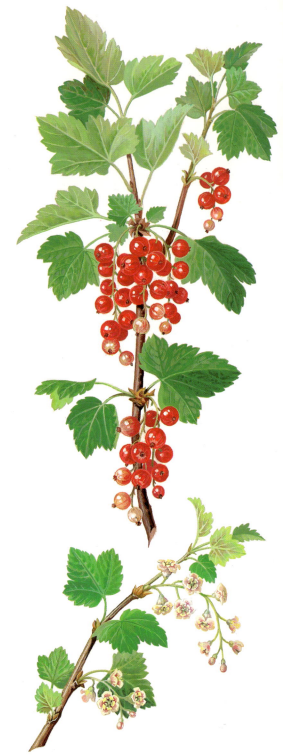

Echte Wildformen der stachellosen Roten Johannisbeere sind bei uns nur selten in Auwäldern zu finden. Ihre Beeren sind besonders klein, und sie verbreitet sich mit Hilfe von Kriechsprossen. Die aus der Roten Johannisbeere entwickelten Gartenformen besitzen etwas größere Beeren, aber keine Kriechsprosse. Die Beeren erreichen ihre Reife meist gegen Ende Juni, um Johanni, was ihnen zu ihrem volkstümlichen Namen verholfen hat. Sie sind blutreinigend und erfrischend und dürfen auch von Diabetikern gegessen werden. Im Backofen getrocknet, sind sie gut haltbar und können dann im Winter zu einem verdauungsfördernden, delikat schmeckenden Tee aufgegossen werden.

Die Beeren sind ungewöhnlich reich an verschiedenen Fruchtsäuren, und man kann aus ihnen ohne Kochen ein Gelee herstellen. Dazu werden die Beeren mit der Gabel von den Trauben abgestreift und vorsichtig zerquetscht, so daß die Kerne ganz bleiben. Anschließend wird der Saft abgeseiht und die doppelte Menge Zucker hinzugefügt.

Vorkommen: In Nord- und Mitteleuropa; in Auwäldern; bis etwa 2000 m.
Merkmale: 1–1,50 m hoch. Strauch; Äste nicht stachelig, Rinde grau, an älteren Ästen sich in Streifen ablösend; Blätter wechselständig, handförmig gelappt, mit 3–5 gesägten Lappen, gestielt, im Herbst abfallend; Blüten gelbgrün (April–Mai), in hängenden Trauben, Kelch mit grünlichen oder braunroten Kelchblättern, 2 mal so lang wie die Kronblätter; Trauben kleiner, roter, glänzender Beeren mit saftigem Fruchtfleisch, mit mehreren Samen. Geschmack säuerlich.

Wirksame Teile: Früchte (Juli–August).
Inhaltsstoffe: Kohlenhydrate, Äpfel-, Zitronen- und Weinsäure, Schleim, Vitamin C.
Medizinische Eigenschaften: Abführend, adstringierend, appetitanregend, blutreinigend, harntreibend, mineralsalzzuführend, verdauungsfördernd.
Anwendung: Innerlich.
Siehe: Appetit, Fettleibigkeit, Flechte, Frühjahrskur, Rheumatismus, Verstopfung.

WILDE UND VERWILDERTE PFLANZEN

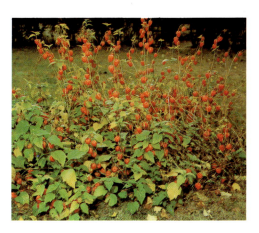

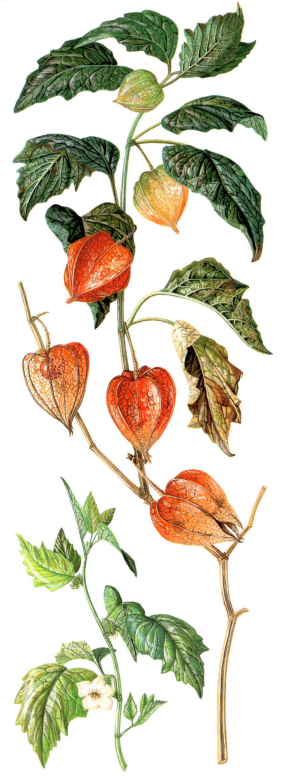

Judenkirsche

Physalis alkekengi L.
Blasenkirsche, Schlutte

NACHTSCHATTENGEWÄCHSE
Solanaceae

Die Judenkirsche blüht vom Mai an in Gebüschen oder auch als Unkraut in Weinbergen, besonders auf kalkreichen Böden. Während des Sommers wird der zur Blütezeit noch kleine und grüne Kelch allmählich immer aufgeblasener wie ein kleiner Lampion und färbt sich leuchtend rot. Der Gattungsname *Physalis* leitet sich von dem griechischen Wort für Blase ab. Der schweizerische Volksname Schlutte (weites Hemd) bezieht sich wohl ebenfalls auf den Kelch, der die kirschenähnlichen und im September reif werdenden Früchte locker umschließt. Die säuerlich-bitteren Beeren können in geringer Menge gegessen werden, doch ohne Teile des Kelches, der sehr viel Bitterstoff enthält. Früher wurde die Judenkirsche, meist in Branntwein ausgezogen, besonders bei Nieren- und Blasensteinen gebraucht, wohl weil aus der Form der Beeren eine Wirkung auf die ähnlich aussehenden Steine abgeleitet wurde – eine Theorie, die in der alten Heilkunde als Signaturenlehre bezeichnet wird. Die ohne Wurzel gesammelte ganze Pflanze wird zur Herstellung eines harntreibenden Weines verwendet.

⊖ Nicht zu verwechseln mit der Tollkirsche.
Vorkommen: In Mittel- und Südeuropa; oft nur aus Gärten verwildert, in Gebüschen, Weinbergen; bis etwa 1500 m.
Merkmale: 20–60 cm hoch. Ausdauernd; Stengel aufrecht, kantig, locker behaart; Blätter kahl oder schwach behaart, paarweise, gestielt, eiförmig, etwas zugespitzt, Blüten weißlich (Mai–Oktober) einzeln, nickend; Kelch zunächst klein, behaart; Beere orange-scharlachrot, eingeschlossen in den blasenartigen, scharlachroten Fruchtkelch (Herbst); Wurzelstock kriechend. Geschmack der Beere säuerlich.

Wirksame Teile: Beeren ohne Kelche, Stengel, Blätter (September–Oktober).
Inhaltsstoffe: Vitamin C, Zitronensäure, Äpfelsäure, Karotinoide, Kohlenhydrate, Spuren von Alkaloiden.
Medizinische Eigenschaften: Blutreinigend, entzündungshemmend, erfrischend, fiebersenkend, harntreibend, sedativ.
Anwendung: Innerlich und äußerlich; ✚ V
Siehe: Gelbsucht, Gicht, Harnstoff, Ödem, Steinerkrankungen.

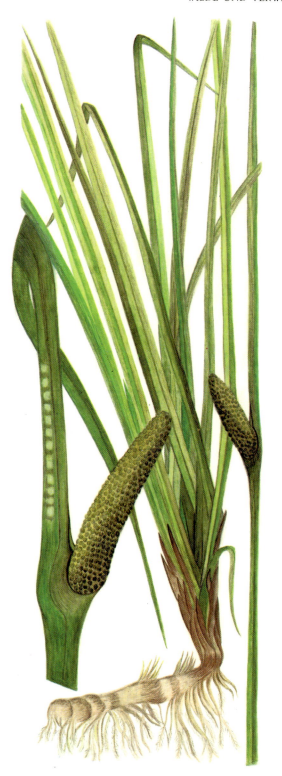
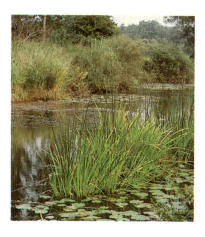

Kalmus

Acorus calamus L.
Deutscher Zitwer oder Ingwer, Magenwurz

AronstabgewÄchse
Araceae

Der Kalmus stammt aus Asien und wurde im 13. Jahrhundert durch die Tataren, die ihn zur Desinfektion des Trinkwassers benutzten, nach Osteuropa gebracht. Heute hat sich der Kalmus über große Teile Europas verbreitet. Er ist eine Sumpfpflanze wie das Schilf, daher auch sein vom griechischen *kalmus* (Schilf) abgeleiteter Artname.

Man findet ihn in der Verlandungszone von Seen, in Gräben und am Ufer träge fließender Gewässer. Er kommt oft nur vereinzelt vor und steht deshalb in manchen Ländern oder Gebieten unter Naturschutz. Da in unserem Klima seine Früchte nicht zur Reife gelangen, kann sich der Kalmus nur mit Hilfe des im Schlamm wachsenden Wurzelstockes ausbreiten. Der angenehme Geruch des Kalmus erinnert an den von Mandarinen; sein Geschmack allerdings ist bitter. In manchen Gegenden verwendet man ihn zur Aromatisierung von Bier oder Branntwein, in anderen wird der gekochte Wurzelstock auch gegessen. Außerdem soll die Pflanze Wanzen vertreiben und Pelzwerk vor Motten schützen.

● Der Wurzelstock wirkt in großen Mengen als Brechmittel.
Vorkommen: In Europa; in Sümpfen, an Seen und Flüssen, bis 1000 m.
Geschützt: CH; ⚜ Wurzelstock.
Merkmale: 50 cm–1,50 m hoch. Ausdauernd; Blätter 2zeilig gestellt, schwertförmig, lang, schmal, im unteren Teil rötlich, senkrecht stehend; Blüten grünlich, klein (Mai–August), zu Hunderten in langem Blütenkolben, der von einem aufwärts gerichteten Hüllblatt überragt wird, mit 6 Blütenblättern, 6 Staubblättern und einem Fruchtknoten; Wurzelstock verzweigt, gegliedert, grünlichbraun; Geruch ähnlich dem von Mandarinen. Geschmack pfefferartig.
Wirksame Teile: Wurzelstock (September–Oktober); in kleinen Stücken trocknen.
Inhaltsstoffe: Ätherisches Öl, Bitterstoffe, Gerbstoff, Schleim, Glykoside, Cholin, organische Basen, Harz, Stärke.
Medizinische Eigenschaften: Appetitanregend, blutstillend, magenwirksam, schweißtreibend, sedativ, windtreibend.
Anwendung: Innerlich und äußerlich; ✚ ⓥ
Siehe: Blähung, Erbrechen, Gicht, Insekten, Nervosität, Übelkeit, Verdauung, Zahnfleisch.

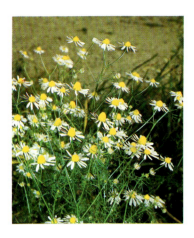

Kamille, Echte

Matricaria chamomilla L.

KORBBLÜTLER
Compositae

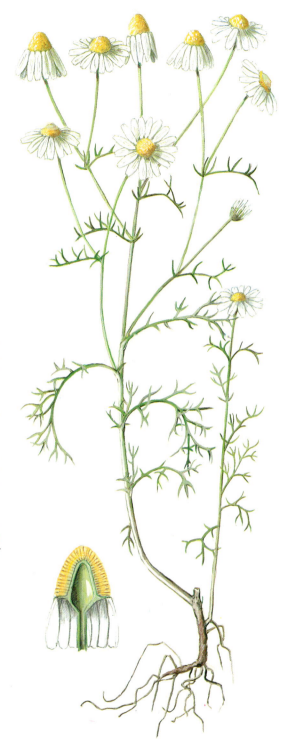

Die Echte Kamille hat in ihrer engeren Verwandtschaft mehrere Doppelgänger. Sie ist jedoch weitaus wirksamer als die anderen, im Volksmund ebenfalls Kamille oder Hundskamille genannten Arten. Schon aus diesem Grund sollte man sie zu unterscheiden wissen. Man kann sie an folgenden vier Merkmalen erkennen: Die ganze Pflanze riecht stark aromatisch; gegen Ende der Blütezeit sind die weißen Zungenblüten zurückgeschlagen; der Blütenboden ist konisch-kegelförmig geformt und hohl; die Blätter sind in sehr feine lineale Abschnitte gegliedert. Die Echte Kamille wächst in Getreidefeldern und Brachäckern, an Wegrändern und auf Schuttplätzen, sie kommt jedoch heute immer seltener vor. Sie ist eine der bekanntesten Heilpflanzen und wird auch heutzutage noch sehr viel und auch vielseitig verwendet – äußerlich bei Wunden und Geschwüren, bei Entzündungen der Schleimhäute von Mundhöhle, Rachen, Bronchien, Nase, innerlich bei Krämpfen des Magen-Darm-Traktes, Gallenkoliken und anderem mehr. Außerdem wirkt die Echte Kamille regulierend bei Menstruationsstörungen.

⊖ Nicht zu den Mahlzeiten einnehmen.
Vorkommen: Fast in ganz Europa, außer in den nördlichsten Teilen; bis über 1600 m.
Merkmale: 20–50 cm hoch. Einjährig, mit aufrechtem, stark ästigem, kahlem Stengel; Blätter doppelt bis 3fach fiederteilig, mit schmallinealen Abschnitten; Blütenköpfe in der Mitte gelb (zahlreiche 5zipfelige Röhrenblüten), am Rand mit weißen Zungenblüten (Mai–Oktober), mit anfangs flachem, später konisch-kegelförmigem, hohlem Blütenboden; Früchte (Achänen) klein, 5rippig. Geruch durchdringend aromatisch.

Wirksame Teile: Blütenköpfchen (Juni–Juli).
Inhaltsstoffe: Ätherisches Öl mit blauem Chamazulen (im Licht braun werdend), Flavonoide, Terpene, Glykoside, Cumarinderivate, Fettsäuren, Kalium.
Medizinische Eigenschaften: Antiseptisch, entzündungshemmend, krampflösend, reguliert die Menstruation, schmerzstillend, sedativ, tonisch, verdauungsfördernd.
Anwendung:. Innerlich und äußerlich; ✚ ♥
Siehe: Grippe, Haar, Haut, Kopfschmerzen, Menstruation, Mund, Neuralgie, Sonnenbrand, Wunde.

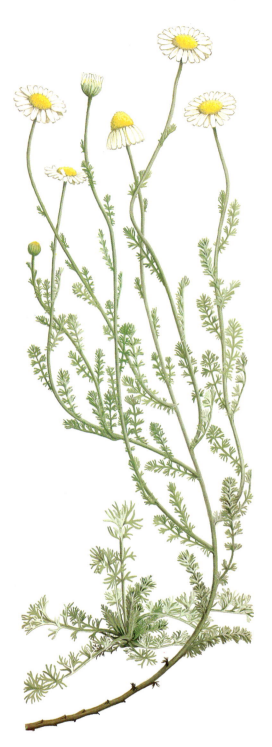
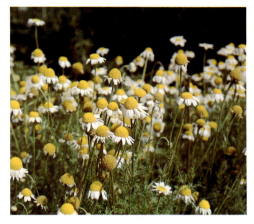

Kamille, Römische

Chamaemelum nobile (L.) All.
Gartenkamille, Welsche Kamille

KORBBLÜTLER
Compositae

Die Römische Kamille wird in ähnlicher Weise gebraucht und geschätzt wie die Echte Kamille. Allerdings findet man sie in Mitteleuropa nur selten aus Gärten verwildert. Aber im Gegensatz zur Echten ist bei der Römischen Kamille der Köpfchenboden mit kleinen Schuppenblättchen besetzt und innen nicht hohl, sondern mit Mark gefüllt. Sie riecht aber, ebenso wie ihre Verwandte, die Echte Kamille, sehr stark aromatisch.

Die Römische Kamille ist eine west- und südeuropäische Pflanze, die offenbar erst im Laufe des 16. Jahrhunderts bei uns bekannt wurde. Häufig ist in den Gärten eine Kulturform mit gefüllten Blüten anzutreffen, deren Köpfchen nur weiße Zungenblüten, aber keine gelben Röhrenblüten aufweisen. Nach der Ernte, die ab Sommerbeginn bei trockener Witterung in dem Maße voranschreitet wie die Köpfchen aufgehen, wird sie rasch an schattiger Stelle getrocknet. Schlecht getrocknete Blüten werden schwarz und verlieren ihre Wirksamkeit.

Vorkommen: In West- und Südeuropa; auf Feldern und Schutt; bis etwa 1000 m.
Merkmale: 10–30 cm hoch. Ausdauernde, behaarte, grünlichweiße Pflanze; Stengel basal liegend, dann aufgerichtet; Blätter klein, 1- bis 2fach fiederteilig mit schmalen, kurzen Zipfeln, grünlichweiß; Blüten in der Mitte gelb, Zungenblüten weiß (Juni–September), Köpfchen einzeln, Früchtchen klein, mit 3 feinen Rippen. Geruch aromatisch. Geschmack bitter.
Wirksame Teile: Köpfchen, blühende Pflanze (Juni–September); rasch im Schatten trocknen.

Inhaltsstoffe: Ätherisches Öl, Cholin, Inositol, Sterol, Schwefel, Phosphor, Eisen.
Medizinische Eigenschaften: Brechreizerzeugend (in starker Dosierung), fiebersenkend, krampflösend, magenwirksam, reguliert die Menstruation, verdauungsfördernd, wundheilend.
Anwendung: Innerlich und äußerlich; ✚ ⓥ
Siehe: Appetit, Augen, Augenbindehautentzündung, Haut, Juckreiz, Kolik, Kopfschmerzen, Menstruation, Nervenkrise, Schmerz, Verdauung.

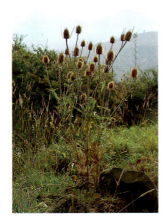

Karde, Wilde

Dipsacus silvester Huds.

KARDENGEWÄCHSE
Dipsacaceae

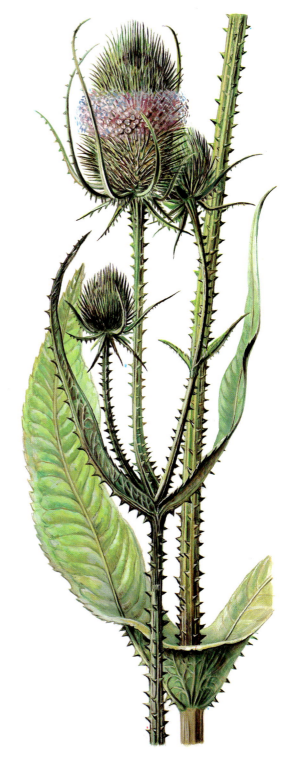

Stengel und Blattadern der Karde sind auf der Unterseite mit Stacheln versehen. Trotz ihres distelartigen Aussehens gehört die Wilde Karde nicht wie die Disteln zur Familie der Korbblütler. Ihre großen, eiförmigen Köpfchen sind mit vielen zugespitzten und etwas zurückgekrümmten Tragblättchen durchsetzt und an der Basis von schmalen, stacheligen Hüllblättern umgeben.

Der lateinische Gattungsname *Dipsacus* stammt vom griechischen *dipsan akeomai* (ich bekämpfe den Durst) ab. Und tatsächlich bilden die großen, mit ihren Basen verwachsenen, gegenständigen Blätter eine Art Behälter, der das Regenwasser auffängt. Eine Besonderheit ist auch beim Abblühen der aus unzähligen kleinen, lila Blütchen zusammengesetzten Köpfchen zu beobachten: Zuerst beginnt eine ringförmige Zone in halber Höhe des Köpfchens zu blühen; von dieser Zone setzt sich das Abblühen dann nach unten und oben fort. Die abgeblühten Köpfchen einer nahe verwandten Art, der Weberkarde *(D. sativus [L.] Scholl.)* wurden früher zum Aufrauhen von Wollstoffen verwendet; sie wurde deshalb vielerorts angebaut.

Vorkommen: In Mittel- und Südeuropa; an Wegrändern, in Gräben, auf Brachland; bis etwa 1000 m.
Merkmale: 80 cm–1,50 m hoch. Zweijährig; Stengel kräftig, verzweigt, mit kurzen Stacheln besetzt, aufrecht, an der Spitze mit eiförmigen, von schmalen, ebenfalls stacheligen Hüllblättern umgebenen Blütenköpfchen; Blätter ungeteilt, gegenständig, auf den Adern mit Stacheln, mit ihren Basen verwachsen, Regenwasser und Tau auffangend; Blüten lila (Juli–August), kurz, röhrenförmig, mit 4 Zipfeln, Kelch stark verkümmert; Früchtchen mit 8 Rippen.

Wirksame Teile: Wurzel (Spätsommer); in Stücke geteilt trocknen.
Inhaltsstoffe: Glykoside, Mineralsalze.
Medizinische Eigenschaften: Appetitanregend, blutreinigend, harntreibend, schweißtreibend.
Anwendung: Innerlich.
Siehe: Akne, Ekzem, Haut.

WILDE UND VERWILDERTE PFLANZEN

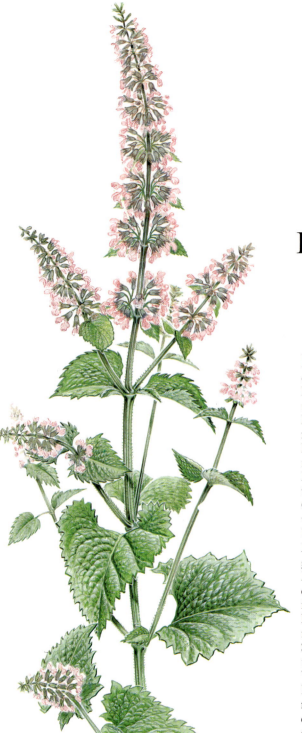

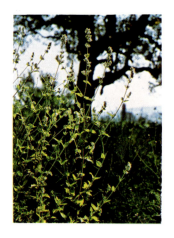

Katzenminze, Echte

Nepeta cataria L.
Katzenkraut

LIPPENBLÜTLER
Labiatae

Diese Pflanze soll, ebenso wie der Baldrian, eine besondere Anziehungskraft auf Katzen ausüben. Neben etwas unangenehm riechenden Arten gibt es bei der Katzenminze auch Varietäten mit angenehmem Minzengeruch. Sie ist eine alte Heilpflanze und kommt ursprünglich wild nur in Südeuropa und Vorderasien vor. Bei uns ist sie verwildert aus alten Kulturen anzutreffen; sie ist aber in vielen Gegenden selten geworden. Man findet sie vor allem auf Schutt, an Dorfwegen und Ufern, auf Bahnhöfen und Friedhöfen. Die Echte Katzenminze soll vor allem beruhigend wirken und die Verdauung fördern. Einige frische Blätter können zerkaut als erste Hilfe bei Zahnschmerzen dienen. Der im 17. Jahrhundert lebende Schweizer Arzt Leonhard Thurneiser berichtet jedoch über merkwürdige Wirkungen. Er habe einen Scharfrichter gekannt, der keinen Übeltäter hinrichten konnte, es sei denn, er habe Wurzeln der Katzenminze «ein wenig gekewet und darnach unter die Zunge genommen», worauf «ihm augenblicklich ein zorn und grimm ankommen und er gantz blutgierig worden».

Vorkommen: In Süd- und Mitteleuropa; in Ödland, an Wegrändern; bis etwa 1500 m.
Merkmale: 50 cm–1 m hoch. Ausdauernd; Stengel behaart, graugrün, aufrecht, verzweigt; Blätter gestielt, herz-eiförmig, gekerbt, 2–5 cm lang, oben graugrün, unten weißlich; Blüten weißlich, rötlich gesprenkelt (Juni–September), in gedrängten Scheinquirlen, Kelch haarig, fast gerade, mit 5 dreieckigen Zähnen, Blumenkrone den Kelch etwas überragend, Oberlippe aufrecht, 2lappig, Unterlippe konkav, 3lappig, Staubblätter 4, davon 2 länger; 4 dreikantige, kahle, braune Nüßchen. Geruch stark pfefferminzartig. Geschmack bitter, brennend, scharf.
Wirksame Teile: Blühende Sproßspitzen (Juni–September), ganze Pflanze (Sommer).
Inhaltsstoffe: Carvacrol, Thymol, Lactone, Neptalsäure.
Medizinische Eigenschaften: Krampflösend, magenwirksam, reguliert die Menstruation, schmerzstillend, tonisch, wundheilend.
Anwendung: Innerlich und äußerlich; ▼
Siehe: Husten, Keuchhusten, Magen, Nervosität, Schlaf, Schluckauf, Wunde, Zahn.

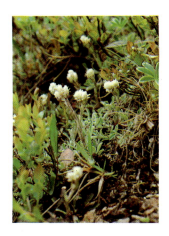

Katzenpfötchen

Antennaria dioica (L.) Gaertn.
Immortelle

KORBBLÜTLER
Compositae

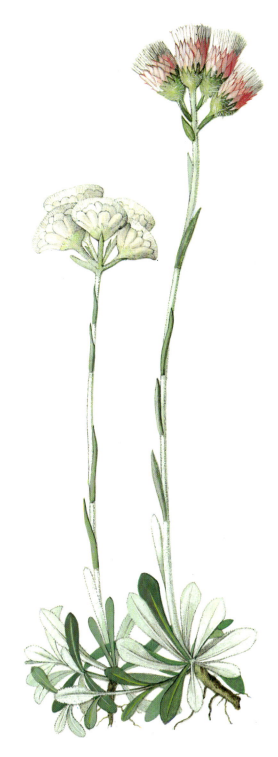

Das Katzenpfötchen bringt zweierlei Individuen hervor: Es gibt Pflanzen mit rosa Köpfchen, die nur weibliche Blüten, und andere mit weißen Köpfchen, die Zwitterblüten tragen. Das Katzenpfötchen findet sich vor allem auf Magerrasen kalkarmer Böden in den Bergen, wo es mit seinen unterseits graufilzigen Blattrosetten oft ganze Teppiche bildet. Die eher unscheinbaren Blüten fallen erst durch ihre rot oder weiß gefärbten Hüllblätter auf. Die Haarenden der Blütenhaarkronen der Blüten sind wie die Fühler von Tagfaltern keulenförmig verdickt, was der wissenschaftliche Name *Antennaria* vom lateinischen *antenna* (Fühler) ausdrückt. Die Pflanzen verwelken nicht im üblichen Sinn; als Trockensträuße und «Immortellenkränze» sind sie das ganze Jahr hindurch ein hübscher Blumenschmuck.

Früher wurde der Pflanze eine große Heilkraft bei Krebs und Lungentuberkulose nachgesagt. Heute wird ihr jedoch keine bedeutende Wirkung mehr zugeschrieben. Sie fördert die Gallenabsonderung und wirkt wegen ihres Gerbstoffgehaltes stopfend bei Durchfall.

Vorkommen: In Nord- und Mitteleuropa; auf Magerrasen, in lichten Wäldern; bis 2800 m.
Geschützt: CH; ⚥ Blüten.
Merkmale: 5–20 cm hoch. Ausdauernd; Stengel bis zum Blütenstand einfach, seidig-wollig behaart, beblättert, basal mit Rosette aus zahlreichen spateligen, oberseits grünen, behaarten bis kahlen, unterseits graufilzigen Blättern, obere Stengelblätter lanzettlich bis lineal, an den Stengel angedrückt; Blütenköpfchen weiß oder rosa (Mai–Juli), entweder mit zwittrigen Blüten und meist weißlichen, stumpflichen Hüllblättern oder mit weiblichen Blüten und rötlichen, spitzen Hüllblättern; Frucht (Achäne) kahl, mit Haarkrone. Wurzelstock walzlich, oberirdische, beblätterte Ausläufer bildend.
Wirksame Teile: Getrocknete weibliche Blütenköpfchen; in dünner Schicht rasch im Schatten trocknen.
Inhaltsstoffe: Gerbstoff, Schleimstoff, Harz.
Medizinische Eigenschaften: Antiseptisch, fördert den Auswurf, erweichend, fiebersenkend, gallentreibend, hustenbekämpfend, wundheilend.
Anwendung: Innerlich und äußerlich; ✚
Siehe: Bronchitis, Fieber, Gallenblase, Wunde.

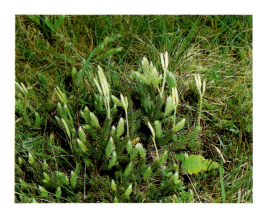

Keulenbärlapp

Lycopodium clavatum L.
Kolbenbärlapp, Schlangenmoos

BÄRLAPPGEWÄCHSE
Lycopodiaceae

Die Bärlappe sind Pflanzen von fremdartigem Aussehen. Sie bringen keine Samen hervor und pflanzen sich mit Hilfe von Sporen fort, die in Sporangien erzeugt werden. Er wächst vor allem auf mageren Heiden und versteckt seine langen, dicht am Boden hinkriechenden Sprosse zwischen Zwergsträuchern wie Heidekraut und Heidelbeere. Die Pflanze entwickelt sich nur langsam aus den Sporen, und es vergehen viele Jahre, bis sich die ersten Triebe zeigen. In den deutschen Namen der Pflanze und der Pflanzenfamilie steckt das althochdeutsche *lappo* (Tatze); der wissenschaftliche Gattungsname leitet sich vom griechischen *lycos* (Wolf) und *podion* (Fuß) ab. Beide Namen spielen damit auf die an zottige Tierpfoten erinnernden Sprosse der Pflanze an.

Die Sporen bilden noch heute die Basis für Wundpulver. Früher streute man das Sporenpulver in Pillenschachteln, um das Aneinanderkleben der Pillen zu verhindern. Bläst man das Pulver in eine Flamme, entsteht explosionsartig eine Stichflamme, was auf den sehr hohen Ölgehalt der Sporen zurückzuführen ist. Diese Eigenschaft wurde früher zur Erzeugung von theatralischen Effekten und von Blitzlicht für die Photographie verwendet.

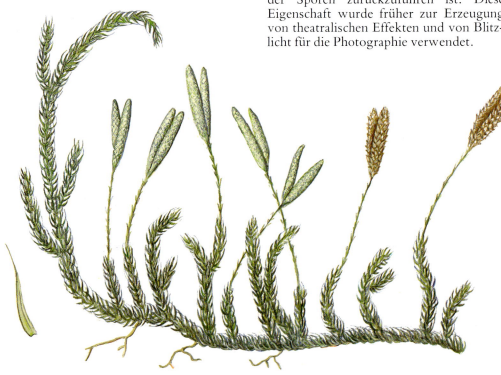

● Das Pulver ist feuergefährlich.
Vorkommen: In Europa, mit Ausnahme großer Teile des Mittelmeergebietes; bis 2300 m.
Geschützt: A, CH, D; Sporen.
Merkmale: Bis 1 m lang. Stengel weithin kriechend, verzweigt, an vielen Stellen wurzelnd; Blätter pfriemenförmig, klein, gedrängt, in eine weißliche Borste auslaufend; Sporangienähren meist zu 2–3, langgestielt auf aufrechten Trieben; Stiel mit kleinen, gelbgrünen Hochblättern besetzt; Ähre mit dreieckigen, die gelben Sporangien tragenden Blättchen (Juni–Oktober); Wurzeln gabelig verzweigt.

Wirksame Teile: Sporen (Juli–September); Sporenpulver durchsieben, trocken aufbewahren.
Inhaltsstoffe: Alkaloide, Zimtsäurederivate, Flavonoide, Fettsubstanzen, Zellulose.
Medizinische Eigenschaften: Erweichend.
Anwendung: Äußerlich.

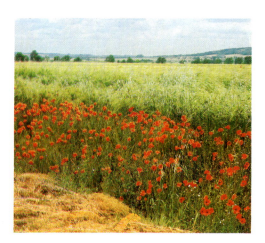

Klatschmohn

Papaver rhoeas L.
Feuermohn, Klatschrose

MOHNGEWÄCHSE
Papaveraceae

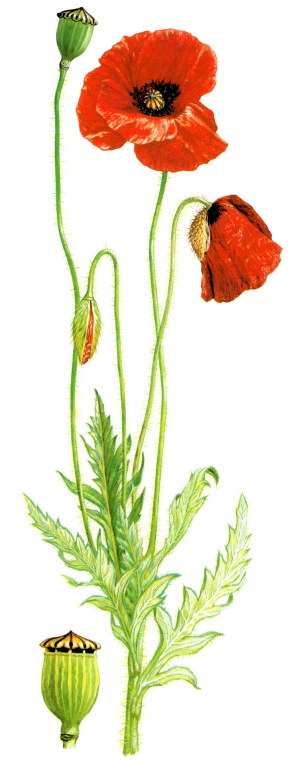

Noch vor wenigen Jahren konnte man zur Erntezeit zwischen den Ähren der Getreidehalme in großer Zahl die leuchtend scharlachroten Blüten des Klatschmohns sehen. Aber wie die Kornblume und viele andere Ackerunkräuter kommt auch der Klatschmohn infolge der chemischen Unkrautbekämpfung und der verbesserten Saatgutreinigung immer seltener vor. Nur außerhalb der Felder, entlang von Straßen und Eisenbahnlinien, findet er noch geeigneten Boden. Seine Heimat ist das östliche Mittelmeergebiet, doch wurde durch Samenfunde in der Nähe des Bodensees nachgewiesen, daß Klatschmohn bereits in der Jungsteinzeit als Begleiter des Ackerbaus vorkam. Der Milchsaft der Pflanze sowie die seit Jahrtausenden verwendeten Blüten enthalten das nicht giftige Alkaloid Rhoeadin. Wegen ihres Farbstoffgehaltes wurden die Blüten gelegentlich auch zum Färben von Tee und Wein benutzt. Auch ein hustenlindernder Sirup wird aus ihnen hergestellt; dabei müssen jedoch die vorgeschriebenen Mengen unbedingt eingehalten werden, da schon über Vergiftungen durch Klatschmohn berichtet worden ist.

⊖ Angegebene Dosierungen einhalten.
Vorkommen: In Europa fast überall eingebürgert; in Feldern, an Wegrändern, auf Schuttplätzen; bis etwa 1700 m.
Merkmale: 25–80 cm hoch. Einjährig; Stengel aufrecht, haarig, verzweigt, mit weißem Milchsaft; Blätter behaart, einfach bis doppelt fiederspaltig bis fiederschnittig; Blüten rot, häufig am Grund mit schwarzem Fleck (Mai–Juli), einzeln auf langen Stielen, Kelch aus 2 Kelchblättern, Kronblätter 4, vor der Entfaltung zerknittert, Staubblätter blauschwarz; Kapsel breit ellipsoidisch, kahl, sich öffnend durch Poren unter dem mit den Narben geschmückten Deckel, Samen zahlreich, schwarz. Geruch schwach, widerlich. Geschmack bitter.
Wirksame Teile: Kronblätter (während der Blüte); trocken aufbewahren.
Inhaltsstoffe: Spuren von Alkaloiden, Anthocyane.
Medizinische Eigenschaften: Gegen Bronchialerkrankungen, erweichend, krampflösend, fördert den Schlaf, sedativ.
Anwendung: Innerlich und äußerlich; ✚ ♥ Ⅴ
Siehe: Angina, Bronchitis, Kolik, Nervosität, Schlaf.

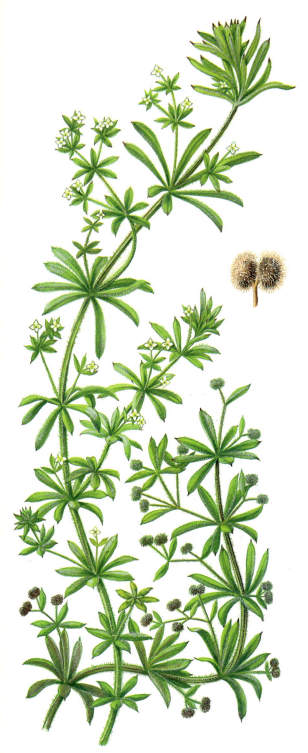
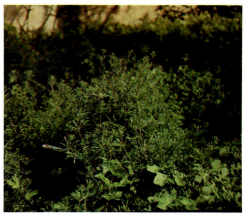

Klebkraut

Galium aparine L.
Klettenlabkraut

RÖTEGEWÄCHSE
Rubiaceae

Die mit Hakenborsten dicht besetzten, kugeligen Früchtchen und die Stengel und Blätter, die von rückwärts gerichteten Stachelchen rauh sind, bleiben an Kleidern und am Fell von Tieren haften. Mit Hilfe dieser Stachelchen findet der weiche, schlaffe Stengel zwischen anderen Pflanzen Halt und kann sich daran aufrichten. Die einjährige Pflanze kann so bis eineinhalb Meter lang werden und in Gebüschen und an Zäunen üppig wuchern, besonders wenn der Boden ihre hohen Ansprüche an Nährstoff erfüllt. Die nur etwa zwei Millimeter breiten Blütchen entwickeln sich in wenigblütigen, gestielten Scheindolden aus den Blattachseln.

Der Artname *aparine* leitet sich vom griechischen *aparein* (ergreifen) ab. Dioskurides beschreibt in seinen Werken, wie die Hirten Büschel des Klebkrautes zum Abseihen von Milch benutzten. Äußerlich wird das Klebkraut vor allem zur Behandlung von Wunden und Geschwüren verwendet. Der frische Saft der Pflanze oder ein Umschlag aus den frischen, zerquetschten Blättern kann, auf eine Wunde aufgelegt, blutstillend wirken.

Vorkommen: Fast in ganz Europa; in feuchten Wäldern und Gebüschen, in Äckern, an Zäunen; bis etwa 2300 m.
Merkmale: 20 cm–1,50 m hoch. Einjährig; Stengel schlank, schlaff, kletternd, 4kantig, mit Stachelchen auf den Kanten, an der Basis verzweigt; Quirle aus 6–8 linealen, zugespitzten Blättern, oben und an den Rändern mit gekrümmten Borsten; Blüten weiß (Mai–Oktober), klein, in gestielten Scheindolden in den Blattachseln, Krone mit 4 Zipfeln, Fruchtblätter 2, verwachsen, borstig; Frucht 3–4 mm lang, mit Hakenborsten, warzig.

Wirksame Teile: Frische Pflanze (Mai–September) oder getrocknet, frischer Saft; rasch trocknen, um das Schwarzwerden der Blüten zu vermeiden, trocken aufbewahren.
Inhaltsstoffe: Glykosid (Asperulosid).
Medizinische Eigenschaften: Appetitanregend, entzündungshemmend, harntreibend, narbenbildend, schweißtreibend, wundheilend.
Anwendung: Innerlich und äußerlich; ✚
Siehe: Blutkreislauf, Gelbsucht, Hautgeschwür, Ödem.

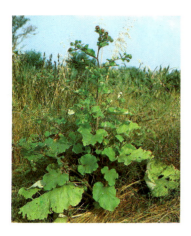

Klette, Große

Arctium lappa L.

KORBBLÜTLER
Compositae

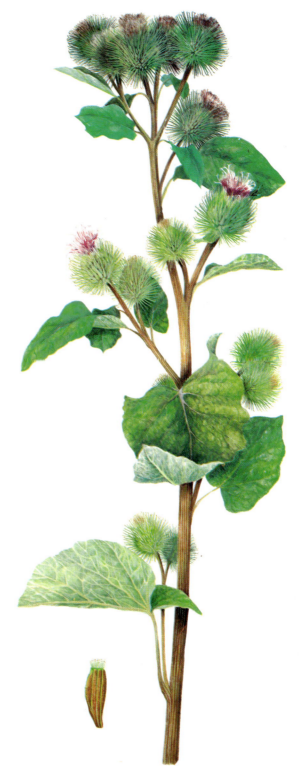

Die Große Klette ist eine zweijährige Pflanze mit einem auffallend kräftigen Stengel. Die Blüten entwickeln sich erst im zweiten Jahr. Sie sitzen in großen Blütenköpfen, die von hakig gekrümmten Hüllblättern umgeben sind. Der Gattungsname *Arctium* leitet sich vom griechischen *arctos* (Bär) ab, wohl wegen des haarigen Aussehens der Klettenköpfchen. Auch der Artname, vom griechischen *lambano* (ich fange), bezieht sich vermutlich auf diese Köpfchen. Für die einen ist die Klette eine lästige Pflanze, für andere dagegen ein Gemüse, das im Geschmack an die Schwarzwurzel erinnert.

Die medizinischen Eigenschaften der Pflanze waren schon im Altertum bekannt. Ihre Blätter sollen eine keimtötende Wirkung besitzen, so daß sie bei manchen Hautleiden äußerlich in zerquetschter Form als Umschläge aufgelegt werden. Noch heute wird hauptsächlich eine aus der Wurzel bereitete Essenz äußerlich bei Hautkrankheiten und innerlich bei einer Reihe weiterer gesundheitlicher Störungen angewendet. Aus den Samen wird zu heilkundlichen Zwecken ein fettes Öl gewonnen.

● Die frische Wurzel nicht mit der Wurzel der Tollkirsche verwechseln.
Vorkommen: In Europa; auf Schuttplätzen, an Wegrändern; bis 1800 m.
Merkmale: 50 cm–2 m hoch. Stengel kräftig, gerieft; Blätter groß, herzförmig, gestielt, gezähnelt, oben grün, unten weißgrau filzig; Blüten rosa-purpurrot (Juli–September), in großen, in lockeren Scheindolden angeordneten Köpfchen, diese gestielt, kugelig, von grünen, spitzen Hüllblättern umgeben; Früchtchen hell rotbraun, mit Haarkranz; Wurzel lang, spindelförmig. Geschmack bitter-süß.

Wirksame Teile: Frische Wurzeln (Herbst), Blätter, Samen (Frühjahr).
Inhaltsstoffe: Ätherisches Öl, Gerbstoffe, Glykoside, Kalium, Harz, antibiotische Wirkstoffe.
Medizinische Eigenschaften: Antidiabetisch, antiseptisch, blutreinigend, fördert die Gallensekretion, harntreibend, schweißtreibend.
Anwendung: Innerlich und äußerlich; ✚ ♥ V
Siehe: Abszeß, Akne, Diabetes, Eiterflechte, Gesichtsfarbe, Gicht, Haar, Haut, Hautgeschwür, Hautflechte, Juckreiz, Masern, Rheumatismus, Steinerkrankungen, Wunde.

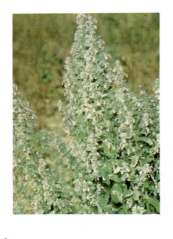

Knoblauchgamander

Teucrium scordium L. ssp. *scordium*
Lachenknoblauch, Wassergamander

LIPPENBLÜTLER
Labiatae

Der reichlich bewurzelte Stengel kriecht im Schlamm am Boden von Gräben sowie an See- und Flußufern und treibt zahlreiche Ausläufer, die neben den Samen der Vermehrung dienen. An der Spitze geht er in einen aufgerichteten, blätter- und blütentragenden Teil über. Der Knoblauchgamander kann auch monatelange Überflutung überstehen und ist in Mitteleuropa vorwiegend in den größeren Flußtälern anzutreffen. Schon der altgriechische Naturforscher Theophrast nannte ihn seines knoblauchartigen Geruches wegen – vor allem, wenn man ihn zwischen den Fingern zerreibt – *skordion*, nach dem griechischen *scorodon* (Knoblauch). Dieser Geruch verliert sich aber beim Trocknen. Seine Heilkraft ist wohl auf den Gehalt an ätherischem Öl, Gerb- und Bitterstoff zurückzuführen. Im Mittelalter wurde er dem Allheilmittel Theriak beigemischt. Im 16. Jahrhundert stellte der italienische Arzt und Humanist Girolamo Fracastoro aus ihm ein Mittel zur Pestbekämpfung her, das bei der Pestepidemie von 1668 in Basel vielen Menschen das Leben gerettet haben soll.

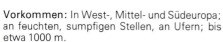

Vorkommen: In West-, Mittel- und Südeuropa; an feuchten, sumpfigen Stellen, an Ufern; bis etwa 1000 m.
Merkmale: 10–20 cm hoch. Ausdauernd; Stengel stark verzweigt, zottig behaart; Blätter sitzend, schmal elliptisch, gekerbt, graugrün, behaart; Blüten purpurrot oder violett (Juni–September), einzeln oder in Gruppen zu 2–6, einseitswendig in den Blattachseln entlang dem Stengel, Kelch zottig behaart, mit 5 fast gleichen Zähnen; Früchtchen reif braun, netziggrubig; Wurzelstock mit Ausläufern, die kleine Blättchen tragen, an den Knoten bewurzelt im Schlamm. Geruch knoblauchartig. Geschmack knoblauchartig, bitter.
Wirksame Teile: Blühende Sproßspitzen (Juni–September), Blätter.
Inhaltsstoffe: Bitterstoff, Cholin, Gerbstoff, ätherisches Öl.
Medizinische Eigenschaften: Fiebersenkend, tonisch, wundheilend.
Anwendung: Innerlich und äußerlich.
Siehe: Asthenie, Hautgeschwür.

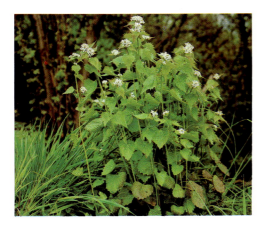

Knoblauchsrauke

Alliaria petiolata (MB.) Cavara et Grande
Lauchhederich, Lauchkraut,
Knoblauchhederich

KREUZBLÜTLER
Cruciferae

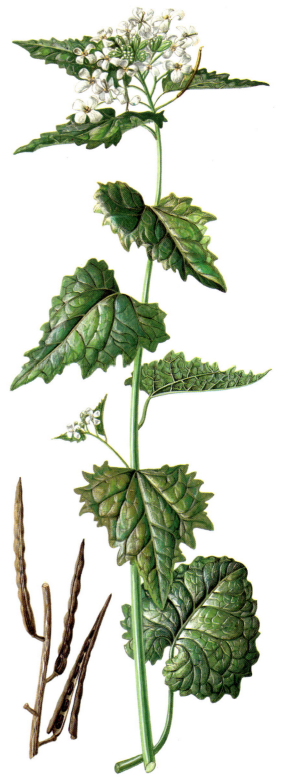

Die weißen, mit Nektar gefüllten Blüten der Knoblauchsrauke schmücken im Frühling vor allem Hecken- und Wegränder. Wenn man die Blätter zwischen den Fingern zerreibt, strömen sie einen starken Knoblauchgeruch aus, der der Pflanze zu ihrem deutschen Volksnamen verholfen hat; auch der wissenschaftliche Gattungsname *Alliaria* geht auf die lateinische Bezeichnung *allium* (Lauch) zurück. Die Samenkörner werden manchmal als Ersatz für Schwarzen Senf gebraucht.

Im Altertum scheint die Knoblauchsrauke noch nicht bekannt gewesen zu sein, da sie in keiner Schrift aus der Zeit erwähnt ist.

Die Knoblauchsrauke hat eine antiseptische Wirkung und kann sowohl äußerlich als auch innerlich angewandt werden. Man soll nur frisch geerntete Pflanzen verwenden, da ihre Wirksamkeit in getrocknetem Zustand nachläßt. Bei innerlicher Anwendung wird ein Absud der frischen Pflanze oder, noch besser, der frische Saft empfohlen; äußerlich angewandt erzielen sowohl Kompressen aus zerquetschten Blättern als auch alkoholische Auszüge gute Resultate.

Vorkommen: In Europa, außer in der Mittelmeerregion; an feuchten Stellen, in Gebüschen, an Wegen; bis etwa 800 m.
Merkmale: 50–80 cm hoch. Zweijährig; Stengel aufrecht, einfach, beblättert; Blätter gestielt, gekerbt, die unteren nierenförmig, die oberen herzförmig; Blüten weiß (März–Juni), in endständigen Trauben, die sich während des Abblühens verlängern, Kelchblätter 4, Blütenblätter 4, Staubblätter 6, davon 2 kürzer als die anderen, Fruchtknoten aus 2 Fruchtblättern; Schoten lang, aufrecht, auf kurzen, dicken Stielen, die sich mit 2 3nervigen Klappen öffnen; Samen gestreift, braun, in einer Reihe. Geruch nach Knoblauch. Geschmack scharf, lauchartig.
Wirksame Teile: Ganze Pflanze frisch oder getrocknet, ohne Wurzel.
Inhaltsstoffe: Stickstoffhaltiges Glykosid, ätherisches Öl, Enzyme.
Medizinische Eigenschaften: Antiseptisch, fördert den Auswurf, harntreibend, stimulierend, wundheilend, wundreinigend.
Anwendung: Innerlich und äußerlich.
Siehe: Ekzem, Haut, Mund, Wunde, Zahn, Zahnfleisch.

WILDE UND VERWILDERTE PFLANZEN

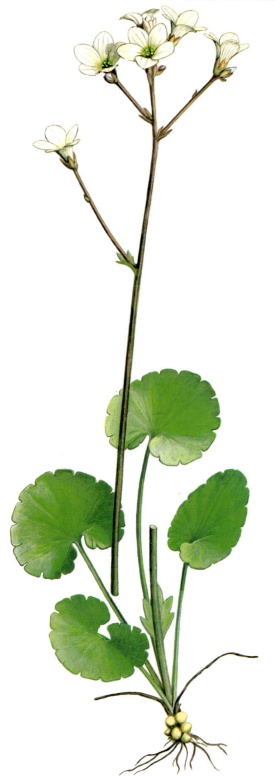

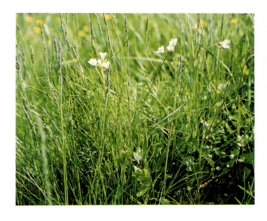

Knöllchen-steinbrech

Saxifraga granulata L.
Körnersteinbrech

STEINBRECHGEWÄCHSE
Saxifragaceae

Die weit über 300, oft sehr dekorativen Arten der Gattung *Saxifraga* sind vor allem im Gebirge verbreitet. Eine Art, die überwiegend in niederen Lagen vorkommt, ist der Knöllchensteinbrech. Er ist an den am Grund des Stengels sitzenden, knöllchenförmigen Brutzwiebeln leicht zu erkennen. Die Knöllchen deuteten nach der Signaturenlehre auf die Wirksamkeit der Pflanze bei Steinleiden hin. So schreibt Leonhart Fuchs 1543 in seinem Kräuterbuch, der Name Steinbrech verweise auf die «krafft und tugendt so er täglich erzeygt in brechung des steins beyde der nieren und blasen». Als Heilkraut wurde früher auch der Dreifingersteinbrech *(S. tridactylites* L.*)* verwendet, eine kleine, weißblühende, auf Mauern und sandigen Plätzen wachsende, einjährige Pflanze.

Die großen Blätter und rosa Blüten der ebenfalls zur Familie der Steinbrechgewächse zählenden und oft in Gärten kultivierten Sternbergenia *(Bergenia cordifolia* [Haw.] A. Br.*)* werden noch heute zu Tee aufgegossen und sind wirksam gegen Durchfall.

Vorkommen: In Europa, außer in den arktischen Gebieten; in feuchten Wiesen, auf Dämmen, Böschungen, vor allem auf kalkarmen Böden; bis über 1000 m.
Geschützt: A, CH; ⚘ nicht erhältlich.
Merkmale: 20–50 cm hoch. Zweijährig; Stengel einfach, oben locker verzweigt, wie die Blätter drüsig-klebrig behaart, an der Basis mit zahlreichen, fast kugeligen Brutzwiebeln; grundständige Blätter lang gestielt, groß, nierenförmig, tief gekerbt, Stengelblätter spärlich, fast sitzend, mit keilförmigem Grund, lappiggezähnt; Blüten weiß (April–Mai), in Trugdolden, mit 5 Kelch- und 5 (10–18 mm) langen Kronblättern, Staubblätter 10, Fruchtblätter 2. Geschmack bitter, herb.
Wirksame Teile: Wurzel, Blüten, frische Blätter.
Inhaltsstoffe: Vitamin C.
Medizinische Eigenschaften: Adstringierend, appetitanregend, gallentreibend, harntreibend.
Anwendung: Innerlich; ✚
Siehe: Harnausscheidung, Leber.

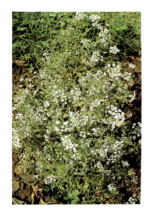

Knorpelmöhre, Große

Ammi majus L.

DOLDENBLÜTLER
Umbelliferae

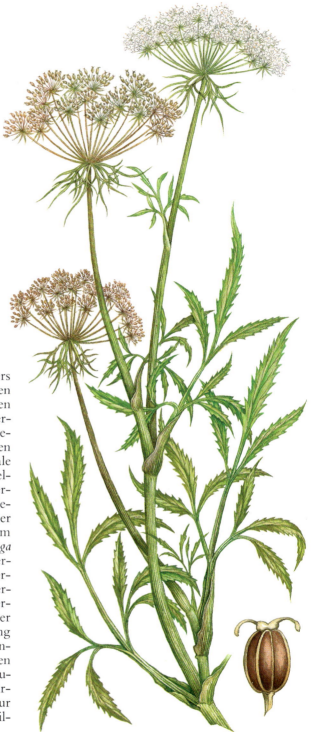

Bei der Knorpelmöhre fallen besonders die unterschiedlichen Formen der unteren und der oberen Blätter auf. Die unteren Blätter sind, gestielt und doppelt fiederschnittig, in ziemlich breite Abschnitte geteilt; die oberen sitzen auf den kurzen Blattscheiden und sind in feine, schmale Zipfel geteilt. Man findet die Knorpelmöhre in Mitteleuropa nur vereinzelt verwildert oder mit Wolle oder Samen anderer Pflanzen eingeschleppt. Sie ähnelt einer mit ihr verwandten, bei uns unter dem Namen Zahnstocherkraut *(A. visnaga* Lam.*)* bekannten Art, deren steife, verholzte Doldenstrahlen im Orient zur Herstellung von Zahnstochern benutzt werden. Beide Arten werden medizinisch verwendet, unterscheiden sich aber trotz ihrer Verwandtschaft in der Zusammensetzung der wirksamen Inhaltsstoffe deutlich voneinander. Besonders die reifen Früchtchen finden Verwendung; sie enthalten Cumarin mit photosensibilisierender Wirkung, das bereits die alten Araber zur Behandlung einer fehlenden Pigmentbildung der Haut einzusetzen wußten.

⊖ Vorsicht wegen der photosensibilisierenden Eigenschaften der Pflanze.
Vorkommen: In Mitteleuropa eingeschleppt; in Feldern und Weinbergen; bis 800 m.
Merkmale: 20–80 cm hoch. Einjährig; Stengel kahl, blaugrün, gestreift, schlank, ästig, blütentragend, Blätter gesägt, untere in elliptische, 2- oder 3lappige Abschnitte, obere Stengelblätter in schmale Zipfel geteilt; Blüten weiß (Juli–September), in sehr reichen, bis 80strahligen Dolden, Hüllblätter in schmale Zipfel geteilt, mit 5 ausgerandeten Kronblättern; Frucht länglich eiförmig. Geschmack scharf.

Wirksame Teile: Reife Früchte, an schattiger Stelle trocknen.
Inhaltsstoffe: Cumarine, Glykoside, Ammoidin.
Medizinische Eigenschaften: Reguliert die Menstruation, verdauungsfördernd, windtreibend.
Anwendung: Innerlich.
Siehe: Verdauung.

WILDE UND VERWILDERTE PFLANZEN

Knorpeltang, Gemeiner

Chondrus crispus (L.) Stackh.
Carageen, Irländisches Moos, Perlmoos

ROTALGEN
Rhodophytina

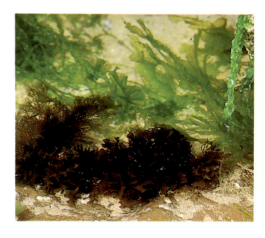

Wir finden diesen zu den Rotalgen gehörenden Tang an den europäischen Atlantikküsten, aber auch noch in der Nordsee und der westlichen Ostsee auf Felsen und Steinen in der unteren Gezeitenzone und tiefer. Er besteht aus braunroten bis dunkelroten, knorpelig-derben, mehrfach gabelig verzweigten, abgeflachten und an den Rändern oft gekräuselten Büscheln von 10 bis 20 cm Länge. Die knorpelige Beschaffenheit dieser Alge kommt in ihrem vom griechischen *chondros* (Knorpel) abgeleiteten Gattungsnamen zum Ausdruck. Die Rotalgen enthalten zwar in ihren Zellen wie die höheren Pflanzen Chlorophyllkörner, doch sind die grünen Farben überdeckt durch andere Farbstoffe, die, je nach Konzentration und Lichtintensität, die Farbe der Algen zwischen einem leuchtenden Rot und einem dunklen Braun spielen lassen. Die Ernte des Knorpeltangs erfolgt während des ganzen Sommers mit Hilfe von Rechen von Schiffen aus. Der geerntete Knorpeltang wird im Meerwasser gereinigt und dann etwa während 24 Stunden an der Sonne getrocknet; diese Behandlung wird anschließend zweimal wiederholt. Wie viele andere Meeresalgen enthält der Knorpeltang bis zu 80 Prozent Schleimstoffe, die nach entsprechender Vorbehandlung bei der Herstellung von Milchschokolade und Cremespeisen verwendet werden.

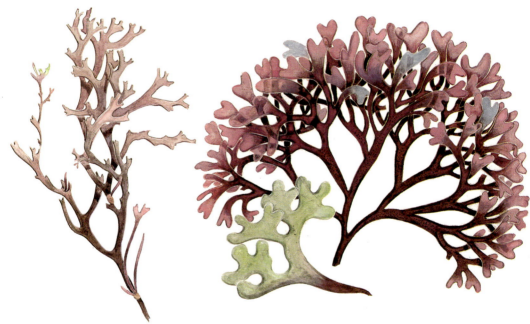

● Nicht verwenden während die Pflanzen Gerbstoff enthalten.
Vorkommen: An den Küsten des Atlantiks, der Nordsee und der westlichen Ostsee.
Kein Vorkommen in A, CH; A ⚕ nicht erhältlich, CH ⚕ Thallus.
Merkmale: 10–20 cm lang. Thallus abgeflacht, purpurrot, fächerförmig, aufrecht, verzweigt, mit basaler Haftscheibe, Verzweigungen gabelig, in 2spaltige Lappen endend, ohne Nerven, am Rand gekräuselt; Zystokarpien auf der Unterseite, Tetrasporangien auf der Oberfläche des Thallus in eiförmigen Höckern.
Wirksame Teile: Thallus (Sommer), an der Sonne trocknen.
Inhaltsstoffe: Schleimstoffe, Mineralsalze, Jod, Aminosäuren, Provitamin D.
Medizinische Eigenschaften: Abführend, fördert den Auswurf, erweichend, hustenbekämpfend.
Anwendung: Innerlich und äußerlich; ✚
Siehe: Augenbindehautentzündung, Bronchitis, Durchfall, Fettleibigkeit, Magerkeit, Rachitis.

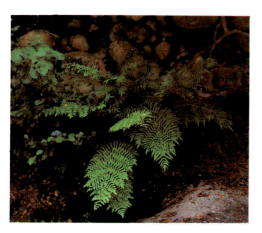

Königsfarn

Osmunda regalis L.

KÖNIGSFARNGEWÄCHSE
Osmundaceae

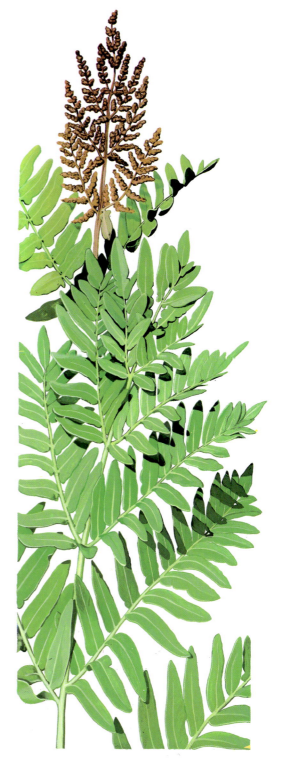

Er trägt seinen Namen zu Recht, denn seine Erscheinung ist wahrhaft königlich. Sie veranlaßte Carl von Linné, ihn nach dem Beinamen Osmunder des germanischen Donnergottes Thor zu benennen. Alljährlich im Frühjahr sprießt aus dem im feuchten Boden sitzenden Wurzelstock ein Bündel bleicher, bischofsstabartig eingekrümmter Wedel, die sich langsam entrollen und ihre Spreiten nach und nach öffnen. Einige erreichen eine Höhe von zwei Metern, während andere sich zum Boden zurückneigen. An den Spitzen einiger Wedel entwickeln sich Ähren von zuletzt brauner Farbe, die man für Blütenstände halten könnte; es sind jedoch fruchtbare Blatteile voller Sporangien, die sich bei Reife mit einem seitlichen Schlitz öffnen, um die Sporen zu entlassen. Der Königsfarn wird in Mitteleuropa entsprechend dem Rückgang feuchter Standorte immer seltener und steht deshalb heute in verschiedenen Ländern unter Naturschutz. Der Wurzelstock des Königsfarns wirkt harntreibend, abführend, adstringierend und beschleunigt die Heilung von Wunden.

Vorkommen: In Europa; auf staunassen, humosen und torfigen Böden, vor allem in Erlenbruchwäldern, in niederen Lagen.
Geschützt: CH, D; ⚥ nicht erhältlich.
Merkmale: 60 cm–2 m hoch. Ausdauernd; Blätter bischofsstabartig eingerollt, gelbbräunlich, dann aufgerichtet und ausgebreitet, grün, kahl, doppelt gefiedert; Fiederblättchen fast gegenständig, ganzrandig oder fein gezähnt, mit stumpfer Spitze und schief abgestutztem Grund; Sporangientragende Blatteile an der Spitze der Wedel, von rispenartigem Aussehen; Sporangien geknäuelt, reif braun, sich zweiklappig öffnend; Wurzelstock senkrecht, dick, fleischig, mit quirlig angeordneten Wurzeln.
Wirksame Teile: Wurzelstock, Blätter; gegen Ende des Sommers sammeln, waschen, rasch im Backofen trocknen, unter Luftabschluß aufbewahren.
Inhaltsstoffe: Gerbstoffe.
Medizinische Eigenschaften: Abführend, adstringierend, harntreibend, wundheilend.
Anwendung: Innerlich und äußerlich; ✚
Siehe: Rachitis, Steinerkrankungen, Wunde.

WILDE UND VERWILDERTE PFLANZEN

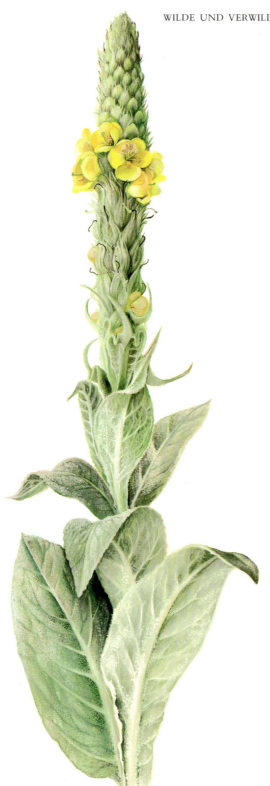

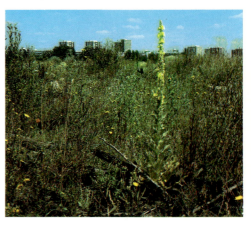

Königskerze, Kleinblütige

Verbascum thapsus L.
Wollblume

RACHENBLÜTLER
Scrophulariaceae

Es gibt mehrere Königskerzenarten, die miteinander verwechselt werden können, doch ist dies in heilkundlicher Hinsicht nicht von Bedeutung, da ihre Eigenschaften weitgehend übereinstimmen. Ihr kerzenförmiger, aufrechter, hoher Wuchs führte zu ihrem deutschen Namen. Die Blüten werden vor allem von Bienen und Hummeln besucht.

Plinius empfiehlt die Anwendung der Königskerze bei Verletzungen und bei Entzündungen der Lunge. Sie ist eine erweichende, reizlindernde Pflanze, deren Blüten einen vorzüglichen Tee gegen Brustverschleimung, Husten, Atemnot und Erkältungen liefern. Es ist sehr zu empfehlen, den Tee durch ein feines Tuch zu seihen, um die Haare, die nicht nur auf den Blättern, sondern auch auf Staub- und Kelchblättern sitzen, zu entfernen; sie könnten sonst den Hals und die Verdauungswege reizen. Äußerlich wird die Kleinblütige Königskerze etwa bei Verbrennungen, Frostbeulen, Geschwüren und Juckreiz angewendet.

● Alle Zubereitungen filtrieren.
Vorkommen: In Europa, außer in Nordeuropa; in Unkrautfluren, an Wegrändern; bis 1800 m.
Merkmale: 80 cm–2 m hoch. Zweijährig; Stengel meist einfach, dick, gerade, durch die lang herablaufenden Blätter geflügelt; Blätter dicklich, beiderseits wollig-filzig, Blüten hellgelb (Juli–September), in dichtblütigen, fast ährenartigen Blütenständen, Kelch behaart, 5zähnig, Krone schalenförmig, 5spaltig, abfallend, Staubblätter 5, davon 3 kürzer und behaart.
Wirksame Teile: Blätter, Blüten (voll aufgeblüht); einige Stunden an der Sonne, danach im Schatten trocknen, im Dunkeln aufbewahren.
Inhaltsstoffe: Schleimstoffe, Saponine, Xanthophylle, ätherisches Öl.
Medizinische Eigenschaften: Blutreinigend, gegen Bronchialerkrankungen, erfrischend, erweichend, harntreibend, sedativ.
Anwendung: Innerlich und äußerlich; ✢
Siehe: Abszeß, Asthma, Blasenentzündung, Bronchitits, Frostbeule, Furunkel, Hämorrhoiden, Heiserkeit, Husten, Juckreiz, Kolik, Luftröhrenentzündung, Lunge, Neuralgie, Schlaf, Verbrennung.

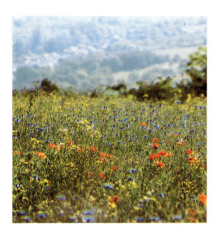

Kornblume

Centaurea cyanus L.

KORBBLÜTLER
Compositae

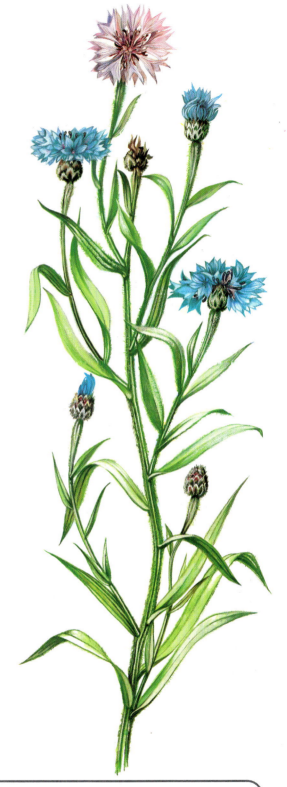

Der lateinische Gattungsname dieser Flokkenblume geht auf den sagenumwobenen Kentaur Chiron zurück. Dieses Wesen, halb Mensch, halb Pferd, war Erzieher des jungen Achilles und galt außerdem als heilkundig.

Die gewöhnlich dunkelblau blühende Kornblume überrascht gelegentlich auch durch weiße oder rosa Blüten. Solche Arten findet man oft in den Gärten angepflanzt. Durch vermehrte Verwendung von Unkrautvernichtungsmitteln auf den Feldern ist die Kornblume in den letzten Jahren stark zurückgegangen; man findet sie vor allem noch auf kalkarmen, sandigen Böden.

Wegen ihres leuchtenden Blaus wurde den Blüten früher eine wohltuende Wirkung auf die Sehkraft, besonders bei blauen Augen, zugesprochen. Eine ähnlich günstige Wirkung wird auch einer verwandten Art mit gleichfalls blauen Blüten, der Bergflockenblume *(C. montana* L.*)*, nachgesagt.

In neuerer Zeit wird die Kornblume vor allem wegen ihres Gehaltes an Bitterstoff bei Verdauungsstörungen empfohlen.

Vorkommen: In den meisten Ländern Europas; auf nährstoffreichen und kalkarmen Böden; bis etwa 1800 m.
Merkmale: 30–80 cm hoch. Ein- bis zweijährig; Stengel steif, gestreift, verzweigt, grauflaumig; Blätter graugrün, oben flaumig, unten wollig, die oberen sitzend, ganz, schmal, die unteren gestielt, eingeschnitten; Blüten leuchtend blau (Mai–September), in großen Köpfchen, röhrenförmig, die mittleren zwittrig, die randlichen steril und verlängert, trichterförmig erweitert, Hüllblätter am Rand weiß bewimpert; Früchtchen hell, mit einem kurzen, rötlichen, harten Borstenkranz; Wurzel spindelförmig, schlank. Geschmack bitter.
Wirksame Teile: Ganze Pflanze, Blüten, Früchtchen (Juni–August); rasch unter Luftzufuhr trocknen.
Inhaltsstoffe: Gerbstoffe, Glykoside, Anthocyanfarbstoff.
Medizinische Eigenschaften: Abführend, adstringierend, blutreinigend, erweichend, harntreibend.
Anwendung: Innerlich und äußerlich; ✚ ♥
Siehe: Augen, Augenbindehautentzündung, Gicht, Haar, Ödem, Rheumatismus.

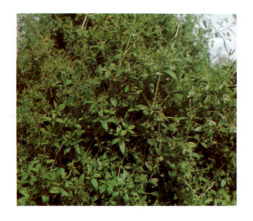

lich hergestellte Alizarin, chemisch dem Farbstoff des Krapps entsprechend, in den Handel kam, waren die zur Herstellung verwendeten Krappwurzelstöcke bald nicht mehr gefragt. Seither findet man den Krapp nur noch selten angepflanzt oder aus ehemaligen Kulturen verwildert. Die medizinischen Eigenschaften des Krapps waren schon zur Zeit des Hippokrates bekannt, der ihm hauptsächlich eine harntreibende Wirkung zusprach. Bei den Arabern wird er noch heute zur Geburtshilfe verwendet. Neuere Versuche scheinen auch die ihm zugesprochene günstige Wirkung bei Nierensteinen zu bestätigen.

Krapp

Rubia tinctorum L.
Färberröte

RÖTEGEWÄCHSE
Rubiaceae

Der Krapp wurde in seiner Heimat, dem östlichen Mittelmeerraum und dem Orient, schon seit Jahrtausenden zum Rotfärben von Geweben benutzt. Man färbte damit im 19. Jahrhundert die roten Hosen und Käppis der französischen Soldatenuniformen. Mit bestimmten blauen Farbstoffen gemischt, liefert er auch eine sehr schöne violette Färbung. Als 1869 das erste künst-

Vorkommen: In Südeuropa; bis etwa 1000 m. Kein Vorkommen in A, CH, D; ⚥ nicht erhältlich.
Merkmale: 60 cm–1 m hoch. Ausdauernd; Stengel rotbraun, kletternd, an den Kanten mit rückwärts gerichteten Stachelzähnchen; Blätter gegenständig, mit großen Nebenblättern, lanzettlich, am Rand und auf der Hauptader mit Stachelzähnchen, Seitenadern netzartig; Blüten gelblich (Juni–August), klein, Kelch mit 5 Zähnen, Kronblätter 5, Staubblätter 5; Früchte erbsengroß, rund, zuerst rote, dann schwarze Beeren; Wurzelstock kriechend, rot, ohne Ausläufer. Geruch wermutartig. Geschmack scharf.

Wirksame Teile: Wurzelstock, beblätterte Stengel.
Inhaltsstoffe: Di- und Trioxyanthrachinonglykoside, organische Säuren, Gerbstoffe, Pektine.
Medizinische Eigenschaften: Abführend, adstringierend, appetitanregend, fördert die Gallensekretion, harntreibend, reguliert die Menstruation, tonisch.
Anwendung: Innerlich und äußerlich; ✛

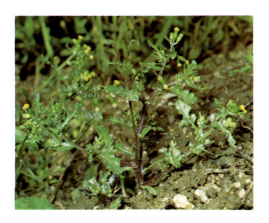

Kreuzkraut, Gewöhnliches

Senecio vulgaris L.
Gewöhnliches Greiskraut

KORBBLÜTLER
Compositae

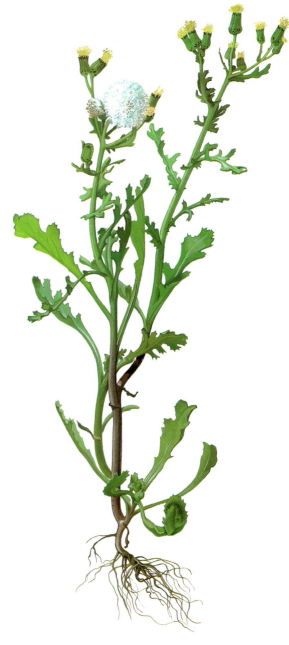

Der Gattungsname ist vom lateinischen *senex* (Greis) abgeleitet, vermutlich weil die Blütenköpfe nach dem Verblühen durch die weißlichen Haarkronen der Früchte an Greisenhaare erinnern. Der deutsche Name Kreuzkraut ist vermutlich nur eine sprachliche Abänderung von Greiskraut. Die Pflanze kommt sehr häufig vor; sie erscheint schon nach kurzer Zeit auf frisch bearbeiteten, nährstoffreichen Böden, vor allem in Gärten, auf Hackfruchtäckern, an Wegen und in Waldkahlschlägen. Schon Dioskurides und Galen erwähnen sie als Heilpflanze bei Wunden, Entzündungen und Geschwüren. Im Mittelalter war sie hoch geschätzt; Tabernaemontanus hob vor allem ihre Wirksamkeit bei Frauenleiden hervor. Das Kreuzkraut wurde auch in neuerer Zeit bei Menstruationsstörungen sowie bei verschiedenen Koliken und Nieren- und Leberleiden angewandt. Außerdem besitzt es erweichende und wurmtreibende Eigenschaften.

Wenn in alten Büchern vom Greiskraut die Rede ist, ist oftmals auch das Jakobsgreiskraut, auch Jacobskraut *(Senecio jacobaea* L.*)* gemeint, das um Jakobi, dem Fest des Evangelisten Jakob (25. Juli), blüht. Beide Kreuzkrautarten haben ähnliche medizinische Eigenschaften.

Beide Kreuzkrautarten sind in hohen Dosen gefährlich.

Vorkommen: In ganz Europa; bis über 2000 m.
Merkmale: 8–50 cm hoch. 1- bis 2jährig; Stengel aufrecht bis aufsteigend, ästig, locker beblättert; Blätter bis über die Mitte der Blatthälfte fiederteilig, mit senkrecht abstehenden Abschnitten, fleischig, die unteren sich in einen breiten Stiel verschmälernd, die oberen mit öhrchenförmigem Grund, sitzend; Blütenköpfe gelb (ganzjährig), zylindrisch, mit kleinen Röhrenblüten und an der Spitze schwärzlichen Hüllblättern, ohne Zungenblüten; Frucht (Achäne) gerippt, behaart, mit Haarkrone aus langen Haaren; Wurzel dünn, spindelförmig.

Wirksame Teile: Ganze Pflanze, kurz vor dem Aufblühen der Köpfchen, Blätter, Saft (ganzjährig).
Medizinische Eigenschaften: Adstringierend, fördert den Auswurf, erweichend, reguliert die Menstruation, wundheilend, wurmtreibend.
Inhaltsstoffe: Alkaloide, Schleimstoffe, Gerbstoff, Mineralsalze.
Anwendung: Innerlich und äußerlich; ✚ ♥
Siehe: Angina, Blutkreislauf, Durchfall, Hämorrhoiden, Husten, Insektenstich, Menstruation, Nervosität, Stillen.

WILDE UND VERWILDERTE PFLANZEN

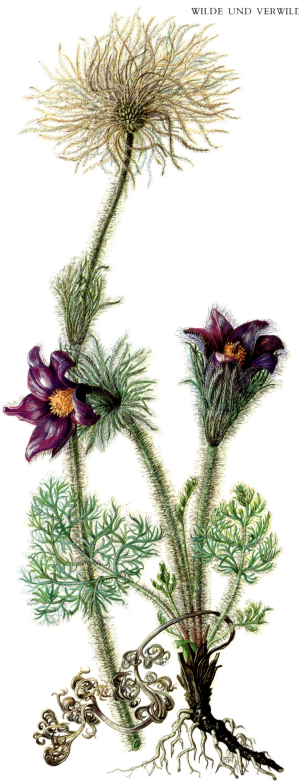

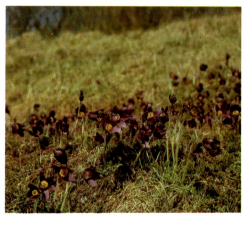

Küchenschelle, Gemeine

Pulsatilla vulgaris Mill.
Kuhschelle

HAHNENFUSSGEWÄCHSE
Ranunculaceae

Diese Pflanze ist in den meisten Ländern Mitteleuropas geschützt. Wegen ihrer schönen, großen, dunkelvioletten, schon im zeitigen Frühjahr erscheinenden Blüten ist sie eine beliebte Zierpflanze in den Gärten. Die reifen Früchtchen können mit Hilfe der federartigen Griffel vom Wind bis zu 80 Meter weit fortgetragen werden. Die Früchtchen haben die Eigenschaft, Wasserdampf aufzunehmen; bei wechselnder Luftfeuchtigkeit bohren sie sich deshalb, sobald sie auf dem Boden angelangt sind, mit der Spitze leicht in die Erde.

Die Gemeine Küchenschelle wurde einst zur Linderung verschiedener Leiden verwendet. In frischem Zustand ist die Pflanze jedoch giftig. Heute wird in der Homöopathie ein Extrakt der frischen Pflanze unter anderem bei Menstruationsstörungen, Krampfadern, Nierenleiden und bei nervösen Störungen angewandt. Umschläge mit frischen Blättern sollen Neuralgien und Gelenkschmerzen lindern helfen.

⊖ Die frische Pflanze ist bei innerlicher Anwendung giftig.
Vorkommen: In Mitteleuropa; auf trockenen Weiden; bis etwa 1000 m.
Geschützt: A, CH, D; ganze Pflanze ohne Wurzel.
Merkmale: 10–30 cm hoch. Ausdauernd; Blätter grundständig, nach der Blüte erscheinend, 2–4-fach gefiedert mit schmalen Zipfeln, behaart; Blüten violett (März–Mai, selten eine zweite Blüte im Herbst), groß, bei gutem Wetter aufrecht, bei schlechtem Wetter nickend, einzeln auf einem Stiel und einem Quirl von Hochblättern, die in schmale Zipfel zerschnitten sind, 6 kronblattartige Kelchblätter, Staubblätter golden; Früchtchen zahlreich, auf einem kugeligen Blütenboden, behaart; Wurzelstock schief, schwärzlich, dick, verzweigt. Geruchlos. Geschmack scharf.
Wirksame Teile: Ganze Pflanze (Mai–Juli).
Inhaltsstoffe: Protoanemonin, Enzyme, Gerbstoff, Saponin, Sterole, fettes Öl.
Medizinische Eigenschaften: Fördert den Auswurf, harntreibend, krampflösend, sedativ.
Anwendung: Innerlich und äußerlich; ♥
Siehe: Fieber, Hautflechte.

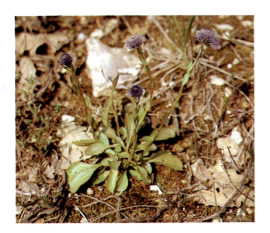

Kugelblume, Gemeine

Globularia elongata Heget.

KUGELBLUMENGEWÄCHSE
Globulariaceae

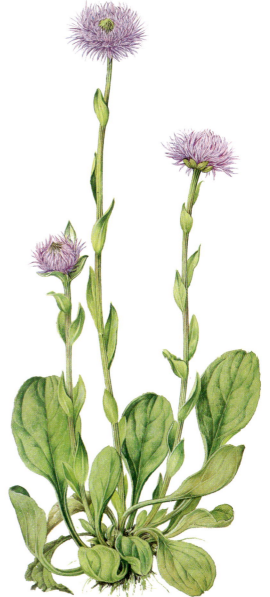

Die Kugelblumen stellen eine eigene kleine Pflanzenfamilie dar. Obwohl ihre blauen Blütenköpfchen denen der Korbblütler sehr ähnlich sehen, gehören sie nicht zu dieser Pflanzenfamilie. In Mitteleuropa kann man drei verschiedene Arten von Kugelblumen antreffen, von denen hier die relativ häufigste Art, die Gemeine Kugelblume, vorgestellt wird. Die beiden anderen Arten, die Herzblättrige *(G. cordifolia* L.*)* und die Nacktstengelige Kugelblume *(G. nudicaulis* L.*)*, sind Alpenpflanzen, die allerdings teilweise auch noch im Vorland der Alpen vorkommen. Diese beiden Arten besitzen an ihrem Blütenstengel nur zwei bis drei kleine, schuppenförmige Blättchen, während bei der Gemeinen Kugelblume auch der Stengel bis zum Blütenköpfchen hinauf beblättert ist. Die Gemeine Kugelblume kommt in Trockenwiesen und auf steinigen, sonnigen Hängen, besonders auf Kalkgestein, vor.
Medizinisch interessant ist die Gemeine Kugelblume vor allem durch ihren Gehalt an dem Glykosid Globularin. Dieser in Gicht- und Diabetespräparaten verwendete Stoff kann jedoch in zu großen Dosen Koliken, starken Durchfall, Schwindel und Kollapserscheinungen hervorrufen. Die Pflanze ist also mit Vorsicht anzuwenden. Sie soll vor allem nicht frisch und in konzentrierter Form verwendet werden. Nach entsprechender Behandlung soll aber aus dem Kraut der Pflanze ein wirksames und unschädliches Abführmittel gewonnen werden können.

⊖ Nicht die angegebenen Dosierungen überschreiten.
Vorkommen: In Süd- und Mitteleuropa; an trockenen, sonnigen Stellen, vorzugsweise auf Kalkgestein; bis etwa 1650 m.
Merkmale: 5–30 cm hoch. Ausdauernd; blütentragender Stengel aufrecht, einfach; Blätter grün, rosettenförmig, gestielt, spatelförmig, an der Spitze ausgerandet, Stengelblätter zahlreich, sitzend, klein, eiförmig bis lanzettlich; Blüten leuchtend blau (Mai–Juni), in kleinen, einzelstehenden, kugeligen, endständigen Köpfchen, Kelch behaart, mit 5 Zipfeln, Krone röhrenförmig, mit 2spaltiger Oberlippe und etwas längerer, 3spaltiger Unterlippe, Staubblätter 4, ungleich; Früchtchen im Kelch eingeschlossen, 1fächerig, 1samig; Wurzelstock senkrecht, kurz, verholzt. Geruch stark. Geschmack scharf, sehr bitter.
Wirksame Teile: Blätter.
Inhaltsstoffe: Gerbstoff, Glykoside, Harz, Vitamin C.
Medizinische Eigenschaften: Abführend, gallentreibend, magenwirksam, schweißtreibend.
Anwendung: Innerlich; ✚
Siehe: Verstopfung.

Den alten Griechen war unter dem Namen *karon* ein Doldengewächs bekannt, das wohl ähnliche Eigenschaften wie der Kümmel hatte und diesem später auch zu seinem lateinischen Gattungsnamen verhalf. Mit dem Kümmel dürfte er jedoch nicht identisch sein, da dieser in Griechenland nicht vorkommt. Der Kümmel ist besonders in den höheren Lagen und in nicht zu stark gedüngten Wiesen und vor allem auch an Wegrändern verbreitet. Seit ältester Zeit dient der Kümmel als Gewürz für zahlreiche Gerichte, zu Brot und Käse, nicht nur wegen seines angenehmen, würzigen Geschmacks, sondern vor allem auch wegen seiner verdauungsfördernden Wirkung. Bei Mißbrauch von kümmelhaltigen Branntweinen oder Likören können allerdings nicht nur Alkoholschäden, sondern auch durch das Kümmelöl verursachte Leberschäden auftreten. Der Kümmel gilt in den Wiesen als gute Futterpflanze und soll die Milchsekretion bei Kühen und Schafen günstig beeinflussen.

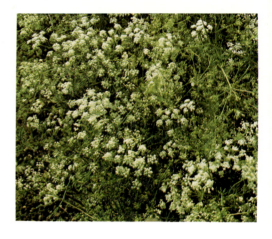

Kümmel, Echter

Carum carvi L.
Wiesenkümmel

DOLDENBLÜTLER
Umbelliferae

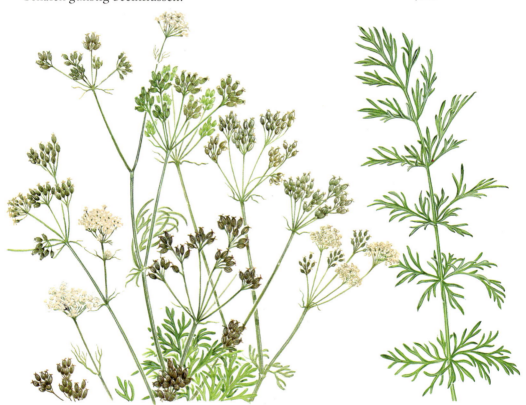

⊖ Kümmelöl kann zu schweren gesundheitlichen Störungen führen.
Vorkommen: In Nord- und Mitteleuropa; in mageren und grasigen Wiesen; bis 2200 m.
Merkmale: 30–60 cm hoch. Meist zweijährig; Stengel aufrecht, von der Basis an verzweigt, kahl, kantig-gerieft; Blätter 2–3fach fiederschnittig mit schmalen Zipfeln, die unteren gestielt, obere sitzend; Blüten weiß (Mai–Juli), in Dolden mit 6–12 sehr ungleichen Strahlen; Wurzel pfahlförmig; Früchtchen eiförmig, bräunlich. Geruch sehr aromatisch. Geschmack brennend.

Wirksame Teile: Früchte (Mai–September), Wurzel; Früchte mit den Dolden sammeln und dann trocknen.
Inhaltsstoffe: Ätherisches Öl (vor allem mit Carvon als Geruchsträger und Limonen), Fettsäuren, Eiweißstoffe, Kohlenhydrate, Gerbstoff, Zellulose.
Medizinische Eigenschaften: Reguliert die Menstruation, regt die Milchsekretion an, verdauungsfördernd, windtreibend.
Anwendung: Innerlich und äußerlich; ✚ ⓥ
Siehe: Blähung, Menstruation, Stillen, Verdauung.

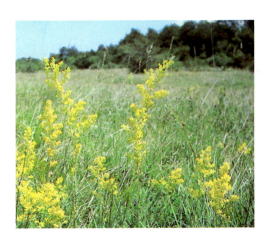

Labkraut, Echtes

Galium verum L.
Gelbes Labkraut, Herrgottsstroh

RÖTEGEWÄCHSE
Rubiaceae

Der Name Labkraut bezieht sich auf das in dieser Pflanze und anderen Arten derselben Gattung enthaltene Labenzym, das die Milch gerinnen läßt. Auch der wissenschafliche Gattungsname *Galium*, abgeleitet vom griechischen *gala* (Milch), bezieht sich auf diese Eigenschaft. Das Echte Labkraut mit seinen langen, gelben, nach Honig duftenden Blütenrispen wird gern von Bienen besucht. An den schlanken Stengeln dieser ausdauernden Pflanze sind die schmalen, fast nadelförmigen und glänzenden Blätter zu je acht bis zwölf in Quirlen angeordnet. In früheren Zeiten wurden aus dem Labkraut auch Farbstoffe gewonnen – ein roter aus der Wurzel, ein gelber aus den Blüten. Das blühende Kraut verleiht dem Chesterkäse seine kräftige Farbe und seinen typischen Geschmack.

Lange wurde die Pflanze medizinisch vernachlässigt, bis sie schließlich im 19. Jahrhundert bei Krämpfen wieder angewandt wurde. Bei äußerlicher Anwendung wirkt sie adstringierend und wundheilend, bei innerlicher Anwendung krampflösend und harntreibend.

Vorkommen: Fast in ganz Europa, außer in der Mittelmeerregion; auf Weiden, in Heiden, an Wegrändern, in Dünen; bis etwa 1900 m.
Merkmale: 20–80 cm hoch. Ausdauernd; Stengel aufrecht, rund, kahl, Blätter schmal, lineal, stachelspitzig, zu 6–12 in Quirlen, oben glänzend, unten filzig, mit eingerollten Rändern; Blüten gelb (Juni–September), zahlreich, klein, in dichten, aufrechten Rispen an den Stengelspitzen; Frucht klein, glatt, kahl; Wurzelstock kriechend, walzenförmig. Geruch schwach, honigartig. Geschmack sehr eigenartig, säuerlich.
Wirksame Teile: Blühende Sproßspitzen (Juni–September); im Schatten oder an der Sonne trocknen; die Pflanze wird schnell schwarz und verliert Geruch und Eigenschaften; höchstens einige Wochen aufbewahren.
Inhaltsstoffe: Ätherisches Öl, Labenzym, organische Säuren, Fette, Vitamin C.
Medizinische Eigenschaften: Adstringierend, gallentreibend, harntreibend, krampflösend, wundheilend.
Anwendung: Innerlich und äußerlich; ✚
Siehe: Harnausscheidung, Hautflechte, Krämpfe, Nervosität.

WILDE UND VERWILDERTE PFLANZEN

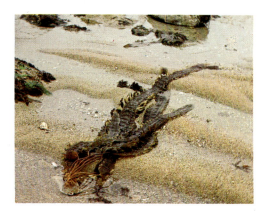

Laminarien

a) Zuckertang *(Laminaria saccharina* [L.] Lam.*)*
b) Fingertang *(Laminaria digitata* [Huds.] Lam.*)*
c) Palmentang *(Laminaria hyperborea* [Gunn.] Foslie*)*

Die Laminarien sind charakteristisch für die Felsküsten kälterer Meere; sie sind am Gestein festgewachsen und nur bei Ebbe zu sehen. Gewöhnlich bezeichnet man sie einfach als Tange, wie viele andere Algen auch. Alle Laminarienarten erkennt man an ihren großen band- bis blattartigen, flächig ausgebreiteten und zerschlitzten, ledrigen Thalluslappen (Laub), die über eine Art Stiel mit krallenartigen Haftorganen am Substrat festgewachsen sind. Es handelt sich um ausdauernde Gewächse, die jedes Jahr ihr Laub erneuern. Der Reichtum der drei Laminarienarten an Mineralsalzen, Spurenelementen und Vitaminen rechtfertigt ihren vielfältigen Gebrauch in der Heilkunde, außerdem liefern sie wichtige Rohstoffe für die pharmazeutische und die Nahrungsmittelindustrie. In den Küstengebieten Europas werden sie zum Düngen und als Viehfutter verwendet. Früher wurde aus ihnen Jod und Kali gewonnen.

BRAUNALGEN
Phaeophytina

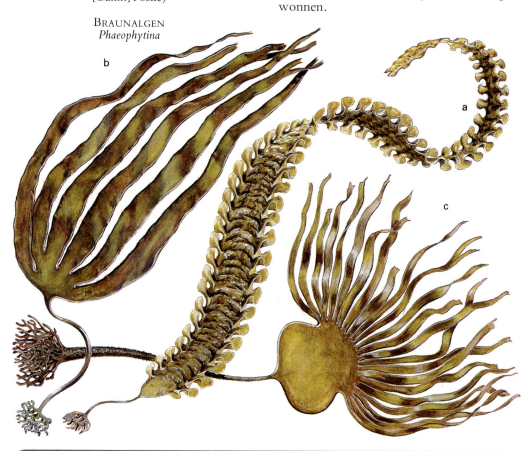

Vorkommen: Vom nördlichen Eismeer bis zur französischen Atlantikküste.
Kein Vorkommen in CH; ⚲ nicht erhältlich.
Merkmale: 1–4 m lang. Thallus zusammengesetzt aus einem zylindrischen Stiel und einem je nach Art verschieden geformten, bandartigen bis flächigen, vielfach zerschlitzten «Laubblatt», an Felsen mit klammerähnlichen Organen festgewachsen. Meeresgeruch. Geschmack salzig; a) Stiel kurz; Laub glänzend braun bis dunkel olivgrün, lang bandförmig, am Rand oft stark gewellt; b) Stiel lang, nach oben hin breitgedrückt, gebogen; Laub oliv, braun gefleckt, zuerst ungeteilt, dann in lineare Bänder zerschlitzt; c) Stiel lang, dick, rauh; Laub dunkelbraun, rundlich, vielfach zerschlitzt.
Wirksame Teile: Ganzer Thallus, getrocknet (bei Ebbe mit einem Rechen vom Grund lösen, waschen, rasch trocknen).
Inhaltsstoffe: Alginate, Alginsäure, Spurenelemente, Vitamine A, B, C, D, E.
Medizinische Eigenschaften: Mineralsalzzuführend, schlankheitsfördernd, stimulierend.
Anwendung: Innerlich und äußerlich; ✚ ♥
Siehe: Altern, Fettleibigkeit, Haut, Müdigkeit, Rachitits, Wechseljahre.

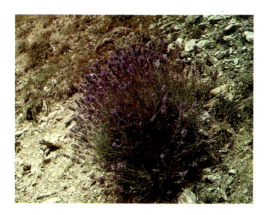

Lavendel, Echter

Lavandula officinalis Chaix et Vill.

LIPPENBLÜTLER
Labiatae

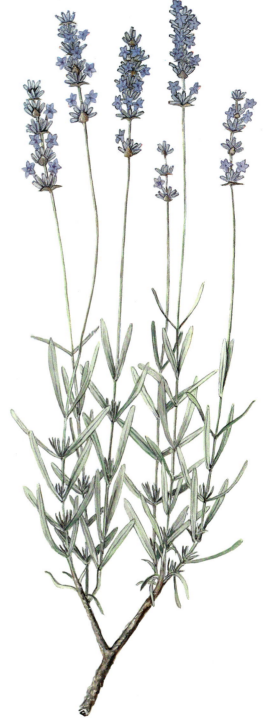

Wer Südfrankreich oder andere Länder im westlichen Mittelmeergebiet bereist hat, kennt diesen kleinen Strauch mit den blauen Blütenähren, der an sonnendurchglühten, steinigen Hängen wächst und Hitze und Trockenheit trotzt. In vielen Gegenden, wie etwa in der Provence, wird er großflächig zur Gewinnung von Lavendelöl angebaut. In Mitteleuropa kommt der Echte Lavendel angepflanzt und nur gelegentlich verwildert vor. Die größten Mengen von Lavendel bzw. seines aus den Blütenähren gewonnenen Öls werden zur Herstellung von Parfum, Kölnisch Wasser, usw., verwendet. Der Lavendel hat gallentreibende Eigenschaften und fördert die Gallensekretion, auch wird ihm eine sedative Wirkung zugeschrieben. Er wird außerdem innerlich als krampflösendes, wind- und harntreibendes sowie als magenstärkendes Mittel, äußerlich zur Wundheilung verwendet. Seit Jahrhunderten wird er zur Insektenvernichtung (z. B. Motten) benutzt. Auch Verwandte des Echten Lavendels, der Große Speik *(L. latifolia* L.*)* und der purpurblütige Schopflavendel *(L. stoechas* L.*),* werden wegen ihrer Heilkräfte und zur Ölgewinnung gesammelt.

⊖ Die angegebenen Dosierungen einhalten; unverträglich mit Jod und Eisensalzen.
Vorkommen: Im Mittelmeergebiet; an besonnten Hängen, auf Kalk; bis 1800 m.
Merkmale: 30–60 cm hoch. Halbstrauch; Zweige aufsteigend bis steif aufrecht, gedrängt; Blätter graugrün, lineal, mit ganzem, eingerolltem Rand; Blüten blauviolett (Juli–August), in endständigen ährenartigen Blütenständen, Hochblätter begrannt, braun, Kelch 5zähnig, Krone mit weit vorragender Röhre, am Rand 5lappig, Staubblätter 4. Geruch aromatisch. Geschmack bitter.

Wirksame Teile: Blühende Sproßspitzen, Blüten vor dem Aufblühen; an gut gelüftetem, schattigem Ort trocknen.
Inhaltsstoffe: Ätherisches Öl mit zahlreichen Verbindungen, Cumarin, Bitterstoff.
Medizinische Eigenschaften: Antiseptisch, gallentreibend, harntreibend, insektizid, krampflösend, narbenbildend, schweißtreibend, stimulierend, windtreibend.
Anwendung: Innerlich und äußerlich; ✚ ♥ V
Siehe: Akne, Asthma, Bäder, Bronchitis, Haar, Husten, Insekten, Kopfflechte, Läusebefall, Lunge, Nervosität, Rheumatismus, Wunde.

Leberblümchen

Hepatica nobilis Schreber

HAHNENFUSSGEWÄCHSE
Ranunculaceae

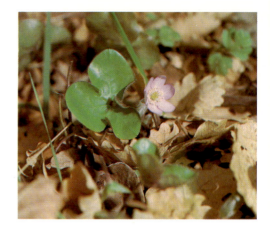

Ist das Leberblümchen bei uns in einer Gegend vorhanden, bewohnt es meist in großer Anzahl Laub- und Nadelwälder auf nährstoffreichen Böden. Bereits im März oder April entwickelt es seine zierlichen, blauen Blüten, oft bevor es die charakteristischen, dreilappigen Blätter neu gebildet hat. Die vorjährigen, etwas lederigen und violett überlaufenen Blätter bleiben aber den Winter über noch erhalten. Die Form ihrer Blätter macht die Pflanze unverwechselbar und führte zu ihrem lateinischen Namen *Hepatica,* nach dem griechischen Wort für Leber, *hepar.* Gemäß der mittelalterlichen Signaturenlehre soll die leberähnliche Gestalt der Blätter auf eine Wirkung bei Lebererkrankungen hinwei-

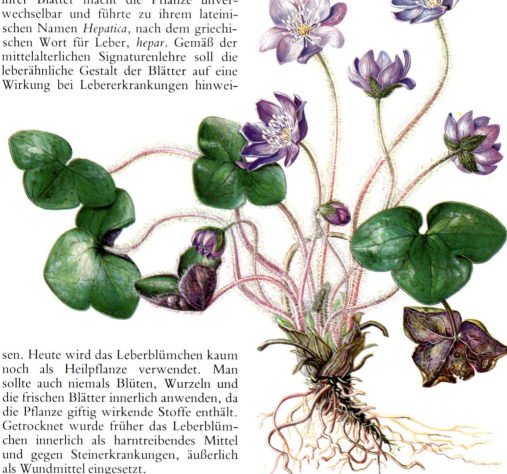

sen. Heute wird das Leberblümchen kaum noch als Heilpflanze verwendet. Man sollte auch niemals Blüten, Wurzeln und die frischen Blätter innerlich anwenden, da die Pflanze giftig wirkende Stoffe enthält. Getrocknet wurde früher das Leberblümchen innerlich als harntreibendes Mittel und gegen Steinerkrankungen, äußerlich als Wundmittel eingesetzt.

● Weder Wurzel noch Blüten verwenden, Blätter nur getrocknet und in den angegebenen Mengen.
Vorkommen: In Mittel- und Südeuropa; in Wäldern auf nährstoffreichen Böden; bis etwa 2200 m.
Geschützt: CH, D; ♀ ganze Pflanze ohne Wurzel.
Merkmale: 8–20 cm hoch. Ausdauernd, ohne oberirdischen Stengel; Blätter alle grundständig, überdauernd, langgestielt, lederig, am Grund herzförmig, mit 3 meist stumpfen, ganzrandigen Lappen, jung behaart, später kahl; Blüten blaulila, selten rosa oder weiß (März–April), einzeln, mit 3 kelchblattartigen Hochblättern, 6–9 kronblattartige Kelchblätter, etwa 20 Staubblätter, zahlreiche, kurz geschnäbelte Fruchtblätter; Wurzelstock kurz. Gechmack bitter.
Wirksame Teile: Blätter (Mai–Juli).
Inhaltsstoffe: Glykoside, Enzyme, Saponin, Protoanemonin.
Medizinische Eigenschaften: Adstringierend, harntreibend, narbenbildend.
Anwendung: Innerlich und äußerlich.
Siehe: Steinerkrankungen, Wunde.

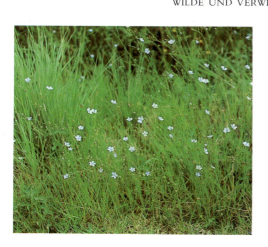

Lein, Echter

Linum usitatissimum L.
Flachs

LEINGEWÄCHSE
Linaceae

Vermutlich stammt der Echte Lein von einer im südwestlichen Mittelmeergebiet heimischen Art ab. Bei uns wird er seit der jüngeren Steinzeit angebaut; in Pfahlbauten wurden 3000 bis 4000 Jahre alte Samen, Stengelteile und Leingewebe gefunden. Im Orient läßt sich die Flachskultur bis ins 4. Jahrtausend v. Chr. zurückverfolgen. Bis etwa Mitte des 19. Jahrhunderts wurde in Mitteleuropa der Flachs in großem Stil angebaut, hauptsächlich als Faser-, d. h. Textilpflanze; später wurde er mehr und mehr durch Baumwolle und Wolle verdrängt, und sein Anbau nahm rapid ab. Heute wird er nur noch selten kultiviert, und nur ganz selten trifft man ihn auf Schuttplätzen verwildert an. Aus den Samen bestimmter Sorten wird Speiseöl gewonnen. Auch für die Herstellung von Linoleum und Kitt wird er gebraucht. Die Leinsamen werden bei bestimmten Brotsorten dem Teig beigemischt.
Dank ihrem Schleimgehalt sind sie ein mildes, darmschonendes Abführmittel. Äußerlich werden sie in pulverisierter Form als Umschläge bei Geschwüren und Furunkeln angewandt.

⊖ Für die Umschläge niemals älteres, verschimmeltes oder ranziges Pulver nehmen!
Vorkommen: In Südeuropa; in Mitteleuropa kultiviert; bis 800 m.
Merkmale: 20 cm–1 m hoch. 1–2jährig, kahl; Stengel aufrecht oder kurz-bogig aufsteigend, einfach oder oben verzweigt, beblättert; Blätter wechselständig, sitzend, lineal-lanzettlich bis lanzettlich, zugespitzt, ganzrandig, 3nervig, graugrün; Blüten hellblau (Juli–August), fein bewimperte Kelchblätter 5, Kronblätter 5, Staubblätter 10, davon 5 ohne Staubbeutel, 5 Griffel mit kopfiger Narbe; Kapsel kugelig-eiförmig, zugespitzt, mit meist 10 glänzend bräunlichen, glatten, flachgedrückten Samen.
Wirksame Teile: Samen.
Inhaltsstoffe: Schleimstoffe, Pektin, fettes Öl mit ungesättigten Fettsäuren, Glykoside, Vitamin F.
Medizinische Eigenschaften: Abführend, erweichend, harntreibend, wurmtreibend.
Anwendung: Innerlich und äußerlich; ✚ ⓥ
Siehe: Abszeß, Bronchitis, Darmparasiten, Furunkel, Haut.

WILDE UND VERWILDERTE PFLANZEN

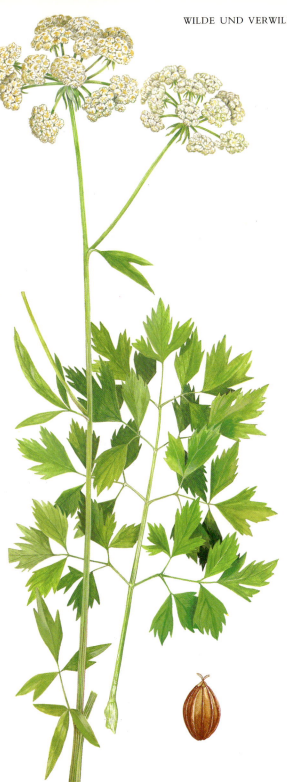

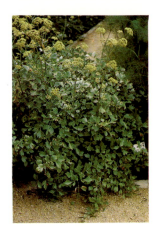

Liebstöckel

Levisticum officinale Koch
Maggikraut

DOLDENBLÜTLER
Umbelliferae

Das Liebstöckel kommt bei uns nur gelegentlich verwildert, sonst kultiviert vor. Früher war es als Heilpflanze berühmt, wie sein vom lateinischen *levare* (erleichtern, lindern) abgeleiteter Name andeutet. Wir wissen nicht, wann diese von einer persischen Art abstammende Pflanze in Europa eingeführt wurde. Sie wird erstmals um das Jahr 800 erwähnt, wo sie in den kaiserlichen Gärten Karls des Großen und im Klostergarten zu St. Gallen wuchs. Alle mittelalterlichen Kräuterbücher erwähnten das Liebstöckel. Hieronymus Bock nannte es ein Mittel gegen «kalten Magen, Gifft, Hals- und Seitengeschwär, Gälsucht, Melancolei, Wunden gebissen von Schlangen»; ferner wurde es zur Regulierung der Menstruation und zur Schönheitspflege verwendet. In neuerer Zeit wandte man es vor allem gegen Blähungen, Menstruationsbeschwerden und Bronchialkatarrh an. Heute wird die stark nach Sellerie riechende Pflanze hauptsächlich als Gewürz, vor allem zum Einmachen, verwendet. Sie ist auch in der Maggiwürze enthalten, woraus sich seine Bezeichnung Maggikraut erklärt.

Vorkommen: In großen Teilen Europas angebaut, selten verwildert; bis 2000 m.
Merkmale: 80 cm–2 m hoch. Ausdauernd; Stengel aufrecht, dick, hohl; Blätter wechselständig, untere sehr groß, glänzend grün, etwas dicklich, im Umriß dreieckig-rhombisch, einfach bis doppelt gefiedert, mit eingeschnittenen, rhombischen Abschnitten; Blüten blaßgelb (Juli–August), in dichten, 8–20strahligen Dolden mit zahlreichen zurückgeschlagenen Hüll- und Hüllchenblättern, klein; Frucht (Doppelachäne) elliptisch, Teilfrucht 5rippig; Wurzel fleischig. Geruch nach Sellerie.

Wirksame Teile: Wurzel (Frühjahr), Früchte, Blätter (September).
Inhaltsstoffe: Ätherisches Öl mit zahlreichen Verbindungen, Cumarin, Gerbstoff, Harz, Kautschuk, Stärke, Vitamin C.
Medizinische Eigenschaften: Harntreibend, reguliert die Menstruation, verdauungsfördernd, windtreibend.
Anwendung: Innerlich; ✚
Siehe: Blähung, Leber, Menstruation, Migräne, Ödem.

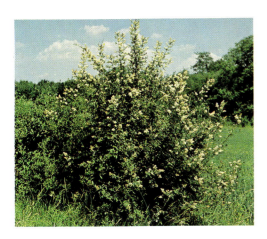

Liguster

Ligustrum vulgare L.
Rainweide

ÖLBAUMGEWÄCHSE
Oleaceae

Der Liguster ist eine beliebte schnittfeste Heckenpflanze, die sehr oft zur Begrenzung von Anlagen und Gärten verwendet wird. Wild wächst er häufig in Gebüschen, an Waldrändern und in Hecken. In milden Gegenden bzw. in nicht zu harten Wintern können seine dunkelgrünen, glatten, sich im Spätherbst violett verfärbenden Blätter die kalte Jahreszeit überdauern. Die kugeligen, glänzend schwarzen Beeren sind giftig; sie verursachen schwere Magen-Darm-Entzündungen sowie stärkste Durchfälle, Krämpfe und Kreislauflähmungen. Bei Kindern haben sie sogar schon zu Todesfällen geführt. Im Mai öffnen sich die weißblütigen, fliederähnlichen Rispen, die, wie die frisch abgeschnittenen Zweige und zerriebenen Blätter, einen starken, schweren Geruch ausströmen.

Die jungen, biegsamen Zweige werden zum Korbflechten verwendet. Aus den Früchten wurde einst Tinte hergestellt; die Rinde benutzte man zum Gelbfärben von Wolle. Die Blätter dienen zur Bereitung von Mundwasser bei chronischen Entzündungen von Mund und Hals. Das Ligusteröl ist ein altbewährtes Mittel, das z. B. bei Cellulitis angewandt wird.

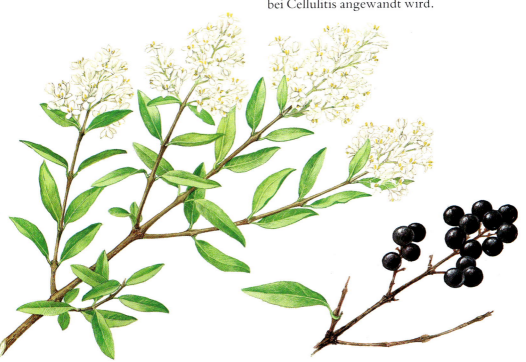

🚫 Keinen Teil der Pflanze in frischem Zustand einnehmen.
Vorkommen: In Europa, außer in Nordeuropa; in lichten Wäldern und Hecken; bis 1500 m.
Merkmale: Bis 5 m hoher Strauch. Blätter gegenständig, kurz gestielt, länglich-lanzettlich, ganzrandig, kahl, glänzend dunkelgrün, unterseits hellgrün; Blüten weiß (Mai–Juni), in endständigen, dichten Rispen, Kelch klein, undeutlich 4zähnig, Krone röhrig, 4zipfelig, Zipfel flach ausgebreitet, Staubblätter 2, Griffel 1; Frucht 1 schwarze Beere. Geruch intensiv, süßlich (Blüten). Geschmack bitter.

Wirksame Teile: Blüten, Blätter (Frühjahr); im Schatten trocknen.
Inhaltsstoffe: Gerbstoffe, Harz, Bitterstoffe, Glykoside, Zucker, Vitamin C.
Medizinische Eigenschaften: Adstringierend, narbenbildend, wundheilend, wundreinigend.
Anwendung: Innerlich und äußerlich; ✚
Siehe: Angina, Cellulitis, Durchfall, Mundschleimhaut, Rheumatismus, Schorf, Tabakmißbrauch, Weißfluß.

Der deutsche wie der lateinische Name, den bereits die Botaniker des 16. Jahrhunderts gebrauchten, bezieht sich auf die löffelartige Form der grundständigen Blätter. Es gibt mehrere Unterarten dieser Pflanze, die sich aber kaum voneinander unterscheiden. Das Löffelkraut gedeiht vor allem an salzhaltigen Stellen im Binnenland und an den Meeresküsten, entlang von Quellen und an feuchten Felsen im Gebirge. Gelegentlich ist das als Salatpflanze angebaute Löffelkraut auch nur verwildert. Es wird heute noch zu Blutreinigungskuren im Frühjahr benutzt. Sein ungewöhnlich hoher Vitamin-C-Gehalt machte es zu einem bewährten Heilmittel gegen Skorbut. Da das Löffelkraut frisch verwendet wird, empfiehlt es sich, jeweils nur die für einen Tag benötigte Menge zu sammeln. Das zerstoßene Kraut nimmt einen scharfen, senf- oder kresseartigen Geruch an, weil durch Enzyme Senföle aus ihren chemischen Verbindungen frei werden. Bei schlecht heilenden Geschwüren wird das zerquetschte Kraut in Form von Umschlägen angewandt.

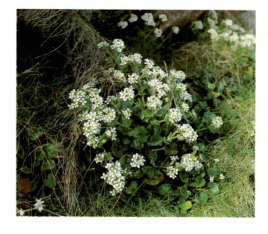

Löffelkraut, Echtes

Cochlearia officinalis L.
Löffelkresse

KREUZBLÜTLER
Cruciferae

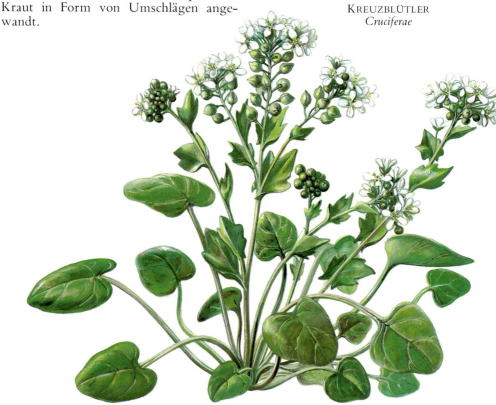

Vorkommen: In Mitteleuropa zerstreut von den Küsten bis zu den Alpen; in Salzwiesen, an quelligen Stellen; bis 2400 m.
Geschützt: CH; ganze Pflanze ohne Wurzel.
Merkmale: 10–25 cm hoch. Zwei- oder mehrjährig; Stengel aufsteigend bis aufrecht, kahl, verzweigt; Blätter dunkelgrün, fleischig, glatt, glänzend, die grundständigen in einer Rosette, langgestielt, rundlich bis herzförmig, die oberen stengelumfassend, entfernt gezähnt; Blüten weiß oder rosa (Mai–Juli), in endständigen, kurzen Trauben, Kelchblätter 4, grün, Kronblätter 4, kreuzförmig angeordnet, Staubblätter 6, Schötchen kugelig bis eiförmig; Wurzelstock spindelförmig, dünn. Geruch senf- bis kresseartig. Geschmack scharf, würzig, brennend.
Wirksame Teile: Ganze Pflanze, frisch (März–August).
Inhaltsstoffe: Senfölglykoside, Vitamin C, Gerbstoff, Bitterstoffe, Mineralsalze.
Medizinische Eigenschaften: Blutreinigend, hautreizend, magenwirksam, gegen Skorbut, verdauungsfördernd, wundreinigend.
Anwendung: Innerlich und äußerlich; ✛
Siehe: Hautgeschwür, Mund, Skorbut, Verdauung, Zahn.

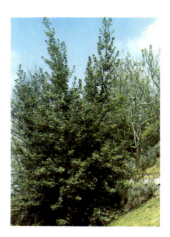

Lorbeer

Laurus nobilis L.

LORBEERGEWÄCHSE
Lauraceae

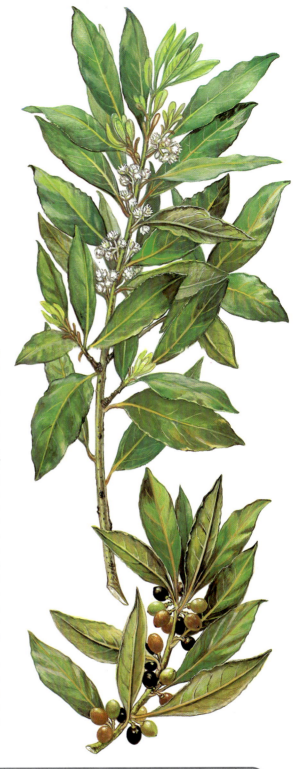

Der Lorbeer ist im Mittelmeergebiet weit verbreitet. Es wird berichtet, daß er durch die Griechen in Italien eingeführt wurde. Im alten Griechenland war der Lorbeer Apollo geweiht und wurde deshalb bei den Apollo-Heiligtümern in Hainen angepflanzt. Dichter und Sänger schmückte man mit dem Lorbeerkranz, eine Sitte, die von den Römern übernommen und auf den militärischen Bereich ausgedehnt wurde: Als Zeichen des Sieges trugen fortan auch die Feldherrn den Lorbeerkranz. Bis auf den heutigen Tag spielt er eine Rolle bei Sportveranstaltungen, festlichen Anlässen und Jubiläen. Ansonsten ist der Lorbeer vor allem als aromatisches Gewürz bekannt. Er vermag aber mehr als nur den Geschmack von Speisen zu verbessern. Er gilt auch als stimulierendes und antiseptisches Mittel; der Aufguß aus seinen Blättern fördert die Verdauung; das aus den Früchten gepreßte Lorbeeröl hilft, äußerlich angewandt, bei Gelenkschmerzen. Zum selben Zweck wird es häufig in der Tiermedizin herangezogen. Reibt man das Fell von Tieren damit ein, werden dadurch Insekten ferngehalten und Läuse und Krätzmilben verjagt.

Vorkommen: Im Mittelmeergebiet, bis ins Tessin; vor allem in feuchten Schluchten; bis 1200 m.
Merkmale: Bis 10 m hoch. Strauch oder Baum; zweihäusig; Blätter wechselständig, kurz gestielt, lanzettlich, ledrig, wintergrün, oberseits dunkelgrün und glänzend, unterseits matt, Rand schwach wellig; Blüten gelblichweiß (April–Mai), zu 4–6 in blattachselständigen, büscheligen Dolden, klein, gestielt, mit 4blättriger Blütenhülle, weibliche Blüten mit kurzem Griffel, männliche Blüten mit 8–12 Staubblättern; Frucht eine schwarze, eiförmige Beere, kirschgroß. Geruch aromatisch (Blüten). Geschmack aromatisch (Blätter), scharf (Frucht).
Wirksame Teile: Blätter ohne Stiel (Sommer), Früchte (Oktober–November); an der Sonne oder im Schatten trocknen.
Inhaltsstoffe: Ätherisches Öl mit Terpenen und Alkoholen, Bitterstoff, Fettsubstanzen, Gerbstoff.
Medizinische Eigenschaften: Antiseptisch, schweißtreibend, sedativ, stimulierend.
Anwendung: Innerlich und äußerlich; V
Siehe: Asthenie, Desinfektion, Rheumatismus, Schlaf, Schmerz, Verdauung.

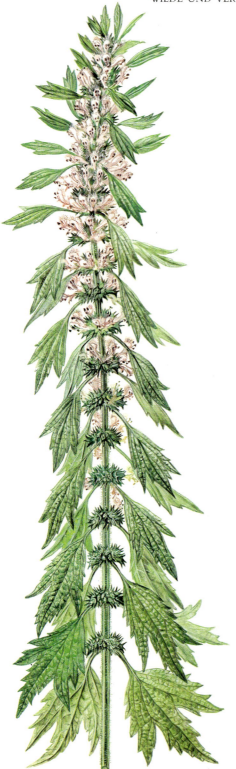
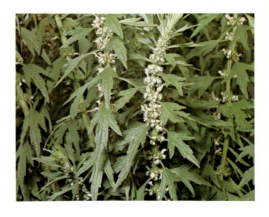

Löwenschwanz

Leonurus cardiaca L.
Echtes Herzgespann, Herzheil

LIPPENBLÜTLER
Labiatae

Der wissenschaftliche Gattungsname *Leonurus* setzt sich aus dem lateinischen Wort für Löwe und dem griechischen Wort für Schwanz zusammen und weist auf die Form des Blütenstandes, einer langen Scheinähre, hin. Der Artname *cardiaca* bezieht sich auf den sehr alten Ruf als Heilpflanze bei Herz- und Magenbeschwerden. Als Pflanzenname wurde er zwar schon von Theophrast verwendet, doch dürfte er erstmals von Leonhart Fuchs im 16. Jahrhundert für diese Art benutzt worden sein. Der Löwenschwanz gelangte wohl im frühen Mittelalter aus den gemäßigten Zonen Asiens nach Europa und wurde in Kloster- und Bauerngärten kultiviert. Man sagte ihm vor allem eine günstige Wirkung bei nervösen Herzbeschwerden wie Herzklopfen und eine beruhigende, baldrianähnliche Wirkung nach; er geriet jedoch allmählich in Vergessenheit. Seine heutigen, bei uns sehr zerstreuten Vorkommen, meist im Bereich dörflicher Siedlungen, an Hecken, Zäunen, Wegrändern und auf Schuttplätzen, sind nur die letzten Überreste dieser einst häufig angepflanzten, heilkräftigen Pflanze.

Vorkommen: In Europa in den meisten Ländern, selten südlich der Alpen; an Wegen, Hecken, Ruinen und auf Schutt; bis 1000 m.
Merkmale: 50 cm–1,50 m hoch. Ausdauernd; Stengel steif, 4kantig, verzweigt, bis zur Spitze beblättert; Blätter oben dunkelgrün, unten aschgrau, gestielt, gezähnt, gelappt, die unteren mit 5–7, die oberen mit 3 Abschnitten; Blüten rosa bis purpurrot (Juni–September), in Scheinquirlen entlang dem ganzen Stengel, Kelch mit 5 Zähnen, die beiden unteren hakenförmig gekrümmt, Blütenkrone behaart, innen mit einem Haarkranz. Geruch unangenehm.

Wirksame Teile: Blühende Sproßspitzen (Juni–September), vorzugsweise frisch zu verwenden, da die getrockneten Blätter schwarz werden und ihre Wirkung verlieren.
Inhaltsstoffe: Ätherisches Öl, Alkaloide, Glykoside, Bitterstoff, Gerbstoff.
Medizinische Eigenschaften: Fördert den Auswurf, krampflösend, reguliert die Menstruation, narbenbildend, tonisch, wundreinigend.
Anwendung: Innerlich und äußerlich.
Siehe: Blähung, Bronchitis, Durchfall, Herzklopfen, Menstruation.

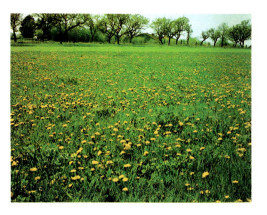

Löwenzahn

Taraxacum officinale Web. *(sensu lato)*
Kuhblume

KORBBLÜTLER
Compositae

Im Altertum war der Löwenzahn vermutlich nicht bekannt, denn vor dem 15. Jahrhundert wird er von keinem Botaniker oder Arzt erwähnt. Hieronymus Bock führt 1546 seine harntreibenden Eigenschaften an, für Tabernaemontanus, einem deutschen Apotheker des 16. Jahrhunderts, stellt der Löwenzahn ein unvergleichliches Wundkraut dar. Damals verwendete man die vor der Blütezeit gesammelte Wurzel mit dem oberirdischen Teil der Pflanze.

Der Löwenzahn ist noch heute sehr beliebt und wird bei allerlei Krankheiten und Beschwerden herangezogen. Sein guter Ruf besteht völlig zu Recht, denn er fördert, wie klinisch nachgewiesen wurde, die Gallensekretion und wirkt harntreibend – sein französischer Name *pissenlit* («Bettpinkler») spielt denn auch auf diese Eigenschaft recht unverblümt an. Bei leberbedingter Wassersucht leistet er vorzügliche Dienste. Im Volk wird der Löwenzahn als blutreinigendes und magenwirksames Mittel, bei Leber- und Gallenleiden, bei chronischen Ekzemen und anderem mehr verwendet. Seine Blätter können zu einem schmackhaften Salat angemacht werden. Die im Spätsommer gestochene Wurzel wurde früher geröstet und diente als Kaffee-Ersatz.

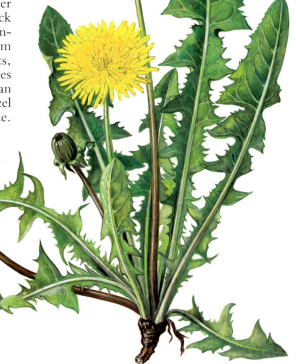

Vorkommen: In Europa; bis über 2000 m.
Merkmale: 10–50 cm hoch. Ausdauernd, mit pfahlwurzelähnlichem Wurzelstock; Blätter in grundständiger Rosette, tief eingeschnitten bis fiederteilig, mit dreieckigen Abschnitten; Blütenköpfe gelb (März–Oktober), groß, einzeln, endständig auf einfachen, hohlen, kahlen Stielen, Zungenblüten zahlreich, Köpfchen von Hüllblättern umgeben; Frucht (Achäne) mit lang gestielter Haarkrone. Pflanze Milchsaft führend. Geschmack bitter.
Wirksame Teile: Wurzelstock, Blätter (Frühjahr), Saft (Herbst).
Inhaltsstoffe: Inulin, Gerbstoff, Bitterstoff, Xanthophylle, ätherisches Öl, Cholin, Provitamin A, Vitamine B, C, Mineralsalze.
Medizinische Eigenschaften: Abführend, appetitanregend, blutreinigend, fördert die Gallensekretion, harntreibend, magenwirksam, gegen Skorbut, tonisch.
Anwendung: Innerlich und äußerlich; ✚ ♥
Siehe: Arteriosklerose, Asthenie, Cholesterin, Fettleibigkeit, Frühjahrskur, Gelbsucht, Gesichtsfarbe, Gicht, Hämorrhoiden, Harnstoff, Haut, Krampfadern, Leber, Rheumatismus, Steinerkrankungen, Verstopfung, Warze.

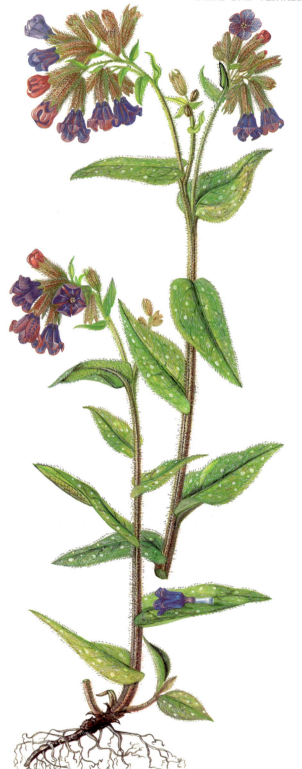
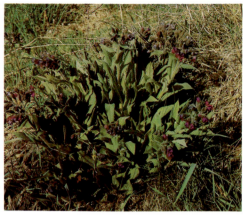

Lungenkraut, Echtes

Pulmonaria officinalis L.

RAUHBLATTGEWÄCHSE
Boraginaceae

Als Rauhblattgewächs ist das Lungenkraut mit derben Haaren bedeckt. Es wächst in Wäldern und entfaltet schon im zeitigen Frühjahr seine Blüten, die von einer roten in eine blaue Färbung übergehen und in der Form denen der Schlüsselblume ähneln. Die fruchtenden Triebe verwelken etwa im Juni, fallen ab und werden durch eine grundständige Blattrosette ersetzt. Das Blatt ist oft weißlich gefleckt; es wurde einst von den Anhängern der Signaturenlehre als Abbild einer kranken Lunge angesehen und deshalb gegen Lungenleiden verwendet. Es ist allerdings fraglich, ob es, wie man annahm, gegen Tuberkulose wirksam ist. Vor allem bei Heiserkeit, Husten, Asthma und Bronchitis wird es sehr geschätzt und, dank seinem hohen Gerbstoff- und Schleimgehalt, auch gegen Durchfall angewandt. Äußerlich wird es zur Wundbehandlung herangezogen. Wie der Blutweiderich besitzt das Lungenkraut drei verschiedene Blütentypen, um eine Selbstbestäubung zu vermeiden; die Blüten unterscheiden sich in der Länge des Griffels und der Staubblätter.

Vorkommen: Vor allem in Mittel- und Südosteuropa; in Wäldern; bis 1800 m.
Geschützt: CH; ganze Pflanze ohne Wurzel.
Merkmale: 15–30 cm hoch. Ausdauernd; Pflanze locker behaart; Blätter meist weißlich gefleckt, Rosettenblätter (Sommerblätter) gestielt, eiförmig, zugespitzt, am Grund herzförmig oder abgerundet, Stengelblätter sitzend; Blüten anfangs rot, später blau (März–Mai), in endständigen, mehr oder weniger einseitswendigen Blütenständen, Kelch röhrig, 5zähnig, Krone röhrig, mit 5spaltigem Saum, innen mit Haarbüscheln, Staubblätter 5, Griffel 1; Früchte 4 Nüßchen; Wurzelstock dünn. Geschmack schleimig.
Wirksame Teile: Blühende Sproßspitzen, Rosettenblätter (Ende des Sommers); schattig und luftig trocknen, Blätter werden schwarz.
Inhaltsstoffe: Schleimstoffe, Gerbstoffe, Saponin, Kieselsäure.
Medizinische Eigenschaften: Adstringierend, fördert den Auswurf, erweichend, harntreibend, schweißtreibend.
Anwendung: Innerlich und äußerlich; ✣
Siehe: Bronchitis, Durchfall, Hämorrhoiden, Hautflechte, Herzklopfen, Husten, Schrunde.

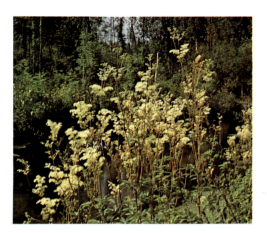

Mädesüß

Filipendula ulmaria (L.) Maxim.
Rüsterstaude, Spierstaude, Wiesengeißbart

ROSENGEWÄCHSE
Rosaceae

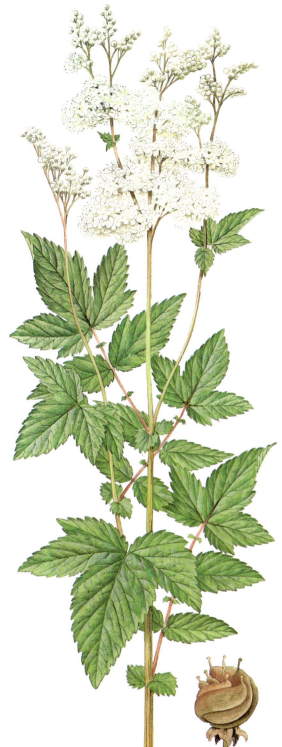

Diese stattliche Pflanze findet man häufig in Streuwiesen und Röhrichten, in Hochstaudenfluren, an Ufern und Gräben. Der Name Mädesüß hat nichts mit Mädchen zu tun; er bezieht sich vielmehr auf die Verwendung der Blüten und Sprosse als aromatisierender Zusatz zu Bier, Wein und Met, dem ältesten aus vorgegorenem Honig gewonnenen alkoholischen Getränk.

Den Botanikern des Mittelalters war die Art gut bekannt, doch ihre medizinischen Eigenschaften wurden erst während der Renaissance entdeckt. Sie geriet dann für einige Zeit in Vergessenheit. Erst im 19. Jahrhundert wurde ihre Bedeutung in der Heilkunde wieder erkannt.

Der Gehalt an Salicylsäureverbindungen in der frischen Pflanze verleiht ihr eine wohltätige Wirkung bei Gelenkschmerzen. Sie wirkt gefäßerweiternd, stärkt die Herzfunktion, ist entzündungshemmend und beschleunigt die Harnausscheidung. Sie ist ein ausgezeichnetes Mittel gegen Cellulitis und Fettleibigkeit und wurde zu Blutreinigungskuren, als Adstringens sowie als krampflösendes und magenwirksames Mittel verwendet.

⊖ Die Pflanze niemals aufkochen.
Vorkommen: In Europa, außer im Mittelmeerraum; bis etwa 1800 m.
Merkmale: 1–1,50 m hoch. Ausdauernd; Stengel aufrecht, derb, kantig, oben verzweigt; Blätter groß, unterbrochen gefiedert, Fieder zu 5 bis 17, Endfieder größer, 3- bis 5spaltig, unterseits weißlich, mit gesägten Nebenblättern; Blüten gelblichweiß (Juni–August), klein, in vielstrahligen Scheindolden, meist 5–6 Kelch- und Kronblätter; Früchte 5–10, gewunden; Wurzelstock knotig verdickt. Geruch und Geschmack angenehm, aromatisch.
Wirksame Teile: Sproßspitzen (vor dem Aufblühen), Blätter, Wurzelstock; rasch trocknen, nicht länger als ein Jahr aufheben.
Inhaltsstoffe: Gerbstoff, Phenolglykoside, Flavonglykoside, Mineralsalze.
Medizinische Eigenschaften: Adstringierend, harntreibend, krampflösend, narbenbildend, schweißtreibend, tonisch.
Anwendung: Innerlich und äußerlich; ✚ ♥ Ⅴ
Siehe: Arteriosklerose, Bäder, Couperose, Durchfall, Fettleibigkeit, Gicht, Harnausscheidung, Harnstoff, Ödem, Rheumatismus, Steinerkrankungen, Wunde.

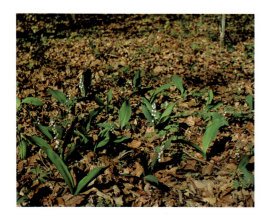

Maiglöckchen

Convallaria majalis L.

LILIENGEWÄCHSE
Liliaceae

Das Maiglöckchen ist eine unserer beliebtesten Pflanzen. Die hübschen, leuchtend weißen, glöckchenartigen Blüten verströmen einen intensiven, angenehmen Duft. In den Laubwäldern, besonders auf kalkhaltigem Boden, wächst es mitunter massenhaft. Bei ungünstigen Lichtbedingungen bleiben die Blüten aus, und es erscheinen nur die beiden charakteristischen elliptisch-lanzettlichen Laubblätter. Es ist eine alte Arzneipflanze, die in Rußland seit langem bei Herzerkrankungen angewandt wird. Es enthält in allen Teilen, in höchster Konzentration in der Blüte, herzwirksame Glykoside, die eine ähnliche Wirkung haben wie die Inhaltsstoffe des Roten Fingerhutes *(Digitalis purpurea* L.*)*. Das Maiglöckchen wurde früher sehr geschätzt, später aber, unter anderem wegen des stark schwankenden Gehaltes seiner Wirkstoffe, vom Fingerhut verdrängt. Heute jedoch wird es wieder verstärkt herangezogen. Es eignet sich zur Behandlung leichter Formen von Herzschwäche sowie von verschiedenen Herzstörungen und Ödemen, die durch Herzschwäche bedingt sind. Getrocknete, pulverisierte Blüten reizen stark zum Niesen und sind Bestandteil des Schneeberger Schnupftabaks.

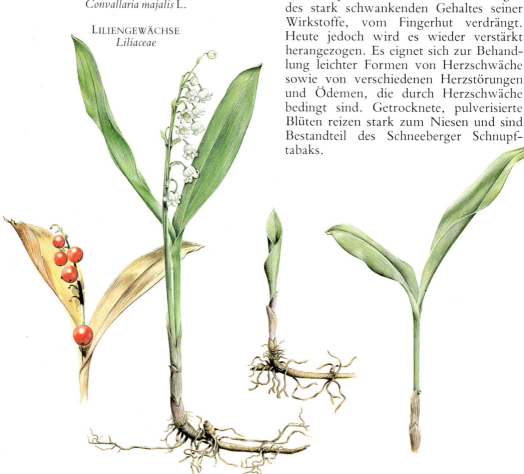

● Keine Beeren essen, Dosierungen einhalten.
Vorkommen: Fast in ganz Europa; in Laubwäldern; bis 2000 m.
Geschützt: A, CH, D; A ⚥ nicht erhältlich; CH, D ⚥ Blüten.
Merkmale: 10–30 cm hoch. Ausdauernd; Wurzelstock kriechend, verzweigt; 2 elliptisch-lanzettliche, zugespitzte, lang gestielte, parallelnervige Blätter; Blütenstengel unbeblättert, mit einseitswendiger, meist 5–8blütiger Traube, Blüten weiß (April–Mai), nickend, kugelig-glockenförmig, 6zipfelig; Beere kugelig, erst grün, dann rot. Geruch süßlich, intensiv.

Wirksame Teile: Blätter und vor allem Blüten (April–Mai).
Inhaltsstoffe: Herzglykoside, Saponine.
Medizinische Eigenschaften: Stark abführend, brechreizerzeugend, harntreibend, reguliert die Herztätigkeit, krampflösend.
Anwendung: Innerlich; ✚
Siehe: Herzklopfen.

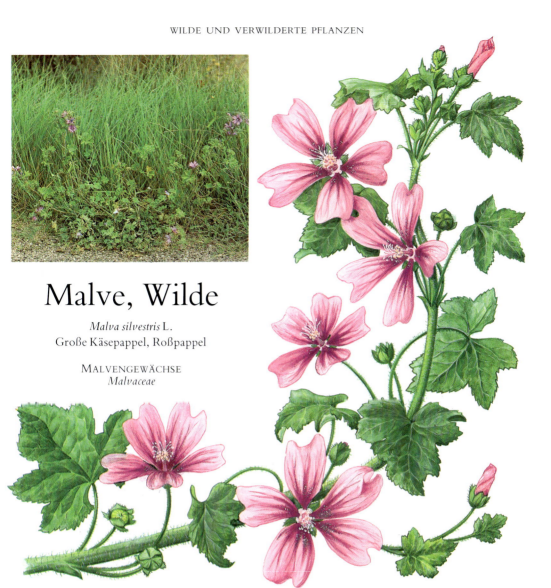

Malve, Wilde

Malva silvestris L.
Große Käsepappel, Roßpappel

MALVENGEWÄCHSE
Malvaceae

Die meisten Malven erkennt man an ihren charakteristischen Blüten mit den fünf nach unten keilförmig verschmälerten, oft deutlich ausgerandeten Kronblättern, den zu einer Säule verwachsenen Staubblättern und den kreisrunden, in der Mitte eingedrückten Früchten, die vom Kelch umhüllt bleiben. Die meisten Malvenarten, darunter die Wilde Malve, trifft man in Unkrautfluren an unbebauten Plätzen, an Wegrändern oder auf Schuttstellen. Seit dem 8. Jahrhundert v. Chr. wird sie als Gemüse und Heilmittel geschätzt. Man aß früher auch die jungen Sprosse. Nach Plinius soll ein Arzneitrank aus Malvensaft Unwohlsein vertreiben. Die Pythagoräer sahen in ihr eine heilige Pflanze, die den Geist von der Knechtschaft der Leidenschaften befreite. Im 16. Jahrhundert nannte man sie in Italien *Omnimorbia* (Heilmittel für alle Krankheiten). Durch den hohen Schleimstoffgehalt wirkt sie reizmildernd und erweichend und läßt sich bei Katarrh des Rachens und der oberen Luftwege sowie bei Mundschleimhautentzündung einsetzen. Die Früchte wurden als «Käschen» gegessen, die Blüten zum Färben von Zuckerwaren benutzt.

Vorkommen: In Europa; in Dörfern, an Wegrändern, auf Schuttplätzen; bis etwa 1200 m.
Merkmale: 30 cm–1 m hoch. Zweijährig bis ausdauernd; Stengel niederliegend bis aufsteigend; Blätter lang gestielt, 3–7lappig; Blüten rosaviolett (Mai–September), zu 2–6 in den Blattachseln, mit 3 lanzettlichen Außenkelchblättern und 5 bis zur Hälfte miteinander verwachsenen Kelchblättern; Kronblätter 2,5–3 cm lang, 3–4mal so lang wie der Kelch, tief ausgerandet, Staubblätter zu einer Röhre verwachsen, Griffel zahlreich; Frucht in 9–11 Teilfrüchtchen zerfallend.

Wirksame Teile: Wurzel, Blätter, Blüten; luftig und schattig trocknen; Blüten werden durch das Trocknen blau, bei längerer Aufbewahrung im Licht weißlich.
Inhaltsstoffe: Schleimstoffe, Anthocyane.
Medizinische Eigenschaften: Abführend, erweichend, sedativ.
Anwendung: Innerlich und äußerlich; ✚ ♥ V
Siehe: Abszeß, Asthma, Augen, Bäder, Bronchitis, Couperose, Fettleibigkeit, Husten, Insektenstich, Mundschleimhaut, Nervosität, Rachenentzündung, Zahn.

WILDE UND VERWILDERTE PFLANZEN

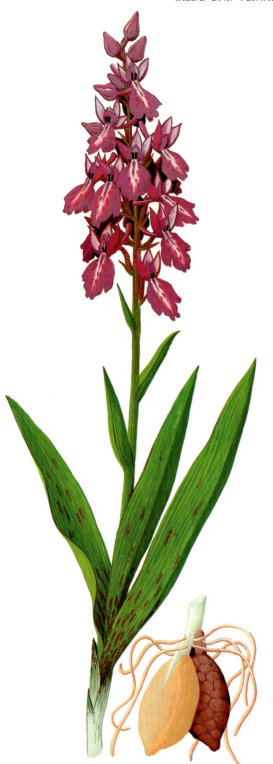

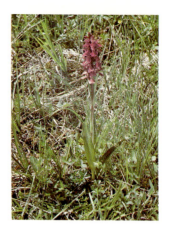

Manns-knabenkraut

Orchis mascula L.
Kuckucksknabenkraut

ORCHIDEEN
Orchidaceae

Die Orchideen stellen die umfangreichste Familie des Pflanzenreiches dar. Einige Dutzend Arten, darunter etliche, z. T. nicht leicht zu unterscheidende aus der Gattung *Orchis* (Knabenkraut), sind auch in Mitteleuropa heimisch. Die Blätter der *Orchis*-Arten sind parallelnervig. Die Blüten weisen zwei zu einer senkrechten Ebene spiegelbildliche Hälften auf; von den sechs Blütenhüllblättern ist das unterste stark vergrößert und verlängert sich nach hinten oft in einen deutlichen Sporn. Die Blätter dieser und mancher verwandten Knabenkrautart sind oft braunrot gefleckt; als unterirdische Organe besitzen diese Arten von Knabenkräutern zwei eiförmige Knollen, die als hodenähnlich angesehen wurden und zum Namen *Orchis* (Hoden) führten. Der in ihren Knollen enthaltene Schleim kann Haut und Schleimhäute gegen mechanische und chemische Reize schützen. Seit langem wird aus den Knollen das früher im Orient sehr geschätzte und hochbezahlte Salepmehl und -gelee gewonnen.

Vorkommen: In Mittel- und Südeuropa; in Wiesen, an Waldrändern, in Laubwäldern; bis 2200 m.
Geschützt: A, CH, D; ⚥ nicht erhältlich.
Merkmale: 15–40 cm hoch. Ausdauernd, mit 2 eiförmigen Knollen; Stengel dick und saftig, bisweilen rötlich überlaufen, einen dichten, ährigen Blütenstand tragend; Blätter lanzettlich, parallelnervig, oft purpurn gefleckt; Blüten purpurn bis lila (April–Juni), mit lanzettlichen, rotviolett überlaufenen Tragblättern, äußere Blütenhüllblätter zuerst abstehend, dann zurückgeschlagen, unterstes Blütenhüllblatt (Lippe) tief 3lappig, Sporn zylindrisch, so lang wie der meist rötliche Fruchtknoten, der leicht für den Blütenstiel gehalten werden kann, 2 Pollinien. Geruch angenehm. Geschmack bitter.
Wirksame Teile: Junge, pralle Knolle (nach der Blüte), abbrühen, schälen, auf Rosten an der Sonne oder im Backofen trocknen.
Inhaltsstoffe: Schleimstoffe, Stärke, Eiweiß, Fettsubstanzen, Cumarin, Mineralsalze.
Medizinische Eigenschaften: Gegen Durchfall, erfrischend, erweichend.
Anwendung: Innerlich.

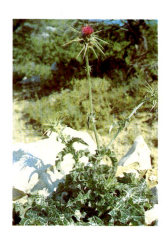

Mariendistel

Silybum marianum (L.) Gaertn.
Frauendistel, Milchdistel

KORBBLÜTLER
Compositae

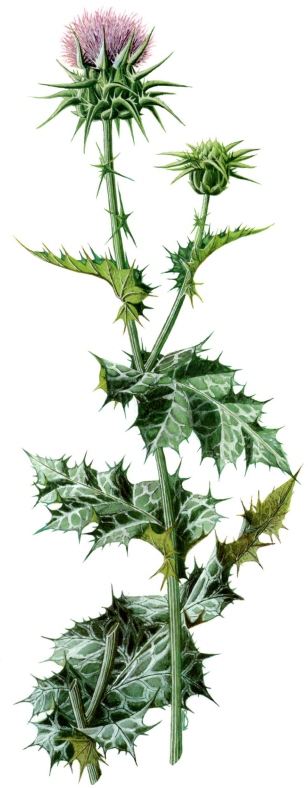

Die Mariendistel ist in Mitteleuropa nur gelegentlich und dann nur verwildert anzutreffen. Ihre Heimat ist das Mittelmeergebiet und der Orient. Nach der Sage hat sie ihren Namen erhalten, weil die auffälligen weißen Streifen auf den Blättern von der Milch der Muttergottes herrühren sollen, die sie verlor, als sie Jesus vor den Verfolgungen des Herodes retten wollte. Seit alten Zeiten ist die Mariendistel auch als nützliche Nahrungspflanze bekannt. Die jungen Blätter ergeben einen Salat; als Gemüse zubereitet, wobei die Wurzeln und Köpfchen in Wasser gekocht werden, hat sie in manchen Ländern die Bezeichnung Wilde Artischocke erhalten. Die zerkleinerte Pflanze dient als Viehfutter, die Samen werden gern vom Geflügel gefressen. Die Wirksamkeit der Mariendistel bei Herz- und Kreislaufbeschwerden auf Grund des Tyramingehaltes der Samen wurde in neuester Zeit bestätigt. Die Früchte gelten als wirksames Mittel gegen Seitenstechen, Milz- und Leberleiden. Bestimmte Wirkstoffe scheinen eine günstige Wirkung bei Vergiftungen zu haben und die Leber zu schützen.

⊖ Nicht die Samen ohne ärztliche Verordnung einnehmen.
Vorkommen: In Mitteleuropa nur selten verwildert und in Gärten kultiviert; bis etwa 700 m.
Merkmale: 30 cm–1,50 m hoch. Zweijährig; Stengel aufrecht, kräftig; Blätter groß, glänzend, grün mit weißen Streifen entlang den Adern, dornig gelappter Rand; Blüten purpurviolett (Juli–August), röhrenförmig, in einzelnen, halbkugeligen Köpfchen, Hüllblätter mit langen, abstehenden, dornigen Spitzen; Früchtchen schwarz, glänzend oder gelblich gefleckt, oben mit einem gelben Ring mit Haarkranz; Wurzel pfahlförmig, dick. Geruchlos. Geschmack nach Artischocken.
Wirksame Teile: Blätter, Samen; Köpfchen trocknen und ausklopfen.
Inhaltsstoffe: Ätherisches Öl, Bitterstoff, Tyramin, Flavonoide, Histamin.
Medizinische Eigenschaften: Gallentreibend, fördert die Gallensekretion, harntreibend.
Anwendung: Innerlich; ✢
Siehe: Gallenblase, Leber, Verdauung.

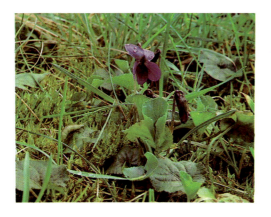

Märzveilchen

Viola odorata L.

VEILCHENGEWÄCHSE
Violaceae

Das Veilchen ist eine äußerst beliebte Blume, die in der Dichtung unzählige Male besungen und in der Gunst des Volkes nur von der Rose übertroffen wurde. Das Märzveilchen ist der am stärksten und angenehmsten duftende Angehörige dieser Gattung, von der viele Arten gar nicht oder nur wenig duften. Schon im Altertum war das Veilchen beliebt; man flocht aus ihm Kränze, mit denen man sich bei Festlichkeiten und Orgien schmückte, um sich vor Kopfschmerzen, verursacht durch Trunkenheit, zu schützen. Die Bilder der Hausgötter wurden mit Veilchen geziert, und noch bei manch anderen Bräuchen spielte die Pflanze eine Rolle. Die medizinische Verwendung war bereits Hippokrates und Plinius sowie der heiligen Hildegard bekannt. Sie beruht hauptsächlich auf dem Gehalt an Salicylsäure und Saponinen. Die auswurffördernde, schweiß- und harntreibende, schleimlösende Pflanze wird bei Erkrankungen der Luftwege, besonders bei Bronchitis und Keuchhusten verwendet; der Absud wirkt brechreizerzeugend. Der noch im letzten Jahrhundert als Kinderarznei sehr beliebte, mit heißem Wasser und aus Veilchenblüten und Zucker bereitete blaue Veilchensirup hat allerdings nur geringe Wirkung.

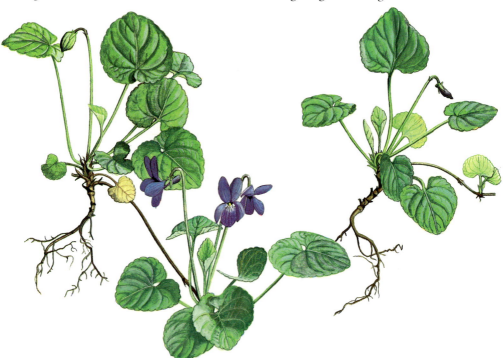

Vorkommen: Hauptsächlich in Süd- und Mitteleuropa; in Gebüschen, an Waldrändern, in Siedlungsnähe; bis 1400 m.
Merkmale: 5–10 cm hoch. Ausdauernd; mit 10–20 cm langen, sich bewurzelnden Ausläufern und Blattrosetten; Blätter lang gestielt, nierenförmig bis breit-eiförmig mit herzförmigem Grund, gekerbt; Blüten meist dunkel- bis purpurviolett (März–April), 5 eiförmige, stumpfe Kelchblätter, Kronblätter 5, davon 2 nach oben gerichtet, Sporn dick, gerade oder wenig gebogen; Kapsel kugelig, behaart. Geruch angenehm (Blüten).

Wirksame Teile: Blüten, Blätter, Wurzelstock, Samen (Juli–September); sorgfältig im Schatten trocknen, oft wenden. Samen getrennt trocknen.
Inhaltsstoffe: Saponine, Methylsalicylat, Schleimstoffe.
Medizinische Eigenschaften: Stark abführend, fördert den Auswurf, brechreizerzeugend, erweichend, schweißtreibend, sedativ.
Anwendung: Innerlich und äußerlich; ✚
Siehe: Augen, Bronchitis, Husten, Magenverstimmung, Schrunde, Vergiftung.

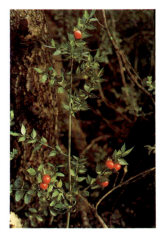

Mäusedorn, Stechender

Ruscus aculeatus L.
Mausdorn, Stechmyrte

LILIENGEWÄCHSE
Liliaceae

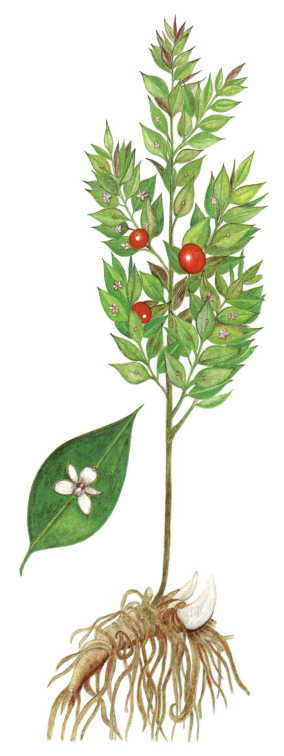

Das west- und südeuropäische Verbreitungsgebiet dieser eigenartigen Pflanze reicht bis an den Südrand der Alpen, in nördlicher Richtung bis nach England. Der Mäusedorn ist ein kleiner, immergrüner Strauch, der im Unterholz von Gebüschen und Wäldern wächst. Seine harten, mit einer stechenden Spitze versehenen, blattartigen Kurztriebe (Phyllokladien) bilden ein schwer durchdringbares Gestrüpp. Die eigentlichen Blätter sind auf kleine Schuppen reduziert. Die Blüten und die roten Beeren findet man auf der Oberseite dieser Phyllokladien einzeln oder zu wenigen vereint in der Achsel eines Hochblattes. Der Mäusedorn paßt sich der Trockenheit an, verträgt aber keinen Frost.

Seine heilkräftige Wirkung war schon dem altgriechischen Arzt Dioskurides bekannt. Benutzt werden die Phyllokladien und der schiefe, knotige Wurzelstock, der einen schwachen Terpentingeruch ausströmt. Er soll harntreibend, fiebersenkend und vor allem auf das Blutgefäßsystem tonisch wirken, mehr noch als die Roßkastanie.

Vorkommen: In West- und Südeuropa; in Wäldern und Gebüschen kalkreicher Böden; bis 900 m.
Geschützt: CH; ☝ nicht erhältlich.
Merkmale: 30–90 cm hoch. Strauchig; dicht mit blattähnlichen, dunkelgrünen, ledrigen, wechselständigen, sitzenden, eiförmigen, in eine stechende Spitze auslaufenden Kurztrieben (Phyllokladien) besetzt; Blüten violett oder grünlich (September–April), zu 1–2 in der Achsel eines kleinen Hochblattes etwa in der Mitte der Phyllokladien, zweihäusig, Beeren rundlich, rot. Wurzelstock schief, kriechend, hellgrau, knotig, mit bräunlichen Wurzeln besetzt. Geruch schwach terpentinartig. Geschmack süßlich, später bitter.
Wirksame Teile: Wurzelstock und Wurzeln (Herbst), Phyllokladien.
Inhaltsstoffe: Ätherisches Öl, Harz, Saponin, Kalzium, Kalium.
Medizinische Eigenschaften: Fiebersenkend, gefäßverengend, harntreibend, tonisch.
Anwendung: Innerlich und äußerlich; ✚
Siehe: Gelbsucht, Gicht, Krampfadern, Ödem, Steinerkrankungen, Venenentzündung, Wechseljahre.

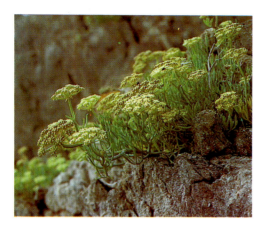

Meerfenchel

Crithmum maritimum L.

DOLDENGEWÄCHSE
Umbelliferae

Der Meerfenchel ist eine kleine Pflanze mit einem gebogenen, gestreiften und fleischigen Stengel. Die Wurzeln dringen in Felsspalten ein und können bis zu fünf Meter lang werden. Er mag die hohe, mit Salz angereicherte Luftfeuchtigkeit im Küstenklima des Mittelmeeres und des Atlantiks. Die dicken, fleischigen und glänzenden Blätter wirken, besonders wenn sie roh gegessen werden, appetitanregend, tonisch und gegen Skorbut. Verwendet man Meerfenchel wegen seiner blutreinigenden und harntreibenden Wirkung, so ist die angemessene Zubereitung ein Aufguß der frischen Pflanze. Angenehmer lassen sich allerdings die wie Gurken in Essig eingelegten Blätter verzehren. Einmal fertig, müssen sie hermetisch verschlossen und an trockener Stelle aufbewahrt werden. Im 19. Jahrhundert trieben einige Dörfer am Mittelmeer mit dem Meerfenchel Handel, und die Matrosen nahmen ihn mit an Bord, da sie seinen etwas bitteren und salzigen, doch sehr angenehmen Geschmack schätzten.

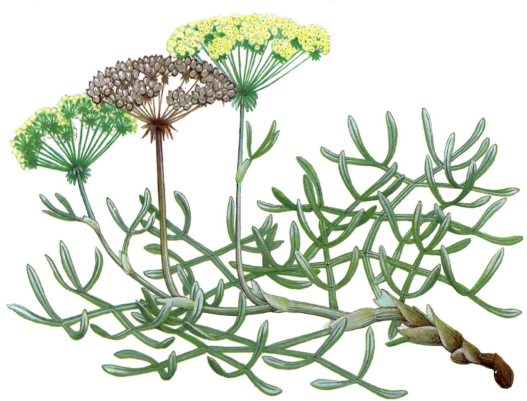

Vorkommen: Auf Küstenfelsen Westeuropas, im Bereich der Gischt.
Kein Vorkommen in A, CH, D; ☿ nicht erhältlich.
Merkmale: 20–50 cm hoch. Ausdauernd; Stengel niederliegend, gestreift, zickzackförmig; Blätter blaugrün, ausgebreitet, fleischig, dick, glänzend, kahl, 2–3fach gefiedert mit linealen, aufwärts gerichteten, spitzen Blättchen; Blüten grünlich-weiß (Juli–Oktober) in einer niederen Dolde aus 10–20 Strahlen, Hülle und Hüllchen aus vielen, herabhängenden Hüllblättern, Kronblätter abgerundet; Frucht dick, eiförmig, schwammig, mit 10 scharfen Rippen. Geruch etwas aromatisch. Geschmack bitter, salzig.
Wirksame Teile: Blätter.
Inhaltsstoffe: Ätherisches Öl, fettes Öl, Mineralsalze, Jod, Brom, Vitamin C.
Medizinische Eigenschaften: Appetitanregend, blutreinigend, harntreibend, gegen Skorbut, tonisch.
Anwendung: Innerlich und äußerlich.

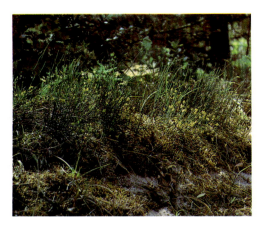

Meerträubel, Zweiähriges

Ephedra distachya L.
Meerträubchen

MEERTRÄUBELGEWÄCHSE
Ephedraceae

Dieser kleine, besenartige Strauch mit seinen stark gegliederten Zweigen kommt an der Westküste Frankreichs, im Mittelmeergebiet und in den Steppen vom Schwarzen Meer bis nach Sibirien vor. Sein nördlichstes Vorkommen im mitteleuropäischen Raum liegt im Vintschgau. Eine nahe verwandte Art, die manchmal auch nur als Unterart betrachtet wird, das Schweizer Meerträubel *(E. helvetica* C. A. Mey.*)*, gedeiht in einigen Westalpentälern. Die Blätter des Zweiährigen Meerträubels sind sehr klein und schuppenförmig, die Blüten eingeschlechtlich. Im August reifen die Blüten zu roten, kugeligen, beerenartigen Scheinfrüchten heran. Die zu den nacktsamigen Pflanzen gehörenden Meerträubelgewächse sind mit etwa 35 Arten vor allem in Steppen- und Wüstengebieten beheimatet. In China wird die dort vorkommende *E. sinica* Stapf schon seit Jahrtausenden zur Bekämpfung von Asthmaanfällen verwendet. Diese Art wurde erst im 18. Jahrhundert nach Europa eingeführt und deckt heute weitgehend den Bedarf der pharmazeutischen Industrie. Der Hauptwirkstoff Ephedrin, ein Alkaloid, wird wegen seiner adrenalinähnlichen Wirkung auch heute noch viel in der Medizin verwendet.

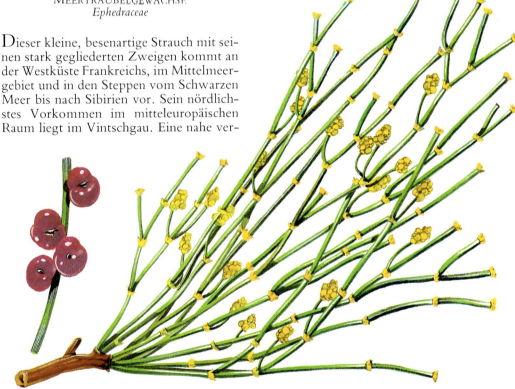

Vorkommen: Im Mittelmeergebiet, nach Norden bis in die südlichen und westlichen Alpentäler und die Westküste Frankreichs; an trockenen, sandigen oder felsigen Standorten, bis 750 m.
Geschützt: CH; ganze Pflanze ohne Wurzel.
Merkmale: 40 cm–1 m hoch. Strauch; Zweige büschelig oder gegenständig, aus steifen, gestreiften Gliedern von 2–4 cm Länge; Blätter als paarweise angeordnete, kleine Schuppen an den Verzweigungsstellen; Blüten gelbgrün (Mai–Juni), ohne Kelch und Krone, aber mit stumpfen Hochblättern, in gestielten Knäueln, männliche Blütenstände eiförmig, aus 4–8 Paaren von Blüten, weibliche meist nur aus einem Blütenpaar, von dachziegelig deckenden Hochblättern umgeben, die zu einer roten, kugeligen, beerenartigen Scheinfrucht mit einem nackten Samen heranreifen. Geschmack säuerlich, aromatisch.
Wirksame Teile: Zweige.
Inhaltsstoffe: Ephedrin, Saponin, Vitamin C.
Medizinische Eigenschaften: Atemregulierend, krampflösend.
Anwendung: Innerlich und äußerlich; ✚
Siehe: Asthma, Nesselsucht.

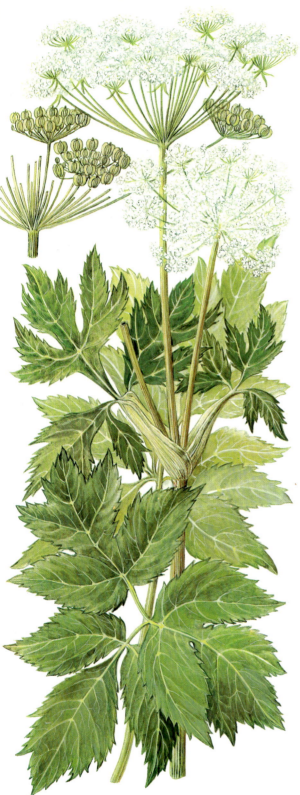
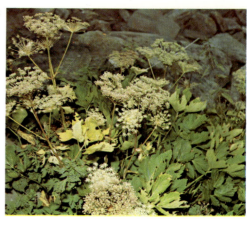

Meisterwurz

Peucedanum ostruthium (L.) Koch
Kaiserwurz, Magistranz

DOLDENBLÜTLER
Umbelliferae

Die Meisterwurz, deren stark aromatischer Geruch an Sellerie und Möhren erinnert, wächst in hohen, dichten Staudengruppen. Der Name Meisterwurz soll wohl auf ihre Heilkräfte hinweisen. Im Mittelalter hieß die Pflanze *Magistrantia*; ihr lateinischer Artname, *ostruthium*, taucht zum ersten Mal im 16. Jahrhundert auf. Seither wurde die Meisterwurz auch häufig in Gärten angepflanzt, und die meisten Vorkommen in den tieferen Lagen dürften heute von solchen alten Anpflanzungen abstammen. Als Gartenpflanze ist sie weitgehend aus der Mode gekommen. Sie genoß einst einen sehr guten Ruf als Heilpflanze und war im 17. Jahrhundert im Orvietan enthalten, einem aus vierundfünfzig verschiedenen Kräutern zusammengesetzten Allheilmittel. Die Meisterwurz galt auch als wirksames Mittel gegen Gift und Hundebisse. Aus der Wurzel wird ein Schnaps gebrannt, der in manchen Gebirgsgegenden als Magenstärkungsmittel beliebt ist. Außerdem findet die Meisterwurz bei der Herstellung von Kräuterkäse Verwendung. Als Speisezusatz regt sie den Speichelfluß an.

Vorkommen: In den Alpen und im Mittelgebirge; in feuchten Wiesen, in Waldlichtungen; bis etwa 2700 m.
Merkmale: 30 cm–1 m hoch. Ausdauernd; Stengel aufrecht, grün, rund, gestreift, hohl, beblättert; Blätter beidseitig grün, die unteren mit 3–9 großen, dreieckigen, gelappten und gezähnten Abschnitten, die oberen kleiner, mit bauchiger Scheide, häufig rötlich; Blüten weiß oder rosa (Juni–August), in großen, flachen Dolden aus 20–42 schlanken, ungleichen Strahlen, ohne Hüllblätter; Früchtchen kurz, breit geflügelt; Wurzelstock geringelt, braun, ausläufertreibend, mit Milchsaft. Geruch stark aromatisch. Geschmack scharf, etwas bitter.
Wirksame Teile: Wurzelstock (Frühling); Trocknung im Schatten, bei Ernte im Herbst auch an der Sonne.
Inhaltsstoffe: Ätherisches Öl, Cumarinabkömmlinge, Harz, Kautschuk.
Medizinische Eigenschaften: Appetitanregend, fördert den Auswurf, magenwirksam.
Anwendung: Innerlich und äußerlich; ✚ ⅴ
Siehe: Appetit, Blähung, Bronchitis, Insektenstich.

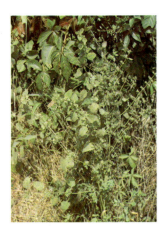

Melisse

Melissa officinalis L.
Zitronenmelisse

LIPPENBLÜTLER
Labiatae

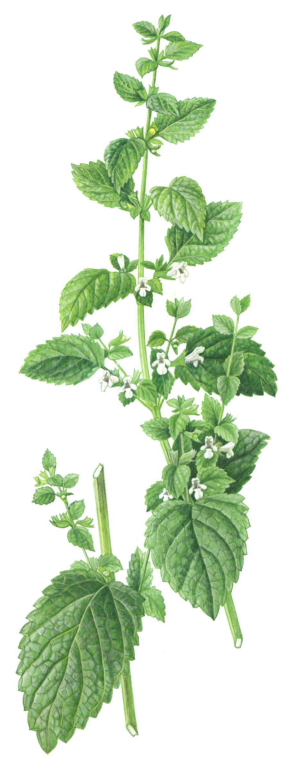

Die aus dem Orient stammende Melisse ist eine alte Gewürz- und Heilpflanze, die schon seit langem im ganzen Mittelmeerraum verbreitet ist. Sie wird bei uns vor allem in Bauerngärten kultiviert, kommt manchmal verwildert vor oder ist, in südlicheren Gegenden Mitteleuropas, stellenweise auch ganz eingebürgert. Sie zählt zu den besten Bienenfutterpflanzen, worauf ihr Name, vom griechischen *melissa* (Biene) bzw. *meli* (Honig), Bezug nimmt. Schon im Altertum wurde sie zu diesem Zweck angebaut. Virgil und Plinius berichten, daß sie zum Ausreiben von neuen Bienenstöcken benutzt wurde. Die Araber rühmten im 10. Jahrhundert die Pflanze als herzstärkend und als Mittel gegen Melancholie. Alle Teile der Pflanze, besonders die Blätter, riechen angenehm und stark nach Zitrone. Aus Melissenblättern wird ein Tee gegen Kopf- und Zahnschmerzen, Krämpfe, Brechreiz und Schlaflosigkeit bereitet, der außerdem magenstärkend und windtreibend wirkt. Äußerlich werden zerstoßene Blätter bei Insektenstichen sowie als Badezusatz verwendet.

Vorkommen: In Südeuropa, in Mitteleuropa kultiviert, gelegentlich verwildert; in Weinbergen, Dörfern und an Wegrändern; bis 1000 m.
Geschützt: CH; ganze Pflanze ohne Wurzel.
Merkmale: 30–90 cm hoch. Ausdauernd; Stengel verzweigt; Blätter gegenständig, kurz gestielt, eiförmig, grob gesägt Blüten weiß (Juni–September), zu 3–6 halbquirlig in den Achseln der Blätter, Kelch 2lippig, obere Hälfte 3zähnig, behaart, Krone mit flacher Ober- und 3lappiger Unterlippe, Staubblätter 4; zur Fruchtzeit Kelch mit 4 einsamigen Früchtchen. Geruch zitronenartig. Geschmack bitter.

Wirksame Teile: Beblätterte Triebe, Blätter (Juni); rasch trocknen.
Inhaltsstoffe: Ätherisches Öl, Bernsteinsäure, Cumarinverbindung, Gerbstoff, Harz.
Medizinische Eigenschaften: Fördert die Gallensekretion, krampflösend, tonisch, verdauungsfördernd, windtreibend.
Anwendung: Innerlich und äußerlich; ✚ V
Siehe: Anämie, Appetit, Asthma, Atem, Bäder, Gedächtnis, Insektenstich, Leber, Lunge, Magen, Magenverstimmung, Ohrensausen, Schlaf, Schwangerschaft, Schwindel.

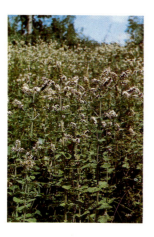

Minzen

a) Rundblättrige Minze
(Mentha suaveolens Ehrh.*)*
b) Grüne Minze
(Mentha spicata L. emend. Harley*)*
b¹) Krauseminze
(Mentha spicata L. var. *crispata* Schrad.*)*
c) Roßminze
(Mentha longifolia [L.] Huds. emend. Harley*)*
d) Poleiminze *(Mentha pulegium* L.*)*
e) Ackerminze *(Mentha arvensis* L.*)*
f) Wasserminze *(Mentha aquatica* L.*)*

LIPPENBLÜTLER
Labiatae

Der Name Minze bzw. der lateinische Gattungsname *Mentha* leitet sich vom griechischen *minthe*, dem Namen einer Nymphe ab, die der Sage nach von der eifersüchtigen Proserpina in diese Pflanze verwandelt wurde. Man schätzte die Minzen schon im Altertum als Heilpflanzen und als Gewürz. So rühmten die Chinesen ihre beruhigenden und krampflösenden

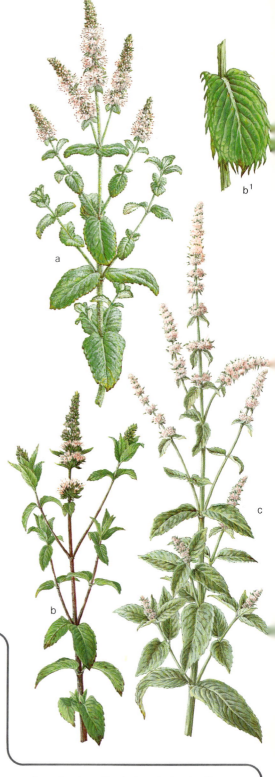

Vorkommen: In Europa; vor allem an nassen bis feuchten Orten; bis 1800 m.
Merkmale: Ausdauernd; Laubblätter kreuzweise gegenständig, breiteiförmig bis lanzettlich, gesägt (bis gekerbt); Blüten violett, rosa bis weißlich (Sommer), zahlreich, in Scheinquirlen, Kelch 5zähnig, Krone röhrig, fast regelmäßig 4spaltig, Staubblätter 4. Geruch charakteristisch. Zahlreiche Bastarde!
Minzen mit ährenförmigen Blütenständen: Oft über 1 m hoch. Stengel aufrecht; Blätter sitzend oder untere kurz gestielt; Blüten in langen schlanken, endständigen, aus zahlreichen Blütenquirlen bestehenden Ähren, Krone innen ohne Haarring.
a) *Mentha suaveolens* Ehrh.
Blätter rundlich-eiförmig, kerbig gezähnt, netzrunzelig, vor allem unterseits filzig behaart, Haare kraus, verzweigt; Blüten weißlich bis schmutzig rosa, Kelch kugelig-glockig, mit kurzen, dreieckig-lanzettlichen Zähnen; Stengel weichhaarig-zottig. Geruch stark.
b) *Mentha spicata* L. emend. Harley
In Gärten kultiviert, gelegentlich verwildert. Pflanze fast oder ganz kahl; Blätter beiderseits grün, mit unterseits stark vortretenden Nerven; Kelch kahl, mit pfriemlichen Zähnen. Geruch angenehm, stark. Ähnlich ist *M. piperita* L. (Pfefferminze), Blätter aber gestielt.
b¹) *Mentha spicata* L. var. *crispata* Schrad.
Kultiviert, mit *M. spicata* verwandt. Blätter breit-eiförmig, kraus, tief gesägt-eingeschnitten, mit gedrehten Zähnen, unterseits grau.
c) *Mentha longifolia* (L.) Huds. emend. Harley
Ähnlich *M. suaveolens* (Stengel weichhaarigzottig), aber mit länglich-lanzettlichen, scharf gesägten Blättern; Kelch zur Fruchtzeit oben eingeschnürt, Zähne pfriemlich.

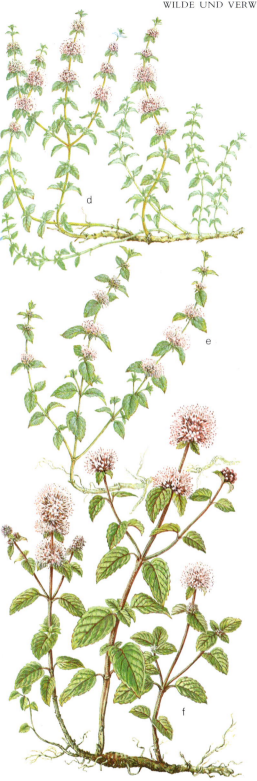
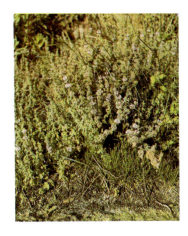

Eigenschaften; Hippokrates sah in ihnen ein Aphrodisiakum, und Plinius lobte ihre schmerzlindernde Wirkung.

Die Gattung *Mentha* ist wegen der starken Neigung zur Bastardierung ihrer Arten eine der schwierigsten unserer Flora; es existieren zahlreiche Zwischenformen. Die Arten der Gattung lassen sich grob in zwei Gruppen gliedern. Bei den einen sind die Blüten in stockwerkartig übereinanderstehenden Scheinquirlen in den Achseln der Blätter vereinigt, bei den anderen schließt der Stengel mit einem ährenartigen, blattlosen Blütenstand ab.

Minzen werden innerlich bei Koliken, Magenkatarrh, Blähungen, Unterleibskrämpfen und zur Einschränkung der Milchsekretion, äußerlich als Zusatz für Bäder sowie als Mundwasser verwendet. In großen Dosen sind sie nicht ungefährlich. Zwar sind bei der kultivierten Pfefferminze *(M. piperita* L.*)* – einer Kreuzung aus der Grünen und der Wasserminze, die stark krampflösend und gallentreibend wirkt – kaum Vergiftungen zu erwarten, dagegen ist die Poleiminze sehr gefährlich.

e) *Mentha arvensis* L.
An feuchten und trockenen Orten. Stengel mit Blattbüschel endigend, liegend bis aufsteigend; Blätter 2–8 cm, eiförmig bis lanzettlich, anliegend behaart, schwach gesägt bis gekerbt; Kelch glockig, mit 5 gleichen, kurzen, dreieckigen Zähnen, behaart.

f) *Mentha aquatica* L.
Blütenquirle am Ende des Stengels kopfig gehäuft, darunter noch 1–2 Quirle in den Blattachseln; Stengel und Blätter wie bei *M. arvensis,* aber Stengel aufrecht; Kelch mit 5 gleichartigen, schmal dreieckigen Zähnen, behaart.
Wirksame Teile: Blätter und blühende Triebe (Juli – Oktober); in Sträußen trocknen.
Inhaltsstoffe: Ätherische Öle mit Mentholverbindungen, Gerbstoffe.
Medizinische Eigenschaften: Antiseptisch, betäubend, gallentreibend, krampflösend, schmerzlindernd, stimulierend, tonisch, verdauungsfördernd, windtreibend.
Anwendung: Innerlich und äußerlich; ✢
Siehe: Appetit, Asthma, Atem, Blähung, Bäder, Husten, Kolik, Lunge, Magen, Migräne, Mund, Schluckauf, Verdauung.

Minzen mit Blütenquirlen in der Achsel gestielter Blätter: Meist 50 cm hoch. Stengel endet mit Blattbüschel oder mit kopfig gehäuften Blütenquirlen; oft mit niederliegendem oder aufsteigendem Stengel; Krone innen mit Haarring (nur bei *M. pulegium* schwach entwickelt). Geruch aromatisch und angenehm.

d) *Mentha pulegium* L.
Stengel mit Blattbüschel endigend; Blätter klein, elliptisch, bis ca. 3 cm lang, schwach gesägt bis ganzrandig, zerstreut und anliegend behaart, kurz gestielt; Kelch fast 2lippig, innen stark behaart, Krone innen schwach behaart.

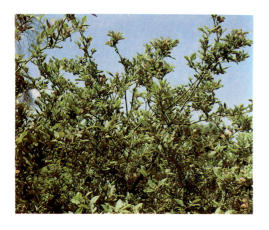

Mispel

Mespilus germanica L.

ROSENGEWÄCHSE
Rosaceae

In Mitteleuropa ist die Mispel ein Überbleibsel aus vergangenen Jahrhunderten; im Mittelalter war sie z. B. in Frankreich und Süddeutschland ein beliebter Obstbaum und wurde vielfach kultiviert. Heute findet man sie nur noch selten in lichten Gebüschen oder gelegentlich als Zierpflanze. Sie ist ein korniger, bis drei Meter hoher, in Kulturformen ein dornenloser, bis sechs Meter hoher Strauch mit großen Blättern. Die Früchte ähneln kleinen, braunen, von einem Kranz verlängerter Kelchblätter gekrönten Äpfeln. Sie sind allerdings nicht sehr schmackhaft und roh erst in überreifem Zustand eßbar.

Sie enthalten in reichem Maße Zucker, Äpfelsäure und Pektine und lassen sich gut zu Marmelade, Kompott, Sirup und Obstwein verarbeiten. Die Früchte werden seit dem Mittelalter bei Fieber und Durchfall eingesetzt. Wegen ihrer adstringierenden Wirkung sind sie zur Regulierung der Darmtätigkeit geeignet und werden auch von Menschen mit empfindlichem Magen vertragen.

Vorkommen: In Süd- und Südosteuropa, vereinzelt in Süddeutschland, der Schweiz und in Österreich; in Hecken und lichten Wäldern; bis 800 m.
Geschützt: CH; ⚘ nicht erhältlich.
Merkmale: Bis 3 bzw. 6 m hoch. Strauch bzw. Baum; Zweige dornig bis dornenlos, jung filzig behaart; Blätter groß, ganzrandig oder fein gezähnt, oberseits dunkelgrün, kurzhaarig bis kahl, unterseits graugrün, dicht behaart; Blüten weiß (Mai–Juni), bis 3 cm groß, fast sitzend und von großen Blättern umgeben, mit 5 bleibenden langen Kelch- und 5 Kronblättern, zahlreichen Staubblättern und unterständigem Fruchtknoten; Frucht reif bräunlich, bis 3 cm lang, etwas birnenförmig, oben abgeflacht, mit einem Kranz verlängerter Kelchblätter.
Wirksame Teile: Früchte, Steinkerne, Blätter, Rinde; matschige Früchte sammeln.
Inhaltsstoffe: Gerbstoffe, organische Säuren, Pektine, Zucker, Vitamin C.
Medizinische Eigenschaften: Adstringierend, harntreibend.
Anwendung: Innerlich und äußerlich; ♥
Siehe: Durchfall, Haut, Mund, Mundschleimhaut, Wunde.

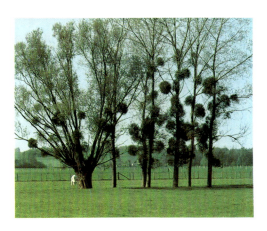

Mistel

Viscum album L.

MISTELGEWÄCHSE
Loranthaceae

Die Mistel gehört einer Pflanzenfamilie an, deren rund 1400 Arten auf Bäumen schmarotzen und zumeist in den tropischen Zonen verbreitet sind. Die bei uns vorkommende Art ist häufig auf Linden, Pappeln und Apfelbäumen anzutreffen, selten auf Eichen; auf Buchen kommt sie überhaupt nicht vor. Auf Tannen und Kiefern gedeihen besondere Unterarten der Mistel. Ihre Verbreitung erfolgt durch Vögel, vor allem durch Wacholderdrosseln und Amseln, die die unverdauten Samen der weißen Scheinfrüchte auf den Baumästen hinterlassen. Wenn der Same auskeimt, entwickelt er zunächst eine Senkwurzel, die durch die Rinde des Astes dringt. Dieser Senkwurzel entwachsen im nächsten Jahr parallel zur Achse des Astes Rindenwurzeln, die wiederum Senkwurzeln bilden, die bis in das Holz vordringen. Zu Heilzwecken wird die Mistel bei nervösen Herzstörungen eingesetzt; auch wirkt sie blutdrucksenkend und harntreibend.

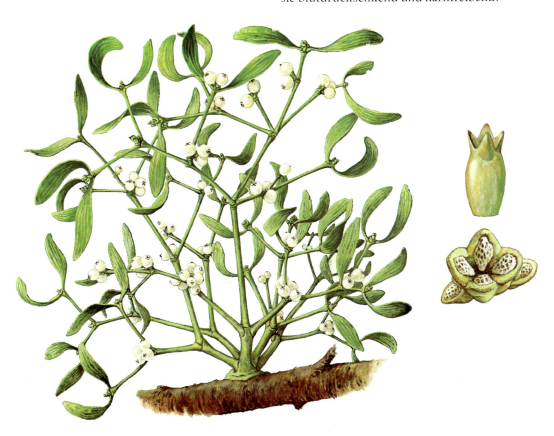

🛇 Nie die Früchte verwenden; die Blätter dürfen weder abgebrüht noch gekocht werden.
Vorkommen: In Europa, außer im hohen Norden; auf Bäumen schmarotzend; bis 1400 m.
Merkmale: 20–50 cm hoch. Halbstrauch; Äste gegliedert, in kugeligen Büschen; Blätter gegenständig, ausdauernd, länglich, fleischig; Blüten gelbgrün (März–April), in sitzenden Scheindolden, die männlichen mit 4 Kelchblättern, 4 Staubblättern, die weiblichen mit 4-teiliger Blütenhülle, den unterständigen, aus 2 Fruchtblättern verwachsenen Fruchtknoten umgebend; beerenartige Scheinfrucht weiß, durchscheinend, mit klebrigem Fleisch; Wurzelstock im lebenden Gewebe des Wirtes verwurzelt. Geruch unangenehm (trocken). Geschmack bitter.
Wirksame Teile: Junge Blätter, frisch oder getrocknet (vor der Fruchtbildung); Trocknung bei schwacher Hitze.
Inhaltsstoffe: Alkaloid, Cholin, Triterpene.
Medizinische Eigenschaften: Abführend, blutdrucksenkend, harntreibend, krampflösend.
Anwendung: Innerlich und äußerlich; ✤
Siehe: Albuminurie, Arteriosklerose, Bluthochdruck, Blutkreislauf, Husten, Weißfluß.

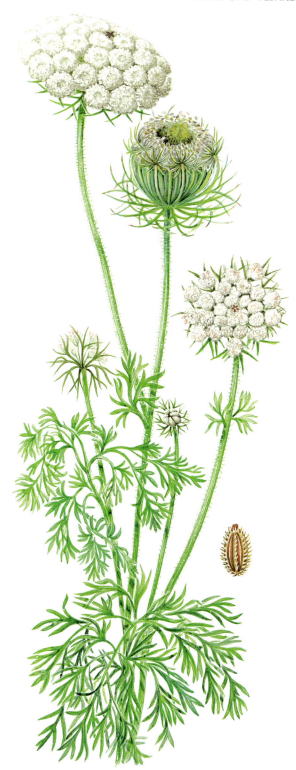

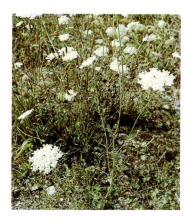

Möhre, Wilde

Daucus carota L.
Gelbe Rübe

DOLDENBLÜTLER
Umbelliferae

Die Doldengewächse bilden eine in vielen Merkmalen recht einheitliche Familie, so daß Verwechslungen innerhalb dieser leicht möglich sind. Die Wilde Möhre ist aber von den übrigen Doldenblütlern leicht an der dunkelpurpurroten, sterilen Blüte in der Mitte der von weißen Blüten gebildeten Dolde zu erkennen. Durch diese «Mohrenblüte» unterscheidet sie sich von der giftigen Hundspetersilie *(Aethusa cynapium* L.*)*, die auch nicht wie die Möhre ziemlich große und fiederteilige Hüllblätter besitzt. Wenn nach der Blütezeit die mit Stacheln besetzten Früchtchen reif werden, krümmen sich die Doldenstrahlen der Möhre zu einem Nest zusammen. Die weißliche, dünne, holzige Wurzel der Wilden Möhre riecht unangenehm und hat einen scharfen Geschmack. Sie hat wenig Ähnlichkeit mit den kultivierten Möhren, die durch Züchtung aus der Wilden Möhre hervorgegangen sind. Die Möhren sind von alters her wegen ihrer harn- und wurmtreibenden Wirkung bekannt. Der Gattungsname wird vom griechischen *daio* (ich erwärme) abgeleitet, da die Früchte eine erwärmende Wirkung haben sollen.

Vorkommen: Fast in ganz Europa; in mageren Wiesen, an Böschungen, in Ödland; bis etwa 1800 m.
Merkmale: 30–80 cm hoch. Meist zweijährig; Stengel aufrecht, verzweigt; Blätter fein geteilt, weich, die unteren länger; Blüten weiß (Mai–Oktober), in Dolden mit einer sterilen, dunkel purpurroten Blüte in der Mitte; Hülle aus langen und tiefgeteilten Hüllblättern; Früchtchen auf den Rippen stachelig; Wurzel pfahlförmig, dünn. Geruch unangenehm (Wurzel).
Wirksame Teile: Wurzel (Spätsommer), reife Früchtchen, frische Blätter.

Inhaltsstoffe: Ätherisches Öl, Provitamin A, Vitamine B1, B2, C, Pektin, Mineralsalze, Kohlenhydrate.
Medizinische Eigenschaften: Blutzuckersenkend, gegen Durchfall, harntreibend, reguliert die Menstruation, fördert die Milchsekretion, mineralsalzzuführend, windtreibend.
Anwendung: Innerlich und äußerlich.
Siehe: Blähung, Ekzem, Juckreiz, Kolik, Menstruation, Verbrennung.

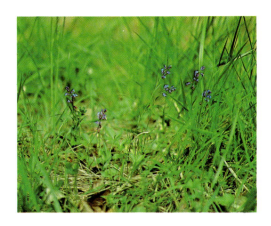

Moor-kreuzblume

Polygala amarella Crantz
Bittere Kreuzblume

KREUZBLUMENGEWÄCHSE
Polygalaceae

*P*olygala setzt sich aus den griechischen Wörtern *polys* (viel) und *gala* (Milch) zusammen. Die Pflanze wurde früher stillenden Frauen verabreicht und auch Kühen und Ziegen ins Futter gemischt, um die Milchsekretion zu fördern – eine Wirkung, die allerdings fraglich ist. Auch ist gar nicht sicher, daß die *Polygalae* früherer Autoren die heute so genannten Arten betreffen. Auf der Erde zählt man rund 500 Kreuzblumenarten, von denen etwa 30 in Europa vorkommen. Darunter ist vor allem die *Polygala senaga* L. aus Nordamerika hervorzuheben, welche die Senecaindianer, die im Westen des heutigen Staates New York lebten, gegen Schlangenbisse anwandten und die in Europa als auswurfförderndes Mittel bei Brustkrankheiten sowie wegen ihrer harn- und schweißtreibenden Eigenschaften geschätzt wird. Die Bittere Kreuzblume besitzt ähnliche Qualitäten wie die amerikanische Art, doch sind wegen ihres geringeren Wirkstoffgehaltes höhere Dosen nötig. Außer bei Husten, Asthma und Bronchialkatarrh wird die Pflanze zur Magenstärkung und Verdauungsanregung gebraucht.

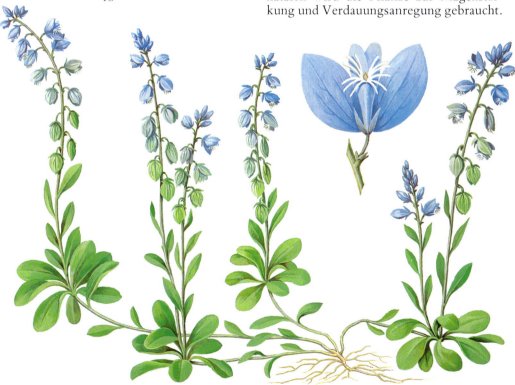

Vorkommen: In Europa; in Moorwiesen und Magerrasen; bis etwa 2500 m.
Merkmale: 5–20 cm hoch. Ausdauernd; Stengel niederliegend, mit aufsteigenden Blütentrieben, meist unverzweigt, am Grund mit rosettig angeordneten, elliptischen, keilförmigen Blättern, Stengelblätter nach oben allmählich kleiner werdend, die oberen lanzettlich; Blüten blaßblau bis weißlich (April–Juli), in Trauben, mit 5 ungleichen Kelchblättern, 3 davon kelchartig, die 2 inneren vergrößert, blau und kronblattartig, mit 3 ungleichen, untereinander und mit den 8 Staubblättern verwachsenen Kronblättern; Kapsel klein, abgeplattet, Wurzel dünn, spindelförmig. Geschmack herb, sehr bitter.
Wirksame Teile: Ganze Pflanze (Mai–August); im Schatten oder an der Sonne trocknen.
Inhaltsstoffe: Saponine, ätherisches Öl, Bitterstoff, Harz, Kohlenhydrate.
Medizinische Eigenschaften: Abführend, fördert den Auswurf, erweichend, harntreibend, magenwirksam, tonisch.
Anwendung: Innerlich; ✢
Siehe: Asthma, Bronchitis, Husten, Lunge.

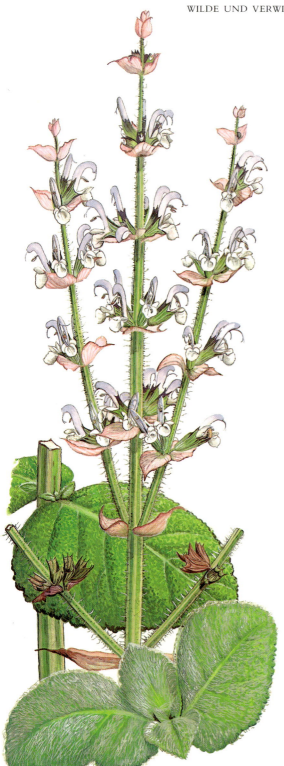

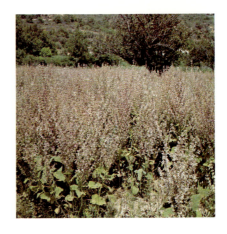

Muskatellersalbei

Salvia sclarea L.
Römische Salbei

LIPPENBLÜTLER
Labiatae

Diese hochwüchsige, kräftige Pflanze mit ihren großen Blättern und weinroten bis violetten Hochblättern, in deren Achseln hellila bis rosa Blüten mit blasser Unterlippe stehen, duftet stark nach Muskateller. Man findet den Muskatellersalbei im Mittelmeergebiet auf trockenen, warmen Hügeln, an Mauern und an Wegrändern. Seit dem Altertum wird er auch in Deutschland, Österreich und der Schweiz als Heil- und Gewürzpflanze angebaut. Früher wurde das aus ihm gewonnene Öl benutzt, um dem Wein einen muskatellerähnlichen Geschmack zu verleihen. Zur Erzeugung von Muskatelleröl wird die Pflanze auch heute noch kultiviert.

In der Heilkunde ist der Muskatellersalbei vor allem ein stimulierendes und die Menstruation regulierendes Mittel und wird auch bei Überanstrengung verabreicht. Er kann anstelle des Echten Salbeis verwendet werden; allerdings verlangt der Muskatellersalbei etwas höhere Dosierungen.

Das an Schleimstoffen reiche Samenkorn dieser Salbeiart wurde früher auch dazu verwendet, Fremdkörper aus dem Auge zu entfernen.

Vorkommen: In Südeuropa; auf trockenen, warmen Hängen; bis 1000 m.
Merkmale: 30 cm–1,20 m hoch. Ausdauernd; Stengel steif, aufrecht, derb, 4kantig, zottigdrüsig behaart, verzweigt; Blätter gestielt, gegenständig, groß, eiförmig, netzrunzelig, graufilzig, gekerbt; Blüten hellila bis rosa, an der Unterlippe gelblich (Mai–September), in 4- bis 6blütigen Scheinquirlen, die stockwerkartig in der Achsel von herzförmigen, scharf zugespitzten, weinroten bis violetten Hochblättern sitzen, Kelch glockig, 2lippig, mit 5 begrannten Zähnen, Krone mit sichelförmiger Oberlippe und 3lappiger Unterlippe, Staubblätter 2. Geruch aromatisch. Geschmack bitter.
Wirksame Teile: Blätter (vor der Blüte), blühende Sproßspitzen, Samen.
Inhaltsstoffe: Ätherisches Öl, Gerbstoff, Saponin, Terpene, Glykoside, Schleimstoffe, Cholin.
Medizinische Eigenschaften: Krampflösend, reguliert die Menstruation, schweißhemmend, stimulierend, wundreinigend.
Anwendung: Innerlich und äußerlich; ✚
Siehe: Erbrechen, Hautgeschwür, Keuchhusten, Menstruation, Ödem, Rekonvaleszenz.

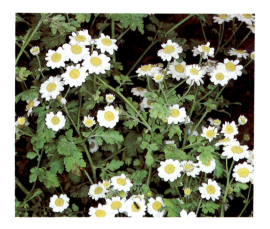

Mutterkraut

Chrysanthemum parthenium (L.) Bernh.
Fieberkraut, Matronenkraut, Mutterkamille

KORBBLÜTLER
Compositae

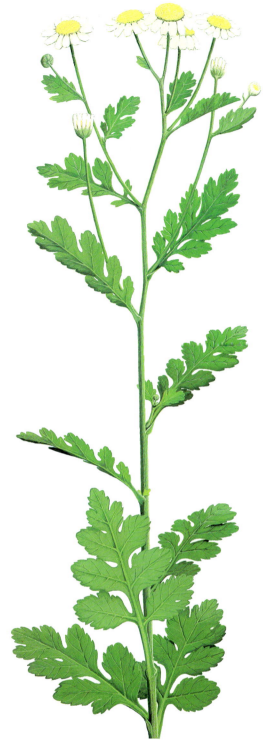

Die aus Kleinasien stammende Pflanze wurde schon sehr früh in Griechenland eingeführt, wo sie unter dem Namen *Parthenion,* eine Ableitung von *parthenos* (Mädchen), bei Frauenbeschwerden angewandt wurde. Während des Mittelalters scheint man das Mutterkraut vor allem als fiebersenkende Heilpflanze verwendet zu haben. In England heißt es deshalb noch heute «feverfew».

Wegen der Ähnlichkeit der Blütenköpfe mit ihren weißen Zungenblüten und den gelben Röhrenblüten in der Mitte mit denen der Kamillen, wurde das Mutterkraut öfters mit verschiedenen Kamillenarten verwechselt. Betrachtet man die Blätter jedoch genauer, stellt man fest, daß sie beim Mutterkraut in ziemlich breite Lappen eingeschnitten sind, während sie bei den Kamillen zu sehr schmalen Zipfeln gefranst sind. Außerdem entfaltet das Mutterkraut einen widerlichen Geruch, mit ein Grund vielleicht, daß es heute nur noch selten verwendet und oft durch die mit ähnlichen Eigenschaften ausgestattete Römische Kamille *(Chamaemelum nobile* L.) ersetzt wird.

Vorkommen: In Mitteleuropa nur aus Kulturen verwildert; an Wegen, Zäunen und auf Schuttplätzen.
Merkmale: 30–80 cm hoch. Ausdauernd, krautig, in aufrechten Büschen; Blätter weich, einfach fiederschnittig, mit breiten, etwas gelappten Abschnitten, gestielt, gelblich hellgrün; Blüten in der Mitte gelb, röhrenförmig, am Rand weiße Zungenblüten (Juli–August), Köpfchen 12–15 mm breit, in beblätterten Scheindolden; reife Früchtchen braun mit 5–7 weißen Längsrippen, mit einem häutigen, gekerbten Krönchen. Geruch widerlich.

Wirksame Teile: Blühende Sproßspitzen Juni–August).
Inhaltsstoffe: Ätherisches Öl, reich an Borneol (Matricariakampfer), Fettsubstanzen, Kohlenhydrate, Mineralsalze.
Medizinische Eigenschaften: Antiseptisch, fiebersenkend, insektizid, krampflösend, reguliert die Menstruation, tonisch.
Anwendung: Innerlich und äußerlich.
Siehe: Bäder, Fieber, Insekten, Rachitis, Schlaf, Verdauung.

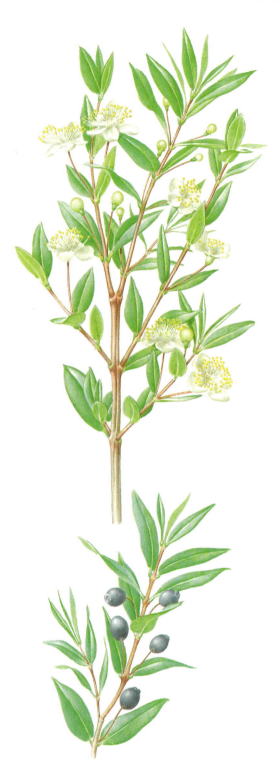

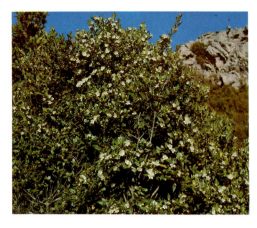

Myrte

Myrtus communis L.
Brautmyrte, Echte Myrte

MYRTENGEWÄCHSE
Myrtaceae

Der Myrtenstrauch spielte besonders in den Mittelmeerländern bei vielerlei Kulthandlungen und Bräuchen eine Rolle. Die Ägypter verwendeten Myrtenzweige als Schmuck bei Festlichkeiten. Bei den Griechen war die Pflanze der Aphrodite, bei den Römern der Venus geweiht. Aus Myrtenzweigen flocht man den Helden Kränze und schmückte damit die Neuvermählten. In Mitteleuropa kam die Sitte, die Braut mit einem Myrtenkranz zu schmücken, erst im späten Mittelalter auf. Das Holz diente bei kultischen Handlungen zur Weihraucherzeugung. Für die Schönheitspflege bereitete man aus den Blüten und Blättern durch Destillation das berühmte Engel- bzw. Myrtenwasser. In Korsika, wo die Myrte im Hartlaubdickicht der Macchia wächst, trinkt man den Myrtéi, einen magenwirksamen Likör, der durch Einweichen der Beeren gewonnen wird.

Der immergrüne Myrtenstrauch bildet dichte Büsche, deren glänzende Blätter aromatisch duften und mit zahlreichen kleinen Öldrüsen bedeckt sind. Die weißen, wohlriechenden Blüten entfalten sich im Mai, die Beeren reifen im Herbst.

Vorkommen: Im Mittelmeergebiet, vor allem im Küstenbereich; in Hartlaubgebüschen; bis 800 m.
Kein Vorkommen in A, CH, D; A ♅ nicht erhältlich, CH, D ♅ Blätter.
Merkmale: 3–5 m hoher, stark verzweigter Strauch; Blätter immergrün, ledrig, glänzend, lanzettlich, ganzrandig, fast sitzend, kreuzweise gegenständig, selten zu 3, mit Öldrüsen; Blüten weiß (Mai–Juli), gestielt, einzeln in den Blattachseln, Kelchblätter 5, Kronblätter 5, zahlreiche langstielige Staubblätter, 1 vorragender Griffel; Beeren schwarz. Geruch aromatisch, pfefferartig (Blüten). Geschmack herb, würzig-süßlich (Beeren).
Wirksame Teile: Blätter (August), Früchte (September–Oktober), Myrtenöl.
Inhaltsstoffe: Gerbstoff, ätherisches Öl, Harz, Säuren (Zitronen-, Äpfelsäure), Vitamin C.
Medizinische Eigenschaften: Adstringierend, antiseptisch.
Anwendung: Innerlich und äußerlich; ✚
Siehe: Atem, Bäder, Bronchitis, Hämorrhoiden, Husten, Quetschung, Schuppenflechte, Stirnhöhlenentzündung, Weißfluß, Wunde.

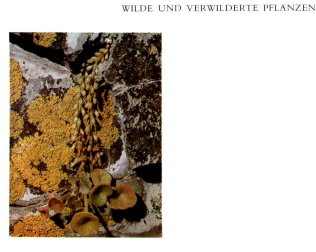

Nabelkraut, Hängendes

Umbilicus pendulinus DC.
Gemeines Nabelkraut, Venusnabel

DICKBLATTGEWÄCHSE
Crassulaceae

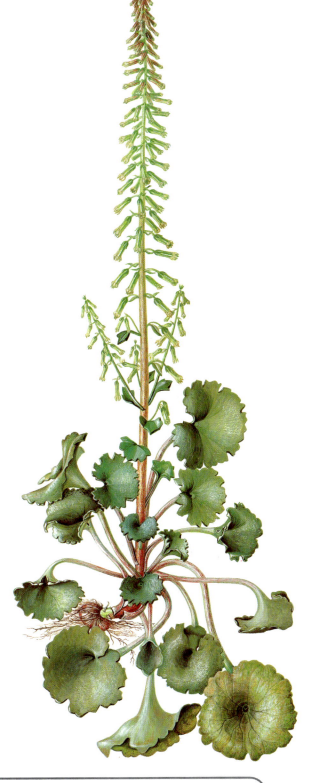

Das Hängende Nabelkraut ist eine Pflanze von eigenartiger, unverwechselbarer Gestalt. Die dicklichen Blätter sind schildförmig und in der Mitte nabelartig vertieft, eine Eigenheit, der die Pflanze ihren Gattungsnamen *Umbilicus* (lateinisch für Nabel) verdankt. Der spärlich beblätterte Stengel ist fast der ganzen Länge nach mit kleinen, grünlichen bis gelblichweißen, nickenden Blüten besetzt, die kurz vor dem Aufblühen waagrecht abstehen, sich aber wieder dem Boden zuneigen, sobald sie sich geöffnet haben. Das Hängende Nabelkraut pflanzt sich weniger durch Samen als durch Vermehrung seiner walnußgroßen Knollen fort. Es kommt im südlichen und im westlichen Europa nördlich bis Großbritannien vor und wächst vor allem auf altem Gemäuer und auf Steinhaufen.

Früher diente es als harntreibendes Mittel. Im 19. Jahrhundert soll es sich in einigen als unheilbar geltenden Epilepsiefällen als hilfreich erwiesen haben. Heute gelangt es nur noch äußerlich zur Anwendung.

Vorkommen: In Süd- und Westeuropa; auf alten Mauern und an steilen Abhängen, auf Felsen; bis 500 m.
Kein Vorkommen in A, CH, D; ⚕ nicht erhältlich.
Merkmale: 15–50 cm hoch. Ausdauernd; Pflanze fleischig, Blütenschaft mit wenigen nierenförmigen Blättern, grundständige Blätter lang gestielt, schildförmig, in der Mitte kraterförmig vertieft, fleischig; Blüten cremefarben, grünlich, oft rötlich gestreift (Mai–Juli), kurz gestielt, nickend, in langer, endständiger Traube, mit verlängerter, 5zähniger Kronröhre, Staubblätter 10; Knolle dick, Ableger bildend.

Verwendbare Teile: Frische Blätter, Saft.
Inhaltsstoffe: Mineralsalze, Gerbstoff, Trimethylamin.
Medizinische Eigenschaften: Erweichend, wundreinigend.
Anwendung: Äußerlich.

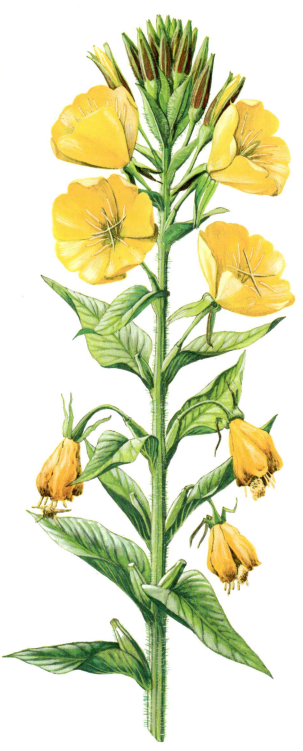

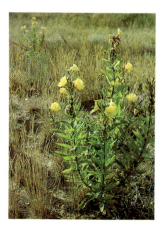

Nachtkerze, Gemeine

Oenothera biennis L.
Rapontikawurzel, Schinkenkraut

NACHTKERZENGEWÄCHSE
Onagraceae

Die Nachtkerze stammt aus Nordamerika und findet sich seit 1612 in Europa, wo sie zunächst im botanischen Garten zu Padua gezogen wurde und von dort aus nach Mitteleuropa gelangte. Seit jener Zeit hat sie sich über den ganzen Kontinent ausgebreitet. Sie ist heute vor allem an Eisenbahndämmen und unkultivierten Orten in Siedlungen ganz eingebürgert. Vermutlich ist die Ausbreitung dadurch gefördert worden, daß die Art früher auch als Zierpflanze und als Gemüse angebaut wurde. Der hohe, gerade, nicht oder wenig verzweigte, reich beblätterte Schaft trägt zahlreiche gelbe, trichterförmige Blüten, von denen sich jeden Abend einige öffnen und etwa 24 Stunden später wieder schließen. Sie werden hauptsächlich von Nachtfaltern angeflogen. Die fleischige, rötliche Wurzel wurde als Gemüse zubereitet und, ähnlich wie die Schwarzwurzel, mit Essig und Öl angemacht oder in Fleischbrühe gekocht gegessen. Die Nachtkerzenarten haben bei der Erforschung der Gesetzmäßigkeiten der Vererbung eine große Rolle gespielt.

Vorkommen: Fast in ganz Europa; an unkultivierten Standorten; bis über 1000 m.
Merkmale: 40 cm–1,50 m hoch. zweijährig; Stengel aufrecht, einfach oder oben wenig ästig, im oberen Teil wie Kelch, Fruchtknoten und Kapsel drüsig behaart; Blätter wechselständig, lanzettlich, ganzrandig oder entfernt gezähnt, schwach behaart, die oberen sitzend, die unteren gestielt; Blüten gelb (Juni–September), groß, teller- bis trichterförmig, einzeln in den Blattachseln, 4 lanzettliche, zum langen, röhrenförmigen Achsenbecher zurückgeschlagene Kelchblätter, 4 oft ausgerandete Kronblätter, Staubblätter 8, Fruchtknoten mit 4 kreuzförmig angeordneten Narben; Frucht (Kapsel) aufrecht, 4fächerig, mit zahlreichen Samen; Wurzel spindelförmig, fleischig, rötlich. Geruch süßlich (Blüte), weinartig (Wurzel). Geschmack angenehm (Wurzel).
Wirksame Teile: Wurzel, Blätter.
Inhaltsstoffe: Gerbstoff, Flavonoide, Schleimstoffe.
Medizinische Eigenschaften: Blutreinigend, krampflösend.
Anwendung: Innerlich.
Siehe: Krämpfe.

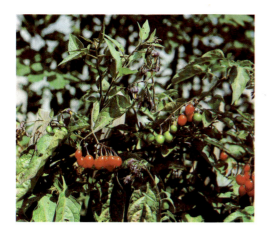

Nachtschatten, Bittersüßer

Solanum dulcamara L.
Bittersüß

NACHTSCHATTENGEWÄCHSE
Solanaceae

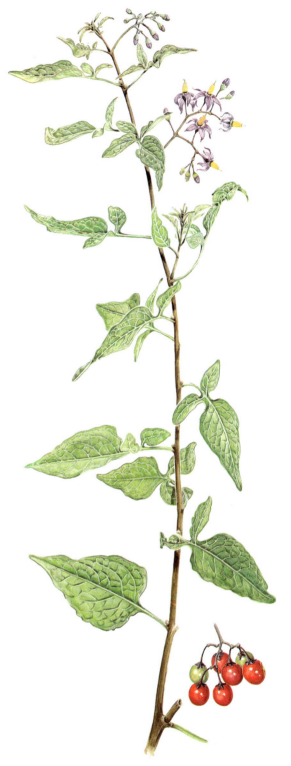

Der Bittersüße Nachtschatten ist ein kletternder, überhängender oder niederliegender Halbstrauch, der an feuchten Stellen, an Flußufern, Gräben, in Wäldern und Gebüschen wächst. Er ist leicht an den hübschen violetten, sternförmigen Blüten mit dem gelben Zentrum zu erkennen; die oberen, jungen Zweige sind krautig, die älteren verholzt.

Die im Herbst und Frühjahr gesammelten zwei- bis dreijährigen Zweige wurden bei chronischen Hautleiden mit Juckreiz sowie bei Ekzemen, Gelenkschmerzen, chronischer Bronchitis und Asthma verwendet. In der Heilkunde spielte die Pflanze früher eine wesentlich bedeutendere Rolle als heute. Sie wird jedoch nach wie vor geschätzt und bei verschiedenen Hautleiden sowie als blutreinigendes, abführendes, harntreibendes und schweißtreibendes Mittel eingesetzt. Wegen der in der Pflanze enthaltenen Alkaloide dürfen die angegebenen Mengen nicht überschritten werden. Aus diesem Grund sollte man auch die Beeren nicht essen.

⊖ Nicht die Beeren essen.
Vorkommen: In Europa; an frischen bis feuchten Standorten; bis etwa 1700 m.
Merkmale: Bis 3 m hoher kletternder oder niederliegender Halbstrauch; Stengel verholzt, andere Pflanzen umwachsend; Blätter gestielt, meist eiförmig bis lanzettlich, vorn zugespitzt, am Grund oft herzförmig, bisweilen eingeschnitten; Blüten violett (Juni–September), in lang gestielten, etwas rispenartigen Blütenständen, Kelch 5zähnig, Krone 5teilig, mit zuletzt zurückgeschlagenen Zipfeln, Staubblätter 5, mit goldgelben, zu einer kegelförmigen Röhre verbundenen Staubbeuteln; Beeren glänzend, erst grün, dann rot.
Wirksame Teile: Rinde junger Zweige, Blätter, (Frühjahr, Herbst); an der Sonne trocknen.
Inhaltsstoffe: Alkaloide, Saponine, Gerbstoff, Glykoside.
Medizinische Eigenschaften: Abführend, blutreinigend, harntreibend, hemmt die Milchsekretion, schweißtreibend.
Anwendung: Innerlich und äußerlich.
Siehe: Akne, Albuminurie, Frühjahrskur, Hautflechte, Herpes, Stillen, Transpiration.

WILDE UND VERWILDERTE PFLANZEN

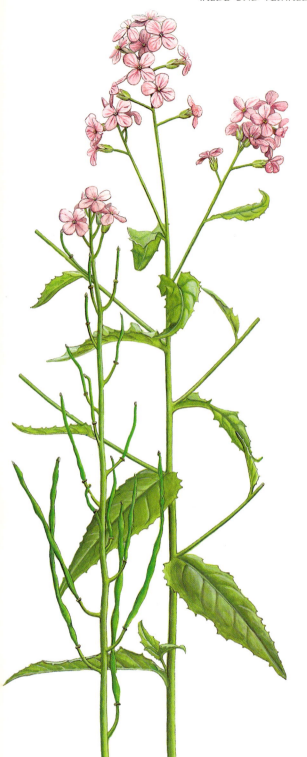

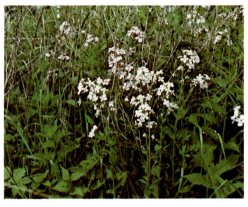

Nachtviole

Hesperis matronalis L.
Frauenviole, Matronenblume

KREUZBLÜTLER
Cruciferae

Wie ihr griechischer Gattungsname *Hesperis* (abendlich) andeutet, duften die weißen, rosa oder violetten Blüten der Nachtviole besonders am Abend stark nach Veilchen und locken vor allem Bienen, Schwebfliegen und Nachtfalter an. Die den Nektar aufsaugenden Insekten bewirken eine Fremdbestäubung, doch werden die Narben der Fruchtknoten durch die nach innen geöffneten Staubbeutel auch reichlich mit eigenem Blütenstaub bestreut. Die Nachtviole wird heute nur noch selten als Heilpflanze verwendet. Früher waren Blätter und Samen in der Heilkunde gebräuchlich, da ihnen eine harntreibende, auswurffördernde und schweißtreibende Eigenschaft zugeschrieben wurde. Der Saft wurde mit Milch vermischt getrunken, oder es wurde ein Aufguß der Blätter oder ein Auszug in Wein angesetzt. Umschläge mit zerstoßenen Blättern sollen das Abheilen von Abszessen beschleunigen. Eine Wirkung ist nur festzustellen, wenn die Nachtviole frisch angewendet wird. Im Altertum wurde sie öfters mit dem Goldlack verwechselt, mit dem sie auch botanisch nahe verwandt ist.

Vorkommen: In Mittel- und Südeuropa; in Gebüschen und Auwäldern, an Wegrändern, bis etwa 1500 m.
Merkmale: 40–80 cm hoch. Zweijährig oder ausdauernd; Stengel aufrecht, gerade, rund, oben verzweigt; Blätter einfach, lanzettlich, gezähnt, behaart, etwas runzelig, mit kurzem Stiel; Blüten weiß, rosa, purpurrot oder violett (Mai–September), in großen Rispen, Kelchblätter 4, 4 kreuzförmig angeordnete Kronblätter, Staubblätter 6, Narbe 2lappig; Schote lang, gerade, buckelig, kahl oder behaart, sich mit 2 Klappen öffnend, die je 1 Reihe von Samen umschließen. Geruch, besonders abends, angenehm. Geschmack scharf.
Wirksame Teile: Frische Pflanze ohne Wurzel (zur Blütezeit).
Inhaltsstoffe: Fette Öle, Vitamin C.
Medizinische Eigenschaften: Fördert den Auswurf, harntreibend, schweißtreibend.
Anwendung: Innerlich und äußerlich.
Siehe: Abszeß, Gicht, Haut, Steinerkrankungen.

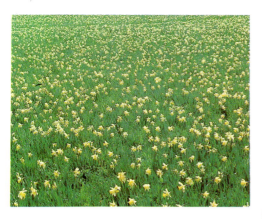

Narzisse, Gelbe

Narcissus pseudo-narcissus L.
Osterblume, Osterglocke

AMARYLLISGEWÄCHSE
Amaryllidaceae

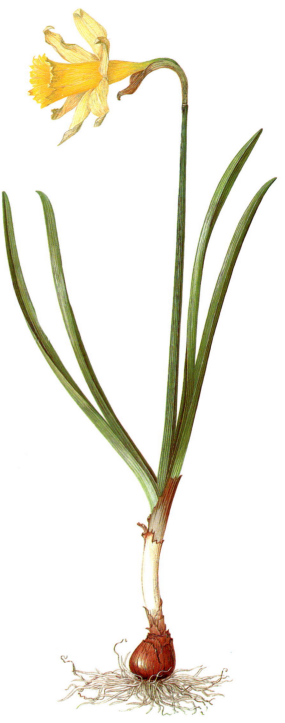

Die Narzisse ist eine der ersten Blumen, die im Frühling ihre Blüten öffnet. Wo sie wild vorkommt, in der Eifel, dem Hunsrück und den Westalpen, tritt sie oft in Mengen auf und färbt die Bergmatten gelb. Als Gartenpflanze nennt man sie Osterglocke. Der oft betäubende Blütenduft der Narzissenarten ist im Gattungsnamen festgehalten, der vom griechischen *narkao* (ich betäube) abstammt. Narziss, das ist auch jener Jüngling, der sich in sein Spiegelbild im Wasser einer Quelle verliebte und aus Verzweiflung, sein anderes Ich nicht ergreifen zu können, dahinsiechte und starb. Dioskurides wies erstmals auf die brechreizerzeugende Wirkung der Narzissenzwiebel hin. Er empfahl auch die Anwendung der Pflanze bei Verbrennungen, Abszessen und Verrenkungen. Danach wurde sie kaum mehr beachtet. In Frankreich kam sie im 19. Jahrhundert wegen ihrer krampflösenden Eigenschaften nochmals zu Ehren und wurde ins Arzneibuch aufgenommen. In der Homöopathie wird sie bei Bronchitis, Schnupfen und Durchfall angewandt. Sie enthält ein lähmend wirkendes Gift und wird vom Vieh gemieden.

⊖ Nie die Zwiebel essen, auch nicht mit bloßen Händen anfassen.
Vorkommen: In West- und Südwesteuropa; in Fettwiesen, in lichten Laubwäldern; bis 2000 m.
Geschützt: A, CH, D; nicht erhältlich.
Merkmale: 20–40 cm hoch. Ausdauerndes Zwiebelgewächs; Stengel zusammengedrückt 2kantig, mit 2–4 langen, linealen, bläulichgrünen, unterseits gekielten Blättern; Blüte gelb (März–April), nickend, bis 5 cm breit, Blütenhülle 6zipfelig, in der Mitte mit glockenförmiger, am Rand welliger und gekerbter Nebenkrone, Fruchtknoten unterständig (grüne Anschwellung unter der Blütenhülle). Geruchlos. Geschmack bitter und scharf (Zwiebel).
Wirksame Teile: Getrocknete Blüten; sorgfältig bei trockenem Wetter trocknen.
Inhaltsstoffe: Ätherisches Öl, Carotin, fettes Öl, Wachs, in der Zwiebel Alkaloid.
Medizinische Eigenschaften: Gegen Durchfall, krampflösend, sedativ.
Anwendung: Innerlich.

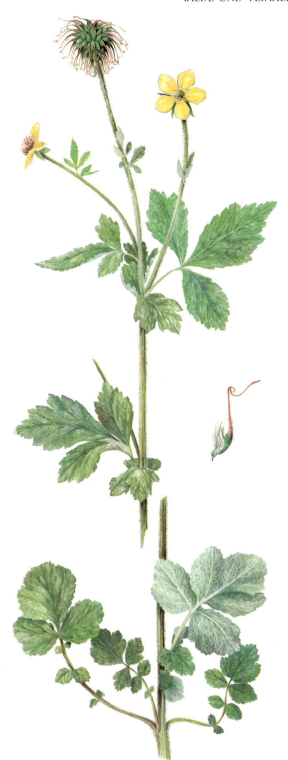
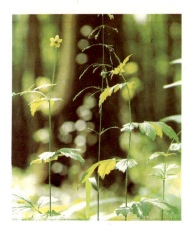

Nelkenwurz, Echte

Geum urbanum L.
Benediktenkraut, Hasenwurz,
Mannskraftwurzel, Märzwurz

ROSENGEWÄCHSE
Rosaceae

Im Sommer kann man die Echte Nelkenwurz leicht von den übrigen, an Wald-, Gebüsch- und Wegrändern wachsenden Stauden unterscheiden. Sie ist eine unauffällige, etwas steif aufgerichtete Pflanze mit kleinen, gelben Blüten. Die zahlreichen Früchtchen mit ihren gekrümmten Griffeln bilden an den Stengelspitzen kleine, behaarte Köpfchen. Ob der lateinische Gattungsname *Geum* vom griechischen *geuein* (würzen) abgeleitet werden kann, ist nicht sicher. Jedenfalls wurde der schwach nach Nelken riechende Wurzelstock früher unter anderem auch als Ersatz für Gewürznelken verwendet. Der lateinische Artname *urbanum* findet sich erstmals 1561 bei Conrad Gesner und bedeutet stadtbewohnend, ein Hinweis darauf, daß die Pflanze besonders häufig auch an stickstoffreichen Stellen im Bereich menschlicher Ansiedlungen vorkommt.
Die heilige Hildegard bezeichnete die Pflanze im 12. Jahrhundert sogar als *benedicta* (gesegnet).

⊖ Nicht in Gefäßen aus Eisen aufbewahren. Die angegebenen Dosierungen einhalten.
Vorkommen: Im gemäßigten Europa und in Asien; an schattigen, stickstoffreichen Stellen; bis etwa 1900 m.
Merkmale: 20–80 cm hoch. Ausdauernd; Stengel behaart; grundständige Blätter gefiedert, mit 5–7 ungleich großen Blättchen, das Endblättchen am größten, gezähnt; Blüten gelb (Mai–September), einzeln, Außenkelch mit 5 Zipfeln und 5 Kelchblättern, viele Staub- und Fruchtblätter; Früchtchen behaart, mit einem langen, krummen Griffel; Wurzelstock kurz, runzelig, braun. Geruch aromatisch, nach Nelken. Geschmack bitter.
Wirksame Teile: Blätter (zur Blütezeit), Wurzelstock (vor der Blüte).
Inhaltsstoffe: Gerbstoff, Harz, Bitterstoff, Glykoside, Vitamin C.
Medizinische Eigenschaften: Adstringierend, fiebersenkend, magenwirksam, schweißtreibend, tonisch, wundheilend.
Anwendung: Innerlich und äußerlich; ✚
Siehe: Asthenie, Augenbindehautentzündung, Durchfall, Kopfschmerzen, Verdauung, Wunde.

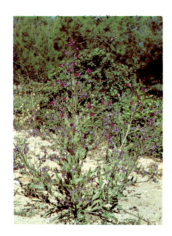

Ochsenzunge, Gemeine

Anchusa officinalis L.
Liebäugel

RAUHBLATTGEWÄCHSE
Boraginaceae

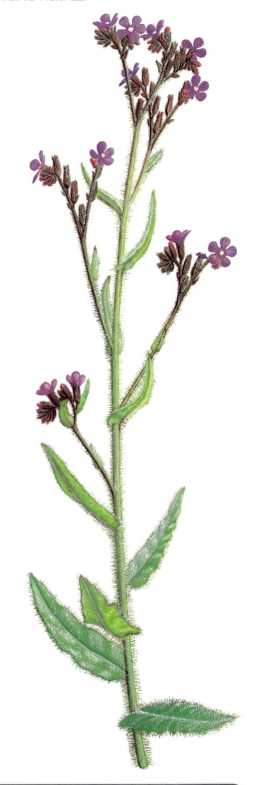

Der deutsche Name ist eine Anspielung auf die Form und die runzelige Oberfläche der Blätter dieser Pflanze. Der lateinische Gattungsname *Anchusa* taucht schon im Altertum für verschiedene Rauhblattgewächse auf und ist vermutlich eine Ableitung vom griechischen *anchein* (verengen); ein Teil dieser Pflanzen wurde nämlich als adstringierendes Mittel gebraucht. Die *Anchusa*-Arten hießen früher meist *Buglosson*, was ebenfalls Ochsenzunge bedeutet. Die Pflanze zeigt in ihrer starken, etwas rauhen Behaarung und ihren um die Frucht erhalten bleibenden Kelch für die Rauhblattgewächse typische Merkmale. Die Wurzel lieferte einst einen roten Farbstoff, der als Schminke verwendet wurde. Man findet diese Pflanze in Mitteleuropa in den tieferen Lagen an Wegrändern, in Trockenrasen und Brachland, oft nur vorübergehend eingeschleppt. Sie kann Salaten oder Gemüsen beigemischt werden. Medizinisch ist sie ähnlich wie der Gemeine Beinwell *(Symphytum officinale* L.*)* zu bewerten.

Vorkommen: Im südlichen Europa, in Mitteleuropa nur zerstreut; in Brachland, an Wegrändern, auf Schuttplätzen und Anschwemmungen; bis etwa 1800 m.
Merkmale: 30–60 cm hoch. Ausdauernd; rauhhaarig; blühende Stengel verzweigt; Blätter schmal eiförmig, die oberen sitzend, die unteren in einen Stiel verschmälert; Blüten blau (Juni–August), Kelch bleibend, Röhre der Krone so lang wie Kelch, Blütenstand eine Rispe aus Doppelwickeln; Nüßchen braun, runzelig.
Wirksame Teile: Blätter, Blüten (Juni–Juli); vorsichtig trocknen.

Inhaltsstoffe: Schleimstoffe, Gerbstoff, Cholin, Spuren von Alkaloiden, Kaliumnitrat, Allantoin.
Medizinische Eigenschaften: Abführend, balsamisch, blutreinigend, erweichend, harntreibend, schweißtreibend.
Anwendung: Innerlich und äußerlich; ✚ ♥
Siehe: Frühjahrskur, Gesichtsfarbe, Grippe, Harnausscheidung, Husten, Nierenentzündung.

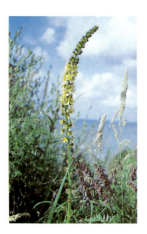

Odermennig, Gewöhnlicher

Agrimonia eupatoria L.
Ackermennig, Leberklette

ROSENGEWÄCHSE
Rosaceae

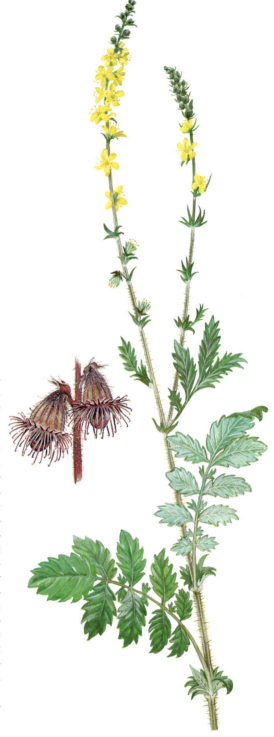

Der Gattungsname *Agrimonia* ist wahrscheinlich eine verstümmelte Form des griechischen Namens *argemone* für eine Mohnart. Sie wird schon bei Dioskurides und Plinius erwähnt und wurde damals bei Augenleiden eingesetzt. Der Artname *eupatoria* erinnert an König Mithridates Eupator von Pontus (123–63 v. Chr.) der als erster die Heilkräfte dieser Pflanze entdeckt haben soll. Schon in der Antike wurde sie bei Schlangenbissen, Augenleiden und Gedächtnisschwund angewandt. Im 15. und 16. Jahrhundert scheint sie den Höhepunkt ihrer Popularität erreicht zu haben, geriet dann jedoch mehr und mehr in Vergessenheit. Aus der jungen Pflanze stellte man früher einen recht dauerhaften gelben Farbstoff her, und wegen ihres hohen Gerbstoffgehaltes wurde sie auch zum Gerben empfohlen. Sie wirkt sich günstig auf die Tätigkeit der Verdauungsorgane und der Leber aus und ist in vielen Teemischungen enthalten; äußerlich wird sie in Form von Umschlägen angewendet.

Vorkommen: In Europa und im nördlichen Asien, mit Ausnahme der arktischen Zone; an Weg- und Gebüschrändern, in Trockenwiesen; bis etwa 1600 m.
Geschützt: CH; ganze Pflanze ohne Wurzel.
Merkmale: 30–70 cm hoch. Ausdauernd; Blätter unten grau, unterbrochen gefiedert, mit 5–9 größeren und 5–10 kleineren, gezähnten Blättchen; Blüten gelb, klein, viele in langer Ähre (Juni–September), Kronblätter 5, Staubblätter 10–20, Griffel 2; kegelförmiger Kelchbecher mit einem Kranz hakig gebogener Borsten; Wurzelstock kriechend, dick. Geruch leicht aromatisch. Geschmack adstringierend, ziemlich bitter.
Wirksame Teile: Blühende Sproßspitzen, Blätter (Juni–August); im Schatten trocknen.
Inhaltsstoffe: Gerbstoffe, ätherisches Öl, Nicotinsäureamid.
Medizinische Eigenschaften: Adstringierend, entzündungshemmend, harntreibend, narbenbildend, wundheilend.
Anwendung: Innerlich und äußerlich; ✚ V
Siehe: Angina, Diabetes, Durchfall, Fettleibigkeit, Heiserkeit, Quetschung, Schrunde, Stimme, Verstauchung, Wunde.

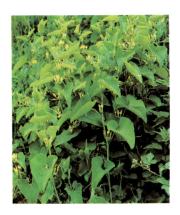

Osterluzei

Aristolochia clematitis L.
Löffelkraut, Pfeifenblume,
Wolfskraut

OSTERLUZEIGEWÄCHSE
Aristolochiaceae

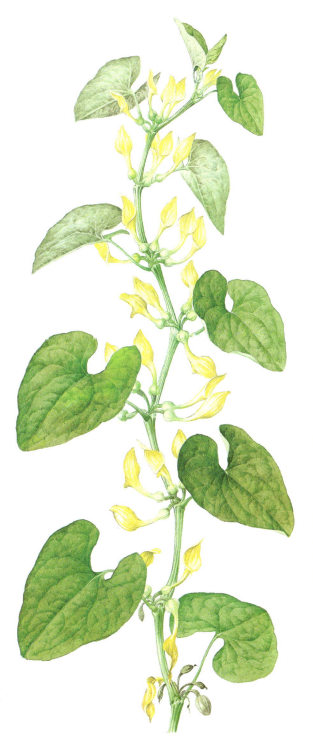

In den schwefelgelben Osterluzeiblüten hat die Natur eine einzigartige Falle für besuchende Insekten eingerichtet. Der untere Teil der Blütenhülle ist bauchig erweitert und bildet den Blütenkessel. Nach oben verjüngt sich dieser zur Blütenröhre hin, um schließlich in den einseitig verlängerten, zungenförmigen Blütensaum überzugehen. Die Blütenröhre ist innen mit vielen, nach unten stehenden Haaren bedeckt, die eingedrungene Insekten wie in einer Fischreuse gefangen halten. Nachdem die Blüte bestäubt wurde und verwelkt, erschlaffen die Haare, und die gefangenen Insekten können entfliehen, beladen mit Blütenstaub für die Befruchtung der nächsten Blüte. In Mitteleuropa kommt die Osterluzei nur verwildert und eingebürgert im Bereich von Weinbergen und in Flußauen der warmen Tieflagen vor; beheimatet ist sie im Mittelmeerraum. Die Ableitung des Gattungsnamens von *aristos* (sehr gut) und *locheios* (zum Gebären gehörig) deutet auf die Anwendung der Pflanze im Altertum bei der Geburt hin; sie soll diese erleichtern und beschleunigen.

Vorkommen: In Südeuropa, in Mitteleuropa eingebürgert; in Weinbergen und Flußauen; bis etwa 1000 m.
Merkmale: 20–80 cm hoch. Ausdauernd; Stengel aufrecht, einfach; Blätter groß, herzförmig, mit gezähntem Rand, lang gestielt; Blüten gelb (Mai–Juni), gestielt, zu 2–8 in den Achseln der oberen Blätter, am Grund bauchig erweitert, tütenförmig, mit 6 eingeschlossenen Staubblättern mit verwachsenen Staubbeuteln; Frucht grün, fleischig, überhängend, 6klappig aufspringend; Wurzelstock kriechend, spröde, ästig. Geruch obstartig. Geschmack scharf.
Wirksame Teile: Blätter, Wurzeln und Wurzelstock (Herbst); Wurzelstock säubern, zum Trocknen in Stücke schneiden.
Inhaltsstoffe: Aristolochiasäure (giftig), Bitterstoff, ätherisches Öl, Gerbstoff, Harz, Kohlenhydrate.
Medizinische Eigenschaften: Adstringierend, reguliert die Menstruation, wundheilend.
Anwendung: Innerlich und äußerlich; ✚ 🆅
Siehe: Arthritis, Gicht, Juckreiz, Wunde.

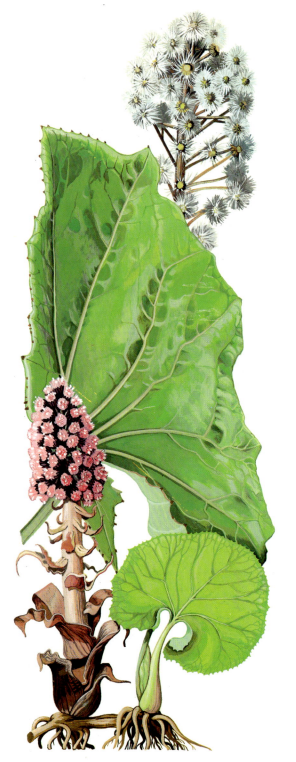
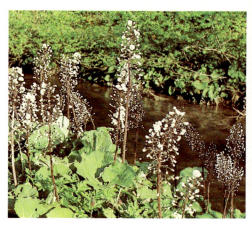

Pestwurz, Gemeine

Petasites hybridus (L.) Gaertn.
Rote Pestwurz

KORBBLÜTLER
Compositae

Die Pflanze bildet meist ausgedehnte Bestände an Bach- und Flußufern. Die in dichten Trauben stehenden Blütenköpfe verwelken schon im zeitigen Frühjahr. Erst nach der Blütezeit erscheinen die riesigen, rhabarberähnlichen Blätter, auf deren Form der botanische Name Bezug nimmt; *petasos* nämlich war für die alten Griechen ein großer Hut. Es ist nicht sicher, ob die Bezeichnung Pestwurz aus *Petasites* entstanden ist oder aber von ihrer mittelalterlichen Verwendung gegen die Pest herrührt.

Für die Pflanzenheilkunde sind verschiedene Teile der Pestwurz brauchbar. Der Aufguß aus getrockneten Blättern und Blüten schafft bei entzündeten Bronchien Erleichterung; Umschläge aus frischen, zerdrückten Blättern lindern Gelenkschmerzen und fördern die Heilung von Wunden. Der Wurzelstock hat krampflösende Eigenschaften. In der Homöopathie wird aus ihm eine Tinktur gegen verschiedene Nervenschmerzen hergestellt. Neueste Untersuchungen bestätigen die Wirksamkeit der Pestwurz bei nervösen Magenbeschwerden und gestörtem Gallenfluß.

Vorkommen: Fast in ganz Europa; in feuchten Wiesen, an Ufern; bis 1400 m.
Merkmale: Zur Blütezeit bis 40 cm, zur Fruchtzeit bis über 1 m hoch. Ausdauernd, mit dickem Wurzelstock und langen, einfachen Wurzeln; Schaft hohl, dick, spinnwebig-wollig, meist rötlich überlaufen, mit zahlreichen rostfarbenen, lanzettlichen Schuppen; Blätter grundständig, nach der Blüte erscheinend, sehr groß, breit herz- oder rundlich nierenförmig, am Rand gezähnt, unterseits anfangs grauwollig, Blattstiel gerippt, oberseits tief gefurcht; Blüten rosa-violett (März–Mai), klein, röhrig, in Blütenköpfchen, die zu anfangs dichten, später zu aufgelockerten Trauben vereinigt sind; Frucht (Achäne) mit seidigem, weißlichem Haarkranz. Geruch süßlich (Wurzelstock), stinkend (Blattstiel). Geschmack bitter.
Wirksame Teile: Blätter, Blüten, Wurzelstock.
Inhaltsstoffe: Ätherisches Öl, Harz, Schleimstoffe, Gerbstoff, Inulin.
Medizinische Eigenschaften: Adstringierend, fördert den Auswurf, harntreibend, reguliert die Menstruation, schweißtreibend, wundheilend.
Anwendung: Innerlich und äußerlich; ✚
Siehe: Gallenblase, Husten, Magen.

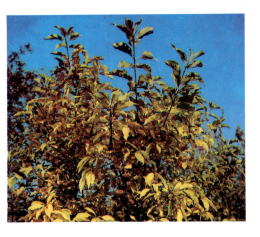

giftige Substanzen befinden. Dies geht soweit, daß sogar Holzspäne Erkrankungen bei Drechslern hervorrufen, die das Holz des Pfaffenhütchens bearbeiten. Die Anzeichen der Vergiftung und deren Behandlung wurden bereits in alten Zeiten beschrieben. Wie der Name Spindelbaum schon andeutet, wurden aus dem Holz früher neben anderen Drechsler- und Schnitzarbeiten auch Spindeln hergestellt. Als Hauptwirkstoff gilt ein chemisch noch nicht erforschter Bitterstoff. Die zu Holzkohle verarbeiteten Pflanzenteile sind vor allem als Zeichenkohle geschätzt.

Pfaffenhütchen

Euonymus europaea L.
Spindelbaum

SPINDELBAUMGEWÄCHSE
Celastraceae

Die Zweige dieses gern auch in Gärten als Zierpflanze gezogenen, aber sehr gefährlichen Strauches sind besonders begehrt, wenn sie im Sommer und Herbst mit den vierkantigen, karminroten Früchten behängt sind. Diese klappen bei der Reife auf und zeigen die von einem leuchtend orangeroten Samenmantel umschlossenen Samen. Pharmakologische Untersuchungen haben gezeigt, daß sich in allen Teilen der Pflanze

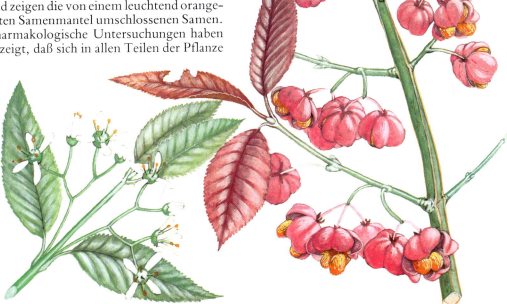

● Alle Pflanzenteile sind giftig; nur äußerlich anwendbar.
Vorkommen: In Mitteleuropa überall; in Gebüschen und lichten Wäldern, vor allem entlang von Bächen; bis 1200 m.
Geschützt: CH; ☘ Blätter.
Merkmale: 2–4 m hoch. Strauch; Rinde glatt, grünlich, junge Zweige 4kantig; Blätter gegenständig, kurz gestielt, lanzettlich, fein gekerbt-gesägt, unten blaugrün, gelb oder rot im Herbst, abfallend; Blüten hellgrün (Mai–Juni), in blattachselständigen, 3–9blütigen Scheindolden, Kelch-, Kron- und Staubblätter je 4–5; Kapsel karminrot, etwas fleischig, mit 4–5 Fächern, mit meist je 1 orangeroten Samen. Geruch unangenehm, übelkeiterregend. Geschmack scharf.
Wirksame Teile: Samen, Blätter.
Inhaltsstoffe: Bitterstoff, Gerbstoff, fettes Öl, Farbstoffe, organische Säuren, Vitamin C, Alkaloide.
Medizinische Eigenschaften: Stark abführend, brechreizerzeugend, gallentreibend, insektizid, wundreinigend.
Anwendung: Äußerlich; ☒
Siehe: Hautgeschwür, Krätze, Läusebefall.

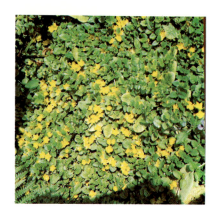

Pfennigkraut

Lysimachia nummularia L.

PRIMELGEWÄCHSE
Primulaceae

Man entdeckt das Pfennigkraut nicht gleich, da seine rundlich beblätterten Stengel ihrer ganzen Länge nach dem Boden angedrückt sind. Die hübschen, verhältnismäßig großen, goldgelben Blüten erheben sich nur wenige Zentimeter über die Erdoberfläche. Das Pfennigkraut wächst an frischen bis feuchten, meist etwas schattigen Standorten, oft zwischen Gras versteckt. Die Pflanze bringt kaum je reife Samen hervor, sondern vermehrt sich durch selbständig werdende Triebe. Die deutsche Bezeichnung wie auch der lateinische Artname (von *nummula*, kleine Münze) verweisen auf die «pfennigrunde» bzw. die Münzenform der Blätter.

Im Mittelalter und während der Renaissance war das Pfennigkraut ein Allheilmittel. Danach geriet es weitgehend in Vergessenheit. Man weiß, daß es die Hirten in der Umgebung von Heidelberg in pulverisierter Form ihren Schafen gaben, um sie vor Schwindsucht zu bewahren. Im Volk wurde es innerlich und äußerlich bei schlecht heilenden Wunden und Geschwüren angewandt.

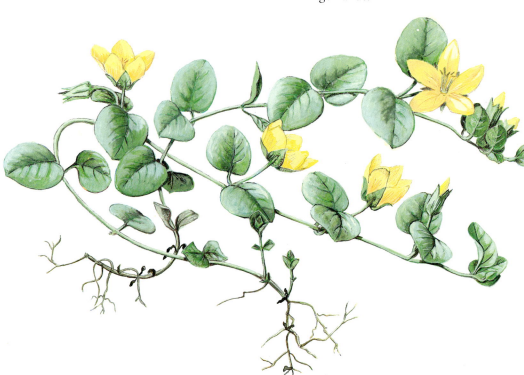

Vorkommen: In West- und Mitteleuropa; in Gräben, an feuchten Orten, in Wiesen, in Wäldern und an Wegrändern; bis etwa 1200 m.
Merkmale: Ausdauernd; Stengel 10–50 cm lang, niederliegend, an den Knoten wurzelnd; Blätter gegenständig, kurz gestielt, rundlich bis elliptisch, in einer Ebene ausgebreitet; Blüten goldgelb (Juni–August), einzeln blattachselständig, gestielt; Kelch und Krone bis fast zum Grund 5spaltig, Staubblätter 5, mit der Krone verwachsen, Griffel 1; Kapsel sehr selten; ohne Wurzelstock; Vermehrung durch selbständig werdende Sprosse.

Wirksame Teile: Ganze Pflanze (Juni–August); im Schatten trocknen.
Inhaltsstoffe: Gerbstoff, Schleimstoffe, Saponin, reichlich Kieselsäure, Kalium, Enzyme.
Medizinische Eigenschaften: Adstringierend, wundheilend.
Anwendung: Innerlich und äußerlich.
Siehe: Blutung, Durchfall, Hämorrhoiden, Mund, Wunde.

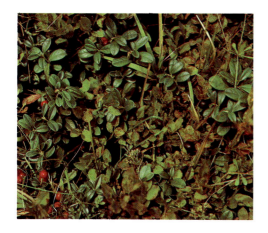

Preiselbeere

Vaccinium vitis-idaea L.
Kransbeere

HEIDEKRAUTGEWÄCHSE
Ericaceae

Die Preiselbeere ist eine niedere, halbstrauchige Pflanze, die vorwiegend in den Nadelwäldern und Heiden vom Tiefland bis in alpine Lagen vorkommt. Ihre kurzen, büscheligen, auch im Winter beblätterten Stengel entspringen unterirdischen, nur schuppig beblätterten Trieben, die im Humus des Waldbodens kriechen. Sie gehört wie die Heidelbeere zur Gattung *Vaccinium* und kommt oft zusammen mit ihr vor, ist aber widerstandsfähiger gegen Trockenheit und Frost. Die Beeren haben die Form und Farbe einer kleinen Kirsche. Roh schmecken sie allerdings säuerlich und sind etwas mehlig, jedoch sehr erfrischend. Sie sind eine beliebte Zugabe zu Wildgerichten und werden meist zu Kompott verarbeitet, dessen lange Haltbarkeit offenbar auf den ungewöhnlich hohen Gehalt an Benzoesäure zurückzuführen ist, einer Substanz, die auch als Konservierungsmittel für Lebensmittel verwendet wird. Die Blätter wurden schon früher medizinisch verwendet; die Einnahme größerer Mengen kann jedoch zu Vergiftungen führen.

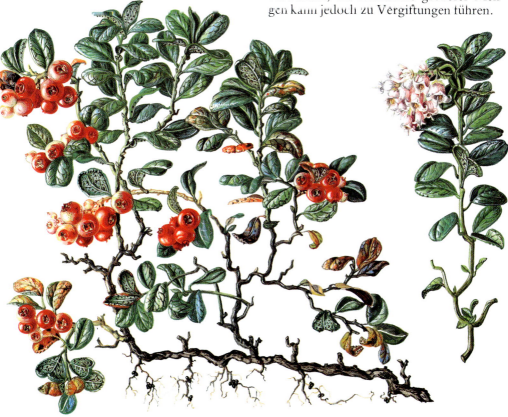

● Die Blätter sind in größerer Menge giftig.
Vorkommen: Im nördlichen Europa, im südlichen nur in Gebirgen; auf sauren Böden, in Heiden, in Nadelwäldern und Mooren; bis etwa 3000 m.
Merkmale: 10–30 cm hoch. Halbstrauchig, mit kriechendem Stengel und kurzen, aufgerichteten Zweigen; Blätter auch im Winter grün, oben glänzend, unten weißlich, punktiert, ledrig, Rand öfters eingerollt, fast ganzrandig oder ein wenig gekerbt; Blüten weiß oder rosa (Mai–Juli), in gestielten, hängenden Trauben, Kelch mit 5 Zähnen, Krone glockenförmig mit 5 zurückgekrümmten Zipfeln; Beere kugelig, rot, mit mehreren braunroten Samen; Wurzelstock verzweigt. Geruchlos. Geschmack säuerlich.
Wirksame Teile: Blätter (Mai–August), Beeren (August–September).
Inhaltsstoffe: Organische Säuren, Vitamin C, Provitamin A, Gerbstoff, Glykoside.
Medizinische Eigenschaften: Adstringierend, appetitanregend, antidiabetisch, antiseptisch, blutreinigend, harntreibend.
Anwendung: Innerlich und äußerlich; ✚
Siehe: Blasenentzündung, Durchfall, Gicht, Rheumatismus.

WILDE UND VERWILDERTE PFLANZEN

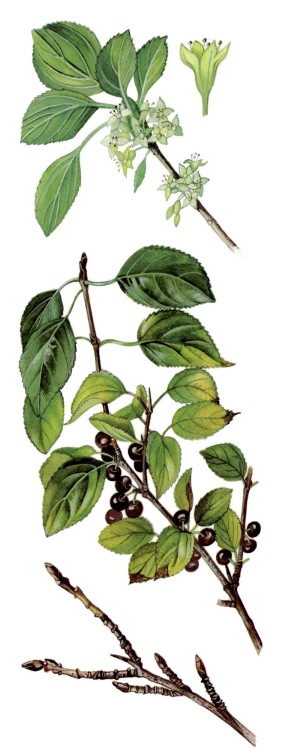

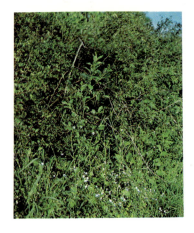

Purgier-kreuzdorn

Rhamnus cathartica L.
Echter Kreuzdorn

KREUZDORNGEWÄCHSE
Rhamnaceae

Dieser Strauch mit den meist sparrig abstehenden, in einen Dorn auslaufenden Ästen wächst in lichten und besonnten Gebüschen und Hecken, vor allem auf Kalkböden. Die Blüten fallen wegen ihrer Kleinheit und der grüngelben Farbe kaum auf; die reif schwarzen Früchte sind kugelige Beeren. Seinen deutschen Namen erhielt er wegen der Stellung der achselständigen Dornen, die mit den Zweigen ein Kreuz bilden. Ein deutscher und der wissenschaftliche Artname *cathartica* (vom griechischen *kathairein*, reinigen) beziehen sich auf seine abführende Wirkung, die erstmals im 16. Jahrhundert erwähnt wurde. Aus den Früchten wird ein Sirup hergestellt, der stark abführend wirkt und früher außer bei Verstopfung auch bei Gicht, Wassersucht und Hautausschlägen gebraucht wurde. Wegen der starken Wirkung ist an seiner Statt jedoch eher der Faulbaum zu empfehlen. Heute wird der Sirup mehr in der Tierheilkunde benutzt.
Das harte, gelbliche Holz wird für Intarsien- und Drechslerarbeiten verwendet.

⊖ Dosierungen beachten; Rinde erst nach 2-jähriger Aufbewahrung verwenden.
Vorkommen: Fast in ganz Europa; in Gebüschen, Hecken, lichten Wäldern; bis 1600 m.
Merkmale: 2–4 m hoher Strauch mit unregelmäßiger Verzweigung; Äste mit einem Dorn endend, jung mit glatter und heller, alt mit feinrissiger, schwärzlichbrauner Rinde; Blätter gegenständig, rundlich bis elliptisch, fein gesägt, beiderseits der Mittelrippe mit 3–4 (5) gebogenen, unterseits vortretenden Nerven; Blüten gelbgrün (April–Juni), klein, zu 2–8 doldenartig in der Achsel von Blättern oder jungen Zweigen, eingeschlechtig oder zwittrig, mit je 4 Kelch-, Kron- und Staubblättern; Beeren reif schwarz, mit 3–4 Samen. Geruch widerlich (Frucht). Geschmack süßlich, dann bitter (Frucht).
Wirksame Teile: Rinde, reife Früchte (September–Oktober), Saft.
Inhaltsstoffe: Anthrachinonderivate, Polyphenole, Glykoside, Vitamin C.
Medizinische Eigenschaften: Abführend, blutreinigend, harntreibend.
Anwendung: Innerlich und äußerlich; ✛ ▼
Siehe: Darm.

Quecke, Gemeine

Agropyrum repens (L.) P. B.
Kriechende Quecke, Schnürgras

SÜSSGRÄSER
Gramineae

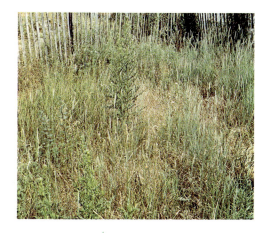

Gartenbesitzer und Landwirte betrachten die Quecke nur als ein unerwünschtes und schwer ausrottbares Unkraut. Die lang kriechenden Wurzelstöcke dieser mit dem Weizen nahe verwandten Grasart sind, einmal in ein Grundstück eingeschleppt, kaum mehr zu beseitigen. Auch kleine Bruchstücke, die beim Umgraben oder Pflügen übersehen werden, treiben immer wieder zu neuen Pflanzen aus. Die Liebhaber von Heilpflanzen dagegen profitieren von der Häufigkeit und der Zähigkeit der Quecke, denn es sind gerade auch die Wurzelstöcke, die für medizinische Zwecke verwendet werden können. Von den Apothekern wurde früher allerdings noch eine weitere Grasart mit ähnlichen Eigenschaften verwendet, nämlich das Hundszahngras *(Cynodon dactylon* [L.] Pers.*)*. Es wird häufig mit der Quecke verwechselt, obwohl es sich durch die an der Halmspitze büschelartig angeordneten, violetten Ähren deutlich von dieser unterscheidet. Aber auch die oberirdischen Teile der Quecke sollen gute Eigenschaften besitzen. Sie ist ein brauchbares Futtergras und soll den Pferden in wenigen Tagen ein glänzendes Fell verleihen. Der an Kohlenhydraten reiche und nahrhafte Wurzelstock wird für eine Reihe von Zubereitungen benutzt, die vor allem harntreibend und blutreinigend wirken. Es können aus ihm Sirup und sogar Alkohol gewonnen werden. In manchen Gegenden wurden die Wurzelstöcke gesammelt und geröstet, um daraus Kaffee-Ersatz herzustellen.

Vorkommen: Fast überall in Europa; auf Feldern, in Gärten, auf Brachland; bis etwa 2000 m.
Merkmale: 40 cm–1,20 m hoch. Ausdauernd; Halm aufrecht, steif, kahl; Blätter grün bis blaugrün, schmal, flach, mit Adern, oben rauh; Ähren lang, blaugrün; Blüten grünlich (Juni–September) zu je 4–6 Ährchen, umschlossen von 2 5–7aderigen Hüllspelzen, Deck- und Vorspelzen, mit 3 Staubblättern; Karyopse länglich, an der Spitze behaart; Wurzelstock lang, gelblichweiß, an den Knoten mit Wurzeln. Geschmack süßlich.

Wirksame Teile: Saft der ganzen Pflanze, Wurzelstock (März–April oder September–Oktober); waschen, an der Sonne trocknen, nicht zu lange aufbewahren.
Inhaltsstoffe: Schleimstoffe (Triticin), Mineralsalze (viel Kieselsäure), ätherisches Öl.
Medizinische Eigenschaften: Blutreinigend, erweichend, harntreibend.
Anwendung: Innerlich; ✚
Siehe: Blasenentzündung, Cellulitis, Ekzem, Niere, Steinerkrankungen.

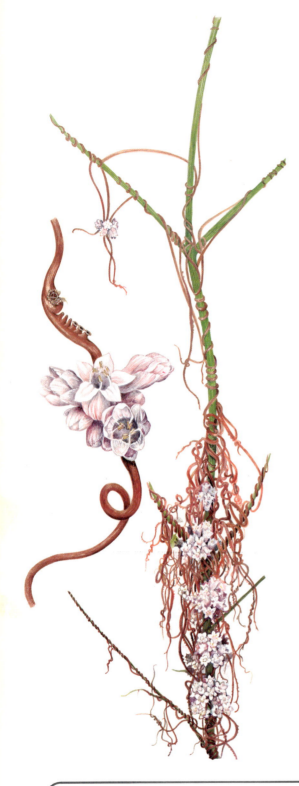

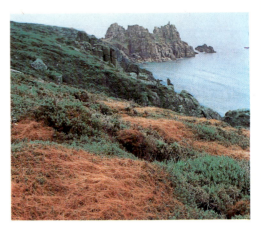

Quendelseide

Cuscuta epithymum (L.) L.
Teufelszwirn

SEIDEGEWÄCHSE
Cuscutaceae

Die Quendelseide gehört zu einer Gattung parasitischer Pflanzen, denen das Chlorophyll fehlt. Trotzdem können sie eine ungeheure Lebenskraft entfalten. Zu Beginn der Entwicklung sichert eine Wurzel die Versorgung mit Nährstoffen, dann streckt sich der Keimling fadenförmig in die Länge und sucht sich unter windenden Bewegungen Halt an einer geeigneten Wirtspflanze. Während die Stengelspitze weiter wächst, beginnt die Pflanze an der Wurzel abzusterben. An den Berührungsstellen mit der Wirtspflanze entwickelt sich Saugorgane, mit deren Hilfe sich der Schmarotzer von der Wirtspflanze ernährt. Danach kann es zu einer so üppigen Entwicklung des Schmarotzers kommen, daß die Wirtspflanze förmlich abgewürgt wird. Es kommen in Mitteleuropa ungefähr zehn verschiedene Seidearten vor, die teilweise eine Vorliebe für bestimmte Wirtspflanzen zeigen. Die Quendelseide findet man häufig auf Thymian, Heidekraut und auf Ginsterarten. Die Seidearten sind einjährige Pflanzen, die sich ihre Erhaltung seit unzähligen Generationen durch große Mengen von Samen gesichert haben.

Vorkommen: In Europa; bis etwa 2000 m.
Merkmale: Einjährig; Stengel fadenförmig, rötlich oder gelblich, ohne Blätter, windend, kahl, mit Saugorganen, mit windenden Ästen; Blüten weiß oder rosa (Juni–September), klein (5 mm), in kugeligen Knäueln, Kelch 5teilig, Krone glockig mit 5 Zipfeln, 5 kurzen Staubblättern, Kronröhre durch Schuppen verschlossen, Narben 2; Kapsel abgerundet, mit 4 kugeligen Samen; Wurzel reduziert, da sich von der Wirtspflanze ernährend. Geschmack bitter.
Wirksame Teile: Ganze Pflanze; im Schatten trocknen.

Inhaltsstoffe: Glykoside, Harz, Gerbstoff, Kautschuk, Enzyme.
Medizinische Eigenschaften: Abführend, adstringierend, gallentreibend, windtreibend, wundreinigend.
Anwendung: Innerlich und äußerlich; ✚
Siehe: Abszeß, Blähung, Verstopfung, Wunde.

WILDE UND VERWILDERTE PFLANZEN

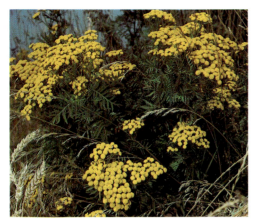

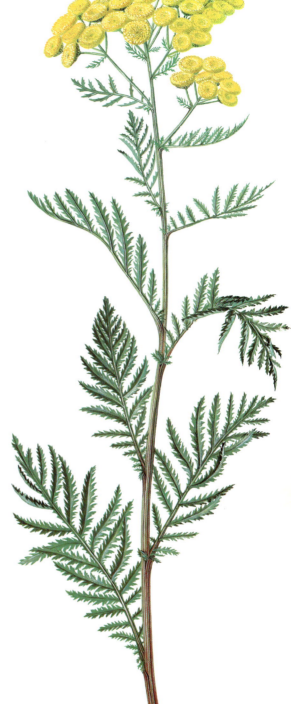

Rainfarn

Tanacetum vulgare L.
Wurmkraut

KORBBLÜTLER
Compositae

Diese kräftige Pflanze mit den derben Stengeln, den farnähnlichen Blättern und den goldgelben, knopfförmigen Blütenköpfchen trifft man an Wegrändern, Dämmen, Flußufern und auf Schuttplätzen, aber auch als Gartenzierpflanze an. Der Rainfarn wird schon bei der heiligen Hildegard als heilige Pflanze und Zutat zu Fleisch und Kuchen erwähnt. Im ausgehenden Mittelalter verwendete man ihn gegen Würmer und Frauenleiden. Die zur Blütezeit gesammelte, am besten in ganzen Sträußen getrocknete Pflanze benutzte man, um Mücken und Motten aus den Wohnräumen zu vertreiben, Hundehütten zu desinfizieren oder Kopfläuse und Flöhe zu beseitigen. In der Küche wurde sie als Gewürz verwendet, z. B. für Omeletten und Pudding.

Heute wird ein aus dem Rainfarn hergestellter Tee gegen Darmparasiten, Magenkrämpfe, Harnbeschwerden, und Blasenleiden getrunken; außerdem wirkt er verdauungsfördernd, wurmtreibend und reguliert die Menstruation. Mundwasser aus Rainfarn soll starke Zahnschmerzen lindern.

⊖ Angegebene Dosierungen genau einhalten.
Vorkommen: In Europa, außer im Mittelmeergebiet; bis 1500 (2000) m.
Merkmale: 50 cm–1,50 m hoch. Ausdauernd; Stengel meist zu mehreren, erst oben verzweigt, kantig, hohl; Blätter wechselständig, einfach bis doppelt fiederteilig, beidseits mit 7–15 Abschnitten, schwach behaart oder kahl, fein drüsig punktiert; Blütenköpfe goldgelb (Juli–September), abgeplattet, in einer Doldenrispe angeordnet, mit derben Hüllblättern, nur mit Röhrenblüten; Frucht ohne Haarkrone. Geruch intensiv. Geschmack aromatisch, bitter.

Wirksame Teile: Blühende Sproßspitzen, Samen.
Inhaltsstoffe: Ätherisches Öl (mit Thujon), Bitterstoff, Lipide, Inulin, Harz.
Medizinische Eigenschaften: Erfrischend, insektizid, reguliert die Menstruation, fördert die Verdauung, wurmtreibend.
Anwendung: Innerlich und äußerlich; ✚ ♥
Siehe: Darmparasiten, Insekten, Luftschlukken, Magen, Rheumatismus, Verstauchung, Zahn.

WILDE UND VERWILDERTE PFLANZEN

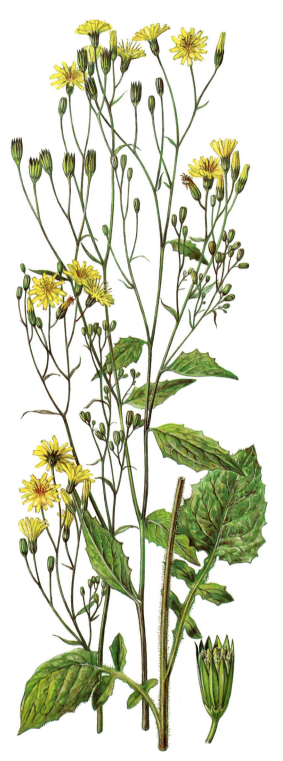

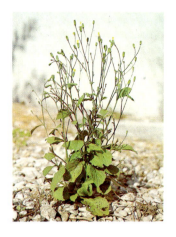

Rainkohl

Lapsana communis L.
Hasenkohl

KORBBLÜTLER
Compositae

Der Rainkohl ist ein an Wegen, Waldrändern und in Feldern wachsendes gemeines «Unkraut», das auf dem Land gern als Kaninchenfutter gesammelt wird. Die sehr hochwüchsige, verhältnismäßig lang- und dünnstielige, einjährige Pflanze öffnet ihre Blütenköpfchen am frühen Morgen und schließt sie gegen Abend. Die Blätter sind leierförmig. Der Rainkohl enthält einen Milchsaft von bitter-salzigem Geschmack ähnlich dem des Löwenzahns. Wie bei diesem können auch die jungen Blätter des Rainkohls roh gegessen werden; am besten schmecken sie als Salat zubereitet und gewürzt.

Der Name *Lapsana* kommt wahrscheinlich vom griechischen *lapazein* (reinigen, abführen). Die Pflanze wirkt beruhigend auf Haut und Schleimhäute; ihr Milchsaft beschleunigt die Heilung von Wunden und Schrunden. Hierzu wird ein Umschlag aus frischen gehackten Blättern gemacht, oder aber man verwendet eine spezielle Salbe, unter Beimischung von frischem Milchsaft. Der aus dem Rainkohl gewonnene flüssige Extrakt bewirkt eine Senkung des Blutzuckergehaltes.

Vorkommen: In Europa; in Feldern, im Bereich von Siedlungen, in Wäldern und Kahlschlägen; bis etwa 1800 m.
Merkmale: 20 cm–1,50 m hoch. Einjährig bis ausdauernd; Stengel aufrecht, beblättert, oberwärts verzweigt, mit Milchsaft; Blätter wechselständig, buchtig gezähnt, die unteren gestielt, leierförmig, mit 1–2 seitlichen Läppchen und einem großen Endabschnitt, die mittleren mehr eiförmig, die oberen lanzettlich, sitzend; Blütenköpfe hellgelb (Mai–September), mit 8–15 Zungenblüten, auf langen Stielen in rispigen Blütenständen; Frucht (Achäne) länglich, gerippt, ohne Haarkrone; Pfahlwurzel. Geschmack bitter, salzig.
Wirksame Teile: Blätter, Milchsaft.
Inhaltsstoffe: Bitterstoffe, Inulin.
Medizinische Eigenschaften: Abführend, antidiabetisch, erfrischend, erweichend, wundheilend.
Anwendung: Innerlich und äußerlich; ✤
Siehe: Diabetes, Leber, Stillen, Schrunde, Verstopfung.

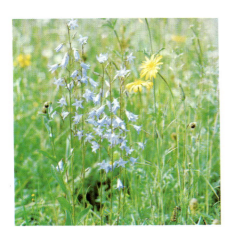

Rapunzel-glockenblume

Campanula rapunculus L.

GLOCKENBLUMENGEWÄCHSE
Campanulaceae

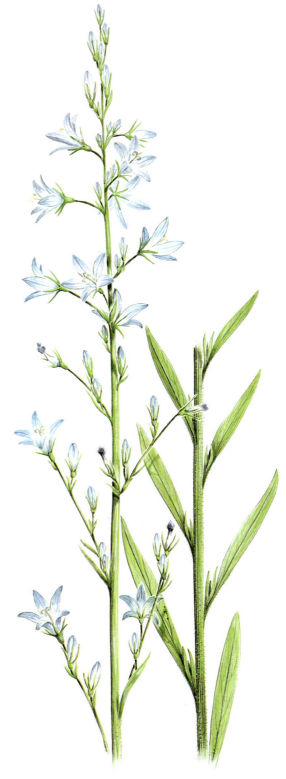

Diese kräftige, dekorative Glockenblume unterscheidet sich von den anderen Arten daran, daß die Äste mit den Blüten ziemlich steil aufwärts gerichtet und die Blüten nur selten etwas nickend sind. Unsere gewöhnliche Wiesenglockenblume *(C. patula L.)* dagegen hat schlaffe, gebogene Seitenäste. Die Rapunzelglockenblume wird heute kaum mehr als Heilpflanze verwendet, wahrscheinlich weil die ihr zugeschriebenen Eigenschaften nur ziemlich schwach ausgeprägt sind und sie auch leicht durch andere Pflanzen, wie Odermennig oder Waldmeister ersetzt werden kann. Ein aus der Rapunzelglockenblume und zwei mit ihr verwandten Arten hergestelltes Gurgelwasser verwendete man früher bei Anginabeschwerden. Gelegentlich wurde die Pflanze auch angebaut, da sich damit ein wohlschmeckender Salat zubereiten läßt. Die Form der Wurzel sowie ihre kulinarische Verwendung verhalfen ihr zum Artnamen *rapunculus* (Rübchen); ihr Gattungsname ist eine Verkleinerungsform des lateinischen *campana* (Glocke).

Vorkommen: Fast in ganz Europa, aber in manchen Gegenden Mitteleuropas selten; in Wiesen, an Waldrändern, in lichten Wäldern; bis etwa 1000 m.
Merkmale: 40 cm–1,80 m hoch. Zweijährig; Stengel schlank, kahl oder behaart, kantig; Blätter schmal-länglich, sitzend, am Rand schwach wellig; Blüten blau oder violett (Mai–August), in lockerer, stark verzweigter, langer, wenig beblätterter Rispe, etwa 2 cm lang, Kelch mit pfriemenförmigen Zipfeln, Krone länger als breit, mit wenig ausgebreiteten Zipfeln, 5 freie Staubblätter, Staubfäden an der Basis ausgebaucht, Narben 3; Kapsel aufrecht; Wurzel fleischig, rübenförmig.
Wirksame Teile: Wurzel, frische Blätter (Mai–August).
Inhaltsstoffe: Inulin, Vitamin C.
Medizinische Eigenschaften: Adstringierend, antiseptisch, erfrischend, wundheilend.
Anwendung: Innerlich und äußerlich.
Siehe: Angina, Durst, Warze.

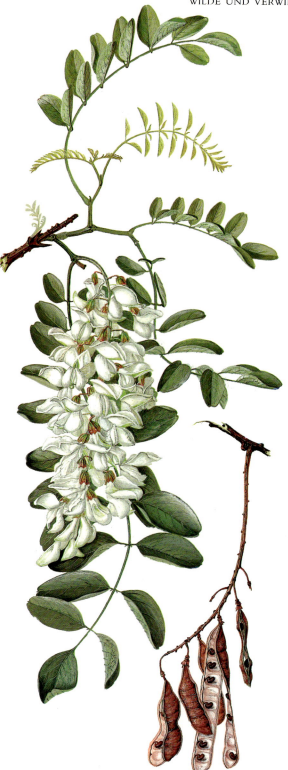

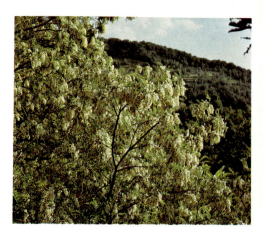

Robinie

Robinia pseudoacacia L.
Falsche Akazie, Scheinakazie

SCHMETTERLINGSBLÜTLER
Papilionaceae

Die Robinie, früher fälschlicherweise für eine Akazie gehalten, ist nach Jean Robin benannt, dem Hofgärtner der französischen Könige Heinrich IV. und Ludwig XIII; er hatte diese Pflanze aus Nordamerika erhalten und im Jahre 1601 als erster in Europa eingeführt. Seit dem 18. Jahrhundert etwa wurde dieser schnellwachsende Baum vielfach angepflanzt und forstwirtschaftlich genutzt. Die leicht verwildernde Robine hat sich allmählich über das ganze gemäßigte Europa ausgebreitet. Als frostempfindliche Art meidet sie lediglich die kalten nördlichen und die hohen Lagen. Sie reichert den Boden mit Stickstoffverbindungen an und führt dadurch zu einer erheblichen Veränderung der ursprünglichen Vegetation. Der Anbaunutzen der Robinie ist deshalb mancherorts sehr fragwürdig.

Die nektarreichen, nach Jasmin duftenden Blüten werden gern von Bienen besucht. Aus den Blütentrauben bereitet man delikat duftende Pfannkuchen, aromatisches Toilettenwasser, Sirup und tonisch wirkenden Wein. Samen, Wurzel und Rinde enthalten einen giftigen Stoff.

● Samen, Rinde und Wurzel nur nach ärztlicher Verordnung verwenden; Dosierungen einhalten.
Vorkommen: Im gemäßigten Europa; bis 1300 m.
Merkmale: Bis 20 (25) m hoher Baum mit ziemlich lockerer Krone und starken, oberflächlich verlaufenden Seitenwurzeln; Stamm schon ziemlich weit unten verzweigt, Rinde tief längsrissig, Äste glattrindig; Blätter bis 30 cm lang, unpaarig gefiedert, mit 9–25 elliptischen bis eiförmigen, ganzrandigen, kurz gestielten Fiederchen, Nebenblätter zu 2 derben Dornen umgewandelt; Blüten weiß (Mai–Juni), in hängenden Trauben, Schmetterlingsblüten mit 5zähnigem Kelch; Hülse 5–10 cm lang, reif braun. Geruch aromatisch. Geschmack süßlich.
Wirksame Teile: Blüten, Blätter.
Inhaltsstoffe: Glykoside, ätherisches Öl mit zahlreichen stark duftenden Verbindungen, Flavonoide, Gerbstoff.
Medizinische Eigenschaften: Erweichend, gallentreibend, krampflösend, tonisch.
Anwendung: Innerlich; ✚
Siehe: Anämie, Kopfschmerzen, Leber, Magen, Magenverstimmung.

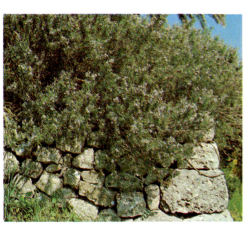

Rosmarin

Rosmarinus officinalis L.

LIPPENBLÜTLER
Labiatae

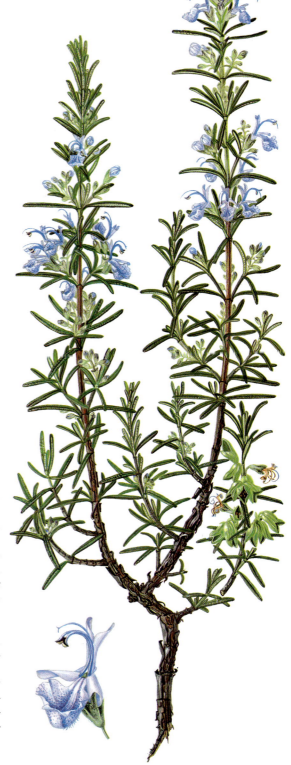

Wie viele Heil- und Gewürzpflanzen unter den Lippenblütlern, stammt auch der Rosmarin aus dem Mittelmeergebiet. In Mitteleuropa wird er angebaut; er kommt verwildert nur in warmen Lagen vor und hat sich lediglich an wenigen Orten, wie etwa im Tessin, eingebürgert. Schon im Altertum wurde er als ausgezeichnete Gewürz- und Heilpflanze kultiviert. Die medizinischen Eigenschaften des Rosmarins beruhen vor allem auf seinem hohen Gehalt an ätherischem Öl, das auch für die Herstellung von Kölnisch Wasser verwendet wird. Durch Destillation mit Alkohol stellte man im 16. Jahrhundert aus Rosmarinblüten, z. T. gemischt mit Lavendel und Poleiminze, das berühmte *Aqua Reginae Hungariae* her, das königlich ungarische Wasser, das dazu beigetragen haben soll, Königin Isabella von Ungarn im 72. Lebensjahr von ihren Gelenkschmerzen zu heilen. Wie viele Lippenblütler wirkt Rosmarin stimulierend auf das Nervensystem. In der Heilkunde wird er äußerlich zur Schmerzlinderung bei Rheuma angewandt, innerlich gegen Verdauungsschwäche, zur Förderung der Gallensekretion und als harntreibendes Mittel.

○ Dosierungen und Dauer der Anwendung beachten.
Vorkommen: Im Mittelmeergebiet, verwildert in warmen Lagen (Tessin); bis 1500 m.
Merkmale: 50 cm–1,50 m hoch. Strauch; Stengel verholzt; Blätter gegenständig, sitzend, ledrig, lineal, mit umgerolltem Rand, oberseits dunkelgrün, unterseits weißlich; Blüten blaßblau (März–April), gestielt, Kelch glockig, 2-lippig, Krone mit etwas aus dem Kelch vorragender Röhre, 2lippig, Oberlippe 2spaltig, Unterlippe 3lappig, Staubblätter 2. Geruch kampferartig. Geschmack adstringierend.
Wirksame Teile: Blüten, Blätter (das ganze Jahr).
Inhaltsstoffe: Ätherisches Öl mit Terpenen und Kampfer, Glykoside, Saponin, Cholin.
Medizinische Eigenschaften: Antiseptisch, gallentreibend, harntreibend, krampflösend, magenwirksam, stimulierend, tonisch, wundheilend.
Anwendung: Innerlich und äußerlich; ✚ ♥
Siehe: Asthenie, Asthma, Bäder, Cholesterin, Gallenblase, Gedächtnis, Haut, Leber, Nervosität, Rheumatismus, Schlaf, Verdauung, Verstauchung, Zahn.

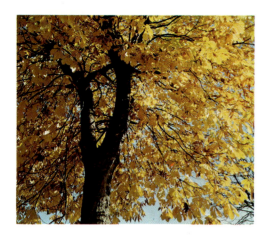

wandtschaft besteht, minderwertig sind und nur von Tieren, vor allem von Schweinen, Ziegen und Wild, gefressen werden. Wegen ihrer Bitterkeit sind sie in frischem Zustand für den Menschen nicht genießbar. Nach Entfernen des Bitterstoffes und zermahlen liefern sie jedoch ein gutes und nahrhaftes, für Suppen und Gebäck geeignetes Stärkemehl. Es wird auch in der Kosmetik zur Hautpflege verwendet. Die Samen werden in verschiedener Form etwa bei Geschwüren und Hautkrankheiten angewendet; Roßkastanien sind auch in Badezusätzen gegen Krampfadern enthalten.

Roßkastanie

Aesculus hippocastanum L.

ROSSKASTANIENGEWÄCHSE
Hippocastanaceae

Als einer der ersten Bäume entfaltet die Roßkastanie im Frühjahr Blätter und Blüten. Dieser bei uns in Parkanlagen und Alleen häufig gepflanzte Baum stammt aus dem Balkan. In Mitteleuropa wurden erstmals im Jahr 1576 in Wien Roßkastanien aus Samen gezogen. Anfang des 17. Jahrhunderts gelangten dann weitere Samen in viele Teile Europas, und im 18. Jahrhundert war der Baum bereits weit verbreitet, wie heute noch zahlreiche rund 250 Jahre alte Exemplare bezeugen. Die Bezeichnung Roßkastanie deutet an, daß die Samen im Gegensatz zu denen der Eßkastanie, mit der übrigens keine Ver-

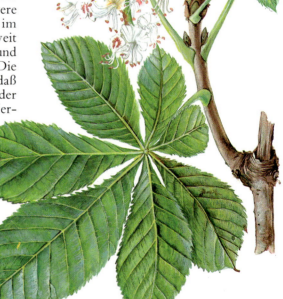

Vorkommen: In Schluchtwäldern des Balkans; kultiviert in fast ganz Europa, bis 1200 m.
Merkmale: Bis 30 m hoch. Baum mit dichter Krone; Blätter gegenständig, auf langen, rinnigen Stielen, 5–7zählig gefingert, Blättchen im oberen Drittel am breitesten, gegen den Grund hin keilförmig verschmälert, am Rand gesägt; Blüten weiß, gelb oder rot gefleckt (April–Mai), in reichblütigen Rispen, Kelch ungleich 5lappig, Krone mit 4–5 ungleichen, am Rand kraus zurückgebogenen Blättern, Staubblätter meist 7, Griffel 1; Frucht kugelig, bis 6 cm groß, gelbgrün, weichstachelig, mit 2–3 glänzend-braunen Samen (Kastanien). Geschmack (Kastanien) bitter.
Wirksame Teile: Rinde, Samen (Oktober); an der Sonne trocknen.
Inhaltsstoffe: Gerbstoffe, Saponine, Flavonoide, Cumarin, Stärke, Zucker, fettes Öl.
Medizinische Eigenschaften: Adstringierend, blutstillend, entzündungshemmend, gefäßverengend.
Anwendung: Innerlich und äußerlich; ✚ Ⅴ
Siehe: Bäder, Blutkreislauf, Couperose, Fettleibigkeit, Frostbeule, Krampfadern, Wechseljahre.

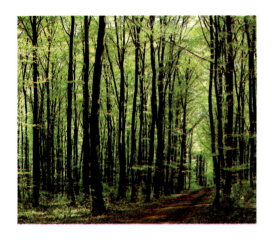

Rotbuche

Fagus silvatica L.

BUCHENGEWÄCHSE
Fagaceae

Die Buchen erschienen auf der Erde während des Tertiärs, als sich das Klima abkühlte und feuchter wurde. Sie besiedeln die kühlen, gemäßigten Breiten der nördlichen Halbkugel, denn sie lieben ein regen- und nebelreiches Klima. Buchen bilden in Mitteleuropa oft auch Mischwälder, in wärmeren Lagen mit Eichen, im Gebirge zusammen mit Weißtannen und Fichten. Der tiefe Schatten geschlossener Buchenwälder läßt im Sommer nur sehr wenige Pflanzen am Boden gedeihen. Einige Pflanzen, wie etwa das Buschwindröschen, blühen und wachsen in der Zeit vor dem Laubausbruch, verschwinden dann aber wieder; nur ihre unterirdisch lebenden Wurzelstöcke überdauern bis zum nächsten Frühjahr.

Die Frucht der Buche, die Bucheckern, liefert nach Raffinierung ein sehr gutes Speiseöl. Vor dem Verzehren der Bucheckern wird jedoch gewarnt, da sie bei Menschen und Tieren schon Vergiftungen hervorgerufen haben.

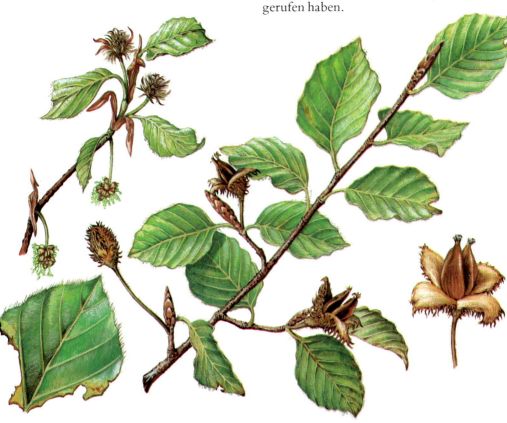

⊖ Vorsicht beim Verzehr größerer Mengen von Bucheckern; den Preßkuchen der Bucheckern nicht an Pferde verfüttern.
Vorkommen: In gemäßigten Klimazonen Europas; auf frischen, nährstoffreichen Böden; bis etwa 1700 m.
Merkmale: 35–40 m hoch. Baum; bis zu 20 m astfrei, Rinde glatt, jung dunkelgrün, später aschgrau; Blätter hellgrün, unten etwas bleicher, glänzend, ungeteilt, eiförmig, spitz, mit geraden Seitennerven und seidig behaartem, leicht gewelltem Rand; Kätzchen weißlich (April–Mai), einhäusig, in gestielten Knäueln, die weiblichen aufrecht, mit 2–3 Blüten in einer Hülle, Fruchtknoten mit 3 Kammern; Buchecker 3kantig, braun, ölhaltig.
Wirksame Teile: Rinde der 2–3jährigen Zweige (Februar), Holz.
Inhaltsstoffe: Gerbstoff (Rinde), Kreosotum (Holz).
Medizinische Eigenschaften: Adstringierend, antiseptisch, appetitanregend, fiebersenkend.
Anwendung: Innerlich und äußerlich; ✚
Siehe: Desinfektion, Fieber, Lunge, Mund.

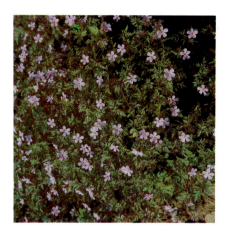

Ruprechtskraut

Geranium robertianum L.
Stinkender Storchschnabel

STORCHSCHNABELGEWÄCHSE
Geraniaceae

Die Geranien auf unseren Balkonen und Fensterbänken gehören zur Gattung *Pelargonium*, die bei uns nicht wild vorkommt. Dieser Name leitet sich vom griechischen *pelargos* (Storch) ab. Der deutsche Name Storchschnabel hat sich jedoch für die in Mitteleuropa mit fast zwanzig Arten vertretenen Gattung Geranium durchgesetzt, obwohl sich dieser Name vom griechischen *geranos* (Kranich) ableitet. Beiden Gattungen gemeinsam ist die Form der Frucht, die aus fünf Fruchtblättern zusammengesetzt ist und einen langen Schnabel bildet. Bei der Reife reißen die Fruchtklappen plötzlich nach oben auf und schleudern die Samen weg. Der heilige Robert oder Ruprecht, Erzbischof von Salzburg, soll im 7. Jahrhundert den Gebrauch dieser Pflanze empfohlen haben. Andere vermuten, daß der Artname eher vom lateinischen *ruber* (rot) abstammt, da die ganze Pflanze häufig rot überlaufen ist. Die unangenehm riechende Pflanze enthält als Hauptwirkstoff einen chemisch noch nicht erforschten Bitterstoff. Das Ruprechtskraut hat vor allem blutstillende, stopfende und wundheilende Eigenschaften.

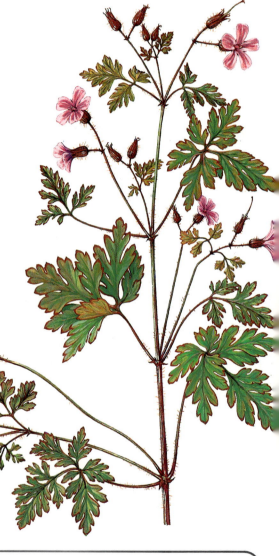

Vorkommen: Fast in ganz Europa; in Wäldern, an Mauern und schattigen Stellen; bis 1800 m.
Merkmale: 10–40 cm hoch. Einjährig; Stengel rötlich, dünn, behaart, verzweigt, büschelig; Blätter im Umriß dreieckig, geteilt in 3–5 doppelt fiederspaltige Teile; Blüten rosa bis karminrot oder lila (April–September), zu 2, 5 aufrechte Kelchblätter, 5 ganze, gestreifte Kronblätter, 10 Staubblätter mit orangeroten Staubbeuteln, 5 rote Narben an der Spitze eines Schnabels; Frucht mit 5 einsamigen Früchtchen; Wurzel weißlich, dünn, pfahlförmig. Geruch widerlich. Geschmack bitter.

Wirksame Teile: Pflanze (ohne Wurzel), frisch oder getrocknet (Mai–August), zur Trocknung in Bündeln auf einem luftigen Dachboden aufhängen.
Inhaltsstoffe: Bitterstoff, Geraniin, Gerbstoff, ätherisches Öl, Harz, Vitamin C.
Medizinische Eigenschaften: Antidiabetisch, blutstillend, gegen Durchfall, harntreibend, krampflösend, tonisch, wundheilend.
Anwendung: Innerlich und äußerlich; ✚ ♥ Ⓥ
Siehe: Angina, Augen, Blutung, Brust, Diabetes, Durchfall, Hautflechte, Mundschleimhaut, Nierenentzündung, Wunden.

Salbei, Echter

Salvia officinalis L.
Edelsalbei, Gartensalbei

LIPPENBLÜTLER
Labiatae

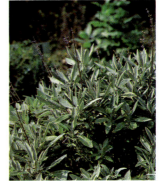

Der Echte Salbei stammt aus dem Mittelmeergebiet. In Mitteleuropa wurde er wahrscheinlich durch die Römer oder auch erst später durch Mönche eingeführt; jedenfalls war er bereits im 9. Jahrhundert in den deutschen Klostergärten verbreitet. Im 13. Jahrhundert wurde er mit dem Spruch gepriesen: «Wüchse ein Kreutlein vor den todt, es wer fürwar die salb (Salbei) ohne spot». Der Echte Salbei wurde gegen zahlreiche Leiden verwendet, auch magische Kräfte wurden ihm zugeschrieben. Neben seiner Anwendung als Heilpflanze ist er zum Würzen von Speisen, zum Desinfizieren von Schränken, zum Schutz der Wäsche und zur Schönheitspflege zu gebrauchen. Vor allem aber wird er als Tee getrunken. Der Salbei hemmt sowohl die Schweißabsonderung als auch die Milchsekretion und erleichtert somit das Abstillen; außerdem wirkt er blutzuckersenkend und krampflösend. Als gutes antiseptisches und adstringierendes Mittel eignet er sich auch zum Spülen und Gurgeln bei Entzündungen von Mund und Hals. Bei Einnahme großer Salbeimengen kann es jedoch zu Vergiftungserscheinungen kommen.

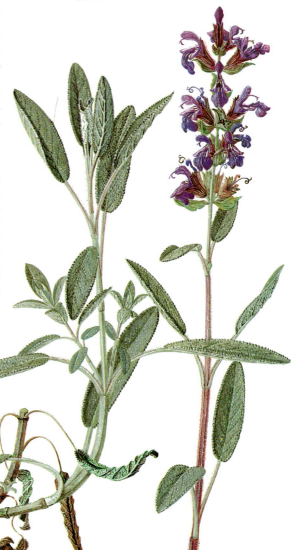

Vorkommen: In Südeuropa; sonst nur kultiviert; bis 800 m.
Merkmale: 30–70 cm hoch. Halbstrauch; Äste behaart; Blätter gegenständig, gestielt, derb, schmal-elliptisch, graugrün, gekerbt bis ganzrandig; Blüten blauviolett (Mai–Juli), in ährenartigen Blütenständen; Krone mit fast gerader Ober- und 3lappiger Unterlippe, Staubblätter 2. Geruch und Geschmack aromatisch.
Wirksame Teile: Blätter (vor der Blüte), blühende Sproßspitzen; luftdicht aufbewahren.
Inhaltsstoffe: Ätherisches Öl mit zahlreichen Verbindungen, Saponin, Flavonoide, Gerbstoff.

Medizinische Eigenschaften: Antidiabetisch, antiseptisch, fördert die Gallensekretion, krampflösend, magenwirksam, reguliert die Menstruation, schweißhemmend, stimulierend, windtreibend, wundheilend.
Anwendung: Innerlich und äußerlich; ✚ ♥
Siehe: Asthenie, Asthma, Bäder, Desinfektion, Diabetes, Fuß, Gesichtsfarbe, Haar, Insektenstich, Lungenblähung, Stillen, Tabakmißbrauch, Transpiration, Verstauchung, Wechseljahre, Zahnfleisch.

WILDE UND VERWILDERTE PFLANZEN

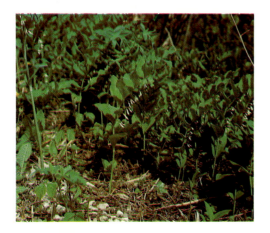

Salomonssiegel

Polygonatum odoratum (Mill.) Druce
Gemeine Weißwurz, Wohlriechende Weißwurz

LILIENGEWÄCHSE
Liliaceae

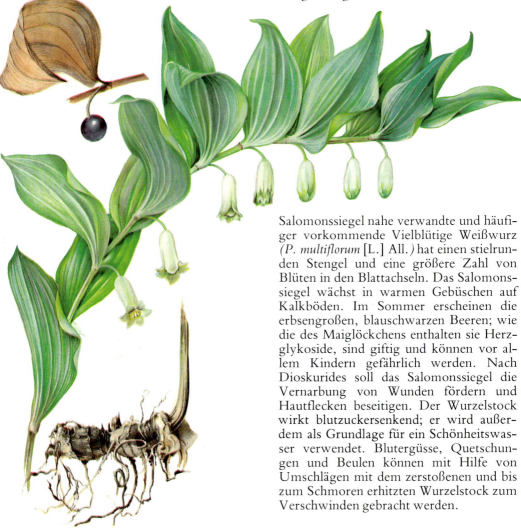

Von Jahr zu Jahr bringt der Wurzelstock des Salomonssiegels einen neuen Stengel hervor, der nach seinem Absterben im Herbst eine weitere rundliche, vertiefte Narbe auf ihm hinterläßt. Diese siegelartigen Höhlungen geben dem Wurzelstock ein ganz eigenes Aussehen. Die mit dem Salomonssiegel nahe verwandte und häufiger vorkommende Vielblütige Weißwurz *(P. multiflorum* [L.] *All.)* hat einen stielrunden Stengel und eine größere Zahl von Blüten in den Blattachseln. Das Salomonssiegel wächst in warmen Gebüschen auf Kalkböden. Im Sommer erscheinen die erbsengroßen, blauschwarzen Beeren; wie die des Maiglöckchens enthalten sie Herzglykoside, sind giftig und können vor allem Kindern gefährlich werden. Nach Dioskurides soll das Salomonssiegel die Vernarbung von Wunden fördern und Hautflecken beseitigen. Der Wurzelstock wirkt blutzuckersenkend; er wird außerdem als Grundlage für ein Schönheitswasser verwendet. Blutergüsse, Quetschungen und Beulen können mit Hilfe von Umschlägen mit dem zerstoßenen und bis zum Schmoren erhitzten Wurzelstock zum Verschwinden gebracht werden.

⊖ Nie die Beeren essen.
Vorkommen: Fast in ganz Europa; in Gebüschen und lichten Wäldern; bis 1800 m.
Geschützt: CH; ✣ Wurzelstock.
Merkmale: 15–50 cm hoch. Ausdauernd; Pflanze kahl, mit horizontalem, fleischigem, knotigem Wurzelstock; Stengel aufrecht oder bogig aufsteigend, kantig, beblättert; Blätter wechselständig, 2reihig, aufgerichtet, elliptisch, halbstengelumfassend, sitzend, längsnervig; Blüten weiß (Mai–Juni), zylindrisch-röhrenförmig, mit 6zähnigem, grünem Saum, ohne Kelch, gestielt, zu 1–2 blattachselständig, Staubblätter 6; Beere blauschwarz, kugelig, mit 3–6 Samen. Geruch angenehm (Blüte), geruchlos (Wurzelstock). Geschmack bitter, herb, brechreizerregend.
Wirksame Teile: Wurzelstock (Herbst).
Inhaltsstoffe: Saponin, Schleim, Gerbstoff, Kalziumoxalat.
Medizinische Eigenschaften: Abschwellend, hämolytisch.
Anwendung: Äußerlich; ♥
Siehe: Haut, Hautflecken, Nagelentzündung, Quetschung, Rheumatismus.

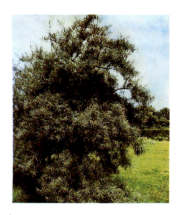

Sanddorn

Hippophaë rhamnoides L.
Haffdorn, Seedorn, Stechdorn, Weidendorn

ÖLWEIDENGEWÄCHSE
Elaeagnaceae

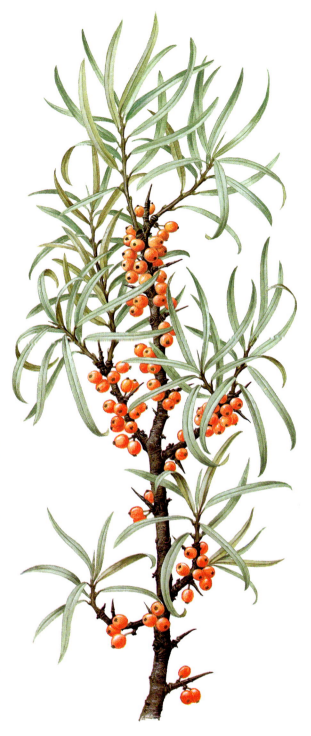

Der Sanddorn ist ein lichtliebender, orniger Strauch, den man in Mitteleuropa vor allem auf Kies und Sand an den Meeresküsten oder in den Alpen und auf den Anschwemmungen der Flüsse im Alpenvorland vorfindet. Heute wird er auch vielfach auf frisch angelegten Straßen- und Bahnböschungen zur Bodenbefestigung und in den Gärten als Zierstrauch angepflanzt. Seine leuchtend orangeroten, beerenartigen Scheinfrüchte entwickeln sich aus dem Blütenboden und umschließen die nußartige, meist einsamige eigentliche Frucht. Die Scheinbeeren, als Marmelade oder Speisezugabe beliebt, haben einen hohen Vitamin-C-Gehalt. Um eine reiche Ernte zu erzielen, müssen mehrere Sträucher angepflanzt werden, unter denen sich männliche und weibliche Pflanzen befinden. Der Sanddorn ist eine zweihäusige Pflanze, d. h. die eingeschlechtlichen Blüten sind nach Geschlecht auf verschiedene Sträucher verteilt.

Die heilkräftige Wirkung des Sanddorns für den Menschen wurde vermutlich erst im Laufe des Mittelalters erkannt.

Vorkommen: In Mitteleuropa, vor allem an Küsten, in den Alpen und im Alpenvorland; auf rohen Sand- und Kiesböden; bis etwa 1900 m.
Merkmale: 1–6 m hoher Strauch; dornige, sparrige Äste mit dunkelbrauner Rinde; Blätter wechselständig, fast sitzend, linealanzettlich, oben dunkelgrün, unten silberweiß durch dichte Schildhaare; Blüten grünlich (März–Mai), an der Basis der jungen Zweige vor oder mit den Blättern erscheinend, zweihäusig, männliche in seitlichen, kugeligen Kätzchen, mit 4 Staubblättern, weibliche einzeln, mit einem Griffel; Scheinfrucht orange, eine nußartige Frucht umschließend. Geschmack säuerlich (Scheinbeeren).
Wirksame Teile: Scheinbeeren (September–Oktober).
Inhaltsstoffe: Organische Säuren, Glykoside, Flavonoide, Provitamine A, Vitamine B1, B2, B 6, C, E.
Medizinische Eigenschaften: Adstringierend, antiseptisch, gegen Skorbut, tonisch, wurmtreibend.
Anwendung: Innerlich; ✚
Siehe: Altern, Appetit, Asthenie, Grippe, Skorbut.

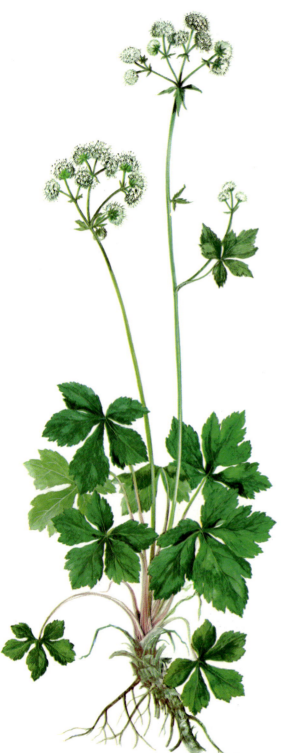
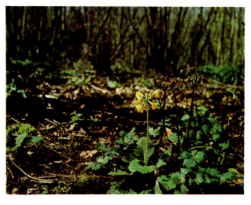

Sanikel

Sanicula europaea L.

DOLDENBLÜTLER
Umbelliferae

In ihrem Namen verbirgt sich das lateinische *sanare* (heilen). Heute zählt die Sanikel zwar nicht mehr zu den wichtigen Heilpflanzen – viele ziehen ihr den Odermennig oder den Vogelknöterich vor – früher aber wurde sie von Mattioli und Hieronymus Bock sehr gelobt, so daß man sie in Gärten anpflanzte. Die zerdrückten, rohen Blätter werden auf Quetschungen und Blutergüsse aufgelegt; auch der Aufguß wird zu Umschlägen bei Quetschungen und Knochenbrüchen oder zur Waschung von Wunden verwendet, damit sie ohne zu eitern vernarben. In Wasser oder in Milch gekocht und mit Honig gesüßt, liefern die Blätter ein unter anderem auch von Kneipp empfohlenes Hausmittel, das bei Erkrankungen der Luftwege, Verschleimung sowie bei Magen- und anderen Blutungen genommen wird. Es dient auch als Gurgelwasser bei Entzündungen der Mundschleimhaut.

Man findet die Sanikel im Schatten von Laubwäldern und auf frischen, nährstoffreichen Böden. Der Stengel trägt am Grund handförmig geteilte Blätter, die den Winter überdauern und vor der Blüte und im Herbst gesammelt werden können.

Vorkommen: In Europa; in schattigen Laub-, seltener in Nadelwäldern; bis etwa 1700 m.
Merkmale: 20–40 cm hoch. Ausdauernd; ganze Pflanze kahl; Stengel meist aufrecht, mit wenigen sitzenden, geteilten Blättern oder blattlos; Grundblätter handförmig 3- bis 5teilig, lang gestielt, tiefgrün; Blüten weiß, oft rosa überlaufen (Mai–Juli), in köpfchenartigen Döldchen, die ihrerseits zu lockeren, doldenartigen Blütenständen mit 3–5 ungleichen Strahlen zusammengefaßt sind, mit 5 kleinen Kelch- und 5 Kronblättern; Frucht (Doppel-Achäne) fast kugelig, mit hakigen Stacheln versehen; Wurzelstock kurz, braun, mit Fasern besetzt. Geruch stark. Geschmack bitter, adstringierend.
Wirksame Teile: Wurzelstock (Herbst), ganze Pflanze (Mai–Juli), Saft; an der Luft und im Schatten trocknen.
Inhaltsstoffe: Saponine, Gerbstoff, ätherisches Öl, Bitterstoff.
Medizinische Eigenschaften: Adstringierend, narbenbildend, wundheilend, wundreinigend.
Anwendung: Innerlich und äußerlich; ✚
Siehe: Angina, Bronchitis, Durchfall, Magen, Quetschung, Weißfluß, Wunde.

Sauerampfer

Rumex acetosa L.

KNÖTERICHGEWÄCHSE
Polygonaceae

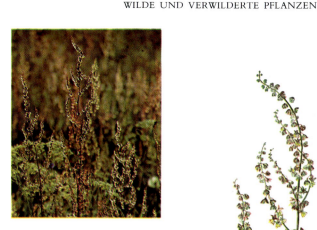

Der Sauerampfer ist in Wiesen weit verbreitet. Der saure Geschmack seiner Blätter rührt von deren Gehalt an Oxalsäuresalz her, das nach seinem Vorkommen im Sauerklee auch Kleesalz genannt wird. Der Genuß der rohen Blätter ist durchaus nicht unbedenklich, wie starke Durchfälle und Vergiftungen beim Weidevieh gezeigt haben. Für Erwachsene mag der Verzehr geringer Mengen (in Gemüse oder Suppen) harmlos sein, doch bei Kindern kann der Genuß größerer Mengen zu Vergiftungen mit schwersten Schädigungen, sogar mit tödlichem Ausgang führen. Durch Bildung des schwer löslichen Kaliumhydrogenoxalats wird im Organismus der Kalziumspiegel zu stark abgesenkt, was zu Krämpfen, Lähmungen, Nierenschädigung u. a. führt. Abgebrühte Sauerampferblätter dagegen verlieren einen großen Teil der Oxalsäure und sind daher kaum gefährlich.

Als Hausmittel wird der Sauerampfer, der sonst nur noch in der Homöopathie Verwendung findet, gegen Hautleiden, Vitamin-C-Mangel, zur Verdauungsförderung und zu Frühjahrskuren als Blutreinigungsmittel gebraucht.

⊖ Nicht bei Arthritis, Gicht, Steinerkrankungen und Rheuma benutzen; nicht mit Mineralwasser nehmen; nicht in Kupfergefäßen zubereiten. Größere Mengen roher Blätter können zu schweren Vergiftungen führen.
Vorkommen: Fast in ganz Europa; bis 2000 m.
Merkmale: 30 cm–1 m hoch. Ausdauernd, zweihäusig, mit braunschwarzem Wurzelstock; Stengel rötlich überlaufen, gestreift, verzweigt, hohl; Blätter pfeilförmig, etwas fleischig, die unteren lang gestielt; Blattscheide röhrig, durchsichtig; Blüten grün, rot überlaufen, quirlig angeordnet, Blütenhülle aus 6 schwieligen Blättern, 6 Staubblätter bzw. 3 pinselartige, rote Narben; Früchtchen (Nuß) dreieckig.
Wirksame Teile: Blätter, Stengel, Wurzel.
Inhaltsstoffe: Eisen, Gerbstoff, Kaliumhydrogenoxalat, Oxalsäure, Vitamin C.
Medizinische Eigenschaften: Abführend, appetitanregend, blutreinigend, erfrischend, harntreibend, magenwirksam, reguliert die Menstruation, gegen Skorbut, tonisch, verdauungsfördernd.
Anwendung: Innerlich und äußerlich; ✚ Ⓥ
Siehe: Abszeß, Akne, Appetit, Durst, Frühjahrskur, Haut, Insektenstich, Verstopfung.

WILDE UND VERWILDERTE PFLANZEN

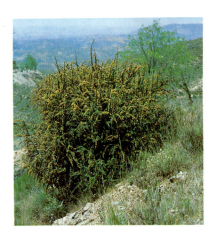

Sauerdorn, Gemeiner

Berberis vulgaris L.
Berberitze

SAUERDORNGEWÄCHSE
Berberidaceae

Blätter und Beeren dieses an sonnigen, trockenen Stellen vorkommenden Strauches schmecken säuerlich. Die Beeren können mit Zucker eingekocht werden, und aus ihrem an Fruchtsäuren und Vitaminen reichen Saft läßt sich eine Limonade zubereiten. Holz und Rinde, vor allem aber die Wurzeln, enthalten das gelbe, in größeren Mengen giftige Alkaloid Berberin. Nur die roten Beeren sind ungefährlich. Aus dem Sauerdorn kann auch ein gelber Farbstoff zum Färben von Wolle und Leder gewonnen werden. Leider dient der hübsche Strauch auch als Zwischenwirt für den Schwarzrost, eine gefährliche Pilzkrankheit des Getreides. Dieser Pilz sondert auf den Sauerdornblättern sogar Nektar ab. Die dadurch angelockten Insekten verschleppen dann die Pilzsporen auf weitere Sauerdornblätter. Die gelben, unangenehm riechenden Blüten enthalten Staubblätter, die sich bei Berührung durch ein besuchendes Insekt einwärts krümmen und dadurch an ihm Blütenstaub abstreifen, was dann beim Besuch einer anderen Blüte zur Fremdbestäubung führt.

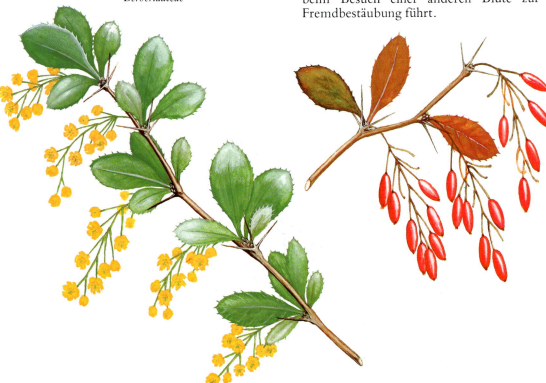

Vorkommen: In Mitteleuropa; in Gebüschen, an Waldrändern, auf trockenen, sonnigen, kalkreichen Stellen; bis etwa 2600 m.
Merkmale: 1–3 m hoch. Strauch; Holz hart, gelb; Blätter verkehrt eiförmig, am Rand dornig gewimpert, in Büscheln an Kurztrieben, die in der Achsel eines meist 3teiligen Dornes stehen; Blüten gelb (Mai–Juni) mit je 6 Kelch-, Kron- und Staubblättern und einem Fruchtknoten, in hängenden Trauben, die länger als die Blätter sind; Beeren korallenrot, länglich, etwa 5 mm lang, mit 2–3 Samen. Geruchlos. Geschmack der Beeren säuerlich, Rinde bitter.

Wirksame Teile: Beeren (September), Blätter (Mai–Juni), frische Rinde der Wurzel (Herbst).
Inhaltsstoffe: Alkaloide (u.a. Berberin), Vitamin C.
Medizinische Eigenschaften: Abführend, appetitanregend, gallentreibend, harntreibend, magenwirksam, tonisch.
Anwendung: Innerlich und äußerlich; ✚
Siehe: Appetit, Asthenie, Blutkreislauf, Gicht, Krampfadern, Leber, Menstruation, Schwangerschaft, Skorbut, Steinerkrankungen, Verstopfung, Wechseljahre.

Sauerklee

Oxalis acetosella L.
Kuckucksklee

SAUERKLEEGEWÄCHSE
Oxalidaceae

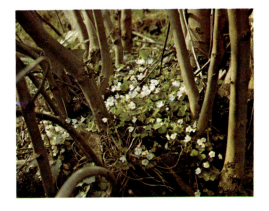

Mit den typischen Kleearten aus der Familie der Schmetterlingsblütler ist der Sauerklee nicht verwandt. Er hat mit ihnen bis auf die dreizähligen, kleeähnlichen, sauer schmeckenden Blätter, nach denen er auch benannt ist, nichts gemein. Die Verwendung dieser kleinen, zarten Pflanze ist vielfältig und geht weit über den Gebrauch als Heilkraut hinaus. Man kann aus ihr eine erfrischende Limonade und ein bei fiebrigen Erkrankungen wohltuendes Getränk bereiten. Sie verfeinert den Geschmack von Suppen und kann in Salaten den Zitronensaft ersetzen. Wie Rhabarber, Sauerampfer und Spinat enthält der Sauerklee die an und für sich giftigen Substanzen Oxalsäure und Kaliumhydrogenoxalat und darf deshalb, wie jene Pflanzen, in frischem Zustand nur in geringen Mengen genossen werden. Die medizinisch empfohlenen Dosen nähern sich freilich niemals gefährlichen oder gar toxischen Mengen. Der Sauerklee wird bei Leberleiden, Gelbsucht und Nierenkrankheiten angewandt.

Oxalsäure und Kaliumhydrogenoxalat sind in geringer Menge in manchen Fleckenentfernungs-, Metall- und Bodenreinigungsmitteln enthalten.

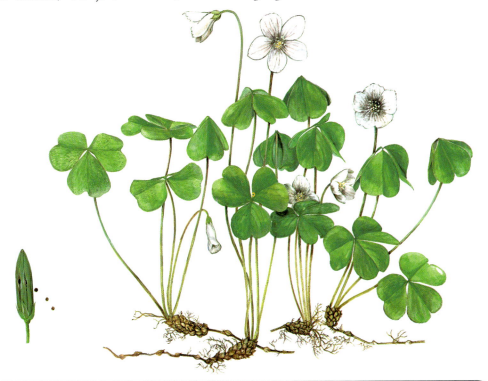

● Bei Gicht und Steinerkrankungen untersagt; Dosierungen beachten.
Vorkommen: In Europa, im Mittelmeergebiet selten; in Laub- und Nadelwäldern; bis 2000 m.
Merkmale: 5–15 cm hoch. Ausdauernd; mit kriechendem, mit fleischigen Schuppen besetztem Wurzelstock; Blätter alle grundständig, lang gestielt, 3zählig, Blättchen herzförmig, unterseits oft rötlich überlaufen; Blüten weiß mit violettroten Adern (April–Mai), einzeln, überragend, 5 kurze Kelchblätter, Kronblätter 5, Staubblätter 10, Griffel 5; Frucht eine längliche Kapsel. Geschmack sauer.

Wirksame Teile: Frische Blätter, Wurzelstock; Eigenschaften verlieren sich beim Trocknen.
Inhaltsstoffe: Oxalsäure, Kaliumhydrogenoxalat, Vitamin C, Schleimstoffe.
Medizinische Eigenschaften: Blutreinigend, erfrischend, fiebersenkend, harntreibend, gegen Skorbut.
Anwendung: Innerlich und äußerlich.
Siehe: Durst, Frühjahrskur, Haut.

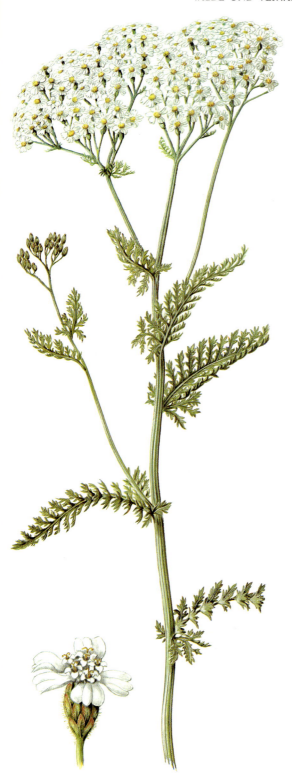
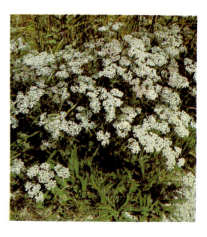

Schafgarbe, Gemeine

Achillea millefolium L.
Achilleskraut, Feldgarbe, Garbenkraut

KORBBLÜTLER
Compositae

Der lateinische Artname *millefolium* bedeutet tausendblättrig und bezieht sich auf die feinen Abschnitte der stark zerteilten Blätter; der Gattungsname *Achillea* leitet sich vom griechischen Helden Achilles ab. Schon bei Hippokrates kommt der Pflanzenname *Achilleios* vor. Doch es ist nicht sicher, ob damit unsere Gemeine Schafgarbe gemeint war. Die heilsamen Wirkungen dieser Pflanze waren schon früh bekannt. Sie war oft Bestandteil geweihter Kräuterbüschel, wie etwa im Allgäu, wo die als «Sang» oder «Zang» bezeichneten Kräuterbüschel an Mariä Himmelfahrt geweiht wurden. Die Schafgarbe wurde im Volk als Heilpflanze gegen eine ganze Reihe von Leiden und Beschwerden angewandt. Ihre Wirkung beruht hauptsächlich auf dem Gehalt an ätherischem Öl. In manchen Ländern wird auch zur Haltbarmachung des Weins ein Säckchen mit Früchten der Schafgarbe in die Weinfässer gehängt. Die verwandte Sumpfschafgarbe (*A. ptarmica* L.) wurde in China bei Riten und zur Wahrsagerei verwendet.

⊖ Bei Berührung mit dem Saft der frischen Pflanze Haut nicht der Sonne aussetzen.
Vorkommen: Fast in ganz Europa; in Wiesen, an Wegrändern, bis etwa 2500 m.
Merkmale: 30–70 cm hoch. Ausdauernd; Stengel aufrecht, zäh, beblättert, Blätter behaart; Blüten weiß oder rosa (Mai–Oktober), Körbchen in dichten, ebensträußigen Rispen, am Rand 4–5 breite, kurze Zungenblüten; Wurzelstock kriechend. Geschmack adstringierend, bitter.
Wirksame Teile: Blühende Sproßspitzen, Blätter, Früchtchen (Juni–September).

Inhaltsstoffe: Ätherisches Öl, Harz, Gerbstoffe, ein Alkaloid, Glykoside, organische Säuren, Phosphor, Kalium, Stickstoffverbindungen.
Medizinische Eigenschaften: Adstringierend, antiseptisch, blutstillend, harntreibend, krampflösend, reguliert die Menstruation, narbenbildend, tonisch, windtreibend.
Anwendung: Innerlich und äußerlich; ✚ ♥ Ⓥ
Siehe: Akne, Bäder, Cellulitis, Haare, Hämorrhoiden, Haut, Krampfadern, Krätze, Menstruation, Wunde.

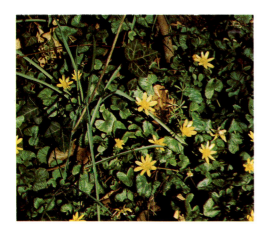

Scharbockskraut

Ficaria ranunculoides Roth
Feigwurz

HAHNENFUSSGEWÄCHSE
Ranunculaceae

Unter den noch kahlen Gebüschen und in Laubwäldern auf feuchten Böden leuchten oft schon im März die gelben, sternförmig ausgebreiteten Blüten des Scharbockskrauts. Häufig entwickeln sich die Samen nicht, und das Scharbockskraut vermehrt sich daher vornehmlich vegetativ mit Hilfe von kleinen Brutknöllchen, die sich nach der Blütezeit in den Blattachseln bilden. Der Gattungsname *Ficaria* und der deutsche Name Feigwurz, vom lateinischen *ficus* (Feige), beziehen sich auf die Form der teilweise keulenförmig angeschwollenen Wurzelknollen. Vielleicht wurde früher aus ihrer Form, gemäß der mittelalterlichen Signaturenlehre, auch auf die günstige Wirkung bei den als Feigen bezeichneten, großen Warzen bei Rindern und auf die abschwellende Eigenschaft bei Hämorrhoiden geschlossen. Aber das Scharbockskraut enthält wie viele Hahnenfußgewächse giftige Stoffe, man sollte es deshalb nur mit Vorsicht anwenden. Das frische Kraut wird dennoch in manchen Gegenden als Salat und zu Blutreinigungskuren verwendet; es sollte jedoch stets vor der Blütezeit gesammelt werden.

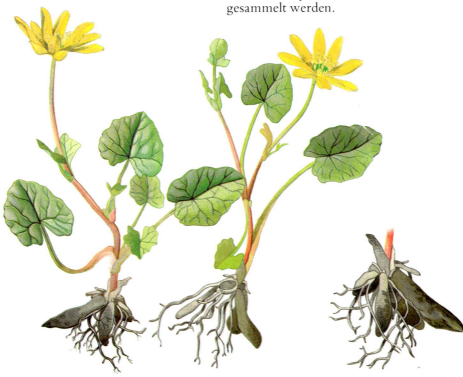

⛔ Keine anderen Teile als die frischen, jungen Blätter verzehren.
Vorkommen: Fast in ganz Europa; in Wäldern, in Gebüschen, in Wiesen, auf feuchten Böden; bis 1800 m.
Merkmale: 10–30 cm hoch. Ausdauernd; Stengel niederliegend, kahl, schlaff, hohl, beblättert, oft mit Brutknöllchen in den unteren Blattachseln; Blätter hellgrün, glänzend, herzförmig, etwas gekerbt, mit langem Stiel, an der Basis scheidenförmig; Blüten leuchtend gelb (März–April), einzeln auf langen, weißlichen, aufgerichteten Stielen, Kelch aus 3 gelbgrünen Kelchblättern, Kronblätter 6–12, schmal, mit Nektargrübchen; Früchtchen einsamig; Wurzeln zum Teil zu keulenförmigen Knollen angeschwollen. Geschmack pfefferartig.
Wirksame Teile: Brutknöllchen (nach der Blüte), frischer Saft und Blätter (vor der Blüte); im Schatten trocknen.
Inhaltsstoffe: Ätherische Öle, Saponine, Vitamin C.
Medizinische Eigenschaften: Entzündungshemmend, schmerzlindernd.
Anwendung: Innerlich und äußerlich.
Siehe: Hämorrhoiden.

WILDE UND VERWILDERTE PFLANZEN

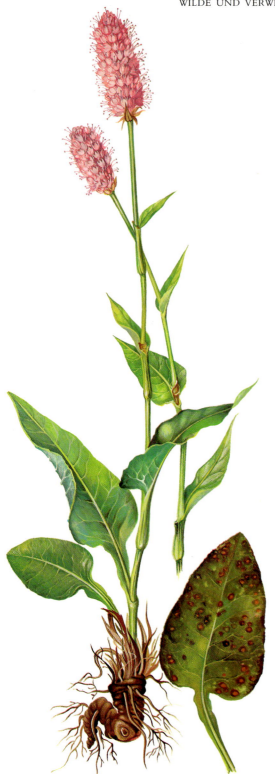

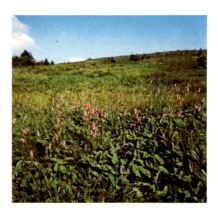

Schlangen-knöterich

Polygonum bistorta L.
Lämmerzunge, Schafzunge, Schlangenwurz, Wiesenknöterich

KNÖTERICHGEWÄCHSE
Polygonaceae

Man trifft den Schlangenknöterich oft in großen Beständen in feuchten Wiesen, im südlichen Teil Mitteleuropas vor allem in den höheren Lagen an. Der Artname *bistorta* setzt sich aus dem lateinischen *bis* (zweimal) und *tortus* (gedreht) zusammen und bezieht sich wie der Name Schlangenwurz auf den ziemlich dicken, schlangenartig gewundenen Wurzelstock; die Namen Schaf- bzw. Lämmerzunge verweisen auf die Form der Blätter. Der Wurzelstock weist einen hohen Gerbstoff- und Stärkegehalt auf und eignet sich besonders zur Behandlung von Durchfall. Doch auch die oberirdischen Teile werden genutzt. In manchen Gegenden ißt man die Blätter, die wie Spinat zubereitet werden; der Schlangenknöterich wird deshalb auch manchmal in den Gärten angebaut.

Auf den Wiesen dient er vor allem als Grünfutter, da die Blätter als Heu leicht zerfallen. Vom Weidevieh wird er jedoch gewöhnlich nicht angenommen.

⊖ Nicht mit Eisen in Verbindung bringen. Unverträglich mit Chinarinde und Kolanuß.
Vorkommen: In Europa, außer im Mittelmeerraum; im Gebirge; auf feuchten Böden; bis etwa 2500 m.
Merkmale: 30 cm–1 m hoch. Ausdauernd; Stengel unverzweigt, wenig beblättert; Grundblätter oben dunkelgrün und kahl, unten blaugrün, groß, länglich oder lanzettlich, am Rand rauh, obere Blätter sitzend, mit stengelumfassender Scheide; Blüten zartrosa (Mai–Juli), in dichter, endständiger Scheinähre, mit 5 kronblattartigen Abschnitten, 8 herausragenden Staubblättern, 3 freien Griffeln; Nüßchen 3-kantig, braun, glatt. Geruchlos. Geschmack säuerlich (Blätter), bitter (Wurzelstock).
Wirksame Teile: Wurzelstock (Herbst) ausgraben, waschen, in Scheiben schneiden und rasch an der Sonne trocknen.
Inhaltsstoffe: Gerbstoffe, Kohlenhydrate, Vitamin C, Oxalsäure.
Medizinische Eigenschaften: Adstringierend, gegen Durchfall, tonisch, wundheilend.
Anwendung: Innerlich und äußerlich; ✚ Ⓥ
Siehe: Angina, Bettnässen, Blutung, Hämorrhoiden, Mund, Weißfluß, Wunde.

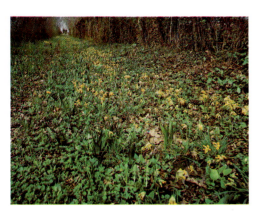

Schlüsselblume, Echte

Primula veris L.
Arzneischlüsselblume, Duftende Schlüsselblume, Himmelsschlüsselchen

PRIMELGEWÄCHSE
Primulaceae

Sowohl der schon im Althochdeutschen gebräuchliche Name Himmelsschlüsselchen als auch die erst im 16. Jahrhundert aufgekommene Bezeichnung Schlüsselblume spielen auf die schlüsselbundähnliche Gestalt der Blütenstände an. Die Pflanze gehört zu den hübschesten und bekanntesten Frühjahrsblühern. Die Echte Schlüsselblume hat «aufgeblasene», bleichgrüne Kelche und eine dottergelbe Krone mit fünf rötlichen Flecken. Die ebenso verbreitete Große oder Hohe Schlüsselblume *(P. elatior* [L.] Hill*)* besitzt einen eng anliegenden Kelch und eine hellgelbe Krone ohne rote Flecken und wächst an feuchteren Standorten; die Blüten sind geruchlos. In der Heilkunde wird von beiden Arten vor allem der Wurzelstock verwendet. Er fördert den Auswurf bei Husten und Bronchitis und wirkt harntreibend. Auch Blüten und Blätter der Echten Schlüsselblume sind als harntreibendes und abführendes Mittel gebräuchlich. Aus den Blüten läßt sich ein sehr aromatischer Hustentee zubereiten. Ein Auszug aus den in wenig Wasser getränkten Blüten, mit Zucker versetzt und bis zu entsprechender Konsistenz gekocht, ergibt die sogenannten Schlüsselblumen-Bonbons.

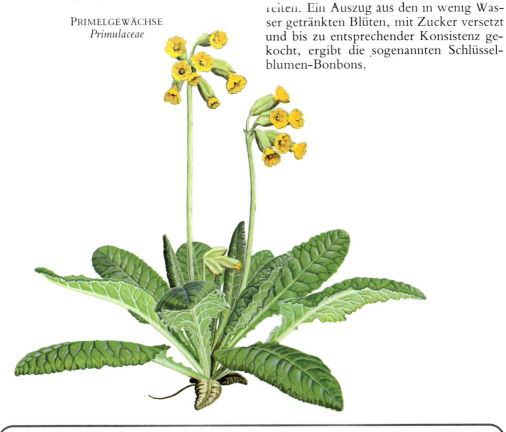

Vorkommen: In Europa; an sonnigen Standorten; bis über 2000 m.
Geschützt: A, CH, D; A ⚘ Wurzeln, Blüten; CH, D ⚘ Blüten.
Merkmale: 10–20 cm hoch. Ausdauernd; ganze Pflanze kurzhaarig-samtig; Blätter in grundständiger Rosette, runzelig, gestielt, eiförmig bis länglich-eiförmig; Blüten gelb (April–Mai), auf unverzweigtem Stengel in doldigem Blütenstand, Kelch bleichgrün, aufgeblasen, 5-zipfelig, kantig, Krone sattgelb mit 5 roten Flecken und 5spaltigem Saum, Staubblätter 5, Griffel 1. Geruch süßlich, Wurzelstock anisartig.

Wirksame Teile: Blüten mit Kelch, Blätter, Wurzelstock (Winter); im Schatten oder im Backofen trocknen.
Inhaltsstoffe: Saponine, Flavonoide, Glykoside, ätherisches Öl, Mineralsalze.
Medizinische Eigenschaften: Abführend, fördert den Auswurf, fiebersenkend, harntreibend, krampflösend, sedativ.
Anwendung: Innerlich und äußerlich; ✚
Siehe: Bronchitis, Husten, Katarrh, Keuchhusten, Kolik, Kopfschmerzen, Quetschung, Rheumatismus.

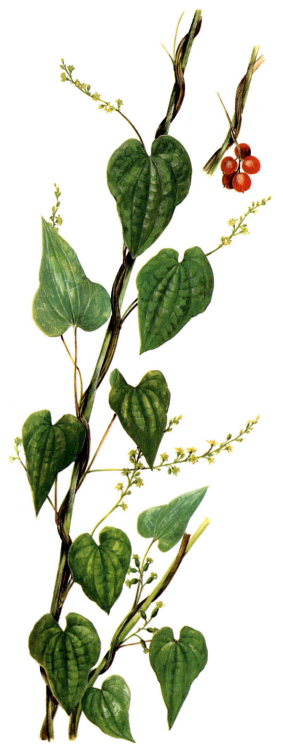
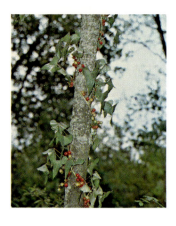

Schmerwurz

Tamus communis L.

YAMSWURZGEWÄCHSE
Dioscoreaceae

Sie ist eine der ganz wenigen europäischen Vertreter einer Familie, die vor allem in den Tropen verbreitet ist. Es handelt sich um meist kletternde oder schlingende Kräuter und Sträucher, die sich unter anderem durch dicke, oft fleischige und sehr schwere unterirdische Organe auszeichnen. Die Schmerwurz ist in Süd- und Westeuropa beheimatet; in Mitteleuropa dringt sie bis ins Moseltal bei Trier, ferner ins Oberrheintal und bis zum Bodenseegebiet vor. Diese Liane, die Sträucher und Bäume umwindet, besitzt schöne, glänzende, herzförmige Blätter und kleine, unscheinbare Blüten. Die Wurzel ist, wie die der Yamswurzel, roh sehr giftig, soll aber nach langem Kochen und mehrmaligem Wechsel des Kochwassers mancherorts trotzdem verzehrt werden. Medizinisch wird äußerlich nur der Wurzelstock in zerstoßener, gekneteter und gekochter Form als Umschlag bei Quetschungen angewandt. In der Homöopathie wird die aus dem frischen Wurzelstock gewonnene Essenz gegen Sonnenbrand und Leberflecken verwendet. Die roten Beeren enthalten einen sehr giftigen, tödlich wirkenden Stoff.

⊖ Beeren und Wurzelstock (roh) sehr giftig.
Vorkommen: In Süd-, West- und im südlichen Mitteleuropa; in lichten Wäldern und Gebüschen; bis 1500 m.
Merkmale: 1,50–4 m hoch. Ausdauernd; zweihäusig; Stengel krautig, lang und dünn, windend, verzweigt, ohne Ranken; Blätter wechselständig, gestielt, zugespitzt, mit tief herzförmigem Grund, ganzrandig, grün, glänzend, mit 5–7 verzweigten Nerven; Blüten grünlich, unscheinbar, in lockeren blattachselständigen Trauben, mit Staubblättern oder Fruchtknoten; Beeren grün, später rot; Wurzelstock dick, knollig, fleischig, schwarz, im Schnitt weißlich. Geschmack scharf, bitter (Wurzelstock), säuerlich, brennend, scharf (Beere).
Wirksame Teile: Wurzelstock (Dezember); frisch konservieren (dazu in Sand eingraben) oder, in Scheiben geschnitten, im Backofen trocknen.
Inhaltsstoffe: Kohlenhydrate, Leucanthocyane, histaminähnlicher Wirkstoff, Schleim, Kalziumoxalat.
Medizinische Eigenschaften: Hämolytisch.
Anwendung: Äußerlich; ✚
Siehe: Arthritis, Quetschung.

Schneeball, Gewöhnlicher

Viburnum opulus L.
Gemeiner Schneeball

GEISSBLATTGEWÄCHSE
Caprifoliaceae

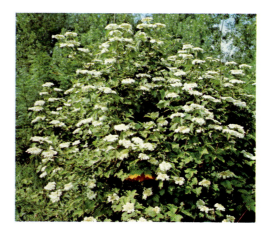

Dieser etwa drei bis vier Meter hoch werdende Strauch ist an seinen ungleichen, in einer Scheindolde angeordneten Blüten leicht zu erkennen. Die randlich stehenden Blüten sind ziemlich groß und steril, die übrigen klein, aber vollständig, d. h. mit Staub- und Fruchtblättern versehen. Bei einer Zuchtform dieser Art, dem oft als Zierstrauch angepflanzten Gartenschneeball, sind sämtliche Blüten vergrößert und unfruchtbar und in einem kugeligen Blütenstand angeordnet. *Viburnum* kommt vermutlich vom lateinischen *viere* (flechten); bei einigen Arten sind denn auch die Äste sehr biegsam und können wie Weidengerten geflochten werden.

Die roten, erbsengroßen Früchte sind für den Menschen gefährlich. Sie rufen Magen- und Darmentzündungen hervor und können zu tödlichen Vergiftungen führen. Gekochte Beeren dagegen sollen ungiftig sein; in manchen osteuropäischen Ländern ißt man sie als Kompott. Zu heilkundlichen Zwecken wird vor allem die Rinde verwendet, die krampflösende und harntreibende Eigenschaften besitzt.

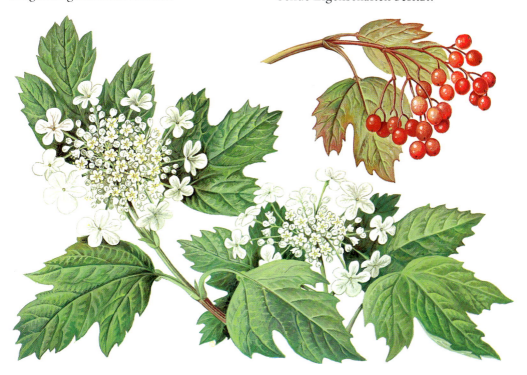

● Nicht die rohen Beeren essen.
Vorkommen: In Europa; auf feuchten, nährstoffreichen Böden, in Laub- und Auwäldern, an Bachufern und Waldrändern; bis 1400 m.
Merkmale: Bis 4 m hoher Strauch. Rinde hellgrau, dann bräunlich, längsrillig, kahl; Blätter gegenständig, gestielt, 3lappig, buchtig gezähnt, oberseits kahl, bis 12 cm lang; Blüten weiß (Mai–Juni), in bis zu 12 cm breiten Scheindolden, die äußeren steril, die inneren klein, fertil; Beere kugelig, reif rot, mit einem Samen.
Wirksame Teile: Getrocknete Rinde, Blüten.

Inhaltsstoffe: Gerbstoff, Glykoside, Pektin, Anthocyane, Harz, Bitterstoffe.
Medizinische Eigenschaften: Harntreibend, krampflösend, sedativ.
Anwendung: Innerlich.
Siehe: Menstruation.

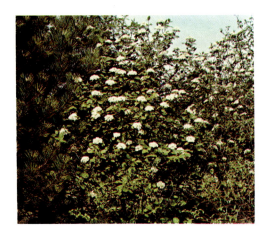

Schneeball, Wolliger

Viburnum lantana L.

GEISSBLATTGEWÄCHSE
Caprifoliaceae

Der Wollige Schneeball ist kleiner als der Gewöhnliche Schneeball. Er unterscheidet sich von ihm durch seine ungeteilten Blätter, das Fehlen von vergrößerten Randblüten sowie durch die «wollige» Behaarung seiner Triebe und Blätter. Die eiförmigen, ein wenig abgeflachten Früchte sind reif schwarz. Der Artname *lantana* stammt wahrscheinlich vom lateinischen *lantare* (biegen) ab, eine Anspielung auf die Biegsamkeit der jungen Zweige.

Eine botanische Besonderheit ist bemerkenswert: Die Knospenschuppen, die normalerweise die Aufgabe haben, die Anlagen der nächstjährigen Triebe zu schützen, fallen vor Beginn des Winters ab. Die zwei ersten Blätter brechen hervor, bleiben verkümmert und werden nur etwa einen Zentimeter groß. Sie umgeben den Rest der Knospe mit den künftigen Trieben und sondern eine gelbliche, klebrige Substanz ab, die sie gegen Frost schützt. Die fast nektarlosen Blüten werden von pollensuchenden Insekten besucht. Die Blätter werden u. a. in Form eines Aufgusses für Mund- und Gurgelwasser bei Mund- und Rachenerkrankungen verwendet.

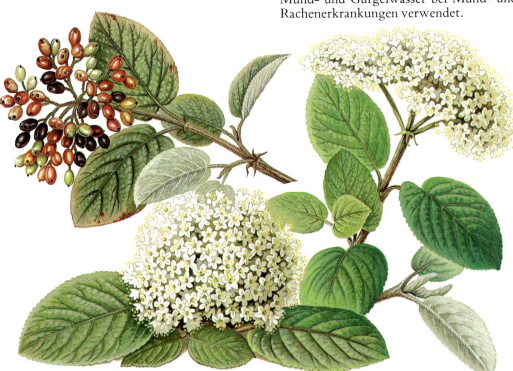

● Innerliche Anwendung nur auf ärztliche Verordnung.
Vorkommen: In Mittel-, West- und Südeuropa; auf kalkreichen, trockenen Böden in sonniger Lage, in Gebüschen, an Waldrändern; bis 1600 m.
Merkmale: Bis 3 m hoher Strauch. Junge Zweige filzig behaart, grau, mit Sternhaaren; Blätter kurz gestielt, gegenständig, eiförmig, gezähnt-gesägt, derb, unterseits dicht filzig sternhaarig und grau, oberseits zerstreut behaart, grün, bis 12 cm lang; Blüten weiß (April–Mai), klein, in gedrängter Scheindolde; Beeren abgeflacht, grün, dann rot, reif schwarz; Blüten intensiv duftend. Geschmack der Beeren herb.
Wirksame Teile: Beeren, Blätter.
Inhaltsstoffe: Leucoanthocyane.
Medizinische Eigenschaften: Adstringierend, erfrischend.
Anwendung: Äußerlich.
Siehe: Angina, Zahnfleisch.

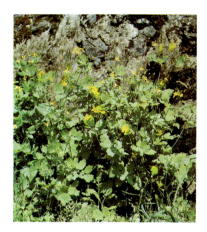

Schöllkraut

Chelidonium majus L.
Goldwurz, Warzenkraut

MOHNGEWÄCHSE
Papaveraceae

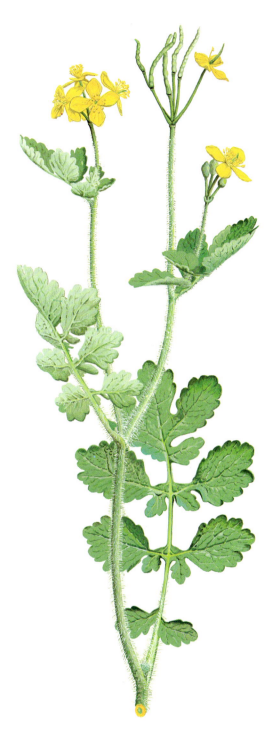

Das Schöllkraut ist der einzige Vertreter der Gattung *Chelidonium*. Die etwa von April an blühende Pflanze wächst vor allem an Wegrändern, in Hecken und auf Mauern. Das Auffallendste am Schöllkraut ist der gelbe Milchsaft, der beim Abknikken der Pflanze austritt. Betupft man damit Warzen, können diese allmählich zum Verschwinden gebracht werden. Bei Erkrankungen von Galle und Leber wurde früher die innerliche Anwendung des Schöllkrautes empfohlen. Da die Pflanze jedoch zu Vergiftungen führen kann, darf sie nur auf ärztliche Verordnung innerlich angewandt werden. Das Schöllkraut enthält, wie auch alle anderen Mohngewächse, giftige Alkaloide als Hauptwirkstoffe. Das Schöllkraut war einst wegen seiner schmerzlindernden Wirkung bekannt, die aber längst nicht so stark ist wie die des Opium und Morphium liefernden Schlafmohns.

Im Milchsaft konnten bisher 14 Alkaloide nachgewiesen werden. Nur die reifen Samen sind alkaloidfrei, dafür haben die Schotenfrüchte selbst einen hohen Alkaloidgehalt.

⊖ Nicht ohne ärztliche Verordnung innerlich anwenden.
Vorkommen: In Europa; auf Mauern, in Hekken, an Wegrändern, bis etwa 1500 m.
Merkmale: 20 cm–1 m hoch. Ausdauernd; Stengel rund, verzweigt, behaart, zerbrechlich, spröde, knotig, mit gelborangem Milchsaft; Blätter gefiedert mit eichenlaubähnlichen Blättchen, oben hellgrün, unten blaugrün, weich; Blüten goldgelb (April–September), in armblütigen Dolden, Kelchblätter 2, gelb, bald abfallend, Kronblätter 4, in der Knospe eingerollt, später kreuzförmig ausgebreitet, Staubblätter zahlreich; schmale Schoten (3–4 cm); Wurzelstock dick, vielstengelig. Geruch widerlich. Geschmack scharf, bitter.
Wirksame Teile: Blätter, Wurzelstock und Wurzeln, frischer Milchsaft (vor der Blüte); Wurzeln werden beim Trocknen schwarz.
Inhaltsstoffe: Alkaloide, Saponine, Farbstoff, ätherisches Öl.
Medizinische Eigenschaften: Abführend, blutdrucksenkend, fördert die Gallensekretion, krampflösend.
Anwendung: Innerlich und äußerlich; ✚
Siehe: Hühnerauge, Schwiele, Warze.

WILDE UND VERWILDERTE PFLANZEN

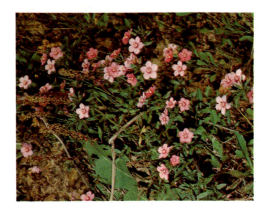

Schuppenmiere, Rote

Spergularia rubra (L.) J. und C. Presl
Roter Spörgel

NELKENGEWÄCHSE
Caryophyllaceae

Die Rote Schuppenmiere ist eine ein- bis zweijährige Pflanze mit rosa Blüten, niederliegendem bis aufsteigendem Stengel und schmal linealen und, wie bei den Nelkengewächsen üblich, gegenständigen und ganzrandigen Blättern. Sie wächst auf sandigen und kiesigen, versauerten Böden an Wegen, in Äckern und Kahlschlägen. In Kalkgebieten fehlt sie ganz. Pflanzenheilkundler und Kräutersammler benutzen sie wegen ihrer wertvollen Eigenschaft, Schmerzen im Bereich der Harnwege zu lindern. Man verwendet den Aufguß aus der ganzen getrockneten Pflanze, oft auch zusammen mit der Bärentraube, die ebenfalls gegen Harnblasen- und Harnröhrenentzündungen wirksam ist. Getrocknet und pulverisiert und mit Olivenöl vermengt, ergibt sie eine Salbe, die Pigmentflecken der Haut bleichen soll. Wie zahlreiche andere harntreibende Pflanzen wird die Rote Schuppenmiere auch gegen Gicht und rheumatische Beschwerden angewandt. In Mitteleuropa gehört die Schuppenmiere allerdings zu den weniger gebräuchlichen Heilkräutern, was wohl damit zusammenhängt, daß sie in manchen Gebieten nicht vorkommt.

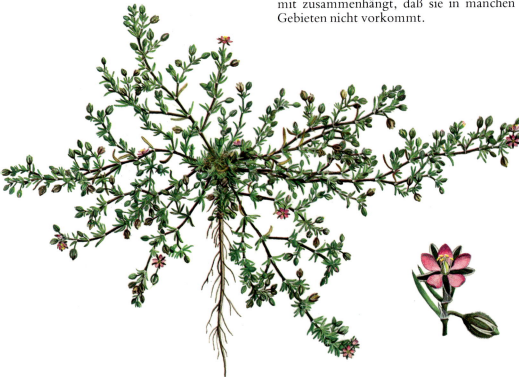

Vorkommen: In Europa; auf sandigen Böden; bis 2200 m.
Merkmale: 5–25 cm hoch. Ein- bis zweijährig, mit niederliegendem bis aufsteigendem Stengel; Blätter gegenständig, schmal–lineal, kahl, stachelspitzig, mit häutigen, silbrig glänzenden, am Grund verwachsenen Nebenblättern; Blüten rosa (Mai–September), 5 eiförmig-lanzettliche, spitze, häutig berandete Kelchblätter, Kronblätter 5, kürzer als der Kelch, Staubblätter 7–10, Griffel 3; Kapsel mit 3 Klappen sich öffnend, mit zahlreichen kantigen Samen. Geruch würzig, angenehm.

Wirksame Teile: Ganze Pflanze (Mai–Juni); im Schatten trocknen.
Inhaltsstoffe: Harz, Mineralsalze.
Medizinische Eigenschaften: Harntreibend, sedativ.
Anwendung: Innerlich.
Siehe: Blasenentzündung, Gicht.

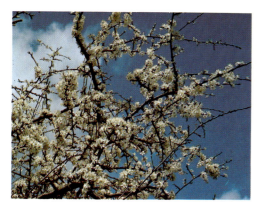

Schwarzdorn

Prunus spinosa L.
Schlehe

ROSENGEWÄCHSE
Rosaceae

Der Schwarzdorn blüht als einer der allerersten unter den heimischen Sträuchern. Sein sparriges, reich verzweigtes und starr bedorntes Geäst bedeckt sich im Vorfrühling dicht mit kleinen, duftenden, weißen Blüten. Er ist ein sehr vitales Gewächs, das in Wiesen und Weinbergen undurchdringliche Hecken bilden kann. Die Blätter entfalten sich gewöhnlich erst gegen Ende der Blütezeit.

Als Verwandter von Kirsche, Pfirsich und Zwetschge besitzt auch der Schwarzdorn Steinfrüchte. Sie sind fast kugelrund, unreif grün, reif blauschwarz und mit einer dichten, hellblau wirkenden Wachsschicht überzogen. Man kann die sehr herb schmeckenden Früchte in diesem Zustand kaum genießen. Für die Herstellung von Schwarzdornlikör und -schnaps sammelt man die Früchte nach den ersten Frösten, wenn sie milder und süßlicher schmecken. Als Arzneipflanze wird sie vor allem wegen ihrer adstringierenden Eigenschaften herangezogen. Die grünen oder reifen Früchte können sowohl getrocknet als auch in frischem Zustand verwendet werden, ebenso die Blüten, die durch den Gehalt an Blausäureglykosiden bittermandelartig schmecken. Auch Rinde und Blätter enthalten derartige Verbindungen, nicht jedoch die fleischigen Teile der Früchte.

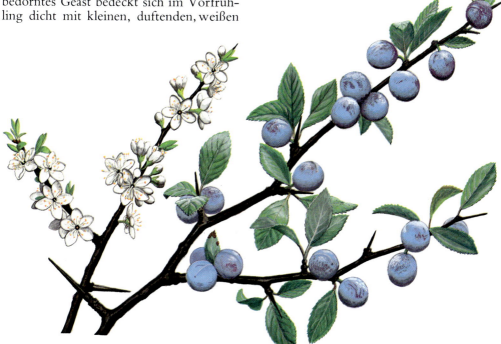

🚫 Bei Verwendung von Rinde, Blüten und Blättern die angegebenen Dosierungen einhalten.
Vorkommen: In Europa, außer im hohen Norden; in Hecken und Gebüschen, an Waldrändern; bis 1600 m.
Merkmale: 1–3 m hoher, sparrig verzweigter Strauch; Zweige anfangs weichhaarig, später kahl und schwärzlich, dornig; Blätter klein, kurz gestielt, elliptisch, gesägt, behaart bis später kahl, mit linealen Nebenblättern; Blüten weiß (März–April), vor den Blättern erscheinend, zahlreich, klein, gestielt, Kelch- und Kronblätter je 5, rund 20 Staubblätter, Griffel 1; Steinfrucht kugelig, blauschwarz, dicht bläulich bereift, mit einem glatten Stein. Geruch angenehm. Geschmack herb, adstringierend.
Wirksame Teile: Rinde, Blätter, Blütenknospen, Früchte.
Inhaltsstoffe: Gerbstoff, Blausäureglykoside, Flavonoide, Vitamin C.
Medizinische Eigenschaften: Abführend, adstringierend, blutreinigend, harntreibend, schweißtreibend, tonisch.
Anwendung: Innerlich und äußerlich.
Siehe: Akne, Frühjahrskur, Müdigkeit, Wachstum.

Schwarzerle

Alnus glutinosa (L.) Gaertn.
Roterle

BIRKENGEWÄCHSE
Betulaceae

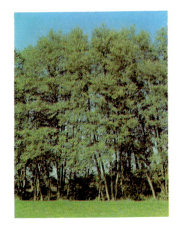

Die Schwarzerle gehört derselben Pflanzenfamilie an wie Birke und Haselstrauch. Bei diesen Gehölzen sind die männlichen und weiblichen Kätzchen vereint. Die Erlen tragen an ihren Wurzeln Knöllchen, in denen Bakterien leben, die imstande sind, den freien Stickstoff in der Luft zu binden. Die junge Erle wächst ziemlich schmal in die Höhe; später breiten sich ihre Äste jedoch aus und sie bekommt eine abgewölbte Krone. Das Holz der Schwarzerle färbt sich beim Trocknen an den Schnittstellen rostrot. Sägespäne aus Erlenholz werden oft zum Räuchern von Fischen und Fleisch verwendet. Auch Holzschuhe werden in manchen Gegenden aus Erlenholz angefertigt. Die gerbstoffhaltige Rinde kann nicht nur zum Gerben von Leder verwendet werden, sondern liefert zudem einen grauen Farbstoff. Ein Absud der Rinde wird auch äußerlich zu Spülungen und zum Gurgeln angewandt. Früher glaubte man, durch Aufhängen von Erlenzweigen Haus und Hof vor Hexen zu schützen.

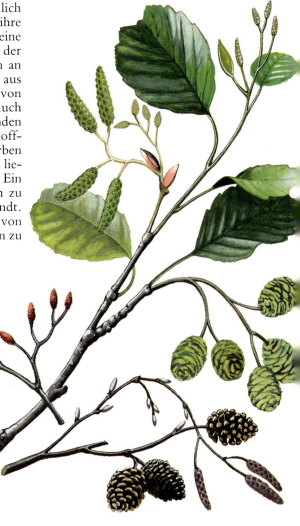

Vorkommen: Im gemäßigten Europa; in feuchten Wäldern, an Bachufern; bis 1800 m.
Geschützt: CH; ✿ nicht erhältlich.
Merkmale: Bis etwa 25 m hoher Baum; Stamm gerade, schlank; Rinde jung grau, glänzend, später braun, rissig; Äste krumm; Zweige dünn, ausgebreitet; Blätter oben dunkelgrün, unten heller, gestielt, gekerbt, an der Spitze ausgerandet; Blüten grünlich oder rötlich (Februar–März), in gestielten Kätzchen, einhäusig, die männlichen hängend, mit weichen Schuppen, die 3 Blüten mit je 4 Staubblättern enthalten, die weiblichen eiförmig, aufrecht, mit Schuppen, die 2 Blüten mit 2 Griffeln tragen; Frucht abgeflacht, mit schmalen Flügeln; Wurzeln mit gabelig verzweigten, kurzen, knollig angehäuften Ästchen. Geruch angenehm. Geschmack bitter.
Wirksame Teile: Rinde der jungen Zweige, Blätter.
Inhaltsstoffe: Gerbstoffe, Fettsubstanzen.
Medizinische Eigenschaften: Adstringierend, fiebersenkend, narbenbildend, tonisch.
Anwendung: Innerlich und äußerlich.
Siehe: Angina, Hautgeschwür, Mund, Stillen, Wunde.

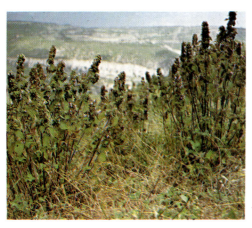

Schwarznessel

Ballota nigra L.
Schwarzer Andorn, Stinkandorn

LIPPENBLÜTLER
Labiatae

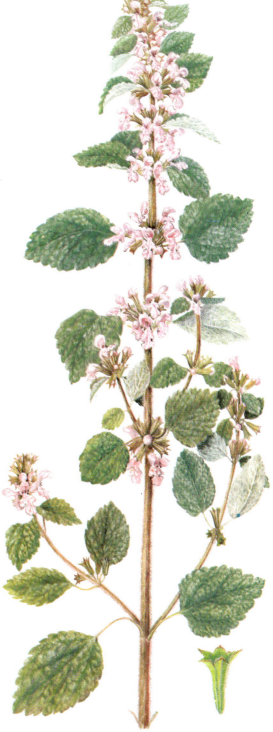

Bei uns kommen zwei Unterarten der Schwarznessel vor, die sich nur in feinen Einzelheiten unterscheiden lassen. Die Unterart *foetida* weist kürzere Kelchzähne auf als die Unterart *nigra*, und ihr unangenehmer Geruch ist intensiver und schon aus einiger Entfernung bemerkbar. Beide Arten haben die gleichen medizinischen Eigenschaften, werden heute jedoch kaum mehr zu Heilzwecken verwendet. Die Pflanze ist vielmehr zu einer immer seltener werdenden Schuttpflanze im Umkreis menschlicher Siedlungen und an Wegrändern herabgesunken. Die Schwarznessel soll vor allem eine krampflösende Wirkung haben; doch wurde sie einst auch gegen Epilepsie und Schwermütigkeit angewandt. Ihres unangenehmen Geruches wegen wurde sie vorwiegend äußerlich angewandt. Ihre innerliche Anwendung als Tee kostet einige Überwindung, doch kann man sie auch in Form eines alkoholischen Auszugs einnehmen. Wohl wegen ihres Geruches wird die Schwarznessel vom Vieh gemieden. Bienen und Hummeln finden dagegen in den Blüten einen vorzüglichen Nektar.

Vorkommen: Im Mittelmeergebiet, in Mittel- und Osteuropa; an Hecken- und Wegrändern, vor allem in Dorfnähe; bis etwa 1500 m.
Merkmale: 60–80 cm hoch. Ausdauernd; Stengel aufsteigend, verzweigt, stark beblättert; Blätter gestielt, runzelig, behaart, gekerbt; Blüten rosa bis purpurrot (Mai–September) in Scheinquirlen an den Knoten des Stengels, unterstützt von kurzen Vorblättchen; Kelch behaart, an der Mündung verbreitert, mit 5 spitzen Zähnen, Blumenkrone mit behaarter Oberlippe. Geruch nach Moder und Ruß. Geschmack scharf, bitter.

Wirksame Teile: Blühende Sproßspitzen (Juli–August).
Inhaltsstoffe: Gerbstoffe, Saponine, Phytosterol, Cholin, Lacton, Mineralsalze.
Medizinische Eigenschaften: Fördert die Gallensekretion, krampflösend, sedativ.
Anwendung: Innerlich.
Siehe: Angst, Nervosität, Ohrensausen, Schlaf, Wechseljahre.

Schwarzpappel

Populus nigra L.

WEIDENGEWÄCHSE
Salicaceae

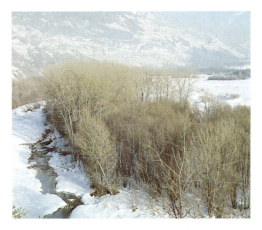

Im Gegensatz zu der oft in langen Reihen gepflanzten Pyramidenpappel ist uns die eigentliche Schwarzpappel weit weniger vertraut. Sie ist ein schon ziemlich tief am Stamm verzweigter, bis 30 Meter hoch wachsender Baum mit breiter, weit ausladender Krone, den man hauptsächlich an Wasserläufen und in Auwäldern findet. Er wird oft, vielfach auch in Kreuzungsformen, in Wäldern und Parks angepflanzt. Wild kommt der bis 300 Jahre alt werdende Baum mit der schwärzlichen Borke nur selten vor. Seine heilkundliche Verwendung geht bis ins Altertum zurück. Die gerbstoffhaltige Rinde junger Zweige ist ein fiebersenkendes Mittel und wird pulverisiert zusammen mit Eichen- und Silberweidenrinde gegeben. Am häufigsten werden die noch geschlossenen Knospen verwendet, die ätherisches Öl und Glykoside enthalten. Das weiche Holz wird zur Herstellung von Möbeln, Zigarrenschachteln, Zündhölzern, Flechtwerk, Holzkohle und Papier verwendet.

Vorkommen: In Mittel-, Süd- und Osteuropa; bis 1800 m.
Geschützt: CH; Blüten.
Merkmale: Bis 30 m hoher Baum. Zweihäusig; Stamm mit längsrissiger Borke; Blätter wechselständig, gestielt, kahl, glänzend, unterseits heller, dreieckig bis rautenförmig; Zweige im ersten Jahr gelbbraun, im zweiten olivgrau; Knospen mit klebrigen, kahlen Schuppen; Kätzchen (März–April) hängend, die männlichen mit roten Staubblättern, die weiblichen grünlich, Kätzchenschuppen kahl; Samen weiß, wollig. Geschmack bitter-süßlich.

Wirksame Teile: Knospen (März–April), Rinde der zwei- bis dreijährigen Zweige, Holz; an der Sonne auf einem Rost trocknen.
Inhaltsstoffe: Glykoside, Benzoe- und Zimtsäurederivate, Flavonoide, Gerbstoff, ätherisches Öl, Wachs, Harz.
Medizinische Eigenschaften: Antiseptisch, fördert den Auswurf, fiebersenkend, tonisch, verdauungsfördernd, wundheilend.
Anwendung: Innerlich und äußerlich;
Siehe: Blähung, Bronchitis, Fieber, Hautflechte, Haar, Schrunde, Zahn, Zerschlagenheit.

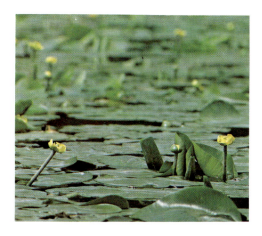

See- und Teichrose

a) Weiße Seerose *(Nymphaea alba* L.*)*
b) Gelbe Teichrose
(Nuphar luteum [L.] S. et Sm.*)*

SEEROSENGEWÄCHSE
Nymphaeaceae

See- und Teichrose sind miteinander verwandt; sie gehören zwar verschiedenen Gattungen, aber derselben Familie an und besitzen ähnliche medizinische Eigenschaften. Beide Arten wachsen in Teichen und ruhigen Seen oder in Buchten langsam fließender Gewässer. Die langen, biegsamen Stiele reichen bis an die Wasseroberfläche, auf der die Blüten und Blätter schwimmen. Die Frucht treibt zunächst auf dem Wasser und sinkt später zu Boden. Die Seerose und verwandte ausländische Arten werden gern in Gärten und Parkanlagen kultiviert. Der Name *Nymphaea* bezieht sich auf eine Nymphe, die sich der Sage nach in diese Pflanze verwandelte; *Nuphar* stammt wahrscheinlich vom arabischen Pflanzennamen *nilufar* ab. Bei den Ärzten des Mittelalters und des Altertums galt die Seerose als «Zerstörer der Freuden und Gift für die Liebe». Man hat dies nicht ganz ernst genommen, doch neuerdings wird die Pflanze wieder gegen sexuelle Überreizung empfohlen. Beide Arten stehen unter Naturschutz, da sie durch den ständigen Rückgang von stillen Kleingewässern und Feuchtgebieten bedroht sind.

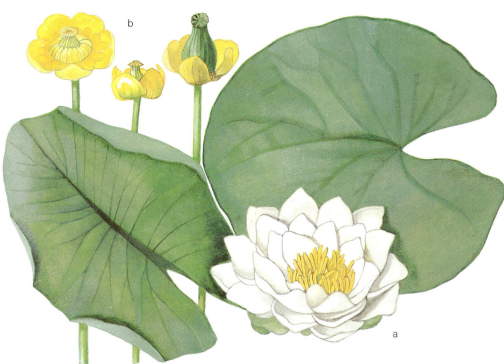

Vorkommen: Fast in ganz Europa; in ruhigen Gewässern; bis etwa 1600 m.
Geschützt: Weiße Seerose A, CH, D; A ⚥ nicht erhältlich; CH, D ⚥ Blüten, Wurzelstock; Gelbe Teichrose A, CH, D; ⚥ nicht erhältlich.
Merkmale: Ausdauernd; im Wasser lebend, mit kriechendem Wurzelstock und sehr langen, bis zum Wasserspiegel reichenden Blatt- und Blütenstielen; Blätter tief herzförmig, lederartig, ganzrandig, auf der Wasseroberfläche ausgebreitet, 10–30 cm groß; Frucht fleischig, bei Reife aufspringend; Blüten: a) weiß (Juni–September), 10–12 cm breit, 4 grüne Kelchblätter (zuletzt abfallend), etwa 20 Kronblätter, allmählich in zahlreiche Staubblätter übergehend; b) gelb (Juni–August), 3–7 cm breit, 5 große, gelbe Kelchblätter, zahlreiche kleine, spatelförmige, gelbe Kronblätter, zahlreiche Staubblätter.
Verwendbare Teile: a) Blüten, Wurzelstock; b) Wurzelstock.
Inhaltsstoffe: Alkaloide, Glykoside, Gerbstoff.
Medizinische Eigenschaften: a) Krampflösend, sedativ, b) antibiotisch.
Anwendung: Innerlich und äußerlich.
Siehe: Couperose, Haar, Haut, Husten, Schlaf.

WILDE UND VERWILDERTE PFLANZEN

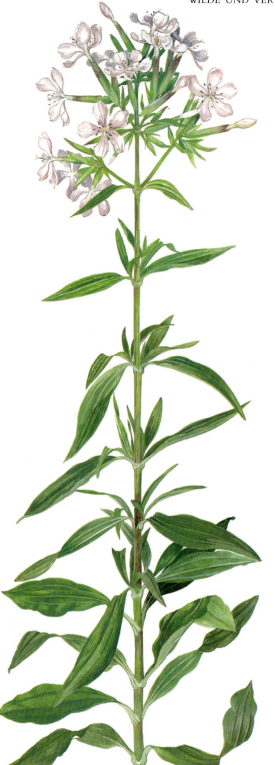

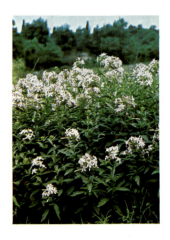

Seifenkraut, Echtes

Saponaria officinalis L.

NELKENGEWÄCHSE
Caryophyllaceae

Das Seifenkraut ist eine recht attraktive Pflanze, die vor allem an Wegrändern, Flußufern und auf unkultivierten Plätzen wächst. Die hübschen, blaßrosa bis fast weißen Blüten verströmen besonders gegen Abend einen angenehmen Duft; er lockt Nachtfalter an, die mit ihrem langen Rüssel den tief in der Kronröhre verborgenen Nektar aufnehmen. Die ganze Pflanze, besonders aber der stark verzweigte Wurzelstock, enthält ein Saponinglykosid, das sich in Wasser seifenartig schaumig auflöst. Das Seifenkraut wurde deshalb früher zum Wäschewaschen benutzt. Im Altertum wurde es zum Reinigen von Wolle verwendet. Es ist eine uralte, seit vorchristlicher Zeit bekannte Heilpflanze, die blutreinigende und tonische Eigenschaften besitzt, die Lebertätigkeit anregt, hartnäckigen Husten mit zäher Verschleimung lindert und zu reinem Teint verhilft. Innerlich und äußerlich wird das Seifenkraut bei Ekzemen, Furunkeln und anderen Hautleiden gebraucht. Ein Aufguß aus Seifenkraut, Kresseblättern und Blüten vom Tausendgüldenkraut kräftigt das Haar.

⊖ Nicht in Wasser einweichen; rasch zubereiten und sofort benutzen.
Vorkommen: In Mittel- und Südeuropa; vor allem auf kalkigen Böden; bis 1600 m.
Merkmale: 30–70 cm hoch. Ausdauernd, mit kriechendem Wurzelstock; Stengel aufrecht, einfach oder oben ästig, Blätter gegenständig, sitzend, groß, fast kahl, elliptisch bis lanzettlich, mit 3–5 Nerven; Blüten blaßrosa (Juni–September), groß, in endständigen Blütenständen (Zymen), Kelch röhrig, 5zähnig, Kronblätter 5, bis 4 cm lang, nach unten in einen linealen Abschnitt zusammengezogen (Nagel), Staubblätter 10, Griffel 2; Kapsel länglich. Geruch sehr angenehm. Geschmack bitter, herb.
Wirksame Teile: Blätter (vor der Blüte, Herbst) waschen, spalten, im Backofen trocknen.
Inhaltsstoffe: Saponine, Harz.
Medizinische Eigenschaften: Blutreinigend, fördert die Gallensekretion, harntreibend, schweißtreibend, tonisch.
Anwendung: Innerlich und äußerlich; ✚ ♥ ⓥ
Siehe: Akne, Angina, Arthritis, Ekzem, Gelbsucht, Hautflechte, Herpes, Husten, Leber.

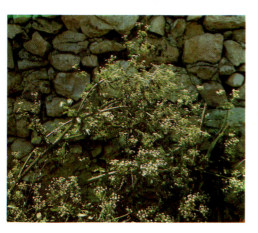

Sellerie, Echter

Apium graveolens L.
Epf, Eppich

DOLDENBLÜTLER
Umbelliferae

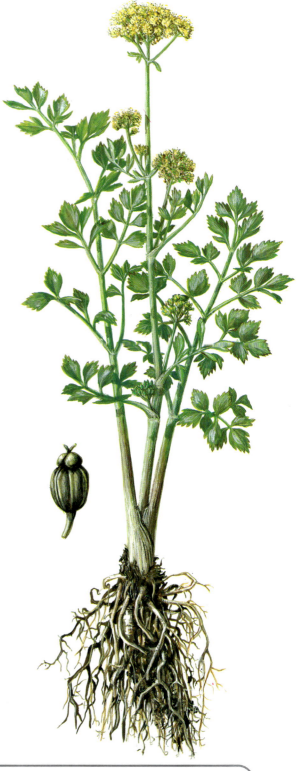

Der Sellerie ist eine uralte Gemüse- und Heilpflanze. Obwohl seine wildwachsende Art auch in Mitteleuropa vorkommt, gelangten die kultivierten Sorten während des Mittelalters aus Italien zu uns. Man unterscheidet bei ihnen vor allem den Knollen- oder Wurzelsellerie und den Bleich- oder Stangensellerie. Der wildwachsende Sellerie bevorzugt salzhaltige, feuchte Böden und kommt vor allem in den Küstenbereichen in Sümpfen, Gräben und an Wegrändern vor; im Binnenland wächst er in der Nähe von salzhaltigen Quellen. Sellerieblätter wurden in ägyptischen Gräbern gefunden, und Homer beschreibt die Pflanze in der *Odyssee* als Selinon. Noch heute wird der Sellerie vor allem als harntreibendes Mittel und bei Blasen- und Nierenleiden angewandt. Die sehr aromatisch und charakteristisch riechende Pflanze enthält als Hauptwirkstoff ätherisches Öl, das am reichlichsten in der Frucht vorhanden ist. Aus dem Saft der Wurzeln wurde früher unter Zugabe von Zucker und oft auch Beimischung weiterer Heilpflanzen ein harntreibender Sirup hergestellt.

⊖ Als frische Pflanze ungenießbar.
Vorkommen: In Europa; vor allem an Küsten, auf salzhaltigen und feuchten Böden.
Merkmale: 30 cm–1 m hoch. Meist zweijährig; Stengel aufrecht, rund, deutlich gerieft, kahl, hohl, verzweigt; Blätter dunkelgrün, glänzend, untere deutlich gestielt, meist 5 Fiederpaare, die Fiederblättchen eingeschnitten oder gezähnt, die oberen 3teilig zerschnitten; Blüten weißlich (Juli–September), klein, in lockeren, 6–12strahligen Doppeldolden ohne Hüllblätter; Früchtchen grau, kahl, jede Hälfte mit 5 ziemlich scharfen Rippen; Wurzel pfahlförmig, kurz, außen braun, innen weißlich. Geruch kräftig. Geschmack aromatisch.
Wirksame Teile: Wurzel, Blätter, Früchte.
Inhaltsstoffe: Ätherisches Öl, Cumarin, stickstoffhaltige Stoffe, öliges Harz, Zucker, Vitamine B, C.
Medizinische Eigenschaften: Fördert den Auswurf, blutreinigend, fieberhemmend, harntreibend, lösend, magenwirksam, tonisch, windtreibend.
Anwendung: Innerlich und äußerlich; ✚ ♥
Siehe: Albuminurie, Arthritis, Blähung, Gesichtsfarbe, Harnausscheidung, Husten.

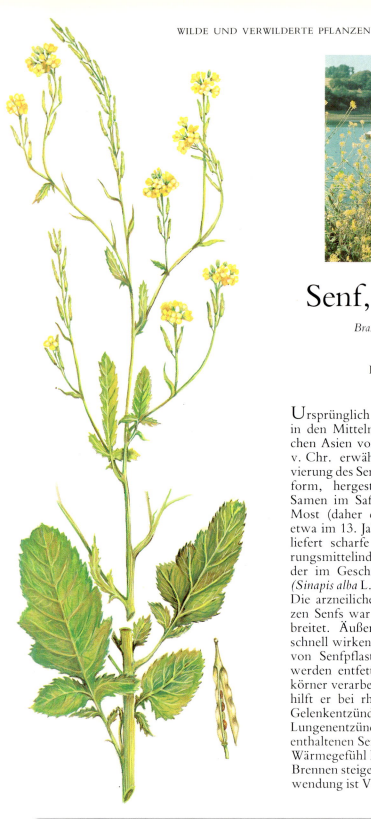
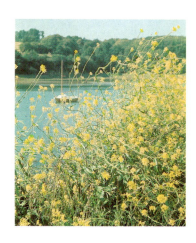

Senf, Schwarzer

Brassica nigra (L.) Koch
Brauner Senf

KREUZBLÜTLER
Cruciferae

Ursprünglich kam der Schwarze Senf nur in den Mittelmeerländern und im westlichen Asien vor. Bereits im 4. Jahrhundert v. Chr. erwähnte Theophrast die Kultivierung des Senfs. Sein Gebrauch in Pastenform, hergestellt durch Zerstoßen der Samen im Saft unreifer Trauben oder in Most (daher der Name Mostrich), kam etwa im 13. Jahrhundert auf. *Brassica nigra* liefert scharfe Senfsorten. Für die Nahrungsmittelindustrie wird daher vor allem der im Geschmack mildere, Weiße Senf *(Sinapis alba L.)* angebaut.

Die arzneiliche Verwendung des Schwarzen Senfs war besonders früher weit verbreitet. Äußerlich angewandt ist er ein schnell wirkendes Hautreizmittel; in Form von Senfpflastern oder Senfteigen (dazu werden entfettete und pulverisierte Senfkörner verarbeitet) oder von reinem Senföl hilft er bei rheumatischen Beschwerden, Gelenkentzündungen, Bronchitis und Lungenentzündung. Die in der Pflanze enthaltenen Senföle rufen sofort ein starkes Wärmegefühl hervor, das sich zu heftigem Brennen steigern kann. Bei innerlicher Anwendung ist Vorsicht geboten.

⊖ Innerlich nicht bei Reizung der Harn- und Verdauungswege und bei Verdauungsschwäche anwenden; äußerlich Schleimhäute schützen. Zur Bereitung von Senfteigen, -pflastern usw., benütztes Wasser auf höchstens 45 °C erwärmen. Pulver trocken aufbewahren.
Vorkommen: In West-, Süd- und Mitteleuropa; im Gebiet verwildert und eingebürgert, an Flußufern und Wegrändern, auf Schuttplätzen; in niederen Lagen.
Merkmale: 20 cm–1 m hoch. Einjährig; Stengel aufrecht, schlankästig, oben kahl, bläulich bereift; Blätter gestielt, leierförmig bis fiederteilig; Blüten gelb (April–Juni), in end- und achselständigen Trauben, am blühenden Ende dicht gedrängt, Kelchblätter 4, Kronblätter 4; Schoten angedrückt, Samen dunkelrotbraun.
Wirksame Teile: Vollreife Samenkörner.
Inhaltsstoffe: Senfölglykoside, Fettsäuren, Schleime, alkaloidartige Verbindungen.
Medizinische Eigenschaften: Hautreizend, brechreizerzeugend.
Anwendung: Innerlich und äußerlich; ✚ 🆅
Siehe: Bäder, Blutandrang, Bronchitis, Darm, Fuß, Lunge, Neuralgie, Rheumatismus.

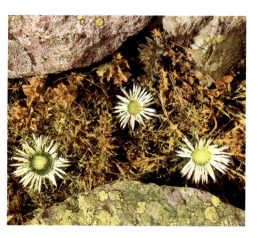

Silberdistel

Carlina acaulis L.
Stengellose Eberwurz, Wetterdistel

KORBBLÜTLER
Compositae

Die Silberdistel besitzt keinen Stengel, oder dieser bleibt so kurz, daß sich die breiten Blütenköpfe dicht über dem Erdboden erheben. Gegen Abend und bei regnerischem Wetter wölben sich die Hüllblätter zu einem kegelförmigen Dach über den Blütenköpfen zusammen. Man hielt sie deshalb für einen Wetteranzeiger und nannte sie im Volksmund auch Wetterdistel. Der Gattungsname *Carlina* geht vermutlich auf Karl den Großen zurück, dem der Sage nach ein Engel den Gebrauch der Pflanze gezeigt haben soll, so daß sein Heer vor der Pest gerettet wurde. Die jungen, fleischigen Blütenböden wurden früher in manchen Gegenden ähnlich wie die Artischocken gegessen. Heute steht die Pflanze allerdings teilweise unter Naturschutz, da ihr Vorkommen in manchen Gegenden stark zurückgegangen ist. Dazu trägt vor allem die Umwandlung der von ihr bevorzugt besiedelten mageren Schafweiden in Wald oder in intensiver genutztes Grünland bei.

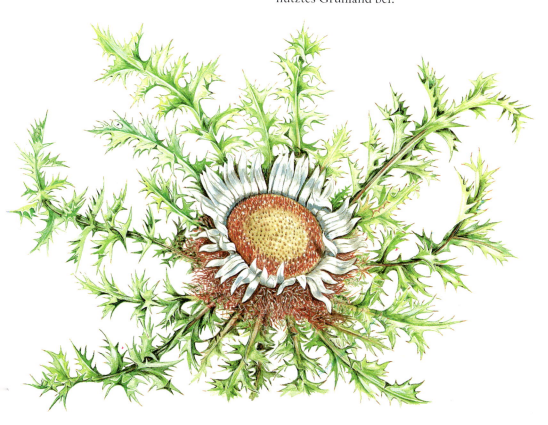

Vorkommen: In Mittel- und Südeuropa; auf mageren Weiden, in lichten Wäldern, vor allem auf kalkreichen Böden; bis etwa 2300 m.
Geschützt: A, CH, D; A ⚥ nicht erhältlich, CH, D ⚥ Wurzel.
Merkmale: 5–20 cm hoch. Ausdauernde Pflanze ohne oder mit sehr kurzem Stengel; Blätter rosettig gehäuft, stachelig; Blütenköpfe 6–12 cm breit, von einem Kranz silbriger Hüllblätter umgeben; Blüten weißlich-grünlich bis silbrig (Juli–Oktober); Früchtchen (Achäne) mit anliegenden, gelben Haaren bedeckt, Haarkranz 2–3 mal so lang wie die Früchtchen; Wurzel rötlich, dick, mit Milchsaft. Geruch der Wurzel stinkend.
Wirksame Teile: Wurzel (Herbst); Trocknung im Ofen.
Inhaltsstoffe: Ätherisches Öl, Gerbstoff, Harz, Inulin, antibakterieller Wirkstoff..
Medizinische Eigenschaften: Gallentreibend, harntreibend, magenwirksam, narbenbildend, schweißtreibend, wundreinigend.
Anwendung: Innerlich und äußerlich; ✚
Siehe: Ekzem, Grippe, Leber.

WILDE UND VERWILDERTE PFLANZEN

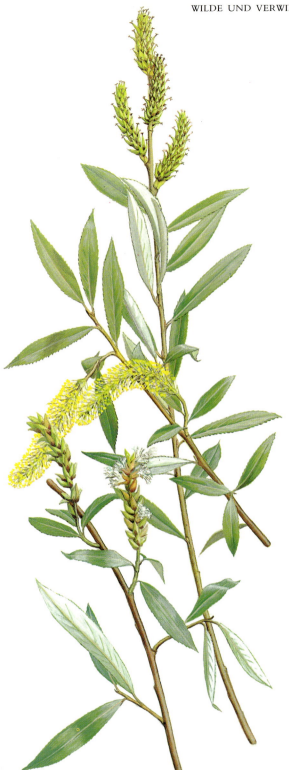

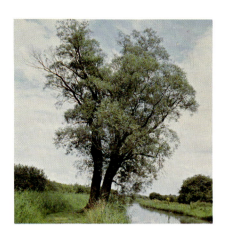

Silberweide

Salix alba L.
Trauerweide

WEIDENGEWÄCHSE
Salicaceae

Die Gattung *Salix* mit ihren rund 300 Arten ist vor allem in den nördlich-gemäßigten und arktischen Regionen verbreitet, wo einige spalierartig flach auf dem Boden kriechende Weidenarten der arktischen Kälte und dem rauhen Klima der alpinen Stufe trotzen. Eine der häufigsten und größten bei uns wildwachsenden Weiden ist die Silberweide, die man schon von weitem an ihren silbrig schimmernden Blättern erkennen kann. Noch vertrauter ist uns eine kultivierte Art mit lang herabhängenden Zweigen, nämlich die Trauerweide *(S. babylonica* L.*)*; meist ist jedoch die Silberweide mit eingekreuzt.

Die Ärzte der Antike schätzten die Weide sehr. Mattioli hob im 16. Jahrhundert die Wirksamkeit der Weidenblätter gegen Schlaflosigkeit hervor. Im 17. Jahrhundert wurde die Rinde auch als fiebersenkendes Mittel verwendet. Heute weiß man, daß dieser Effekt auf den hohen Salicingehalt zurückzuführen ist, das im Körper in Salicylsäure umgewandelt wird. Dieser vielseitig wirkende Stoff wird weltweit als Medikament, unter anderem unter dem Namen Aspirin, verwendet.

Vorkommen: Fast in ganz Europa; an Ufern, in Auwäldern; bis 1800 m.
Merkmale: Strauch oder bis 30 m hoher Baum. Zweihäusig; Rinde im Alter längsrissig. Zweige biegsam, junge Triebe seidenhaarig; Blätter kurz gestielt, lanzettlich, 5- bis 6mal länger als breit, fein gesägt, zumindest unterseits dicht seidenhaarig; Blüten gelb oder grünlich (April–Mai), klein, reduziert und unscheinbar, in der Achsel von kleinen Tragblättern, zu auffallenden Kätzchen vereinigt, männliche Blüten mit 2 Staubblättern in dichten, behaarten Kätzchen, weibliche Blüten mit einem Fruchtknoten in lockerblütigen Kätzchen; Kapsel 2klappig aufspringend, Samen mit Haarschopf. Geruchlos. Geschmack bitter.
Wirksame Teile: Rinde, Blätter, Kätzchen.
Inhaltsstoffe: Salicin, Gerbstoffe, Mineralsalze.
Medizinische Eigenschaften: Adstringierend, antirheumatisch, betäubend, blutstillend, fiebersenkend, krampflösend, sedativ, tonisch.
Anwendung: Innerlich und äußerlich; ✚
Siehe: Bäder, Fieber, Fuß, Grippe, Haut, Hautgeschwür, Hautrötung, Nervosität, Rheumatismus, Schmerz, Schuppenflechte.

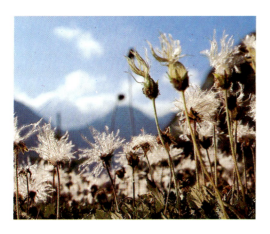

Silberwurz

Dryas octopetala L.
Weißer Gathau

ROSENGEWÄCHSE
Rosaceae

Die Silberwurz bildet im Sommer in den meisten Gebirgen Europas, vor allem in den Alpen, auf Felsen und in niederen Rasen ausgedehnte weiße Blütenteppiche. Sie ist ein winziger Strauch mit langer, faseriger Wurzel und einem stark verzweigten, dem Boden angedrückten Stämmchen und ist sehr widerstandsfähig gegen die Kälte der nordischen Tundra und der Hochgebirge. Sie kann über 100 Jahre alt werden. Ihre sich nur wenige Zentimeter über den Boden erhebenden Zweigspitzen tragen die grünen, lederigen, charakteristisch gekerbten Blätter. Die ziemlich großen, weißen Blüten ähneln etwas denen der Anemonen. Die Früchte tragen an der Spitze einen Griffel, der sich nach der Blüte zu einer 2–3 cm langen, weißen, zottig behaarten Fluggranne entwickelt. Blätter der Silberwurz sind im Schweizertee enthalten, der sich besonders zur Behandlung von Koliken eignet; er wirkt außerdem appetitanregend und verdauungsfördernd.

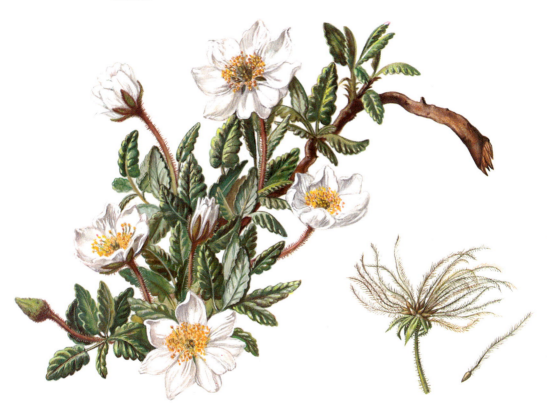

Vorkommen: In arktischen Zonen, in den Alpen und Karpaten, in der Tatra und den Pyrenäen; an felsigen Standorten der Hochgebirge; bis etwa 3000, selten unter 1000 m.
Geschützt: CH; ⚘ ganze Pflanze ohne Wurzel.
Merkmale: 5–15 cm hoch. Spalierstrauch; Blätter gestielt, oben grün, unten weißwollig, lederig, länglich (2–3 cm), unten abgerundet, am Rand gekerbt, Nebenblätter mit dem Blattstiel verwachsen; Blüten weiß (Juni–August), groß (2–4 cm), einzeln auf langen, behaarten Stielen, Kelch mit 7–9 Kelchblättern, Blumenkrone mit 7–9 eiförmigen Kronblättern, Staubblätter und Fruchtblätter zahlreich, frei, mit langem Griffel; Frucht trocken, aus zahlreichen, nicht aufspringenden Früchtchen zusammengesetzt, die an der Spitze behaarte Grannen tragen, als Büschel vereinigt auf einem Blütenboden; Wurzel pfahlförmig und faserig. Geruchlos. Geschmack adstringierend.
Wirksame Teile: Blätter (Juni–August).
Inhaltsstoffe: Gerbstoff, Mineralsalze.
Medizinische Eigenschaften: Adstringierend, tonisch, verdauungsfördernd.
Anwendung: Innerlich und äußerlich.
Siehe: Appetit, Durchfall, Mundschleimhaut.

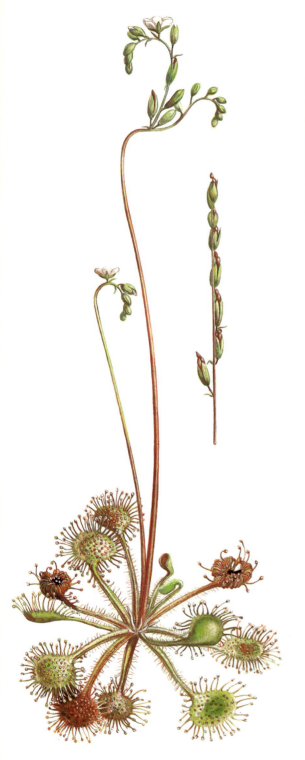
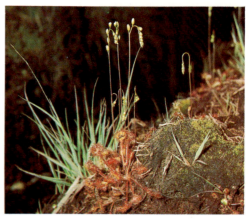

Sonnentau, Rundblättriger

Drosera rotundifolia L.
Gideonswurzel, Himmelstau

SONNENTAUGEWÄCHSE
Droseraceae

In den Torfmoospolstern der Zwischen- und Hochmoore findet man häufig die kleinen Rosetten der langgestielten, kreisrunden Blätter des Sonnentaus, aus deren Mitte sich die zarten Blütenstengel erheben. Die Pflanze wurde nach den glitzernden Sekrettröpfchen benannt, die von den beweglichen, rötlichen Drüsenhaaren an der Blattspitze abgesondert werden. Der Rundblättrige Sonnentau ist eine fleischfressende Pflanze, die während eines Sommers bis zu 2000 Insekten fangen kann. Die Blätter halten diese mit einem klebrigen Sekret fest und krümmen sich über ihnen zusammen. Mit Hilfe eines in dem Drüsensekret enthaltenen Enzyms, das dem Pepsin unseres Magensaftes entspricht, wird die Nahrung dann verdaut.

Medizinisch wurde der Rundblättrige Sonnentau vor allem wegen seiner beruhigenden Wirkung bei Hustenanfällen eingesetzt. Durch die Zerstörung vieler Moore ist die Pflanze ziemlich selten geworden, so daß sie in manchen Ländern unter Naturschutz gestellt werden mußte.

Vorkommen: In Europa, außer im Mittelmeergebiet; in Zwischen- und Hochmooren; bis 2000 m.
Geschützt: A, CH, D; ganze Pflanze ohne Wurzel.
Merkmale: 10–20 cm hoch. Ausdauernd; blütentragender Stengel grün oder rötlich, zart, kahl, aufrecht; Blätter langgestielt, rund, mit rötlichen, klebrigen, Drüsenhaaren besetzt; Blüten weiß (Juli–August), klein (5–8 cm); Kelchblätter 5, Kronblätter 5, Staubblätter 5, Griffel 3, Kapsel länglich, sich mit 3–5 Klappen öffnend, zahlreiche geflügelte Samen enthaltend; Wurzelstock zart, feine Adventivwurzeln in jahresweisen Etagen tragend. Geruchlos. Geschmack adstringierend, bitter.
Wirksame Teile: Oberirdische Teile der frischen oder getrockneten Pflanze (Juni–September).
Inhaltsstoffe: Gerbstoff, Flavonfarbstoffe, Naphtoquinon.
Medizinische Eigenschaften: Antiseptisch, fiebersenkend, hustenbekämpfend, krampflösend.
Anwendung: Innerlich und äußerlich; ✚
Siehe: Heiserkeit, Husten, Warze.

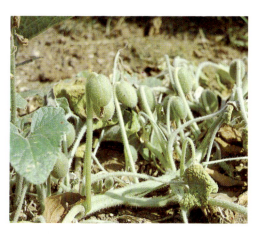

Spritzgurke

Ecballium elaterium (L.) A. Rich.

KÜRBISGEWÄCHSE
Cucurbitaceae

Die Spritzgurke wird gern in den Lehrbüchern der Botanik als ein Beispiel für Selbstverbreitung, d. h. für aktive Ausschleuderung von Samen angeführt. Bei Reife lösen sich die gurkenähnlichen Früchte dieses Kürbisgewächses plötzlich von ihren Stielen und spritzen die Samen zusammen mit einer wässrig-schleimigen Flüssigkeit mit großer Geschwindigkeit bis über zehn Meter weit fort; die leere Fruchthülle fällt in entgegengesetzter Richtung, etwa einen Meter entfernt, zu Boden. Dieser Vorgang erklärt sich aus dem Überdruck, der sich in der Frucht während des Reifeprozesses entwickelt hat.

Diese mediterrane Pflanze wurde bereits von den Ägyptern, Griechen und Römern als starkes Abführmittel gebraucht. Die innerliche und auch die äußerliche Anwendung der Spritzgurke ist bei manchen Menschen wegen allergieähnlicher Erscheinungen nicht ganz unproblematisch. Heute wird die Pflanze kaum mehr von den Pflanzenheilkundlern verschrieben. Hingegen wird noch, vor allem in Großbritannien, ein aus Fruchtbestandteilen hergestelltes Mittel, Elaterium genannt, verwendet.

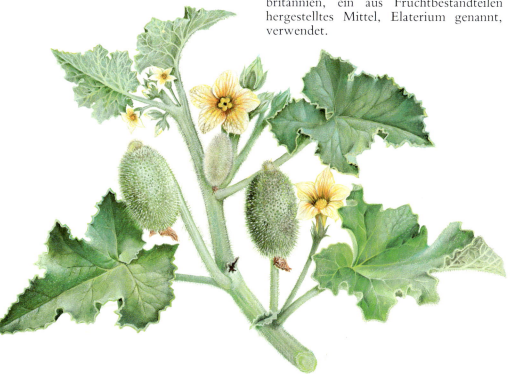

● Nur auf ärztliche Verordnung einnehmen; nicht mit bloßen Händen berühren.
Vorkommen: Im Mittelmeergebiet; in Ödland, an Wegrändern; bis 500 m.
Kein Vorkommen in A, CH, D; ⚥ nicht erhältlich.
Merkmale: Ausdauernde, blaugrünliche, fleischige, steifhaarige Pflanze mit bis 1 m langem, niederliegendem Stengel; Blütentriebe aufgerichtet; Blätter herzförmig bis dreieckig, gezähnt, wellig; Blüten gelblich, grünlich geadert (Mai–September), einhäusig, 5zählig; Frucht grünlich, bis 5 cm lang, rauh behaart, am Ende aufrechter Fruchtstiele hängend, beim Ablösen Samen ausschleudernd; Wurzel fleischig. Geruch widerlich. Geschmack herb.
Wirksame Teile: Fruchtsaft, frisch gekochte oder getrocknete Wurzel.
Inhaltsstoffe: Elaterin, Cucurbitacine, Fettsäuren.
Medizinische Eigenschaften: Sehr stark abführend, brechreizerzeugend, hautreizend.
Anwendung: Innerlich und äußerlich; ✚

WILDE UND VERWILDERTE PFLANZEN

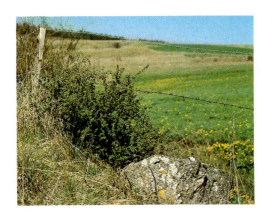

Stachelbeere

Ribes uva-crispa L.

STACHELBEERGEWÄCHSE
Grossulariaceae

Der Gattungsname *Ribes* stammt aus dem Arabischen, wurde aber von den Arabern in ihren Heimatländern für andere Pflanzen verwendet, die sie als Heilpflanzen kultivierten. Als sie Spanien eroberten, gaben sie der Johannisbeere diesen Namen, da sie ähnlich säuerlich schmeckte wie ihre einheimischen Heilpflanzen. Im Mittelalter wandte man denn auch den Namen *Ribes* oder *Ribos* für die Stachel- und die Johannisbeere an. Die Kultur der Stachelbeere scheint erst im 16. Jahrhundert richtig begonnen zu haben. Es wurden Sorten mit immer größeren Beeren gezüchtet, die sich in Farbe, Geschmack und Behaarung unterscheiden. Während die größten Beeren der Kultursorten fast die Größe von Pflaumen erreichen können, sind jene der wilden Pflanzen oft kaum größer als eine Erbse. Solche Stachelbeersträucher findet man vor allem in Gebüschen, in Wäldern und an Felsen; gelegentlich wachsen sie sogar aus Höhlungen alter Bäume. Die Beeren und der aus ihnen gewonnene Saft sind reich an Zucker, organischen Säuren und Vitaminen. Sie können auch zu Kompott und Gelee verarbeitet werden. Man sollte sich jedoch hüten, zu große Mengen unreifer Beeren zu essen, denn dies kann schlimme, ja sogar tödliche Folgen haben. Die unscheinbaren, grünlichgelben Blüten sondern am Grund des Kelchbechers Nektar ab und werden von Fliegen, Hummeln und Wespen besucht.

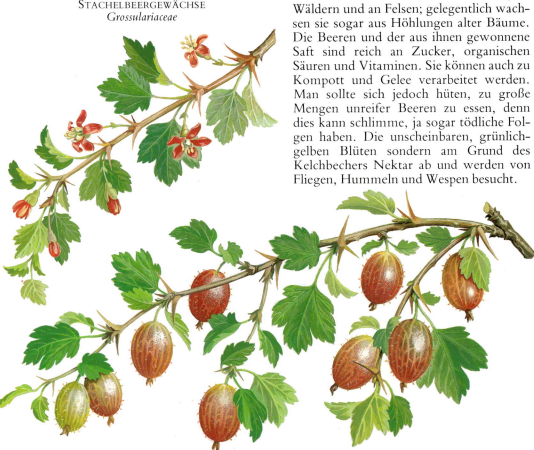

⊖ Nur die voll ausgereiften Beeren essen.
Vorkommen: Fast in ganz Europa außerhalb der Mittelmeerregion; in Wäldern und Gebüschen; bis etwa 1800 m.
Merkmale: 60 cm–1,50 m hoch. Strauch; stachelig; Blätter mit 3–5 abgerundeten, gezähnten Lappen; Blüten gelblichgrün oder rötlich (März–Mai), einzeln oder zu 2–3; Krone aus sehr kurzen, gelblichweißen Kronblättern, Staubblätter 5; Beeren gelblich, grünlich oder rötlich, länglich, borstig behaart, mehrere Samen enthaltend; Wurzelstock Ausläufer bildend. Geschmack süß (reife Früchte).

Wirksame Teile: Blätter, Wurzeln, Früchte (Juni–Juli); vorsichtig im Backofen trocknen, in verschlossenen Behältern aufbewahren.
Inhaltsstoffe: Fettsubstanzen, Kohlenhydrate, Mineralsalze, organische Säuren, Vitamine A, B, C.
Medizinische Eigenschaften: Abführend, adstringierend, appetitanregend, blutreinigend, harntreibend, mineralsalzzuführend, verdauungsfördernd.
Anwendung: Innerlich und äußerlich.
Siehe: Appetit, Durchfall, Frühjahrskur, Rekonvaleszenz, Verstopfung, Wunde.

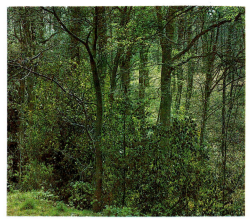

Stechpalme

Ilex aquifolium L.
Hülsen

STECHPALMENGEWÄCHSE
Aquifoliaceae

Die Zweige der Stechpalme mit den auch im Winter grünen Blättern werden gern zur Ausschmückung von Räumen und in der Blumen- und Kranzbinderei verwendet. Sie mußte wegen der Gefährdung ihrer natürlichen Vorkommen teilweise unter Naturschutz gestellt werden, doch ist sie auch angepflanzt verbreitet. In Mitteleuropa kommt sie nur im westlichen und südlichen Teil, vor allem als Unterholz in Buchenwäldern, wildwachsend vor. Meist bleibt sie strauchförmig; unter günstigen Bedingungen kann sie jedoch zu einem bis zu zehn Meter hohen Baum heranwachsen und etwa 300 Jahre alt werden. In vielen katholischen Gegenden bildet die Stechpalme den «Palm», der am Palmsonntag geweiht wird. Die Pflanze hat fiebersenkende und krampflösende Eigenschaften. Ihre korallenroten Steinfrüchte dürfen auf keinen Fall gegessen werden; sie enthalten giftige Stoffe, die schon zu Todesfällen geführt haben. Die Verbreitung der Samen geschieht vor allem durch Vögel, die die Früchte verzehren, die Samen aber unverdaut wieder ausscheiden, oder aber durch Wurzelausschläge.

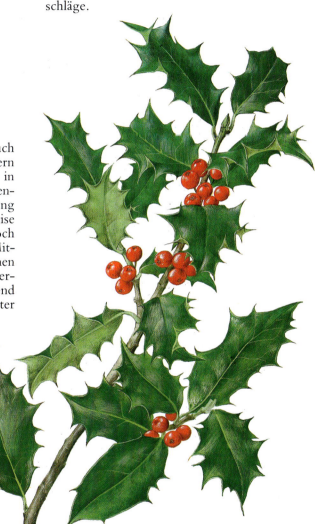

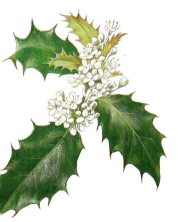

○ Nicht die roten Früchte verzehren.
Vorkommen: Im westlichen und südlichen Europa, als Unterholz in Wäldern; bis 2000 m.
Geschützt: A, D; A ⚥ nicht erhältlich; D, ⚥ Blätter.
Merkmale: 1–10 m hoch. Strauch oder kleiner Baum; Stamm mit glatter, kahler Rinde, Holz hart; Blätter oben dunkelgrün, unten heller, am Rand wellig und stachelig gezähnt, glänzend, wachsig, ledrig, wechselständig, kurzgestielt, überdauernd, länglich, die oberen oft eiförmig, ganzrandig, nicht gewellt; Blüten weiß oder rosa (Mai–Juni), in achselständigen Scheindolden, Blütenteile 4zählig, selten 5zählig; Steinfrucht rot, reif September–Oktober, 4–5 3kantige Steinkerne enthaltend. Geruchlos. Geschmack bitter.
Wirksame Teile: Blätter (das ganze Jahr über), Rinde (Frühling); Trocknung im Schatten oder an der Sonne.
Inhaltsstoffe: Gerbstoff, Ilicin.
Medizinische Eigenschaften: Erweichend, fiebersenkend, krampflösend, tonisch.
Anwendung: Innerlich und äußerlich; ✚
Siehe: Bronchitis, Durchfall, Fieber, Rheumatismus.

WILDE UND VERWILDERTE PFLANZEN

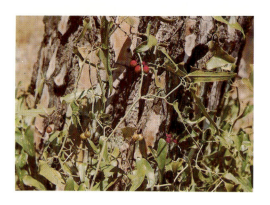

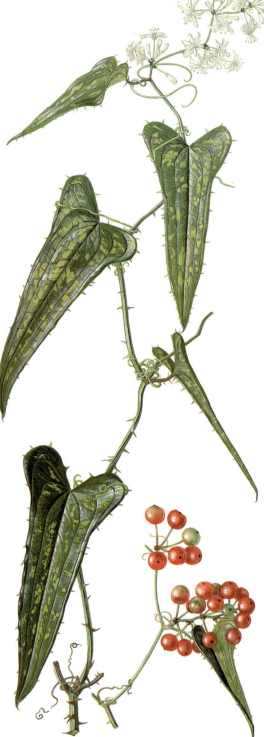

Stechwinde

Smilax aspera L.

LILIENGEWÄCHSE
Liliaceae

Die Gattung *Smilax* umfaßt ungefähr 200 Arten, die hauptsächlich in den feuchten Tropen- und Subtropengebieten vorkommen. Einige werden für pharmazeutische Zwecke importiert. Die Stechwinde ist die einzige in Europa vertretene Art. Ihr Name gibt zwei charakteristische Eigenschaften der Pflanze wieder: Sie klettert an Büschen und Bäumen empor und umwindet und umklammert sie mit ihren kantigen, dornigen Stengeln. Man erkennt die Stechwinde auch leicht an den dreieckigen, am Rand dornigen Blättern mit herzförmigem Grund, den weißlichen Blüten mit sechs Blütenhüllblättern und den erbsengroßen, an Johannisbeeren erinnernde roten Beeren.

Die medizinischen Eigenschaften der Stechwinde sind dieselben, wenn auch weniger ausgeprägt, wie die ihrer exotischen Verwandten. Sie wirkt blutreinigend, wasser- und schweißtreibend. Im 16. Jahrhundert hielt sie Mattioli gar für ein Heilmittel bei Syphilis.

Die grauweißen Wurzeln können, getrocknet und zerstoßen, als eine Art Tabak geraucht werden und bei Asthma Linderung verschaffen.

⊖ Nicht mit Zaunrübe oder Schmerwurz verwechseln.
Vorkommen: In Südeuropa; an Hecken und Feldrändern, in Gebüschen; bis 300 m.
Kein Vorkommen in A, CH, D; ⚥ nicht erhältlich.
Merkmale: Bis 2 m hohe Liane. Stengel rankend, hin und her gebogen, kantig, dornig; Blätter wintergrün, gestielt, dreieckig-herzförmig, glänzend, hell oder dunkel gefleckt, am Rand dornig, mit 5–7 Nerven, an der Stielbasis mit 2 Ranken; Blüten grünlichweiß (August–Oktober), in Büscheln, Blütenhüllblätter 6, Staubblätter 6 (männliche Blüte); Beere rot; Wurzelstock verholzt, mit einfachen, grauweißen oder bräunlichen Wurzeln.
Wirksame Teile: Wurzel.
Inhaltsstoffe: Kohlenhydrate, Cholin, Saponin, Gerbstoff.
Medizinische Eigenschaften: Blutreinigend, wasser- und schweißtreibend.
Anwendung: Innerlich und äußerlich; ✢

WILDE UND VERWILDERTE PFLANZEN

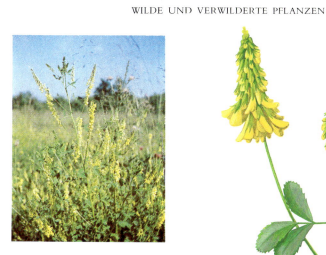

Steinklee, Echter

Melilotus officinalis (L.) Pall.
Honigklee, Schotenklee

SCHMETTERLINGSBLÜTLER
Papilionaceae

Der Steinklee ist eine Pflanze der Wegränder, Schuttplätze, Dämme und brachliegenden Äcker, von Orten also, an denen Unkraut gedeiht. Man erkennt ihn an den dreizählig gefiederten, am Rand gezähnten Blättern, den zahlreichen kleinen, gelben, in langen Trauben angeordneten Blüten und den runzeligen Früchten. Der lateinische Gattungsname leitet sich von den griechischen Wörtern *meli* (Honig) und *lotos* (Name für verschiedene Blumen) ab; in der Tat wird die Pflanze wegen ihres ausgezeichneten Nektars von den Bienen viel besucht.

Schon Hippokrates und Theophrast kannten einen *Melilotus* und erwähnten seine Heilkräfte; ob es sich aber um diese oder eine verwandte Art handelte, ist nicht sicher. Ein Destillat wurde schon im Altertum bei Nieren- und Gallenkoliken verwendet. Der Tee wirkt schwach adstringierend; er wird als schleimlösendes Mittel bei Erkältungskrankheiten der Luftwege gebraucht. In neuerer Zeit wird der Steinklee meist äußerlich in Form von Umschlägen und Pflastern bei eiternden Wunden und Geschwüren angewendet.

Vorkommen: In Mittel- und Südeuropa; in Unkrautfluren in der Nähe von Siedlungen, an Wegrändern, auf Äckern; bis 2000 m.
Merkmale: 50 cm–1 m hoch. Zweijährig; Stengel ziemlich verzweigt; Blätter mit 3 gezähnten Fiederblättchen (mittleres Blättchen gestielt) und kleinen Nebenblättern; Blüten gelb (Juni–September), zu 30–70 in langen Trauben, Kelch 5zähnig, Flügel der Schmetterlingsblüte länger als Schiffchen; Hülse kurz, kahl, quergefurcht. Geruch angenehm. Beim Hohen Steinklee (*Melilotus altissimus* Thuill.) Schiffchen so lang wie Flügel, Hülse nicht deutlich querrunzelig.

Wirksame Teile: Blühende Sproßspitzen; rasch an der Luft im Schatten trocknen.
Inhaltsstoffe: Cumarin, Glykoside, Flavonoide, Harz.
Medizinische Eigenschaften: Adstringierend, entzündungshemmend, harntreibend, krampflösend, sedativ.
Anwendung: Innerlich und äußerlich; ✚
Siehe: Augen, Augenbindehautentzündung, Augenlidentzündung, Bronchitis, Kolik, Krampfadern, Nervosität, Neuralgie, Schlaf, Wunde.

255

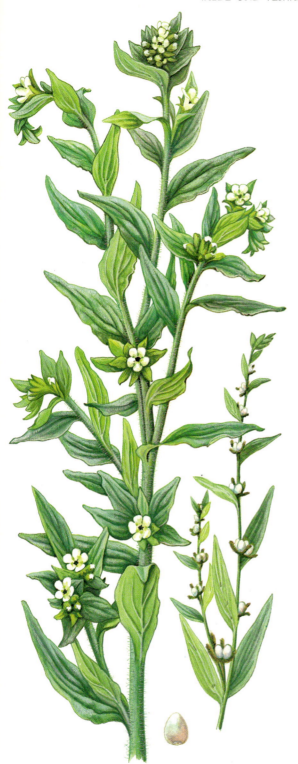
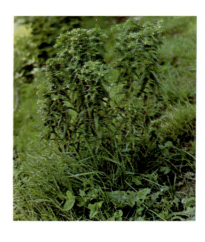

Steinsame, Echter

Lithospermum officinale L.

RAUHBLATTGEWÄCHSE
Boraginaceae

Nach der historischen Signaturenlehre sollen die Eigenschaften von Heilpflanzen an ihrem Aussehen oder ihrer Farbe zu erkennen sein. So glaubte man, mit den harten, weißen, fast porzellanartig aussehenden Nüßchen des Steinsamens Steinleiden bekämpfen zu können. Entsprechende Erfahrungen und Untersuchungen haben jedoch keinen Beweis für diese dem Steinsamen zugeschriebenen Eigenschaften erbracht. Dagegen scheint ein Absud der Pflanze eine gewisse harntreibende Wirkung zu haben. Auch wurde eine verwandte Art, *L. ruderale* L., früher von den Indianern als Empfängnisverhütungsmittel verwendet. Wissenschaftliche Untersuchungen haben bewiesen, daß diese Art wie auch unser Echter Steinsame Stoffe enthalten, die von der Hypophyse – der Hirnanhangdrüse – produzierte Hormone unwirksam machen können. Bei Versuchen mit Ratten wurde außerdem festgestellt, daß bei Verabreichung von Steinsamenextrakt nach drei bis vier Tagen der normale Zyklus von Eierstock und Gebärmutter stockte und erst fünf bis acht Tage nach Einstellen der Behandlung wieder einsetzte.

Vorkommen: In Mittel- und Südeuropa; an sonnigen, kalkreichen Standorten; bis etwa 1400 m.
Merkmale: 40–80 cm hoch. Ausdauernd; Stengel aufrecht, kräftig, verzweigt, behaart; Blätter oben dunkelgrün, unten heller, wechselständig, sitzend, lanzettlich, rauh, behaart, auf der Unterseite mit erhabenen Seitennerven; Blüten weiß bis grünlichgelb (Juni–Juli), klein, in verlängerten, beblätterten Trauben in 2 Reihen, Kelch behaart, mit 5 Zipfeln, Krone röhrenförmig, behaart, mit 5 Zipfeln, etwas länger als der Kelch, 5 Staubblätter in der Kronröhre; Frucht in 4 weiße, harte, porzellanartig glänzende Nüßchen zerfallend; Wurzelstock dick, fast holzig. Geruchlos. Geschmack adstringierend (Pflanze), süßlich (Nüßchen).
Wirksame Teile: Früchte, Blätter, blühende Sproßspitzen (Juli–August).
Inhaltsstoffe: Mineralsalze (Kieselsäure), Farbstoffe, Schleimstoffe.
Medizinische Eigenschaften: Harntreibend.
Anwendung: Innerlich und äußerlich.
Siehe: Gicht, Harnausscheidung.

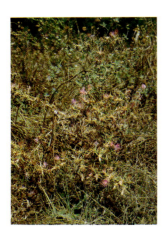

Stern-flockenblume

Centaurea calcitrapa L.
Distelartige Flockenblume,
Fußangelflockenblume

KORBBLÜTLER
Compositae

Der Artname *calcitrapa* ist das lateinische Wort für Fußangel. So wie dieses militärische Gerät, am Boden ausgelegt, Fußtruppen und Pferden einst ein unüberwindliches Hindernis bot, so versperrt das Gestrüpp aus dornigen Hüllblättern der Blütenköpfe dieser Flockenblume dem Wanderer den Weg. Die im südlichen und westlichen Europa heimische Pflanze findet man in Mitteleuropa allerdings nur sehr zerstreut vor. Sie gedeiht vor allem an Wegrändern und trockenen Hängen, auf Bahngeländen und Brachland. Auf den Feldern wird sie von den Bauern als Unkraut bekämpft.

Sie besitzt jedoch auch wertvolle Eigenschaften: Die Wurzeln sowie die eßbaren, nach Artischocken schmeckenden, dünnen Hüllblätter, die Blätter und die Blüten haben eine fiebersenkende und tonische Wirkung. Die Samen sind harntreibend, wenn man vier Gramm davon in einem Liter Weißwein ansetzt. Oft mischt man einem Aufguß der Blätter Echte Engelwurz, Wermut und Silberweidenrinde bei, um die Wirksamkeit zu verstärken.

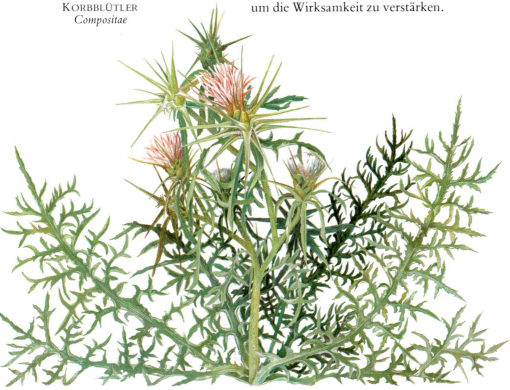

Vorkommen: In Mitteleuropa nur zerstreut und eingebürgert; an sonnigen Hängen, auf Brachland und Feldern; bis etwa 1000 m.
Merkmale: 20–50 cm hoch. Zweijährig; Stengel steif, kräftig, am Grund stark verzweigt; Blätter graugrün, etwas behaart, weich, runzelig, fiederschnittig; Blüten hell violett (August–September), röhrenförmig, in kleinen, fest sitzenden Köpfchen, diese zu vielen in einer beblätterten Rispe angeordnet; Hüllblätter in einen langen und kräftigen, am Grund mit 4–6 Dörnchen besetzten, gelben Dorn auslaufend; Früchtchen weißlich, ohne Haarkranz, mit kleinen, schwarzen Linien; Wurzel kräftig, spindelförmig. Geschmack bitter (Blüten und Blätter), süßlich (Wurzel).
Wirksame Teile: Blätter, Blüten, Frucht, Saft (August–September), Wurzeln.
Inhaltsstoffe: Bitterstoffe, Harz, Kautschuk, Kalium.
Medizinische Eigenschaften: Blätter, Blüten: appetitanregend, fiebersenkend, tonisch, wundheilend; Wurzel, Frucht: harntreibend.
Anwendung: Innerlich; ✚
Siehe: Fieber, Harnausscheidung.

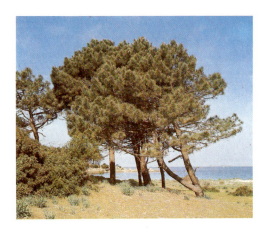

Sternkiefer

Pinus pinaster Aiton
Igelföhre, Strandkiefer

KIEFERNGEWÄCHSE
Pinaceae

In der großen Familie der Kieferngewächse, der auch die Tannen, Fichten und Lärchen angehören, ist die Gattung *Pinus*, Kiefer, die artenreichste; rund ein Dutzend davon ist in Europa heimisch. Die Sternkiefer wächst wild in den Küstenbereichen des Mittelmeerraumes; sie ist sehr licht- und wärmebedürftig, stellt aber an den Boden kaum Ansprüche. Vielerorts wurde sie angepflanzt, wie etwa bereits im 18. Jahrhundert in Südostfrankreich, um das Wandern der Dünen aufzuhalten. Ausgedehnte Sternkiefernwälder werden heute zur Terpentinöl-Gewinnung genutzt. Das Terpentin ist im Harz enthalten, das durch Einschnitte in das Holz der Kiefernstämme zum Auslaufen gebracht wird. Mit den frischen oder getrockneten Knospen der Sternkiefer, die wie die Waldkiefer zu heilkundlichen Zwecken verwendet wird, lassen sich Aufgüsse und Sirup bereiten oder Hustenbonbons herstellen; als Badezusatz wirken sie entspannend. Die Sternkiefer kommt in Mitteleuropa nicht vor, und auch die Apotheken führen keine getrockneten Bestandteile. Die Zapfen werden bei uns zu dekorativen Zwecken verwendet.

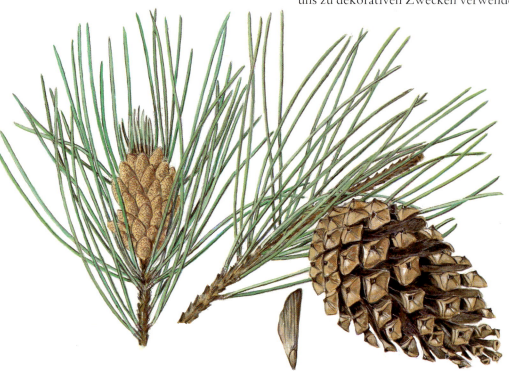

Vorkommen: An der Mittelmeer- und Atlantikküste; bis 1600 m.
Kein Vorkommen in A, CH, D; ⚕ nicht erhältlich.
Merkmale: Bis 40 m hoher, einhäusiger Baum. Stamm gerade, schlank, mit ausladender, lockerer Krone; Borke der Zweige braunrot; Nadeln zu 2, starr, bis über 20 cm lang, basal in häutiger Scheide eingeschlossen; Blütezeit April–Mai, männliche Blüten gelblich, aus schuppenartigen Staubblättern, eiförmig, weibliche Blüten zu Blütenzapfen mit rotvioletten Schuppen vereinigt; Zapfen zu 3–8 sternförmig angeordnet, 10–20 cm lang, glänzend braun.
Geruch intensiv, stark. Geschmack aromatisch, bitter.
Wirksame Teile: Nadeln (ganzes Jahr), Knospen, Saft, Holz.
Inhaltsstoffe: Ätherisches Öl, Harz, Glykoside, Vitamin C.
Medizinische Eigenschaften: Anregend, antiseptisch, fördert den Auswurf, balsamisch, harntreibend, hautreizend.
Anwendung: Innerlich und äußerlich.

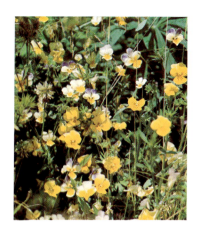

Stiefmütterchen, Wildes

Viola tricolor L.
Ackerstiefmütterchen, Dreifaltigkeitskraut

VEILCHENGEWÄCHSE
Violaceae

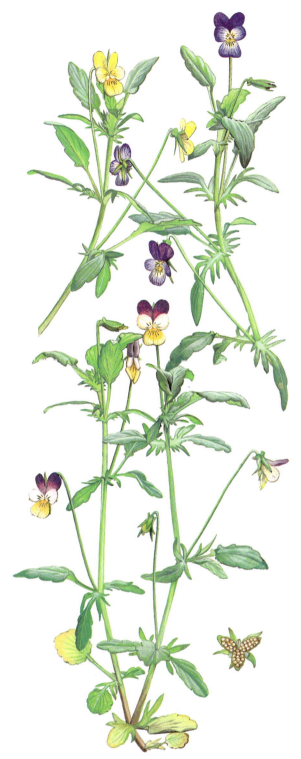

Seine hübschen Blüten mit den nuancierten Farben sind ein Schmuck der Felder. Neben dem Wilden Stiefmütterchen und dessen verschiedenen Unterarten gibt es noch weitere Arten in den Gebirgen. Es mag auf den ersten Blick erstaunen, daß es der gleichen Gattung wie die Veilchen angehört, also mit diesen sehr nahe verwandt ist; es unterscheidet sich von diesen im wesentlichen nur dadurch, daß seine seitlichen Blütenblätter aufwärts, nicht wie beim Veilchen seit- bzw. abwärts gerichtet sind. Das Sammeln und Trocknen der Pflanze ist etwas heikel; es sollte rasch geschehen, um ein Reifwerden der Blüten und Kapseln zu vermeiden. Die getrockneten Blüten bewahren ihre Farbe nur bei Luftabschluß.

Seit der Renaissance wird ein Stiefmütterchenaufguß innerlich gegen Hautausschlag, Geschwüre und Milchschorf oder auch äußerlich in Form von Umschlägen angewandt. Der Tee wirkt außerdem harntreibend und blutreinigend und wird gegen Rheumatismus verwendet.

⊖ Kleinen Kindern nicht in frischem Zustand verabreichen.
Vorkommen: In Europa; auf Feldern; bis 1800 m.
Merkmale: 10–30 cm hoch. Einjährig; Blätter eiförmig bis lanzettlich, gestielt, gekerbt, mit großen, fiederteiligen Nebenblättern mit 2–4 Paar schmaler Seitenabschnitte und 1 größeren Endabschnitt; Blüten weiß, gelb oder violett, oft gemischt (April–Oktober), lang gestielt, mit je 5 ungleichen Kelch- und Kronblättern, unterstes Kronblatt gespornt, Staubblätter 5, Griffel 1. Geschmack bitter, salzig.

Wirksame Teile: Blüten, frischer Saft, blühende Pflanze; rasch und gut gelüftet trocknen.
Inhaltsstoffe: Saponine, Flavonglykoside, Salicylsäure, Schleimstoffe, Gerbstoffe.
Medizinische Eigenschaften: Abführend, blutreinigend, brechreizerzeugend, fiebersenkend, harntreibend, krampflösend, narbenbildend, schweißtreibend, tonisch.
Anwendung: Innerlich und äußerlich; ✚
Siehe: Akne, Ekzem, Haut, Hautflechte, Magenverstimmung, Kopfflechte, Rheumatismus, Schuppenflechte.

In den Wäldern Mitteleuropas kann man zwei Eichenarten finden, die häufig miteinander verwechselt werden. Die Traubeneiche *(Quercus petraea* [Matt.] Liebl.*)* hat deutlich gestielte, glänzende Blätter und einen nur sehr kurz gestielten Fruchtstand. Die hier abgebildete Art besitzt kaum gestielte, matte Blätter, aber einen lang gestielten Fruchtstand. Beide Eichenarten liefern mit der Rinde von Stämmen und Ästen 12 bis 20 Jahre alter Bäume ein Gerbstoffmedikament. Stieleichen werden oft 300 bis 400, unter guten Bedingungen sogar über 1000 Jahre alt. Manche alten Eichen erreichen den stattlichen Umfang von rund 10 Metern. Unter Eichen wurde einst Gericht gehalten, im alten Rom krönte man verdiente Bürger mit Eichenlaub, und bei den Germanen galt die Eiche als Baum des Gewittergottes Donar. Oft tragen Eichen besondere Namen, die an ein Ereignis oder an eine berühmte Persönlichkeit erinnern sollen. Sehr geschätzt ist das Eichenholz wegen seiner Dauerhaftigkeit, da es durch Feuchtigkeit nicht angegriffen wird. Es findet daher bei Erd- und Wasserbauten sowie zum Schiffsbau Verwendung.

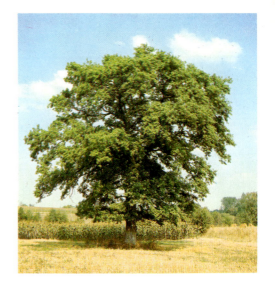

Stieleiche

Quercus robur L.

BUCHENGEWÄCHSE
Fagaceae

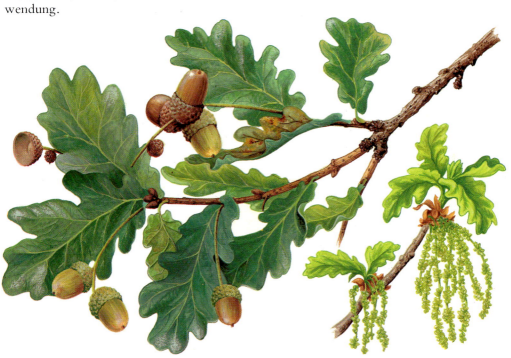

🚫 Nicht mit eisernen Gefäßen in Berührung bringen; nicht mit Kochsalz, alkaloidhaltigen Pflanzen oder Tangen vermischen. Die Rinde kann zu Darmreizungen führen.
Vorkommen: In Mitteleuropa; in Wäldern; bis 1200 m.
Merkmale: 35–40 m hoch. Baumstamm mit viereckigen Borkenschuppen; Blätter kahl, breit verkehrteiförmig, fiederlappig; Blüten in Kätzchen (April–Mai), die männlichen in Gruppen hängend, gelblich, locker, die weiblichen mit wenigen Blüten; Früchte (Eicheln) eiförmig, im unteren 1/3–1/4 von dem schuppigen Fruchtbecher bedeckt. Geschmack bitter, adstringierend.
Wirksame Teile: Rinde junger Äste (Frühling), Blätter (Juni), Eicheln (Herbst).
Inhaltsstoffe: Gerbstoffe.
Medizinische Eigenschaften: Adstringierend, antiseptisch, fiebersenkend, tonisch.
Anwendung: Innerlich und äußerlich; ✚ ♥ 🅥
Siehe: Alkoholmißbrauch, Angina, Bäder, Blutung, Frostbeule, Haar, Hämorrhoiden, Nasenbluten, Schrunde, Transpiration, Vergiftung, Weißfluß, Zahnfleisch.

Strandbeifuß

Artemisia maritima L.

KORBBLÜTLER
Compositae

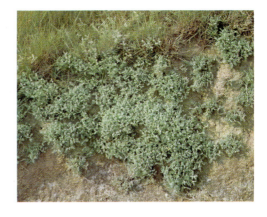

Wie der Name besagt, kommt diese Beifußart vorwiegend an Küsten vor. In Europa findet man den Strandbeifuß am Mittelmeer und an den Atlantikküsten bis zur Ostsee, eine etwas abweichende Form wächst auch in den Wüsten und Steppen Osteuropas und Innerasiens. Der Strandbeifuß liebt salzreiche Böden. Die ganze Pflanze ist dicht grau- bis weißfilzig und riecht stark aromatisch. Im Herbst erscheinen ihre winzigen, gelbbraunen Blüten, deren Köpfchen vor dem Aufblühen gesammelt werden.

Der Strandbeifuß ist ein altbewährtes Mittel gegen Spul- und Madenwürmer. Seine wurmtreibende Wirkung geht auf den Santoningehalt im ätherischen Öl zurück. In noch stärkerer Konzentration findet sich dieser Stoff bei der aus Asien eingeführten Art Cina *(A. cina* Berg*)*. Sie besitzt die gleichen Eigenschaften wie der Strandbeifuß, ist aber weniger gut verträglich. Der Strandbeifuß sollte, um jegliches Risiko auszuschließen, Kindern nicht verabreicht werden. Bei äußerlicher Anwendung ist die Pflanze jedoch völlig ungefährlich und kann bei Wurmbefall auch Kindern in Form von Umschlägen aufgelegt werden.

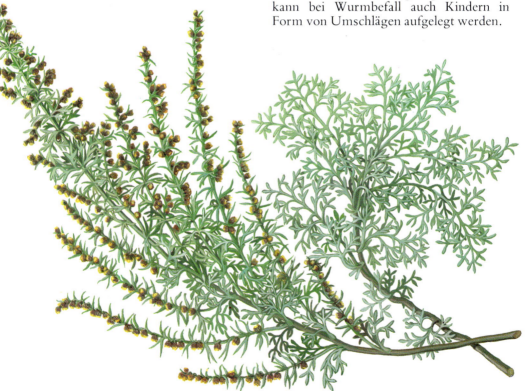

⊖ Angegebene Dosierungen nicht überschreiten. Kindern nicht verabreichen.
Vorkommen: An europäischen Küsten.
Merkmale: 30–60 cm hoch. Ausdauernd, mit verholztem, dünnem Wurzelstock; Stengel krautig, dicht grau- bis weißfilzig, niederliegend-aufsteigend bis aufrecht, ästig; Blätter weiß- bis graufilzig, in schmale Abschnitte unterteilt, die unteren gestielt, doppelt bis 3fach fiederteilig, die oberen sitzend, 1fach fiederteilig; Blütenköpfe bräunlichgelb (September–Oktober), klein, eiförmig, kurz gestielt, aufrecht bis nickend, an überhängenden Ästen mit einfachen Blättchen. Geruch aromatisch, stark. Geschmack bitter, kampferartig.
Wirksame Teile: Getrocknete, blütentragende Sproßspitzen.
Inhaltsstoffe: Ätherisches Öl mit Santonin, Cholin.
Medizinische Eigenschaften: Wurmtreibend, wundheilend.
Anwendung: Innerlich und äußerlich; ✚
Siehe: Darmparasiten, Wunde.

Sumpfdotterblume

Caltha palustris L.

HAHNENFUSSGEWÄCHSE
Ranunculaceae

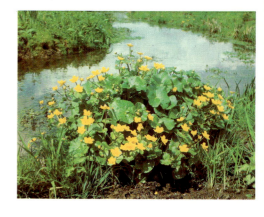

Die saftigen, tiefgrünen Sprosse der Sumpfdotterblume brauchen viel Wasser. Sie gedeiht an Bachufern, in sumpfigen Wiesen und in Wäldern. Ihre dicken, kugeligen Knospen öffnen sich im Frühjahr zu großen, glänzend goldgelben Blüten mit zahlreichen Staubblättern. Die rundlich herzförmigen Blätter können als Gemüse zubereitet werden. In Weinessig eingelegte Knospen dienen als Kapernersatz. Bisweilen wurde die Butter, wenn sie zu blaß geraten war, mit den gelben Blüten der Sumpfdotterblume gefärbt.

Wenn diese Verwendungen auch harmlos sein dürften, sollte man doch die Pflanze in frischem Zustand nicht essen; sie gehört zur Familie der Hahnenfußgewächse und ist, wie viele Arten, zwar schön, aber giftig. In der Homöopathie wird die aus der blühenden Pflanze gewonnene Essenz innerlich bei Hautausschlägen und anderen Hautleiden verschrieben. Meist kommt die Pflanze jedoch äußerlich zur Anwendung. In Form von Umschlägen rufen die getrockneten Blätter lokale Hautreizungen hervor, die zur Linderung rheumatischer Schmerzen führen. Außerdem erleichtern die Blätter als Tabakersatz die Raucherentwöhnung.

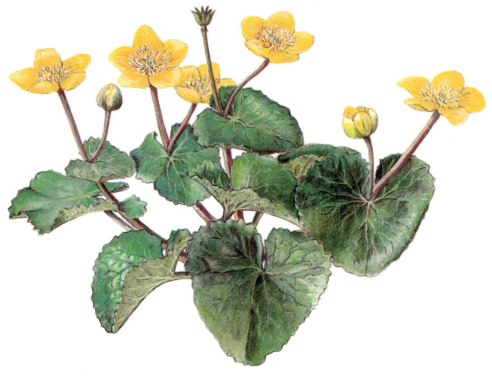

● In der Heilkunde nur äußerlich anwenden.
Vorkommen: In Europa; in sumpfigen Wiesen, feuchten Gebüschen und in Wäldern, an Ufern; bis 2500 m.
Geschützt: CH; ⚕ nicht erhältlich.
Merkmale: 15–30 cm hoch. Ausdauernd, mit kräftigem, kurzem Wurzelstock; Stengel liegend bis aufsteigend, hohl, kahl, meist reich verzweigt, gefurcht; Blätter dunkelgrün, groß, fettig glänzend, rundlich herzförmig bis nierenförmig, gekerbt, die unteren gestielt, die oberen sitzend; Blüten glänzend, gelb (März–Juni), groß, schalenförmig, nicht in Kelch und Krone gegliedert, Blütenhüllblätter 5–7, zahlreiche Staubblätter, Fruchtknoten 5–9, sich zu mehrsamigen, gebogen geschnäbelten Balgfrüchten entwickelnd, die sternartig angeordnet sind und sich mit Längsriß öffnen. Geruch fein. Geschmack brennend.
Wirksame Teile: Getrocknete Blätter.
Inhaltsstoffe: Flavonoide, Carotin, Protoanemonin, Saponin.
Medizinische Eigenschaften: Hautreizend.
Anwendung: Äußerlich; ✚
Siehe: Rheumatismus, Tabakmißbrauch.

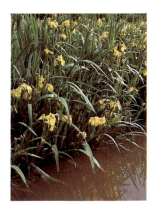

Sumpf-schwertlilie

Iris pseudacorus L.
Gelbe Schwertlilie, Wasserschwertlilie

SCHWERTLILIENGEWÄCHSE
Iridaceae

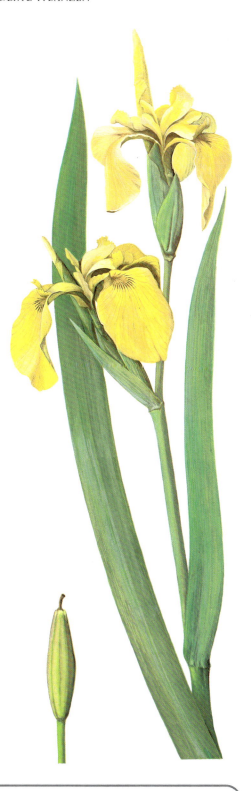

Die Sumpfschwertlilie ist eine prachtvolle Wildpflanze, die zusammen mit anderen hochwüchsigen Arten in der Uferzone von Seen, aber auch an Gräben und Bächen vorkommt. Die wie eine Schwertklinge geformten, schmalen Blätter umschließen einen kräftigen Stengel. Im Mai oder Juni schmückt die Pflanze sich mit großen, gelben Blüten, die, nachdem sich eine nach der anderen entfaltet hat, rasch wieder verblühen. Obwohl man die Sumpfschwertlilie in ihrer natürlichen Umgebung kaum mit einer anderen Pflanze verwechseln kann, scheint sie früher doch öfters von Ärzten und Apothekern für den Kalmus gehalten worden zu sein, von dem diese oft nur das getrocknete Kraut kannten. So wurden der Sumpfschwertlilie auch ihr nicht zustehende heilsame Wirkungen zugesprochen. Der frische Wurzelstock ruft heftigen Brechreiz und Durchfall hervor; er darf daher nur auf ärztliche Verordnung angewandt werden. Dank seinem hohen Gerbstoffgehalt eignet er sich auch zum Gerben von Häuten.

⊖ Frischen Wurzelstock nur auf ärztliche Verordnung anwenden.
Vorkommen: Fast in ganz Europa; an Ufern, in Sümpfen; bis 1000 m.
Geschützt: A, CH, D; ⚥ nicht erhältlich.
Merkmale: 50 cm–1,20 m hoch. Ausdauernd; Blätter 2zeilig, fast so lang wie der Stengel, schwertförmig, unten entlang der Mittelrippe um den Stengel gefaltet; Blüten gelb (Mai–Juli), zu 2–3 in den Achseln scheidenartiger Hochblätter, 3 große, kronblattartige, nach unten hängende Kelchblätter, 3 schmale, aufrechte Kronblätter, Griffel mit 3 kronblattartigen Ästen, die 3 Staubblätter verdeckend; große Kapsel; Wurzelstock horizontal, kräftig, fleischig, an der Schnittfläche gelb.
Wirksame Teile: Wurzelstock (Herbst); verfärbt sich in trockenem Zustand rot.
Inhaltsstoffe: Gerbstoff, Fette, Eiweiß, Kohlenhydrate, noch chemisch unerforschter «Scharfstoff».
Medizinische Eigenschaften: Stark abführend, brechreizerzeugend, hautreizend, erzeugt Niesreiz.
Anwendung: Innerlich und äußerlich; ✚

WILDE UND VERWILDERTE PFLANZEN

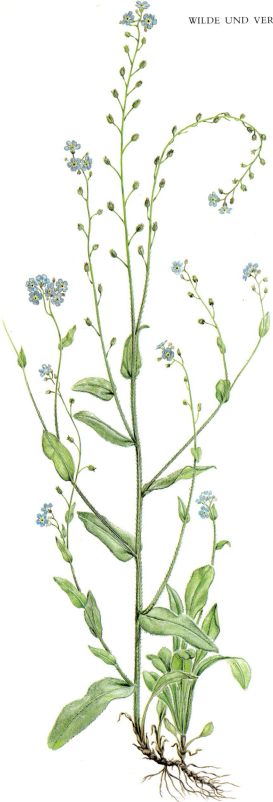

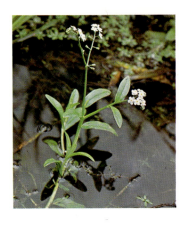

Sumpf-vergißmeinnicht

Myosotis palustris L.

RAUHBLATTGEWÄCHSE
Boraginaceae

Nach einer persischen Legende verliebte sich ein Engel in eine Sterbliche und wurde deshalb aus dem Paradies gewiesen. Zur Strafe mußte er in allen vier Enden der Welt das Vergißmeinnicht aussäen. Nachdem er seine Aufgabe erfüllt hatte, kehrte er mit seiner mit Vergißmeinnicht geschmückten, nun auch unsterblich gewordenen Geliebten zurück und wurde wieder in Gnaden im Paradies aufgenommen.

In fast allen Sprachen heißt diese weithin bekannte und beliebte, in der Poesie besungene Pflanze Vergißmeinnicht, eine Bezeichnung, die im deutschen Sprachgebiet im 15. Jahrhundert auftauchte und wohl kaum volkstümlich ist. Gelegentlich wird es auch Mausöhrchen genannt, eine Übersetzung des griechischen Gattungsnamens *Myosotis* (von *myos*, Maus, und *ota*, Ohr).

Die Pflanze zählt nicht zu den bedeutenderen Heilkräutern. Sie kann anstelle von Steinklee bei Augenentzündungen verwendet werden. In neuerer Zeit wurde sie zur Behebung von Schwächezuständen empfohlen.

Vorkommen: In Europa; in Naßwiesen und Gräben, an Ufern, in feuchten Wäldern; bis 2000 m.
Merkmale: 20–30 cm hoch. Ausdauernd; Stengel aufsteigend oder aufrecht, rund oder kantig, abstehend behaart, beblättert; Blätter lanzettlich bis spatelig, weich, behaart, zumindest die oberen sitzend; Blüten blau (Mai–August), in traubenähnlichen, an der Spitze eingerollten Blütenständen, Kelch anliegend behaart, Krone flach ausgebreitet, über 5 mm breit, 5teilig, mit kurzer Blütenröhre; Früchte (Nüßchen) von Kelchblättern eingehüllt; mit kriechendem Wurzelstock, mit Ausläufern. Geruch würzig.
Wirksame Teile: Blühende Sproßspitzen; zum Trocknen in Sträußen aufhängen.
Inhaltsstoffe: Alkaloid, Kalium.
Medizinische Eigenschaften: Entzündungshemmend, sedativ, tonisch.
Anwendung: Innerlich und äußerlich.
Siehe: Asthenie, Augen, Augenbindehautentzündung, Ohr.

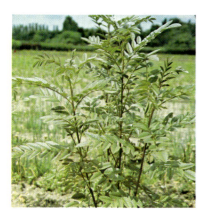

Süßholz

Glycyrrhiza glabra L.
Lakritze

SCHMETTERLINGSBLÜTLER
Papilionaceae

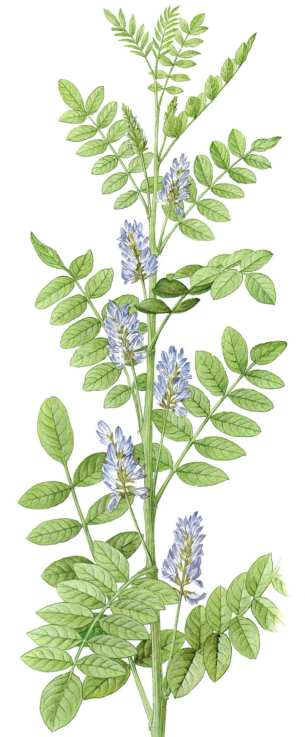

Wir kennen wohl alle die bei Kindern so beliebte Lakritze. Sie besteht weitgehend aus dem ausgekochten und eingedickten Saft der Süßholzwurzel, die noch heute Bestandteil mancher Brusttees ist und zur Geschmacksverbesserung Arzneimitteln beigegeben wird.

Die Gattung *Glycyrrhiza* ist mit einem Dutzend Arten auf allen fünf Kontinenten vertreten. Das Süßholz ist eine Pflanze der Mittelmeerregionen. Die ersten Zeugnisse seiner medizinischen Verwendung stammen aus dem alten Ägypten. Die Griechen nannten es *Glykurrhiza* (Süßwurzel) und rühmten seine beruhigenden Eigenschaften und seinen süßen Geschmack. Im Mittelalter wurde es in Mitteleuropa offenbar wesentlich häufiger kultiviert als heute.

1950 entdeckte man den günstigen Einfluß des Süßholzes auf Magengeschwüre; doch zeigte sich bei den Patienten nach Einnahme größerer Mengen der Droge über eine längere Zeit hinweg ein starker, durch die Glyzyrrhetinsäure verursachter Blutdruckanstieg. Die Apotheken führen heute jedoch Produkte, die von dieser Substanz befreit sind.

● Keinen Mißbrauch treiben!
Vorkommen: In Südeuropa; in Mitteleuropa selten kultiviert; bis 1000 m.
Merkmale: 30 cm–1 m hoch. Ausdauernd; Wurzelstock holzig, Wurzel stark verzweigt; Stengel aufrecht, gestreift, derb, hohl; Blätter gestielt, unpaarig gefiedert mit 9–17 eiförmigen, unterseits klebrigen Blättchen; Blüten blaßblau oder lila (Juni–Juli), in gestielten, blattachselständigen, vielblütigen Trauben (fast Ähren), Kelch drüsenhaarig, 5zähnig, Schmetterlingsblüte, Staubblätter 10, Griffel 1; Hülse flach. Geschmack zuckersüß.

Wirksame Teile: Wurzel und Wurzelstock (Herbst im 3. Jahr); an der Sonne trocknen.
Inhaltsstoffe: Zucker, Gerbstoff, Flavonoide, Glyzyrrhizin, Glyzyrrhetinsäure.
Medizinische Eigenschaften: Fördert den Auswurf, blutreinigend, gegen Bronchialerkrankungen, erfrischend, erweichend, harntreibend, hustenbekämpfend, krampflösend, tonisch, verdauungsfördernd.
Anwendung: Innerlich und äußerlich; ✚ Ⅴ
Siehe: Asthma, Atem, Augenbindehautentzündung, Bronchitis, Husten, Krämpfe, Luftschlukken, Magen, Mund, Verstopfung.

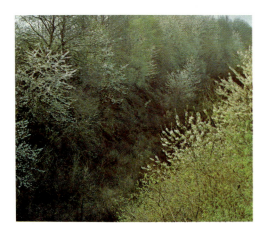

Süßkirsche

Prunus avium L.
Vogelkirsche, Wildkirsche

ROSENGEWÄCHSE
Rosaceae

Der Süßkirschbaum kommt wildwachsend in Wäldern, an Waldrändern und in Hecken vor. Aus ihm wurden unsere kultivierten Süßkirschenarten gezüchtet. Er wird rund 20 Meter hoch und bis 300 Jahre alt. Die Blüten werden von Bienen bestäubt, doch findet Befruchtung und Entwicklung von Früchten nur statt, wenn der Pollen von anderen Bäumen stammt. Deshalb tragen allein stehende Kirschbäume keine Früchte. Die Kirschen des Süßkirschbaums sind kleiner als die kultivierten Arten und tiefschwarz; sie können zu Gelee, Konfitüre und Saft verarbeitet werden, vor allem aber werden sie zur Herstellung von Kirschwasser gebraucht, wofür die Früchte der veredelten Formen nicht herangezogen werden. Das Holz wird von Drechslern und Kunsttischlern verwendet. Zu heilkundlichen Zwecken wurden früher Rinde, Blätter und Blüten genutzt, heute werden noch gelegentlich die Stiele als harntreibendes Mittel verwendet. Das Kirschwasser gilt als magenwirksam. Die veredelten Kirschensorten sind vermutlich mit den Römern zu uns gelangt, die Süßkirsche selbst aber ist bei uns heimisch, wie Funde der Steinkerne aus der Jungsteinzeit gezeigt haben.

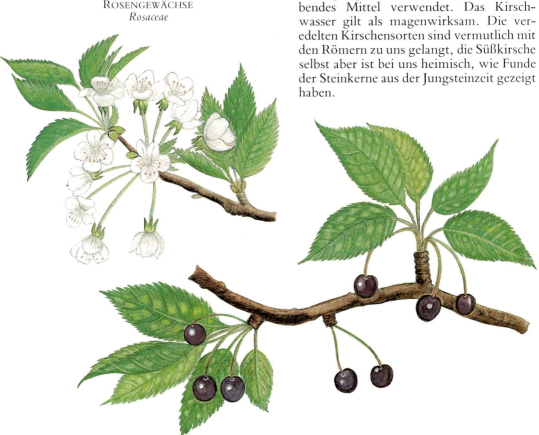

Vorkommen: In Europa, außer im hohen Norden; in Wäldern, Gebüschen, Hecken; bis 1700 m.
Merkmale: Bis 20 m hoher Baum. Rinde glänzend grau (braun), anfangs glatt, später mit sich ringförmig ablösenden Lappen, zuletzt dunkel und rissig, Krone locker; Blätter mattgrün, unterseits behaart, eiförmig, zugespitzt, (doppelt) gesägt, Stiel mit 1–2 Drüsen; Blüten weiß (April–Mai), lang gestielt, in doldenartigen Büscheln, Kelchblätter 5, Kronblätter 5; Steinfrucht klein, kugelig, dunkelrot, zuletzt fast schwarz. Geschmack süß, bitter (Früchte).

Wirksame Teile: Früchte, Saft, Fruchtstiele (Juni–Juli); im Schatten trocknen.
Inhaltsstoffe: Organische Säuren, Gerbstoff, Zucker, Provitamin A, Enzyme.
Medizinische Eigenschaften: Abführend, erfrischend, harntreibend.
Anwendung: Innerlich.
Siehe: Arthritis, Fettleibigkeit, Gicht, Verdauung, Verstopfung.

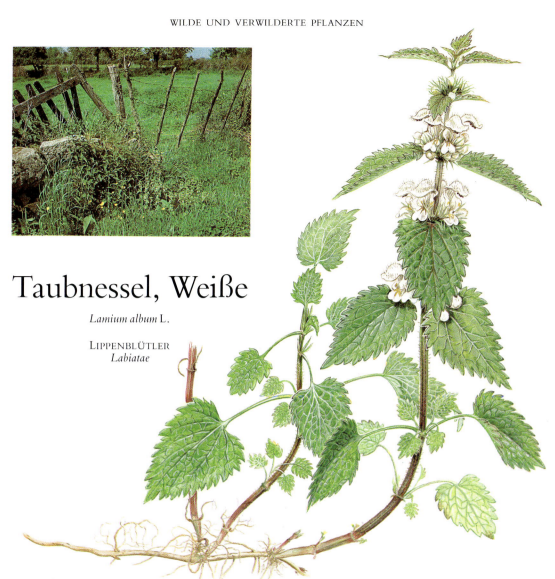

Taubnessel, Weiße

Lamium album L.

LIPPENBLÜTLER
Labiatae

Ihre Blätter ähneln denen der Brennessel, besitzen aber keine Brennhaare, sind also, wie der Name sagt, «taub». Der Gattungsname *Lamium*, vom griechischen *lamos* (Rachen, Schlund), spielt auf die Form der Blüte an, die einem aufgerissenen Schlund gleicht. In der griechischen Mythologie war Lamia ein junges Mädchen, das von Zeus geliebt wurde. Die erzürnte und eifersüchtige Göttin Hera, Gattin des Zeus, ließ das aus dieser Verbindung hervorgegangene Kind sterben. Lamia war fortan neidisch auf die glücklichen Mütter, raubte deren Kinder und verschlang sie.

Die verbreitete und häufige Weiße Taubnessel findet sich an stickstoff- und nährstoffreichen Stellen, an Wegrändern, in Gräben, an Mauern und in Hecken, wo oft auch die rotblühende Gefleckte Taubnessel (*L. maculatum* L.) wächst. Auf dem Land wurde sie viel verwendet, aus gutem Grund, ist sie doch dank ihrem Gerbstoffgehalt ein gutes adstringierendes und wundheilendes Mittel. Auch enthält sie Saponin, einen auswurffördernden Stoff. Die vor der Blütezeit gesammelten Sproßspitzen können wie Spinat zubereitet oder auch als Suppe gegessen werden.

Vorkommen: In Europa, außer im Mittelmeergebiet; an Wegrändern, in Hecken und Gräben; bis 2200 m.
Merkmale: 20–40 cm hoch. Ausdauernd; Stengel 4kantig, hohl behaart; Blätter gegenständig, gestielt, vorn zugespitzt, am Grund abgerundet oder herzförmig, am Rand grob gesägt; Blüten weiß (April–September), zu 5–8 in blattachselständigen Scheinquirlen, Kelch glockig, mit 5 langen Zähnen, Krone röhrig, vorn erweitert mit helmförmiger Oberlippe und 2lappiger Unterlippe, 4 Staubblätter mit behaarten, braunen Staubbeuteln, Teilfrüchchen 4; mit Ausläufern. Geruch honigartig (Blüte). Geschmack ein wenig bitter.
Wirksame Teile: Blüten, blühende Sproßspitzen, Blätter; im Schatten trocknen.
Inhaltsstoffe: Aminosäuren, ätherisches Öl, Gerbstoffe, Glykoside, Kohlenhydrate, Saponin, Schleimstoffe.
Medizinische Eigenschaften: Adstringierend, fördert den Auswurf, blutreinigend, blutstillend, entzündungshemmend, wundheilend.
Anwendung: Innerlich und äußerlich; ✚
Siehe: Anämie, Blasenentzündung, Blutung, Haar, Hämorrhoiden, Menstruation, Weißfluß.

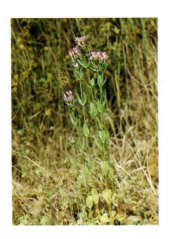

Tausendgülden-kraut, Echtes

Centaurium erythraea Raf.

ENZIANGEWÄCHSE
Gentianaceae

Um einiges über die Eigenschaften dieser Pflanze zu erfahren, braucht man nur der Herkunft ihres deutschen und lateinischen Namens nachzugehen: Der Sage nach soll der Kentaur Chiron eine Verletzung am Fuß mit dieser Pflanze behandelt haben; das griechische Wort *erythraios* bedeutet rötlich und bezieht sich auf die Blütenfarbe; der deutsche Name beruht wohl auf einer falschen Auslegung des Namens *Centaurium* als vom lateinischen *centum* (hundert) abstammend, aus dem im Volksmund tausend wurde, und *aurum* (Gold). Die Pflanze war früher wegen ihrer hervorragenden Heilkraft hochgeschätzt und wurde gegen eine ganze Reihe von Beschwerden eingesetzt. Im wesentlichen ist das Tausendgüldenkraut ein Bittermittel wie der Gelbe Enzian und wird gelegentlich auch als dessen Ersatz verwendet. Der aus dem Kraut bereitete Tee oder Likör wird als magenstärkendes Mittel getrunken. Um die schöne rosarote Farbe der Blüten zu erhalten, bewahrt man das Sammelgut am besten in Papiertüten in dicht geschlossenen Behältern auf.

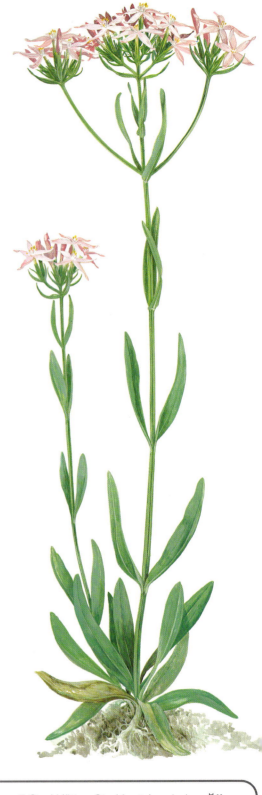

● Angegebene Dosierungen nicht überschreiten.
Vorkommen: In Europa fast überall; in Waldlichtungen, an Böschungen und Wegrändern; bis etwa 1400 m.
Geschützt: CH; ganze Pflanze ohne Wurzel.
Merkmale: 10–50 cm hoch. Ein- oder zweijährig; die grundständigen Blätter in einer Rosette, verkehrt-eiförmig, meist 5nervig, die Stengelblätter kleiner, gegenständig, Blüten rosa (Juli–September), kurz gestielt, in dichten Scheindolden, Kelch röhrenförmig, Krone mit Röhre und 5 ausgebreiteten, stumpfen Zipfeln, 5 Staubblätter, Staubbeutel nach dem Öffnen sich spiralig einrollend.
Wirksame Teile: Blühende Pflanze (Juni–August); gebündelt in Papiertüten trocknen; in geschlossenen Behältern aufbewahren.
Inhaltsstoffe: Bitterstoffglykoside, Harz.
Medizinische Eigenschaften: Appetitanregend, blutreinigend, fiebersenkend, fördert die Gallensekretion, magenwirksam, tonisch, wurmtreibend.
Anwendung: Innerlich und äußerlich; ✚ V
Siehe: Appetit, Durchfall, Fieber, Haar, Rekonvaleszenz, Wunde.

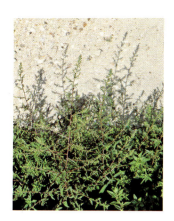

Teekraut, Mexikanisches

Chenopodium ambrosioides L. *(sensu lato)*
Breslauertee, Jesuitentee, Karthäusertee

GÄNSEFUSSGEWÄCHSE
Chenopodiaceae

Die Pflanze wurde wahrscheinlich im 17. Jahrhundert durch die Jesuiten aus Mexiko nach Europa gebracht und als Zierpflanze, aber auch wegen ihrer heilkräftigen Eigenschaften angebaut. Das Mexikanische Teekraut wurde früher bei Wurmerkrankungen sowie bei einer ganzen Reihe weiterer gesundheitlicher Störungen eingesetzt, so etwa bei Nervenleiden, Hysterie und Veitstanz.

Es wird heute in Mitteleuropa da und dort noch zur Herstellung von Medikamenten angepflanzt und ist gelegentlich verwildert oder eingeschleppt auf Schuttplätzen, vor allem aber auf Abfällen von Wolle und Baumwolle verarbeitenden Betrieben zu finden.

Sein Geruch ist stark aromatisch und kampferartig; er geht von einem ätherischen, in den Drüsenhaaren entstehenden Öl, dem Ascaridol, aus, das einen wurmtreibenden Stoff enthält. Die günstigen Eigenschaften der Pflanze beruhen wohl im wesentlichen auf einer krampflösenden Wirkung.

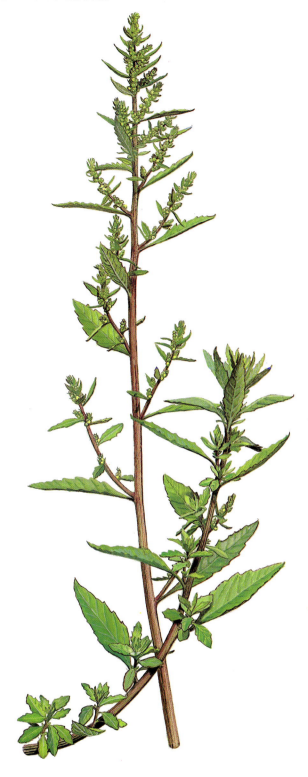

Vorkommen: In Mitteleuropa nur noch selten oder angepflanzt eingeschleppt; auf Schuttplätzen, in Wolleabfällen.
Merkmale: 30–60 cm hoch. Einjährig oder ausdauernd; Stengel aufrecht, grüngestreift, häufig rötlich überlaufen, an der Basis behaart, verzweigt; Blätter verkehrt eiförmig oder unregelmäßig und grob gezähnt, unten durch Drüsen punktiert; Blüten grünlich (Juli–Oktober), unauffällig, in beblätterten Rispen, Blütenhülle mit 5 tief eingeschnittenen Zipfeln, Staubblätter 6; Frucht mit einem glänzend braunen Samen. Geruch aromatisch, kampferartig.

Wirksame Teile: Blühende Sproßspitzen, Blätter.
Inhaltsstoffe: Ätherisches Öl mit Ascaridol, Saponine.
Medizinische Eigenschaften: Krampflösend, reguliert die Menstruation, tonisch, verdauungsfördernd, wurmtreibend.
Anwendung: Innerlich.
Siehe: Asthma, Lunge.

WILDE UND VERWILDERTE PFLANZEN

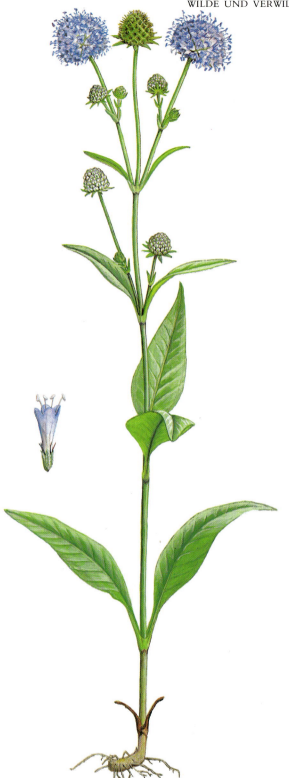

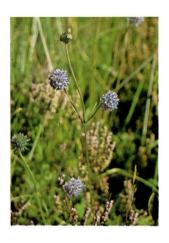

Teufelsabbiß

Succisa pratensis Moench
Abbißkraut

KARDENGEWÄCHSE
Dipsacaceae

Der Teufel soll der Sage nach im Zorn über die Heilkraft der Pflanze ihr einstmals die Wurzel abgebissen haben, daher rühre das Aussehen des wie abgetrennt scheinenden Wurzelstocks.
Der Teufelsabbiß ist ein Verwandter der Skabiose *(Scabiosa L.)*, – eine Ableitung vom lateinischen *scabies* (Krätze) – und wurde wie diese als Heilmittel bei den verschiedensten Krankheiten angewandt, so z. B. bei Ekzemen, Geschwüren, Schleimhautentzündungen und Wurmbefall, ja sogar gegen Syphilis und Pest. Seine auswurffördernden Eigenschaften helfen bei Erkrankungen der Atemwege. Außerdem wirkt er blutreinigend und harntreibend. Dem Wurzelstock werden zudem verdauungsfördernde Eigenschaften zugeschrieben; auch kann er als Grundlage für einen ausgezeichneten Likör dienen. Früher stellte man aus den Blättern der Pflanze einen Tee-Ersatz her.
Der von Faltern und Bienen besuchte Teufelsabbiß schmückt im Sommer und Herbst feuchte Wiesen und Sümpfe mit seinen regelmäßig verzweigten Stengeln, die in blauen Blütenköpfen enden.

Vorkommen: In Europa; in feuchten Wiesen und Magerwiesen, in Flachmooren; bis über 2000 m.
Merkmale: 15–50 (80) cm hoch. Ausdauernd; Stengel aufrecht, unten kahl, oben behaart und verzweigt, mit wenigen Blattpaaren; Blätter gegenständig, länglich-lanzettlich, ganzrandig (oder obere gesägt), spitz, ziemlich derb; Blüten blauviolett (Juli–September), in halbkugeligen, von breit-lanzettlichen Hüllblättern umgebenen, langgestielten Köpfchen, Kelch mit 5 kurzen Borsten, in einen 4zähnigen Außenkelch eingeschlossen, Krone röhrig, 4spaltig, 4 Staubblätter; Frucht (Achäne) zottig behaart; Wurzelstock kräftig.
Wirksame Teile: Frischer Saft, Blütenköpfe, Blätter, getrockneter Wurzelstock.
Inhaltsstoffe: Glykoside (Scabiosin, Dipsacan), Polyphenole (Kaffeesäure), Alkaloide, Saponin, Gerbstoffe.
Medizinische Eigenschaften: Adstringierend, fördert den Auswurf, blutreinigend, magenwirksam, schweißtreibend, tonisch, wundheilend.
Anwendung: Innerlich und äußerlich; ✚
Siehe: Bronchitis, Haut, Hautflechte, Juckreiz, Mundschleimhaut.

WILDE UND VERWILDERTE PFLANZEN

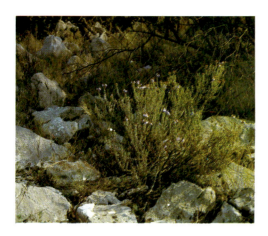

Thymian, Echter

Thymus vulgaris L.
Gartenthymian

LIPPENBLÜTLER
Labiatae

Der Echte Thymian besitzt dieselben Eigenschaften wie der Feldthymian, ist aber noch wirkungsvoller. Von der Einnahme des Echten Thymians über längere Zeiträume hinweg oder in größeren Mengen ist allerdings abzuraten, da es sonst zu Reizungen des Magen-Darm-Traktes und zu schweren Stoffwechselstörungen kommen kann. Das im Echten Thymian enthaltene ätherische Öl weist sehr wirkungsvolle Substanzen auf, darunter zwei Phenole: Thymol, das zur Herstellung zahlreicher Medikamente verwendet wird und antiseptisch bzw. desinfizierend, krampflösend, appetitanregend und wurmtreibend wirkt, und Carvacrol, ein in der Parfümindustrie häufig benutzter, ebenfalls antiseptischer Stoff. Das ätherische Öl fördert auch den Auswurf bei Husten. Thymiantee kann als Schwarztee-Ersatz getrunken werden.

Der aromatisch duftende Thymian stammt aus dem östlichen Mittelmeerraum, ist aber heute in ganz Südeuropa an trockenen, warmen Hängen zu finden. In Mitteleuropa wird er vor allem als Küchengewürz kultiviert; er verwildert nur selten. Die in ihrer Heimat mehrjährige Pflanze stirbt bei uns meist im Winter ab.

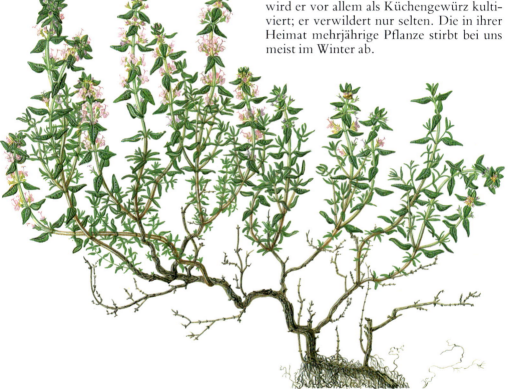

⊖ Dosierungen einhalten. Nicht über längere Zeit einnehmen.
Vorkommen: In Südeuropa; bis 1500 m.
Merkmale: 10–30 cm hoch. Sehr ästiger Halbstrauch; Blätter gegenständig, sitzend, lineal bis elliptisch, am Rand eingerollt, unterseits weißfilzig; Blüten rosa oder weiß (Mai–Oktober), klein, quirlig in den Achseln der Blätter, Kelch bewimpert, Krone 2lippig, Oberlippe flach, Unterlippe 3lappig. Geschmack bitter.
Wirksame Teile: Blütenstände, Blätter.
Inhaltsstoffe: Ätherisches Öl, Gerbstoff, Bitterstoff, Harz.

Medizinische Eigenschaften: Antiseptisch, appetitanregend, fördert die Gallensekretion, geruchbindend, hämolytisch, harntreibend, hustenbekämpfend, krampflösend, magenwirksam, reguliert die Menstruation, tonisch, fördert die Vernarbung, windtreibend, wurmtreibend.
Anwendung: Innerlich und äußerlich; ✚ ♥ Ⅴ
Siehe: Anämie, Appetit, Atem, Bäder, Blähung, Darmparasiten, Epidemie, Grippe, Haar, Hexenschuß, Husten, Keuchhusten, Krätze, Magen, Menstruation, Rekonvaleszenz, Rheumatismus, Stirnhöhlenentzündung, Wunde.

271

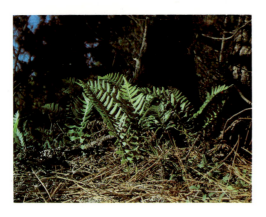

Tüpfelfarn

Polypodium vulgare L.
Engelsüß, Engelwurz

TÜPFELFARNGEWÄCHSE
Polypodiaceae

Als erster scheint Theophrast die Verwendung des Tüpfelfarns erwähnt zu haben. Dioscurides und der griechisch-römische Arzt Galenus gaben später eine genaue Beschreibung dieses Farns und zählten seine Anwendungsmöglichkeiten auf, die heute, 2000 Jahre später, noch genauso gültig sind. Wie früher in der Heilkunde, verwendet man den Wurzelstock bei Erkrankungen der Luftwege, bei Bronchitis, Leberleiden und Rheuma. Außerdem ist er ein mildes Abführmittel. Als Wurmmittel wird er wegen seines süßlichen Geschmackes auch von Kindern gern genommen. Der hübsche Farn ist eine der wenigen in Europa vorkommenden Arten der Gattung, die auf der Erde mit rund 80 Arten vertreten ist. Er überzieht bemooste Felsen, wächst auf Mauern und auf bemoosten alten Bäumen. Wie die anderen Farne besitzt er weder Blüten noch Samen, sondern pflanzt sich mit Hilfe von Sporen fort; diese werden innerhalb der Sporangienhäufchen (Sori) gebildet, die man auf der Unterseite der Wedel als rundliche, in Doppelreihen angeordnete Häufchen (Tüpfel) erkennen kann.

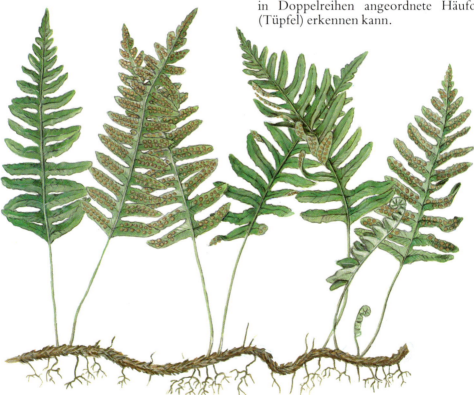

Vorkommen: In Europa; auf Felsen, Mauern, moosigem Waldboden, Bäumen; bis 2000 m.
Merkmale: 10–50 cm hoch. Ausdauernd, bisweilen wintergrün; Wedel lang gestielt, Blattspreite im Umriß schmal lanzettlich, bis fast auf die Spindel fiederteilig, beidseitig bis zu 30 lineal-länglichen, gesägte oder ganzrandige Abschnitte; Unterseite mit in Doppelreihen angeordneten, linsenförmigen, zunächst gelben, dann braunen Sporangienhäufchen ohne Schleier; Sporenausstreuung im Frühjahr; Wurzelstock auf oder wenig unter der Bodenoberfläche kriechend, dicklich, fleischig, mit braunen Spreuschuppen bedeckt. Geruch unangenehm. Geschmack süßholzartig.
Wirksame Teile: Getrockneter Wurzelstock (März–April und September–Oktober); im Dunkeln oder an der Sonne trocknen.
Inhaltsstoffe: Gerbstoff, Saponin, Zucker, Schleimstoffe, ätherische Öle, harzartiger Bitterstoff, Fettsubstanzen.
Medizinische Eigenschaften: Abführend, fördert den Auswurf, gallen- und wurmtreibend.
Anwendung: Innerlich; ✚
Siehe: Bronchitis, Darmparasiten, Leber, Rheumatismus, Verstopfung.

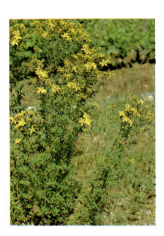

Tüpfel-johanniskraut

Hypericum perforatum L.
Echtes Johanniskraut, Hartheu, Tüpfelhartheu

JOHANNISKRAUTGEWÄCHSE
Hypericaceae

Das Tüpfeljohanniskraut ist wenig anspruchsvoll und kommt häufig in lichten Wäldern, an Weg- und Waldrändern, in Gebüschen und auf Magerrasen vor. Seine goldgelben Blüten, die beim Zerdrücken einen roten Farbstoff abgeben, werden nach dem Abblühen rostbraun. Die Blätter sind von vielen kleinen, transparenten Öldrüsen durchsetzt, so daß sie, wenn man sie gegen das Licht hält, wie durchlöchert scheinen; zusätzlich sind an Kelch-, Kron- und Laubblättern schwarze Punkte und Streifen vorhanden, die ein dunkel gefärbtes, aromatisch riechendes Harz enthalten. Das Tüpfeljohanniskraut spielte im Volksglauben und -brauchtum eine bedeutende Rolle. An Johannis, zur Sommersonnenwende, schmückten sich die jungen Leute mit ihm – es sollte vor Behexung und Blitzschlag schützen. Die blühenden Triebe werden äußerlich als Wundmittel, z. B. auch bei Verbrennungen, innerlich bei Asthma und Bronchitis sowie bei Blasenentzündung und Darmparasiten angewandt.

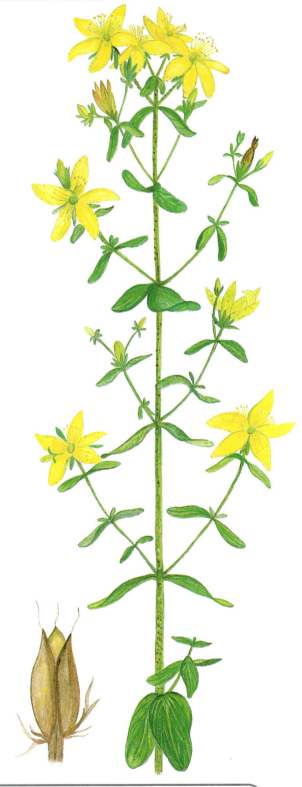

Vorkommen: In Europa; in lichten Wäldern, auf Magerrasen, an Böschungen; bis 2000 m.
Merkmale: 20 cm–1 m hoch. Ausdauernd; Stengel oben ästig, stielrund mit 2 Längskanten, Blätter gegenständig, elliptisch-eiförmig bis länglich, sitzend, ganzrandig, kahl, durchscheinend punktiert, besonders am Rand mit schwarzen Punkten; Blüten goldgelb (Juni–September), zahlreich, 5 Kelch-, 5 schief elliptische Kronblätter, beide mit schwarzen Punkten, Staubblätter sehr zahlreich, in 3 Gruppen; Kapsel 3fächerig, eiförmig; Wurzel spindelförmig, Wurzelstock reichästig.

Wirksame Teile: Blätter, blühende Sproßspitzen; in Sträußen im Schatten trocknen.
Inhaltsstoffe: Ätherisches Öl mit Hypericin, Flavonoide, Gerbstoff, Fett, Cholin.
Medizinische Eigenschaften: Adstringierend, antiseptisch, harntreibend, narbenbildend, sedativ, wundheilend, wurmtreibend.
Anwendung: Innerlich und äußerlich; ✚
Siehe: Bäder, Bettnässen, Blasenentzündung, Bronchitis, Darmparasiten, Hautgeschwür, Impotenz, Sonnenbrand, Verbrennung, Verstauchung, Weißfluß, Wunde.

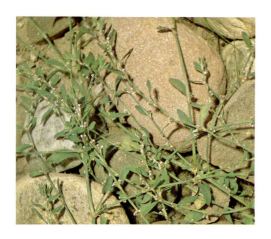

Vogelknöterich

Polygonum aviculare L.

KNÖTERICHGEWÄCHSE
Polygonaceae

Wie der Wasserpfeffer, der Schlangenknöterich, der Sauerampfer und der Stumpfblättrige Ampfer zählt auch diese Art zu den Knöterichgewächsen, die an dem knotigen Stengel und den mehr oder weniger häutigen und röhrigen Blattscheiden zu erkennen sind. Dieses sich rasch ansiedelnde und ausbreitende Unkraut wächst vor allem an Wegrändern, in Feldern und auf unkultivierten Böden im Bereich und im Umkreis von Siedlungen. Es wird gern von Schweinen gefressen, und seine Samen sind ein beliebtes Vogelfutter. Für den Heilkräutersammler ist die gesamte Pflanze nützlich, die während der ganzen langen Blütezeit gesammelt werden kann. Im Altertum war der Vogelknöterich als blutstillendes Mittel in Gebrauch; die Römer nannten ihn *Sanguinaria*, eine Ableitung von *sanguis* (Blut). Seit langem schon wird er in der Volksmedizin als blutstillendes und harntreibendes Mittel verwendet, außerdem gegen Durchfall, bei Bronchitis und Steinerkrankungen, äußerlich bei schlecht heilenden Wunden. Heute wird der Vogelknöterich bei der Behandlung von Diabetes zur Durstbekämpfung eingesetzt.

Vorkommen: In Europa; in Äckern und an unkultivierten Standorten; bis 2300 m.
Merkmale: 5–50 cm hoch. Einjährig; Stengel niederliegend bis aufsteigend, sehr ästig, kahl, dunkelgrün, gestreift; Blätter wechselständig, sitzend, klein, lanzettlich bis elliptisch, mit häutiger, silbrig-durchscheinender bis hellbrauner, geaderter Blattscheide; Blüten grünlichweiß oder rosa (Mai–November), zu 2–5 in den Blattachseln, 2–3 mm, kurz gestielt, Blütenhülle einfach, nicht in Kelch und Krone geschieden, 5spaltig, Staubblätter 8, 3 kurze Griffel; Frucht 3kantig. Geschmack adstringierend.
Wirksame Teile: Frischer Saft, ganze Pflanze (Mai–November), Wurzel (Herbst); in Sträußen im Schatten trocknen.
Inhaltsstoffe: Gerbstoff, Harz, ätherisches Öl, Schleim, Kieselsäure, Flavonoide.
Medizinische Eigenschaften: Adstringierend, blutstillend, harntreibend, sedativ, wundheilend.
Anwendung: Innerlich und äußerlich; ✚ ⓥ
Siehe: Bronchitis, Cellulitis, Diabetes, Gicht, Nasenbluten, Steinerkrankungen, Wunde.

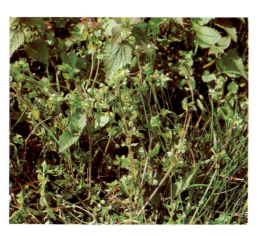

Vogelmiere

Stellaria media (L.) Vill.
Hühnerdarm

NELKENGEWÄCHSE
Caryophyllaceae

Die Pflanze erhielt ihre deutschen Namen, weil die Samen und Blätter gern von Vögeln, vor allem Hühnern, gefressen werden und die schlaffen, am Boden niederliegenden bis aufsteigenden Stengel an Gedärme erinnern. Sie ist eine der wenigen das ganze Jahr über blühenden Pflanzen Mitteleuropas. Außerordentlich häufig trifft man diese sehr vitale Pflanze auf bearbeiteten, unbewachsenen Böden und unbebauten Plätzen, in Äckern, Weinbergen und Gärten an; manchmal bedeckt sie sehr große Flächen.

Im Laufe eines Jahres können bis zu fünf Generationen aus einer einzigen Pflanze hervorgehen. Die kleinen, weißen, sternchenartigen, an sich schon unscheinbaren Blütenkronen können verkümmert sein oder fehlen, so daß nur der grüne Kelch von der Blütenhülle bleibt.

Die Autoren des Altertums und des Mittelalters erwähnen die Vogelmiere nicht. Im 19. Jahrhundert wurde sie von Kneipp als beruhigendes, schleimlösendes Mittel besonders bei Entzündungen der Atemwege gerühmt. Innerlich wird die Vogelmiere gegen Hämorrhoiden sowie bei verschiedenen Blutungen empfohlen; äußerlich wird sie u. a. bei Quetschungen angewandt.

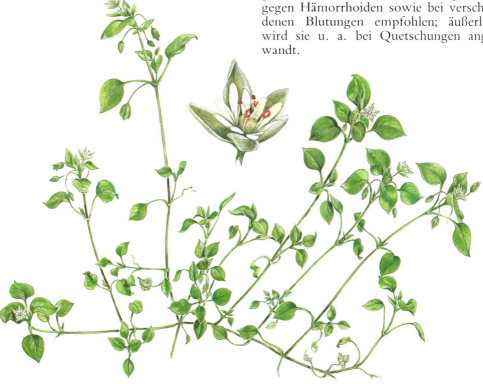

Vorkommen: In Europa; auf frischen, nährstoffreichen Böden, auf Kulturland, in Siedlungsnähe, an Wegrändern; bis etwa 2000 m.
Merkmale: 10–40 cm hoch. Ein- bis zweijährig; Stengel weich, saftig, niederliegend bis aufsteigend, einreihig behaart, sehr ästig; Blätter gegenständig; gestielt bis sitzend, eiförmig, kurz zugespitzt, kahl, Blüten weiß (Januar–Dezember), gestielt, in den Achseln der oberen Blätter, sternchenartig, mit 5 tief geteilten Kronblättern, Griffel 3; Kapsel 6zähnig.
Wirksame Teile: Frische oder getrocknete Pflanze, frischer Saft; im Schatten trocknen.

Inhaltsstoffe: Mineralsalze, vor allem Kieselsäure und Kalium.
Medizinische Eigenschaften: Harntreibend, hemmt die Milchsekretion, tonisch, wundheilend.
Anwendung: Innerlich und äußerlich; ✚ ♥ Ⅴ
Siehe: Anämie, Blutung, Hämorrhoiden, Haut, Magen, Quetschung, Rekonvaleszenz, Stillen.

WILDE UND VERWILDERTE PFLANZEN

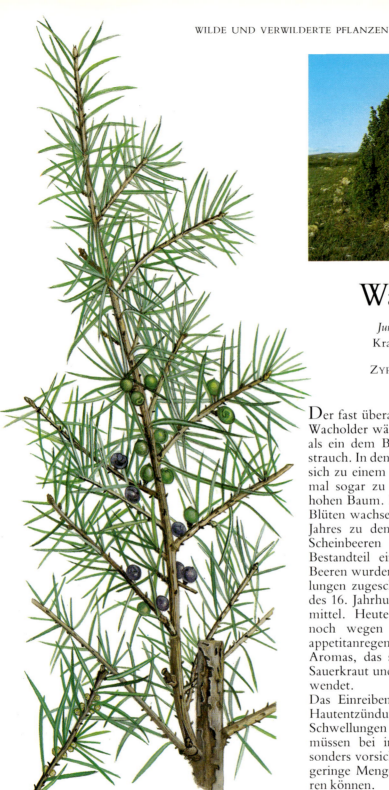

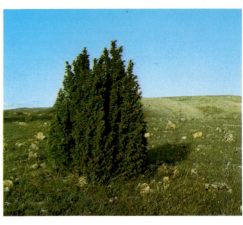

Wacholder

Juniperus communis L.
Kranawit, Machangel

ZYPRESSENGEWÄCHSE
Cupressaceae

Der fast überall in Europa vorkommende Wacholder wächst in hohen alpinen Lagen als ein dem Boden angedrückter Zwergstrauch. In den tieferen Lagen entwickelt er sich zu einem stattlichen Strauch, manchmal sogar zu einem bis zu zwölf Meter hohen Baum. Die befruchteten weiblichen Blüten wachsen erst im Laufe des zweiten Jahres zu den blauschwarzen, kugeligen Scheinbeeren heran, deren wirksamster Bestandteil ein ätherisches Öl ist. Den Beeren wurden im Mittelalter Wunderheilungen zugeschrieben, und auch während des 16. Jahrhunderts galten sie als Allheilmittel. Heute werden sie hauptsächlich noch wegen ihrer harntreibenden und appetitanregenden Wirkung und wegen des Aromas, das sie geräuchertem Schinken, Sauerkraut und Spirituosen verleihen, verwendet.

Das Einreiben des ätherischen Öls kann Hautentzündungen mit Blasenbildung und Schwellungen hervorrufen. Nierenkranke müssen bei innerlicher Anwendung besonders vorsichtig sein, da bei ihnen schon geringe Mengen zu Nierenreizungen führen können.

⊖ In zu großen Mengen können die Scheinbeeren zu Reizungen der Harnwege führen; schwangere Frauen sollten sie nicht essen; bei Nierenkranken können schon geringe Mengen zu Nierenreizungen führen.
Vorkommen: Fast in ganz Europa; auf trockenen Böden; bis etwa 2500 m.
Merkmale: 50 cm–6 m hoch. Strauchförmig; Äste buschig, aufrecht, junge Zweige 3kantig; Nadeln blaugrün und weißlich, stechend, in Quirlen zu 3; Blüten gelblich (April–Mai), zweihäusig, unauffällig, als kurze Seitensprosse in den Achseln der mittleren Nadelquirle eines Zweiges angelegt; Scheinbeeren unreif grün, reif blauschwarz, bereift.
Wirksame Teile: Zweige, Früchte; Trocknung in dünnen Schichten an luftiger Stelle, häufig umschichten, Aufbewahrung schwierig.
Inhaltsstoffe: Ätherisches Öl, Harz, Kohlenhydrate, organische Säuren.
Medizinische Eigenschaften: Appetitanregend, blutreinigend, harntreibend, hautreizend, reguliert die Menstruation, windtreibend.
Anwendung: Innerlich und äußerlich; ✚ ♥
Siehe: Akne, Appetit, Atem, Blasenentzündung, Bronchitis, Desinfektion, Ödem.

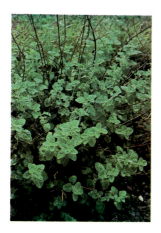

Waldbergminze

Calamintha sylvatica Bromf.
Echte Bergminze, Bergmelisse,
Bergthymian, Waldquendel

LIPPENBLÜTLER
Labiatae

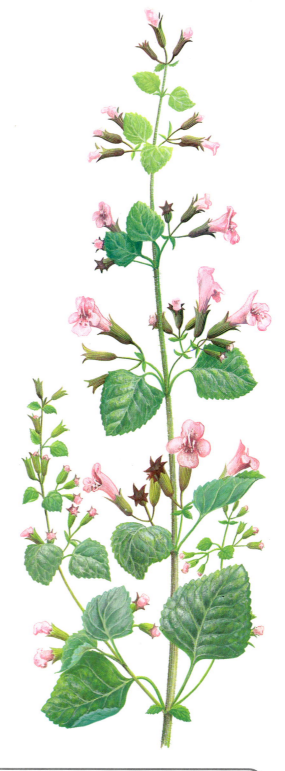

Die Waldbergminze ähnelt im Geruch der Pfefferminze und gehört auch der gleichen Pflanzenfamilie an. Trotzdem sollte die Waldbergminze nicht mit der Pfefferminze verwechselt werden; ihre Blüten sind größer und in lockeren Blütenständen angeordnet. In der Antike und auch im Mittelalter wandte man sie bei Ohrgeräuschen, Aufstoßen, Schluckauf, Bauchschmerzen und nervösen Verkrampfungen an; auch wurde sie als tonisches, verdauungsförderndes und stimulierendes Mittel gebraucht. Der Dichter Aemilius Macer rühmte 1477 in naiver Weise die heilende Wirkung bei Elephantiasis, «einer Sorte von Lepra, die jede Krankheit übertrifft, so wie der Elephant über alle anderen Tiere siegt». Andere glaubten, daß die Waldbergminze den Tieren, die sie fressen, besonders gute Eigenschaften verleihe. Moderne chemische Analysen ergaben jedoch keine Hinweise auf solche wundersame Wirkungen. Der Hauptwirkstoff der Waldbergminze ist ätherisches Öl, das jedoch bei übermäßigem Genuß zu Vergiftungen führen kann.

Vorkommen: In Mittel- und Südeuropa; in lichten Wäldern, auf Felsschutt; bis etwa 1600 m.
Merkmale: 15–30 cm hoch. Ausdauernd; Stengel verzweigt, behaart; Blätter gestielt, fein gekerbt; Blüten lila (Juli–September), 1–2 cm lang, lang gestielt, gruppenweise in den Blattachseln, Kelch gerade, mit ungleichen Zähnen, bewimpert, Blumenkrone länger, Unterlippe 3lappig. Geruch nach Pfefferminze oder Melisse.
Wirksame Teile: Stengel mit Blättern und Blüten (Juli); Trocknung an schattiger Stelle.
Inhaltsstoffe: Ätherisches Öl, Enzyme.

Medizinische Eigenschaften: Krampflösend, magenwirksam, tonisch.
Anwendung: Innerlich; ✚
Siehe: Krämpfe, Luftschlucken, Magen, Müdigkeit, Ohrgeräusche, Verdauung.

Waldehrenpreis

Veronica officinalis L.
Echter Ehrenpreis

RACHENBLÜTLER
Scrophulariaceae

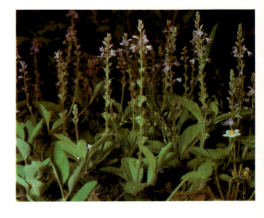

Die kleinen, am Boden entlang kriechenden Pflanzen mit den aufgerichteten, schmalen, hellblauen Blütenständen findet man in trockenen Wiesen, in Wäldern und Lichtungen, an Waldrändern und Waldwegen auf kalkarmem, saurem Boden. Im 16. und 17. Jahrhundert war der Waldehrenpreis bei uns eine außerordentlich wichtige und «erfolgreiche» Art. Damals sahen die Ärzte in ihm ein Wundermittel gegen Schwindsucht und viele andere Krankheiten der Atem- und Verdauungswege. Daß im Jahr 1690 Johann Franke allein dem Waldehrenpreis eine 300 Seiten starke Abhandlung widmete, zeigt deutlich, wie hoch seine Heilkräfte geschätzt wurden. Heute ist von dieser einstmals so gepriesenen Heilpflanze jedoch nicht mehr viel die Rede. Man sammelt sie während der Blütezeit und läßt sie in Sträußen trocknen, nachdem man die welken Blätter entfernt hat. Der Waldehrenpreis ist ein vorzüglicher Tee-Ersatz bei Bronchitis, Heiserkeit, Husten sowie Erkrankungen der Nieren und der Harnwege. Äußerlich wird der Ehrenpreis bei chronischen Hautleiden, bei Geschwüren und leichten Verbrennungen angewandt.

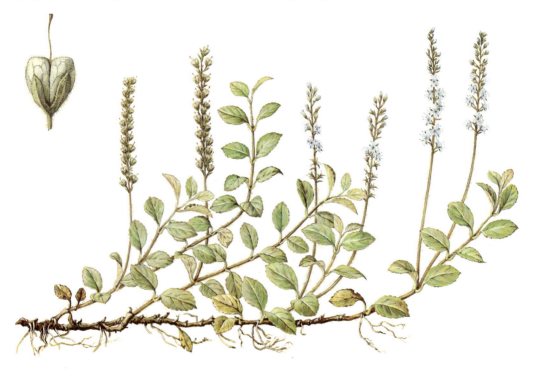

Vorkommen: In Europa, außer im Mittelmeergebiet; in Wäldern, auf trockenen Weiden; bis 2000 m.
Merkmale: 10–20 cm hoch. Ausdauernd; Stengel niederliegend-wurzelnd, Äste und blühende Triebe aufstrebend bis aufrecht; Blätter gegenständig, elliptisch, sehr kurz gestielt, stumpf gekerbt, rauh behaart; Blüten hellblau bis hellila (Mai–Juli), sehr kurz gestielt, in gedrungenen, reichblütigen, steif aufrechten, blattachselständigen Trauben; Frucht (Kapsel) flaumig behaart, dreieckig-herzförmig. Geschmack bitter, adstringierend.

Wirksame Teile: Blühende Sproßspitzen, Blätter (Mai–Juli); in Sträußen trocknen.
Inhaltsstoffe: Gerbstoff, Bitterstoff, Harz, Aucubin.
Medizinische Eigenschaften: Appetitanregend, fördert den Auswurf, blutreinigend, magenwirksam, fördert die Milchsekretion, wundheilend.
Anwendung: Innerlich und äußerlich; ✚
Siehe: Appetit, Bronchitis, Hautgeschwür, Leber, Luftschlucken, Müdigkeit, Niere, Stillen, Verbrennung.

Walderdbeere

Fragaria vesca L.
Wilde Erdbeere

ROSENGEWÄCHSE
Rosaceae

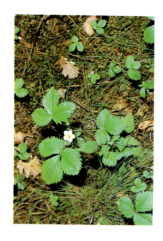

Bevor die Walderdbeere ihre Früchte trägt, könnte man sie mit einer anderen Pflanze aus der gleichen Familie verwechseln, nämlich dem Erdbeerfingerkraut *(Potentilla sterilis* [L.] Garcke*)*, bei dem man vergeblich auf die Ausbildung der eßbaren Scheinfrüchte wartet. Die Walderdbeere zeichnet sich durch einen aromatischen Duft nach Ambra und Rosen aus. Sie vermehrt sich durch ihre Samen und durch Ausläufer, die sich von der Mutterpflanze lösen, sobald sich die Tochterpflanze genügend entwickelt hat.

Aus den Blättern der Walderdbeere läßt sich ein Tee bereiten, dem eine günstige Wirkung bei Ausschlägen und Nierenleiden zugeschrieben wird. Die Hauptwirkung als Heilpflanze beruht bei der Walderdbeere auf dem hohen Gerbstoffgehalt im Wurzelstock und in den Blättern. Die «Erdbeerfrüchte» können jedoch auch Hautallergien hervorrufen.

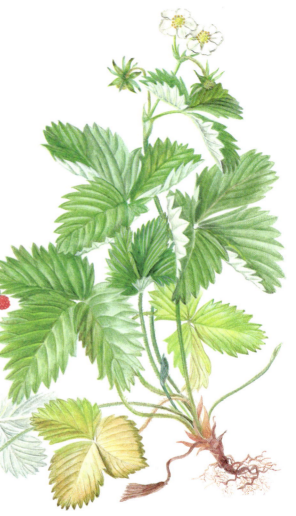

⊖ Mit dem Essen von Scheinfrüchten aufhören, wenn sich Anzeichen von Unverträglichkeit bemerkbar machen.

Vorkommen: Fast überall im gemäßigten Europa und Asien; in Waldlichtungen, an Wegrändern; bis etwa 2200 m.

Merkmale: 5–25 cm hoch. Ausdauernd; Stengel kurz, behaart; Blätter in 3 Blättchen geteilt, gesägt, gestielt; Blüten weiß (Mai–Juni), 5 Kronblätter, die sich berühren; Früchtchen verteilt auf der roten Scheinfrucht (Erdbeere), die aus dem Blütenboden hervorgeht; Stengel Ausläufer bildend.

Wirksame Teile: Blätter (Frühling), Scheinfrüchte, Wurzelstock (vor der Entfaltung der Blätter); Trocknung des Wurzelstocks an der frischen Luft.

Inhaltsstoffe: Vitamin C, Mineralsalze, Kohlenhydrate, Eiweiß, Gerbstoffe.

Medizinische Eigenschaften: Adstringierend, beruhigend, blutreinigend, harntreibend, tonisch.

Anwendung: Innerlich und äußerlich; ✚ ♥

Siehe: Angina, Asthenie, Couperose, Durchfall, Durst, Gesichtsfarbe, Haut, Niere, Rekonvaleszenz, Steinerkrankungen, Wunde, Zahn.

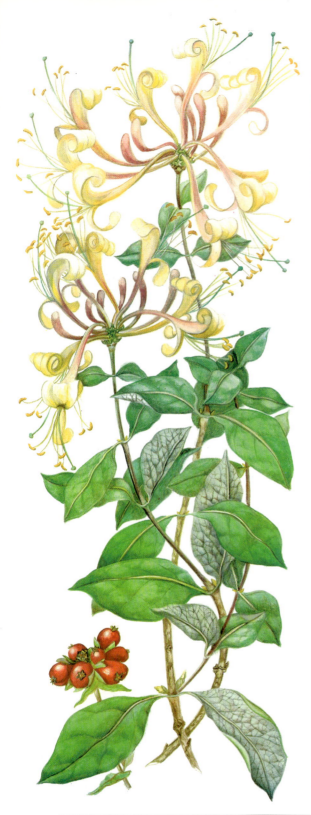
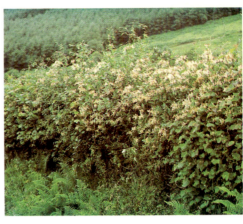

Waldgeißblatt

Lonicera periclymenum L.
Deutsches Geißblatt, Waldheckenkirsche,
Windendes Geißblatt

GEISSBLATTGEWÄCHSE
Caprifoliaceae

Das Waldgeißblatt gehört derselben Familie wie der Holunder und der Schneeball an. Es ist eine der wenigen verholzenden Kletterpflanzen, die man in der Flora Mitteleuropas finden kann. Die Stengel winden sich im Uhrzeigersinn um ihre Stützen und können etwa 40 Jahre alt werden. Das Waldgeißblatt wächst vor allem in lichten Wäldern, an Waldrändern und Hecken, meist auf kalkarmen Böden. Der Duft seiner Blüten lockt im Sommer in der Abenddämmerung viele Nachtfalter an, die mit ihren langen Rüsseln den am Grund der röhrenartigen Blüten gebildeten Nektar erreichen können. Im Altertum wurde vor allem die Rinde zu Heilzwecken verwendet; in neuerer Zeit dagegen nutzte man die Blätter und die Blüten wegen der ihnen zugesprochenen antiseptischen und harntreibenden Eigenschaften.
Bei allen Anwendungen kann das Waldgeißblatt durch das Wohlriechende Geißblatt *(L. caprifolium* L.*)* ersetzt werden, das häufig in Gärten als kletternde Zierpflanze kultiviert wird und gelegentlich auch verwildert vorkommt.

● Nicht die Beeren essen.
Vorkommen: In Mitteleuropa, seltener nach Osten zu; in lichten Wäldern, an Hecken und Waldrändern; bis etwa 1000 m.
Merkmale: 1–5 m hoch. Strauchige Kletterpflanze; Stengel windend, junge Äste an der Spitze behaart; Blätter gegenständig, kurz gestielt, die oberen sitzend, im Herbst abfallend, elliptisch, unterseits heller; Blüten elfenbeinfarben, rötlich überlaufen (Juni–Sptember), in endständigen, gestielten Köpfchen, Kelch kurz, 5zähnig, Krone mit langer Röhre und ungleich 2lippigem Saum, Oberlippe mit 4 kurzen Zipfeln, Unterlippe ganz, Staubblätter 5; Beeren rot, eiförmig, mit mehreren Samen; Wurzel mit Adventivknopsen. Geruch angenehm.
Wirksame Teile: Blätter, Blüten (Juni–Juli); im Schatten trocknen.
Inhaltsstoffe: Salicylsäure, Schleim, ätherisches Öl, Glykoside.
Medizinische Eigenschaften: Adstringierend, antiseptisch, harntreibend, schweißtreibend, wundreinigend.
Anwendung: Innerlich und äußerlich.
Siehe: Angina, Husten.

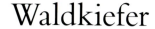

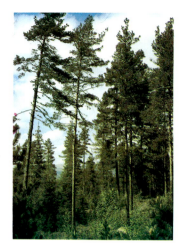

Waldkiefer

Pinus silvestris L.
Föhre, Forche

KIEFERNGEWÄCHSE
Pinaceae

Die Waldkiefer ist ein lichtliebender, sonst aber anspruchsloser Baum, der auch auf Sand- und Schotterflächen, auf Felsen und in Mooren zu wachsen vermag. Stamm und Rinde enthalten reichlich Terpentin, aus dem Colophonium hergestellt wird. Das Holz liefert Teer und Pech – heute ohne Bedeutung –, die Nadeln parfümieren und desinfizieren. Die an ätherischem Öl und Vitamin C reichen Knospen bzw. Maitriebe werden zu Heilzwecken herangezogen. Man löst diese auffallend hellgrünen Sprosse vor dem Auswachsen im April und Mai von den Zweigen und läßt sie im Backofen oder während ein bis zwei Monaten auf Gitterrosten im Freien trocknen. Die Maitriebe werden verschieden angewendet: innerlich als Aufguß oder Absud, äußerlich als Mundwasser oder Badezusatz.

Man benutzt auch gereinigtes Terpentinöl in heißem Wasser zum Einnehmen oder Inhalieren, vor allem bei Asthma, Keuchhusten und Entzündungen der Luftwege. Als Badezusatz oder zum Einreiben werden die Maitriebe bei Rheuma und Gicht gebraucht.

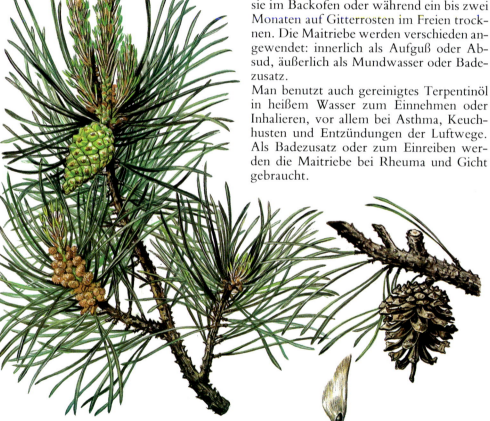

Vorkommen: In Europa, im Süden vor allem im Gebirge; bis über 2000 m.
Merkmale: Bis 45 (50) m hoher, einhäusiger Baum mit aufrechtem Stamm; Krone bei jungen Bäumen kegelförmig, bei alten schirmförmig; Rinde rissig, schuppig abblätternd, rötlich, im unteren Stammteil mehr bräunlichgrau; Nadeln steif, auf der flachen Seite dunkel bläulichgrün, zu je 2, bis 6 cm lang; männliche Blüten zu vielen an der Basis der Jahrestriebe, gelb, eiförmig, bis 7 mm lang; weibliche Blüten zu 1–2 als kugelige, bald kegelige, rötliche, später grünliche Zapfen; reife Zapfen 3–6 cm, eiförmig, schwärzlich, mit aufgespreizten Schuppen. Geruch aromatisch. Geschmack aromatisch, bitter.
Wirksame Teile: Frisch ausfließendes Harz, Nadeln, Maitriebe.
Inhaltsstoffe: Ätherisches Öl, Harz, Glykoside.
Medizinische Eigenschaften: Antiseptisch, fördert den Auswurf, balsamisch, harntreibend, stimulierend.
Anwendung: Innerlich und äußerlich; ✚
Siehe: Asthma, Blasenentzündung, Bronchitis, Gicht, Heiserkeit, Rheumatismus.

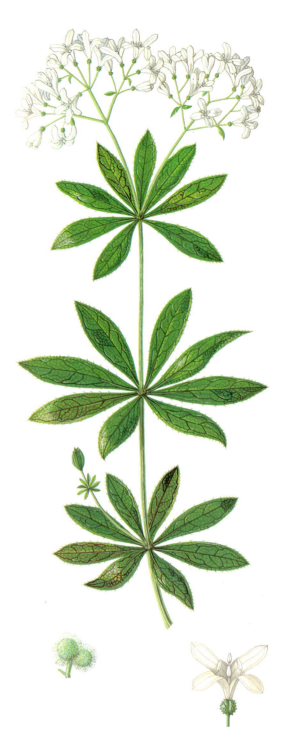
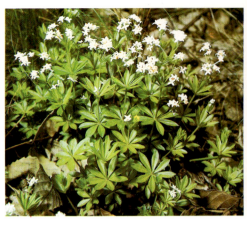

Waldmeister

Galium odoratum (L.) Scop.

RÖTEGEWÄCHSE
Rubiaceae

Seit dem 9. Jahrhundert ist die Verwendung von Waldmeister für den in vielen Gegenden beliebten Maitrank oder die Maibowle bekannt. Im 18. Jahrhundert behauptete der polnische König Stanislas Leszczynski, daß er seine Kraft und Gesundheit einem aus Waldmeister hergestellten Tee verdanke, von dem er jeden Morgen eine Tasse trinke. Der Tee hat auch eine schweißtreibende Wirkung. In frischem Zustand riecht der Waldmeister nur schwach; erst beim Trocknen strömt er den charakteristischen Geruch aus, der von dem Gehalt an Cumarin herrührt, das erst während des Trocknens aus einer chemischen Verbindung frei wird. Cumarin kommt auch in anderen Pflanzen vor und verleiht z. B. dem Heu seinen typischen Geruch. Da der Cumaringehalt ziemlich gering ist, treten kaum ernsthafte Vergiftungen beim Genuß des Waldmeisters auf. Doch können größere Mengen durchaus starke Kopfschmerzen und Benommenheit hervorrufen. Der Waldmeister wird wegen seines angenehmen Duftes und als Motten- und Insektenschutz gern in Büscheln in die Kleiderschränke gehängt.

Vorkommen: In Mitteleuropa; vorwiegend in Buchen- und Mischwäldern, auf nährstoffreichen Böden; bis etwa 1800 m.
Merkmale: 10–30 cm hoch. Ausdauernd; Stengel aufrecht, einfach, 3kantig, glänzend, mit Haarkranz unter den Blattquirlen; Blätter dunkelgrün, lanzettlich, spitz, kahl, in Quirlen zu 6–9; Blüten weiß (April–Juni), klein, 4zipfelig und mit kurzer Röhre, in endständigen Scheindolden; Frucht aus 2 kugeligen Fruchtblättern gebildet, mit hakig gekrümmten Haaren bedeckt; Wurzelstock dünn, kriechend. Geruch angenehm. Geschmack angenehm, leicht bitter.

Wirksame Teile: Ganze Pflanze bei Blühbeginn, ohne Wurzeln; in Büscheln aufhängen, wird beim Trocknen schwarz.
Inhaltsstoffe: Cumarin, Fette, Vitamin C (Blätter), Farbstoffe.
Medizinische Eigenschaften: Antiseptisch, blutreinigend, gallentreibend, harntreibend, schweißtreibend, sedativ, tonisch, wundheilend.
Anwendung: Innerlich und äußerlich; ✚
Siehe: Abszeß, Frühjahrskur, Gallenblase, Herzklopfen, Insekten, Kopfschmerzen, Nervosität, Schlaf, Steinerkrankungen, Tabakmißbrauch, Verdauung.

WILDE UND VERWILDERTE PFLANZEN

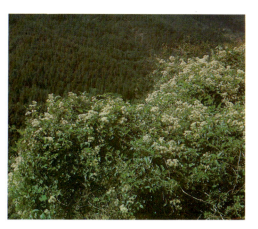

Waldrebe, Gemeine

Clematis vitalba L.
Federbaum, Frauenhaar, Herrgottsbart, Niele

HAHNENFUSSGEWÄCHSE
Ranunculaceae

Die Waldrebe ist eine der wenigen Lianen, die in der mitteleuropäischen Flora vorkommen. Im Herbst und Winter sieht man viele Gebüsche und Waldränder mit den wolligen Fruchtschöpfen überzogen. Wenn die Blattstiele an den jungen Stengeln der Waldrebe Zweige eines anderen Strauches berühren, krümmen sie sich mehrmals um diese herum und geben so der Pflanze Halt. Ohne ausdrückliche ärztliche Verordnung sollte die Gemeine Waldrebe nur äußerlich angewandt werden, denn sie enthält wie viele Hahnenfußgewächse giftige Stoffe. Aber selbst die äußerliche Anwendung ist nicht ungefährlich, da die Blätter auf der Haut eine lokale, brennende Reizung hervorrufen können. Die ziemlich seltene Aufrechte Waldrebe *(C. recta L.)* besitzt ähnliche Eigenschaften. Ein Blütenzweig dieser Art ist links unten abgebildet.

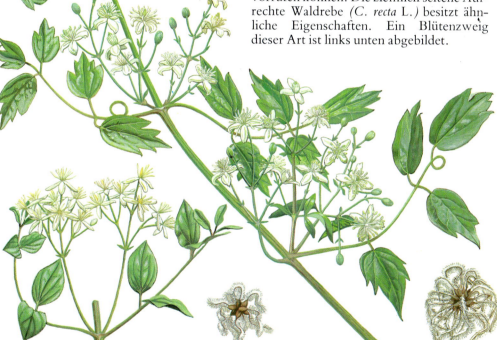

○ Nur äußerlich anwenden.
Vorkommen: In Mittel- und Südeuropa; in Wäldern und Gebüschen, meist auf kalkreichen Böden; bis etwa 1500 m.
Merkmale: 15–20 m hoch. Holzige Liane; ältere Sprosse mit hellbrauner, faseriger Rinde, jüngere kantig, sich mit Hilfe der eingerollten Blattstiele an Zweigen von Bäumen verankernd; Blätter grün, gegenständig, gefiedert, mit 3–9 eiförmigen bis herzförmigen, gesägten Blättchen; Blüten weiß (Juni–August), ohne Kronblätter, aber 4 weiße, auf beiden Seiten filzige Kelchblätter, Staubblätter zahlreich, Blüten in Rispen, Frucht aus vielen, behaarten und mit einem langen, federartigen Anhängsel versehenen Nüßchen zusammengesetzt. Geruch angenehm, schwach, etwas dem des Weißdorns ähnlich. Geschmack brennend, scharf.
Wirksame Teile: Blätter (Sommer).
Inhaltsstoffe: Protoanemonin, Saponin, Alkaloid.
Medizinische Eigenschaften: Hautreizend.
Anwendung: Äußerlich; ✚
Siehe: Hautgeschwür, Neuralgie, Schmerz.

WILDE UND VERWILDERTE PFLANZEN

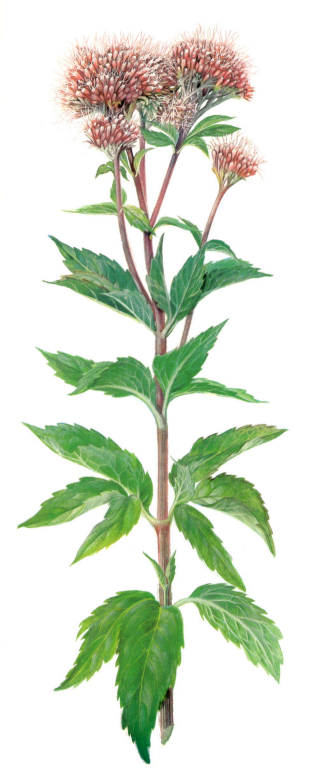

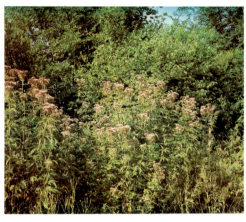

Wasserdost

Eupatorium cannabinum L.
Kunigundenkraut, Wasserhanf

KORBBLÜTLER
Compositae

Der Name *Eupatorium* ist nicht gleichbedeutend mit dem gleichlautenden Pflanzennamen der alten Griechen. Bis ins 17. Jahrhundert verstand man nämlich darunter den Odermennig *(Agrimonia eupatoria* L.*)*. Da beide Pflanzen einen bitteren Geschmack haben, wurde dieser Name wahrscheinlich auch auf den Wasserdost übertragen. Wegen seiner hanfähnlichen Blätter auch Wasserhanf genannt, ist der Wasserdost bei uns die einzige Art einer Gattung, die mehrere hundert, fast ausschließlich in Amerika vorkommende Arten umfaßt. Er besiedelt bei uns feuchte Stellen in Waldlichtungen und an Ufern und ist oft in großen Beständen anzutreffen. Außer den Ziegen verschmähen die meisten Tiere seine bitteren Blätter.

Wurzel und Blätter wurden früher bei Leber- und Gallenleiden, und als Abführ- und Blutreinigungsmittel verwendet. Die wirksamen Pflanzenorgane sollen möglichst in frischem Zustand zubereitet werden, da die günstigen Eigenschaften beim Trocknen verloren gehen. Auch ist die Dosierung genau einzuhalten, da die Pflanze sonst Brechreiz erzeugen kann.

⊖ Angegebene Dosierungen einhalten.
Vorkommen: Fast in ganz Europa; an feuchten Stellen, in Waldlichtungen; bis etwa 1700 m.
Merkmale: 60 cm–1,50 m hoch. Ausdauernd; Stengel aufrecht, beblättert, behaart, rötlich; Blätter gegenständig, handförmig 3–7schnittig, kurz gestielt, Ränder gesägt, unten drüsig; Blüten hellrot bis purpur (Juli–September), in kleinen Köpfchen, die zu dichten Scheindolden zusammengefaßt sind; Früchtchen schwarz, 5-kantig, oben mit Haarkranz; Wurzelstock verzweigt, Wurzeln hellgrau, schief, faserig. Geruch widerlich (Wurzel). Geschmack bitter.

Wirksame Teile: Blätter (vor der Blüte), Wurzel (Frühling oder Herbst); waschen, in Scheiben schneiden.
Inhaltsstoffe: Gerbstoff, Harz, ätherisches Öl, Inulin, Eisen.
Medizinische Eigenschaften: Abführend, appetitanregend, blutreinigend, gallentreibend, stimulierend, wundheilend.
Anwendung: Innerlich und äußerlich; ✚ ♥
Siehe: Cholesterin, Couperose, Gallenblase, Rekonvaleszenz, Verstopfung, Wunde.

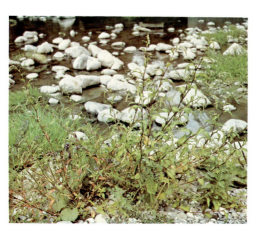

Wasserpfeffer

Polygonum hydropiper L.
Pfefferknöterich

KNÖTERICHGEWÄCHSE
Polygonaceae

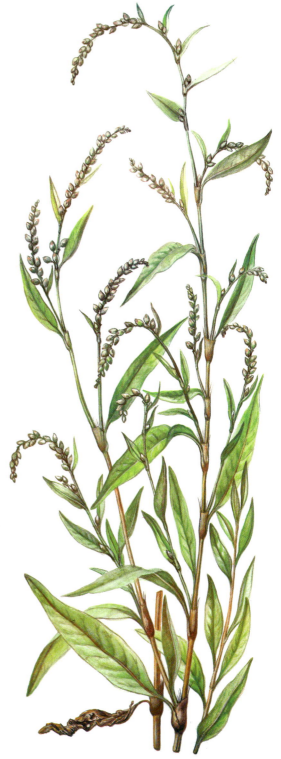

Der Wasserpfeffer wächst an nassen Stellen, in Gräben, an Ufern und feuchten Waldwegen. Als Knöterichgewächs erkennt man ihn leicht am knotigen Stengel und an den ungeteilten, wechselständigen Blättern, an deren Ansatzpunkt eine häutige Scheide den Stengel wie ein Rohr umschließt. Beim Wasserpfeffer sind die Blätter pfirsichblattähnlich und die Scheiden spärlich bewimpert; besonders charakteristisch ist der stechende, bleibend brennend scharfe Geschmack, den alle Pflanzenteile beim Kauen auf der Zunge hinterlassen. Getrocknet und pulverisiert kann das Kraut als Pfefferersatz verwendet werden. Möglicherweise hat schon der prähistorische Mensch die Samen zum Würzen seiner Nahrung benutzt. Die Signaturenlehre sah in den rostroten bis schwärzlichen Flecken auf den Blättern mancher Knöterricharten den Hinweis auf ihre blutstillende Wirkung. Beim Wasserpfeffer hat man tatsächlich blutgerinnungsfördernde Eigenschaften festgestellt. Dem Wasserpfeffer sehr ähnlich ist der Milde Knöterich (*P. convalvulus* L.), der nicht den scharfen Geschmack aufweist.

● Bei innerlicher Anwendung Dosierungen beachten.
Vorkommen: Im gemäßigten Europa an feuchten Standorten; bis 1200 m.
Merkmale: 20–80 cm hoch. Einjährig; Stengel aufrecht oder aufsteigend, grün, oben oft rötlich, knotig, mit meist bewimperten Blattscheiden; Blätter länglich-lanzettlich, zumindest oben kahl, manchmal schwärzlich gefleckt, kurz gestielt; Blüten grünlich bis rosa (Juli–Oktober), klein, in schlanken, dünnen, lockeren, nickenden Ähren, Blütenhülle 4–5teilig, mit durchscheinenden, gelblichen Punkten bedeckt, Staubblätter 6–8, Frucht (Nuß) schwärzlich, rauh, einsamig. Geschmack pfefferartig.
Wirksame Teile: Ganze Pflanze, möglichst frisch (Sommer); im Schatten trocknen.
Inhaltsstoffe: Gerbstoffe, Gallussäure, Flavonglykoside, ätherische Öle, Eisen.
Medizinische Eigenschaften: Adstringierend, blutreinigend, blutstillend, harntreibend, hautreizend.
Anwendung: Innerlich und äußerlich; ✚ Ⓥ
Siehe: Blutung, Bronchitis, Hämorrhoiden, Steinerkrankungen, Wechseljahre, Wunde.

WILDE UND VERWILDERTE PFLANZEN

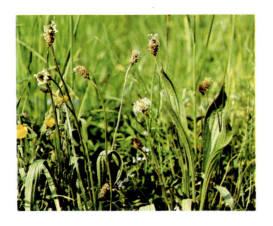

Wegerich-Arten

a) Mittlerer Wegerich *(Plantago media* L.*)*
b) Spitzwegerich *(Plantago lanceolata* L.*)*
c) Breitwegerich *(Plantago major* L.*)*

WEGERICHGEWÄCHSE
Plantaginaceae

Der Gattungsname Wegerich ist vor allem für den Breitwegerich zutreffend, wächst er doch hauptsächlich an und auf Wegen und auf sauerstoffarmen Böden. Die drei hier gezeigten Arten sind die häufigsten der Gattung und in ihrer Wirkungsweise recht ähnlich. Seit alter Zeit werden sie als Heilkräuter geschätzt. In der Homöopathie braucht man die aus frischen Blättern bereitete Essenz äußerlich bei Hautentzündungen, innerlich bei Kopf-, Zahn- und Ohrenschmerzen. Besonders der Spitzwegerich wird äußerlich zur Wundbehandlung (Auflegen der Blätter), innerlich bei Erkrankungen der oberen Luftwege, Bronchitis und Asthma verwendet. Seit langem kennt man die wohltuende Wirkung eines aus Wegerichblättern hergestellten Augenwassers auf ermüdete Augen.

Die frischen Blätter kann man auch Salaten und Suppen beimischen. Die reifen Fruchtähren des Breitwegerichs sind ein beliebtes Vogelfutter; dazu sammelt man sie am besten bei trockenem Wetter.

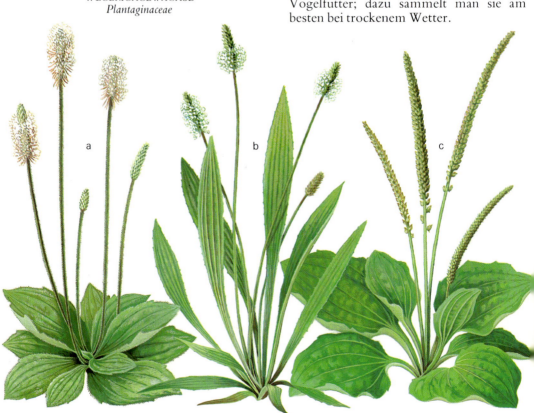

⊖ Der Wegerichpollen ruft häufig allergische Schnupfen (Pollinosen) hervor.
Vorkommen: In Europa; in Wiesen und Weiden, an Wegen; bis über 2000 m.
Merkmale: 10–60 cm hoch. Ausdauernd; Blätter in grundständiger Rosette angeordnet, parallelnervig; Blüten in dichten walzlichen Ähren, auf unverzweigtem Schaft (Mai–Oktober); a) Blätter breit-elliptisch, sitzend oder kurz gestielt, Ähre ziemlich kurz, weißlich bis lila, duftend; b) Blätter lanzettlich, Ähre kurz, weißlich; c) Blätter breit-eiförmig, lang gestielt, kahl bis leicht behaart; Ähre lang, oft rötlich.

Wirksame Teile: Frischer Saft, ganze Pflanze, Blätter (Frühjahr bis Blütezeit), Wurzeln (ganzjährig), reife Früchte; rasch trocknen.
Inhaltsstoffe: Schleimstoffe, Kohlenhydrate, Gerbstoffe, Mineralsalze, Schwefel.
Medizinische Eigenschaften: Adstringierend, fördert den Auswurf, blutreinigend, erweichend, harntreibend, wundheilend.
Anwendung: Innerlich und äußerlich; ✚ ♥ Ⓥ
Siehe: Akne, Asthma, Augen, Augenbindehautentzündung, Bronchitis, Durchfall, Insektenstich, Lunge, Nasenbluten, Venenentzündung, Verstopfung, Wunde.

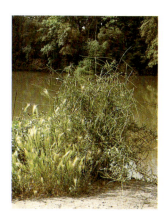

Wegrauke

Sisymbrium officinale (L.) Scop.

KREUZBLÜTLER
Cruciferae

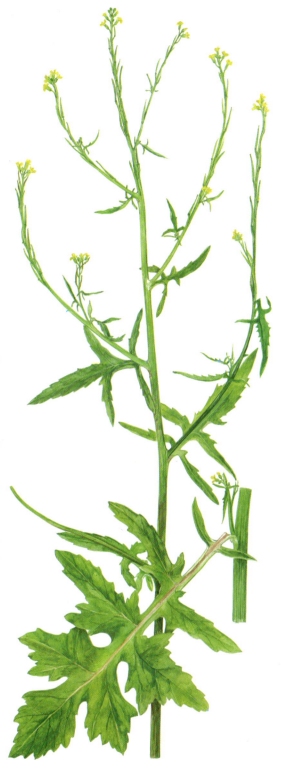

Die Wegrauke wächst an Wegrändern und unkultivierten Standorten. Gibt man der Zubereitung Honig bei, verliert die Pflanze ihren unangenehmen Geschmack. Ihre günstige Wirkung bei Entzündungen der Atmungsorgane wurde erstmals in der Renaissance schriftlich belegt. Seit im 17. Jahrhundert der berühmte französische Dichter Racine die Pflanze seinem über Stimmversagen klagenden Freund und Dichterkollegen Gilles Boileau empfahl, gilt die Wegrauke als Heilkraut der Redner, Schauspieler und Sänger, denn sie schafft Abhilfe oder zumindest Linderung bei Heiserkeit, Verschleimung und akutem Kehlkopfkatarrh. Diese Wirkung beruht auf ihrem Gehalt an schwefelhaltigem ätherischem Öl. Schwefel ist in der klassischen Medizin überhaupt ein häufig angewandtes Mittel, und Kuren in schwefelhaltigen Thermalbädern werden bei Entzündungen der oberen Luftwege schon seit langem verordnet. Außer Schwefelverbindungen enthält die Wegrauke Glykoside mit gleicher Wirkung wie beim Roten Fingerhut *(Digitalis purpurea* L.*)*. Die Wegrauke sollte frisch angewendet werden, doch ist sie auch getrocknet wirksam.

Vorkommen: In Europa, außer in den nördlichsten Gebieten; bis 1700 m.
Merkmale: 30–60 cm hoch. Einjährig; Stengel mit abspreizenden Zweigen, beblättert; untere Blätter gestielt, mehr oder weniger stark fiederteilig bzw. in grob gesägte Lappen eingeschnitten, Lappen der oberen Blätter schmal, Endlappen vergrößert; Blüten hellgelb (Mai–September), klein in endständigen Trauben, Kelch- und Kronblätter je 6, Staubblätter 6; Frucht (Schote) aufrecht, dem Stengel angedrückt, Fruchtstand verlängert, rutenförmig. Geruchlos. Geschmack scharf.

Wirksame Teile: Blühende Sproßspitzen, frische Blätter, frischer Saft (Juli–August); sorgfältig trocknen, luftdicht aufbewahren, vor Licht und Feuchtigkeit schützen.
Inhaltsstoffe: Schwefelverbindungen (Senfölglykoside, Rhodanwasserstoff), Gerbstoff.
Medizinische Eigenschaften: Fördert den Auswurf, harntreibend, hustenbekämpfend, magenwirksam, gegen Skorbut, tonisch.
Anwendung: Innerlich und äußerlich; ✚ Ⓥ
Siehe: Akne, Bronchitis, Frühjahrskur, Husten, Kehlkopfentzündung, Luftröhrenentzündung.

WILDE UND VERWILDERTE PFLANZEN

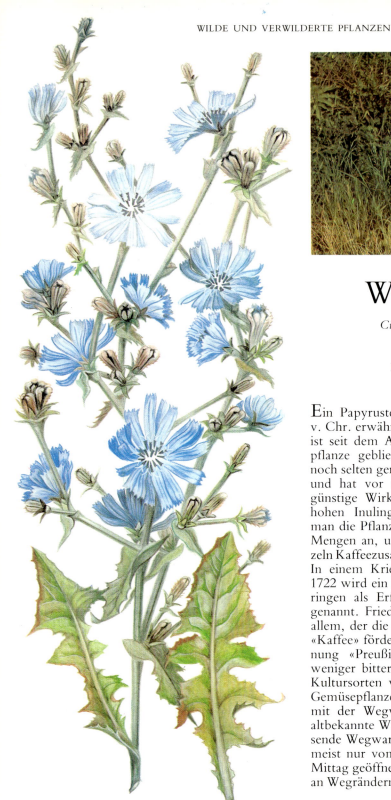

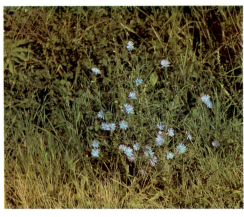

Wegwarte

Cichorium intybus L.
Zichorie

KORBBLÜTLER
Compositae

Ein Papyrustext aus dem 4. Jahrtausend v. Chr. erwähnt bereits die Wegwarte. Sie ist seit dem Altertum eine beliebte Heilpflanze geblieben, wird heute aber nur noch selten genutzt. Sie ist magenwirksam und hat vor allem bei Leberleiden eine günstige Wirkung bewiesen. Wegen des hohen Inulingehaltes der Wurzel baute man die Pflanze zeitweise sogar in großen Mengen an, um aus den gerösteten Wurzeln Kaffeezusatz oder -Ersatz herzustellen. In einem Kriegskochbuch aus dem Jahr 1722 wird ein Hofgärtner Timme in Thüringen als Erfinder des Zichorienkaffees genannt. Friedrich der Große war es vor allem, der die Verwertung der Pflanze für «Kaffee» förderte, daher auch die Bezeichnung «Preußischer Kaffee». Die etwas weniger bitteren, als Chicorée bekannten Kultursorten werden gern als Salat- und Gemüsepflanzen gegessen. Nahe verwandt mit der Wegwarte ist auch die bei uns altbekannte Winterendivie. Die wildwachsende Wegwarte, deren blaue Blütenköpfe meist nur vom frühen Morgen bis gegen Mittag geöffnet sind, findet man vor allem an Wegrändern.

Vorkommen: Fast überall in Europa; an Wegrändern, auf Brachland; bis etwa 1500 m.
Merkmale: 30 cm – 1 m hoch. Ausdauernd; Stengel steif, kantig, mit zahlreichen, starren Ästen; die unteren Blätter tief eingeschnitten, gezähnt, die oberen kleiner, länglich, stengelumfassend, behaart; Blüten leuchtend blau (Juli–September), zungenförmig, in Köpfchen; Früchtchen ohne Haarkranz, nur mit kleinen Schuppen; Wurzel spindelförmig, mit weißem Milchsaft. Geschmack sehr bitter.
Wirksame Teile: Blätter (Juni–September, vor der Blüte), Wurzel (Herbst).

Inhaltsstoffe: Bitterstoff Intybin, Inulin, Glykoside, Kautschuk, Fettsubstanzen, Eiweiß, Mineralsalze, Vitamine B, C, P, K, Aminosäuren, Kohlenhydrate.
Medizinische Eigenschaften: Abführend, appetitanregend, blutreinigend, fiebersenkend, gallentreibend, fördert die Gallensekretion, harntreibend, magenwirksam, tonisch.
Anwendung: Innerlich und äußerlich; ✚
Siehe: Anämie, Appetit, Asthenie, Diabetes, Frühjahrskur, Gelbsucht, Gesichtsfarbe, Haut, Leber, Verstopfung.

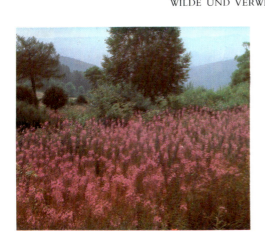

Weidenröschen, Schmalblättriges

Epilobium angustifolium L.
Feuerkraut, Waldweidenröschen

NACHTKERZENGEWÄCHSE
Onagraceae

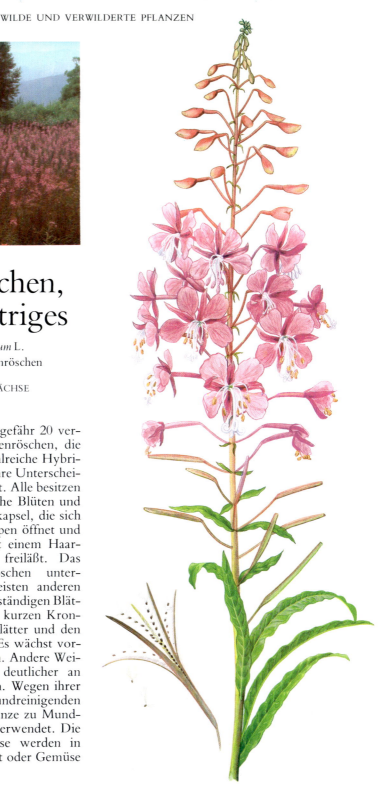

Es gibt in Mitteleuropa ungefähr 20 verschiedene Arten von Weidenröschen, die allerdings untereinander zahlreiche Hybriden bilden können, so daß ihre Unterscheidung nicht immer einfach ist. Alle besitzen hellrosa bis rote, nektarreiche Blüten und eine lang gestreckte Fruchtkapsel, die sich bei der Reife mit vier Klappen öffnet und Hunderte von kleinen, mit einem Haarschopf versehene Samen freiläßt. Das Schmalblättrige Weidenröschen unterscheidet sich von den meisten anderen seiner Art durch die wechselständigen Blätter, durch die nur zu einer kurzen Kronröhre verwachsenen Kronblätter und den abwärts geneigten Griffel. Es wächst vornehmlich in Waldlichtungen. Andere Weidenröschen dagegen sind deutlicher an feuchte Standorte gebunden. Wegen ihrer adstringierenden und wundreinigenden Eigenschaften wird die Pflanze zu Mundbädern und zum Gurgeln verwendet. Die jungen Blätter und Sprosse werden in manchen Gegenden als Salat oder Gemüse zubereitet.

Vorkommen: In Europa, außer in der Mittelmeerregion; in Waldkahlschlägen; bis 2400 m.
Merkmale: 70 cm–1,60 m hoch. Ausdauernd; Stengel unverzweigt, oft rötlich, steif; Blätter sitzend, schmal lanzettlich, fast ganzrandig, unterseits mit zahlreichen hervortretenden Adern; Blüten rosa bis purpurrot (Juni–Oktober), etwas nickend, in einer langen, lockeren, endständigen Traube, Kelch mit 4 spitzen, gefärbten Kelchblättern, Kronblätter 4, die unteren etwas kleiner als die oberen, ausgebreitet in einer senkrecht stehenden Ebene, Staubblätter 8, Griffel mit 4teiliger Narbe, nach unten geneigt; Kapsel lang, schmal, mit 4 Klappen, mehrere hundert Samen mit Haarschopf enthaltend; Wurzelstock weit kriechend. Geschmack süßlich (Wurzel).
Wirksame Teile: Wurzelstock, Blüten, Blätter (getrocknet).
Inhaltsstoffe: Gerbstoffe, Pektin, Schleimstoffe.
Medizinische Eigenschaften: Adstringierend, erweichend, hämostatisch, wundreinigend.
Anwendung: Innerlich und äußerlich.
Siehe: Durchfall, Mundschleimhaut, Wunde.

Der Name Weißdorn ist auf die weiße Farbe der Blüten zurückzuführen, die allerdings trotz ihrer Schönheit einen üblen Aasgeruch verströmen, um damit Fliegen und Käfer zur Bestäubung anzulocken. Der Weißdorn bleibt meist strauchförmig, kann aber gelegentlich auch zu kleinen, bis etwa acht Meter hohen Bäumen heranwachsen. Das rötliche, sehr harte Holz wurde früher vor allem von Drechslern für Werkzeugstiele, Dreschflegel und Spazierstöcke verwendet. Der Weißdorn kann das erstaunliche Alter von 500 bis 600 Jahren erreichen. Die beiden, oft zusammen vorkommenden Arten haben die gleichen medizinischen Eigenschaften. Sie lassen sich leicht an der Zahl der Griffel und Kerne in den Früchten sowie an der Blattform unterscheiden. Die Früchte wurden früher als Schweinefutter verwendet und in Notzeiten sogar gegessen. Der Weißdorn, noch heute häufig als Kreislaufmittel verwendet, war auch wegen seiner harntreibenden und adstringierenden Wirkung bekannt.

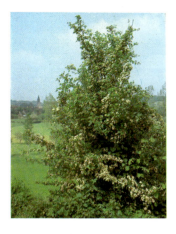

Weißdorn

a) Eingriffeliger Weißdorn
(Crataegus monogyna Jacq.)

b) Zweigriffeliger Weißdorn
(Crataegus laevigata [Poir.] DC.)

Hagedorn, Mehlbeere

ROSENGEWÄCHSE
Rosaceae

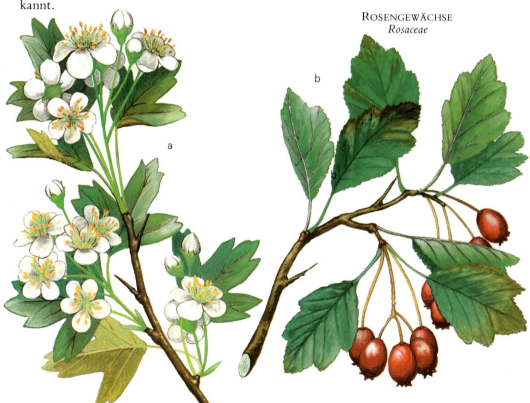

⊖ **Dosierungen beachten.**
Vorkommen: In Europa bis zum mittleren Skandinavien; bis etwa 1600 m.
Merkmale: 2–4 m hoher Strauch. Blätter a) mit 3–7 tiefen Lappen, nicht gesägt; b) mit 3–5 weniger tiefen Lappen, fein gesägt; Blüten weiß oder rosa (April–Juni), Kelchblätter 5, freie Kronblätter 5; a) Griffel 1, grünlichweiß, Staubblätter violett; b) Griffel 2–3 Staubblätter rötlich; Frucht eiförmig-kugelig, rot, Fleisch mehlig; a) Steinkern 1; b) Steinkerne 2–3. Geruch während der Blüte unangenehm, aasartig. Geschmack süßlich.

Wirksame Teile: Blüten im Knospenzustand, Früchte (Ende September), Rinde der jungen Zweige (Februar); Trocknung (Früchte) im Ofen.
Inhaltsstoffe: Flavonoide, Amine, Terpenderivate, Histamin, Gerbstoffe, Vitamin C.
Medizinische Eigenschaften: Adstringierend, blutdrucksenkend, fiebersenkend, harntreibend, krampflösend, sedativ.
Anwendung: Innerlich und äußerlich; ✚
Siehe: Angina, Angst, Bäder, Bluthochdruck, arterieller, Durchfall, Fettleibigkeit, Herz, Herzklopfen, Krämpfe, Nervosität, Schlaf, Steinerkrankungen.

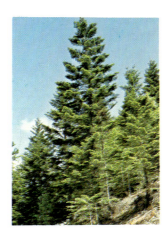

Weißtanne

Abies alba Mill.
Edeltanne

KIEFERNGEWÄCHSE
Pinaceae

Tanne und Fichte werden oft miteinander verwechselt oder sogar überhaupt nicht unterschieden. Die Tanne ist jedoch eindeutig an ihrer hellgrauen Rinde, dem vogelhorstähnlichen Wipfel, den aufrecht stehenden, nicht hängenden Zapfen sowie den zwei weißlichen Streifen auf der Unterseite der Nadeln zu erkennen. Ihr Verbreitungsgebiet beschränkt sich auf die feuchten Gebirge Mittel- und Südeuropas. Die Weißtanne kann mächtige, bis zu 70 Meter hohe Stämme entwickeln und weit über 500 Jahre alt werden. Als Schiffsmasten waren die Schwarzwaldtannen in der ganzen Welt begehrt. Die ausgedehnten, majestätischen Tannenwälder jedoch, wie sie etwa Christian Hauff in seiner Erzählung *Das kalte Herz* schildert, sind bei uns heute praktisch verschwunden. Früher wurde das aus dem Harz gewonnene, nach Zitronen duftende Terpentin medizinisch verwendet, doch wird dieses «Straßburger Terpentin» heute kaum mehr gebraucht, da ihm das Kiefernterpentin vorgezogen wird. Die Pflanzenheilkundler benützen nicht nur das frische Tannenharz, sondern auch die Nadeln und die geschlossenen Knospen.

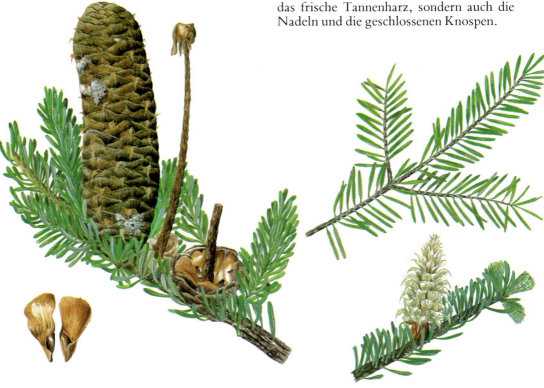

Vorkommen: In Mittel- und Südeuropa; in Bergwäldern; bis 2000 m.
Merkmale: Bis 50 (70) m hoher Baum. Stamm gerade, mit weißgrauer, später dunkelgrauer Rinde; Zweige mehr oder weniger horizontal ausgerichtet; Krone im Alter verdichtet, storchennestartig; Nadeln unterseits mit zwei weißlichen Wachsstreifen; Blüten (April–Mai) männlich oder weiblich, männliche Blüte 1 gelber, rund 2,5 cm langer, schräg abwärts gerichteter Zapfen, weibliche Blüten in 6 cm langem, hellgrünem Zapfen, der sich bis zur Samenreife weiter verlängert und braun färbt, aus zahlreichen Schuppen bestehend. Geruch etwas zitronenartig. Geschmack ein wenig scharf.
Wirksame Teile: Nadeln, frisches Harz, Knospen (Frühling); in dünner Schicht trocknen.
Inhaltsstoffe: Ätherisches Öl, Terpentin, Provitamin A.
Medizinische Eigenschaften: Antiseptisch, fördert den Auswurf, harntreibend, krampflösend, schweißtreibend, gegen Skorbut.
Anwendung: Innerlich und äußerlich; ✚
Siehe: Bäder, Blasenentzündung, Bronchitis, Frostbeule, Hautgeschwür, Krampfadern, Lungenblähung, Transpiration, Weißfluß.

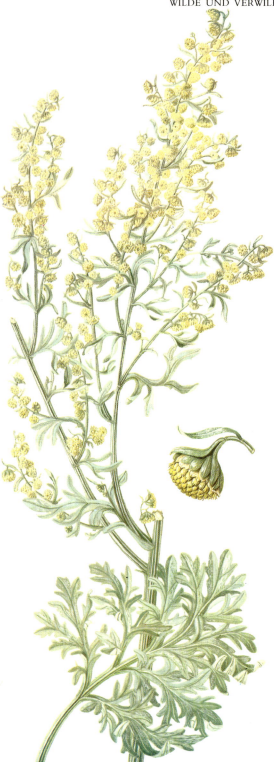
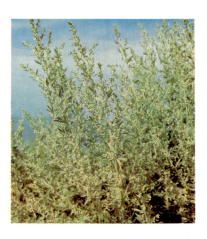

Wermut

Artemisa absinthium L.
Absinth, Bitterer Beifuß, Wurmkraut

KORBBLÜTLER
Compositae

Der Wermut ist eine ausdauernde, krautige, seit Jahrtausenden wegen ihrer Heilkräfte geschätzte Pflanze. Er wird bereits auf einem ägyptischen Papyrus aus dem Jahr 1600 v. Chr. erwähnt; Araber und Kelten empfahlen seine Anwendung, und die Ärzte der Antike priesen ihn geradezu als Allheilmittel. Allerdings berichtet der deutsche Arzt und Botaniker Tabernaemontanus in seinem Kräuterbuch aus dem Jahr 1588 auch schon von nachteiligen Eigenschaften des Wermuts. Seines übermäßig bitteren Geschmackes wegen galt er in der Heiligen Schrift als Symbol für die Heimsuchungen und Leiden des Lebens.

Der Wermut enthält ein ätherisches Öl, das bei Mißbrauch zu schweren gesundheitlichen Störungen führen kann. Ein aus ihm hergestellter Absinthlikör war im 19. Jahrhundert besonders beliebt. Der übermäßige Genuß dieses Likörs führte jedoch häufig zu akuten und chronischen Vergiftungen, die heute, dank dem Herstellungsverbot von Absinth in den meisten Ländern, kaum mehr vorkommen. In der Schweiz ist dieses Gesetz seit 1910, in Deutschland seit 1923 in Kraft.

⊖ Kann die Milch stillender Frauen bitter machen. Wird von manchen schlecht vertragen; nie über eine längere Zeitspanne anwenden.
Vorkommen: In Europa, außer im Norden; in Ödland, auf Schuttplätzen, an Wegen; bis 2000 m.
Geschützt: CH; ganze Pflanze ohne Wurzel.
Merkmale: 40 cm–1 m hoch. Ausdauernd; Stengel grünlich-weiß, flaumhaarig, gerieft; Blätter oben graugrün, unten weiß, seidig behaart, gestielt, tief eingeschnitten in stumpfe, schmale Lappen; Blüten gelb (Juli–September), röhrenförmig, in kleinen, kugeligen Körbchen, diese nickend und in beblätterten Rispen. Geruch aromatisch. Geschmack bitter.
Wirksame Teile: Blühende Sproßspitzen, junge Blätter.
Inhaltsstoffe: Ätherisches Öl, Bitterstoff, Absinthin, Harz, Gerbstoffe, Säuren, Nitrate.
Medizinische Eigenschaften: Anregend, antiseptisch, reguliert die Menstruation, tonisch, verdauungsfördernd, wurmtreibend.
Anwendung: Innerlich und äußerlich; ✚ ♥ V
Siehe: Appetit, Darmparasiten, Fieber, Grippe, Insekten, Insektenstich, Menstruation, Rekonvaleszenz, Schmerz, Verdauung, Wunde.

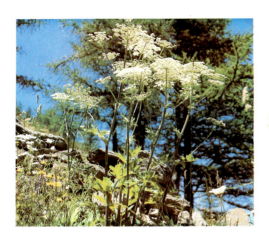

Wiesenbärenklau

Heracleum sphondylium L.

DOLDENBLÜTLER
Umbelliferae

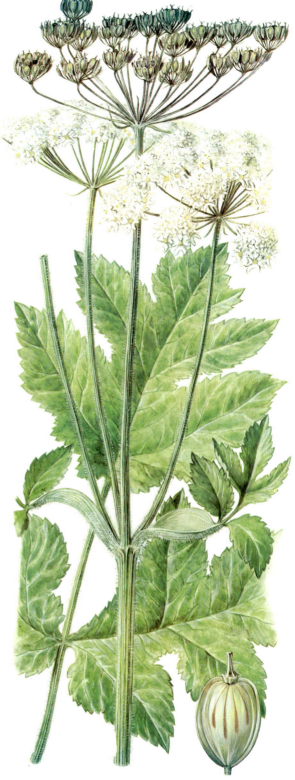

In den deutschen und lateinischen Namen kommen bestimmte Merkmale dieser bei uns vor allem auf Wiesen anzutreffenden Pflanze zum Ausdruck: Die Form der rauhhaarigen Blätter erinnert an die Tatzen eines Bären; der Gattungsname *Heracleum* wird von Heracles abgeleitet und bezieht sich auf den kräftigen Wuchs; der Artname *sphondylium* wird einmal mit dem griechischen Wort *sphondylos* (Wirbel) in Verbindung gebracht – vielleicht wegen der angeschwollenen Stengelblattscheiden –, zum andern aber auch mit *spondyle*, einem Insekt, das einen ähnlichen Geruch wie der Bärenklau ausströmen soll. Wenn der Saft der Pflanze mit der Haut in Berührung kommt und diese dann der Sonne ausgesetzt wird, kann eine Hautentzündung (Wiesendermatitis) auftreten. Auf den Wiesen gelangt die Pflanze meistens erst nach der Heuernte und vor dem zweiten Schnitt zur Blüte. Sie wird durch einseitige Düngung mit Jauche und Stallmist stark gefördert und kann dann zur vorherrschenden Pflanze werden. Eine aus der frischen Pflanze gewonnene Essenz wird in der Homöopathie bei Verdauungsschwäche und bei Hautleiden eingesetzt.

⊖ Haut bei Anwendung der Pflanze nicht der Sonne aussetzen.
Vorkommen: In Europa, außer im Mittelmeerraum; in Wiesen und Bergwäldern; bis etwa 2500 m.
Merkmale: 50 cm–1,50 m hoch. Zweijährig oder ausdauernd; Stengel aufrecht, kräftig, gerieft, hohl, behaart; Blätter graugrün, groß, in große, ungleiche Lappen eingeschnitten, mit bauchigen Blattscheiden; Blüten weiß (Juni–September), in Dolden mit 12–40 Strahlen, Hülle und Hüllchen klein, Kronblätter am Rand der Döldchen größer; Früchtchen abgeflacht, ausgerandet. Geruch unangenehm. Geschmack scharf, würzig, unangenehm.
Wirksame Teile: Wurzeln, Blätter, Früchte; an sonniger Stelle trocknen.
Inhaltsstoffe: Furocumarine, ätherisches Öl.
Medizinische Eigenschaften: Anregend, aphrodisiakisch, blutdrucksenkend, reguliert die Menstruation, verdauungsfördernd.
Anwendung: Innerlich und äußerlich; ✚
Siehe: Bluthochdruck, arterieller; Impotenz, Menstruation, Verdauung.

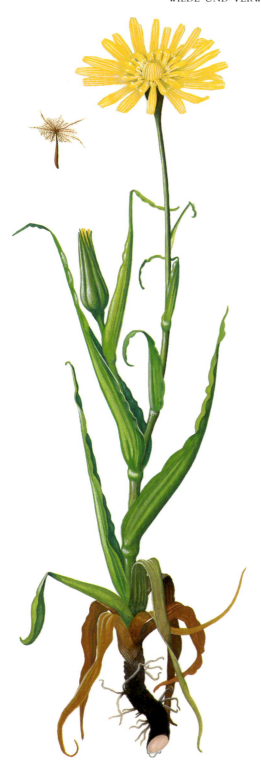
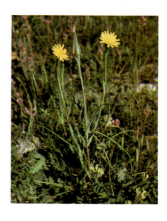

Wiesenbocksbart

Tragopogon pratensis L.

KORBBLÜTLER
Compositae

Der Wiesenbocksbart ist an seinen lang zugespitzten, grasähnlichen, an ihrer Basis den Stengel umfassenden Blättern und seinen sehr großen, gelben Blütenkörben zu erkennen, die sich am Morgen öffnen und bereits am Nachmittag wieder schließen. Sie erinnern dann entfernt an einen Bocksbart. Eine Darstellung seiner Wurzel findet sich bereits auf einem pompejanischen Wandfresko. Die hellbraune Wurzel wurde schon früh als Nahrungsmittel verwendet. Sie eignet sich für zahlreiche delikate Gerichte; auch sollte das Kochwasser nicht weggeschüttet werden, da es eine ausgezeichnete Grundlage für Suppen und Brühen ist. Die Schößlinge werden wie Spargel, die Blätter wie Spinat oder als Salat zubereitet, der geschmacklich dem Endiviensalat oder dem Chicorée ähnelt. Das Stengelmark und der süßlich schmeckende Stengel können roh gegessen werden. Der Anbau des Wiesenbocksbartes geht bis etwa auf das Jahr 1500 zurück. Als Gemüse wurde er jedoch schon bald von der Gartenschwarzwurzel (*Scorzonera hispanica* L.) verdrängt. Der Wiesenbocksbart wirkt blutreinigend, harn- und schweißtreibend.

⊖ Nicht die Samen essen.
Vorkommen: In Europa, außer in den nördlichsten und südlichsten Teilen; in Wiesen; bis 2200 m.
Merkmale: 30–80 cm hoch. Zwei- oder mehrjährig; Stengel aufrecht, einfach bis wenig verzweigt, kahl; Blätter aus bauchigem, halbstengelumfassendem Grund, schmal lanzettlich, lang zugespitzt; Blütenköpfe gelb (Mai–Juli), groß, einzeln auf den Stielen, Einzelblüten alle zungenförmig, Hüllblätter lanzettlich, spitz; Stengel unter dem Blütenkopf nicht stark keulig verdickt (außer bei dem verwandten *T. dubius* Scop.); Früchte (Achänen) bis 2 cm lang, in einen langen Schnabel mit großer Haarkrone verlängert; Pfahlwurzel braun, mit viel weißem Milchsaft. Geruchlos. Geschmack angenehm, ein wenig bitter (Mark süßlich).
Wirksame Teile: Blatt, frische Wurzel, Saft.
Inhaltsstoffe: Inulin, Lipide, Kohlenhydrate.
Medizinische Eigenschaften: Blutreinigend, harntreibend, schweißtreibend.
Anwendung: Innerlich und äußerlich.
Siehe: Asthenie, Gicht, Haut, Leber, Rheumatismus, Wachstum, Warze.

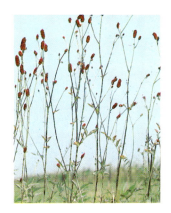

Wiesenknopf, Großer

Sanguisorba officinalis L.

ROSENGEWÄCHSE
Rosaceae

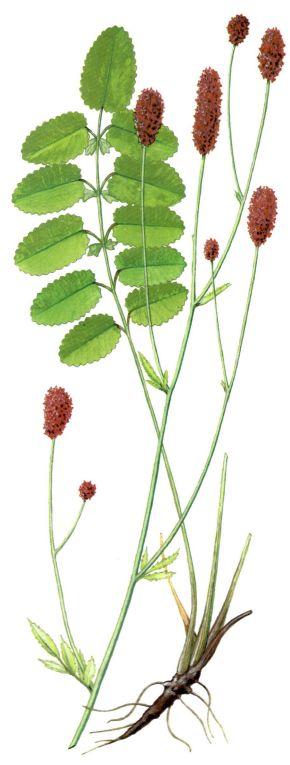

Der Große Wiesenknopf, ein naher Verwandter des Kleinen Wiesenknopfes, kommt häufig in feuchten Wiesen vor und blüht den ganzen Sommer über. Die kleinen, dunkelbraunroten Blüten sind zu auffallenden, ovalen Köpfchen vereinigt, an denen sie sich von oben nach unten entfalten. In der roten Farbe sah man früher das Zeichen für ihre Wirksamkeit bei Blutungen, daher auch der lateinische Name – eine Zusammensetzung aus *sanguis* (Blut) und *sorbere* (aufsaugen). Tatsächlich kann die Pflanze dank ihrem Gerbstoffgehalt bei jeder Art von Blutungen hilfreich sein, aber auch bei Durchfall und Weißfluß. Aus dem Großen Wiesenknopf läßt sich ein ausgezeichneter Verdauungstee bereiten; zur Aromatisierung kann man Pfefferminze, grünen Anis oder Engelwurz beifügen. Salate bekommen durch seinen feinen, etwas gurkenähnlichen Geschmack eine angenehme Würze.
Die frisch geschälte Wurzel kann auch bei leichten Verbrennungen helfen: Auf die Brandwunde gebracht, beschleunigt sie die Heilung und wirkt entzündungshemmend.

Vorkommen: In Europa; in feuchten Wiesen, in Gräben; bis 1800 m.
Merkmale: 30 cm–1,5 m hoch. Ausdauernd; Stengel aufrecht, ästig, kahl, hohl, spärlich beblättert. Blätter 20–40 cm, unpaarig gefiedert, mit 5–15 eiförmigen Blättchen, oben blaugrün, unterseits heller, kahl; Blüten dunkelbraunrot (Juli–September), klein, zwittrig, zu kompakten, eiförmigen Köpfchen vereinigt; Kelch an der Spitze behaart, Krone fehlend; Frucht glatt, 4kantig, mit einem Samen; Wurzelstock braun, kriechend. Geruch süßlich. Geschmack salzig bis bitter.

Wirksame Teile: Blühende Pflanze, Wurzel (vor der Blütezeit oder im Herbst), frischer Saft (Konservierung nicht möglich).
Inhaltsstoffe: Gerbstoff, Saponine, Pseudosaponine, Flavonoide.
Anwendung: Innerlich und äußerlich.
Medizinische Eigenschaften: Adstringierend, blutstillend, magenwirksam, verdauungsfördernd.
Siehe: Blutung, Durchfall, Hämorrhoiden, Verbrennung, Wechseljahre, Weißfluß, Wunde.

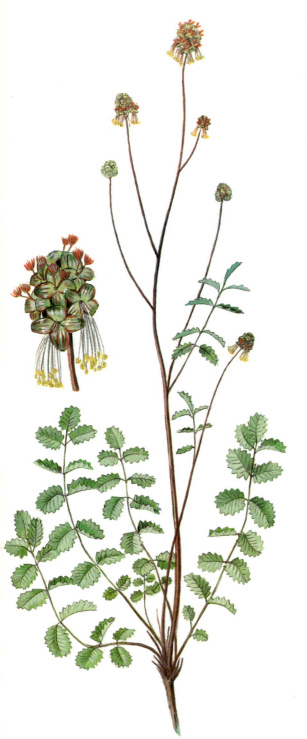

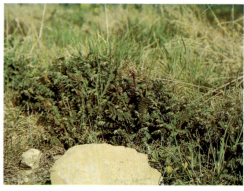

Wiesenknopf, Kleiner

Sanguisorba minor Scop.
Bibernelle

ROSENGEWÄCHSE
Rosaceae

Der Name *Sanguisorba minor* wird bereits von den Autoren des 16. Jahrhunderts, Conrad Gesner und Johann Thal, erwähnt. Mindestens seit dieser Zeit wurde die Pflanze als Suppen- und Gewürzkraut in Gemüsegärten kultiviert. Heute ist sie jedoch aus den Gärten praktisch verschwunden. In der Heilkunde wurde der Kleine Wiesenknopf gegen Katarrh, Durchfall und Ruhr sowie Störungen des Verdauungsapparates angewandt. Wegen seiner harntreibenden und blutstillenden Eigenschaften wird er heute noch gebraucht.

Die unscheinbaren, zu kleinen Köpfchen zusammengedrängten Blüten sind grün, stellenweise purpurn. Sie werden vom Wind bestäubt; dies ist der Grund dafür, daß sie im Gegensatz zum nahe verwandten Großen Wiesenknopf, bei dem Insekten die Bestäubung vornehmen, nicht duften, keinen Nektar hervorbringen und allgemein wenig auffallen. Die Staubblätter sind langstielig, die Narben vergrößert und pinselförmig. Dies erlaubt es ihnen, den Pollen leichter aus der Luft abzufangen.

Vorkommen: In Europa, außer im hohen Norden; auf trockenen, kalkhaltigen Böden.
Merkmale: 20–70 cm hoch. Ausdauernd; Stengel kantig bis fast rund, oft rötlich überlaufen; Blätter unpaarig gefiedert, mit 9–25 eiförmigen, gezähnten Fiederblättchen; Blüten grünlich (Mai–Juni), in kompakten, eiförmigen bis kugeligen, endständigen Köpfchen, die oberen weiblich, mit 2–3 roten, pinselförmigen Narben, die mittleren oft zwittrig mit 4 Staubblättern, die unteren männlich mit 10–30 langgestielten, schlaff herabhängenden Staubblättern; Frucht von einem kantigen, runzeligen Fruchtbecher umgeben, mit 2–3 Samen; Wurzelstock etwas verholzt. Geschmack salzig.
Wirksame Teile: Ganze Pflanze (während der ganzen Vegetationsperiode).
Inhaltsstoffe: Gerbstoffe, ätherische Öle, Flavon, Vitamin C.
Medizinische Eigenschaften: Adstringierend, blutstillend, harntreibend, verdauungsfördernd, windtreibend, wundheilend.
Anwendung: Innerlich und äußerlich.
Siehe: Blähung, Blutung, Durchfall, Hämorrhoiden, Verbrennung, Wechseljahre, Wunde.

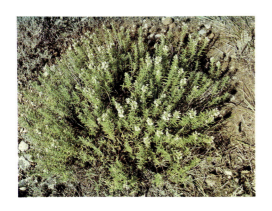

Winter-bohnenkraut

Satureja montana L.
Bergkalaminthe

LIPPENBLÜTLER
Labiatae

Das Winterbohnenkraut besiedelt besonnte, trockene, felsige Hänge im Mittelmeerraum. In Mitteleuropa kommt es nicht wild vor, wird aber gelegentlich kultiviert. Eine andere Saturejaart ist bei uns wesentlich bekannter, nämlich das Bohnen- oder Sommerbohnenkraut *(S. hortensis* L.*)*, eine nur ein bis zwei Jahre lebende, krautige, flaumig behaarte Pflanze mit relativ weichen Blättern. Beide Bohnenkrautarten duften aromatisch und enthalten sehr wirksame Stoffe, die auch in Thymianarten und im Eukalyptus enthalten sind. Seit langem gelten sie als psychische und physische Anregungsmittel und wurden sogar für Aphrodisiaka gehalten. Sie werden außerdem zum Würzen von Fleisch- und Wurstwaren sowie Hülsenfrüchten sehr geschätzt. Die windtreibenden Eigenschaften beider Bohnenkrautarten machen die schwer verdaulichen Hülsenfrüchte bekömmlicher, und dank ihrer antibiotischen Wirkung vertragen auch empfindliche Personen etwa schwere Wildgerichte gut. Um eine bestmögliche Wirkung zu erzielen, sollte das Bohnenkraut in Sträußen aufbewahrt und erst bei Zubereitung der Speisen gemahlen und diesen beigegeben werden.

Vorkommen: In Südeuropa; an trockenen, felsigen Hängen, auf Kalkböden; bis 1500 m.
Merkmale: 10–40 cm hoch. Halb- bzw. Zwergstrauch mit aufsteigenden bis aufrechten, stark verholzten, starren Zweigen; Blätter lineallanzettlich, ganzrandig, zugespitzt, etwas lederig und glänzend, am Rand bewimpert; Blüten rosa, weiß oder lila (Juli–September), gestielt, Kelch mit 5 fast gleichen Zähnen, Krone mit vorn erweiterter Röhre, mit flacher Ober- und 3-teiliger Unterlippe, Staubblätter 4; 4teiliger Fruchtknoten. Geruch aromatisch. Geschmack bitter.

Wirksame Teile: Blühende Sproßspitzen (Sommer); in Sträußen im Warmen trocknen.
Inhaltsstoffe: Ätherisches Öl mit Carvacrol und Cymol, Phenolverbindungen, Gerbstoff.
Medizinische Eigenschaften: Antiseptisch, fördert den Auswurf, krampflösend, magenwirksam, stimulierend, windtreibend.
Anwendung: Innerlich und äußerlich.
Siehe: Angina, Asthenie, Blähung, Bronchitis, Durchfall, Impotenz, Insektenstich, Magen.

Winterlinde

Tilia cordata Mill.

LINDENGEWÄCHSE
Tiliaceae

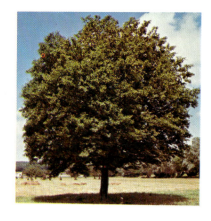

Wohl keine anderen Bäume haben in Sage, Märchen und Dichtung, im Volksglauben und Brauchtum eine größere Rolle gespielt als Eiche und Linde. Bei den Germanen war die Linde Frigga, der Göttin der Fruchtbarkeit, geweiht. Ein Lindenblatt bringt Siegfried, der sich im Blut des Drachens badet, Unheil: Es fällt auf seine Ferse und verhindert so seine vollkommene Unverwundbarkeit. Die Linde gilt als Schutz gegen böse Geister und Blitzschlag. Einst wurde unter ihrer Krone Gericht gehalten. Dieser oft sehr ebenmäßig wachsende Baum wird über 1000 Jahre alt und wird gern in Alleen gepflanzt.

Der Winterlinde sehr ähnlich ist die Sommerlinde *(T. platyphyllos Scop.)*, die in den Nervenwinkeln der Blattunterseite weiß-, nicht braunbärtig ist. Im Volksbrauch spielte sie dieselbe Rolle wie die verwandte Art, und auch ihre Verwendung als Heilpflanze ist ähnlich.

Gesammelt werden die Lindenblüten mit den am Blütenstiel halb angewachsenen, bleichen Hochblättern. Der Tee wirkt schweißtreibend, krampflösend und beruhigend. Er kann u. a. bei Schlaflosigkeit, Magenverstimmung und Herzklopfen angewendet werden.

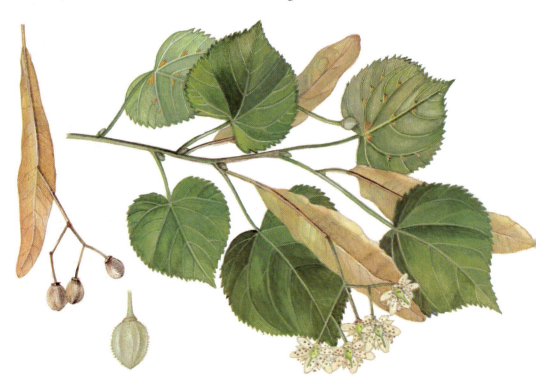

Vorkommen: In Europa, außer in den südlichsten und nördlichsten Teilen; bis 1800 m.
Merkmale: Bis über 25 m hoher Baum. Blätter wechselständig, gestielt, herzförmig, scharf gesägt, oberseits dunkelgrün, in den Nervenwinkeln rostbraun, behaart; Blüten gelblichweiß (Juni–Juli), in 3- bis 16blütigen Blütenständen, aus einem bleich grünlichgelben, länglich-zungenförmigen Hochblatt heraustretend, Kelch- und Kronblätter je 5; zahlreiche Staubblätter; Frucht kugelig. Geschmack schleimig.
Wirksame Teile: Junge Blütenstände mit Hochblatt, Rinde, Saft, Holz; im Schatten trocknen, gut verschlossen und im Dunkeln aufbewahren.
Inhaltsstoffe: Ätherisches Öl, Schleim, Gerbstoff, Flavonoide, Mangan.
Medizinische Eigenschaften: Erweichend, fördert die Gallensekretion, krampflösend, fördert den Schlaf, schweißtreibend, sedativ.
Anwendung: Innerlich und äußerlich; ✚ ⓥ
Siehe: Albuminerie, Angst, Augen, Bäder, Couperose, Gicht, Hautflecken, Herzklopfen, Hexenschuß, Kopfschmerzen, Leber, Magenverstimmung, Rheumatismus, Schlaf.

Wundklee

Anthyllis vulneraria L.
Gemeiner Wundklee, Tannenklee

SCHMETTERLINGSBLÜTLER
Papilionaceae

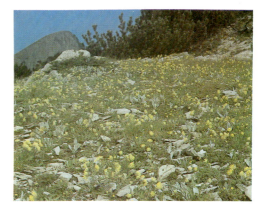

An seinen bauchig erweiterten, dicht zottig behaarten Kelchen, den von drei- bis siebenspaltigen Hochblättern umgebenen, gelben Blütenköpfen und seinen unpaarig gefiederten Blättern mit dem verhältnismäßig großen Endblättchen läßt sich der Wundklee leicht von den zahlreichen anderen gelbblühenden Schmetterlingsblütlern unterscheiden. In hohen Gebirgslagen sind die Blüten, die hauptsächlich von Hummeln besucht werden, oft orange bis rot gefärbt. Der Wundklee wächst vor allem auf Kalkmagerrasen und verbessert den Boden. Als nahrhafte Futterpflanze wird er vom Vieh gern gefressen.

Sein Name rührt von der Verwendung als Wundkraut her, daher auch sein vom lateinischen *vulnerare* (verwunden) abgeleiteter Artname. Er wird jedoch weder in den Schriften des Altertums noch in mittelalterlichen Kräuterbüchern erwähnt. Seine wundheilenden Eigenschaften haben sich wohl allmählich durch Erfahrung herausgeschält. Er enthält reichlich Gerbstoff und Schleim und ist in Abführ- und Blutreinigungsteemischungen enthalten.

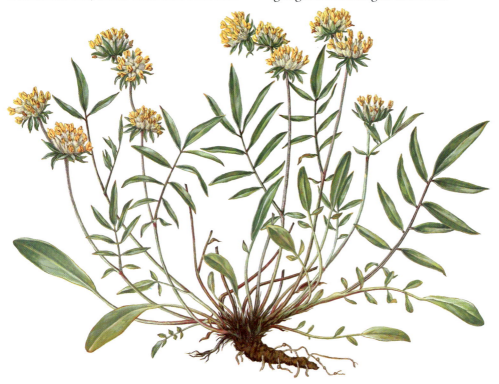

Vorkommen: Fast in ganz Europa; auf trockenen, besonnten Magerrasen, meist auf Kalkböden; bis 3000 m.
Geschützt: CH; ⚥ Blätter.
Merkmale: 5–40 cm hoch. Zweijährig oder ausdauernd; Stengel niederliegend bis aufsteigend oder aufrecht; Blätter sehr verschiedenartig gefiedert, die grundständigen oft einfach, die stengelständigen mit bis zu 7 Paar Fiedern, Fiederblättchen elliptisch bis lanzettlich, das Endfiederblättchen oft vergrößert; Blüten gelb (Mai–September), in endständigen Köpfchen, die von zerschlitzten Hochblättern umgeben werden, Kelch 2lippig, stark behaart, meist weißlich bis gelblich, bauchig aufgeblasen, Schmetterlingsblüte; Hülse nicht aufspringend, meist einsamig. Geschmack bitter.
Wirksame Teile: Ganze Pflanze, Blüten, Blütenköpfe; in dünner Lage im Schatten trocknen, möglichst wenig bewegen, um Ausfallen der Blüten zu vermeiden.
Inhaltsstoffe: Gerbstoff, Saponine, Flavonoide.
Medizinische Eigenschaften: Adstringierend, blutreinigend, krampflösend, wundheilend.
Anwendung: Äußerlich.
Siehe: Krämpfe, Quetschung, Wunde.

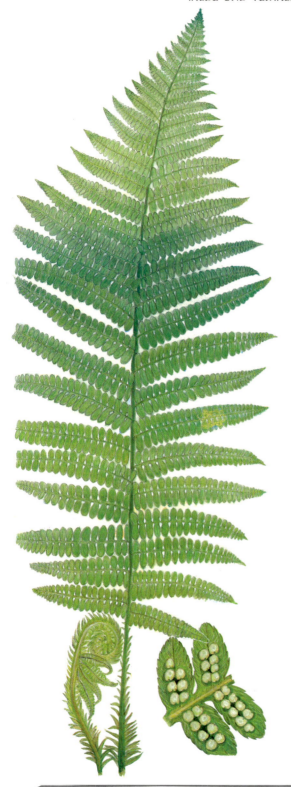

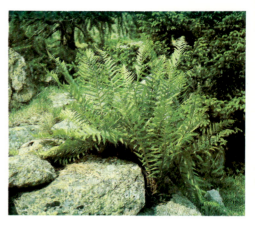

Wurmfarn

Dryopteris filix-mas (L.) Schott

SCHILDFARNGEWÄCHSE
Aspidiaceae

Der deutsche Name dieses Farns bezieht sich auf die seit alten Zeiten als Mittel gegen Bandwürmer verwendete Wurzel. Der lateinische Artname *filix-mas* bedeutet männlicher Farn und wurde im Gegensatz zum lateinischen Artnamen *filix-femina*, Frauenfarn, benutzt. Beide Arten sind bei uns sehr verbreitete Waldfarne. Der Wurmfarn hat robustere, weniger fein zerteilte, der Frauenfarn dagegen zierlichere und feiner zerteilte Wedel. Doch besitzt weder der eine männliche noch der andere weibliche Organe, denn wie bei allen Farnen erfolgt auch bei ihnen ein Generationswechsel zwischen einer nur sporenerzeugenden, ungeschlechtlichen Generation, eben den uns bekannten Farnpflanzen, und einer viel unscheinbareren Generation, die aus keimenden Sporen hervorgeht und auf der sich die Geschlechtsorgane entwickeln. Aus der Befruchtung der Eizellen auf dieser Vorkeimgeneration entsteht wieder eine sporenerzeugende Farnpflanze. Die Sporen bilden sich im Laufe des Sommers in kleinen Sporangien, die auf der Unterseite der Wedelabschnitte in Gruppen und versteckt unter einem nierenförmigen Häutchen entstehen.

🚫 Nicht Kindern verabreichen und nicht die vorgeschriebenen Dosierungen überschreiten. Während der Anwendung keinen Alkohol zu sich nehmen.
Vorkommen: In Europa fast überall; in Wäldern; bis etwa 2600 m.
Merkmale: 1–1,40 m hoch. Ausdauernd; Wedel bis etwa 1 m lang, in einem trichterförmigen Büschel, im jungen Stadium in der Art eines Krummstabes eingerollt, doppelt gefiedert, mit stumpfen, etwas gezähnten Fiederchen; auf der Unterseite die Sporangienhäufchen (Sori) in Doppelreihen, nahe den Nerven; Wurzelstock braun, innen weißlich, horizontal, dick, mit schwarzen Wurzeln. Geruch charakteristisch.
Wirksame Teile: Wurzelstock, Blätter (das ganze Jahr über bei frischer Anwendung, im Herbst zur Aufbewahrung); ohne Wasser reinigen, im Schatten unter viel Luftzufuhr trocknen.
Inhaltsstoffe: Filixsäure.
Medizinische Eigenschaften: Wundreinigend, wurmtreibend.
Anwendung: Innerlich und äußerlich; ✚ 🅥
Siehe: Bäder, Darmparasiten, Fuß, Gicht, Rheumatismus, Wunde.

WILDE UND VERWILDERTE PFLANZEN

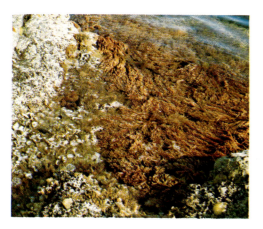

Wurmmoos, Korsisches

Alsidium helminthochorton (Latour.) Kütz.

ROTALGEN
Rhodophytina

Im Laufe der Zeit hat der Mensch auf der Suche nach Mitteln gegen Parasiten, insbesondere Darmparasiten, eine Reihe von Kräutern ausfindig gemacht, die bei Wurmbefall helfen können, wie Strandbeifuß und Gemeiner Beifuß, Rainfarn, mehrere echte Farne und schließlich auch Algen, unter ihnen das Korsische Wurmmoos. Diese fälschlicherweise als Moos bezeichnete Alge wächst in Mengen an den Mittelmeerküsten und bildet kissenförmige Lager aus dünnen, verwickelten Fäden. Man «erntet» sie am besten, indem man sie mit Hilfe eines Rechens vom Gestein löst und dann von anhaftenden Muscheln reinigt.

Das Wurmmoos war schon dem griechischen Philosophen und ersten Botaniker Theophrast bekannt. Wurde es als Wurmmittel noch im Mittelalter häufig angewandt, scheint es in den folgenden Jahrhunderten jedoch in Vergessenheit geraten zu sein.

Sein Reichtum an Jod regt die Schilddrüsenfunktion an. Das Korsische Wurmmoos wird heute in verschiedener Form zu heilkundlichen Zwecken verwendet, etwa als Puder, Aufguß oder als wurmtreibende Milch.

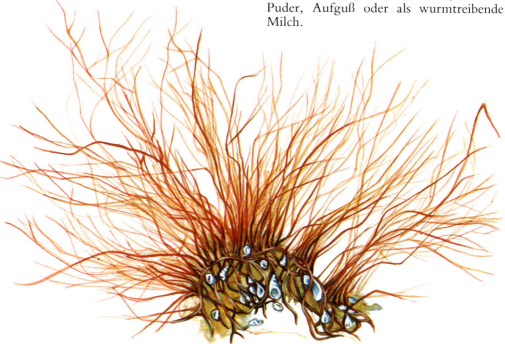

Vorkommen: An Felsen der Mittelmeerküste. Kein Vorkommen in A, CH, D; ⚥ nicht erhältlich.
Merkmale: 2–4 cm hoch. Alge; Thallus dunkelrot, verzweigt, mit kriechenden, miteinander verschlungenen und aufgerichteten, langen, gabelig verzweigten, fleischigen Fäden, mit Rhizoiden am Fels festgewachsen. Geruch nach Jod. Geschmack salzig.
Wirksame Teile: Thallus (das ganze Jahr über), rasch an der Sonne trocknen, in Holzschachteln aufbewahren.
Inhaltsstoffe: Gelatineartige Substanzen, Jod, Eisen, Kalzium, Natrium.

Medizinische Eigenschaften: Wurmtreibend.
Anwendung: Innerlich und äußerlich; ✣

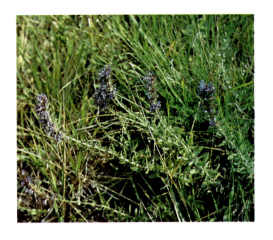

teleuropa wohl nur in den südlichsten Teilen da und dort als wildwachsend zu betrachten, alle anderen Vorkommen dürften Verwilderungen aus früheren Kulturen sein. Der Ysop bevorzugt warme, trokkene, felsige Hänge und Burgmauern und verströmt einen starken, aromatischen Geruch. Aus diesem Grund legten ihn in manchen Gegenden ältere Frauen in die Gebetbücher, damit der scharfe Geruch sie daran hinderte, in der Kirche einzunicken. Als Heilpflanze wurde er im Volk von alters her vor allem als auswurfförderndes Mittel bei chronischer Bronchitis und Asthma angewandt.

Ysop

Hyssopus officinalis L.

LIPPENBLÜTLER
Labiatae

Der Pflanzenname *Hyssopos* taucht bei vielen Schriftstellern der griechischen Antike und auch in der Bibel öfters auf. König Salomo soll diese Pflanze gekannt und geschätzt haben, doch ist nicht sicher, ob damit der Ysop gemeint war, der offensichtlich weder in Palästina noch in Griechenland vorkam. Die Pflanze erhielt ihren Namen wahrscheinlich in Italien, wo sie durch den Arzt Mattioli zu heilkundlichen Zwecken eingeführt wurde. Sie ist in Mit-

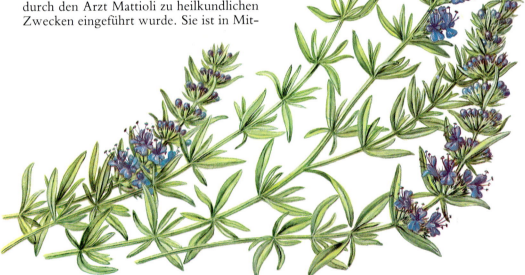

● Vorsicht bei nervösen Beschwerden.
Vorkommen: Im südlichen Europa; auf Kalkböden und warmen Mauern; bis etwa 2000 m.
Merkmale: 20–60 cm hoch. Halbstrauch; Blätter klein, ganzrandig, mit starkem Mittelnerv; Blüten lebhaft blauviolett (Juni–September) in einer einseitswendigen, beblätterten Scheinähre, Kelch mit 5 Zähnen, Krone mit flacher, kurzer Oberlippe und doppelt so langer 3lappiger Unterlippe, 4 violette Staubblätter, die Krone überragend; Nüßchen eiförmig, dunkelbraun, runzelig; Wurzelstock holzig. Geruch stark, aromatisch. Geschmack bitter.

Wirksame Teile: Blühende Sproßspitzen, junge Blätter (zur Blütezeit); langsam im Schatten trocknen und in Tüten in geschlossenen Behältern aufbewahren.
Inhaltsstoffe: Ätherisches Öl, Glykoside, Gerbstoffe, Cholin.
Medizinische Eigenschaften: Appetitanregend, blutreinigend, blutstillend, krampflösend, magenwirksam, schleimlösend, stimulierend.
Anwendung: Innerlich und äußerlich; ✚
Siehe: Asthma, Augen, Blähung, Bronchitis, Frühjahrskur, Haut, Husten, Quetschung, Verdauung.

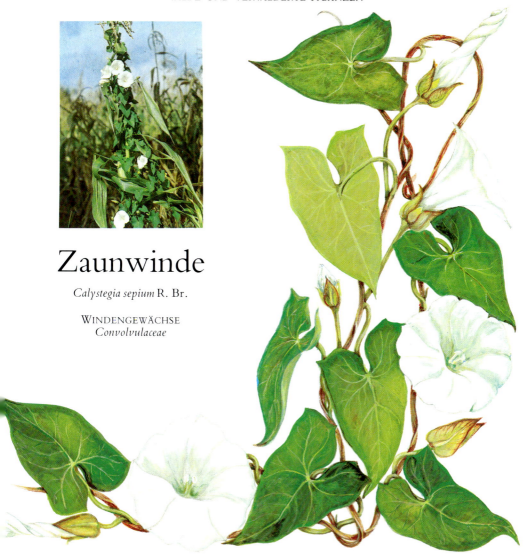

Zaunwinde

Calystegia sepium R. Br.

WINDENGEWÄCHSE
Convolvulaceae

Die Zaunwinde klettert an Hecken, Zäunen und anderen Stützen empor, die ihren langen, dünnen Stengeln mit den großen, weißen, trompetenförmigen Blüten Halt zu geben vermögen. Sie hat keine Ranken, sie ist vielmehr eine typische Schlingpflanze, die andere Pflanzen durch Wachstumsbewegungen umwindet. Der deutsche wie auch der lateinische Artname *sepium* (Hecke) verweisen auf den typischen Standort dieser Pflanze. Es existieren von der Zaunwinde mehrere Gartenformen; auch sie selbst ist eine außerordentlich dekorative Pflanze, sie wird aber als «Unkraut» in den Gärten ungern gesehen. Die Zaunwinde scheint schon in alten Zeiten wegen der abführenden Wirkung ihrer Wurzeln und Blätter geschätzt worden zu sein. Im Mittelalter wurde sie von arabischen Ärzten gegen Gelbsucht angewendet.

Die mit ihr verwandte Ackerwinde *(Convolvulus arvensis* L.*)*, die sich durch kleinere, außen rosafarben gestreifte Blüten und einen wesentlich kleineren Wuchs auszeichnet, ist ebenfalls ein brauchbares Abführmittel, ist aber weniger wirksam als die Zaunwinde.

Vorkommen: In Europa, außer in den nördlichsten Teilen; an frischen, nährstoffreichen Stellen, in Gärten und Auen, an Ufern, Zäunen und Wegrändern; bis 1500 m.
Merkmale: 1–3 m hoch. Ausdauernde, windende, kahle Pflanze; Stengel rundlich-stumpfkantig; Blätter groß, pfeilförmig-spießförmig, lang gestielt; Blüten weiß (Juni–September), lang gestielt, einzeln in den Achseln der Blätter, 5 Kelchzipfel (von 2 kelchblattähnlichen Hochblättern fast verdeckt), Krone trompetenförmig, bis 6 cm lang, mit 5eckigem Saum, Kapsel rundlich, Wurzelstock weiß, fleischig, lang.

Wirksame Teile: Wurzel, Blätter (Juni–September); im Schatten trocknen.
Inhaltsstoffe: Gerbstoff, Harz (mit Glykosiden), Mineralsalze.
Medizinische Eigenschaften: Abführend, fördert die Gallensekretion.
Anwendung: Innerlich.
Siehe: Leber, Verstopfung.

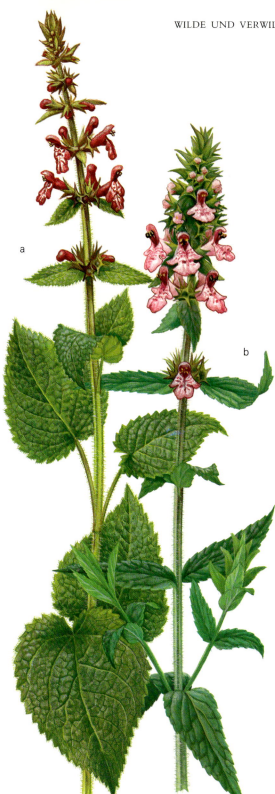

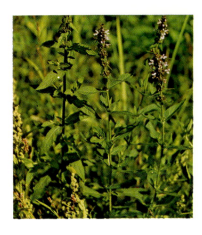

Ziest-Arten

a) Waldziest *(Stachys sylvatica* L.*)*
Waldnessel
b) Sumpfziest *(Stachys palustris* L.*)*
Schweinerübe

LIPPENBLÜTLER
Labiatae

Beide Arten sind kräftige Pflanzen, die in den meisten Ländern Europas weit verbreitet sind. Der griechische Gattungsname *Stachys* bedeutet Ähre und deutet auf die Form des Blütenstandes hin.
Der Waldziest mit seinen purpurroten Blüten ist in Laub- und Mischwäldern weit verbreitet. Er riecht unangenehm nach Wanzen. Der Sumpfziest siedelt sich entlang von Gräben und auf feuchten Ackerböden an und besitzt rosa bis rotviolette, weiß gefleckte Blüten. Beide Arten werden bis zu einem Meter hoch. Die Pflanzen werden von Schafen und Ziegen abgeweidet, ihre Blüten von Bienen besucht. Die knollig verdickten Bodenausläufer des Sumpfziests wurden früher in manchen Gegenden als Ersatz für den eigentlichen Knollenziest *(S. sieboldii* Miq.*)* zu Nahrungszwecken genutzt. In der Heilkunde werden Wald- und Sumpfziest heute kaum mehr angewandt, obwohl beide Arten krampflösende Eigenschaften besitzen; der Waldziest wirkt außerdem menstruationsregulierend, der Sumpfziest harntreibend.

Vorkommen: Waldziest: In Europa, selten im Mittelmeerraum; in nicht zu trockenen Wäldern. Sumpfziest: In Europa, außer im Mittelmeerraum; an feuchten Stellen; bis 1700 m.
Merkmale: 40 cm–1,20 m hoch. Ausdauernd; Stengel beblättert, behaart; Blätter grün, beim Waldziest herzförmig, gestielt, gesägt, beim Sumpfziest länglich-lanzettlich, untere kurz gestielt, obere sitzend, gesägt; Blüten beim Waldziest dunkel purpurrot, beim Sumpfziest rosa, weiß gefleckt; Scheinquirle beim Waldziest 3–6blütig, beim Sumpfziest 4–8blütig; bei beiden Arten: Kelch behaart, drüsig, mit 5 spitzen Zähnen; Blumenkrone 2 mal so lang wie Kelch, Staubblätter 4, Wurzelstock kriechend, schuppig. Geschmack bitter.
Wirksame Teile: Blühende Sproßspitzen (Juni–September).
Inhaltsstoff: Ätherisches Öl.
Medizinische Eigenschaften: Waldziest: Krampflösend, reguliert die Menstruation, sedativ; Sumpfziest: Krampflösend, harntreibend.
Anwendung: Innerlich.
Siehe: Krämpfe, Menstruation, Ohrgeräusche, Wechseljahre.

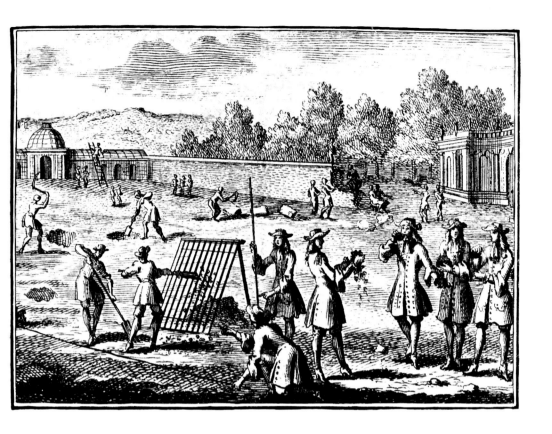

Zier- und Nutzpflanzen

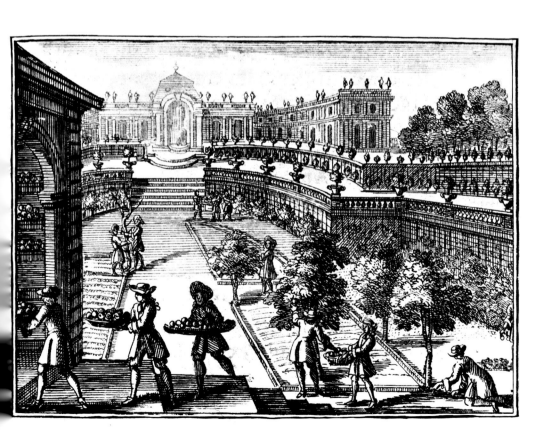

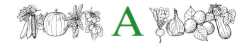

Anis

Pimpinella anisum L.

DOLDENBLÜTLER
Umbelliferae

Bis heute weiß man nicht, wo der Anis beheimatet ist. Er wird hauptsächlich in Südeuropa kultiviert; im Norden gedeiht er nur an besonders geschützten Stellen. In Wiesen und Feldern kommt er gelegentlich auch verwildert vor. In Asien wurde er sehr früh eingeführt, doch war er nirgends als wildwachsend bekannt. Aus den an Eiweiß und ätherischen Ölen reichen Samen wird durch Destillation Anisessenz gewonnen, die manchen Aperitifs den charakteristischen Geschmack verleiht. Sie enthält gefährliche Giftstoffe, deren Wirksamkeit sich bei Luft- und Lichteinwirkung verstärkt und die auch die schädlichen Bestandteile des berüchtigten Absinth bilden.

Als dosiertes Heilmittel ist Anis jedoch völlig unschädlich. Er fördert die Verdauung, lindert leichte nervöse Störungen sowie nervöse Störungen des Magen-Darm-Traktes und wirkt krampflösend bei Erkrankungen der Luftwege. Er trägt auch dazu bei, den unangenehmen Geschmack vieler pharmazeutischer Präparate zu verdrängen.

- **Medizinische Eigenschaften:** Krampflösend, milchtreibend, schleimlösend, stimulierend, windtreibend.

Anwendung: Innerlich; ✚ ▣

Siehe: Blähung, Erbrechen, Husten, Krämpfe, Luftschlucken, Magen, Schluckauf, Stillen, Venenentzündung, Zahn.

Apfelbaum

Malus domestica Borkh.

ROSENGEWÄCHSE
Rosaceae

Die Heimat des Apfelbaums läßt sich heute kaum mehr feststellen. Vermutlich stammt er aus Zentral- und Westasien, da er in diesen Gebieten schon von alters her kultiviert worden ist. Heute kennen wir über 1000 Apfelsorten. Der Apfel wird mit Recht zu den wertvollsten einheimischen Früchten gezählt. Außer 85 Prozent Wasser enthält er 12 Prozent Zucker, organische Säuren, Pektin, Gerbstoff und die Vitamine A, B1, B2, PP, C und E. In der Schale befinden sich Öldrüsen, die den typischen Apfelduft ausströmen. Der säuerliche Saft ist erfrischend, regt die Verdauung an und stärkt die Magenschleimhaut. Bei Verdauungsstörungen hilft ein geraffelter Apfel vor der Mahlzeit; bevor man ihn ißt, läßt man ihn am besten kurz stehen, bis er eine leicht bräunliche Farbe annimmt. Eine Frühjahrskur mit frisch gepreßtem Apfelsaft ist sehr bekömmlich. Außerdem sind Äpfel als Zwischenverpflegung ausgezeichnet, da sie die Kalziumassimilation begünstigen und aktivieren. Äußerlich als Kompresse angewendet, wirken gekochte Äpfel mildernd; in der Kosmetik verwendet man frischen Apfelsaft als Tonikum gegen faltige, schlaffe Haut.

- **Medizinische Eigenschaften:** Abführend, antiseptisch, appetitanregend, blutstillend, gegen Durchfall, erfrischend, erweichend, fiebersenkend, harntreibend, tonisch.

Anwendung: Innerlich und äußerlich; ♥

Siehe: Anämie, Asthenie, Bronchitis, Durchfall, Fettleibigkeit, Frühjahrskur, Harnausscheidung, Haut, Herz, Magen, Nervosität, Rekonvaleszenz, Rheumatismus, Steinerkrankungen, Verstopfung.

Aprikosenbaum

Prunus armeniaca L.
Marille

ROSENGEWÄCHSE
Rosaceae

Der wildwachsende, vom Iran bis zur Mandschurei heimische Aprikosenbaum trägt nur kleine, saure Früchte. Gemäß alten Texten aßen die Kaiser von China bereits gegen Ende des 3. Jahrtausends v. Chr. Aprikosen. In Europa wurde der Aprikosenbaum erst um 300 v. Chr. angepflanzt und kultiviert. Vom Fernen Osten gelangte er in den Vorderen Orient, wo er sich sehr verbreitete. Als beste Aprikosenzüchter galten die Armenier; die Römer nannten die Aprikose deshalb *Armeniacum malum* (Armenischer Apfel). Sie pflanzten den Baum in den Mittelmeerregionen an, wo die Aprikose noch heute eine der am meisten verbreiteten Tafel- und Konservenfrüchte ist.

Aprikosen sind besonders reich an Vitamin A, enthalten aber noch die Vitamine B1, B2, PP, B5 und C, außerdem Fruchtzucker, Mineralsalze und zahlreiche Spurenelemente; sie wirken deshalb stark blutbildend. Im allgemeinen werden Aprikosen gut vertragen; sie können aber, wie die Erdbeeren, allergische Hautreizungen hervorrufen. Roh gegessen, wirken sie gegen Durchfall, als Dörrfrüchte dagegen abführend. Frischer Aprikosensaft ist ein ausgezeichnetes Tonikum für die Gesichts-

haut. Der weiche Kern des «Steines» ist reich an Ölen und eßbar, wenn er süß ist. Meistens ist er jedoch bitter und enthält in diesem Zustand das gefährliche Gift Blausäure. Es sind schon Todesfälle bei Kleinkindern vorgekommen.
● **Medizinische Eigenschaften:** Abführend, antianämisch, gegen Durchfall.
Anwendung: Innerlich und äußerlich; ♥
Siehe: Altern, Anämie, Asthenie, Haut, Nervosität, Rekonvaleszenz.

Artischocke

Cynara scolymus L.

KORBBLÜTLER
Compositae

Sehr nahe verwandt mit dem in mediterranen Gebieten beheimateten Cardy *(C. cardunculus* L.*)*, wurde die Artischocke im 15. Jahrhundert als nicht stachelige Abart herausgezüchtet. Lange Zeit war dieses Gemüse eine Rarität. Heute wird die Artischocke vor allem in Südfrankreich, Mittelitalien und den milden Zonen der Atlantikküste angebaut.
Im 16. Jahrhundert galt sie nicht nur als wassertreibendes Mittel, sondern auch als Aphrodisiakum; im 18. Jahrhundert wurde sie als besonders heilkräftig bei Gelbsucht geschätzt. Ihren ausgezeichneten Ruf als Heilpflanze verdankt sie französischen Ärzten, die in der ersten Hälfte unseres Jahrhunderts ihre heilende Wirkung bei Leber-Galle-Erkrankungen nachwiesen. Von einigen Naturheilärzten wird sie sogar so hoch eingeschätzt, daß eine eigentliche Artischockenheilkunde entstanden ist.
Eßbar sind die Hüllkelchblätter, die ein sehr großes Körbchen mit fleischigem Blütenboden bilden. Die eigentlichen fiederteiligen Blätter wachsen am Stengel und enthalten zahlreiche heilkräftige Wirkstoffe. Roh gegessen, haben die Köpfe der Artischocke ähnliche Eigenschaften wie die fiederteiligen Blätter, nur in geringerem Maße. Besonders bekömmlich sind Artischocken für Diabetiker. Je kürzer die Kochzeit, desto verträglicher sind sie. Gekochte Artischocken dürfen jedoch nicht lange aufbewahrt werden, da sie bald Giftstoffe entwickeln. Stillenden Müttern werden Artischocken nicht empfohlen, weil sie die Milchsekretion ungünstig beeinflussen.
● **Medizinische Eigenschaften:** Antidiabetisch, appetitanregend, blutreinigend, cholesterinsenkend, gegen Durchfall, gallentreibend, harntreibend, tonisch.
Anwendung: Innerlich; ♣ ♥ ▼
Siehe: Arteriosklerose, Cellulitis, Cholesterin, Diabetes, Fettleibigkeit, Gallenblase, Gicht, Harnstoff, Leber.

ZIER- UND NUTZPFLANZEN

Aubergine

Solanum melongena L.
Eierfrucht, Eierpflanze

NACHTSCHATTENGEWÄCHSE
Solanaceae

Diese botanische Verwandte der Tomate und der Kartoffel stammt aus Indien. Die Araber haben sie schon sehr früh kultiviert und für ihre Verbreitung gesorgt. Auf europäischen Märkten tauchte sie jedoch erst im 15. Jahrhundert auf. Heute wird sie häufig in südlichen Gegenden mit gemäßigtem Klima angepflanzt.
Ihr Nährwert ist gering, doch darf man sie als Heilpflanze nicht unterschätzen. Wie bei allen Nachtschattengewächsen sind die grünen Teile giftig und enthalten Alkaloide, während der fleischige Teil der Frucht Wirkstoffe aus der Saponingruppe und ihre dunkelviolette, glänzende Haut organische Säuren sowie eine alkoholische Substanz aufweisen. Wenn sie mit der Haut und ohne Fett zubereitet werden, üben Auberginen eine anregende Wirkung auf die Leber-Gallen-Tätigkeit aus.
● **Medizinische Eigenschaften:** Abführend, cholesterinsenkend, erweichend, gallentreibend, harntreibend.
Anwendung: Innerlich und äußerlich.
Siehe: Cholesterin, Fettleibigkeit, Leber, Verstopfung.

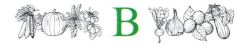

Balsamkraut

Tanacetum balsamita L.
Marienkraut

KORBBLÜTLER
Compositae

Wie der mit ihm nahe verwandte Rainfarn, besitzt das hochwüchsige, ausdauernde Balsamkraut auch kleine «Körbchen», die nur aus Röhrenblüten bestehen. Die Blätter sind kräftiger als jene des Rainfarns; sie sind oval, nicht ausgebuchtet, aber fein gezähnt. Die fein behaarte Pflanze strömt bei Berührung einen durchdringenden Geruch aus, ähnlich dem der Melisse *(Melissa officinalis* L.*)*. Ursprünglich in Kleinasien und im Nordiran beheimatet, wird das Balsamkraut seit der Antike in südlichen Gegenden Europas angepflanzt, wo es gelegentlich auch verwildert gefunden wird. Im Mittelalter war «Balsamöl», bestehend aus in Öl eingelegten, zerquetschten Blättern und Blütenköpfen, ein beliebtes Wundheilmittel.

307

ZIER- UND NUTZPFLANZEN

• **Medizinische Eigenschaften:** Harntreibend, krampflösend, stimulierend, windtreibend, wundheilend, wurmtreibend.
Anwendung: Innerlich und äußerlich; **✚ Ⅴ**
Siehe: Blähung, Bronchitis, Darmparasiten, Husten, Luftschlucken, Magen, Nervosität, Steinerkrankungen.

Basilikum

Ocimum basilicum L.
Basilienkraut

LIPPENBLÜTLER
Labiatae

Das in Indien beheimatete Basilikum wurde bereits um die Jahrtausendwende in Europa angepflanzt. Es wird in vielen klimatisch gemäßigten Zonen der Welt kultiviert und als Gewürz Salaten, Suppen und Fleisch beigegeben. Kenner schätzen außer dem großblättrigen *Ocimum basilicum* L. besonders das ihm nächstverwandte *Ocimum minimum* L., dessen Blättchen sehr klein sind, dafür aber noch feiner duften. Der köstliche Basilikumduft stammt vom Estragol (auch im Würzkraut Estragon enthalten), vom Eugenol (kommt auch im Gewürznelkenöl vor) und vereinzelt vom Thymol (in den Aufbaustoffen der Thymianarten enthalten). Basilikumblätter sollten möglichst frisch verwendet werden, da sie beim Trocknen die aktiven Wirkstoffe verlieren. Sie wirken krampflösend, stimulierend und beruhigend. Frische, fein zerriebene Blätter wirken beruhigend bei Hautröte. Früher wurde das Kraut als Mittel gegen Hysterie verschrieben.
• **Medizinische Eigenschaften:** Hustenbekämpfend, krampflösend, fördert die Milchsekretion, erzeugt Niesreiz, sedativ, stimulierend.
Anwendung: Innerlich und äußerlich; **✚ ♥**
Siehe: Asthenie, Blähung, Erbrechen, Haar, Husten, Insekten, Katarrh, Keuchhusten, Kopfschmerzen, Krämpfe, Magen, Nervosität, Schlaf, Stillen.

Bergamotte

Citrus bergamia Risso et Poit.
Bergamottzitrone

RAUTENGEWÄCHSE
Rutaceae

Die Bergamotte ist eng verwandt mit der süßen Orange und stammt aus der gleichen Gegend. Ihre Zweige sind oft stachelig, ihre Früchte 7–10 cm lang, blaßgelb und birnenförmig. Die Bergamotte gedeiht nur in sehr warmen Gebieten; sie wird in Süd-

italien, vor allem in Kalabrien, angebaut. Aus dem ölhaltigen Fruchtfleisch der ebenso wohlriechenden wie sauren, nicht eßbaren Frucht wird das berühmte Bergamotteöl gewonnen, das als Heilmittel verwendet und zu Duftzwecken z. B. Kölnisch Wasser, Bisquits und der Teemischung «Earl Grey» beigegeben wird. Einige Sonnenbräunungsmittel enthalten Bergamotteöl, das von empfindlicher Haut jedoch oft nicht vertragen wird, da eine besondere Wirksubstanz des Öls nach der Sonneneinstrahlung unschöne, bleibende braune Hautflecken verursachen kann.
Die Bergamotte ist nicht winterhart und kann bei uns höchstens im Kalthaus kultiviert werden.
• **Medizinische Eigenschaften:** Antiseptisch, krampflösend.
Anwendung: Innerlich und äußerlich; **✚ ♥**
Siehe: Frostbeule, Kolik.

Birnbaum

Pyrus communis L.

ROSENGEWÄCHSE
Rosaceae

Man kennt eine verwandte europäische Art, *Pyrus pyraster* (L.) Wallr., von der jedoch unser Birnbaum nicht abstammt. Vermutlich wurde er aus einer der verschiedenen im Balkan und in Asien vorkommenden Arten herangezüchtet. Die Griechen haben den Birnbaum veredelt und vielfach angepflanzt. In römischen Obstgärten wurden im 1. Jahrhundert n. Chr. über 40 Sorten kultiviert; im 19. Jahrhundert zählte man bereits 156 verschiedene Sorten von Tafelbirnen und weitere 33 für die Verarbeitung zu Obstwein. Heutzutage kennt man über 1000 verschiedene Sorten, von denen jedoch nur wenige auf den Markt kommen.
Im Mittelalter warnten die Ärzte vor der schlecht verdaulichen Birne. In reifem Zustand wird sie jedoch auch von Leuten mit empfindlichem Magen vertragen. Bei besonders empfindlichem Verdauungsapparat sollte man sie allerdings gekocht, als Kompott, essen. Birnen enthalten viel Fruchtzucker, der auch für Diabetiker verträglich ist. Die eher vitaminarme Birne weist ziemlich viel organische Säuren, Mineralsalze und Pektin auf. Ihr Gerbstoffgehalt wirkt adstringierend. Die jungen Blätter und die Rinde enthalten ein spezielles Glykosid, das sogenannte Arbutosid, das desinfizierend auf die Harnwege wirkt.
• **Medizinische Eigenschaften:** Adstringierend, antiseptisch, gegen Durchfall, harntreibend, wundheilend.
Anwendung: Innerlich und äußerlich; **♥**

Siehe: Angina, Blasenentzündung, Durchfall, Gicht, Harnausscheidung, Rheumatismus, Steinerkrankungen.

Buchweizen, Echter

Polygonum fagopyrum L.
Heidekorn

KNÖTERICHGEWÄCHSE
Polygonaceae

Schon die ersten chinesischen Bauern haben diesen «Weizen» kultiviert, der allerdings nicht, wie alle übrigen bekannten Getreidearten, in die Pflanzenfamilie der Gräser gehört. Nach und nach wurde der Echte Buchweizen auch in Indien und Asien angebaut, gelangte jedoch erst im Mittelalter nach Europa und wurde hauptsächlich auf nährstoffarmen Sandböden Nord- und Zentraleuropas angebaut.
Der Buchweizen, eine dreieckige, schwarzglänzende Nuß, enthält ein Albumin, das reich an Fettsubstanzen und zusammengesetzten Eiweißstoffen ist; auch sein Gehalt an Phosphor, Kalzium, Eisen und Kupfer sowie an den Vitaminen B1, B2, PP, B5 ist überdurchschnittlich hoch; von allen Getreidearten weist er den höchsten Prozentsatz an Kalzium auf.
Nach Entfernen der Schale wird der Buchweizen wie Reis zubereitet. Sein hoher Energiegehalt und sein Nährwert machen ihn zu einem wertvollen Lebensmittel. Er ist außerdem leicht verdaulich und wird deshalb auch von Personen mit empfindlichem Magen gut vertragen. Frische Blätter enthalten Rutin, ein flavonhaltiges Glykosid, dessen Wirkung ähnlich der des Vitamins P ist.
● **Medizinische Eigenschaften:** Mineralsalzzuführend, stimulierend.
Anwendung: Innerlich; ◘
Siehe: Asthenie, Mineralsalzmangel, Rekonvaleszenz, Wachstum.

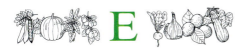

Eberraute

Artemisia abrotanum L.
Eberreis, Zitronenkraut

KORBBLÜTLER
Compositae

Diese nach Zitrone duftende Pflanze mit feinen, fiederschnittigen, kahlen Blättern wurde früher in vielen Teilen Europas häufig als wichtige Heilpflanze und beliebtes Gewürzkraut angebaut. Die Eberraute gehört zu den Beifußarten. Ihren einstigen Ruf als Heilpflanze hat sie allerdings völlig verloren, und man findet sie nur noch gelegentlich in Gärten oder auf Friedhöfen. Im Mittelalter verordnete man die Eberraute nicht nur bei Magenschmerzen, sondern auch bei Schlangenbissen, ja sogar zur Teufelsaustreibung! Bis zum 18. Jahrhundert blieb ihr Ansehen uneingeschränkt, dann wurde sie nur noch als Wermutersatz gebraucht, da sie dieselbe anregende Wirkung auf die Verdauungsorgane hat wie diese mit ihr verwandte Pflanze. Die Eberraute enthält schädliche Stoffe und darf deshalb nur mit großer Vorsicht angewendet werden.
Früher legte man Eberrautenzweige in Kleider- und Wäscheschränke, um Ungeziefer fernzuhalten.
● **Medizinische Eigenschaften:** Antiseptisch, fördert die Menstruation, narbenbildend, schweißtreibend, stimulierend, wundheilend, wurmtreibend.
Anwendung: Innerlich und äußerlich; ✚
Siehe: Anämie, Appetit, Blähung, Darmparasiten, Haar, Menstruation, Wunde.

Erbse

Pisum sativum L.

SCHMETTERLINGSBLÜTLER
Papilionaceae

Bereits in der Bronzezeit kannten die Pfahlbauer den Anbau von Erbsen, Weizen, Gerste und Hirse. Auch im alten Ägypten wurde die Erbse angepflanzt. Es konnte jedoch bisher nicht ermittelt werden, wann sie erstmals kultiviert wurde.
Die Kichererbse (*Cicer arietinum* L.) gehört einer anderen Gattung an und wird hauptsächlich in Südosteuropa und Westasien angebaut. Früher schätzte man die nahrhaften Erbsen vor allem, weil sie das einzige Wintergemüse waren, das sich getrocknet gut aufbewahren ließ. Erst viel später, wahrscheinlich im Mittelalter, bereitete man auch Gerichte aus frischen, grünen Erbsen. Sie haben fast den gleichen Nährwert wie Linsen. Getrocknete Erbsen sollten ohne Samenschale zubereitet werden. Als Püree sind sie leichter verdaulich, doch sollten Magenkranke und Leute, die wenig Sport treiben, darauf verzichten.
Frische, grüne Erbsen enthalten Kohlenhydrate und die Vitamine A, B, B2, PP, D. Sie sind daher sowohl Rekonvaleszenten und unter Blutarmut Leidenden als auch körperlich und geistig Tätigen zu empfehlen.
● **Medizinische Eigenschaften:** Tonisch.
Anwendung: Innerlich und äußerlich.
Siehe: Verdauung.

Essigrose

Rosa gallica L.

Sammetrose, Zuckerrose

ROSENGEWÄCHSE
Rosaceae

Die Essigrose mit ihren tiefroten, samtenen Blüten wird allgemein für die schönste aller Rosen gehalten; jedenfalls übertrifft sie sämtliche von Gärtnern hochgezüchtete Arten. Ihre Heimat ist vermutlich das Mittelmeergebiet. Wie die Gartenrose war auch die Essigrose schon den alten Kulturvölkern bekannt. Heimkehrende Kreuzritter brachten sie Mitte des 13. Jahrhunderts nach Europa, wo sie sich rasch verbreitete. Sie wurde nicht nur von Dichtern gepriesen, sondern auch von Ärzten geschätzt, die ihre Blütenblätter für heilkräftig hielten. Ihre gerbstoffhaltigen Blüten werden vor allem in der kosmetischen Industrie verwendet. Außer Gerbstoff enthalten sie Gallussäure, verschiedene Glykoside, ein Pigment und ätherische Öle.
Die Frucht der Essigrose ist eine ovale, rote Hagebutte.

• **Medizinische Eigenschaften:** Adstringierend, blutstillend, gegen Durchfall, tonisch, wundheilend.

Anwendung: Innerlich und äußerlich; ✚ ♥
Siehe: Angina, Augen, Blutung, Haut, Hautgeschwür, Mund, Mundschleimhaut, Nase, rote, Sonnenbrand, Wunde.

Estragon

Artemisia dracunculus L.

Beifuß, Dragon, Schlangenkraut

KORBBLÜTLER
Compositae

Dieses wohlriechende Würzkraut stammt aus dem südlichen Rußland und Sibirien. Als *Tharchoum* wurde es von den Arabern sehr geschätzt. Möglicherweise gelangte der Estragon mit den Mongoleneinfällen oder noch wahrscheinlicher durch die heimkehrenden Kreuzritter im 13. Jahrhundert nach Europa. Arabische Ärzte schätzten ihn als Heilpflanze, und der Gelehrte Avicenna behauptete sogar, Estragon helfe die Pest verhüten. Doch allmählich versiegte das Interesse an dieser einst bedeutenden Heilpflanze, und sie wurde als Gewürz in die Küche verdrängt. Moderne chemische Analysen haben ihre einst gepriesenen Heilkräfte bestätigt. Frisch gehackter Estragon auf Gemüse, Fisch oder Fleisch verleiht den Speisen nicht nur einen angenehmen, köstlichen Duft, sondern wirkt zudem appetitanregend und fördert die Verdauung. Bei salzloser Diät bildet er eine willkommene Abwechslung.

• **Medizinische Eigenschaften:** Antiseptisch, appetitanregend, krampflösend, reguliert die Menstruation, verdauungsfördernd, wurmtreibend.

Anwendung: Innerlich; ✚
Siehe: Appetit, Asthenie, Blähung, Darmparasiten, Luftschlucken, Menstruation, Schluckauf, Verdauung.

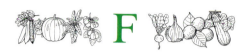

Feigenbaum

Ficus carica L.

MAULBEERGEWÄCHSE
Moraceae

Der wildwachsende Feigenbaum mit seinen kleinen, schwammigen, nicht eßbaren Früchten kommt auf stark besonnten, felsigen Mittelmeerküsten vor. Hin und wieder begegnet man auch Bäumen mit eßbaren Früchten – Abkömmlingen der angebauten Arten, die sehr wahrscheinlich aus dem Westen Asiens stammen. Der Feigenbaum ist einer der ältesten Fruchtbäume; so zeigt beispielsweise schon ein 4500 Jahre altes ägyptisches Wandbild Menschen beim Feigenpflücken. In frischem oder gekochtem Zustand gehörten Feigen, zusammen mit Weizen und Olivenöl, zu den wichtigsten Lebensmitteln der alten mediterranen Völker, vor allem der Griechen. Römische Athleten aßen sie vor jedem Wettkampf.
Feigen sind besonders reich an Fruchtzucker und enthalten außerdem Proteine, Fettsubstanzen, reichlich Phosphor und Kalzium sowie Spurenelemente. Feigen sind nahrhaft und gut verträglich; frisch sind sie reich an den Vitaminen C, A, B und wirken deshalb gegen Müdigkeit. Ihre Heilkräfte sind sehr vielfältig: Die Samen wirken abführend, der Absud getrockneter Feigen erweichend, eingelegte oder gekochte Früchte regeln die Verdauung und sind blutreinigend. Bricht man junge Zweige, sondert sich ein milchiger, scharfer und bitterer Saft ab, der Verdauungsenzyme enthält.
Das Berühren von Feigenblättern kann zu Hautallergien führen.

• **Medizinische Eigenschaften:** Abführend, blutreinigend, erweichend, gegen Hühneraugen, stimulierend.

Anwendung: Innerlich und äußerlich; ✚
Siehe: Asthenie, Abszeß, Altern, Hühnerauge, Husten, Rekonvaleszenz, Wachstum, Verstopfung, Zahnfleisch.

Feldsalat

Valerianella locusta (L.) Latterade
Ackersalat, Nüßlisalat, Rapunzel

BALDRIANGEWÄCHSE
Valerianaceae

Der Genfer Botaniker Alphonse de Candolle, Autor der Ende des letzten Jahrhunderts erschienenen Geschichte der Kulturpflanzen, vermutete, daß der Feldsalat ein bescheidener Verwandter des Baldrians und in Sardinien oder Sizilien heimisch sei; durch intensiven Anbau soll er sich von da aus über ganz Europa verbreitet haben. Jedenfalls begegnet man dieser kleinwüchsigen Pflanze nicht nur in Gemüsegärten, sondern überall in Wiesen und Feldern, ja sogar auf alten Mauern. Im Laufe der Zeit züchtete man sie zu einem ausgezeichneten, nach Nuß schmeckenden Salat heran. Der Feldsalat ist auch für Leute mit sehr empfindlichem Magen gut verträglich. Sein reicher Vitamin-A-Gehalt wirkt ausgleichend bei Wachstumsstörungen, bekämpft Infektionen, regeneriert die Gewebe der Haut und beschleunigt die Vernarbung.
Seine in Mitteleuropa beheimateten Verwandten sind der Gekielte *(V. carinata* Loisel.*)* und der Gezähnte Feldsalat *(V. dentata* [L.] Pollich*)*.
● **Medizinische Eigenschaften:** Abführend, antiinfektiös, blutreinigend, erweichend.
Anwendung: Innerlich.
Siehe: Fettleibigkeit, Frühjahrskur.

Flieder

Syringa vulgaris L.

ÖLBAUMGEWÄCHSE
Oleaceae

Schon die Araber schmückten ihre Gärten mit diesem Zierstrauch, der jedes Frühjahr schwelgerisch blüht und einen betörenden Duft verströmt. Erstmals wurde der Flieder 1548 in einem türkischen Garten in Konstantinopel entdeckt, und schon wenig später fand er sich auch in europäischen Gärten ein.
Der Flieder wird in der Heilkunde verwendet, weil er ein Glykosid und den Wirkstoff Syringopicrin – eine Bittersubstanz in der jungen Rinde, den Blättern und Früchten – enthält. Der Flieder wirkt fiebersenkend und ist ein ausgezeichnetes Tonikum, besonders für den Verdauungsapparat. Russische Naturheilkundige stellen Fliederöl her, das schmerzlindernd bei Rheumaerkrankungen wirken soll. In der Kosmetikindustrie wird die aromatische Blütenessenz verwendet.

● **Medizinische Eigenschaften:** Antineuralgisch, fiebersenkend, sedativ, schmerzlindernd, tonisch.
Anwendung: Innerlich und äußerlich; ♥
Siehe: Fieber, Ischias, Rheumatismus.

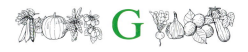

Gartenbohne

Phaseolus vulgaris L.

SCHMETTERLINGSBLÜTLER
Papilionaceae

Unter der Kriegsbeute der Konquistadoren, der Eroberer Mexikos und Mittelamerikas, befand sich auch die Bohne. Zusammen mit Mais bildete diese Hülsenfrucht die Ernährungsbasis der Ureinwohner der Neuen Welt. Seit Beginn des 16. Jahrhunderts wurden Bohnen auch in Europa angebaut und in vielen Sorten kultiviert. Zuerst wurden sie nur als getrocknetes, leicht zu konservierendes Gemüse verzehrt, heute dagegen essen wir die grünen, noch unreifen Früchte. Sie ergeben ein sehr gesundes, kalorienreiches Gemüse mit aktiven Substanzen, die Stoffwechselstörungen korrigieren und Gewebe der Leber und des Herzens stärken. Außerdem weist die Gartenbohne zahlreiche Aminosäuren, die Vitamine A, C, E und alle aus der Gruppe B sowie Mineralsalze und Spurenelemente auf. Ohne Hülse enthält die rohe Bohne einen besonderen Wirkstoff, der die Zahl der weißen Blutkörperchen normalisiert, wenn deren Gleichgewicht gestört worden ist.
Getrocknete Bohnen sind sehr nahrhaft; leichter verdaulich werden sie, wenn man ihnen beim Kochen Salbei und Bohnenkraut beimischt.
● **Medizinische Eigenschaften:** Antidiabetisch, blutreinigend, erweichend, harntreibend, stimulierend, tonisch.
Anwendung: Innerlich und äußerlich; ✚
Siehe: Albuminurie, Arteriosklerose, Diabetes, Insekten, Leber, Rekonvaleszenz, Rheumatismus, Verbrennung.

Gartenkerbel

Anthriscus cerefolium (L.) Hoffm.
Kerbel

DOLDENBLÜTLER
Umbelliferae

Der Gartenkerbel ist gelegentlich noch in Gärten anzutreffen, obwohl er von der

Petersilie, als deren «armer» Verwandter er vielfach gilt, fast völlig verdrängt wurde. Der Gartenkerbel ist in Südeuropa, im Kaukasus und in den Bergen Vorderasiens beheimatet. Er war sehr beliebt bei den Römern, im Mittelalter schrieb man ihm sogar fast übernatürliche Kräfte zu. Die Blätter müssen bei Verwendung sowohl als Gewürz als auch als Heilkraut frisch sein, da sich die wirksamen ätherischen Öle bei Hitzeeinwirkung sofort verflüchtigen. Reich an Vitamin C, enthält der Gartenkerbel auch eine Bittersubstanz und dasselbe flavoninhaltige Glykosid wie die Petersilie. Man muß beim Sammeln von Gartenkerbel allerdings sehr vorsichtig sein, da man ihn leicht mit anderen Doldenblütlern verwechselt, sei es mit einer anderen *Anthriscus*-Art oder mit der benachbarten Gattung *Chaerophyllum*, die ebenfalls in Gärten oder deren Umgebung vorkommen. Einige davon sind nicht genießbar, wenn auch nicht giftig, und haben nicht den gleichen Wohlgeschmack wie der Gartenkerbel.

Frischer Kerbelsaft Milch oder einem lauwarmen Aufguß beigegeben, wirkt beruhigend bei Hustenreiz.

● **Medizinische Eigenschaften:** Antiseptisch, appetitanregend, blutreinigend, gallentreibend, harntreibend, hemmt die Milchsekretion, stimulierend.

Anwendung: Innerlich und äußerlich; ✚

Siehe: Augenentzündung, Bronchitis, Brust, Gelbsucht, Haut, Herpes, Husten, Juckreiz, Leber, Nase, rote, Niere, Quetschung, Stillen.

Gartenkresse

Lepidium sativum L.
Echte Kresse

KREUZBLÜTLER
Cruciferae

Seit langem im Iran kultiviert, wo sie wahrscheinlich auch beheimatet ist, hat die Gartenkresse seit der Antike den Speisezettel Europas und Asiens bereichert. Auf den Märkten wurde sie jedoch mancherorts von der Echten Brunnen- oder Wasserkresse *(Nasturtium officinale* R. Br.*)*, die man in klaren Wiesen- oder Waldbächen findet, verdrängt. Die Gartenkresse verträgt beinahe jedes Klima und gedeiht rasch. Griechen und Römer schätzten sie sehr, und auch im Mittelalter fehlte die Gartenkresse bei keiner königlichen Mahlzeit. Sie verdient ihren guten Ruf in jeder Hinsicht.

● **Medizinische Eigenschaften:** Blutreinigend, gegen Skorbut, stimulierend.

Anwendung: Innerlich und äußerlich; ✚

Siehe: Appetit, Haar, Haut, Leber, Mund, Rekonvaleszenz.

Gartenmajoran

Origanum majorana L.
Gartendost, Majoran, Wurstkraut

LIPPENBLÜTLER
Labiatae

Dieses kleinwüchsige, aromatische Kraut, dessen winzige, weißrosa Blüten in kopfigen Ähren stehen, ist im nördlichen Ostafrika bis nach Indien beheimatet. Bei uns ist es ein ausgesprochenes Gartenküchenkraut, das man nur im Süden gelegentlich verwildert vorfindet. Vermutlich gelangte der Gartenmajoran im Mittelalter durch die Kreuzritter zu uns. Er wird häufig mit dem einheimischen Dost oder Dosten *(O. vulgare* L.*)*, dem Wilden Majoran, verwechselt, obwohl der Gartenmajoran würziger duftet. Beide enthalten jedoch sehr ähnliche heilkräftige Substanzen.

● **Medizinische Eigenschaften:** Antiseptisch, blutdrucksenkend, krampflösend, schmerzlindernd.

Anwendung: Innerlich und äußerlich; ✚

Siehe: Asthenie, Angst, Bäder, Kopfschmerzen, Magen, Nervosität, Schlaf.

Gartenmelde

Atriplex hortensis L.
Molkenkraut, Spanischer Spinat

GÄNSEFUSSGEWÄCHSE
Chenopodiaceae

Dieses uralte Gemüse stammt aus Südosteuropa und Westasien. Wahrscheinlich wurde die Pflanze bereits in der Jungsteinzeit angebaut und lange bevor der Spinat *(Spinacia oleracea* L.*)* im Mittelalter in Europa eingeführt wurde, als solcher gegessen. Heutzutage findet die Gartenmelde als Gemüse jedoch kaum noch Verwendung.

Kranken, die an Magen- und Darmblähungen litten, verabreichte man früher als mildes Abführmittel eine Brühe aus der Gartenmelde und dem Einjährigen Bingelkraut *(Mercurialis annua* L.*)*. In unserer Zeit hat man jedoch die in Gärten und auf Schuttplätzen wachsende Gartenmelde zum Unkraut erklärt. Man erkennt sie an den dreieckigen, blaugrünlichen, auf der Unterseite kahlen, nicht filzig behaarten Blättern. Die geflügelten Samen werden reif bis zu eineinhalb Zentimeter groß. Ihr Saft ist reich an Vitamin C. Diese wohlschmeckende Pflanze, deren Nährgehalt fast ebenso hoch ist wie der des Spinates, wird völlig zu Unrecht verachtet. Sie ist weniger bitter als jener, wächst rasch, ist außerdem unempfindlich gegen Trockenheit und kann dank ihrem hohen Wuchs kleinere Pflanzen vor Unwetter, z. B.

ZIER- UND NUTZPFLANZEN

Hagel, schützen, was ganz besonders für Gärten in südlichen Gebieten wichtig ist.
- **Medizinische Eigenschaften:** Erfrischend, erweichend, harntreibend.
Anwendung: Innerlich und äußerlich.
Siehe: Flechte, Verbrennung.

Gartenrose

Rosa centifolia L.
Blasse Rose, Kehlrose, Moosrose, Zentifolie

ROSENGEWÄCHSE
Rosaceae

Ein großer Teil unserer Gartenrosen ist aus Kreuzungen zwischen der Essigrose *(R. gallica* L.*)* und orientalischen Wildrosen – vermutlich der Weißen *(R. alba* L.*)* und der Damaszener Rose *(R. damascena* Mill.*)* – hervorgegangen. Vielleicht stammen sie auch von der Essigrose selbst ab. Bereits im Altertum wurden viele, oft stark duftende Rosensorten kultiviert. Für ihren Duft berühmt war vor allem die Damaszener Rose, auch «Monatsrose» genannt, weil sie während der Sommermonate ständig die schönsten Blüten hervorbringt, aus denen Rosenöl und Rosenwasser gewonnen werden.
Die Gartenrose wurde von den Kreuzrittern nach Europa gebracht. Sie galt zu jener Zeit als Allheilmittel. Heute verwendet man sie nur noch als wichtigen Duftspender. Viele kosmetische Produkte enthalten Rosenöl, da es die Oberhaut stärkt und die Poren schließt.
- **Medizinische Eigenschaften:** Abführrend.
Anwendung: Innerlich und äußerlich; ♥
Siehe: Haut, Mitesser, Verstopfung.

Gartenschwarzwurzel

Scorzonera hispanica L.
Vipernwurzel

KORBBLÜTLER
Compositae

Die Gartenschwarzwurzel unterscheidet sich vom nahe verwandten Wiesenbocksbart *(Tragopogon pratensis* L.*)* durch ihre gelben Blüten und schwarzen Wurzeln, nach denen sie auch benannt ist. Kultivierte Arten sind der in Süd- und Zentraleuropa wildwachsenden Schwarzwurzel sehr ähnlich. In einem Kräuterbuch des 16. Jahrhunderts wird die Gartenschwarzwurzel erstmals erwähnt, doch wurde sie erst hundert Jahre später auch als Gemüse verwendet. Heute schätzt man ihre schmackhaften Wurzeln, die auch der empfindlichste Magen verträgt. Der ungesalzene Absud

wirkt wassertreibend. Früher dienten die Wurzeln als Gegengift bei Schlangenbissen. Sie sind reich an Schleim und enthalten Eiweißstoffe und Kohlenhydrate. Die jungen, frischen Blätter ergeben einen schmackhaften Salat.
- **Medizinische Eigenschaften:** Erweichend, harntreibend, hustenbekämpfend, schweißtreibend.
Anwendung: Innerlich und äußerlich.
Siehe: Bronchitis, Gicht, Haut, Kopfflechte.

Gerste

Saatgerste *(Hordeum vulgare* L.*)*
Zweizeilige Gerste *(Hordeum distichon* L.*)*

SÜSSGRÄSER
Gramineae

Die Gerste ist, wie der Weizen, im Vorderen Orient beheimatet. Bereits vor rund 7000 Jahren säte man Gersten- und Weizensamen als Gemisch aus, um bessere Ernteerträge zu erzielen. Heute kennt man weltweit zahlreiche Gerstensorten.
Der vornehmere Weizen verdrängte bald die Gerste, die schon von den ältesten Völkern als Viehfutter verwendet wurde. Die ärmeren Stände machten daraus auch Brei und Gebäck. Wir kennen Gerste in Form von Mehl, Grütze, Flocken und glasierten Körnern. Sie ist ein gehaltvolles Nahrungsmittel. Ihre Verwendung als Getränk datiert aus vorgeschichtlicher Zeit, als geröstete, im Mörser zerriebene und mit Wasser vermischte Gerstenkörner zum Gären gebracht wurden. Es entstand ein schaumbildendes, weinähnliches Getränk, ein Vorfahr des späteren, von den Kelten so geschätzten Bieres. Beim Gären entwickelt das Gerstenkorn besondere Enzyme (Malz), die Stärke in Substanzen umwandeln, die vom Körper besser aufgenommen werden. Deshalb ist Malz wichtig für Kranke, Rekonvaleszenten, Kleinkinder und ältere Menschen. Als Kaffee-Ersatz ist geröstetes Malz wohlschmekkend, nahrhaft und leicht verdaulich. Der Gerstenkeim enthält Hordenin und ein Alkaloid. In kleinen Dosen ist dieses Alkaloid ungiftig und hat eine ähnliche Wirkung auf den Körper wie das Hormon Adrenalin, das den Blutdruck erhöht und die Herztätigkeit anregt.
Das «Gerstenwasser», ein Absud von geschälten Gerstenkörnern, hat zu Recht den Ruf, ein mildes Stärkungsmittel zu sein. Bei äußerlicher Anwendung, vor allem als warme Kompresse, wirkt es lindernd und beruhigend.
- **Medizinische Eigenschaften:** Blutdruckerhöhend, erweichend, gegen Durchfall, herzregulierend, sedativ.

313

Anwendung: Innerlich und äußerlich.
Siehe: Abszeß, Angina, Blasenentzündung, Bronchitis, Durchfall, Herz, Magen, Rekonvaleszenz, Stillen, Wachstum.

Gurke
Cucumis sativus L.

KÜRBISGEWÄCHSE
Cucurbitaceae

Vermutlich wuchs die wilde Gurke ursprünglich am Fuße des Himalaja, da die Inder – aber auch die Ägypter – dieses wohlbekannte Gemüse schon vor mehr als 4000 Jahren kultivierten. Die Gurke wurde von Griechen und Römern sehr geschätzt, und im Mittelalter schrieb man ihr sogar gewisse heilsame Kräfte zu. Doch weder Ärzte noch Ernährungsspezialisten haben je viel von der großen Gurke oder ihrer kleineren Verwandten, dem Cornichon, gehalten. Ihr hoher Wassergehalt von 95–97 Prozent macht sie zur Gemüsefrucht mit dem niedrigsten Nährwert, obwohl sie die Vitamine A und C, eine beträchtliche Menge Eisen, Mangan und Jod sowie einige Spuren von Thiamin enthält. Die bittere Haut ist ähnlich zusammengesetzt wie die der Zweihäusigen Zaunrübe *(Bryonia dioica* Jacq.*)* und der Koloquinte *(Citrullus colocynthis* Schrad.*)*. Da sie roh schlecht verdaulich ist, bewirkt sie bei Menschen mit empfindlichem Magen vielfach Verdauungsstörungen. Trotzdem gilt sie allgemein als erfrischendes und wassertreibendes Nahrungsmittel. Ihre besten Eigenschaften entwickelt die Gurke bei äußerlicher Anwendung in der Kosmetik und der Dermatologie: Kleine Gurkenrondellen auf das Gesicht gelegt, erfrischen und straffen schlaffe, müde Haut. Auch Sommersprossige vertragen sie gut. Gurkenkerne sind wurmtreibend.
• **Medizinische Eigenschaften:** Erfrischend, erweichend, harntreibend.
Anwendung: Innerlich und äußerlich; ♥
Siehe: Hautflechte, Haut, Juckreiz, Kolik.

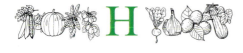

Hanf
Cannabis sativa L.

HANFGEWÄCHSE
Cannabiaceae

Ursprünglich stammt der Hanf aus West- und Zentralasien, er wird aber schon seit Jahrtausenden im Orient angebaut. Bis ins 19. Jahrhundert war er als wichtige Textilfaser in ganz Europa verbreitet, dann wurde er von anderen, exotischen und künstlichen Fasern verdrängt. Bei der Erwähnung von Hanf denkt man heute weniger an die Nutzpflanze als an das Suchtmittel. Der Unterschied zwischen dem Indischen Hanf *(C. indica* L.*)*, aus dem Haschisch gewonnen wird, und dem gewöhnlichem, als Textilfaser bekannten Hanf *(C. sativa* L.*)* ist gering. Der Indische Hanf wurde schon von den Chinesen und Ägyptern als krampflösendes, beruhigendes Mittel verabreicht. Der in Europa angebaute Hanf *(C. sativa* L.*)* ist zwar kein Rauschgift, er bewirkt jedoch leicht euphorische Zustände.
• **Medizinische Eigenschaften:** Krampflösend, fördert den Schlaf, schmerzlindernd, sedativ.
Anwendung: Innerlich und äußerlich; ■
Siehe: Abszeß, Furunkel.

Hirse, Echte
Panicum miliaceum L.

SÜSSGRÄSER
Gramineae

Der landläufige Name «Hirse» steht für verschiedene wildwachsende Gräserarten. Die beiden wichtigsten darunter sind die Echte Hirse und die Kolben- oder Mohairhirse *(Setaria italica* P. Beauv.*)*, die beide wildwachsend in verschiedenen Zonen Asiens vorkommen. Die Echte Hirse bevorzugt ein gemäßigtes Klima, die Kolbenhirse dagegen gedeiht in trockenen, südlichen Regionen. Die Grenzen ihrer eigentlichen Heimat sind jedoch verwischt. Bereits vor 5000 Jahren haben die Chinesen die Echte Hirse angebaut. Reste der Kolbenhirse wurden auch in einer Ausgrabungsstätte aus dem 3. Jahrtausend v. Chr. in Frankreich sowie in Pfahlbauten in der Schweiz und in Italien gefunden.

Da wir Europäer kein Hirsebrot mehr essen, ist der Anbau dieser einst so wichtigen Nutzpflanze bei uns stark zurückgegangen. In Asien, Afrika und in Osteuropa dagegen wird die Echte Hirse noch angebaut. Ihr Geschmack ist angenehm und süß. Hirsekörner werden ähnlich zubereitet wie Reis; auch Hirsebrei und -kuchen sind sehr bekömmlich.

Nur entfernt verwandt mit der Echten Hirse ist die Waldhirse, auch unter dem Namen Flattergras bekannt *(Milium effusum* L.*)*, die häufig in den Wäldern Europas anzutreffen ist.
• **Medizinische Eigenschaften:** Blutbildend, erweichend, harntreibend, schweißtreibend, stimulierend.

Anwendung: Innerlich und äußerlich; ▣
Siehe: Durchfall, Grippe, Ohrgeräusche, Rekonvaleszenz.

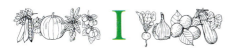

Insektenpulverkraut

Chrysanthemum cinerariifolium (Trev.) Vis.
Dalmatinische Insektenblume

KORBBLÜTLER
Compositae

Mit seiner weißen oder gelben Blüte ähnelt das Insektenpulverkraut der Margerite. Seine Blätter sind jedoch meistens grundständig, fiederschnittig und graufilzig. Sie strömen einen stark aromatischen Duft aus. Wild wächst dieses Kraut nur in Jugoslawien, an den Steilküsten der Adria. Im 19. Jahrhundert wurde es häufig kultiviert. Heutzutage ist sein Anbau jedoch stark zurückgegangen, so daß es importiert werden muß. Verwendet werden nur die Blütenköpfe. Diese enthalten neben anderen Substanzen das sehr giftige Pyrethrin, das für Kaltblüter, also Insekten und Würmer, tödlich sein kann, für Menschen und warmblütige Tiere aber kaum schädlich ist. Im Vorderen und Mittleren Orient kommen noch weitere Arten wildwachsend vor, die ähnliche Eigenschaften aufweisen und die dort seit langem als Insektenbekämpfungsmittel eingesetzt werden. Das Insektenpulverkraut ist ein natürliches Insektizid, das unbedenklich angewendet werden kann.
• **Medizinische Eigenschaften:** Insektizid.
Anwendung: Äußerlich; ✚ ▣
Siehe: Insekten, Läusebefall.

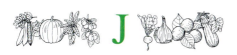

Johannisbrotbaum

Ceratonia siliqua L.

SCHMETTERLINGSBLÜTLER
Papilionaceae

Dieser anspruchslose, kleinwüchsige, mediterrane Baum wächst auf wasserarmem Boden und gedeiht auch in den unwirtlichsten Trockengebieten. Man trifft ihn in Vorderasien und bis an den Rand der Sahara an. Die nordafrikanischen und kleinasiatischen Völkerstämme kultivierten ihn schon früh als Lebensmittel und Viehfutter, vor allem für Pferde. Im Mittelalter wurde er durch die Araber in Spanien eingeführt. Heute wird er nur noch in Gebieten mit magersten Böden angebaut. Die langen, schwarzbraunen Hülsenfrüchte sind reif eßbar und enthalten meistens 12 bis 16 harte, von rötlichem Fruchtfleisch eingehüllte Samenkerne. Das Fleisch schmeckt zuerst säuerlich, dann aber süß. Als frische Frucht wirkt Johannisbrot abführend, in getrocknetem Zustand ist es ein zuverlässiges Mittel gegen Durchfall. Bei Infektionen des Darmtraktes hilft – besonders bei Kleinkindern – die getrocknete Fruchtfleischsubstanz.
Der nicht winterharte Baum kann bei uns nur im Kalthaus kultiviert werden.
• **Medizinische Eigenschaften:** Abführend, gegen Durchfall, erweichend.
Anwendung: Innerlich; ✚ ♥
Siehe: Durchfall.

Johannisbeere, Schwarze

Ribes nigrum L.
Cassis, Gichtstrauch

STACHELBEERGEWÄCHSE
Grossulariaceae

Die in Nord-, Zentral- und Osteuropa sowie in Nord- und Mittelasien beheimatete Schwarze Johannisbeere ist über ihr ursprüngliches Gebiet hinaus überall in Gegenden mit gemäßigtem Klima kultiviert worden. Die kleine, säuerlich schmeckende Frucht verleiht vielen Likören und Zuckerwaren den unverkennbaren Geschmack. Weniger bekannt sind ihre wichtigen therapeutischen Eigenschaften. Sie ist reich an Vitamin C, das sich in dieser Frucht besonders widerstandsfähig gegen Wärme und Oxydation zeigt, also auch im Sirup und in der Konfitüre erhalten bleibt. Außerdem enthalten Schwarze Johannisbeeren ein ätherisches Öl, Kohlenhydrate und Anthocyan, einen Farbstoff, der Vitamin P aktiviert. Ein Aufguß der frischen oder getrockneten Beeren ergibt ein wirksames Gurgelmittel gegen Halsweh. Die aromatisch duftenden Blätter wirken wassertreibend und bilden einen wichtigen Bestandteil für jede mit Pflanzen durchgeführte Frühjahrskur. Die Blattknospen aktivieren die Nebennierenfunktionen.
• **Medizinische Eigenschaften:** Adstringierend, blutstillend, erfrischend, harntreibend, gegen Skorbut, stimulierend.
Anwendung: Innerlich; ✚ ♥
Siehe: Arteriosklerose, Augen, Bluthochdruck, arterieller, Blutkreislauf, Brust, Cellulitis, Fettleibigkeit, Frühjahrskur, Gicht, Hals, Harnstoff, Leber, Niere, Rheumatismus.

ZIER- UND NUTZPFLANZEN

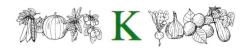

Kapuzinerkresse
Tropaeolum majus L.

KAPUZINERKRESSEGEWÄCHSE
Tropaeolaceae

Diese südamerikanische Pflanze wurde im 17. Jahrhundert nach Europa gebracht, wo sie seither als Gartenzierpflanze kultiviert wird. Sie hat ähnliche Heilkräfte wie ihre nächste Verwandte, die Kleine Kapuzinerkresse (*T. minus* L.). Von beiden werden die frischen Blätter und Blüten verwendet. Sie enthalten ein schwefelhaltiges Heterosid, das ihnen ihren etwas scharfen, aber erfrischenden Geschmack verleiht; doch können sie auch Magenstörungen verursachen, vor allem bei Menschen mit empfindlicher Magenschleimhaut. Die Blätter sind reich an Vitamin C. Frischer Kapuzinerkressesaft ist schleimlösend und beruhigt Hustenreiz. Auch konnten in neuester Zeit antibiotische Substanzen festgestellt werden.
- **Medizinische Eigenschaften:** Blasenziehend, fördert die Menstruation, schleimlösend, gegen Skorbut, tonisch.
Anwendung: Innerlich und äußerlich; ✚ ♥
Siehe: Appetit, Haar, Husten, Lungenblähung, Rachitis.

Kartoffel
Solanum tuberosum L.

NACHTSCHATTENGEWÄCHSE
Solanaceae

Diese für uns Europäer so wichtige Nutzpflanze wurde von den Soldaten Pizarros in Peru entdeckt und Ende des 16. Jahrhunderts nach Spanien gebracht und bald darauf dort und in Italien zunächst als Futtermittel angebaut. Als Nahrungsmittel setzte sie sich in Europa erst gegen Ende des 18. Jahrhunderts durch. Heute gibt es auf der Erde insgesamt etwa 2000 Kartoffelsorten.
Die Knolle ist ein wertvolles Nahrungsmittel. Sie ist sehr leicht verdaulich, wirkt stärkend, kräftigend, aufbauend und erweichend. Auch Leute mit empfindlichem Magen, ja sogar mit einem Magengeschwür, vertragen die Kartoffel gut. Sie enthält reichlich Mineralsalze, ist jedoch weniger gehaltvoll als Getreidekörner wie Gerste, Weizen oder Hafer. Bei allen grünen Pflanzenteilen, hauptsächlich bei der unreifen Beere und den auskeimenden Trieben der Knolle, ist große Vorsicht geboten, da sie den Stoff Solanin enthalten, der tödliche Vergiftungen zur Folge haben kann.
- **Medizinische Eigenschaften:** Erweichend, harntreibend, narbenbildend.
Anwendung: Innerlich und äußerlich; ✚ ♥
Siehe: Augen, Diabetes, Haut, Kolik, Magen, Sonnenbrand, Verbrennung, Verstopfung.

Knoblauch
Allium sativum L.

LILIENGEWÄCHSE
Liliaceae

Der Knoblauch ist in den zentralasiatischen Steppen beheimatet. Er wurde im Nahen Osten und in Kleinasien angebaut. In Europa ist er vermutlich seit den Anfängen der Landwirtschaft bekannt und hat sich hier zu einem der wichtigsten Gewürzheilmittel entwickelt. Die Ägypter schätzten ihn bereits vor 7000 Jahren; sie wußten um seine stimulierende Wirkung und mischten ihn jeder Mahlzeit bei. Ärzte und Heilkundige der Antike rühmten seine heilenden Eigenschaften, und der griechische Komödiendichter Aristophanes sah in ihm gar ein Symbol für physische Kraft. Seines aufdringlichen Geruches wegen wurde er allerdings von den Göttern der Antike verschmäht, so daß die Gläubigen nach dem Genuß von Knoblauch keinen Tempel betreten durften. Im Mittelalter glaubte man nicht nur, mit Knoblauch die Pest verhüten zu können, sondern schrieb ihm auch Kräfte zu, durch die man von der Pest geheilt werden konnte. Noch heute gilt er in ländlichen Gegenden als zuverlässiges Mittel gegen allerlei Übel.
Sein charakteristischer Geruch und die meisten seiner heilenden Fähigkeiten rühren größtenteils von schwefelhaltigen ätherischen Ölen her, deren aktiver Wirkstoff, das Allizin, besonders starke antibiotische Eigenschaften aufweist. Außerdem enthält der Knoblauch auch Enzyme, Sexualhormone, die Vitamine A, B1, B2, PP und C sowie Mineralsalze und Spurenelemente. Wirksamer noch als Knoblauchessenz ist der Saft einer frisch gepreßten Knoblauchzehe; er kann die Entwicklung vieler Krankheitserreger hemmen. Das sich rasch verflüchtigende Allizin wirkt sogar auch auf Distanz antiseptisch, weshalb sich die Ärzte im Mittelalter in Knoblauchsaft getränkte Tücher vors Gesicht banden.
- **Medizinische Eigenschaften:** Antidiabetisch, antiseptisch, blutdrucksenkend, gegen Hühneraugen, krampflösend, schleimlösend, stimulierend, tonisch, wurmtreibend.

Anwendung: Innerlich und äußerlich; ✚ ☑
Siehe: Abszeß, Appetit, Arteriosklerose, Asthma, Bluthochdruck, arterieller, Blutkreislauf, Darmparasiten, Durchfall, Epidemie, Gicht, Herz, Keuchhusten, Lunge, Lungenblähung, Rheumatismus, Steinerkrankungen, Tabakmißbrauch, Wunde.

Kohl

Brassica oleracea L.
Gemüsekohl

KREUZBLÜTLER
Cruciferae

Die Wildform dieser europäischen Gemüsepflanze ist auf den felsigen Küsten des Ärmelkanals, des Atlantiks und des westlichen Mittelmeeres zu finden. Die Art *Brassica oleracea* ist ein Halbstrauch mit mehr oder weniger dicklichem, kriechendem Stengel; die wenigen fleischigen Blätter sind blaugrün und stark geschlitzt; die Verwandtschaft mit unserem Blattkohl *(B. oleracea* L. var. *acephala)* ist unverkennbar. Kohl wird seit Jahrtausenden angebaut, was dazu führte, daß es auf der ganzen Welt heute unzählige Kohlarten gibt.

Kohl ist nicht nur eines der verbreitetsten und beliebtesten Gemüse, sondern auch eine wichtige Heilpflanze. Der römische Staatsmann Cato der Ältere hielt Kohl für ein Allheilmittel, für Plinius war er geradezu eine Wunderpflanze, dank der die Römer sechs Jahrhunderte lang keinen Arzt brauchten. Der berühmte deutsche Arzt der Renaissancezeit, Hieronymus Bock, war sogar davon überzeugt, daß menschlicher Urin nach dem Genuß von Rotkohl große Heilkraft besitze und sogar Geschwüre zum Verschwinden bringen könne. Doch im 19. Jahrhundert wurde der Kohl in die Küche verwiesen, und man sah in ihm, der sogar die gefürchtete Skorbut besiegt hatte, kaum mehr als ein Hausmittelchen. Erst neuzeitliche Naturheilärzte haben die heilenden Eigenschaften des Kohls erneut anerkannt. Man kann seine Heilwirkung nur schwer erklären, da sie aus der chemischen Zusammensetzung nicht ersichtlich ist. Außer 92 Prozent Wasser enthält der Kohl, übrigens wie die meisten kultivierten Gemüse der Kreuzblütler, eine geringe Menge schwefelhaltigen Öls, 1 bis 4 Prozent Eiweißstoffe, 5 bis 7 Prozent Kohlenhydrate und Schleimstoffe sowie 0,3 Prozent Fettsubstanzen, weiter Mineralsalze wie Phosphor, Kalzium, Jod usw., wenige Vitamine der A- und B-, aber viele der C-Gruppe (0,05 – 0,008 Prozent). Rotkohl *(B. oleracea* L. var. *capitata rubra* L.*)* ist die wirksamste der Kohlarten, vor allem roh; bei empfindlichem Magen muß er allerdings gekocht werden.

● **Medizinische Eigenschaften:** Blutbildend, blutreinigend, blutzuckersenkend, gegen Durchfall, erweichend, hustenbekämpfend, narbenbildend, gegen Skorbut, wundheilend, wurmtreibend.
Anwendung: Innerlich und äußerlich; ☑
Siehe: Abszeß, Akne, Alkoholmißbrauch, Anämie, Asthenie, Bronchitis, Darmparasiten, Diabetes, Durchfall, Eiterflechte, Frostbeulen, Gicht, Haut, Hexenschuß, Husten, Insektenstich, Ischias, Leber, Niere, Quetschung, Rheumatismus, Skorbut, Verbrennung, Wunde.

Kopfsalat

Lactuca sativa L.
Gartenlattich, Gartensalat, Wilder Lattich

KORBBLÜTLER
Compositae

Bereits die Griechen und Römer aßen gern Kopfsalat. Seine Herkunft ist nicht genau bekannt. Vermutlich ist er eine Zuchtvarietät des wildwachsenden Stachellattichs *(L. scariola* L.*)*, einer Schuttpflanze, die in gemäßigten Zonen Europas und Asiens vorkommt.

Sämtliche im Laufe der Jahre herangezüchtete Latticharten enthalten vor allem Wasser (95 Prozent); ihr Nährwert ist also gering, doch wirken sie appetitanregend und erfrischend. Sie enthalten außerdem Vitamine, Mineralsalze, Spurenelemente, insbesondere Jod, Nickel, Kobalt, Mangan und Kupfer. Sie wirken außerdem appetitanregend und erfrischend. Ein Kopfsalatabsud, als Kompresse äußerlich angewandt, wirkt lindernd. Wie bei allen Latticharten, enthält auch der milchige Saft des Kopfsalates eine geringe Menge Lactucarium. Dieser sehr komplexe Wirkstoff beruhigt, wirkt schmerzlindernd und fördert den Schlaf. Wer an nervösen Schlafstörungen leidet, sollte deshalb abends Kopfsalat essen. Gekocht, als Püree, ergibt er eine leicht verdauliche Krankenkost.
● **Medizinische Eigenschaften:** Erweichend, krampflösend, fördert den Schlaf, schmerzstillend, sedativ.
Anwendung: Innerlich und äußerlich.
Siehe: Akne, Nervosität, Schlaf.

Koriander

Coriandrum sativum L.
Arabische Petersilie, Kaliander, Wanzendill

DOLDENBLÜTLER
Umbelliferae

Der Koriander ist durch intensiven Anbau weit verbreitet und in großen Teilen des

Mittelmeerraumes sowie in Asien und Amerika auch verwildert anzutreffen. Seine Heimat ist vermutlich der Nahe Osten. Seit Menschengedenken haben ihn arabische Völkerstämme als Würzkraut und als Heilpflanze benützt. In antiken Schriften ist viel Widersprüchliches über ihn zu lesen; so war er für die einen eine Giftpflanze, für die anderen heilbringend bei Pest und Epilepsie, oder er wurde werdenden Müttern für eine schmerzlose Geburt verabreicht. Wieder andere sahen in ihm ein Aphrodisiakum, aber auch ein Mittel zur Mäßigung...! Eines ist jedoch sicher: Die frischen, grünen Pflanzenteile des Korianders dürfen nicht verwendet werden. Durch Destillation von getrockneten Samen wird eine Essenz gewonnen, die, weniger giftig als die anderer Doldenblütler, anregend und berauschend auf den menschlichen Organismus wirkt. Sie darf jedoch nur mäßig gebraucht werden, da nach ihrem Genuß schon nervöse Störungen oder Nierenschädigungen festgestellt worden sind. Richtig dosiert, ist die Essenz ein Stimulans mit antiseptischer und wundheilender Wirkung. Manchmal wird Koriander nach Schockzuständen verordnet oder bei allgemeiner Körperschwäche, die nach schwerer infektiöser Krankheit auftreten kann.

Mit Koriandersamen würzt man Fleischgerichte, Gulasch oder Wildbret, weiter Kraftbrühen, in Essig konservierte Gemüse, ja sogar Kartoffelpüree. Gekaute Koriandersamen schaffen Abhilfe bei schlechtem Atem.

• **Medizinische Eigenschaften:** Antiseptisch, krampflösend, stimulierend, windtreibend, wundheilend.
Anwendung: Innerlich; ✚ ⓥ
Siehe: Arteriosklerose, Blähung, Krämpfe, Müdigkeit, Schmerz, Verdauung.

Kürbis

Cucurbita pepo L.

KÜRBISGEWÄCHSE
Cucurbitaceae

Der Kürbis wurde, zusammen mit dem Riesenkürbis *(C. maxima* Duch.*)*, im 16. Jahrhundert als eines der ersten Gemüse aus der Neuen Welt nach Europa gebracht. Beide Kürbisarten sind wässerig und weisen einen geringen Gehalt an Zucker, Eiweiß und Fetten auf; ihr Nährwert ist deshalb nur gering. Sie enthalten jedoch die Vitamine A und C, Enzyme und zahlreiche Spurenelemente. Gekocht ergibt der Kürbis ein angenehm schmeckendes, magenschonendes, wenn auch nicht appetitanregendes Gericht. Sein etwas fader Geschmack wird durch Beigabe von Thymian und frischer Minze verbessert. Kürbissamen wirken wurmtreibend und sind für den Menschen unschädlich.

• **Medizinische Eigenschaften:** Abführend, erweichend, beruhigend, wurmtreibend.
Anwendung: Innerlich und äußerlich; ✚ ⓥ
Siehe: Blasenentzündung, Darmparasiten, Durchfall, Nierenentzündung, Rheumatismus, Verbrennung, Verstopfung.

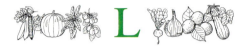

Lauch

Allium porrum L.
Porree

LILIENGEWÄCHSE
Liliaceae

Der Lauch ist ein Abkömmling des Großen Knoblauchs *(A. ampeloprasum* L.*)*, der in Gegenden mit mediterranem Klima vorkommt und gern im Frühjahr gesammelt wird. Wie die Zwiebel, die ähnliche Heilwirkungen hat, wird der Lauch seit 4000 Jahren kultiviert. Gargekocht ist er leicht verdaulich und sehr heilkräftig. Der Lauch weist einen hohen Wassergehalt auf und ist reich an Schleim, Mineralsalzen und, wie alle Knoblaucharten, schwefelhaltig. Leicht gesalzenes Lauchwasser wirkt entschlackend. Der weißliche unterste Teil des Stengels bringt, als Kompresse aufgelegt, rasch Linderung bei Insektenstichen.

• **Medizinische Eigenschaften:** Abführend, antiseptisch, gegen Bronchialerkrankungen, erweichend, harntreibend, schleimlösend.
Anwendung: Innerlich und äußerlich; ✚
Siehe: Abszeß, Albuminurie, Alkoholmißbrauch, Angina, Arteriosklerose, Bronchitis, Fettleibigkeit, Gesichtsfarbe, Harnausscheidung, Harnstoff, Haut, Husten, Insektenstich, Nagelentzündung, Niere, Ödem, Rekonvaleszenz, Verdauung, Verstopfung, Wunde.

Linse

Lens culinaris Medik. *(Ervum lens* L.*)*

SCHMETTERLINGSBLÜTLER
Papilionaceae

Im Mittelmeerraum und im Westen Asiens kommen zahlreiche wildwachsende Linsenarten vor, von denen einige bereits in der Jungsteinzeit angepflanzt wurden; es entstand somit die kultivierte Linse, die wildwachsend nirgends vorkommt.

Sie ist eines der ältesten Trockengemüse. Als Nahrungsmittel war sie bei den Ägyptern sehr beliebt und in Griechenland und Rom für die unteren Stände unentbehrlich. Von den Ärzten wurde sie jedoch abgelehnt, da man glaubte, sie verursache Tumore. In der Renaissance vertrat man die Ansicht, daß Linsen, mit vielen Gewürzen in Regenwasser gekocht, weniger schädlich seien. Andere wiederum sahen in der Linse ein Mittel gegen die gefürchtete Pockenkrankheit. Im 19. Jahrhundert brachte es ein Scharlatan zu beträchtlichem Vermögen, als er Linsenmehl unter dem Namen Revalsan als Wundermittel anbot. Eines ist jedoch sicher: Sie ist nach wie vor beliebt und bleibt eines der gehaltvollsten Lebensmittel. 100 Gramm Linsen haben ebenso viele Kalorien wie 150 Gramm Fleisch oder 150 Gramm Vollkornbrot. Sie enthalten viel Phosphor, Eisen und beinahe alle Vitamine der B-Gruppe. Linsenmehl ist bei Verdauungsstörungen zu empfehlen. Ein Linsengericht wird besser verträglich, wenn es mit Echtem Salbei (*Salvia officinalis* L.) und Winterbohnenkraut (*Satureja montana* L.) gewürzt wird.

• **Medizinische Eigenschaften:** Auflösend, milchtreibend.
Anwendung: Innerlich und äußerlich.
Siehe: Abszeß, Asthenie, Stillen.

Lupine, Weiße

Lupinus albus L. (sensu lato)
Weiße Wolfsbohne

SCHMETTERLINGSBLÜTLER
Papilionaceae

Diese prächtige Pflanze kommt nur auf kalkfreiem Boden wildwachsend vor. Man erkennt sie mühelos an den typisch gefingerten Blättern und der hochaufragenden Blütenähre. Blätter wie Blüten enthalten sehr giftige Substanzen. Die mediterrane wie die mehrjährige nordamerikanische Art, die beide in unseren Gärten angepflanzt werden, enthalten die giftigen Alkaloide Lupanin, Lupinin und Spartein, die bei jeder Lupinenart gleichzeitig vorkommen können. Bei Tieren, die Lupinen fraßen, wurden schon oft Vergiftungen festgestellt.

Gekochte Lupinensamen hingegen sind nicht giftig und waren deshalb früher ein weitverbreitetes Futtermittel. Sie dienten auch als Nahrung für den Menschen. So war bei den Griechen ein Lupinengericht beliebt, und während des Zweiten Weltkrieges wurden Lupinenkerne als Kaffeeersatz verwendet. Wie die Sojabohne enthalten sie sehr viel Eiweiß.

• **Medizinische Eigenschaften:** Antidiabetisch, erweichend.
Anwendung: Innerlich und äußerlich; ✚ ▼
Siehe: Diabetes, Darmparasiten, Ekzem.

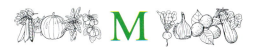

Madonnenlilie

Lilium candidum L.
Weiße Lilie

LILIENGEWÄCHSE
Liliaceae

Schon die Kulturvölker des Mittelmeerraumes haben die auffallende Schönheit und den lieblichen Duft der Madonnenlilie bewundert. In der minoischen Kultur wurde sie in königlichen Gärten angepflanzt; auch ist eine auf Knossos gefundene Vase mit aufgemalten Lilien verziert. Das Symbol der französischen Könige ist allerdings nicht, wie fälschlicherweise angenommen wird, die Madonnenlilie, sondern eine Irisblüte. Die Madonnenlilie kommt wildwachsend nur im Libanon vor.

Die Kronblätter der Lilie sind heilkräftig. In reinem Alkohol konserviert, wurden sie auf dem Land als eine Art Schnellverband bei Schnittwunden verwendet. Im Mörser zerrieben und mit etwas Olivenöl vermischt, halfen sie bei oberflächlichen Verbrennungen und Hautrissen. Die Knollen und Blüten enthalten ungewöhnlich viel Bor. Der starke Duft eines Lilienstraußes kann in geschlossenen, wenig gelüfteten Räumen Übelkeit, ja sogar Vergiftungen auslösen.

• **Medizinische Eigenschaften:** Antiseptisch, erweichend, narbenbildend, wundheilend.
Anwendung: Äußerlich.
Siehe: Frostbeule, Furunkel, Nagelentzündung, Ohr, Quetschung, Wunde.

Mais

Zea mays L.

SÜSSGRÄSER
Gramineae

Es ist bisher nicht gelungen, die Heimat des Mais festzustellen. Nach einer indianischen Legende war er ein Geschenk des Gottes Hiawatha. Vermutlich ist Mittelamerika, vor allem Mexiko, das Verbreitungszentrum dieser wichtigen Kulturpflanze. An prähistorischen Ausgrabungs-

ZIER- UND NUTZPFLANZEN

stätten in Neumexiko wurden 7500 Jahre alte Maiskörner gefunden, so daß man annehmen darf, daß die Indianer im südwestlichen Teil Nordamerikas Mais schon vor Jahrtausenden gekannt haben. Für die Indianer hatte das Maiskorn gleiche Bedeutung wie für uns Europäer das Weizenkorn. Heute wird Mais auf der ganzen Welt angebaut, in Europa hauptsächlich als Futtermittel.

Junger amerikanischer Süßmais ist ebenso saftig und mild wie frische Erbsen. Wie Weizen ist er kräftigend und nahrhaft, enthält aber weniger ausgleichende Substanzen. Insgesamt können die Wirkungen des Mais nicht gleichberechtigt neben die des Weizens gestellt werden, da Mais die Schilddrüsenaktivität verlangsamt und mäßigend auf den Stoffwechsel wirkt. Maismehl (Maizena) wird häufig zur Herstellung von Diätnahrungsmitteln verwendet; Maiskeime enthalten cholesterinsenkendes Öl. Die stehengebliebenen Griffel der Maisblüte, die wie Barthaare den Maiskolben schmücken, wirken wassertreibend und erweichend. Sie enthalten Salicylsäure und Vitamin K, wirken schmerzstillend und entzündungshemmend.

● **Medizinische Eigenschaften:** Blutstillend, blutzuckersenkend, cholesterinsenkend, entzündungshemmend, erweichend, harntreibend, schmerzstillend.
Anwendung: Innerlich; ✚ Ⓥ
Siehe: Albuminurie, Blasenentzündung, Cholesterin, Diabetes, Fettleibigkeit, Gicht, Haut, Niere, Nierenentzündung, Ödem, Rheumatismus, Steinerkrankungen.

Mandelbaum

Prunus amygdalus Batsch
(*Amygdalus communis* L.)

ROSENGEWÄCHSE
Rosaceae

Von der Ägäis bis tief in den Pamir kommt die Mandel in vielen verschiedenen Arten und Formen vor. In Asien schon vor Jahrtausenden kultiviert, wurde der Mandelbaum im 5. oder 6. Jahrhundert v. Chr. durch die Griechen in Europa eingeführt; in den meisten meridionalen Gegenden, wo er heute oft eingebürgert ist, wurde er jedoch erst im Spätmittelalter angebaut. Ob ein Mandelbaum süße oder bittere Früchte trägt, läßt sich an seiner äußeren Gestalt nicht erkennen. Die Bittermandel sieht eher der Wildform gleich. Reich an Ölen, Proteinen, Kohlenhydraten und vielen Vitaminen wie A, B1, B2, PP, B5, B6 sowie Mineralsalzen, hat die Süßmandel einen sehr hohen Nährwert. Dennoch soll-

te man pro Tag nicht mehr als 12 bis 15 Kerne zu sich nehmen, denn sie enthalten eine Substanz, die bei höherer Dosierung Vergiftungen hervorrufen kann. Da sie außerdem in getrocknetem Zustand schlecht verdaulich sind, soll man sie leicht geröstet essen.

Besonders beliebt und vielseitig verwendet wurde früher die Mandelmilch. Zu ihrer Herstellung wurden geschälte Kerne mit Zucker im Mörser zerrieben, dann wurde die daraus gewonnene Paste mit Wasser verdünnt. Als Schönheitsmittel seit Jahrhunderten geschätzt und noch heute verwendet, nährt und strafft Mandelmilch trockene Haut, mildert lästigen Juckreiz, wirkt gewebebildend bei Hautschäden und oberflächlichen Verbrennungen.

Gepreßtes Mandelöl aus süßen oder bitteren Mandeln ist ein wirksames Abführmittel. Dabei müssen aber zuerst die toxischen Wirkstoffe herausdestilliert werden. Die Bittermandel wurde früher oft als krampflösendes Beruhigungsmittel verwendet. Sie enthält jedoch einen hohen Prozentsatz an Blausäure; schon allein 10 (oder sogar noch weniger) Bittermandelkerne können ernsthafte Darmstörungen verursachen, 20 Kerne können sogar tödlich wirken.

Viele wildwachsende oder einst zur Ölgewinnung angepflanzte Mandelbäume südlicher Regionen tragen Bittermandeln, obgleich der Geschmack zuweilen trügerisch süßlich ist.

● **Medizinische Eigenschaften:** Abführend, antianämisch, erweichend, mineralsalzzuführend, krampflösend, sedativ.
Anwendung: Innerlich und äußerlich; ✚ ♥
Siehe: Alkoholmißbrauch, Anämie, Asthenie, Haut, Husten, Juckreiz, Rekonvaleszenz, Schrunde, Verbrennung, Verstopfung, Wachstum.

Mangold

Beta vulgaris L. var. *cicla* Pers.
Beißkohl, Schnittmangold

GÄNSEFUSSGEWÄCHSE
Chenopodiaceae

Unter den vielen Gemüsesorten exotischer Herkunft hebt sich der Mangold durch seine Abstammung aus Europa hervor. Wie die verwandten Arten Zuckerrübe, Runkelrübe und Rote Rübe stammt er von der an den Küsten des Ärmelkanals, des Atlantiks und des Mittelmeeres wild vorkommenden *Beta maritima* L. ab. Er ist nicht nur auf dem ganzen europäischen Kontinent verbreitet, sondern hat auch Kleinasien und Indien erobert. Allerdings kann man nicht mit Bestimmtheit sagen, ob die vielen gezüchteten Sorten, darunter der großblättrige Mangold und die Rote

320

ZIER- UND NUTZPFLANZEN

Rübe mit dicker, fleischiger Wurzel, ursprünglich in Europa vorkamen. Man vermutet nämlich, daß die Assyrer die Pflanze bereits 800 Jahre v. Chr. gekannt haben. Man aß zu jener Zeit jedoch nur ihre Blätter.

Die Römer bereiteten aus den Blättern unter Beigabe von Wilder Malve *(Malva silvestris* L.*)* eine Suppe mit abführender Wirkung. Im Mittelalter kochte man gerne eine Lauchsuppe, der Mangoldblätter beigemischt wurden. Heute wird die Mittelrippe, der sogenannte Krautstiel, dem weißen Blattstiel vorgezogen. Die grünen Blatteile können als Spinatersatz verwendet werden, doch ist Mangold, im Gegensatz zu Spinat, ein recht wässeriges und fad schmeckendes Gemüse, enthält dafür aber ziemlich viel Eisen und Vitamine.

- **Medizinische Eigenschaften:** Abführend, antianämisch, erfrischend, erweichend.

Anwendung: Innerlich und äußerlich.
Siehe: Abszeß, Anämie, Blasenentzündung, Haut, Nieren, Verstopfung, Wachstum.

Maulbeerbaum, Schwarzer

Morus nigra L.

MAULBEERGEWÄCHSE
Moraceae

Dieser oft verkannte Fruchtbaum wird häufig mit dem nahe verwandten Weißen Maulbeerbaum *(M. alba* L.*)* verwechselt, dessen rauhe Blätter den Seidenraupen als Nahrung dienen. Seine gestielten länglichen, fade schmeckenden Früchte gleichen denen der Brombeere; die Früchte des Schwarzen Maulbeerbaums hingegen sind groß und stiellos. Unreif sind sie sehr sauer, erst bei Vollreife nehmen sie einen sauersüßen Geschmack an. Der Baum wurde schon früh aus Vorderasien in den Mittelmeerraum gebracht. Da er stets reichlich nach Himbeeren duftende Früchte trug, war der Maulbeerbaum bei Griechen und Römern sehr beliebt. Man begegnet ihm heute jedoch nur noch selten.

Maulbeeren enthalten etwa 10 Prozent Zucker und sind nicht besonders vitaminreich. Maulbeergelee schmeckt ausgezeichnet, und Maulbeersirup ist bei Kindern sehr beliebt. Ein Aufguß von Maulbeerblättern wurde früher gegen hohes Fieber und Verstopfung verabreicht. In den Balkanländern gelten sie als antidiabetisches Mittel.

- **Medizinische Eigenschaften:** Abführend, adstringierend, antidiabetisch, erfrischend.

Anwendung: Innerlich und äußerlich.
Siehe: Angina.

Meerrettich

Armoracia rusticana G., M. et Sch.
Kren, Löffelkraut

KREUZBLÜTLER
Cruciferae

Der Meerrettich kommt wild als großer, ausdauernder Kreuzblütler im Süden der Sowjetunion und in Westasien vor. In Osteuropa kannte man ihn schon im Mittelalter, doch verbreitete er sich nur allmählich in Mitteleuropa. Dieses sehr starke Gewürz wird heute, außer in Nordeuropa, kaum mehr angebaut. Hin und wieder trifft man den Meerrettich als Gartenflüchtling an. Die lange, gelblichgraue, dicke und fleischige Wurzel enthält, wie der Schwarze Senf *(Brassica nigra* L.*)*, der ähnliche medizinische Eigenschaften besitzt, viel von einem schwefelhaltigen Glykosid. Meerrettich darf nicht von Magenkranken und Schwangeren oder nervösen Menschen gegessen werden.

- **Medizinische Eigenschaften:** Antianämisch, gegen Bronchialerkrankungen, harntreibend, hustenbekämpfend, gegen Skorbut, stimulierend.

Anwendung: Innerlich und äußerlich; ✚ ♥
Siehe: Anämie, Appetit, Asthenie, Blutandrang, Bronchitis, Gicht, Heiserkeit, Husten, Müdigkeit, Ödem, Rachitis, Rheumatismus, Zahnfleisch.

Melone

Cucumis melo L.

KÜRBISGEWÄCHSE
Cucurbitaceae

Wie die Gurke ist die Melone in West-und Südasien heimisch. Auch in Afrika kommt sie in einigen Gebieten wildwachsend vor. Bei den Römern war diese schmackhafte Frucht sehr beliebt, doch geriet sie nach und nach in Vergessenheit. Erst im Spätmittelalter wurde sie «wiederentdeckt» und mit Genuß gegessen, obwohl die Ärzte sie für schädlich hielten und sie sogar für den Tod von vier Kaisern und zwei Päpsten verantwortlich machten.

Die Melone ist nicht leicht verdaulich und sollte von Diabetikern nicht gegessen werden. Sie ist jedoch erfrischend und appetitanregend und wirkt außerdem wassertreibend und abführend. Ähnlich wie die Gurke verwendet man sie auch für kosmetische Zwecke, da sie als Feuchtigkeitsspender bei trockener und schlaffer Haut verjüngend wirkt.

- **Medizinische Eigenschaften:** Abführend, erfrischend, harntreibend.

Anwendung: Innerlich und äußerlich; ♥
Siehe: Haut, Leber, Verbrennung.

ZIER- UND NUTZPFLANZEN

Möhre

Daucus sativus carota L.
ssp. *sativa* (Hoffm.) Arcang.
Gartenmöhre, Gelbe Rübe, Karotte,
Mohrrübe

DOLDENBLÜTLER
Umbelliferae

Die Möhre ist eine der ältesten Nutzpflanzen des Abendlandes. Die kultivierte Sorte mit fleischiger, süßer Wurzel ist in Europa seit 2000 Jahren bekannt. Vermutlich stammt sie aus Mittelasien und ist dort herangezüchtet worden. Lange Zeit hindurch mußte sich die Möhre gegen die Konkurrenten *Brassica napus* L. (Lewat, Bodenkohlrabi, Raps) und *Pastinaca sativa* L. (Pastinak) behaupten. Erst in der Renaissance konnte sich die Möhre durchsetzen und fand schließlich im 19. Jahrhundert ihre größte Verbreitung.

Die Möhre besitzt eine große orange oder gelbe Wurzel. Diese kann sowohl kurz, gedrungen oder rund, als auch schlank, zylinderförmig oder konisch sein. In der Heilkunde wird die frische Wurzel verwendet, deren orange Farbe vom hohen Gehalt an Karotin herrührt, das der menschliche Organismus in Vitamin A umsetzt. Außerdem enthält die Möhre reichlich Zucker, ferner die Vitamine B1, B2, PP, B5, B6, D und E sowie verschiedene Spurenelemente, Eiweißstoffe und wenig Fettstoffe. All diese Substanzen, vor allem aber das Karotin, machen die Möhre zu einem der wertvollsten Gemüse. Frisch geraspelt oder als ausgepreßter Saft ist sie vor allem als Frühjahrskur, bei Blutarmut und bei durch Vitaminmangel bedingten Krankheiten zu empfehlen. Ihre vielseitigen günstigen Eigenschaften machen sie zu einem wichtigen Nahrungsmittel für jung und alt.

Umschläge aus frisch geraspelten Möhren lindern Hautreizungen und beschleunigen die Narbenbildung. Als Gesichtsmaske aufgetragen, wirken sie erfrischend und nähren und straffen schlaffe Haut. Die getrockneten Samen der Möhre wirken, ähnlich wie die des Anis (*Pimpinella anisum* L.) und Wilden Fenchels (*Foeniculum vulgare* L.), stimulierend und wassertreibend.

● **Medizinische Eigenschaften:** Abführend, antianämisch, antiseptisch, beruhigend, gegen Durchfall, harntreibend, erweichend, entschlackend, fördert die Milchsekretion, mineralsalzzuführend, narbenbildend, reinigend, stimulierend, tonisch, wurmtreibend.

Anwendung: Innerlich und äußerlich; ✚ ♥
Siehe: Abszeß, Altern, Anämie, Asthenie, Augen, Bronchitis, Brust, Darmparasiten, Durchfall, Epidemie, Frostbeule, Geschwür, Haut, Husten, Juckreiz, Leber, Magen, Rekonvaleszenz, Stillen, Verbrennung, Verstopfung, Wachstum, Wunde.

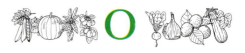

Olivenbaum

Olea europaea L.
Ölbaum

ÖLBAUMGEWÄCHSE
Oleaceae

Der Olivenbaum, eine der ältesten und wichtigsten Kulturpflanzen der Völker der Mittelmeerregion, wurde schon vor Jahrtausenden im Westen Asiens angepflanzt, wo er bis heute auch noch wildwachsend vorkommt. Die Schutzgöttin Athens, Pallas Athene, soll der Stadt vor 3500 Jahren den Baum geschenkt haben, zu einer Zeit, als auf den Malereien von Knossos bereits alte Olivenbäume dargestellt waren. Der Baum gelangte im ersten Jahrtausend v. Chr. nach Italien; die Phöniker brachten die Olive im 6. Jahrhundert v. Chr. nach Frankreich. Heute wird der Baum auf allen fünf Kontinenten angebaut, vor allem aber in Spanien, das über einen Bestand von 180 Millionen Olivenbäumen verfügt. Außer Wasser, Öl, Glykosiden und Eiweißstoffen enthält die Olive zahlreiche Mineralsalze, vor allem Kalzium sowie organische Säuren, Enzyme und die Vitamine A, B1, B2 und PP.

Bei sorgfältiger Bearbeitung ergibt die Olive ein wertvolles Lebensmittel. Leider wird sie häufig mit chemischen Stoffen behandelt, die wesentliche Wirksubstanzen zerstören. Schwarze Oliven sind gesünder und nahrhafter als grüne. Die ländliche Bevölkerung des Südens ernährte sich früher von Schwarzbrot, Zwiebeln und Oliven.

Dem Olivenöl wird als einzigem kaltgepreßtem Öl eine bekömmliche und heilkräftige Wirkung zugestanden. In frischem Zustand ist es leicht verdaulich und könnte alle anderen Fette gut ersetzen, doch ist es in geringerem Maße cholesterinsenkend als etwa Mais- oder Sonnenblumenöl. Unsere Vorfahren wußten die Heilkräfte des Olivenöls – innerlich wie äußerlich angewandt – zu nutzen. Das Einmassieren von Olivenöl galt bei den Römern als wahrer Jungbrunnen. Nach neuesten Erkenntnissen enthalten Olivenbaumblätter, die früher als fiebersenkend und wundheilend galten, einen der wichtigsten blutdrucksenkenden Wirkstoffe.

● **Medizinische Eigenschaften:** Abführend, blutdrucksenkend, erweichend, fördert die Gallensekretion, harntreibend.

Anwendung: Innerlich und äußerlich; ✚ ♥
Siehe: Abszeß, Arteriosklerose, Bluthochdruck, arterieller, Diabetes, Fettleibigkeit, Finger- und Zehennägel, Haar, Harnaus-

scheidung, Haut, Insektenstich, Leber, Ohren, Rheumatismus, Steinerkrankungen, Verstopfung.

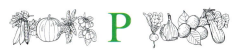

Orangenbaum

Süßorangenbaum
(Citrus sinensis [L.] Osbeck)
Bitterorangenbaum
(Citrus aurantium L. ssp. *amara)*

RAUTENGEWÄCHSE
Rutaceae

Orangen- und Zitronenbaum stammen aus dem tropischen Südosten Asiens und wurden schon früh in vielen Gebieten des Fernen Ostens kultiviert. In Südeuropa wurde zuerst der Bitterorangenbaum angepflanzt, der Süßorangenbaum gelangte später durch die Araber nach Nordafrika und Spanien.
Bis in die jüngste Vergangenheit waren Orangen nur den Wohlhabenden vorbehalten und deshalb nicht weit verbreitet. Die Orange enthält die Vitamine A, B1, B2, C, B5, B6, E, PP sowie Fruchtzucker, organische Säuren, Aminosäuren, Pektinstoffe und Mineralsalze; kurz vor der Reife enthält sie außerdem flavonhaltige Glykoside, die Vitamin P aktivieren, das die Haarbildung begünstigt und Blutungen vorbeugt. Das Fruchtfleisch der Orange schützt vor Skorbut, wirkt alkalisierend und tonisch und ist gut verträglich auch für Magen- und Leberleidende. Diabetiker dürfen sie jedoch nur mit Maßen essen. In der Kosmetik kann man sie wie die Gurke anwenden. Durch das Destillieren von Schalen der Süßorange werden aromatische Essenzen, wie das Orangenöl oder Neroli-Portugal, von den Schalen der Bitterorange das Bitterorangenöl gewonnen. Die Schale der Bitterorange hielt man früher für heilkräftig, heute schätzt man sie vor allem ihres Geschmackes wegen. Die Blüten wirken krampflösend und beruhigend und ergeben ein ätherisches Öl, das auch in Kölnisch Wasser enthalten ist. Orangenblütenwasser verwendet man als Aromastoff in der Pharmazeutik und bei der Fabrikation von Zuckerwaren.
● **Medizinische Eigenschaften:** Appetitanregend, blutstillend, fiebersenkend, fördert die Gallensekretion, kosmetisch, krampflösend, schlaffördernd, sedativ, gegen Skorbut, verdauungsfördernd, wurmtreibend.
Anwendung: Innerlich; ✚ ♥
Siehe: Alkoholmißbrauch, Altern, Appetit, Blutung, Erbrechen, Fieber, Herzklopfen, Leber, Luftschlucken, Magen, Mineralsalzmangel, Nervosität, Neuralgie, Rekonvaleszenz, Schlaf, Verstopfung, Wachstum.

Passionsblume

Passiflora incarnata L.

PASSIONSBLUMENGEWÄCHSE
Passifloraceae

Die zarte Liane mit den immergrünen, fiederschnittigen Blättern verdankt ihren Namen den großen Blüten, die entfernt an die Dornenkrone Christi erinnern. Sie stammt aus den tropischen Gebieten Amerikas, ist wärmebedürftig und gedeiht deshalb nur in südlichen Gegenden. Die 1867 veröffentlichten Untersuchungsergebnisse eines amerikanischen Wissenschaftlers bestätigen die heilkräftige Wirkung der Passionsblume. Sie wirkt beruhigend und krampflösend und hilft bei alkoholischen Vergiftungen. Die gelblichen Früchte sind eiförmig und enthalten ein eßbares, leicht schleimiges Fruchtfleisch, das reich an Vitamin C und sehr erfrischend ist.
Die Pflanze ist nicht winterhart und kann deshalb bei uns nur im Kalthaus kultiviert werden.
● **Medizinische Eigenschaften:** Blutdrucksenkend, krampflösend, fördert den Schlaf, schmerzstillend, sedativ.
Anwendung: Innerlich; ✚ ☑
Siehe: Alkoholmißbrauch, Angst, Herz, Krämpfe, Migräne, Nervosität, Neuralgie, Schlaf.

Pastinak

Pastinaca sativa L.

DOLDENBLÜTLER
Umbelliferae

Der Pastinak stammt von einer in Europa wildwachsenden Art ab und unterscheidet sich von dieser nur durch eine etwas dickere, gelblichweiße Pfahlwurzel. Bei den Römern war der Pastinak überaus beliebt. Er gehörte zu den am weitesten verbreiteten Gemüsen, bis er im 11. Jahrhundert von der Möhre verdrängt wurde. Der Pastinak ist ein wertvolles Gemüse; er enthält zwar etwas weniger Vitamine als die Möhre, dafür aber mehr Zucker und Proteine.
Beim Sammeln von Pastinak ist Vorsicht geboten, da es unter den gelbblühenden Doldenblütlern giftige Arten gibt, so etwa die Safrangelbe Rebendolde *(Oenanthe crocata* L.) und den Gefleckten Schierling *(Conium maculatum* L.). Eine Unterart des Pastinaks, der Brennende Pastinak *(P.*

323

ZIER- UND NUTZPFLANZEN

sativa L. ssp. *urens* [Reg.] *Čelak.*), kann durch einfache Berührung unangenehme Hautreizungen verursachen.
● **Medizinische Eigenschaften:** Blutreinigend, harntreibend, sedativ.
Anwendung: Innerlich.
Siehe: Fettleibigkeit.

Petersilie

Petroselinum crispum (Mill.) A. W. Hill

DOLDENGEWÄCHSE
Umbelliferae

Seit dem Altertum gibt es, außer in den nördlichen Regionen, wohl keinen europäischen Kräutergarten ohne dieses aromatische Kraut. Die Petersilie kommt vermutlich aus dem Osten des Orients. Bei den alten Griechen und Römern war sie als Gewürz- und Heilpflanze beliebt. Ihr wohlbekannter Duft und ihr Geschmack rühren von einem ätherischen Öl mit komplexer und wechselnder Zusammensetzung her, das speziell Apiol, Apioside und, wie auch die Muskatnuß, Myristicin enthält. Die frischen Blätter enthalten außerdem ein sich rasch verflüchtigendes Alkaloid, Eisen, Kalzium, Phosphor und einen hohen Prozentsatz der Vitamine A und C. So decken z. B. 5 Gramm Petersilie den täglichen Bedarf eines Menschen an Vitamin A, 30 Gramm den an Vitamin C. Diese wertvollen Substanzen machen die Petersilie zu weit mehr als nur einer Gewürzpflanze. Sie soll möglichst frisch verwendet werden, da jede Erwärmung die besten aktiven Substanzen zerstört. Die Petersilie wirkt regulierend auf den Organismus und ist außerdem eine vorzügliche Heilpflanze.
● **Medizinische Eigenschaften:** Antianämisch, appetitanregend, blutreinigend, reguliert die Menstruation, hemmt die Milchsekretion, sedativ, gegen Skorbut, stimulierend, tonisch.
Anwendung: Innerlich und äußerlich; ✚ ⓥ
Siehe: Akne, Alkoholmißbrauch, Anämie, Appetit, Augenentzündung, Harnstoff, Haut, Hautflecken, Impotenz, Menstruation, Quetschung, Rachitis, Stillen, Verdauung, Wachstum, Weißfluß.

Pfeffer, Spanischer

Capsicum annuum L.

Paprika, Paprikafrucht, Paprikaschote

NACHTSCHATTENGEWÄCHSE
Solanaceae

Schon bevor die Begleiter von Christoph Kolumbus die Pflanze in Mittelamerika entdeckten, hatte sie den Eingeborenen von Mexiko bis Chile als einzige Gewürzpflanze gedient. Und bald nachdem sie 1514 in Spanien eingeführt wurde, baute man sie nicht nur in Südeuropa, sondern auch in Afrika und Asien an. Seither sind verschiedene neue Sorten gezüchtet worden – scharfe, milde, große und kleine. In warmen Ländern kultiviert man dazu noch den Paprikastrauch *(C. frutascens* L.), der kleine, spitze, sehr scharfe Früchte liefert, die, getrocknet und pulverisiert, das bekannte Gewürz «Cayennepfeffer» ergeben. Paprikagemüse hat wenig Nährwert, enthält dafür aber die Vatamine B1, B2, C und PP.
Der charakteristische scharfe Geschmack stammt vom Wirkstoff Capsaicin, der, in großen Mengen eingenommen, bei Menschen mit empfindlichem Magen-Darm-Trakt Störungen verursacht. Die pharmazeutische Industrie verwendet diesen Hautrötungen hervorrufenden Wirkstoff bei der Herstellung von zahlreichen Salben, Kompressen und thermogener Watte.
● **Medizinische Eigenschaften:** Appetitanregend, gegen Brechreiz, gegen Durchfall, entzündungshemmend, hautreizend, sedativ, stimulierend, tonisch.
Anwendung: Innerlich und äußerlich; ✚
Siehe: Appetit, Arteriosklerose, Blutandrang, Durchfall, Erbrechen, Haar, Lunge, Neuralgie, Rheumatismus.

Pfefferminze, Echte

Mentha piperita L.

Englische Minze, Katzenkraut, Mutterkraut, Prominze

LIPPENBLÜTLER
Labiatae

Die Echte Pfefferminze ist eine Kreuzung zwischen der Wasser- *(M. aquatica* L.) und der Grünen Minze *(M. spicata* L. emend. Huds.) und wurde offenbar im 17. Jahrhundert in England in der Nähe von Grüne-Minze-Kulturen entdeckt. Die Blüten der Echten Pfefferminze sind steril. Wie so oft bei Kreuzungen, pflanzt sie sich vegetativ, also mit unterirdischen Ausläufern, fort. Am meisten wird sie in der Region von Mitcham, unweit von London, angepflanzt. Wo Wasser- und Grüne Minze zusammen gedeihen, kommt es häufig vor, daß die beiden sich kreuzen und die Echte Pfefferminze verwildert auftaucht.
Ihren starken Geruch und scharfen Geschmack verdankt sie einer öligen, antiseptisch wirkenden Essenz. Die ganze Pflanze enthält flavonhaltige Substanzen. Die Echte Pfefferminze kann beim peripheren Nervensystem Reizungen verur-

sachen, wirkt jedoch beruhigend bei krankhafter Nervosität. Pfefferminze ist also zugleich stimulierend, sedativ und krampflösend und regt außerdem die Verdauung an.

Sie wird für die Herstellung von Likör und Zuckerwaren verwendet und ihres Geruches und ihrer therapeutischen Eigenschaften wegen in der pharmazeutischen Industrie geschätzt.

● **Medizinische Eigenschaften:** Antiseptisch, krampflösend, schmerzstillend, sedativ, stimulierend, verdauungsfördernd.

Anwendung: Innerlich und äußerlich; ✚ ☑

Siehe: Atem, Blähung, Darmparasiten, Erbrechen, Fuß, Herzklopfen, Impotenz, Insekten, Keuchhusten, Kopfschmerzen, Krämpfe, Krätze, Luftschlucken, Neuralgie, Schluckauf, Schwindel, Tabakmißbrauch, Verdauung.

Pfingstrose

Paeonia officinalis L.

Blutrose, Gichtrose, Päonie

PFINGSTROSENGEWÄCHSE
Paeoniaceae

Die «einfache» Pfingstrose, die man wildwachsend nur noch hie und da in südlichen, meist nur an schwer zugänglichen Orten antrifft, ist weit schöner als unsere kultivierte Art. Die Pfingstrose mit ihren großen roten, rosa oder weißen Blüten ist von Portugal bis Rumänien heimisch; nur selten findet man sie wildwachsend in Ungarn, Österreich und der Südschweiz. Auch in China, wo sie lange das Symbol der Kaiser war, kommt sie wild vor. Alte griechische Kräuterbücher erwähnen ihre heilkräftige Wirkung bei Menstruationsbeschwerden, Magenschmerzen, Durchfall sowie bei epileptischen Anfällen, wogegen sie noch bis ins 19. Jahrhundert angewendet wurde. Die moderne Homöopathie schreibt ihr krampflösende und bei nervösen Störungen lindernde Eigenschaften zu. Blüten und Samen der Pfingstrose sind giftig.

In der Pharmazeutik wird nur die gelbrote Wurzel verwendet. Sie enthält ein Glykosid, ein ätherisches Öl und ein Alkaloid, das tonisch auf die Blutzirkulation und lindernd bei Venenbeschwerden wirkt. Schwangere dürfen allerdings kein Heilmittel einnehmen, welches Substanzen der Pfingstrose enthält. Auch sonst müssen die vorgeschriebenen Dosierungen eingehalten werden.

● **Medizinische Eigenschaften:** Gefäßverengend, krampflösend.

Anwendung: Innerlich und äußerlich; ✚

Siehe: Hämorrhoiden, Herzklopfen, Husten, Krampfadern, Krämpfe.

Pfirsichbaum

Prunus persica (L.) Batsch
(Persica vulgaris Mill.)

ROSENGEWÄCHSE
Rosaceae

Nur nahe verwandte Arten des Pfirsichbaums kommen wildwachsend im Südosten Asiens vor; die Chinesen kultivieren ihn schon seit Menschengedenken; in ihren Gedichten wird die Pfirsichblüte als Symbol der Erneuerung der Jugend und der flammenden Liebe gefeiert.

Karawanen brachten den Pfirsich in den Mittleren Osten; die Soldaten Alexanders des Großen waren von dieser Frucht so begeistert, daß sie den *Prunus persica* in Griechenland einführten. Auf pompejanischen Fresken sind zahlreiche Darstellungen des Pfirsichbaums oder seiner Frucht zu finden. Heute wird er weltweit kultiviert. Es gibt über hundert Sorten, einige sogar mit glatter Haut, wie die Nektarine und die Burrone. Frische Pfirsiche enthalten 85 Prozent Wasser und vor allem verschiedenartige Fruchtzucker, Mineralsalze und die Vitamine A, B1, B2, PP und C, aber nur wenig ätherisches Öl. Die vollreife Frucht wirkt kräftigend, appetitanregend und erfrischend und ist auch für Leute mit empfindlichem Magen gut verträglich. Frischer Pfirsichsaft ist ein ausgezeichnetes Tonikum für die Gesichtshaut. Blätter, Blüten und Kerne enthalten aktive Substanzen von Blausäure und sollten daher innerlich nicht angewendet werden. Allein Pfirsichblütensirup darf – aber nur auf ärztliche Verordnung – Kindern verabreicht werden, denn er wirkt beruhigend und leicht abführend.

● **Medizinische Eigenschaften:** Abführend, appetitanregend, erfrischend, krampflösend, sedativ, wurmtreibend.

Anwendung: Innerlich und äußerlich; ✚ ♥

Siehe: Darmparasiten, Husten, Keuchhusten, Schlaf, Verstopfung.

Portulak

Portulaca oleracea L.

Burzelkraut

PORTULAKGEWÄCHSE
Portulacaceae

Diese vermutlich aus China stammende Pflanze, aus deren kleinen, etwas fleischigen Blättern von alters her Salat und Gemüsesuppe bereitet wird, ist in unseren Gemüsegärten selten geworden. Der Portulak wird heute allgemein als Unkraut betrachtet, und man trifft ihn nur noch verwildert an. Dieses unscheinbare Kräutlein wird jedoch zu Unrecht vernachlässigt,

denn es besitzt verschiedene heilkräftige Eigenschaften, die auf seinen reichen Gehalt an schleimigen Substanzen (Mucilago) zurückzuführen sind. Früher wurde sein frisch gepreßter Saft oder ein Aufguß seiner Samen gegen Darmparasiten verabreicht. Einige Portulakblätter, unter Salat oder Spinat gemischt, regen auf milde Weise die Verdauungstätigkeit an.
● **Medizinische Eigenschaften:** Blutreinigend, entzündungshemmend, erfrischend, erweichend, harntreibend, wurmtreibend.
Anwendung: Innerlich.
Siehe: Blasenentzündung, Darmparasiten, Durst, Fieber.

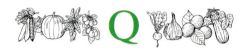

Quitte

Cydonia oblonga Mill.
(*C. vulgaris* Pers., *Pyrus cydonia* L.)

ROSENGEWÄCHSE
Rosaceae

Während langer Zeit wurde dieser Strauch weniger seiner heilkräftigen oder nährenden Eigenschaften, als vielmehr des Duftes seiner Blüten wegen geschätzt. Seine Früchte wurden den Göttern als Opfer dargebracht. Die goldenen Äpfel der Hesperiden auf den Hochreliefs am Zeustempel von Olympia haben eine auffallende Ähnlichkeit mit Quitten.
Den Griechen waren diese Früchte mindestens schon sieben Jahrhunderte vor unserer Zeitrechnung bekannt. Der frühgriechische Gesetzgeber Solon bezog sie in seine Vorschriften für Hochzeitsrituale mit ein, und Hippokrates erklärte die Quitte im 4. Jahrhundert v. Chr. zu einer der nützlichsten und heilsamsten Früchte. Dieser Ruf blieb ihr bis weit ins 17. Jahrhundert erhalten. Griechen und Römer schätzten ihre adstringierende Wirkung, auch wurde sie als Gegenmittel bei Vergiftungen eingesetzt.
Wildwachsend kommt die Quitte in der Türkei und im nördlichen Iran bis zum Kaukasus vor. Obschon sie heute überall in Mitteleuropa anzutreffen ist, nimmt sie noch immer einen sehr bescheidenen Platz in der Heilkunde ein, und auch im Hausgebrauch sowie bei der Herstellung von Backwaren findet sie nur wenig Verwendung.
● **Medizinische Eigenschaften:** Adstringierend, erweichend, stopfend.
Anwendung: Innerlich und äußerlich; ✚ ♥
Siehe: Angina, Bäder, Frostbeule, Hämorrhoiden, Haut, Kolik, Mundschleimhaut, Schrunde, Verbrennung, Weißfluß.

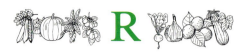

Raps

Brassica napus L. ssp. *napus*
Ölraps, Reps, Winterraps

KREUZBLÜTLER
Cruciferae

Der Raps ist die nächstverwandte Art des ebenfalls ölhaltigen Rübsens (*B. rápa* L. var. *silvestris* [Lam.] Briggs) und der Kohlrübe (*B. napus* var. *napobrassica* L.) und ist wie diese in Gegenden mit kontinentalem Klima, in Westeuropa und Westasien, beheimatet. Aus den Samen wird ein klares, vielseitig verwendbares Öl hergestellt. Es ist Bestandteil hochqualifizierter Speiseöle und wird zur Herstellung von Pflanzenfetten, billiger Schokolade und Keksen verwendet. Untersuchungsergebnisse aus neuester Zeit haben jedoch gezeigt, daß sich in nicht kaltgepreßten Ölen, zu denen auch das Rapsöl gehört, Substanzen entwickeln, die schädigend auf den Magen-Darm-Trakt wirken. Rapsöl sollte aus diesem Grund nicht in der Küche verwendet werden; zu Heilzwecken kann es jedoch ohne weiteres herangezogen werden.
● **Medizinische Eigenschaften:** Abführend, erweichend, narbenbildend.
Anwendung: Innerlich und äußerlich; ▩
Siehe: Bronchitis, Frostbeule.

Rauke

Eruca sativa Mill.
Raukenkohl, Ruke, Senfrauke

KREUZBLÜTLER
Cruciferae

Wie der hochgewachsene Rettich hat die Rauke große, weiße oder gelbe, violett geäderte Blüten und tiefgelappte Blätter. Man kann sie jedoch leicht von diesem an ihrem stark aromatischen Geruch unterscheiden. In Gegenden mit mediterranem Klima und in Vorderasien wurde sie früher als Gewürzkraut und Heilpflanze verwendet. Heute sieht man sie kaum mehr in unseren Gärten und pflanzt sie nur gelegentlich als Ersatz für Schwarzen Senf (*Brassica nigra* L.) an. Ihr scharfer Geschmack und ihre tonischen, stimulierenden Eigenschaften rühren von einem aktiven, schwefel- und stickstoffhaltigen Glykosid her.
● **Medizinische Eigenschaften:** Blutreinigend, stimulierend, tonisch.

Anwendung: Innerlich und äußerlich.
Siehe: Asthenie, Frühjahrskur, Haar, Impotenz.

Reis

Oryza sativa L.

SÜSSGRÄSER
Gramineae

In China und Indien ist der Reis von alters her bekannt und stellt für die Bevölkerung Asiens und des Fernen Ostens das Grundnahrungsmittel dar. Obwohl er seit der Zeit Alexanders des Großen in Europa als Nahrungsmittel bekannt war, brachten ihn die Araber erst im 8. Jahrhundert nach Südspanien und kultivierten ihn dort. Schon kurze Zeit darauf pflanzte man ihn auch in der Camargue und in der Poebene an. Heute werden Tausende von verschiedenen Reisarten in tropischen, subtropischen und gemäßigten Zonen angebaut. Blanchierter, glacierter Reis, ohne Keim, Samenhülle und Aleuronschicht, enthält fast nur noch Stärke und ist eigentlich nur zu empfehlen, wenn eine strikte Schondiät verordnet worden ist. Vollreis dagegen ist reich an Proteinen und hat einen weit höheren Nährwert.
● **Medizinische Eigenschaften:** Blutdrucksenkend, erweichend, gegen Durchfall.
Anwendung: Innerlich und äußerlich; ✚ ♥
Siehe: Blähung, Durchfall, Haut, Harnstoff.

Rettich

Raphanus sativus L.
Gartenrettich

KREUZBLÜTLER
Cruciferae

Die verschiedenen Rettichsorten, wie Schwarzrettich, Monatsrettich, Radieschen, usw., sind Kulturformen der Art *Raphanus sativus,* die sich durch Größe und Farbe der Wurzel unterscheiden. Schon die Ägypter haben Rettiche aus Arten gezüchtet, die aus Vorderasien stammten, und aßen die Wurzeln gern zusammen mit Knoblauch. Griechische und römische Ärzte verordneten Rettich gegen Hustenreiz. Im Mittelalter geriet er in Vergessenheit, und erst die Kräuterbücher der Renaissance berichten wieder über die medizinischen Eigenschaften der Rettichsorten. Sie regen vor allem die Gallentätigkeit an. Der Schwarzrettich weist mehr aktive Substanzen auf als die anderen kultivierten Rettichsorten.

Der Rettich ist eine Heilpflanze im eigentlichen Sinn. Er ist jedoch arm an Nährwert und schlecht verdaulich und darf Magenkranken nicht verordnet werden. Frischer Rettichsaft eignet sich gut als Kur für Leberkranke. Rettich ist besser verdaulich, wenn auch die jungen Blätter gegessen werden, doch müssen sie gut gekaut werden.
● **Medizinische Eigenschaften:** Appetitanregend, hustenbekämpfend, gegen Skorbut, tonisch.
Anwendung: Innerlich; ✚
Siehe: Akne, Arthritis, Blähung, Bronchitis, Gallenblase, Husten, Leber, Mineralsalzmangel.

Rhabarber

Gemeiner Rhabarber *(Rheum rhabarbarum* L.)
Rhapontik Rhabarber *(Rheum rhaponticum* L.)

KNÖTERICHGEWÄCHSE
Polygonaceae

Diese große und schöne Pflanze stammt aus der Mongolei bzw. dem südöstlichen Sibirien. Aus den gekochten Blattstielen werden ein angenehm schmeckendes Kompott und eine Marmelade bereitet. Vor ungefähr 300 Jahren begann man, Rhabarber in Europa anzupflanzen. In der Heilkunde wurden früher allein die Wurzeln verwendet, die man als seltene und teure Droge von der Antike bis ins 18. Jahrhundert sehr schätzte. Rhabarberwurzeln enthalten abführende Wirkstoffe und mehrere Glykoside, von denen eines Östrogen aktiviert. Gefährlich sind die Blätter, die in keinem Fall gegessen werden dürfen, da schon tödliche Vergiftungen vorgekommen sind. Auch darf die Wurzel nicht über längere Zeit hinweg als Abführmittel eingenommen werden. Für Rheuma- und Gichtkranke sowie für Gallen- oder Nierensteinleidende ist weder Rhabarberkompott noch -marmelade geeignet.
● **Medizinische Eigenschaften:** Appetitanregend, tonisch, wurmtreibend.
Anwendung: Innerlich und äußerlich; ✚
Siehe: Abszeß, Alkoholmißbrauch, Appetit, Darm, Darmparasiten, Magen.

Ringelblume, Gemeine

Calendula officinalis L.
Gartenringelblume,
Gebräuchliche Ringelblume

KORBBLÜTLER
Compositae

Vermutlich stammt die hübsche Ringelblume unserer Vorgärten, die wildwach-

ZIER- UND NUTZPFLANZEN

send nicht vorkommt, von der Ackerringelblume *(C. arvensis* L.) ab. Nur wenige wissen von ihren medizinischen Eigenschaften, vor allem bei Frauenleiden, und doch zählt sie zu den hervorstechendsten Heilpflanzen Europas.

In mittelalterlichen Heilkräuterbüchern wurde sie häufig erwähnt, geriet dann aber allmählich in Vergessenheit. Erst in neuerer Zeit kommt sie wieder zu alten Ehren. Ihren Ruf als kostbare Heilpflanze verdankt sie einem flavonhaltigen Farbstoff, einer Bittersubstanz, einem Saponin, einem Harz, Alkoholen, einem ätherischen Öl, verschiedenen Säuren und Spuren von Salicylsäure. Sie wirkt außerdem antiseptisch, wundheilend, entzündungshemmend und narbenbildend.

● **Medizinische Eigenschaften:** Antiseptisch, blutreinigend, entzündungshemmend, erweichend, gegen Hühneraugen, krampflösend, reguliert die Menstruation, narbenbildend, schweißtreibend, wundheilend.

Anwendung: Innerlich und äußerlich; ✚ ♥
Siehe: Frostbeule, Hautgeschwür, Haut, Hühnerauge, Insektenstich, Leber, Menstruation, Quetschung, Verbrennung, Warze, Wunde.

Rizinus

Ricinus communis L.
Palma Christi, Wunderbaum

WOLFSMILCHGEWÄCHSE
Euphorbiaceae

Dieser in den tropischen Gebieten Afrikas und Indiens beheimatete, prächtige, hochwüchsige Strauch wird häufig in Gärten der mediterranen Zone angepflanzt, und in sehr warmen Gebieten bestehen Plantagen zur Gewinnung von Rizinusöl. Die Samen des Rizinus sind glatt, marmoriert und glänzend. Sie enthalten 49 bis 85 Prozent Öl mit ungefähr 20 Prozent Proteinen sowie das außerordentlich gefährliche, in Öl nicht lösliche Pflanzengift Rizin, das nach dem kalten Auspressen in den Preßrückständen verbleibt. Schon 3 bis 4 Rizinussamen können bei einem Kind, ungefähr 15 Samen bei einem Erwachsenen tödlich wirken. Es ist daher größte Vorsicht geboten, da es noch immer kein Gegengift gibt.

Schon die Ägypter und Griechen haben Rizinusöl als Heilmittel geschätzt. Bei innerlicher Anwendung half es bei Verstopfung; als Haarwuchs- und Haaraufhellungsmittel wurde es äußerlich angewandt. Noch heute wird Rizinusöl als mildes Abführmittel verwendet. Zudem ist es ein wichtiger Bestandteil bestimmter fetthaltiger Umschlagverbände. Auch in der Industrie wird Rizinusöl zu verschiedenen Zwecken genutzt.

● **Medizinische Eigenschaften:** Abführend, erweichend, milchtreibend.
Anwendung: Innerlich, äußerlich; ✚ ♥ Ⓥ
Siehe: Arthritis, Haar, Verstopfung.

Roggen

Secale cereale L.

SÜSSGRÄSER
Gramineae

Vermutlich stammt der Roggen aus Vorderasien und gelangte erst im Bronzezeitalter nach Europa. Slawen und Gallier schätzten ihn, gerade weil er auch auf nährstoffarmem Boden gut gedieh und rauhe klimatische Bedingungen besser ertrug als der Weizen. Früher vermischte man ihn zur Brotherstellung mit Weizen. Beide Getreidearten weisen einen ähnlichen Nährstoffgehalt auf; zwar enthält Roggen weniger Eiweiß, Fettsubstanzen und Vitamine, dafür ist er aber reicher an Phosphor, Kalium, Magnesium, Kalzium, Eisen und Kupfer; auch ist er leicht jodhaltig. Er ist ein kalorienreiches, mittelmäßig bis gut verdauliches Nahrungsmittel.

Die Roggenähren können vom sogenannten Mutterkorn *(Claviceps purpurea* Tul.) befallen werden, einem schmarotzenden Pilz, der die gefährlichen Ergotaminvergiftungen verursacht. Da jedoch Mutterkorn besonders für die Pharmazeutik wichtige Substanzen enthält, wird es speziell angebaut.

● **Medizinische Eigenschaften:** Abführend, erweichend, mineralsalzzuführend.
Anwendung: Innerlich und äußerlich; Ⓥ
Siehe: Arteriosklerose, Bluthochdruck, arterieller, Mineralsalzmangel, Verstopfung.

Rote Rübe

Beta vulgaris L. var. *conditiva* Alef.
Rote Bete, Salatrübe

GÄNSEFUSSGEWÄCHSE
Chenopodiaceae

Zweifellos kannte man bereits in der Antike dickwurzelige, mehr oder weniger zukkerhaltige Unterarten der Roten Rübe; sie wurden jedoch nur vereinzelt angebaut. Erst im 13. Jahrhundert breiteten sie sich von Deutschland her aus und wurden für die Landbevölkerung Europas zu einem der wichtigsten Nahrungsmittel. Die Rote Rübe wurde im 19. Jahrhundert immer häufiger angepflanzt. Lange als minderwertig verachtet, hat sie in der neuzeitlichen Diätetik wieder an Bedeutung gewonnen. Sie enthält verschiedene Fruchtzucker (vor allem Sacharose, d. h. Rohr- oder Rübenzucker), diverse Pigmente, Aminosäuren, die Vitamine A, B1, B2, PP, C, Mineralsalze und seltene Spurenelemente wie Brom, Magnesium, Lithium, Strontium, Rubidium, die sie zu einem wertvollen Nahrungsmittel machen.

Als Gemüse zubereitet, wirkt sie appetitanregend, roh und fein gehackt Salaten beigemischt, ist sie leicht verdaulich. Dank ihrer Heilkräfte wirkt sie im Spätherbst vorbeugend gegen Grippeerkrankungen. Aus der Melasse, die nach der Gewinnung von Zucker zurückbleibt, wird das sogenannte Betain gewonnen, eine Substanz, welche die Tätigkeit der Leberzellen reguliert und ausgleicht; auch enthält sie Glutaminsäure, eine der wichtigsten unter den Aminosäuren, die auf die Hirnfunktionen einwirkt.

• **Medizinische Eigenschaften:** Antiseptisch, appetitanregend, fördert die Gallensekretion, mineralsalzzuführend, tonisch.
Anwendung: Innerlich; ◩
Siehe: Anämie, Asthenie, Epidemie, Leber, Mineralsalzmangel.

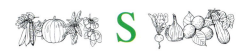

Saathafer

Avena sativa L.

SÜSSGRÄSER
Gramineae

Unser Saathafer ist wahrscheinlich ein Abkömmling des Flughafers *(A. fatua* L.*)*. Weitere kultivierte Arten leiten sich von anderen Wildhaferarten ab. In der Naturheilkunde wird der Saathafer seines hohen Nährwerts und seiner kräftigenden Wirkung wegen geschätzt. Alle sichtbaren Teile – Halm, Ähre und Samenkorn – sind verwendbar. Die Körner werden zu Grieß oder Mehl gemahlen, Halme und Rispen als Streu verwendet. Hafer enthält außerordentlich viel Stärke, etwa 12 Prozent Eiweiß, 5 Prozent Neutralfette, die bis zu 25 Prozent Lecithin enthalten, außerdem 2 bis 5 Prozent Zucker, Mineralsalze, viel Phosphor, Magnesium, Kalzium, Aminosäuren, zahlreiche Enzyme, ein weibliches Sexualhormon und die Vitamine A, B1, B2, PP und D. Die Samenhülle weist ein Alkaloid und einen hohen Prozentsatz an Saponin auf. Der Halm ist reich an Silicium und enthält die Vitamine A und D.

Das vollwertige Haferkorn ist äußerst nahrhaft und zählt in Form von Grütze oder Haferbrei zu den traditionellen Winternahrungsmitteln der nordischen Völker. Ein Haferstrohaufguß wirkt beruhigend. Wegen seines hohen Gehaltes an Mineralsalzen ist Haferstroh jedoch Rheumakranken nicht zu empfehlen.

• **Medizinische Eigenschaften:** Blutzuckersenkend, erweichend, sedativ, stimulierend, tonisch.
Anwendung: Innerlich und äußerlich; ✚ ◩
Siehe: Altern, Asthenie, Bäder, Diabetes, Haut, Impotenz, Rekonvaleszenz, Schlaf, Sterilität, Wachstum.

Safran, Echter

Crocus sativus L.

SCHWERTLILIENGEWÄCHSE
Iridaceae

Dieser schöne, aus Kleinasien stammende Herbstblüher, dessen orangerote Narben die violette Blüte hoch überragen, liefert das Safrangewürz. Die Narben enthalten den Farbstoff Crocin und das wohlriechende Safranal. Es ist das teuerste unter den Gewürzen, da 120000 bis 140000 Blüten nur etwa ein Kilogramm Safran ergeben. Auf den Papyrusrollen von Ebers, in Homers *Ilias* und im *Hohelied* König Salomos wird Safran als eine wichtige Heilpflanze erwähnt. Dioskurides verordnete Safran als krampflösendes Mittel; arabische Ärzte verschrieben ihn zur Förderung der Menstruation; während des Mittelalters und der Renaissance wurde er gegen allerlei Übel verwendet. Bis ins 18. Jahrhundert blieb er eine Medizinalpflanze. Die Narben enthalten ein aromatisches, flüchtiges ätherisches Öl sowie ein Glykosid, das Hautreizungen verursachen kann. Die zahlreichen heilbringenden Eigenschaften des Safrans sind bis heute noch nicht voll ausgenutzt worden.

• **Medizinische Eigenschaften:** Reguliert die Menstruation, fördert den Schlaf, sedativ, stimulierend, tonisch.
Anwendung: Innerlich und äußerlich; ✚
Siehe: Appetit, Verdauung, Zahnfleisch.

Saubohne

Vicia faba L.
Pferdebohne, Puffbohne

SCHMETTERLINGSBLÜTLER
Papilionaceae

Dieses aus Eurasien stammende Gemüse wurde schon in der Bronzezeit angebaut. Die Saubohne ist nahe verwandt mit den

ZIER- UND NUTZPFLANZEN

mediterranen Arten kleinerer Hülsenfrüchte. Für die alten Völker war sie eines der wichtigsten Lebensmittel, obwohl man ihr wegen ihrer windtreibenden Wirkung nachsagte, sie beherberge Geister und rufe Alpträume hervor. Trotzdem kam sie während des Mittelalters und der Renaissance häufig auf den Tisch. 23 Prozent Eiweißstoffe und 55 Prozent Glykoside verleihen ihr einen hohen Nährwert. Will man die Saubohne als Rohkost zubereiten, empfiehlt es sich, sie jung zu pflücken und die schlecht verdauliche Haut zu entfernen. Frisch schmeckt sie sehr gut mit etwas Salz und Öl; sie ist jedoch besser verträglich, wenn man sie in der Hülse kocht. Getrocknete Bohnen müssen vorher 24 Stunden in warmes Wasser eingelegt werden, damit die harte oberste Hautschicht entfernt werden kann. Zum Würzen von Saubohnensuppe und -püree können etwas Winterbohnenkraut *(Satureja montana L.)* und Echter Salbei *(Salvia officinalis L.)* beigegeben werden.
Blüten und Hülsen werden in der Naturheilkunde verwendet. Saubohnen können Allergien, die sogenannten Bohnenesser, hervorrufen; das Einatmen des Pollens kann sogar zur sogenannten Bohnenpflükkerkrankheit (Fabismus) führen.
● **Medizinische Eigenschaften:** Harntreibend, krampflösend, sedativ.
Anwendung: Innerlich.
Siehe: Albuminurie, Blasenentzündung, Steinerkrankungen.

Sauerkirsche

Prunus cerasus L. (Cerasus vulgaris Mill.)
Weichsel

ROSENGEWÄCHSE
Rosaceae

Von der Kirsche gibt es zahlreiche Zuchtsorten. Die rote oder schwarzrote Herzkirsche *(P. juliana Rchb.)* und die gelbrote Art mit festem, saftigem, hellem Fruchtfleisch *(P. duracina Rchb.)* stammen von der in Europa beheimateten Süßkirsche *(P. avium L.)* ab. Wieder andere sind Kreuzungen aus der Süß- und der Sauerkirsche und haben saftiges, aber säuerliches Fruchtfleisch. Die Sauerkirsche stammt aus Vorderasien und wird seit dem Altertum in Europa kultiviert. Sämtliche Arten und Unterarten besitzen die gleichen Heilkräfte.
Die Kirsche enthält zwar viel Wasser und ist trotz ihres Zuckergehaltes nur von geringem Nährwert, ist dafür aber reich an Vitamin A sowie einigen Vitaminen aus der B-Gruppe; außerdem weist sie organische Säuren, Gerbstoff und Flavonoide auf. Der Kern des «Steines» enthält Blau-

säure und darf nicht gegessen werden. Kirschenkuren werden bei Blutüberfülle oder bei Rheumaerkrankungen sowie für Kinder und Jugendliche empfohlen. Kirschensirup ergibt ein erfrischendes Getränk. Eine Gesichtsmaske aus dem frischen Fruchtfleisch strafft schlaffe Haut, und ein Kirschenstielaufguß ist ein mildes, leicht wassertreibendes Mittel.
● **Medizinische Eigenschaften:** Abführend, blutreinigend, erfrischend, harntreibend.
Anwendung: Innerlich; ♥
Siehe: Anämie, Blasenentzündung, Cellulitis, Fettleibigkeit, Grippe, Harnausscheidung, Niere, Rheumatismus, Steinerkrankungen, Verstopfung, Wachstum.

Schnittlauch

Allium schoenoprasum L.

LILIENGEWÄCHSE
Liliaceae

Zarter und niedriger im Wuchs als die mit ihm verwandte Winterzwiebel, schmückt sich der Schnittlauch zur Blütezeit mit kugelförmigen, rosa oder purpurnen Blütenköpfen. Im Unterschied zur Winterzwiebel fehlen ihm die aufgeblasenen Stengelblätter. Der Schnittlauch ist im Norden Europas und in Asien heimisch, doch findet man ihn auch in gebirgigen südlichen Gegenden und in Nordamerika. Er ist weniger kälteempfindlich als die Winterzwiebel und übersteht den Winter daher besser.
● **Medizinische Eigenschaften:** Abführend, ableitend, antiseptisch, harntreibend, stimulierend.
Anwendung: Innerlich.
Siehe: Blähung, Verdauung.

Sellerie

Bleichsellerie, Stielsellerie
Apium graveolens L. var. dulce (Mill.) DC.

Knollensellerie, Wurzelsellerie
Apium graveolens L. var. rapaceum (Mill.)

DOLDENBLÜTLER
Umbelliferae

Der Bleich- oder Stielsellerie (Varietät *dulce*) und der Knollen- oder Wurzelsellerie (Varietät *rapaceum*) wurden aus dem wildwachsenden Echten Sellerie *(A. graveolens L.)*, auch Epf, Eppich oder Eppick genannt, herausgezüchtet. In Italien seit langem als Gemüse bekannt, wurde er in Mitteleuropa bis zum 17. Jahrhundert nur als Gewürzkraut verwendet.
Die Eigenschaften von Knollen- und Bleichsellerie sind ähnlich denen des art-

ZIER- UND NUTZPFLANZEN

verwandten Wildgemüses, sie sind jedoch weniger schmackhaft, milder und mit weniger aktiven Wirkstoffen versehen. Trotzdem wirken beide Unterarten appetitanregend und stärkend.

In rohem Zustand ist Sellerie schlecht, gekocht dagegen sehr gut verdaulich. Selleriesaft hilft bei Schwächezuständen und wirkt antirheumatisch. Ferner enthält er einen hohen Prozentsatz an Vitamin E, das eine günstige Wirkung bei sexuellen Störungen hat.

- **Medizinische Eigenschaften:** Appetitanregend, antirheumatisch, erweichend, harntreibend, hustenbekämpfend, narbenbildend, tonisch.

Anwendung: Innerlich und äußerlich.

Siehe: Angina, Appetit, Asthenie, Bronchitis, Brust, Fettleibigkeit, Frostbeule, Rheumatismus, Wunde.

Sojabohne

Soja hispida Maxim.
(Glycine soja Sieb. et Zucc.)

SCHMETTERLINGSBLÜTLER
Papilionaceae

In Indochina und Japan, wo die Sojabohne von alters her kultiviert wird, kommt sie auch wildwachsend vor. Obwohl sie seit dem 18. Jahrhundert in Europa eingeführt ist, erlangte sie bei uns erst in letzter Zeit wirtschaftliche Bedeutung. Da die Sojabohne ein ausgeglichenes, warmes Klima braucht, gedeiht sie vor allem in südlichen Gegenden.

Trotz ihres bescheidenen Aussehens weisen die kleinen, rundlichen Bohnen den höchsten Nährwert von allen Gemüsearten auf, nämlich 35 Prozent verschiedene Eiweißstoffe (zweimal mehr als Fleisch), die lebenswichtige Aminosäuren enthalten, wie z. B. Glutaminsäure, außerdem kaseinartige Proteine von ähnlicher Zusammensetzung wie die in der Milch, Neutralfette und etwa 30 Prozent Kohlenhydrate. Soja wirkt stärkend und aufbauend für den menschlichen Organismus und ist deshalb ein wertvolles Nahrungsmittel.

Sojabohnen kommen als Mehl, als Keimlinge roh oder konserviert, als Milch, ja sogar als Käse auf den Markt. Sojaöl wird immer beliebter, da es viele ungesättigte Fettsäuren enthält und cholesterinsenkend wirkt.

- **Medizinische Eigenschaften:** Cholesterinsenkend, mineralsalzzuführend, stimulierend.

Anwendung: Innerlich und äußerlich.

Siehe: Arteriosklerose, Asthenie, Cholesterin, Mineralsalzmangel, Rekonvaleszenz, Wachstum.

Sonnenblume

Helianthus annuus L.

KORBBLÜTLER
Compositae

Die sagenumwobene Riesenblüte dieser Blume besteht eigentlich aus zahllosen kleinen Röhrenblütchen, die von einem Kranz leuchtend gelber, steriler Zungenblüten umgeben sind. Ihr mit Mark gefüllter Stamm kann armdick werden und verzweigt sich am oberen Ende.

Ursprünglich in tropischen Gebieten Amerikas beheimatet, gelangte die Sonnenblume im 16. Jahrhundert nach Europa. Lange wurde sie nur als Zierpflanze gehegt, nicht zuletzt wegen ihrer interessanten Eigenheit, mit ihren Blütenköpfen dem Lauf der Sonne zu folgen. Erst im letzten Jahrhundert entdeckte man die Sonnenblume als Speiseöllieferant. Die schmackhaften Kerne enthalten 35 bis 55 Prozent Öl, 23 bis 31 Prozent Proteine und bis zu 20 Prozent Kohlenhydrate. Dieser hohe Nährwert macht sie zu einem wichtigen Lebensmittel. Bei sorgfältiger Herstellung ist das cholesterinsenkende Sonnenblumenöl eines der besten, wenn nicht das beste fettkörperhaltige Nahrungsmittel überhaupt. Alte russische Rezepte empfehlen Blätter und Blüten gegen Brust- und Halskrankheiten.

Beim Pflücken ist jedoch Vorsicht geboten, da allergische Hautreizungen auftreten können.

- **Medizinische Eigenschaften:** Cholesterinsenkend, fiebersenkend.

Anwendung: Innerlich. ✚

Siehe: Arteriosklerose, Bluthochdruck, arterieller, Cholesterin, Fieber, Lungenblähung, Nervosität.

Spargel

Asparagus officinalis L.
Gartenspargel, Gemüsespargel

LILIENGEWÄCHSE
Liliaceae

Die Heimat des Spargels läßt sich nicht näher feststellen. Die Völker des Nahen Ostens sowie Ägypter und Griechen hatten Spargel schon angebaut, lange bevor er im 16. Jahrhundert in Europa eingeführt wurde. Verwandte wildwachsende Arten in Europa ziehen, wie die kultivierte Art, sandigen Boden vor. Die bekannteste Wildform ist der Spitzblättrige Spargel (*A. acutifolius* L.), ein immergrüner, nur im Mittelmeerraum vorkommender Halbstrauch.

Vom Spargel ißt man die knapp unter der Erde liegenden Triebe, die im Frühjahr

331

gestochen werden. Sie enthalten zahlreiche wichtige Substanzen, wie die Vitamine A, B1 und B2 sowie aromatische Aminosäuren und lebensnotwendige Spurenelemente. Dichte, fleischige, mit Blattschuppen bedeckte Wurzelstöcke enthalten diverse Zucker, ein Saponin und Spuren von ätherischem Öl.

Für den traditionellen «Fünfwurzelsirup» verwendete man Spargel, Attich (*Sambucus ebulus* L.), Mäusedorn (*Ruscus aculeatus* L.), Wilden Fenchel (*Foeniculum vulgare* Mill.) und Petersilie (*Petroselinum crispum* [Mill.] A. W. Hill), die früher als Allheilmittel galt. Da Spargel stark wassertreibend ist und die Nieren reizen kann, sollten Menschen mit Nierensteinen auf seinen Genuß verzichten, hingegen ist er Rheuma- und Gichtkranken zu empfehlen. Roh gegessen, kann er Allergien verursachen.

Die winzigen, gelblichgrünen, trichterförmigen Blüten werden zu ziegelroten Früchten.

● **Medizinische Eigenschaften:** Blutreinigend, harntreibend.
Anwendung: Innerlich; ✚
Siehe: Anämie, Darm, Grippe, Harnausscheidung, Leber, Lunge.

Spinat
Spinacia oleracea L.

GÄNSEFUSSGEWÄCHSE
Chenopodiaceae

Griechen und Römer kannten den Spinat nicht. Im 11. Jahrhundert wurde dieses aus Persien stammende Suppengemüse von den Arabern nach Spanien gebracht; doch erst im 13. Jahrhundert wurde der Spinat auch im übrigen Europa angebaut und verbreitete sich rasch.

Wir unterscheiden zwei Kulturformen des Spinats: den Sommerspinat, dessen Blätter länglich und am Grund keilförmig, und den Winterspinat, dessen Blätter spießförmig sind. Spinat ist reich an Mineralsalzen und enthält wichtige Aminosäuren, die Vitamine C, B1, B2, PP sowie Karotin und Glykoside. Er ist wegen seines hohen Gehaltes an Mineralsalzen, vor allem des Oxalsäuresalzes, für Rheumaleidende, Diabetiker sowie Leber- und Nierenkranke streng verboten. Auch muß bei Entzündungen des Magen-Darm-Traktes auf Spinat verzichtet werden.

● **Medizinische Eigenschaften:** Abführend, antianämisch, blutdrucksenkend, mineralsalzzuführend, stimulierend.
Anwendung: Innerlich und äußerlich; ⓥ
Siehe: Akne, Anämie, Bluthochdruck, arterieller, Mineralsalzmangel, Rachitis, Rekonvaleszenz, Verbrennung, Verstopfung, Wachstum.

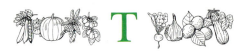

Tomate
Solanum lycopersicum L.

NACHTSCHATTENGEWÄCHSE
Solanaceae

Die von Mexiko bis Peru wild vorkommende Tomate wurde durch die Spanier nach Europa gebracht und dort von der zweiten Hälfte des 16. Jahrhunderts an als Zierpflanze angepflanzt. Man nannte ihre Früchte damals «Liebesäpfel» und hielt sie für giftig.

Noch Ende des letzten Jahrhunderts wurden Tomaten lediglich in Südeuropa als Gemüse verwendet; heute findet man sie praktisch in jedem Gemüsegarten.

Die Tomate ist kein kalorienreiches Nahrungsmittel – sie enthält 93 Prozent Wasser, weniger als 4 Prozent Kohlenhydrate und nur 1 Prozent Protein. Wertvoll ist sie vor allem wegen ihrer organischen Säuren, der verschiedenen Karotinoiden (gelbe bis rote Pflanzenfarbstoffe) sowie der Vitamine A und C, deren Gehalt bei Vollreife am höchsten ist. In grünem und blaßrötlichem Zustand enthält die Tomate das giftige Alkaloid Solanin, das auch in Laubblättern und grünen Trieben enthalten ist. Gekocht ist sie nicht leicht verdaulich; sie wirkt jedoch erfrischend und appetitanregend. Wegen ihrer alkalisierenden Eigenschaft sind Tomaten bei rheumatischen Erkrankungen zu empfehlen.

● **Medizinische Eigenschaften:** Abführend, adstringierend, appetitanregend, erfrischend, harntreibend.
Anwendung: Innerlich und äußerlich; ♥
Siehe: Akne, Appetit, Asthenie, Gicht, Harnstoff, Haut, Insektenstich, Rheumatismus, Schuppenflechte, Verstopfung.

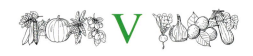

Veilchenwurzel
Iris florentina L.
Florentiner Schwertlilie

SCHWERTLILIENGEWÄCHSE
Iridaceae

Beide deutsche Namen, Veilchenwurzel und Florentiner Schwertlilie, sind irreführend, da sich dahinter mindestens drei ver-

ZIER- UND NUTZPFLANZEN

schiedene Schwertlilienarten verbergen, nämlich *Iris germanica* L., *Iris pallida* Lamk. und *Iris florentina* L., die vermutlich alle drei aus dem Mittelmeerraum stammen. Schwertlilien sind als Gartenzierpflanzen und wegen ihrer heilkräftigen Eigenschaften seit jeher beliebte Zuchtpflanzen. Für Heilzwecke wird der dicke Wurzelstock verwendet, der frisch sehr übel riecht, in getrocknetem Zustand dagegen einen Veilchenduft verströmt, der von einem ätherischen Öl, der Irisessenz, herrührt. Früher verwendete man frische Iriswurzelstöcke als kräftig wirkendes Mittel zur Darmreinigung. Der getrocknete oder pulverisierte Wurzelstock wirkt, als Aufguß zubereitet, hustenbekämpfend, wassertreibend und fördert den Auswurf. Es ist jedoch Vorsicht geboten, da zu hohe Dosen Brechreiz erzeugen können.
Heute werden Schwertlilien vor allem wegen ihrer Blütenpracht und für die Parfumindustrie angepflanzt, jedoch kaum mehr zu naturheilkundlichen Zwecken.

● **Medizinische Eigenschaften:** Aromatisch, fördert den Auswurf, harntreibend, hustenbekämpfend.
Anwendung: Innerlich; ✚
Siehe: Asthma, Bronchitis, Keuchhusten.

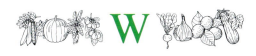

Walnußbaum

Juglans regia L.
Nußbaum, Welsche Nuß

WALNUSSGEWÄCHSE
Juglandaceae

In den Balkanländern, auf Kreta und bis hinauf an die nördlichen Grenzen Chinas kann man den Walnußbaum wildwachsend antreffen. Bereits während der letzten Quartiäreiszeit wurde er aus Westeuropa verdrängt. Über seine Bedeutung im Altertum ist uns nicht viel bekannt.
In Mittel- und Nordeuropa wurden zur Ölgewinnung schon recht früh Walnüsse zusammen mit Bucheckern verwendet. Die Walnuß gehört wegen ihres hohen Gehaltes an Eiweißstoffen, Kohlenhydraten, Mineralsalzen und den Vitaminen A, B1, B2, B5 und PP zu den nahrhaftesten unter den Trockenfrüchten; sie bildet einen wichtigen Bestandteil in der Schonkost für Kinder, ältere Menschen und Rekonvaleszenten. Leider verderben Walnüsse und ihr Öl sehr rasch, sie werden ranzig und unverdaulich. Walnußextrakt bekämpft Haarausfall und Schuppen; für braune Haare ist es ein Tönungsmittel. Die Blätter und die grünen Hüllen der Nüsse werden zu therapeutischen Zwecken genutzt.
Die Walnuß verträgt sich nicht mit den Heilpflanzen Isländisch Moos (*Cetraria islandica* L.), Kapaloe (*Aloe ferox* Mill.), Condurangowurzel (*Marsdenia cundurango* Rchb. f.) und Chinarinde (*Cinchona succirubra* Pav.) sowie mit einigen Mineralsalzen und medikamentösen Wirksubstanzen. Aus diesen Gründen dürfen Walnüsse als Heilmittel ohne ärztliche Verordnung nicht mit anderen Medikamenten zusammen eingenommen werden.

● **Medizinische Eigenschaften:** Adstringierend, antidiabetisch, antiseptisch, blutreinigend, narbenbildend, tonisch, wurmtreibend.
Anwendung: Innerlich, äußerlich; ✚ ♥ ▣
Siehe: Anämie, Asthenie, Augenbindehautentzündung, Bäder, Darmparasiten, Diabetes, Durchfall, Frostbeulen, Haar, Haut, Hautgeschwür, Leber, Ödem, Rachitis, Wachstum, Weißfluß, Wunde.

Weinrebe

Vitis vinifera L.
Europäische Weinrebe

WEINREBENGEWÄCHSE
Vitaceae

Die Anfänge der Weinrebenkultur verlieren sich in prähistorischer Zeit. Vermutlich stammt die Weinrebe aus Kleinasien. Bei den Ägyptern stand sie hoch in Gunst, und die Griechen vervollkommneten vor rund 3000 Jahren ihren Anbau. Sie aßen Trauben frisch oder preßten sie zur Weingewinnung. Die Weinrebe galt als Kultsymbol des Weingottes Dionysos (Bacchus) und zierte viele Statuen und Gebäude der Antike. Nach Europa gelangte die Weinrebe durch die Phöniker, als sie im 6. Jahrhundert v. Chr. Marseille gründeten. Später wurde die Weinbaukultur hauptsächlich von religiösen Orden gepflegt. Durch Veredelung mit nordamerikanischen Arten konnte die europäische Weinrebe allmählich resistenter, d. h. kräftiger und weniger anfällig für Schädlinge gemacht werden.
Die Anwendung der Weinrebe zu therapeutischen und diätetischen Zwecken ist vielseitig. Frische Trauben enthalten 82 Prozent Wasser, 16 Prozent Kohlenhydrate, etwa 1 Prozent Proteine, viel Kalium und die Vitamine A, B1, B5, B6, C und PP. Getrocknete Weinbeeren enthalten fast 70 Prozent Zucker; auch bleibt in ihnen ein Großteil der Vitamine A und B erhalten. Sie sind energiespendend, blutbildend und leicht verdaulich, da die verschiedenen Fruchtzucker unmittelbar vom Blut aufgenommen werden. Aus diesem

333

Grund werden getrocknete Weinbeeren oft bei Schwächezuständen verordnet. Sie wirken außerdem blutreinigend und desinfizierend. Blaue Weintrauben enthalten venenstärkende Pigmente mit Vitamin-P-Wirkung, sogenannte Anthocyane. Ein bis zwei Kilogramm Trauben täglich sind die beste Basis für eine wirksame Blutreinigungskur.

Neuzeitliche wissenschaftliche Untersuchungen haben ergeben, daß das Öl von Weintraubenkernen – wie das der Sonnenblumenkerne – einen hohen Gehalt an ungesättigten Fettsäuren aufweist. Voraussetzung dafür ist eine sorgfältige industrielle Verarbeitung, was auch für die Herstellung von Wein gilt, der früher als Allheilmittel galt und die Grundlage für zahlreiche Getränke und Tinkturen bildete. Mit Maßen getrunken, wirkt er stärkend und stimulierend (Weißwein eher wassertreibend, Rotwein eher adstringierend). Die heute erhältlichen sogenannten Tischweine jedoch sind oft nur das Resultat komplizierter chemischer Prozeduren und haben leider nicht mehr viel mit dem köstlichen Saft der Rebe gemein.

Für medizinische Zwecke muß Wein in mehr oder weniger geschlossenen Behältern kaltgepreßt werden. Anschließend wird der Saft gefiltert. Weinrebenblätter, vor allem die der roten Sorte, der sogenannten Färberrebe, enthalten Gerbstoff und Anthocyane.

● **Medizinische Eigenschaften:** Abführend, adstringierend, antianämisch, antiseptisch, blutreinigend, blutstillend, cholesterinsenkend, gefäßverengend, harntreibend, stimulierend, tonisch.

Anwendung: Innerlich und äußerlich; ✚ ♥
Siehe: Akne, Altern, Anämie, Asthenie, Augenbindehautentzündung, Bäder, Bluthochdruck, arterieller, Blutung, Blutkreislauf, Cellulitis, Cholesterin, Couperose, Durchfall, Fettleibigkeit, Frühjahrskur, Gicht, Hämorrhoiden, Krampfadern, Leber, Rachitis, Steinerkrankungen, Venenentzündung, Verstopfung, Wechseljahre.

Weizen

Triticum aestivum L. *(T. vulgare* Vill.*)*
Sommerweizen, Winterweizen

SÜSSGRÄSER
Gramineae

Vom Weizen, eine der ältesten europäischen Nutzpflanzen, kennt man zahlreiche, im Mittelmeerraum heimische wilde Arten. Kürzlich konnte nachgewiesen werden, daß der Weizen, der vor 8000 Jahren als Stärkelieferant in Kurdistan angebaut wurde, bereits das Ergebnis langjähriger landwirtschaftlicher Zuchtver-

suche war. Im 5. Jahrhundert v. Chr. wurde dieses Getreide im Gebiet des heutigen Irak angebaut und gelangte von dort aus nach Kleinasien und in die Mittelmeerländer. Etwa 4000 v. Chr. wurden in der Rheinebene und im Donaudelta Weizen und Einkorn *(T. monococcum* L.*)* angebaut. Ein weiteres Jahrtausend verging, ehe man die beiden Getreidearten in praktisch allen Ländern Europas kultivierte.

Die wahrscheinlich aus Westasien und Ostafrika stammenden Hartweizenarten *(T. durum* L.*)* kamen hauptsächlich im 18. Jahrhundert in Osteuropa auf. Der Weizen ist ein hochwertiges Nahrungsmittel. Vollkornbrot sollte außer der Kleie den vollwertigen Samen, also mit Hülle und Keim, aufweisen. Ein Weizenkorn enthält bis zu 75 Prozent Kohlenhydrate, 11 bis 12 Prozent Eiweiß, 1,65 bis 2 Prozent Neutralfette, 2,1 bis 2,5 Prozent Zellulose, annähernd 2 Prozent Mineralsalze, außerdem reichlich Kalium, Phosphor und Kalzium. Der Weizenkeim enthält 25 Prozent Eiweißstoffe, einschließlich der 8 für den Körperhaushalt lebenswichtigen Aminosäuren, etwa 47 Prozent verschiedene Kohlenhydrate, 10 bis 12 Prozent Neutralfette, mit Phosphor angereichertes Lecithin sowie wichtige Substanzen für das Nervenzellengewebe. Schließlich weist der Weizenkeim einen hohen Gehalt an Phosphor, Magnesium, Kalzium, Spurenelementen und die Vitamine B1, B2, PP, B5, B6, D und E sowie wichtige Enzyme auf.

● **Medizinische Eigenschaften:** Abführend, antianämisch, erweichend, mineralsalzzuführend, stimulierend.

Anwendung: Innerlich; ✚ ♥
Siehe: Anämie, Asthenie, Bäder, Impotenz, Mineralsalzmangel, Nervosität, Rachitis, Schwangerschaft, Sterilität, Wachstum.

Winterzwiebel

Allium fistulosum L.
Silberzwiebel

LILIENGEWÄCHSE
Liliaceae

Die Winterzwiebel ist mit der Küchenzwiebel *(A. cepa* L.*)* nahe verwandt; sie unterscheidet sich von dieser durch ihre längliche Form und den kopfigen, gelblichgrünen Blütenstand.

Ihr ursprünglicher Standort ist unbekannt. Man nimmt an, daß sie von einer ostasiatischen Art abstammt. Sie wurde im 16. oder 17. Jahrhundert nach Europa gebracht und gehört heute zu den allgemein gebräuchlichen Gewürzkräutern. Frisch gehackt, ersetzt sie die Küchenzwiebel und

ist außerdem für Menschen mit empfindlichem Magen besser verträglich.
● **Medizinische Eigenschaften:** Abführend, antidiabetisch, antiseptisch, fördert den Auswurf, erweichend, harntreibend, herzregulierend, gegen Hühneraugen, hustenbekämpfend, narbenbildend, gegen Skorbut, stimulierend.
Anwendung: Innerlich und äußerlich; ✚ ▨
Siehe: Abszeß, Albuminurie, Alkoholmißbrauch, Asthenie, Bißwunde, Blähung, Bronchitis, Darmparasiten, Diabetes, Frostbeule, Furunkel, Hautgeschwür, Harnstoff, Hühneraugen, Husten, Insektenstich, Lunge, Nagelentzündung, Ödem, Ohrgeräusche, Rheumatismus, Schrunde, Verbrennung, Verstopfung, Warze, Wunde.

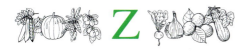

Zitronenbaum
Citrus limonum Risso
Limone

RAUTENGEWÄCHSE
Rutaceae

Die Heimat des Zitronenbaums ist Mittel- und Südostasien. Den wildwachsenden Zitronen- oder Limonenbaum findet man vor allem in den waldreichen Gebieten am Fuß des Indischen Himalaja und im Norden der indochinesischen Halbinsel. Dort wächst auch sein nächster Verwandter, der Zitronatzitronenbaum (*C. medica* L.), dessen Früchte saurer und dickschaliger sind als die des Zitronenbaums. Beide Arten werden seit Jahrtausenden in Indien und China angepflanzt. Lange Zeit waren Zitronenbäume für Europäer etwas Geheimnisvolles, da sie das ganze Jahr über gleichzeitig Blüten und Früchte tragen. Erst durch die Feldzüge Alexanders des Großen im 4. Jahrhundert v. Chr. wurden Zitronenbäume in die südlichen Gegenden Europas gebracht. Bald darauf wuchsen sie überall an den Mittelmeerküsten. Auf römischen Mosaiken aus dem 1. Jahrhundert n. Chr. ist diese beliebte Frucht dargestellt.
Arabische, griechische und römische Ärzte rühmten die Zitrone als Heil- und Vorbeugungsmittel bei epidemischen Erkrankungen. Der Saft enthält Zitronensäure, Apfelsäure, Kalium- und Kalziumnitrat, etwa 8 Prozent Kohlenhydrate, außerdem Fruchtzucker, pektinhaltige Stoffe und Schleimstoffe, Mineralsalze, Spurenelemente und Vitamin C, ferner flavonoidhaltige Glykoside, die einen Vitamin-P-Effekt auslösen. Aus der Schale wird eine stark duftende, antiseptisch wirkende Essenz destilliert, die meistens in der kosmetischen Industrie als Aromastoff verarbeitet wird. In der Küche dürfen nur Schalen von nicht mit chemischen Mitteln behandelten Zitronen verwendet werden. Zitronen, wie auch Knoblauch (*Allium sativum* L.) und Echter Thymian (*Thymus vulgaris* L.), sollen vor allem im Winter und während Perioden epidemischer Krankheiten gegessen werden, da ihre wertvollen Heilkräfte vorbeugend wirken. Der frische Saft von Zitronen eignet sich wegen seiner stark antiseptischen Wirkung zur äußerlichen Anwendung.
● **Medizinische Eigenschaften:** Antiseptisch, blutstillend, erfrischend fiebersenkend, gegen Skorbut.
Anwendung: Innerlich, äußerlich; ✚ ♥ ▨
Siehe: Angina, Appetit, Arteriosklerose, Asthenie, Augen, Bäder, Blähung, Blutkreislauf, Cholesterin, Darmparasiten, Epidemie, Erbrechen, Fettleibigkeit, Finger- und Zehennägel, Grippe, Haar, Haut, Insekten, Insektenstich, Mundschleimhaut, Nasenbluten, Ohr, Rheumatismus, Schrunde, Übelkeit, Verdauung, Wunde, Zahn, Zerschlagenheit.

Zitronenstrauch
Aloysia triphylla (L'Hérit.) Britt.
Citronelle, Zitroneneisenkraut

EISENKRAUTGEWÄCHSE
Verbenaceae

Dieser Strauch ist in Chile beheimatet und wird seit Ende des 18. Jahrhunderts auch in Europa kultiviert. Dank seinem betörenden Duft und schmucken Aussehen gelang es ihm mühelos, das bescheidene, für viele Heilzwecke verwendete einheimische Eisenkraut (*Verbena officinalis* L.) zu verdrängen. Der etwas scharfe Geruch des Zitronenstrauchs rührt von einem komplex zusammengesetzten ätherischen Öl her, das ihm ähnliche Eigenschaften wie die der Melisse (*Melissa officinalis* L.) verleiht. Beide bekämpfen leichte Verdauungsstörungen und Nervosität. *Aloysia tryphilla* darf jedoch nicht ohne ärztliche Verordnung eingenommen werden, da schon Reizungen der Magenschleimhaut, ja sogar Gastritis festgestellt worden sind.
Der Zitronenstrauch ist nicht winterhart und kann bei uns nur im Kalthaus kultiviert werden.
● **Medizinische Eigenschaften:** Krampflösend, lindernd, magenwirksam.
Anwendung: Innerlich; ✚
Siehe: Blähung, Erbrechen, Herzklopfen, Kopfschmerzen, Magenverstimmung, Ohrgeräusche, Schwindel.

Zwetschge
Prunus domestica L.
Hauspflaume, Hauszwetschge, Zwetsche
ROSENGEWÄCHSE
Rosaceae

Vermutlich ist die Zwetschge mit ihren eher kleinen, rundlichen, meist schwarzblauen oder dunkelpurpurn gefärbten Früchten eine Kreuzung aus dem Schwarzdorn *(P. spinosa* L.) und der Kirschenpflaume *(P. cerasifera* Ehrh.), die beide in Europa und Westasien wild vorkommen. Im mittleren Orient wurde die Zwetschge von alters her kultiviert, und auch die Römer kannten verschiedene Sorten. Zwetschgenkerne sollten wegen ihres Blausäuregehaltes nicht gegessen werden. Frische Zwetschgen enthalten 84 Prozent Wasser, 8 bis 12 Prozent Kohlenhydrate, 1,5 Prozent organische Säuren, reichlich Vitamin A, die üblichen Mineralien sowie einen Farbstoff. In getrocknetem Zustand erhöht sich ihr Kohlenhydratgehalt auf ca. 60 Prozent. 44 Prozent davon entfallen auf Fruchtzucker; die Zwetschge ist also sehr nahrhaft. Überdies wirkt sie stärkend und blutreinigend. Auch ist sie ein altbewährtes Abführmittel.
● **Medizinische Eigenschaften:** Abführend, blutreinigend, fiebersenkend, stimulierend, tonisch.
Anwendung: Innerlich.
Siehe: Fieber, Leber, Müdigkeit, Verstopfung.

Zwiebel
Allium cepa L.
Küchenzwiebel
LILIENGEWÄCHSE
Liliaceae

Für Botaniker unterscheidet sich die Zwiebel von anderen Laucharten nur durch ihre rohrartigen Blätter und die Größe der Knolle. Sie stammt vermutlich von wildwachsenden Arten aus dem Vorderen Orient ab und ist zweifellos die älteste kultivierte Art der zahlreichen *Allium*-Arten. Bereits 4000 v. Chr. bauten die Chaldäer Zwiebeln an, und auch ägyptische Wandmalereien und Fresken zeigen Darstellungen von dieser Nutz- und Heilpflanze. Bei Griechen und Römern war sie sehr beliebt, und im Mittelalter zählte sie zu den Leckerbissen für Feinschmecker. Bis heute ist dieses Gewürzkraut ein unentbehrlicher Bestandteil jeder guten Küche geblieben. In Europa sind zahlreiche Sorten herausgezüchtet worden, so die riesige Süßzwiebel oder die Essigzwiebelchen (Cornichon), die durch späte Aussaat und ein Minimum an Wasser kleinwüchsig gehalten werden.
Für Heilzwecke eignet sich die rohe, rote, etwas scharfe Schalotte *(A. ascalonicum* L.) am besten. Sie kommt nirgends wildwachsend vor und ist vermutlich eine Varietät der nordafrikanischen Schalotte. Die wassertreibenden Eigenschaften der Zwiebel wurden schon in alten Schriften hervorgehoben. In frischem Zustand enthält sie viel Wasser, Kohlenhydrate, Neutralfette, Proteide, Mineralsalze, zahlreiche Spurenelemente, Schwefel, die Vitamine A, B1, B2, PP, B5, C und E sowie flavonoidhaltige Substanzen. Der stechende Geruch der Zwiebel rührt, wie beim Knoblauch, von einer speziellen Essenz her. Die Zwiebel ist eine wichtige Heilpflanze, die jedoch bei Verdauungsstörungen, Blutungen und Hautleiden gemieden werden soll. Auch leicht erregbare oder nervöse Menschen sollten nur wenig davon essen.
● **Medizinische Eigenschaften:** Abführend, ableitend, antiseptisch, fördert den Auswurf, blutdrucksenkend, gegen Bronchialerkrankungen, erweichend, harntreibend, hautreizend, herzstärkend, gegen Hühneraugen, hustenbekämpfend, narbenbildend, gegen Skorbut, stimulierend.
Anwendung: Innerlich und äußerlich; ✚ ⛋
Siehe: Abszeß, Albuminurie, Alkoholmißbrauch, Asthenie, Bißwunde, Blähung, Bronchitis, Darmparasiten, Diabetes, Frostbeule, Furunkel, Hautgeschwür, Harnstoff, Hühnerauge, Husten, Insektenstich, Lunge, Nagelentzündung, Ödem, Ohrgeräusche, Rheumatismus, Verbrennung, Verstopfung, Warze, Wunde.

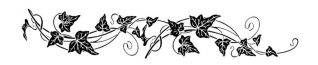

Giftpflanzen

Erfahrung hat den Menschen im Laufe der Zeit gelehrt, giftige von ungiftigen Pflanzen zu unterscheiden, aufbauende, für seine Ernährung wichtige zu nutzen und todbringende für Jagd und Krieg einzusetzen. Auf dem Fries des Bacchustempels in Baalbeck ist diese Erkenntnis anschaulich dargestellt: Der Weizen als Symbol des Lebens wechselt ab mit dem Schlafmohn als Symbol des Todes.

Pflanzen lassen sich jedoch nicht einfach in giftige und nützliche unterteilen. Die Pflanze zeichnet sich durch eigenen Stoffwechsel und charakteristische chemische Vorgänge aus. Viele pflanzliche Substanzen wirken sich günstig auf den menschlichen Organismus aus, andere wiederum sind für den Menschen unbekömmlich, ja sogar giftig.

Ein pharmazeutischer Grundsatz lautet: Nichts ist ungiftig, allein die Dosis bestimmt das Gift. Alle Pflanzen müssen deshalb grundsätzlich als gefährlich angesehen werden, auch die vom Menschen kultivierten. Wer würde zum Beispiel vermuten, daß etwa Kohl, Spinat oder Krautstiele schädlich sein können? Und doch wurde festgestellt, daß der übermäßige Genuß dieser Gemüse dem menschlichen Organismus nicht zuträglich ist, wenngleich die Folgen nicht immer schwerwiegend sein müssen.

Zurück zur Natur – ein nur allzu begreiflicher Wunsch des in unserer hochindustrialisierten Welt lebenden Menschen. Doch sind damit auch gewisse Gefahren verbunden. Unkenntnis auf dem Gebiet der Pflanzenkunde führt zu Verwechslungen von Pflanzenarten, Sorglosigkeit manchmal zu unheilvollen Vergiftungen.

Die Samen von Rizinus (Ricinus communis L.) und Paternostererbsen (Abrus precatorius L.) etwa können zu tödlichen Vergiftungen führen. Vor einigen Jahren erhielt eine Gruppe von Fallschirmspringern in den USA die Aufgabe, sich während einer Überlebensübung von wilden Früchten, Wurzeln und Samen zu ernähren. Mangels einer gründlichen Vorschulung verwechselten sie jedoch die Wurzeln des Blauen Eisenhutes (Aconitum napellus L.), auch Sturmhut genannt, mit denen der eßbaren Kohlrübe. Die Folge war eine kollektive Vergiftung, die in einigen Fällen sogar zum Tode führte. Andere Berichte handeln von Kindern, die beim Spielen Kerne der Scheinakazie (Robinia pseudoacacia L.) aßen, oder von Erwachsenen, die sich aus Lust am Ausgefallenen und aus Neugierde einen Salat aus Blättern des Weihnachtssterns

(Euphorbia pulcherrima Willd.), auch Adventsstern oder Poinsettie genannt, bereiteten, oder wieder anderen, die den Zuckerrohrstengel mit der Dieffenbachie (Dieffenbachia picta Schott) verwechselten.

Auch viele der Blumen, mit denen Festsäle und Tische geschmückt werden, sind nicht ungefährlich. So enthalten etwa der prächtige Rote Fingerhut (Digitalis purpurea L.), der aus Nordafrika stammende Oleander (Nerium oleander L.), das hübsche Maiglöckchen (Convallaria majalis L.) und der Weihnachtsstern Glykoside, die bei hoher Dosis sehr schädlich, ja sogar giftig für das Herz sind. In geringer Konzentration und bei richtiger Anwendung aber können dieselben Pflanzen und dieselben aktiven Wirksubstanzen heilsam für die Herztätigkeit sein – ein Grund, weshalb sie in der pharmazeutischen Industrie Verwendung finden. Auch hier gilt der Grundsatz der richtigen Dosis und des richtigen Maßes.

Auf den folgenden Seiten werden die wichtigsten Giftpflanzen vorgestellt und beschrieben. Es sind Pflanzen, die in unseren Parks und Gärten angepflanzt, als Zimmerpflanzen gehalten werden oder in Feld, Wald und Flur vorkommen.

Giftige Samen und Früchte

Verschiedene Obstbäume produzieren bei uns sehr beliebte Früchte, von denen jedoch gewisse Teile giftige Substanzen enthalten. Der weiche Kern des «Steines» von Aprikose, Pfirsich, Kirsche, Zwetschge und Bittermandel enthält hochgiftige Blausäure. Kinder, die bekanntlich diese «Nüsse» gern knacken, um den weichen Kern zu essen, ohne zu wissen, wie giftig er ist, müssen deshalb unbedingt – besser einmal zuviel als zuwenig – vor dieser Gefahr gewarnt werden.

Im Herbst reifen die Früchte der Roßkastanie. Die ausladenden, im Sommer schattenspendenden Bäume trifft man häufig in unseren Parks und Alleen an. Frische Roßkastanien sind wegen ihres hohen Saponingehaltes für Mensch und Tier gefährlich. Meistens sind es Kinder, die sie essen und daraufhin unter Störungen des Magen-Darm-Traktes oder sogar des Nervensystems leiden.

Unter den fleischigen Früchten verursachen die beerenartigen die meisten Unglücksfälle. Die traurigste Bilanz in der Geschichte der Giftpflanzen weist dabei die Tollkirsche (Atropa belladonna L.) auf. 1825 starben über hundert Infanteristen während Manövern an Belladonnavergiftung, weil

337

GIFTPFLANZEN

Äußerst giftige Pflanzen

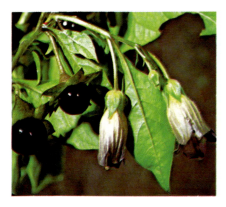 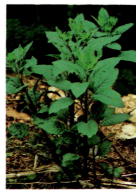

◁
Tollkirsche
Atropa belladonna L.
NACHTSCHATTEN-
GEWÄCHSE
Solanaceae

⊖ Ganze Pflanze, vor allem die Früchte (Beeren). Bei diesen kirschenähnlichen Beeren fällt der Kelch nicht ab.

▷
Roter Fingerhut
Digitalis purpurea L.
RACHENBLÜTLER
Scrophulariaceae

⊖ Ganze Pflanze. Blüten nicht in den Mund nehmen!

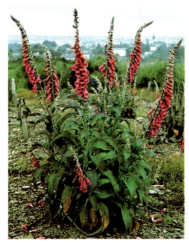 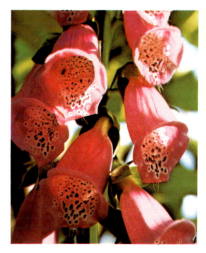

◁ ## Gefleckter Schierling
Conium maculatum L.
DOLDENBLÜTLER
Umbelliferae

⊖ Ganze Pflanze. Nicht zu verwechseln mit Kräutern derselben Pflanzenfamilie, wie die Petersilie.

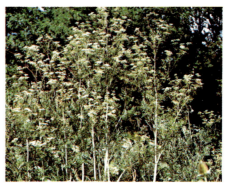

◁ ## Herbstzeitlose
Colchicum autumnale L.
LILIENGEWÄCHSE *Liliaceae*

⊖ Ganze Pflanze.

Blauer Eisenhut ▷
Aconitum napellus L.
HAHNENFUSSGEWÄCHSE
Ranunculaceae

⊖ Ganze Pflanze, vor allem die Wurzeln. Nicht zu verwechseln mit der Weißen Rübe oder anderen eßbaren Wurzeln.

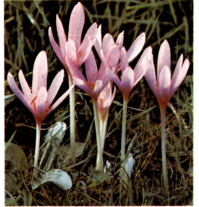 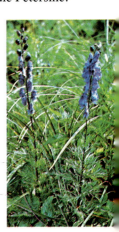

338

GIFTPFLANZEN

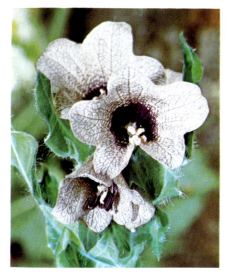
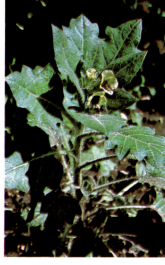

◁
Schwarzes Bilsenkraut
Hyoscyamus niger L.
NACHTSCHATTEN-
GEWÄCHSE *Solanaceae*

● Ganze Pflanze.

▷
Safrangelbe Rebendolde
Oenanthe crocata L.
DOLDENBLÜTLER *Umbelliferae*

● Ganze Pflanze, vor allem die Wurzel. Nicht zu verwechseln mit anderen giftigen Doldenblütlern, die im oder nahe am Wasser wachsen, wie z. B. Wasserschierling *(Cicuta virosa* L.*)* und Wasserfenchel *(Oenanthe aquatica* Lamb. / *Oenanthe Phellandrium* Lamb.*)*, oder mit Nutzpflanzen wie Sellerie, Petersilie und Möhre (Karotte).

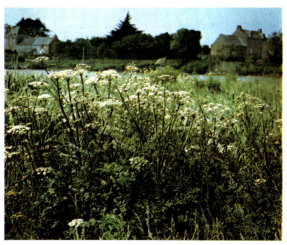

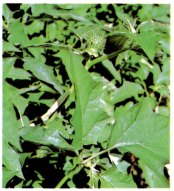

◁
Stechapfel
Datura Stramonium L.
NACHTSCHATTENGEWÄCHSE *Solanaceae*

● Ganze Pflanze.
Nicht zu verwechseln mit unseren Blattgemüsen, wie Spinat oder Mangold.

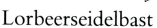

▷
Lorbeerseidelbast
Daphne laureola L.
SEIDELBASTGEWÄCHSE
Thymelaeaceae

● Rinde verursacht Hautallergien.
Nicht zu verwechseln mit Kirschlorbeer *(Prunus laurocerasus* L.*)* und Gewürzlorbeer *(Laurus nobilis* L.*)*

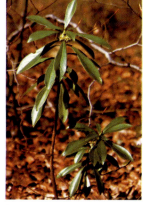
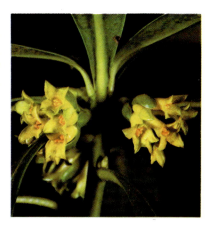

339

sie, verlockt durch die kirschenähnlichen, rotschwarzen und süßen Früchte so viele davon aßen, daß sich Vergiftungen mit den typischen Symptomen einstellten: Gesichtsröte, trockene Mundschleimhaut, erhöhter Puls und schließlich Delirium.

Sogar die Beeren von Maiglöckchen, Einbeere (Paris quadrifolia L.) Salomonssiegel (Polygonatum odoratum [Mill.] Druck), Mäusedorn (Ruscus aculeatus L.), Efeu (Hedera helix L.) und Spargel (Asparagus officinalis L.) enthalten giftige Saponine. Auch der Gefleckte Aronstab (Arum maculatum L.), der im Frühherbst auf der Stengelspitze zahlreiche dichtgedrängte, die Mundschleimhaut reizende Beeren trägt, gehört in diese Reihe. Die roten Beeren der Schmerwurz (Tamus communis L.) verursachen Störungen des Magen-Darm-Traktes, die des Waldgeißblattes (Lonicera periclymenum L.) erzeugen Bläschen. Unter den Nachtschattengewächsen befinden sich viele giftige Pflanzen, und man hüte sich, sie in rohem Zustand zu essen! Einige Beispiele sind der Gemeine und der Europäische Bocksdorn (Lycium halimifolium Mill. und L. europaeum L.) sowie der Bittersüße und der Schwarze Nachtschatten (Solanum dulcamara L. und S. nigrum L.). Die gefährlichste unter den Nachtschattengewächsen ist die bereits erwähnte Tollkirsche.

Stechpalme (Ilex aquifolium L.) und Mistel (Viscum album L.) gehören zur europäischen Flora. Beide schmücken zur Weihnachtszeit unsere Wohnungen, doch tragen beide auch giftige Früchte. Wahrscheinlich waren es weniger ästhetische, als vielmehr tieferliegende Beweggründe, die dazu geführt haben, gerade diese beiden Vertreter des Pflanzenreiches bei uns als Weihnachtsschmuck zu verwenden. Unsere Vorfahren nämlich sahen in ihnen ein Symbol für den Sieg des Lebens über den Tod, da, wenn im Winter jedes Pflanzenleben wie erloschen ist, das immergrüne Blattwerk von Stechpalme und Mistel gegenüber den entlaubten Bäumen hervorsticht.

Pflanzen mit Zwiebeln oder Knollen

Auch Pflanzenzwiebeln und -knollen sind nicht ungefährlich. Die Zwiebelchen des Schneeglöckchens (Galanthus nivalis L.) z. B., die schon mit Schnittlauchzwiebeln verwechselt wurden, verursachen Erbrechen und Durchfall. Vorsicht ist auch am Platz bei den Zimmer- oder Gartenpflanzen der Gattungen Clivia, Amaryllis und Crinum. Doch sei auch vor allen Narzissenarten wie Osterglocke oder Gelbe Narzisse (Narcissus pseudonarcissus L.), Tazette (N. tazzetta L.) und Dichternarzisse (N. poeticus L.) gewarnt, die allerdings für den Menschen nur leicht giftig sind. Die einzige Gefahr besteht darin, daß

die Knollen der einen oder anderen Art mit den uns als Nahrungsmittel bekannten Zwiebeln verwechselt werden können.

Weder Blüten noch Blätter von Tulpen und Hyazinthen dürfen je zu anderen als zu Dekorationszwecken verwendet werden. Während einer vermutlich etwas feuchtfröhlichen Mahlzeit sollen einmal Gäste ihren Salat mit Tulpenblütenblättern farbiger gestaltet haben! Im 19. Jahrhundert war es zwar üblich, Kapuzinerblüten oder Borretschblätter aus Tischdekorationen herauszuzupfen, um damit den Salat zu «schmücken»; Tulpenblätter zu wählen ist jedoch sehr gefährlich, da sie emetinhaltig sind und deshalb Brechreiz erzeugen.

Wildwachsende Pflanzen

Im Herbst bewundern wir die Herbstzeitlose (Colchicum autumnale L.), die vor allem auf feuchten Wiesen wächst. In dieser Jahreszeit zeigt sie lediglich ihre hellvioletten Blüten; im darauffolgenden Frühjahr entwickeln sich dann lange, schmale Blätter, und erst im Frühsommer kann man die Frucht sehen, die aus der Erde herauszuwachsen scheint. Zwei bis drei Blätter dieses Liliengewächses genügen, um tödliche Vergiftungen herbeizuführen. Samen und Zwiebel sind sogar noch giftiger! Der toxische Wirkstoff ist das Alkaloid Colchicin. Ebenso gefährlich ist eine weitere Pflanze aus derselben Familie, nämlich der Weiße Germer (Veratrum album L.), der leider oft mit dem Gelben Enzian (Gentiana lutea L.) verwechselt wird, obwohl er mit diesem botanisch nicht näher verwandt ist. Zur Blütezeit sind sie leichter zu unterscheiden: Der Gelbe Enzian hat gegenständige Blätter und gelbe Blüten, der Weiße Germer dagegen wechselständige Blätter und grünlichweiße Blüten. Aber wenn im Frühjahr nur die Blattrosetten zu sehen sind, kann es zu folgenschweren Irrtümern kommen. So wollte sich eine Gruppe von jungen Leuten beim Campen einen feinen Aperitif brauen; statt Enzian- verwendeten sie jedoch Germerwurzeln, die auch bitter schmecken, und legten diese in ihren Wein ein. Die Folge waren schwere Vergiftungen.

Eine der giftigsten Pflanzen unserer Flora, die man unbedingt kennen muß, ist der Blaue Eisenhut. Er braucht nährstoffreichen, eher feuchten Boden und wächst in Höhenlagen zwischen 500 und 3000 m ü. M. Seine Blütezeit beginnt im Juli, dann sind seine blauvioletten Rispen schon von weitem zu erkennen. Die hübsche Blüte ist wie ein mittelalterlicher oder griechischer Helm geformt. Die tiefgeschlitzten Laubblätter breiten sich fächerförmig aus. Eisenhutwurzeln können mit der Kohlrübe verwechselt werden. Die fleischige Hauptwurzel des Blauen Eisenhutes ist jedoch dunkelbraun, und die schiffchenförmigen Nebenwurzeln sind etwas heller. Das sind die wichtigen sichtbaren Merkmale des Blauen Eisenhutes, die man sich unbedingt merken muß, damit man nicht etwa seine Wurzeln als eine Meerrettich- oder Sellerieart auf den Tisch bringt. Der Blaue Eisenhut verursacht ein Prickeln, dann ein allmähliches Gefühlloswerden von Lippen, Zunge und Rachen. Bei einer höheren Dosis werden Gesicht und Glieder empfindunglos, die Herztätigkeit wird unregelmäßig, und es tritt Atemnot, schließlich Tod durch Ersticken ein.

Auch die Safrangelbe Rebendolde (*Oenanthe crocata* L.) aus der Familie der Doldenblütler hat schon manche Vergiftung verursacht. In Mitteleuropa kommt sie nicht vor. Sie wächst vor allem in feuchten Gräben und sumpfigen Gebieten im Nordosten Frankreichs. Diese stattliche Pflanze mit ihren großen, weißen Blütendolden hat petersilienähnliche Blätter. Ihre an eine verkrampfte Hand erinnernden, verzweigten Wurzeln enthalten extrem giftige Wirkstoffe, die Erbrechen, Durchfall und Krämpfe verursachen und tödlich sein können. Dieselben Vergiftungssymptome ruft der Wasserschierling (*Cicuta virosa* L.) hervor.

Auch unter den Hahnenfußgewächsen gibt es verschiedene giftige Arten, die wildwachsend häufig auf Wiesen und Feldern vorkommen, so der Scharfe Hahnenfuß (*Ranunculus acris* L.), der Gifthahnenfuß (*R. sceleratus* L.) und der Kleine Sumpfhahnenfuß (*R. flammula* L.). Sie alle enthalten einen Giftstoff, der auf der Haut Bläschen hervorruft. Besonders Kinder müssen davor gewarnt werden, sie in den Mund zu nehmen.

Giftige Sträucher und Bäume in Gärten und Anlagen

Anderen giftigen Pflanzen begegnen wir häufig in Parkanlagen und Gärten. Da ist z. B. die schöne Glyzine mit ihren blauen oder rosa Blütentrauben, die sich später zu bohnenähnlichen Früchten entwickeln. Diese enthalten giftige Alkaloide, die besonders bei Kindern Verdauungsstörungen verursachen. Ferner ist da der Spanische Ginster (*Spartium junceum* L.), dessen Blüte, Zweige, Blätter und Früchte giftig sind.

Auch der Besenginster (*Cytisus scoparius* [L.] Link) ist giftig; er enthält das Alkaloid Spartein, das die Tätigkeit der Lymphdrüsen lähmt. Von der oft in Parks und Friedhöfen angepflanzten Eibe (*Taxus baccata* L.) sind, mit Ausnahme des roten Samenmantels, alle Teile giftig, so auch die Samen selbst, deren toxische Substanzen sich schädlich auf die Herztätigkeit auswirken. Kinder sollen unbedingt vor den roten Beeren gewarnt werden. Borke

und Nadeln der Eibe schmecken offenbar Pferden und Kühen, da immer wieder von Vergiftungen bei diesen Tieren berichtet wird.

Es müßten noch zahlreiche weitere Pflanzen aufgeführt werden, um zu beweisen, wie schwierig es wäre, sich von Wild- und Zierpflanzen zu ernähren. Es gibt tatsächlich nur wenige nicht schädliche darunter. Man sollte sich deshalb auf keinen Fall verlocken lassen, irgendwelche auf Spaziergängen angetroffene, unbekannte Kräuter zu pflücken und als Nahrungsmittel zuzubereiten.

Exotische Pflanzen

In früheren Jahrhunderten war es ein Vorrecht Adliger und wohlhabender Bürger, die ein Glas- oder Treibhaus besaßen, exotische Pflanzen zu halten. Heute sind sie bei einem breiten Publikum sehr beliebt. Unsere Räume sind auch in der kalten Jahreszeit gleichmäßig temperiert, so daß in Wohnungen, an Arbeitsplätzen und in Erholungsräumen zahlreiche aus Südasien, Afrika oder Südamerika stammende Pflanzen gedeihen. Diese Pflanzen bringen jedoch auch eine größere Vergiftungsgefahr mit sich.

Zahlreiche dieser dekorativen Zimmerpflanzen gehören der großen Familie der Aronstabgewächse an. Nur eine einzige Gattung, der wildwachsende Gefleckte Aronstab, ist in Europa beheimatet. Besonders erwähnt seien die verschiedenen Monstera- und Philodendronarten, diese beliebten Kletterpflanzen mit den großen, tief ausgebuchteten, manchmal gelöcherten Blättern. Der Zellsaft dieser Gewächse erzeugt allergische Hautreizungen; nur ein Spritzer davon ins Auge ruft bereits eine Hornhautentzündung hervor; ein Biß in Stengel oder Blätter verursacht sofort einen brennenden Schmerz, und es bilden sich knöllchenartige Bläschen auf Zunge und Gaumen.

Auch die dunkelgrünen Laub- und lebhaft roten Hochblätter des zu den Wolfsmilchgewächsen gehörenden Weihnachtssterns sowie sämtliche andere Arten dieser Familie enthalten einen mehr oder weniger giftigen, milchigen Saft, der Hautreizungen verursacht und ernsthafte Schädigungen der Mund- und Magenschleimhäute zur Folge haben kann.

Eine beliebte exotische Pflanze in unseren Gärten und Parkanlagen ist der Perückenstrauch (*Rhus cotinus* L.), der jedoch ebenso gefährlich wie schön ist. Seine hübschen, runden Blätter und duftigen Blütenstände werden allgemein bewundert; Gärtner fürchten jedoch seinen milchigen Saft, der äußerst unangenehme Hautallergien verursacht. Dasselbe gilt für den immergrünen Mastixstrauch (*Pistacia lentiscus* L.) sowie für den Peruanischen Pfef-

GIFTPFLANZEN

Häufig vorkommende Giftpflanzen

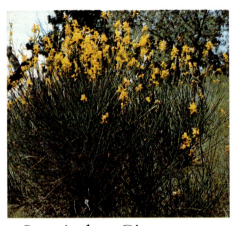

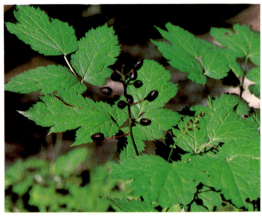

△ Spanischer Ginster
Spartium junceum L.
SCHMETTERLINGSBLÜTLER   *Papilionaceae*

⊖ Ganze Pflanze.
Nicht zu verwechseln mit anderen,
nur leicht giftigen Ginsterarten.

Christophskraut △
Actaea spicata L.
HAHNENFUSSGEWÄCHSE   *Ranunculaceae*

⊖ Beerenähnliche, längliche, schwarze Früchte
mit vielen harten Samen. Nicht zu verwechseln
mit Schwarzen Johannisbeeren (Cassis).

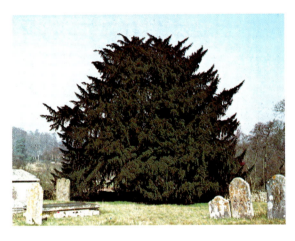

◁
Eibe
Taxus baccata L.
EIBENGEWÄCHSE   *Taxaceae*

⊖ Rinde, Blätter, Frucht.
Auf keinen Fall die «Beeren» essen!

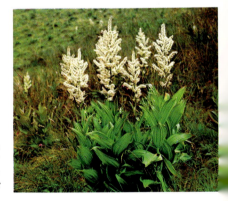

▷
Weißer Germer
Veratrum album L.
LILIENGEWÄCHSE   *Liliaceae*

⊖ Ganze Pflanze, vor allem die Wurzeln.
Nicht zu verwechseln mit dem Gelben Enzian
(*Gentiana lutea* L.) mit gegenständigen Blättern,
die des Weißen Germers sind wechselständig.

▷
Oleander
Nerium oleander L.
HUNDSGIFTGEWÄCHSE   *Apocynaceae*

⊖ Blüten und Früchte.
Blätter nicht zu verwechseln mit jenen
von Gewürz- und Kirschlorbeer
(*Laurus nobilis* L. und *Prunus laurocerasus* L.).

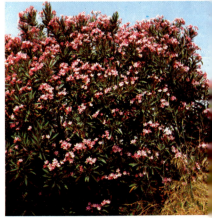

342

GIFTPFLANZEN

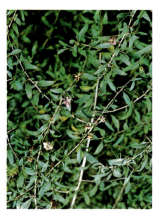

Europäischer Bocksdorn
Lycium europaeum L.
NACHTSCHATTENGEWÄCHSE
Solanaceae

⛔ Rote Beeren.
Ebenso die Beeren des bei uns häufiger vorkommenden Gemeinen Bocksdorns *(L. halimifolium* Mill.*)*.

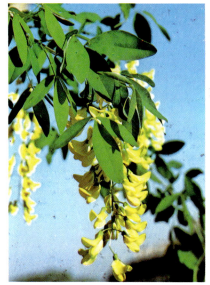

Goldregen
Laburnum anagyroides Med.
SCHMETTERLINGSBLÜTLER *Papilionaceae*

⛔ Rinde, Blätter, Blüten.
Nicht zu verwechseln mit den weißen Blüten der Robinie *(Robinia pseudoacacia* L.*)*.

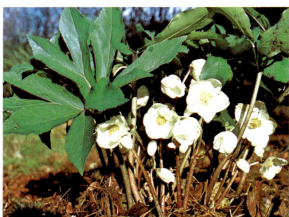

△ Sonnenwendwolfsmilch
Euphorbia helioscopia L.
WOLFSMILCHGEWÄCHSE *Euphorbiaceae*

⛔ Ganze Pflanze.
Nicht zu verwechseln mit kultivierten Salaten, insbesondere dem Portulak *(Portulaca oleracea* L.*)*.

Christrose △
Helleborus niger L.   Nieswurz, Schneerose
HAHNENFUSSGEWÄCHSE *Ranunculaceae*

⛔ Ganze Pflanze.

Gemeiner Seidelbast
Daphne mezereum L.   Kellerhals
SEIDELBASTGEWÄCHSE *Thymelaeaceae*

⛔ Rinde, rote Beeren.
Nicht zu verwechseln mit Roten Johannisbeeren.

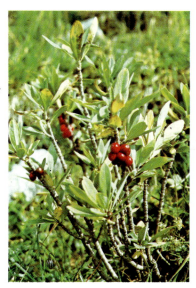

Gefleckter Aronstab
Arum maculatum L.
ARONSTABGEWÄCHSE *Araceae*

⛔ Rote Beeren.
Nicht zu verwechseln mit Roten Johannisbeeren.

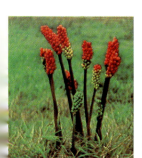

GIFTPFLANZEN

Pflanzen mit giftiger Wirkung

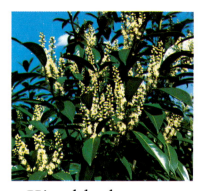

△ Kirschlorbeer
Prunus laurocerasus L.
ROSENGEWÄCHSE   *Rosaceae*

⊖ Beim Zerreiben der Blätter fließt blausäurehaltiger Saft aus.
Nicht zu verwechseln mit den Blättern des Gewürzlorbeers *(Laurus nobilis* L.*)*.

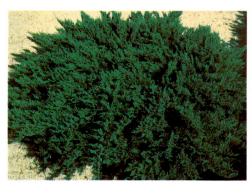

Sadebaum △
Juniperus sabina L.
ZYPRESSENGEWÄCHSE   *Cupressaceae*

⊖ Alle oberirdischen Teile.
Nicht zu verwechseln mit dem Wacholder *(Juniperus communis* L.*)*.

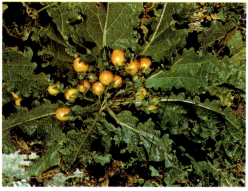

△ Alraunwurzel
Mandragora officinarum L.
NACHTSCHATTENGEWÄCHSE   *Solanaceae*

⊖ Ganze Pflanze. Nicht zu verwechseln mit eßbaren Wurzeln, wie z. B. die Kohlrübe.

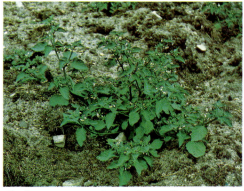

Schwarzer Nachtschatten △
Solanum nigrum L.
NACHTSCHATTENGEWÄCHSE   *Solanaceae*

⊖ Beeren, besonders unreif.
Nicht zu verwechseln mit grünen Erbsen.

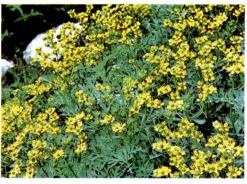

△ Raute
Ruta graveolens L.   RAUTENGEWÄCHSE   *Rutaceae*

⊖ Alle oberirdischen Teile.
Nicht zu verwechseln mit Wermut *(Artemisa absinthium* L*)*.
Der scharfe Geruch der Raute verscheucht Vipern.

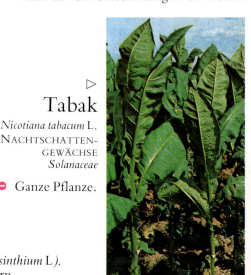

▷ Tabak
Nicotiana tabacum L.
NACHTSCHATTEN-
GEWÄCHSE
Solanaceae

⊖ Ganze Pflanze.

344

GIFTPFLANZEN

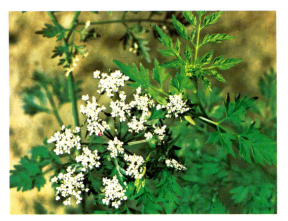

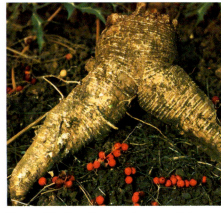

△ **Hundspetersilie**

Aethusa cynapium L.   Gartenschierling
DOLDENBLÜTLER   *Umbelliferae*

⊖ Alle oberirdischen Teile. Nicht zu verwechseln mit Gartenkerbel *(Anthriscus cerefolium* [L.] Hoffm.*)*, Petersilie.

Zweihäusige Zaunrübe △

Bryonia dioica Jacq.
KÜRBISGEWÄCHSE   *Cucurbitaceae*

⊖ Wurzeln und Beeren. Nicht zu verwechseln mit Roten Johannisbeeren.

▽ **Buschwindröschen**

Anemone nemerosa L.
HAHNENFUSSGEWÄCHSE   *Ranunculaceae*

⊖ Stengel und Blätter.

Frühlingsadonisröschen ▽

Adonis vernalis L.
HAHNENFUSSGEWÄCHSE   *Ranunculaceae*

⊖ Enthält giftige Glykoside. Seltene Pflanze.

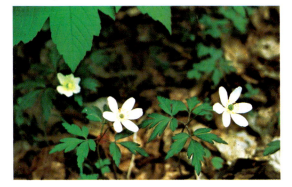

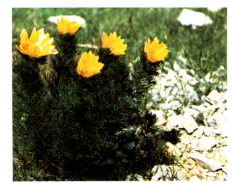

Einbeere ▷

Paris quadrifolia L.   LILIENGEWÄCHSE   *Liliaceae*

⊖ Schwarzblaue Beeren. Nicht zu verwechseln mit den Beeren von Schwarzdorn *(Prunus spinosa* L.*)* oder anderen *Prunus*-Arten.

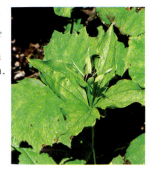

◁ **Scharfer Hahnenfuß**

Ranunculus acris L.
HAHNENFUSSGEWÄCHSE   *Ranunculaceae*

⊖ Ganze Pflanze.

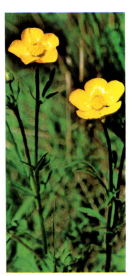

▷

Ackergauchheil

Anagallis arvensis L.
PRIMELGEWÄCHSE   *Primulaceae*

⊖ Alle oberirdischen Teile. Besonders giftig für Geflügel und Vögel. Nicht zu verwechseln mit dem Hühnerdarm *(Stellaria media* L.*)*.

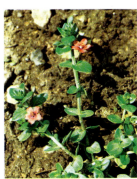

345

ferbaum (*Schinus molle* L.), die beide im Mittelmeerraum häufig als Alleebäume gepflanzt werden. Bei empfindlichen Menschen kann sogar schon der Blütenstaub asthmatische Anfälle oder allergische Hautreizungen hervorrufen. Auch einige fremdländische Primelarten wie die hübsche Chinesische Primel (*Primula sinensis* Sabine ex Lindl.) oder die Tibeterprimel (*Primula obconica* Hance) sind bei den Gärtnern nicht sehr beliebt, da ihre Drüsenhaare Hautallergien hervorrufen können.

Leicht giftige Pflanzen

Gewisse lichtempfindliche Pflanzen verursachen eine zwar ungefährliche, doch recht starke Hautrötung. So behandeln gerade im Sommer die Hautärzte häufig Ekzeme auf Körperteilen, die mit solchen Pflanzen in Berührung gekommen sind und dann der Sonne ausgesetzt waren. Besonders Empfindliche leiden dabei unter Juckreiz, Fieber und Kopfschmerzen. Es handelt sich um die weitverbreitete «Bäder- oder Wiesendermatose», die sogenannte Oppenheimer'sche Krankheit. Ihre Erreger sind spezielle, meist der Familie der Doldenblütler angehörende Pflanzengruppen, die photosensibilisierende Substanzen enthalten, welche die Sonnenenergie umsetzen und Hautrötungen hervorrufen.

In unseren Regionen sind vor allem der Wiesenbärenklau (*Heracleum sphondylium* L.) und der Brennende Pastinak (*Pastinaca sativa* L. ssp. *urens* [Reg.] Čelak.), eine Unterart unseres bekannten Pastinaks, für diese Dermatose verantwortlich. Der Wiesenbärenklau kommt bei uns sehr häufig vor; man trifft ihn in Wiesen und Wäldern sowie an Wegrändern an. Er hat einen hohlen Stengel und große, breitgelappte, mit langen, weichen Drüsenhaaren bedeckte Fiederblätter. Während der Blüte im Juni und Juli sind seine weißen, großen, flachen Dolden schon von weitem zu erkennen. Der an Wegrändern, in Gräben und auf Schuttplätzen wachsende Brennende Pastinak kann eine Höhe von eineinhalb Metern erreichen. Seine Blüten sind gelb, die Blätter gleichen denen des Selleries.

Auch andere Doldenblütler verursachen Hautreizungen, etwa die Wilde Möhre (*Daucus carota* L.), der Wiesenkerbel (*Anthriscus silvestris* Hoffm.) oder der aus den kaukasischen Bergen stammende Kaukasusbärenklau (*Heracleum mantegazzianum* Somm. et Lev.). Dieser mit übergroßen Dolden und Blättern versehene Riese unter seinen Artgenossen kann die stattliche Höhe von drei Metern erreichen. Kinder verwenden seinen hohen Stengel gern als Fern- oder Blasrohr oder basteln daraus Flöten und anderes Spielzeug. Er enthält jedoch außerordentlich viel Furocumarin, das Hautreizungen und sogar Hautschäden verursachen kann.

Der Saft von Bleich- und Knollensellerie (*Apium graveolens* L. var. *dulce* [Mill.] DC. und *A. graveolens* L. var. *rapaceum* Mill.), der häufig als Suppengemüse verwendet oder auch roh gegessen wird, kann ebenfalls zu Hautreizungen führen. Beim Ernten von Sellerie ist deshalb Vorsicht geboten, denn er kann Brandblasen auf Händen und Unterarmen hervorrufen. Diese Erscheinung tritt häufiger bei sonnigem Wetter auf, besonders dann, wenn der Sellerie von der sogenannten Rosa-Fäulnis befallen ist.

Allergien hervorrufende Pflanzen

Blühende, hohe Gräser produzieren eine Unmenge von Pollen, die in den Frühlings- und Sommermonaten durch den Wind in die Luft verstreut werden und bei manchen Menschen eine sehr hartnäckige und langwierige Allergieerkrankung, nämlich den Heuschnupfen, verursachen. Die recht schmerzhaften Symptome sind tränende, gereizte Augen, eine entzündete Bindehaut und geschwollene Augenlider, eine rinnende Nase, starke Stauungen der Schleimhäute, ja sogar ein Gefühl von Atemnot. Diese Erscheinungen können sich von Jahr zu Jahr verschlimmern, so daß Heuschnupfen schließlich asthmaartige Anfälle hervorrufen kann.

Natürlich können auch andere Blütenstaubträger Erreger von Heuschnupfen sein. Solche Pflanzen blühen meist unscheinbar und gehören oft den anaemophilen, d. h. windblütigen Pflanzen an, die also nicht von Bienen oder anderen Insekten bestäubt werden, sondern deren Pollen vom Wind, der somit die Befruchtungsvorbereitungen übernimmt, überallhin getragen werden.

Heuschnupfen kann noch von einer Reihe weiterer Pflanzen, wie Brennessel Aster, Heidekraut, Erika, Rhododendron, Ulme, Roßkastanie, Linde, Esche, Liguster (Rainweide), Flieder, Föhre, Eiche, Edelkastanie, Birke und Erle sowie von Glaskräutern und sämtlichen Beifußarten hervorgerufen werden. Die wichtigsten Erreger dieser nicht ungefährlichen allergischen Krankheit sind jedoch die Gräser, vor allem die häufig vorkommende Gemeine Quecke (*Agropyron repens* [L.] P. B.) sowie Hafer, Weizen, Gerste und Hirse.

Nicht nur die eingeatmeten Pollen, sondern auch andere Pflanzenorgane können Allergien hervorrufen. So enthalten Rizinussamen nicht nur ein giftiges Eiweiß, sondern noch einen anderen schädlichen Wirkstoff. Welche Allergien dieser hervorrufen kann, beweisen die Vorkommnisse in einer Kleinstadt im Süden Frankreichs. Bei einigen Bewohnern traten regelmäßig zur gleichen Jahreszeit ähnliche Krankheitssymptome auf, nämlich tränende Augen, Asthmaanfälle, Kopfschmerzen, Erbrechen

GIFTPFLANZEN

Giftige und
Allergien hervorrufende Zierpflanzen

▷ Weihnachtsstern
Euphorbia pulcherrima Willd.
Adventsstern, Poinsettie
WOLFSMILCHGEWÄCHSE   *Euphorbiaceae*

⊖ Oberirdische Teile, vor allem der milchige Saft.

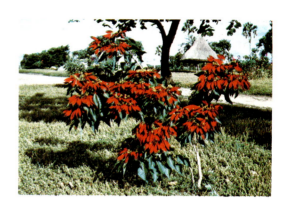

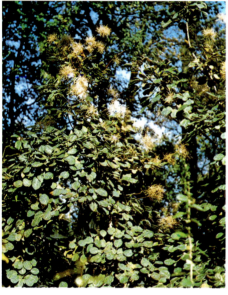

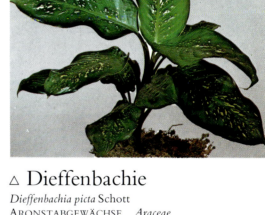

△ Dieffenbachie
Dieffenbachia picta Schott
ARONSTABGEWÄCHSE   *Araceae*

⊖ Stengel und Blätter.

△ Perückenstrauch
Rhus cotinus L.
SUMACHGEWÄCHSE   *Anacardiaceae*

⊖ Alle oberirdischen Teile.

Ginkgobaum ▽
Ginkgo biloba L.
GINKGOGEWÄCHSE   *Ginkgoaceae*

⊖ Früchte. Nicht zu verwechseln mit gelben Pflaumen (Reineclauden).

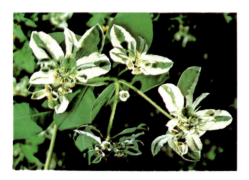

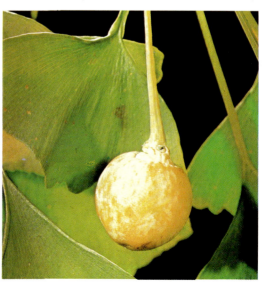

△ Schnee-auf-dem-Berge
Euphorbia marginata Pursh
WOLFSMILCHGEWÄCHSE   *Euphorbiaceae*

⊖ Oberirdische Teile, vor allem der milchige Saft.

347

und allgemeines Unwohlsein. Erst nach langwierigen wissenschaftlichen Untersuchungen gelang es, die Ursache dieser rätselhaften Krankheitssymptome zu finden: Eine in der Nähe gelegene Ölraffinerie verarbeitete zu einem bestimmten Zeitpunkt Rizinussamen; die dabei angewandten neuesten Verarbeitungsmethoden hinterließen bei der Ölextraktion als Rückstand feinsten Puder, der, in Jutesäcken verpackt, als Düngemittel zu den Bauern aufs Land transportiert wurde. Während des Transportes entwichen feinste Puderstäubchen, die vom Wind unter anderem auch ins nahe gelegene Städtchen getragen wurden und bei den Bewohnern bestimmter Straßenzüge die Allergie hervorriefen.

Von Pflanzen verursachte Allergien sind zwar oft langwierig, unvermeidbar und manchmal heimtückisch, jedoch nicht lebensgefährlich.

Vorsicht beim Sammeln!

Das Sammeln von Pflanzen zu medizinischen Zwecken ist sicher gut und empfehlenswert, doch nur unter der Bedingung, daß jeder Irrtum ausgeschlossen ist, daß mit unfehlbarer Sicherheit die heilsame Pflanze von der giftigen unterschieden werden kann. Unsere Vorfahren waren in dieser Hinsicht sehr vorsichtig – und klug, denn sie begegneten jeder ihnen unbekannten Pflanze mit den nötigen Vorbehalten. Freilich ist es unrealistisch, die Pflanzen einfach in giftige oder ungiftige einzuteilen. Ein an sich harmloses, als schmerzlindernd bekanntes Kraut kann nämlich bei längerem Gebrauch schädlich sein; andererseits sind Pflanzen, die schädlich sind bzw. giftige Wirkungen haben können, sehr wohl heilkräftig. Voraussetzung dafür ist, daß die Dosierungen nicht überschritten werden und die Pflanzenteile verwendet werden, die für heilkundliche Zwecke tauglich sind.

Einige äußerst giftige Pflanzen liefern der Pharmazeutik seit Jahrzehnten wichtigste Heilsubstanzen, so etwa der Rote Fingerhut die Digitalisglykoside, das Maiglöckchen Convallarin, der Oleander Strophantin, der Weiße Germer Germerin, der Schlafmohn (*Papaver somniferum* L.) Opium, Morphin und Codein usw., der Blaue Eisenhut Aconitin, die Herbstzeitlose Colchicin. Auch aus den vielen alkaloidhaltigen Nachtschattengewächsen werden pharmazeutische Produkte gewonnen, so aus der Tollkirsche Atropin, aus dem Stechapfel Hyoscyamin und Hyoscin, aus dem Schwarzen Bilsenkraut (*Hyoscyamus niger* L.) Scopolamin. Sie alle enthalten äußerst giftige Substanzen, und es ist strengstens untersagt, diese Pflanzen zum Herstellen von Hausmitteln zu sammeln.

Die Natur lieben heißt, sie kennenlernen und verstehen. Daher ist es wichtig, sich mit den wichtigsten Grundlagen biologischer Vorgänge vertraut zu machen, denn nur der Naturkundige kann seiner Sache wirklich sicher sein.

IM FALL EINER VERGIFTUNG

Eine Vergiftung kann sich durch folgende Symptome anzeigen:
- Übelkeit mit eventuellem Erbrechen
- Blaufärbung von Lippen oder Gesicht
- Herzklopfen und Schwitzen
- schwacher oder erhöhter Puls
- trockene Mundschleimhaut
- Durchfall
- Krämpfe
- Bewußtlosigkeit

Rufen Sie unverzüglich einen Arzt oder die Notfallstation des nächsten Krankenhauses an und schildern Sie genau die Krankheitssymptome.

Denken Sie daran, daß es gilt, ein Menschenleben zu retten. Handeln Sie rasch. Hier einige wichtige Hinweise, was Sie tun sollen, bevor der Arzt eintrifft oder Sie den Patienten zu ihm bringen:
- Befolgen Sie den Rat des Arztes (etwa, den Patienten zum Erbrechen zu bringen).
- Notieren Sie genau Hergang und Umstände der Vergiftung und die Krankheitssymptome.
- Nehmen Sie etwas vom Erbrochenen, vom Auswurf oder Urin zum Arzt mit.
- Bewahren Sie nach Möglichkeit auch Teile der betreffenden Pflanze auf. Der Arzt wird Sie fachgerecht identifizieren lassen.
- Verabreichen Sie dem Patienten keinerlei Medikamente, auch nicht Milch, da diese mit gewissen Stoffen eine Verbindung eingehen und die Austreibung des Giftstoffes erschweren kann.

Exotische Pflanzen

Auf den folgenden Seiten werden Wild- und Kulturpflanzen beschrieben, die von Natur aus nicht in Europa vorkommen. Aus diesen Pflanzen hergestellte Heilpräparate sind in Apotheken und Drogerien erhältlich.

Ananas

Ananas sativus Schult.
ANANASGEWÄCHSE *Bromeliaceae*

Vorkommen: In allen tropischen Gebieten; ursprünglich aus Zentralamerika.
Kolumbus entdeckte die Ananas 1493 auf Guadeloupe. Die Pflanze wird knapp 50 cm hoch und blüht erstmals im dritten Jahr. Die Frucht ist reich an Kohlenhydraten und enthält die Vitamine A, B und C, außerdem verschiedene organische Säuren, Mineralsalze und Bromelin, ein Enzym, das die Verdauung anregt. Die Ananas ist sehr nahrhaft, entschlackend und wassertreibend; sie ist auch für Abmagerungskuren und bei Arteriosklerose zu empfehlen. Ihr Saft, äußerlich angewandt, wirkt erfrischend auf die Gesichtshaut.
Anwendung: Innerlich und äußerlich; ♥ ✛

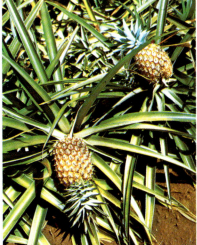
Ananas

Avocadobirne

Persea americana Mill.
LORBEERGEWÄCHSE *Lauraceae*

Vorkommen: In Mittelamerika; kultiviert in tropischen Gebieten.
Dieser grazile, bis 8 m hoch wachsende Strauch hat pyramidenförmig angeordnete Zweige und ganzrandige, glatte, ziemlich lange Blätter. Die wohlriechenden Blüten sind grünlich; ihr Blütenstand ist rispenartig angeordnet. Das Fruchtfleisch der Avocadobirne ist reich an fetthaltigen Substanzen und enthält die Vitamine A und B sowie Aminosäuren und antibiotische Wirkstoffe. Sie ist sehr nahrhaft und leicht verdaulich. Avocado dient zur Herstellung von Speiseöl und wird auch in der kosmetischen Industrie für empfindliche Haut verwendet.
Anwendung: Innerlich und äußerlich; ♥

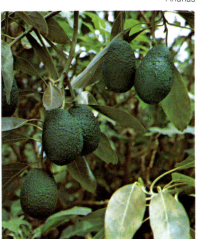
Avocadobirnen

Banane

Musa sapientum L. *(M. paradisiaca* L.*)*
BANANENGEWÄCHSE *Musaceae*

Vorkommen: In feuchten, tropischen Gebieten; ursprünglich aus Südasien.
Bei der Obst- oder Mehlbanane wachsen aus langen unterirdischen Wurzelstöcken bis zu 4 m lange Blätter, deren konkave Stiele eine Art Röhre bilden. Aus dem Ende des Scheinstammes hängt ein 1 m langer Blütenstand, aus dessen dreikammerigen Fruchtknoten sich grünliche, gelbe, rote oder violette Früchte, die Bananen, entwickeln. Bananen sind sehr nahrhaft; ihr Fleisch enthält 60 Prozent Kohlenhydrate, die Vitamine A, B, C und E sowie Mineralsalze.
Anwendung: Innerlich.

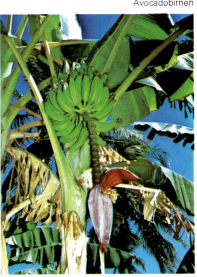
Bananenstaude

EXOTISCHE PFLANZEN

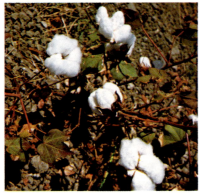
Baumwolle

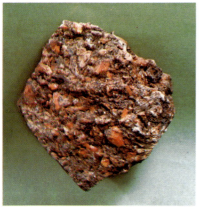
Benzoeharz

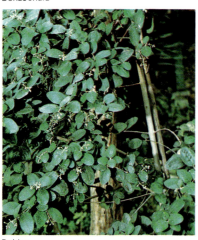
Boldea

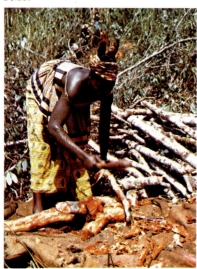
Chinarinde

Baumwolle

Gossypium vitifolium Lam. *(G. arboreum* L.*)*
MALVENGEWÄCHSE *Malvaceae*

Vorkommen: In tropischen Gebieten Amerikas, Asiens, Ägyptens, Indiens und der UdSSR.
Es gibt krautige und strauchige Baumwollarten, die jedoch alle Kapselfrüchte, bestehend aus 3 bis 5 Fruchtfächern mit je 3 bis 7 schwarzen Samen, enthalten. Das Öl der Samen enthält ungesättigte Fettsäuren und wirkt cholesterinsenkend.
Anwendung: Innerlich und äußerlich; ✚ Ⓥ

Benzoebaum

Styrax tonkinensis Craib ex Hartwich
STYRAXGEWÄCHSE *Styracaceae*

Vorkommen: In Laos und Nordvietnam.
In Europa und den arabischen Ländern ist der Benzoëbaum seit dem 16. Jahrhundert bekannt. Er wird etwa 10 m hoch, besitzt ovale, ganzrandige Blätter, weiße, schlaff herabhängende Blütentrauben und kugelige, einsamige Früchte. Im August wird durch Einschnitte in der Rinde das Benzoeharz, das sog. Siambenzoë, gewonnen (die Aufnahme links zeigt das Harz in festem Zustand). Es ist reich an Benzoësäure, wirkt antiseptisch, narbenbildend und fördert den Auswurf.
Anwendung: Äußerlich; ✚ Ⓥ

Boldea

Peumus boldus Mol.
MONIMIENGEWÄCHSE *Monimiaceae*

Die Boldeapflanze ist ein 5 bis 6 m hoch wachsender, immergrüner Hartlaubstrauch mit kleinen, elliptischen, graugrünen, warzigen, ledrigen Blättern. Ihr aromatischer Duft erinnert an Minze. Die Inkas benutzten Boldea als Magenbitter und gegen Blähungen. Sie fördert die Gallensekretion und regt die Tätigkeit der Gallenblase an. Boldea enthält Eukalyptol, mehrere Alkaloide, z. B. Boldin, und gewisse Flavonoide. Die Pflanze wird in der Pharmazeutik für Leberpräparate verwendet.
Anwendung: Innerlich; ✚ Ⓥ

Chinarindenbaum

Cinchona succirubra Pav.
RÖTEGEWÄCHSE *Rubiaceae*

Vorkommen: An den Westhängen der Anden, in Ostafrika, Indien und Vietnam.
Seit der Spanier Lopes Canizares durch einen bei den Indianern altbewährten, aus dem «Fieberholz» hergestellten Trank von der Malaria geheilt wurde, hat sich der Chinarindenbaum als wichtige Heilpflanze behauptet. 1820 gelang es den beiden französischen Forschern Joseph Pelletier und Joseph Bienaimé Caventou, den aktiven Wirkstoff der Chinarinde, das Chinin, zu isolieren. Der Chinarindenbaum kann bis zu 20 m hoch werden; auf den Plantagen wird er jedoch schon bei einer Höhe von 6 m gefällt. Chinarinde hilft nicht nur gegen Malaria, sie ist auch ein Bestandteil tonischer Getränke und anderer Medikamente.
Anwendung: Innerlich; ✚ Ⓥ

EXOTISCHE PFLANZEN

Condurangorinde

Marsdenia cundurango Rchb. f.
SCHWALBENWURZGEWÄCHSE   *Asclepiadaceae*

Vorkommen: An den Westhängen der Anden, in Kolumbien, Ecuador und Peru.
Diese unserer Weinrebe ähnliche Liane umschlingt Baumstämme und windet sich bis in die höchsten Wipfel. Ihre Blätter sind herzförmig; die etwa 10 cm langen Früchte gleichen einem Schiffchen. In der Heilkunde wird die bittere, leicht nach Zimt und Pfeffer schmeckende Wurzel verwendet; sie fördert die Verdauung und lindert Magenschmerzen.
Anwendung: Innerlich; ✚ ⓥ

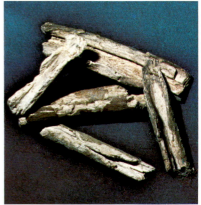
Condurangorinde

Dattelpalme

Phoenix dactylifera L.
PALMENGEWÄCHSE   *Palmaceae*

Vorkommen: In Zentralafrika, Ägypten, Südspanien, Nordindien und im Golf von Persien.
Die Dattelpalme kann eine Höhe von 20 m erreichen. Ihre Blütenstände sind lang herabhängend und vielfach verzwegt. Dattelfleisch ist reich an Kohlenhydraten und enthält Kalzium, Magnesium, Phosphor und die Vitamine A, B, C und D. Ihres hohen Nährstoffgehaltes wegen ist die Dattel vor allem für Rekonvaleszenten und bei Anämie zu empfehlen. Auch soll sie eine günstige Wirkung bei Lungenerkrankungen haben. In der Pflanzenheilkunde wird das Dattelkernmehl verwendet.
Anwendung: Innerlich; ✚ ⓥ

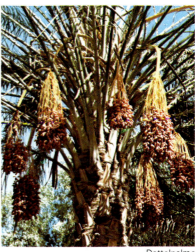
Dattelpalme

Erdnuß

Arachis hypogaea L.   Spanische Nuß
SCHMETTERLINGSBLÜTLER   *Papilionaceae*

Vorkommen: In Brasilien, China, Indien und den tropischen Gebieten Afrikas; ursprünglich aus Südamerika.
Diese einjährige Pflanze wird 20 bis 60 cm hoch und hat kleine, gelblichorange Blüten. Die Frucht sitzt zunächst oberirdisch und wird später vom Fruchtstiel in die Erde geschoben. Die etwas höckerige Frucht enthält 2 bis 3 Samen, aus denen Speiseöl gewonnen wird. Die Samenhaut enthält Substanzen, die die Blutungsbereitschaft im Bereich der Blutkapillaren vermindert.
Anwendung: Innerlich; ✚ ⓥ

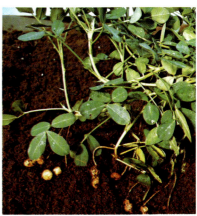
Erdnuß

Faulbaum, Nordamerikanischer

Rhamnus purshianus DC.
FAULBAUMGEWÄCHSE   *Rhamnaceae*

Vorkommen: In Nordamerika an den Westhängen der Rocky Mountains und in den Staaten Oregon und Washington.
Dieser bis zu 10 m hoch wachsende «Heilige Baum» der Indianer wächst im Schatten der Nadelwälder. Seine kostbare Rinde wird von April bis August geerntet und getrocknet. Sie ist ein altbewährtes indianisches Abführmittel, das erst im letzten Jahrhundert in Europa bekannt wurde. Da frische Rinde Reizungen der Darmschleimhäute verursacht, muß sie mindestens 1 Jahr gelagert werden.
Anwendung: Äußerlich; ✚ ⓥ

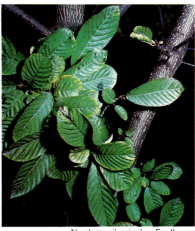
Nordamerikanischer Faulbaum

351

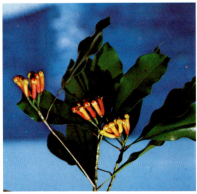
Gewürznelken

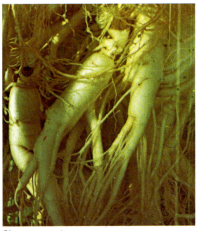
Ginsengwurzel

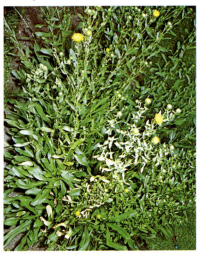
Grindelia

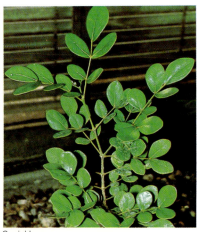
Guajakbaum

Gewürznelkenbaum

Syzygium aromaticum (L.) Merr. et L. M. Perry
MYRTENGEWÄCHSE   *Myrtaceae*

Vorkommen: In Indonesien, auf Madagaskar und Sansibar; ursprünglich von den Molukken.
Dieser pyramidenförmige und immergrüne Baum wird bis zu 10 m hoch. Die Gewürznelken sind eigentlich getrocknete Blütenknospen, die in China seit uralten Zeiten bekannt waren, jedoch erst im 7. Jahrhundert nach Europa gelangten. Das durch Destillation gewonnene Öl wird in der Pharmazeutik verwendet. Gewürznelken wirken antiseptisch und werden in der Zahnheilkunde äußerlich als schmerzlinderndes Mittel angewendet.
Anwendung: Äußerlich; ✚ Ⓥ

Ginseng

Panax schinseng Th. Nees.
EFEUGEWÄCHSE   *Araliaceae*

Vorkommen: In China, Korea, Japan und Nepal.
Die gabelig verzweigte Ginsengwurzel hat nach zehn Jahren, wenn sie erntereif ist, eine Länge von etwa 1 m erreicht. Die Ginsengwurzel gilt seit uralten Zeiten in China und Japan als Allheilmittel. Sie enthält Saponoside und Steroide, wirkt herzstärkend und bekämpft Müdigkeit. Wissenschaftliche Forschungsergebnisse haben die Wirksamkeit der Wurzel gegen den Alterungsprozeß bestätigt.
Anwendung: Innerlich; ✚

Grindelia

Grindelia robusta Dun.
KORBBLÜTLER   *Compositae*

Vorkommen: In den Salzsümpfen Kaliforniens.
Diese Pflanze hat eine entfernte Ähnlichkeit mit einem riesigen Gänseblümchen, sie wächst jedoch kräftiger und bildet große, runde Bulten (Höcker). Blätter und Tragblätter scheiden einen harzigen Saft aus den Drüsenhaaren aus und fühlen sich deshalb klebrig an. Grindelia wirkt krampflösend, hustenbekämpfend, fördert den Auswurf und lindert Asthmaanfälle. Bei äußerlicher Anwendung wirkt sie entzündungshemmend.
Anwendung: Innerlich und äußerlich; ✚ Ⓥ

Guajakbaum

Guaiacum officinale L.

Pockholz, Franzosen- oder Heiligenholz
JOCHBLATTGEWÄCHSE   *Zygophyllaceae*

Vorkommen: In Zentralamerika, der Dominikanischen Republik, Kuba, Jamaika und auf den Antillen.
Dieser immergrüne Baum mit seinen blauleuchtenden Blüten kann bis zu 10 m hoch werden. In der Heilkunde wird das aromatische Holz verwendet, das außer Saponosiden ein Harz enthält, welches vom Holz unter Sonnenbestrahlung auf natürliche Weise ausgeschieden wird. Durch Destillation wird Guajakol gewonnen, das im letzten Jahrhundert bei Lungentuberkulose angewandt wurde. Ein Guajakabsud wirkt lindernd bei Rheumaleiden.
Anwendung: Innerlich; ✚

EXOTISCHE PFLANZEN

Gummitragant

Astragalus gummifer Labill.
SCHMETTERLINGSBLÜTLER   *Papilionaceae*

Vorkommen: Im Irak, in Iran, Syrien und in gebirgigen Wüstengebieten; zwischen 1500 und 3000 m. Dieser mit langen, unzähligen, sehr spitzen Dornen versehene Halbstrauch wird knapp 1 m hoch. Die hellgelben Blüten sind unscheinbar, die kleine Frucht ist kugelig und einsamig. Beim Anstechen des Stengels fließt eine schleimige, kohlenhydrathaltige Flüssigkeit aus, die in der Pharmazeutik zur Herstellung von zahlreichen Emulsionen, Pillen und Pflastern sowie Salben gegen Hexenschuß verwendet wird.
Anwendung: Innerlich und äußerlich; ✚

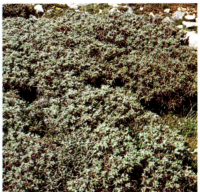
Gummitragant

Ingwer

Zingiber officinale Rosc.
INGWERGEWÄCHSE   *Zingiberaceae*

Vorkommen: In tropischen Gebieten; ursprünglich aus Indien und den tropischen Gebieten Asiens.
Jedes Jahr sprießen aus der Wurzel 1,50 m lange Blattriebe und 20 cm hohe Blütenschäfte. Seit Jahrtausenden wird die Wurzel in China getrocknet oder eingemacht verwendet. In Europa wurde sie im Mittelalter zur Vorbeugung gegen Pest und Skorbut empfohlen. Ingwer wirkt stimulierend und windtreibend und ist magenwirksam.
Anwendung: Äußerlich; ✚ Ⅴ

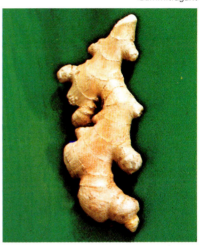
Ingwer

Javateepflanze

Orthosiphon spicatus (Thunb.) Bak.
LIPPENBLÜTLER   *Labiatae*

Vorkommen: In Südostasien und Java.
Dieses mehrjährige, aufrechte Kraut mit vierkantigem Stengel wird etwa 30 bis 60 cm hoch. Wegen der überlangen, blauen Staubfäden der Blüten wird es im Volksmund auch «Katzenschnurrbart» genannt. Medizinische Eigenschaften haben die Blätter, die nach dem Pflücken getrocknet werden. Zur Verstärkung des Aromas werden sie manchmal auch leicht geröstet. Javatee gilt in Indien und Indonesien als altbekanntes Heilmittel gegen Nieren- und Blasenerkrankungen. Javatee ist wasser- und gallentreibend und wirkt bei regelmäßiger Einnahme auch cholesterinsenkend.
Anwendung: Innerlich; ✚ Ⅴ

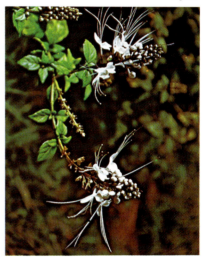
Javateepflanze

Kaffeestrauch

Coffea arabica L.
RÖTEGEWÄCHSE   *Rubiaceae*

Vorkommen: In Brasilien, Afrika und Ozeanien; ursprünglich aus der abessinischen Hochebene.
Die fleischigen Steinfrüchte des Kaffeestrauches enthalten zwei Kerne mit je einem Samen (Kaffeebohne). Die reifen, roten Früchte werden gepflückt, geschält und getrocknet. Der aromatische Duft entsteht beim Dörren und Rösten, ein Brauch, der auf die Araber zurückgeht, die etwa seit Mitte des 16. Jahrhunderts Kaffee rösten.
Anwendung: Innerlich; ✚

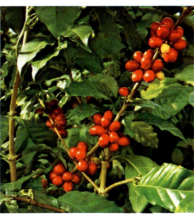
Kaffeestrauch

EXOTISCHE PFLANZEN

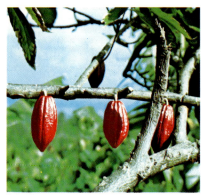
Kakaobaum

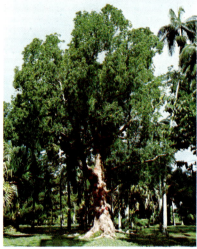
Kampferbaum

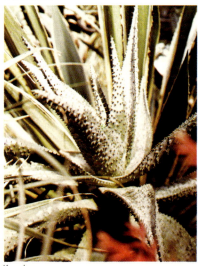
Kapaloe

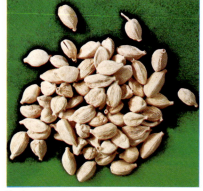
Kardamomsamen

Kakaobaum

Theobrama cacao L.
STERKULIENGEWÄCHSE *Sterculiaceae*

Vorkommen: In Westafrika, Ostbrasilien und Mittelamerika (Hauptanbaugebiete); ursprünglich aus den Orinoco- und Amazonasbecken.
Die großen Früchte dieses nur 5 oder 6 m hoch wachsenden Baumes sind von einer dicken, harten, welligen Schale umgeben und enthalten 20 bis 40 Samenkerne, die in ein säuerlich schmeckendes Fruchtfleisch eingebettet sind. Der Baum wird zweimal jährlich abgeerntet. Zur Kakaogewinnung muß zuerst die Fruchtschale zerschlagen werden, da die Samenkerne die wichtigen Stoffe enthalten. Die Samenhaut führt eine wassertreibende Substanz, das Theobromin, das häufig in der pharmazeutischen Industrie verwendet wird.
Anwendung: Innerlich; ✚

Kampferbaum

Cinnamomum camphora (L.) Th. Nees et Eberm.
LORBEERGEWÄCHSE *Lauraceae*

Vorkommen: In Japan und Südostasien.
Dieser immergrüne, aromatisch duftende Baum, der in Europa seit dem 12. Jahrhundert bekannt ist, kann 50 m hoch und über 2000 Jahre alt werden. Erst nach 25 Jahren produziert er Kampfer; nach 40 Jahren wird er gefällt, damit das wertvolle Produkt aus dem Holz gewonnen werden kann. Äußerlich angewandt, wirkt Kampfer gegen Muskelverspannung, bei innerlicher Anwendung regt er die Herztätigkeit an.
Anwendung: Innerlich und äußerlich; ✚ ⓥ

Kapaloe

Aloe ferox Mill.
LILIENGEWÄCHSE *Liliaceae*

Vorkommen: In Südafrika und auf den Antillen.
Dank der Fähigkeit seiner Blätter, Wasser zu speichern, kann dieser gedrungene Baum auch lange Trockenperioden überstehen. Aus dem Saft der Blätter wird durch Einkochen ein Konzentrat gewonnen, das nach Erkalten eine schwärzliche, bittere, harte Masse, die Aloe, bildet, die unter anderem das Aloealkaloid sowie Glykoside enthält. Äußerlich angewandt, wirkt die Aloe narbenbildend, bei innerlicher Anwendung regt sie die Gallensekretion und die Verdauung an und wirkt abführend.
Anwendung: Innerlich und äußerlich; ✚ ⓥ

Kardamompflanze

Elettaria cardamomum (L.) Maton
INGWERGEWÄCHSE *Zingiberaceae*

Vorkommen: Auf Ceylon und den Anhöhen Malabars, in Indien.
Die Kapselfrüchte dieser mehrjährigen, schilfähnlichen Pflanze enthalten unzählige wohlriechende Sämchen. Kardamom wurde von den Arabern in Europa eingeführt und ist sowohl als Gewürz als auch als windtreibendes Mittel mit antiseptischen Eigenschaften altbewährt.
Anwendung: Innerlich; ⓥ

EXOTISCHE PFLANZEN

Katechubaum

Acacia catechu Willd.
MIMOSENARTIGE GEWÄCHSE   *Mimosaceae*

Vorkommen: In tropischen Zonen Ostafrikas und Asiens.

Katechu wurde 1721 in das offizielle Londoner Arzneibuch aufgenommen und bald darauf in Europa eingeführt. Der Katechubaum ähnelt der Echten Akazie (Mimose) *(Acacia dealbata* Link.*)* und erreicht eine Höhe von etwa 10 m. Winzige, fahlgelbe Blütchen vereinen sich zu einer länglichen Ähre. Für medizinische Zwecke wird nur der Stamm, d. h. dessen Zentralzylinder oder Kernholz verwendet. Aus dem Absud erhält man nach dem Filtrieren und Abdampfen das kompakte, braunrote Endprodukt Katechu, das reich an Gerbstoffen ist und adstringierend wirkt. Katechu enthält außerdem Vitamin P und wirkt stopfend, blutstillend und erfrischt die Mundschleimhaut.
Anwendung: Innerlich und äußerlich; ✚ ⓥ

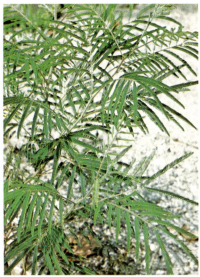
Katechu

Kokastrauch

Erythroxylum coca Lam.
ERYTHROXYLACEAE   *Erythroxylumgewächse*

Vorkommen: In Südamerika und Java; ursprünglich aus Bolivien und Peru; zwischen 700 und 2000 m.

Dieser wintergrüne Strauch wird 2 m hoch und hat kleine, elliptische, wechselständige Blätter. Die gelblichweißen Blütengruppen sitzen in den Blattachseln; die rote Steinfrucht ist einsamig. Kokablätter enthalten Alkaloide, darunter das Kokain, das in der Medizin in der Lokalanästhesie zur Anwendung kommt. Kokain ist ein starkes Betäubungsmittel, das unmittelbar auf das Nervensystem einwirkt. Es wird als Rauschgift gehandelt. Indios kauen Kokablätter, um Hunger, Kälte und Müdigkeit besser zu überstehen. Für die präkolumbianischen Ureinwohner war der Kokastrauch Spender einer mystischen Droge.
Anwendung: Äußerlich; ✚

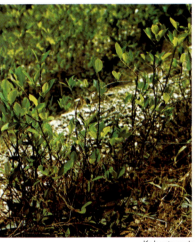
Kokastrauch

Kolabaum

Cola acuminata (P. Beauv.) Schott et Endl.
STERKULIENGEWÄCHSE   *Sterculiaceae*

Vorkommen: In den tropischen Gebieten Westafrikas.

Der etwa 15 bis 20 m hoch wachsende Kolabaum gleicht der Edelkastanie und kommt in tropischen Wäldern vor. Er trägt erst nach 15 Jahren Früchte. Fünf höckerige Teilfrüchte sind sternförmig angeordnet; sie werden in unreifem Zustand, wenn sie noch bitter sind, gepflückt, um aus den fleischigen Samen, den Kolanüssen, die wichtigen Wirkstoffe zu gewinnen. Sie wirken adstringierend, sind reich an polyphenolhaltigen Substanzen und enthalten Koffein. Eingeborene kauen Kolanüße als Stimulans, das auf Muskeln und Nerven wirkt. Kola spielt in Afrika dieselbe Rolle wie Koka in den Anden. Seit Ende des 15. Jahrhunderts sind die Früchte des Kolabaums auch in Europa bekannt, sie wurden jedoch erst im letzten Jahrhundert für therapeutische Zwecke verwendet.
Anwendung: Äußerlich; ✚ ⓥ

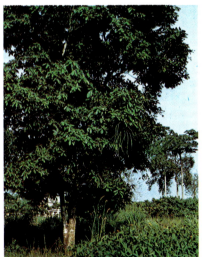

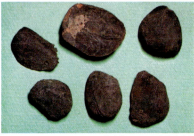
Kolabaum und -früchte

355

EXOTISCHE PFLANZEN

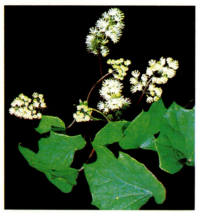
Kolombopflanze

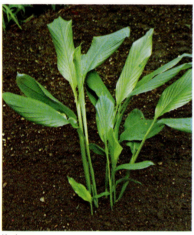
Kurkuma

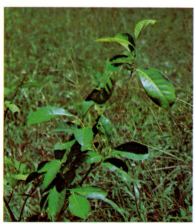
Mate-Teestrauch

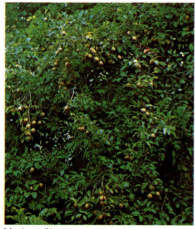
Muskatnußbaum

Kolombopflanze

Jateorhiza palmata (Lam.) Miers
MONDSAMENGEWÄCHSE *Menispermaceae*

Vorkommen: Auf Madagaskar, Mauritius und den Seychellen, in Mosambik und Sambia.
Die von den Eingeborenen seit jeher gegen Ruhr verwendete Wurzel dieses Kletterstrauchs erreicht einen Durchmesser von 7 m. Portugiesische Seefahrer brachten sie im 17. Jahrhundert nach Europa. Die Kolombowurzel enthält Alkaloide mit laktonischen Bittersubstanzen und schmeckt sehr bitter, wirkt aber nicht adstringierend. Sie wird zum Würzen von Aperitifs und exotischen Getränken verwendet.
Anwendung: Innerlich; ✚ Ⓥ

Kurkuma

Curcuma zanthorrhiza Roxb.   (Gelbwurzel)
INGWERGEWÄCHSE *Zingiberaceae*

Vorkommen: In Mittelamerika, im Malaiischen Archipel und auf den Antillen; ursprünglich aus Java.
Die Kurkumapflanze ist krautig und mehrjährig. Genutzt wird der bis zu 10 cm dicke, gelborange und wohlriechende Wurzelstock, der, in kleine Scheiben geschnitten, getrocknet angeboten wird. In Indonesien gilt er als heilkräftig bei Lebererkrankungen. Er wirkt bakterientötend und regt die Gallenblase an. Die Wurzel liefert den Farbstoff Curcumin sowie ätherisches Curcumöl und Harz und bildet einen Bestandteil des Curry-Gewürzes.
Anwendung: Innerlich; ✚

Mate-Teestrauch

Ilex paraguariensis St.-Hil.   (Jesuitentee, Paraguaytee)
STECHPALMENGEWÄCHSE *Aquifoliaceae*

Vorkommen: In Argentinien, Brasilien, Paraguay.
Lange bevor Jesuiten im 16. Jahrhundert Matetee nach Europa brachten, war er bei den Eingeborenen unter dem Namen Yerba als wohlschmeckendes, durstlöschendes Getränk geschätzt. Im paraguayischen Hochland kommt der Strauch wild vor und wird bis zu 20 m hoch. Auf den Plantagen schneidet man ihn jedoch auf Strauchhöhe zurück. Seine Blätter enthalten Gerbstoffe und Koffein. Ein Mateaufguß wirkt anregend.
Anwendung: Äußerlich; ✚ Ⓥ

Muskatnußbaum

Myristica fragrans Houtt.
MUSKATNUSSGEWÄCHSE *Myristicaceae*

Vorkommen: Auf den Antillen und den Molukken; ursprünglich aus Sumatra.
Die bei uns als Gewürz verwendete Muskatnuß ist der weiche Samenkern der Muskatfrucht. Er ist von einer hellgelben, ledrigen Schale umgeben und enthält einen Samen, der von einem dicken, roten, aromatisch duftenden Samenmantel eingehüllt ist. Die Muskatnuß enthält ätherisches Öl und fetthaltige Substanzen, mit denen eine heilkräftige und schmerzlindernde Salbe hergestellt wird.
Anwendung: Innerlich und äußerlich; ✚ Ⓥ

Pfeffer, Schwarzer

Piper nigrum L.
PFEFFERGEWÄCHSE *Piperaceae*

Vorkommen: Auf dem Malaiischen Archipel, auf Madagaskar, in Vietnam; ursprünglich von der Malabarküste.
Der Schwarze Pfeffer liefert eines der wohl kostbarsten und dabei seit Menschengedenken weit verbreiteten Gewürze. Dieser Kletterstrauch sucht wie die Winde einen Halt und rankt sich an Bäumen, Felsen und anderen Stützen empor. Die in dichten Trauben schlaff herabhängenden Früchte sind zuerst grün, verfärben sich allmählich gelb und werden bei Reife rot. Vor der Reife gepflückt, kommen sie als Schwarzer Pfeffer auf den Markt; die vollreifen und geschälten Früchte dagegen liefern den Weißen Pfeffer. Sein brennender Geschmack rührt vom Alkaloid Piperin her. In kleinen Mengen wirkt Schwarzer Pfeffer anregend auf die Verdauungsorgane.
Anwendung: Innerlich und äußerlich; ✚ ▨

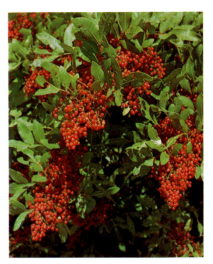
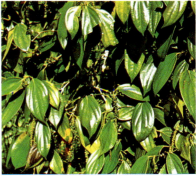

Schwarzer Pfeffer

Quassiaholzbaum

Quassia amara L.
BITTERESCHENGEWÄCHSE *Simaroubaceae*

Vorkommen: In Guayana und Surinam.
Der eher schmächtige Baum, dessen Holz von alters her zur Fieberbekämpfung verwendet wird, wächst auf dem Hochplateau von Guayana. Er wurde nach dem Guayaner Quassia benannt, der 1756 einigen Europäern von den medizinischen Eigenschaften dieses Baumes berichtete. Quassiaholzbäume werden höchstens 2 m hoch, und ihr Stamm mißt nur 10 cm im Durchmesser. Das Holz wird zu seidig schimmernden Spänen verarbeitet. Es enthält laktonische Bittersubstanzen, die stimulierend auf die Gallenblase wirken und die Sekretion der Magenschleimhaut anregen. Wenn man Quassiaholz in Rotwein einlegt, erhält man einen wohlschmeckenden Aperitif.
Anwendung: Innerlich; ✚ ▨

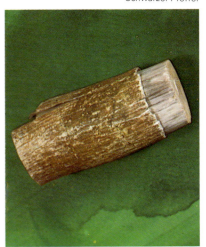

Quassiaholz

Ratanhia

Krameria triandra Ruiz et Pav.
KRAMERIAGEWÄCHSE *Crameriaceae*

Vorkommen: An trockenen, sandigen Orten in den Anden Boliviens und Perus.
Die Ratanhia ist ein kleiner Strauch mit kurzen, dornigen Zweigen und fest im Boden verankerten Wurzeln. Dicht aneinandergedrängt, bilden diese Sträucher kleine, von weitem weißlich schimmernde «Buschwäldchen». In der Pharmazeutik werden die krummen, weit verzweigten, rötlichen Wurzeln verwendet. Peruanerinnen gebrauchten sie früher als Zahnpflegemittel; der spanische Botaniker Hipolito Ruiz Lopez nannte sie deshalb «Zahnwurzel». Ruiz hatte die Pflanze auf einer seiner Forschungsreisen entdeckt und brachte sie im 19. Jahrhundert auf der Heimreise mit nach Spanien. Die Ratanhiawurzel enthält Gerbstoff, besitzt adstringierende Eigenschaften und ist wirksam gegen Durchfall.
Anwendung: Innerlich und äußerlich; ✚ ♥ ▨

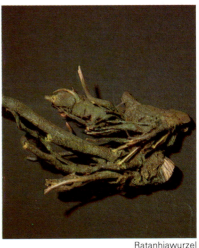

Ratanhiawurzel

EXOTISCHE PFLANZEN

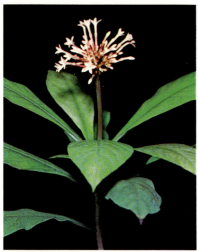
Rauwolfia

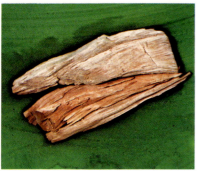
Weißes Sandelholz

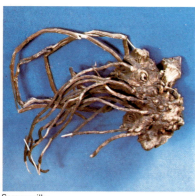
Sarsaparille

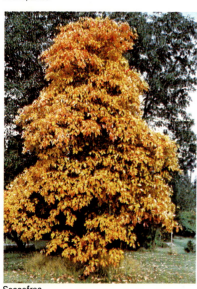
Sassafras

Rauwolfia

Rauwolfia serpentina Benth.
HUNDSGIFTGEWÄCHSE   *Apocynaceae*

Vorkommen: In Pakistan und den feuchtwarmen Gebieten Südasiens.
Dieser gedrungene Strauch mit seinen am Boden kriechenden Zweigen wird höchstens 1 m hoch. Auf einem langen, aufrechten Stiel leuchten schöne rosa oder weiße Blüten. Die Wurzeln enthalten verschiedene Alkaloide, darunter das Reserpin, ein Bestandteil vieler blutdrucksenkender Mittel. Schon ein Jahrtausend v. Chr. wurden die Wurzeln bei den Indern als Gegengift bei Schlangenbissen sowie bei erhöhtem Blutdruck und nervösen Störungen verwendet.
Anwendung: Äußerlich; ✚

Sandelholzbaum

Santalum album L.
SANDELHOLZGEWÄCHSE   *Santalaceae*

Vorkommen: In Indien.
Der Sandelholzbaum ist ein Halbschmarotzer, der den Wurzeln anderer Bäume Nährstoffe entzieht. Er wird nach 10 Jahren gefällt. Sein starker Duft entströmt beim Zerreiben des braungelben Kernholzes. Sandelholz und Sandelholzessenz werden im Hinduismus bei religiösen Bräuchen und Ritualen verwendet. Sandelholzessenz wirkt antiseptisch auf die Harnwege.
Anwendung: Äußerlich; ✚

Sarsaparille

Smilax ornata Hook. f.   (Stechwinde)
LILIENGEWÄCHSE   *Liliaceae*

Vorkommen: In Regenwäldern und an Flußufern Mittelamerikas.
In der Annahme, man habe in ihr ein Heilmittel gegen Syphilis gefunden, brachten die Spanier Mitte des 16. Jahrhunderts die Sarsaparille nach Europa. Dieser kletternde Strauch weist äußerlich keine Ähnlichkeit mit anderen Liliengewächsen auf. Die fleischigen, braunroten Wurzeln enthalten Saponoside; sie sind schweiß- und wassertreibend und sorgen für die Ausscheidung von Harnstoff und Harnsäure.
Anwendung: Innerlich; ✚ ⓥ

Sassafras

Sassafras officinale Th. Nees et Eberm.
(Fenchelholzbaum)
LORBEERGEWÄCHSE   *Lauraceae*

Vorkommen: In Nordamerika.
Seine Höhe schwankt, je nach Klima, zwischen 2 und 30 m. Auch die Form der Blätter richtet sich nach den Lichtverhältnissen: Die dunkelgrünen Schattenblätter sind rotgeadert, ganzrandig und oval, die hellgrünen Lichtblätter gebuchtet und dreilappig. Rinde und Wurzelholz sind reich an ätherischen Ölen. Beide haben stimulierende und schweißtreibende Eigenschaften. Ein Wurzelholzaufguß hilft bei rheumatischen Erkrankungen.
Anwendung: Innerlich; ✚ ⓥ

Senna

Cassia angustifolia Vahl (Kassie)
CAESALPINIENARTIGE GEWÄCHSE *Caesalpiniaceae*

Vorkommen: In Südindien; ursprünglich aus Ostafrika und Jemen.
Der kleine Halbstrauch wächst an Randzonen von Wüstengebieten. Bei Sommerende bricht man die Zweige und läßt sie an der Sonne trocknen, wobei die Nebenblätter von den Hülsen gesondert werden. Beide enthalten Anthrachinonglykoside, doch verwendet man hauptsächlich die Nebenblätter. Sie sind in zahlreichen Medikamenten enthalten und wirken abführend und blutreinigend.
Anwendung: Innerlich und äußerlich; ✚ ⓥ

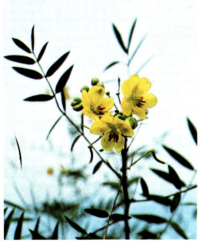
Senna

Sternanis

Illicium verum Hook. f.
STERNANISGEWÄCHSE *Illiciaceae*

Vorkommen: In Südchina und Nordvietnam.
Der Sternanis ist ein etwa 4 bis 5 m hoher, immergrüner Strauch mit weißer Rinde. Er hat glänzende, längliche, ganzrandige Blätter und eine entfernte Ähnlichkeit mit der Magnolie. Die sternförmige Frucht enthält den Methyläther Anethol, der ihr den starken Anisduft verleiht. Die Frucht des Sternanis wirkt verdauungsfördernd; sie wird als Gewürz verwendet.
Anwendung: Innerlich; ✚

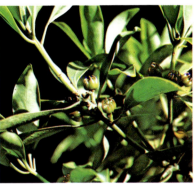
Sternanis

Tamarindenbaum

Tamarindus indica L.
CAESALPINIENARTIGE GEWÄCHSE *Caesalpiniaceae*

Vorkommen: In Indien und in tropischen Gebieten; ursprünglich aus Afrika.
Der immergrüne Tamarindenbaum kann eine Höhe von 25 m erreichen. Sein Name stammt vom Arabischen *Tamar-Hindu* ab, was eigentlich indische Dattel heißt. Die großen, langen Hülsenfrüchte haben einen Höcker an den Stellen, wo die von gelblichem Fruchtfleisch umgebenen Samen sitzen. Dieses Fruchtfleisch ist reich an Kohlenhydraten und organischen Säuren. Es wirkt gallentreibend und gegen Verstopfung.
Anwendung: Innerlich; ✚

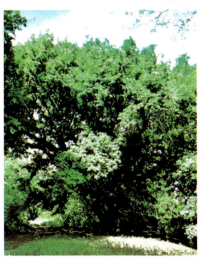
Tamarindenbaum

Teestrauch

Camellia sinensis (L.) O. Kuntze (Schwarztee)
TEEGEWÄCHSE *Theaceae*

Vorkommen: Auf Ceylon, in China, Indien, Japan.
Wildwachsend wird der Teestrauch bis zu 10 m hoch, auf den Plantagen schneidet man ihn jedoch auf 1 m zurück. Erst nach 3 Jahren dürfen die Blätter oder Blattknospen erstmals gepflückt werden, dann jedoch bringt der Teestrauch während 20 oder mehr Jahren gute Erträge. Klima und Bodenzusammensetzung entscheiden über das Blattaroma. Unmittelbar nach der Ernte getrocknete Blätter oder Blattknospen ergeben den sogenannten Grünen, gegorene Blätter den Schwarzen Tee. Beide enthalten unter anderem Theobromin, Theophyllin und Koffein. Tee wirkt anregend.
Anwendung: Innerlich und äußerlich; ✚

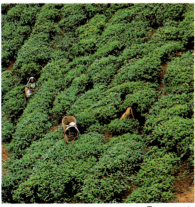
Teestrauch

EXOTISCHE PFLANZEN

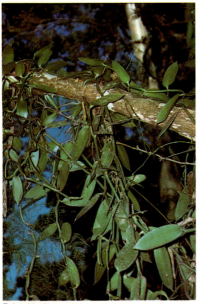
Echte Vanille

Vanille, Echte

Vanilla planifolia Andr.
ORCHIDEENGEWÄCHE   *Orchidaceae*

Vorkommen: Auf Ceylon und Madagaskar, in Mexiko.

Der Stengel dieser kletternden Orchidee kann sich über 30 m hoch emporwinden. Die Bestäubung wird durch ein Insekt besorgt, das nur in Mexiko vorkommt. In Anbaugebieten, wo dieses Insekt fehlt, wird die Befruchtung künstlich vorgenommen. Nach der Befruchtung wächst der Fruchtknoten schotenähnlich aus und erreicht eine Länge von 10 bis 12 cm; wir kennen ihn als den sog. Vanillestengel zum Aromatisieren von Backwaren. Geerntet wird die noch grüne und geruchlose «Schote»; der aromatische Vanilleduft entsteht erst durch Sonnenbestrahlung und Wassereinwirkung. Der Vanillestengel wird vor allem zum Aromatisieren von Speisen verwendet.

Anwendung: Innerlich und äußerlich; ✚ ♥

Zaubernuß

Hamamelis virginiana L.   (Hexenhasel, Zauberhasel)
HAMAMELISGEWÄCHSE   *Hamamelidaceae*

Vorkommen: An der Ostküste Nordamerikas.

Die Indianer haben seit jeher diesem haselähnlichen Strauch bedeutsame, ja sogar magische Heilkräfte zugeschrieben. Es ist deshalb verständlich, daß er auch Hexenhasel genannt wird. Blätter und Rinde der Zaubernuß gelangten erstmals 1735 nach Europa. Beide enthalten Gallussäure und einen besonderen Gerbstoff, das sog. Hamamelitannin, Substanzen, die adstringierend und gefäßverengend wirken. Zahlreiche Extrakte, Tinkturen und Salben gegen Krampfadern und Hämorrhoiden enthalten Hamamelitannin, das auch häufig in der Kosmetikindustrie verwendet wird (Hamameliswasser).

Anwendung: Innerlich und äußerlich; ✚ ♥ Ⅴ

Zimtbaum

Cinnamomum zeylanicum Bl.   (Ceylonzimtbaum)
LORBEERGEWÄCHSE   *Lauraceae*

Vorkommen: Auf Ceylon und Madagaskar, in Indien; ursprünglich aus China.

Der Zimtbaum erreicht eine Höhe von 5 bis 6 m, er wird jedoch auf Buschhöhe zurückgeschnitten. Das aromatisch duftende Gewürz wird aus der Rinde gewonnen, die nach einem kurzen Gärungsprozeß den bekannten Zimtgeschmack annimmt. Zimt war schon im Altertum sehr geschätzt und galt jahrhundertelang als eines der kostbarsten Gewürze überhaupt. Zimt wirkt adstringierend, stimulierend und magenstärkend.

Alten Rezepten zufolge läßt sich aus Zimt und Chinarinde ein tonischer, verdauungsfördernder Wein zubereiten. Man zerreibt dabei 20 g Chinarinde mit 50 g Zimtrinde in einem Mörser, läßt die Mischung etwa 12 Stunden lang in einem Liter Rotwein ziehen und filtert dann ab; vor jeder der Hauptmahlzeiten soll 1 Likörglas davon eingenommen werden.

Anwendung: Innerlich; ✚ Ⅴ

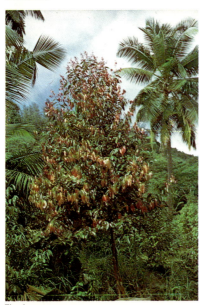
Zaubernuß

Zimtbaum

Gesundheit durch Pflanzen

Folgende Doppelseite: Eine Apotheke aus dem 17. Jahrhundert.

Die Anwendung von Heilkräutern	364
Handbuch der Gesundheit	371
Pflanzen in der Tierheilkunde	439

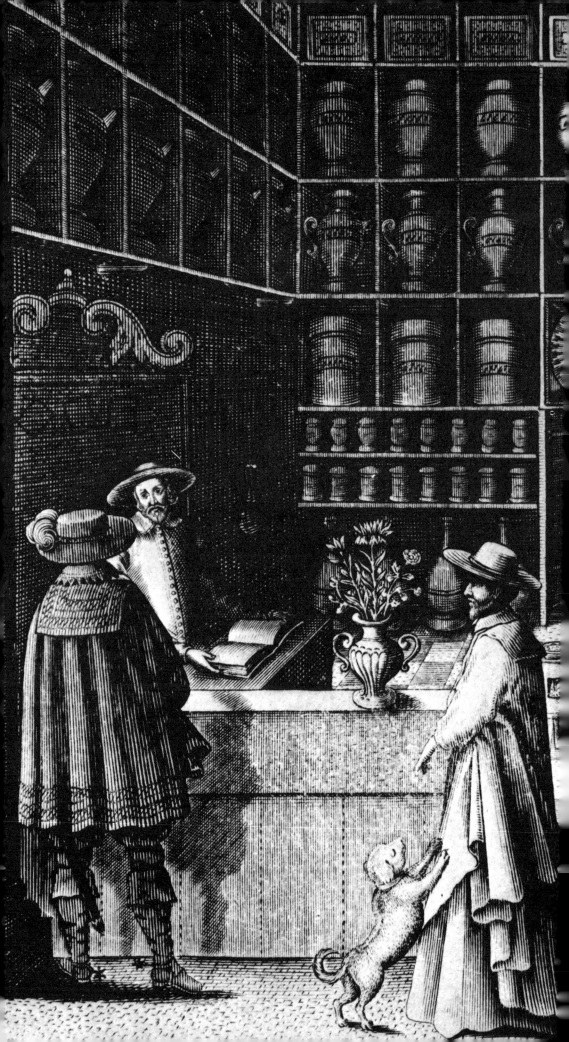

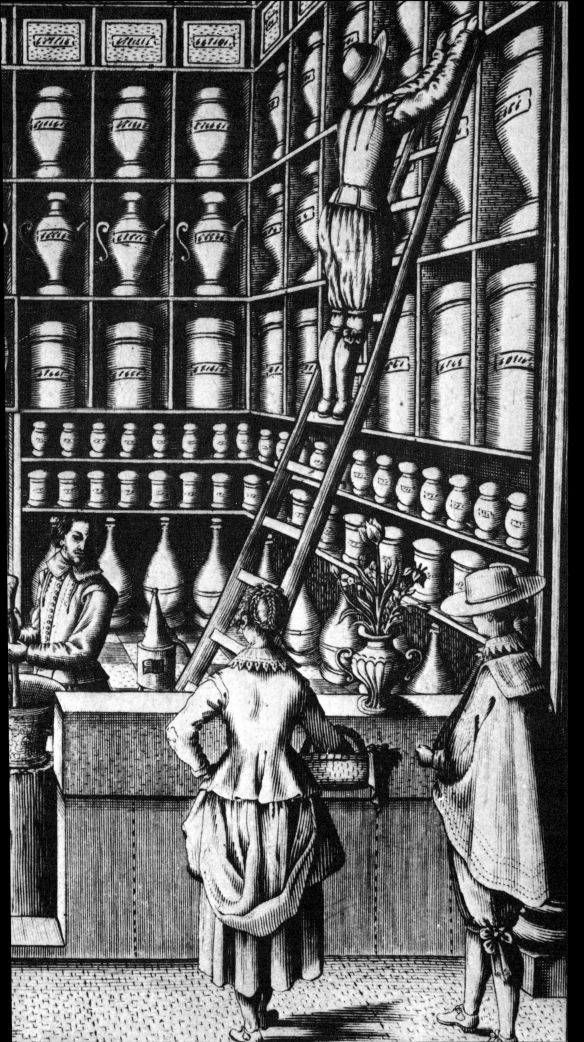

Die Anwendung von Heilkräutern

Die heilbringenden Kräfte der Pflanzen kommen auch der pharmazeutischen Industrie zugute: 40 Prozent der Pharmazeutika werden aus natürlichen Stoffen gewonnen. Zur Herstellung dieser Präparate werden an die 7000 Substanzen pflanzlicher Herkunft verwendet. Pflanzenkonzentrate wie die aus Roßkastanien, Pinien, Faulbaumrinde, dem Orangenbaum oder Eukalyptus, sind in mehr als 100 Medikamenten enthalten; andere Pflanzen, wie Minze und Tollkirsche, liefern Zusätze für über 200 Heilmittel; der Mohn bildet sogar einen Bestandteil von mehr als 400 Medikamenten. Im Kapitel «Die Pflanze als Produzent» (siehe Seite 11–13) wurde erklärt, daß die Pflanze aktive Substanzen enthält, die einen Einfluß auf weitere Substanzen ausüben, welche ihrerseits die Wirkung der Grundsubstanzen kontrollieren oder sogar verändern können. Dieses Zusammenspiel kann immer wieder festgestellt werden, ohne daß jedoch eine Erklärung für seine Ursache gegeben werden kann. Die vielschichtigen biologischen Prozesse in einer Pflanze haben die Wissenschaftler bewogen zu erforschen, warum und wozu eine Pflanze gewisse Produkte herstellt, und wozu und wem sie nützen.

Die Pflanzen und die verschiedenen Heilmethoden

Die **Allopathie,** der wissenschaftliche Name für die klassische Medizin, geht bei der Krankheitsbekämpfung nach dem Gesetz der Gegensätze vor; sie stellt also eine Behandlungsmethode dar, die auf eine den Krankheitssymptomen entgegengesetzte Wirkung abzielt. Die Allopathie benutzt bei der medikamentösen Therapie einen außerhalb des Körpers vorkommenden Wirkstoff, der die Krankheitserscheinungen zum Abklingen bringen kann. Wie geht nun die Verarbeitung der ungeheuren Mengen von Heilpflanzen in den pharmazeutischen Laboratorien vor sich? Sie werden zunächst aufgespalten, ihre aktiven Substanzen extrahiert und isoliert, schließlich aufgelöst, dosiert und mittels anderer Substanzen so verändert, daß sie dem Organismus zuträglich sind. Sobald die chemische Analyse der Substanz vorliegt, die chemische Formel also bekannt ist, was jedoch selbst heute nicht für alle Grundelemente der Pflanzen möglich ist, wird mit der synthetischen Herstellung begonnen. So gibt es heute bereits verschiedene künstlich hergestellte Vitamine und zahlreiche Medikamente. Vom praktischen Standpunkt aus gesehen kann die synthetische Herstellung einer für die Medizin wichtigen Substanz zu einem Produkt führen, das weniger kostet, handlicher und außerdem in seiner Zusammensetzung wirkungsvoller als ein nur aus natürlichen Stoffen hergestelltes Medikament ist.

In der medizinischen Literatur sind Name und Merkmale einer Pflanze immer mit der Anmerkung «wirksam durch» versehen, gefolgt von der Erwähnung einer oder zwei der für die Behandlung wichtigsten Hauptbestandteile. In der klassischen Medizin wird also das Potential der Pflanzen nicht voll ausgenutzt. Darin ist zweifel-los auch einer der Gründe zu suchen, weshalb gewisse der äußerst wirksamen Pflanzensubstanzen, wenn sie einmal isoliert und auf breiter Basis in der Therapie eingesetzt sind, bei manchen Patienten schädliche Nebenwirkungen hervorrufen können. So beobachtete man in der zweiten Hälfte unseres Jahrhunderts eine rapide Zunahme von sogenannten iatrogenen Krankheiten, also Krankheiten, die durch die verabreichten Medikamente ausgelöst wurden und oft sehr schwierig zu behandeln sind.

Die **Homöopathie** ist eine weitere wichtige Heilmethode. Sie wurde 1790 vom deutschen Arzt Christian Hahnemann entwickelt und beruht auf dem Prinzip der Ähnlichkeit. Im Gegensatz zur Allopathie wird hier Ähnliches mit Ähnlichem geheilt. Der Arzt verschreibt dem Patienten den Wirkstoff, der bei einem Gesunden die Symptome hervorrufen würde, an denen der Kranke leidet. Das Medikament wird in äußerst geringen Dosen verabreicht, und seine nach dem homöopathischen Prinzip der Dynamisation abgestufte und variierende Dosierung bestimmt die rasche Wirksamkeit und Tiefenwirkung des so unschädlich gemachten Medikamentes. Die Grunddosierung wird Urtinktur genannt, von der es 30 Abschwächungsgrade gibt; vom 6. Grad an ist die wirksame Substanz auf analytischem Weg nicht mehr nachweisbar.

Die **Phytotherapie** oder Pflanzenheilkunde ist die Krankheitsbehandlung mittels frischer oder getrockneter Pflanzen sowie ihrer natürlichen Extrakte. Freilich kann eine Behandlung an Hand einer isolierten, nach Einheiten genau dosierten Substanz vom Arzt leichter kontrolliert werden als die Wirkung der in einer Heilkräutermischung vorhandenen Substanzen, wie etwa in einer Teemischung. Dies wird dann ein Problem, wenn etwa mit dem gleichen Präparat bei verschiedenen Patienten verschiedene Wirkungen und Reaktionen festgestellt werden. Diese Erscheinungen hängen nicht nur mit der Physiologie des Kranken zusammen, sondern sind auch auf die, je nach natürlichem Standort, Sonneneinwirkung, Mikroklima, Erntezeit oder Behandlungsart, erheblichen Unterschiede in der Wirksamkeit zahlreicher wilder Pflanzen gleicher Art zurückzuführen. Deshalb werden die großen Pflanzenkulturen auf eine rationale und einheitliche Art und Weise bewirtschaftet: die Felder weisen die gleiche Lage auf und werden gleich bewässert, Körner und Rhizome der Pflanzen werden selektiert und die wirksamen Substanzen durch Austrocknen und Stabilisieren gewonnen. Es gibt jedoch Heilpflanzen mit den gleichen botanischen Eigenschaften, die nicht voneinander zu unterscheiden sind. Trotzdem kann die eine als Heilpflanze verwendet werden, während die andere unbrauchbar ist, ein Phänomen, das als «chemisch wirksame Gruppen» bezeichnet wird, für das jedoch bisher keine Erklärung gefunden werden konnte.

Auch bei der **Gemmotherapie** und **Aromatherapie** werden Pflanzen verwendet. Die Gemmotherapie - in dem Begriff ist das lateinische *gemma* (Knospe) enthalten - beruht auf der Verwendung von frischen Knospen und jungem Pflanzengewebe, wie etwa Wurzelfasern und Kambium (Zweitrinde), die reich an pflanzlichen Wachstumshormonen und Längenwuchsstoff sind, z.B. Gibrellinsäure und Auxin. Diese Wirkstoffe verleihen jenen Pflanzenteilen (neben den Wirkungen auf die Pflanzen, aus denen sie extrahiert wurden) biologisch äußerst interessante Eigenschaften. Die Aromatherapie verwertet die aromatischen Pflanzenextrakte; sie ist ebenso alt wie die Phytotherapie, da die Ägypter bereits 4000 Jahre v. Chr. die Pinienessenz kannten. Die eigentliche Entwicklung dieser Wissenschaft aber setzte erst im Mittelalter ein. Die natürlichen Pflanzenextrakte werden durch Destillation, Auspressen, Hitzeausscheidung oder Einschneiden der Pflanze gewonnen. Sie sind erstaunlich wirksam, und es hat sich gezeigt, daß der gleiche künstlich, d.h. synthetisch, hergestellte Extrakt weit weniger wirksam ist.

Für die Aromatherapie wie für die Phytotherapie gilt die Feststellung, daß die größte Wirkung in der Gesamtheit der Essenz liegt und nicht allein in ihrem Hauptbestandteil. Alle pflanzlichen Essenzen haben außer den Eigenschaften, die sie durch ihre Herkunft von einer Pflanze besitzen, eine desinfizierende Wirkung. Die am häufigsten verwendeten Essenzen werden aus Knoblauch, Großer Klette, Anis, Basilikum, Birke, Zimtbaum, Zitrone, Eukalyptus, Wildem Fenchel, Wacholder, Gewürznelken, Ysop, Echtem Lavendel, Echter Kamille, Melisse, Minzen, Walnußbaum, Rosmarin, Rosen, Sandelholz, Sassafras, Feldthymian, Terpentin und Echtem Thymian gewonnen.

Die Verwendung einer Heilpflanze, auch wenn es sich um eine «ganz gewöhnliche» handelt, ist nicht immer harmlos. Wer von einer Heilpflanze Gebrauch machen will, sollte nur jeweils eine einzige Art verwenden oder bei einer empfohlenen Mischung die Dosierung genau einhalten. Man überläßt es am besten dem kundigen Arzt oder Apotheker, die Mischungen herzustellen, denn es bestehen auch unter den Pflanzen Unverträglichkeiten, die Krankheiten auslösen können. Beim Sammeln von Heilkräutern sollte man sich nur auf das wirklich Benötigte beschränken und nicht einfach wahllos pflücken. Wie man lernt, Heilkräuter zu sammeln, zu ernten und zu konservieren, wird ausführlich im Kapitel «Bestimmen, Sammeln, Aufbewahren» (Seite 37–40) erläutert.

Ist einmal geerntet und getrocknet, gilt es, die verschiedenen Zubereitungsarten zu unterscheiden. Aufguß, Absud, Auszug oder Einweichen etwa dürfen nicht verwechselt werden; diese Begriffe werden auf Seite 368 erklärt. Sämtliche Hinweise in diesem Werk auf die Gefährlichkeit einer Pflanze und das sie als giftig oder gefährlich kennzeichnende Symbol ● müssen genau beachtet werden. Auch gibt es gewisse Faustregeln, die eingehalten werden müssen. So sollte ein Aufguß nie auf Vorrat hergestellt werden, wenn es heißt, daß er sofort eingenommen werden muß, da sonst gefährliche chemische Veränderungen auftreten können. Ohne ärztliche Zustimmung darf weder einem noch nicht einjährigen Säugling, noch einer schwangeren Frau eine pflanzliche Zubereitung verabreicht werden. Verschiedene Pflanzen dürfen weder von stillenden Müttern, noch von Diabetikern, Gicht-, Nerven- und Herzkranken eingenommen werden. Wieder andere Pflanzen können Allergien hervorrufen. Besondere Vorsicht ist bei giftigen Pflanzen geboten, denn sie sind immer gefährlich, obwohl einige darunter wertvolle medizinische Stoffe liefern. Den giftigen Pflanzen ist ein spezielles Kapitel gewidmet (siehe Seite 337–348).

Alle geernteten Pflanzen müssen sorgfältig gewaschen werden, da sie durch Chemikalien oder Parasiten verunreinigt oder von Schädlingen befallen sein können, wie zum Beispiel Echte Brunnenkresse, Löwenzahn oder Wegwarten vom Leberwurm. Sogar unsere Nutzpflanzen sind manchmal schuld an einem Unwohlsein, was aber meist unserer eigenen Unkenntnis zuzuschreiben ist. So ist oft nicht bekannt, daß die rohe, grüne Tomate giftig ist und ähnliche Vergiftungserscheinungen wie die Tollkirsche hervorruft, oder daß an der Kartoffelpflanze außer dem Wurzelknollen für den Menschen alle Teile giftig sind. Rhabarber muß sorgfältig geputzt und von Blattresten befreit werden, da diese eine gefährliche Säure enthalten. Grundsätzlich sollten Früchte und Südfrüchte nur in ganz reifem Zustand konsumiert werden, außer es liegt eine anderslautende ärztliche Verordnung vor. Auch durch Beifügen von Aprikosenkernen beim Einmachen von Früchten ist es schon zu schweren Vergiftungen gekommen, da die Kerne Blausäure enthalten. Ebenso sind nach der übermäßigen Einnahme von Apfel-, Kirsch- oder Pflaumenkernen sowie Bittermandeln Beschwerden aufgetreten. Es ist ratsam, Gewürze, so nützlich sie auch sind, maßvoll anzuwenden: Schwarzer Pfeffer, Knoblauch, Spanischer Pfeffer, in großen Mengen genossen, verursachen Magenbeschwerden, während Echter Kümmel und Muskatnuß eine Art Trunkenheit oder eine Depression bewirken können.

Man darf in der Phytotherapie keine rasche Heilung erwarten. Die Anhäufung der in einer Pflanze enthaltenen Substanzen sorgt sowohl für die langsame als auch die heilkräftige Wirkung. Die Pflanze wirkt eben gründlich. Eine Pflanzenkur erstreckt sich in der Regel über etwa 10 Tage, in einigen Fällen über mehr; Frühjahrs-,

Entschlackungs- oder Thermalkuren dauern 3 Wochen. Diese Zeitspanne ist notwendig, damit alle Gewebe erfaßt werden und alle Ausscheidungssysteme des Organismus – Leber, Darm, Nieren und Schweißdrüsen – angeregt werden, Giftstoffe auszuscheiden. Zahlreiche Pflanzen können dies bewirken. Im folgenden Kapitel «Handbuch der Gesundheit» sind sie unter dem Begriff «Frühjahrskur» zusammengefaßt. Man kann von Pflanzen nicht erwarten, daß eine schwere Krankheit rasch bekämpft und ihre Heilung herbeigeführt werden kann. Noch einmal sei betont: Heilpflanzen wirken langsam, und die Behandlung erstreckt sich oft - mit mehreren Unterbrechungen - über Monate. Die Behandlungen können entweder für sich selbst wirksam sein, als zusätzliches Mittel eingesetzt werden oder aber die Dosen eines stark wirkenden Medikamentes herabsetzen helfen. Sie können auch gezielt eingesetzt werden, etwa als schmerzlinderndes Mittel, als Durstlöscher oder zur Linderung von Juckreiz bei Diabetikern. Meistens werden die Heilpflanzen jedoch zur Behandlung kleiner alltäglicher Beschwerden gebraucht, wie Unpäßlichkeit, schlechte Verdauung, Schlaflosigkeit, organische Schwächen, Müdigkeit, chronische Schmerzen, Gewichtsprobleme, Hautunreinheiten, Schweißabsonderung, Körpergeruch, oberflächliche Verletzungen. Das «Handbuch der Gesundheit» führt eine Reihe solcher gesundheitlicher Störungen sowie die dagegen einzusetzenden heilkräftigen Pflanzen und ihre Zubereitungen auf.

Die Diätetik

Die Diätetik ist die Gesamtheit der ernährungstechnischen Gesetze, die es erlauben, die Gesundheit zu bewahren oder wiederherzustellen. Dies geschieht mit Hilfe von Diäten, die somit auch zu den Heilmethoden zu zählen sind. Wir unterscheiden salzarme, proteinarme, kohlenhydratarme und fettarme und als Gegensatz dazu eiweißreiche Diät; sie alle werden bei der Krankheitsbehandlung angewendet. Um eine Krankheit zu beheben, wird dabei bewußt versucht, das Ernährungsgleichgewicht des Patienten zu stören. Einem Gesunden wird von solchen Diäten strengstens abgeraten. Eine ausgewogene Ernährung besteht aus den drei Hauptstoffen Eiweiß, Kohlenhydraten und Fetten, außerdem aus Vitaminen, Spurenelementen, Mineralsalzen und Aminosäuren, die der Körper selbst nicht produzieren kann. Dieses Gleichgewicht kann ohne die Pflanzen, die uns die erforderlichen Elemente liefern, nicht hergestellt werden. Sogar die Eiweiße, die wir meist in Form von Fleisch

aufnehmen, können uns durch Pflanzen zugeführt werden; Beispiele hierfür sind Mais, Sojabohnen und Raps. Dies erklärt auch, weshalb Vegetarier, die nur pflanzliche Nahrung zu sich nehmen oder sie höchstens durch Milch und Eier ergänzen, gesund bleiben.

Es ist durchaus normal, daß unsere Nahrung eher aus kultivierten, d.h. Nutzpflanzen, als aus wildwachsenden Pflanzen besteht, von denen wir in manchen Fällen nur die Wurzeln, in anderen die Blätter, Stengel, Früchte oder Samen essen. Den Nutzpflanzen ist deshalb ein ausführliches Kapitel (siehe Seite 305–336) gewidmet. Wildwachsende Pflanzen sind meist etwas kleiner im Wuchs, duften dafür aber viel intensiver und sind vor allem reicher an aktiven Substanzen. Jedenfalls ist es gesünder, eine Pflanze zu verwenden, die eine für uns notwendige Substanz enthält, als unsere Nahrung um eine zwar gleiche, aber als Medikament verabreichte Substanz zu bereichern.

Die pflanzlichen Gewürze nehmen in der Ernährungswissenschaft einen wichtigen Platz ein. Sie sind ein Salzersatz, falls dieses gemieden werden soll, können die Nahrung geschmacklich abwechslungsreicher machen oder den Appetit und – ebenso wichtig – die Sekretion des Magensaftes anregen. Doch auch hier gilt es, maßzuhalten. Die besser verdaulichen, aromatischen Kräuter dürfen wegen ihrer wertvollen magenstärkenden Eigenschaften praktisch unbeschränkt verwendet werden. Hier noch einige Hinweise für den Gebrauch von Honig während Kuren, denn gerade Honig wird häufig an Stelle von raffiniertem Zucker zum Süßen von Aufgüssen benützt. Leider stellt auch Honig eine Kohlenhydratquelle dar, vor allem in Form von Traubenzucker und Lävulose, die vom Organismus sofort aufgenommen werden; dies gilt in geringerem Maße auch für den Rohrzucker. Es sei deshalb zu Vorsicht geraten, wenn eine Abmagerungsdiät verordnet wird. Jede Honigart besitzt, je nach den von den Bienen besuchten Pflanzen, andere medizinische Eigenschaften. Rosmarinhonig etwa wirkt stimulierend, Lavendelhonig krampflösend, Thymianhonig antiseptisch auf die Lunge, Heidekrauthonig ist ein Desinfektionsmittel für die Harnwege und Lindenblütenhonig beruhigt.

Honig kann aber auch schädlich sein, wenn ihn nämlich die Bienen von giftigen Pflanzen, wie etwa dem Blauen Eisenhut, gesammelt haben.

Pflanzenkosmetikkunde

Seit jeher hat der Mensch versucht, sein Äußeres attraktiver zu machen und die sichtbaren Altersanzeichen mit allen Mitteln hinauszuzögern. Schminke, Schönheitsmaske und Duftwasser sind seit der Antike bekannt. Die Pflanzen haben unseren Vorfahren die Grundlagen zu Puder, Farbstoffen und Salben geliefert. Pomaden bestanden zur Hauptsache aus dem Fruchtfleisch roher oder gekochter Äpfel.

Die heute angebotenen Kosmetika jedoch beinhalten kaum noch pflanzliche Stoffe. Die Reinigungsstoffe der Shampoos, die antiseptischen Mittel bestehen aus chemischen Substanzen, die Essenzen und Farbstoffe werden meist synthetisch hergestellt, die Fettanteile sind Nebenprodukte des Erdöls, die Fette stammen aus dem Wollfett der Schafe, vermischt mit Paraffin und Wasser, oder bestehen aus Schweineschmalz mit Wagenfett. Die Gesichtsmilch hat von der Milch nur den Namen behalten. Netzmittel und chemische Stabilisatoren werden zum Binden der Emulsionen verwendet. Haben Sie schon bemerkt, daß der Hinweis «Vor Gebrauch schütteln» heute mehr und mehr von den Etiketten verschwunden ist? Gerade die chemisch gebundenen Mittel sind es, die viele Frauen und Männer (sogar Rasiercremes sind nicht ungefährlich) in die Sprechstunde des Hautarztes treiben. Die häufigsten Übel sind Hautausschläge, Ekzeme, Photosensibilisation, ebenfalls Unverträglichkeit gegenüber Farbstoffen, so daß bei Haarfärbemitteln empfohlen wird, versuchsweise zuerst eine einzelne Locke zu färben. Auch Seifen und ihre künstlich hergestellten Duftstoffe können Hauterkrankungen hervorrufen. Es gelingt kaum, ohne solche Produkte auszukommen, da sie ein Bestandteil unseres Alltags geworden sind. Ihre Aufbewahrung ist problemlos, sie schimmeln nicht, werden nicht ranzig und gären nicht. Im Gegensatz dazu stehen die pflanzlichen, selbst hergestellten Produkte, die im Kühlschrank aufbewahrt, schnell verbraucht oder bei geringster Substanzveränderung weggeworfen werden müssen. Man sollte aber wissen, daß Deodorants, Farbstoffe, Shampoos, Gesichtsmasken und Reinigungsemulsionen auch natürlichen Ursprungs sein können; ihre Herstellung ist zwar oft umständlich. Viele Pflanzen können auch ohne Vorbereitung genutzt und mühelos beschafft werden. Denken wir nur an Obst oder Gemüse, oder manche wildwachsenden Pflanzen. Sind die eigenen Vorräte einmal erschöpft, oder handelt es sich um geschützte Pflanzen, die in manchen Gegenden gar nicht gepflückt werden dürfen, können die nötigen Pflanzen oder Pflanzenteile auch in Apotheken oder Drogerien beschafft werden.

Pflanzen im Haushalt

Viele Pflanzen können gewisse im Haushalt gebrauchte Mittel ersetzen, deretwegen gar mancher Patient an die Notfallstationen und toxikologischen Institute gelangt. Die Aufschriften: Nicht einnehmen! Nicht einatmen! Nicht berühren! Nicht in der Nähe von Feuer benutzen! Gift! Schädlich! Gefährlich! Explosiv! Giftig! auf den Verpackungen sind erschreckend. Ist man da nicht versucht, diese gefährlichen Mittel durch andere, vielleicht weniger aktive, aber dafür natürlichere zu ersetzen? Es gibt Pflanzen, die wegen ihrer duftenden, desinfizierenden und desodorierenden Wirkung eingesetzt werden können, andere, mit denen man Kleider schützen, Insekten fern-

DIE ANWENDUNG VON HEILKRÄUTERN

halten, Leder imprägnieren, Flecken reinigen, putzen, waschen, Wäsche stärken und Vorräte haltbar machen kann. Waren solche Pflanzen früher allen Hausfrauen bestens bekannt, ist heute sogar oft ihre Existenz in Vergessenheit geraten. Sicher, wir können nicht mehr auf Seifen, Wasch- und Reinigungsmittel oder Fleckenentferner verzichten, können weder die wöchentliche Wäsche in der Waschmaschine mit Seifenkraut oder Farnasche säubern, noch unsere Seifen selbst mit Pinienharz herstellen, die Pfannen mit Büscheln von Ackerschachtelhalm reinigen, den fettigen Schmutzbelag auf den Fensterscheiben mit Glaskraut entfernen oder sämtliche Nahrungsmittel biologisch ziehen. Es drängt sich jedoch ein Kompromiß auf, der für unsere Zukunft wichtig ist. Deshalb wollten wir in diesem Kapitel auf die Zusammenhänge zwischen dem Menschen und dieser außerordentlichen Pflanzenwelt, die bereits Jahrmillionen vor uns existierte, hinweisen. Sie nämlich hat den Sauerstoff, den wir einatmen, geschaffen, sie ernährt uns und erhält uns gesund, und dennoch nehmen viele unter uns sie gar nicht wahr.

Zubereitungsarten und Anwendungsmöglichkeiten

Um einer Heilpflanze die aktiven Substanzen zu entziehen, bedarf es meistens einer Flüssigkeit, die sie aufzulösen vermag. Pflanzliche Lösungen entstehen durch Zusetzen von Wasser. Die drei Zubereitungsarten sind Aufguß, Absud und Kaltauszug, die alle vor der Anwendung filtriert werden.

Aufguß: Klassische Art der Teezubereitung, bei der siedendes Wasser über die aktiven pflanzlichen Bestandteile, meistens über Blüten und Blätter, gegossen wird. Die Pflanzenteile werden, je nach Vorschrift, 5-10 Minuten oder länger im Wasser belassen, anschließend wird die Flüssigkeit filtriert. Die Menge des erhaltenen Mittels ist je nach Pflanzenart verschieden. Der Teebehälter sollte aus Steingut, Ton oder Email sein. Zum Süßen wird Honig oder Zucker verwendet. Da die aktiven, bei einem Aufguß wirksam werdenden Bestandteile sich oft verflüchtigen, muß der Tee rasch getrunken werden.

Absud: Üblicherweise wird bei dieser Zubereitung die Pflanze in kaltes Wasser gegeben und in einem geschlossenen Behälter je nach Vorschrift während einer gewissen Zeit gekocht.

Kaltauszug: Bei dieser Zubereitungsart wird die Pflanze längere Zeit in einer kalten Flüssigkeit eingeweicht. Die in kaltes Wasser gelegte Pflanze läßt man in einem bedeckten Behälter an einem kühlen Ort ruhen (nicht im Kühlschrank). Manchmal genügt es, die Zubereitung eine Nacht lang ziehen zu lassen, in anderen Fällen sind mehrere Tage, ja sogar Wochen dazu nötig. An Stelle von Wasser kann oft Wein, Alkohol oder Öl verwendet werden.

Die Zubereitungen werden, je nach dem zu behandelnden Organ oder gemäß ihrer Zusammensetzung und Konsistenz, auf verschiedene Weise angewendet. So werden Aufguß, Absud und Auszug getrunken, eine Salbe eingerieben, Augentropfen natürlich in die Augen geträufelt.

Augentropfen: Lösung zur Behandlung von Lid- und Augenkrankheiten. Sie werden auf die Augenbindehaut geträufelt oder als Augenbad angewendet.

Bad: Vollständiges oder teilweises Eintauchen des Körpers, von Körperteilen oder Körperpartien (Lokalbäder) in eine mittels Aufguß oder Absud bereitete Flüssigkeit, die zuerst in die Badewanne gegossen wird.

Bouillon: Absud, dessen Kochzeit nicht genau festgelegt ist. Er wird mit ganzen Pflanzen zubereitet und warm getrunken.

Breiumschläge (Kataplasmen)**:** Zubereitung einer weichen Masse, die einige Minuten auf die Haut gelegt wird. Einige Breiumschläge fördern die Vernarbung, andere weichen die Haut auf, wieder andere reizen sie.

Creme: Fettige Mischung, halbflüssig, die von gewissen Pflanzen auf natürliche Weise als Milchsaft produziert, häufiger aber durch Verdünnen der aktiven Substanzen hergestellt wird. Die Creme dringt durch Einreiben in die Epidermis (Oberhaut) ein.

Dampf: Einsatz von Dampf, der mit aktiven Pflanzensubstanzen angereichert ist. So können etwa in einem Raum, der desinfiziert werden soll, Eukalyptusblätter aufgekocht werden. Der Rauch einiger Pflanzen, die so langsam wie Weihrauch verbrannt werden, eignet sich für Dampfbäder (Beispiel: Wacholderbeerrauch).

Duftwasser: Zu seiner Zubereitung werden die Essenzen einiger aromatischer Pflanzen verwendet. Einige Duftwasser haben desinfizierende Eigenschaften.

Gurgeln: Flüssigkeit zum Spülen von Mund, Hals, Rachen, Mandeln und Schleimhaut. Das Gurgelwasser wirkt desinfizierend oder beruhigend, soll aber nie geschluckt werden.

Inhalation: Der Kranke atmet dabei die heilenden Dämpfe direkt ein, indem er den Kopf über ein Gefäß hält, wo sich die Aromastoffe der Pflanze im fast siedenden Wasser auflösen. Inhalationen werden zum Befreien von verstopften Nasenhöhlen und belegten Atemwegen empfohlen.

Klistier: Einführen von Flüssigkeit in den Dickdarm zur Darmentleerung mit Hilfe einer Darmkanüle oder Klistierbirne. Die Wirkung ist entweder erweichend oder zusammenziehend.

Kompresse: Ein Stück Gaze oder Tuch wird in einer Lösung getränkt und während längerer Zeit auf die erkrankte Körperstelle aufgelegt.

Liniment: Eine Mischung von weicher Konsistenz, die oft Öl oder Alkohol enthält und zur Linderung von Rheumatismus, Muskelschmerzen und Verletzungen in die erkrankte Körperpartie eingerieben wird.

Lotion: Flüssigkeit, mit der entzündete Stellen mit einem Wattebausch abgerieben werden.

Lösung: Eine flüssige Mischung, in der die wirksamen Substanzen in einem geeigneten Lösungsmittel (Wasser, Alkohol, Öl, Äther, usw.) aufgelöst sind.

Milch: Durch Zerstoßen von ölhaltigen Körnern in Wasser gewonnene Füssigkeit. So wird auch Mandelmilch hergestellt.

Mixtur: Flüssigkeit, die eingenommen wird. Die wirksamen Pflanzensubstanzen dringen durch Extraktion, Aufguß oder Ziehenlassen in die Lösung ein.

Mundwasser: Halbflüssige Zubereitung, die auf Zahnfleisch, Rachen oder Mandeln angewendet wird. Mundwasser sind im allgemeinen antiseptisch, oft adstringierend und abschwellend.

Öl: Die ausgepreßten Früchte und Samen zahlreicher Pflanzen ergeben Pflanzenöl, das aber nicht mit den anderen Pflanzenölen wie Lavendelöl, Pfefferminzöl, usw., die trotz ihrer Bezeichnung keine Öle, sondern Essenzen sind, verwechselt werden darf. Läßt man Wurzeln oder getrocknete Pflanzenteile in Öl ziehen, wird ein Heilöl gewonnen. Einige solcher Öle werden eingerieben, andere eingenommen.

Pflaster: Eine halbfeste Aufmachung, die sich der Form der Körperpartie, auf der sie angebracht wird, anpaßt. Pflaster haften besser als Salben. Sie enthalten Fette, Harze, manchmal auch Wachs.

Puder: Zur Gewinnung von Puder werden die getrockneten Pflanzen oder ihre aktiven Teile mit Hilfe eines Mörsers oder einer Mühle zerrieben. Puder kann zur Herstellung von Extrakten dienen, im Wasser aufgelöst oder der Nahrung beigefügt werden.

Saft: Durch einfaches Abtropfen des Pflanzensaftes oder durch Auspressen von Früchten, Blättern oder Stielen gewonnene Flüssigkeit.

Salbe: Cremiges Präparat, in dem die aktiven Substanzen im Fettkörper aufgelöst sind. Salben werden in die Haut eingerieben.

Shampoo: Flüssiges Haarwaschmittel. Einige Shampoos wirken antiseptisch und gegen Schuppen.

Sirup: Präparat, das eingenommen wird. Sirup wird mittels Aufguß oder Absud zubereitet, unter Zugabe von Zucker, manchmal auch Aromastoff.

Spülung: Einführen einer Flüssigkeit in die natürlichen Körperöffnungen (Ohren, Nase, Scheide, usw.), sei es auf direktem Wege oder mittels Kanüle oder Spritze. Die injizierte Flüssigkeit ist meistens ein zum Abkühlen gebrachter Aufguß oder Absud.

Umhüllung: Kompresse, die ein ganzes Körperglied oder eine Körperpartie umhüllt. Man benutzt dazu eine in die Heilmittellösung getränkte Gazebinde.

Warmer Umschlag: Eine Art Breiumschlag oder Kompresse, die nur wenige Augenblicke auf der Haut belassen wird.

Wein: Medizinalwein wird durch Ziehenlassen von Rinde, Wurzeln oder Blättern einzelner Pflanzenarten in Wein gewonnen. So entstehen Zimtwein, Chinarindenwein, Enzianwein, usw.

Die galenischen Präparate sind nach dem berühmten griechisch-römischen Arzt der Antike, Galen (Galenus, Galenos), benannt. Diese Arzneimittel verlangen eine besonders sorgfältige Zusammensetzung und Dosierung und können nur vom Apotheker oder einem Kräuterexperten hergestellt werden.

Alkoholdestillat: Durch Einlegen frischer Pflanzen in Alkohol gewonnene farblose Flüssigkeit, die anschließend destilliert wird. Karmeliter- oder Melissengeist sind solche magenstärkende und krampflösende Alkoholdestillate.

Alkoholischer Auszug: Durch Ziehenlassen frischer Pflanzen in Alkohol gewonnene gefärbte Flüssigkeit. Eingelegte Blätter färben die Flüssigkeit grün, eingelegte Wurzeln färben sie braun. Solche Flüssigkeiten lassen sich wegen der darin enthaltenen wirksamen Enzyme schlecht aufbewahren und müssen rasch verbraucht werden. Alkoholische Auszüge werden den Destillaten dann vorgezogen, wenn die wirksamen Pflanzensubstanzen weder Hitze noch Destillation vertragen.

Alkoholische Tinktur: Dabei werden heilkräftige Wirkstoffe in Alkohol aufgelöst. Die alkoholische Tinktur wird aus einem Teil Pflanzensubstanzen und fünf Teilen Alkohol zubereitet. Man kann die wirksamen Bestandteile auch durch Auslaugen (s. Extrakte) gewinnen.

Elixier: Pflanzen oder Pflanzenextrakte läßt man in einer Lösung ziehen, die vor allem Zucker und Alkohol enthält. Es gibt Elixiere, die aus Alkoholdestillaten, andere, die aus Medizinalwein hergestellt werden.

Extrakte: Lösungen, die einen Teil der wirksamen Pflanzensubstanzen enthalten. Zuerst wird die Pflanze getrocknet oder pulverisiert und dann in einem Lösungsmittel (Wasser, Alkohol, Äther), das ihr die wirksamen Substanzen entzieht, aufgelöst. Ein klassisches Beispiel für diesen Vorgang, das sogenannte Auslaugen, ist die Kaffeeherstellung. Wasserdampf oder kochendes Wasser wird durch die gemahlenen Körner gepreßt und die erhaltene Lösung anschließend zum Verdampfen gebracht, bis die gewünschte Konzentration erreicht ist. Man unterscheidet zwei Arten von Extrakten, nämlich flüssige und weiche.

Zur Gewinnung flüssiger Extrakte wird mit dem Verdampfen der Lösung abgebrochen, wenn eine schwache Konzentration erreicht ist. Bei weichen Extrakten verdampft die Lösung zu einer stärkeren Konzentration als beim flüssigen Extrakt und ergibt einen weichen, breiartigen Rückstand. Auf diese Weise wird manchmal in Südamerika Kaffee hergestellt und getrunken.

Honigpräparat: Salbenartige Flüssigkeit, die man durch Einlegen von Pflanzen in Honig oder durch Mischen von Honig und einem wässerigen Pflanzenauszug erhält. Rosenhonig z. B., den man als Gurgelmittel verwendet oder mit dem man den Rachen bepinselt, erhält man, indem Honig ein Aufguß von Essigrosenkronblättern beigegeben wird.

Intrakt: Eine besondere Art eines Pflanzenextraktes, der auf physikalisch-chemischem Weg erzeugt wird. Zu seiner Herstellung werden frische, in Wasser- oder Alkoholdampf stabilisierte und anschließend im Vakuum getrocknete Pflanzen verwendet. Die so stabilisierten Pflanzen behalten während längerer Zeit alle ihre

Eigenschaften. Sie werden dann, wie gewöhnliche Arzneien, in Wasser oder Alkohol getränkt, die erhaltene Lösung wird dann zum Verdampfen gebracht. Das fertige Präparat, das die Eigenschaften der frischen Pflanze besitzt, wird Intrakt genannt.

Mixtur: Eine Mischung heilkräftiger Flüssigkeiten von gleicher Wirkung, wobei jeder einzelne Pflanzenwirkstoff die Wirkung des anderen Stoffes verstärkt. Man mischt dafür Pflanzen mit gleichen Eigenschaften; so kann eine krampflösende Mixtur sowohl Arzneibaldrian als auch Orangenblüten und Gemeine Schafgarben enthalten.

Paste: Eine Mischung von weicher Konsistenz aus Zucker und Arabischem Gummi, der man je nach erwünschter Wirkung heilkräftig wirksame Substanzen beifügt.

Pomade: Dicke Creme, in der die wirksamen Substanzen in Fettkörpern gelöst sind, um sie besser auf der Haut verteilen zu können.

Wasserdestillat: Durch Ziehenlassen von frischen und getrockneten Pflanzen in Wasser und anschließend durch Destillieren gewonnene Flüßigkeit. Ein Beispiel hierfür ist Rosenwasser.

Wässeriger Auszug: Diese Lösung wird durch Auflösen einer Heilsubstanz in Wasser gewonnen. Ein Beispiel ist Orangenblütenwasser, weil die Essenz aus diesen Blüten wasserlöslich ist.

Maßtabelle

	Inhalt in ml	Pflanzengewicht in g	Wassergewicht in g	Sirupgewicht in g	Ölgewicht in g
1 Kaffeelöffel	5	3	5	6,5	4,5
1 Dessertlöffel	10	5	10	13	9
1 Eßlöffel	15	10	15	20	13,5
1 Likörglas	30				
1 kleines Glas	70				
1 Normalglas	150				
1 Tasse	150				
1 Schale	200				

1 Gramm wäßrige Flüssigkeit: 20 Tropfen
1 Gramm alkoholische Flüssigkeit: etwa 50 Tropfen
1 Gramm ölige Flüssigkeit: etwa 50 Tropfen
1 Messerspitze Pflanzenpulver: 1 Gramm

1 Prise einer getrockneten Pflanze: 2–3 Gramm
1 Handvoll getrocknete Pflanzen: 45–50 Gramm
1 gute Handvoll: 70 Gramm

Handbuch der Gesundheit

Der irischen Legende nach wuchsen auf dem Grab Miahs, Sohn des Medizingottes Diencecht, 365 Heilpflanzen – eine Zahl, die der Anzahl der Gelenke und Nerven Miahs entsprochen haben soll. 365 Tage zählt auch das Jahr; wir haben deshalb versucht, das Kapitel «Handbuch der Gesundheit» so zu gestalten, daß die darin enthaltenen pflanzlichen Zubereitungen, je nach persönlichem Bedürfnis und der zur Verfügung stehenden Zeit, das ganze Jahr hindurch hergestellt werden können.

Die großen Flüssigkeitsmengen werden am besten im voraus zubereitet, damit die empfohlenen Dosierungen während des Tages verfügbar sind. In den meisten Fällen wurde die Menge der Heilpflanzen auf 1 Liter Flüssigkeit berechnet; ist aber die vorgeschriebene Dosierung z. B. auf 1 Tasse täglich beschränkt, muß der Anteil der Pflanzen entsprechend reduziert werden.

Die Dosierung pro 1 Liter Wasser entspricht den Bedürfnissen eines etwa 24jährigen Erwachsenen mit einem Körpergewicht von 70 kg. Für ein 12jähriges Kind wird die Dosis halbiert, für ein 6jähriges Kind wird sie auf ein Viertel der angegebenen Menge reduziert. Es ist nicht ratsam, die Dosis zu erhöhen. Die Pflanzen selbst helfen uns dabei, dies zu verhindern, indem sie in höherer Konzentration oft einen eigentümlichen Geruch oder unangenehmen Geschmack annehmen. Die meisten Teezubereitungen (Aufgüsse) werden warm, bitter schmeckende Kräutertees dagegen mit Vorteil kalt getrunken. Es gibt eine Reihe wohlriechender und schmackhafter Pflanzen, die dazu beitragen können, den unangenehmen Geschmack anderer Pflanzen zu mildern oder zu überdecken. Zu diesen Pflanzen gehören vor allem: Echte Engelwurz, Anis, Basilikum, Koriander, Hundsrose, Wilder Fenchel, Gartenmajoran, Melisse, alle Minzenarten, Echte Schlüsselblume, Süßholz, Rosmarin, Dost, Echter Salbei, Thymian, Lindenblüten, Zitronenstrauch, Vanille sowie Orangen und Zitronen. Man darf dabei aber nicht vergessen, daß die Orangen- und Zitronenschalen in der Wachstumsperiode oft chemisch behandelt werden und sich deshalb für den innerlichen Gebrauch nicht eignen.

Zum Gebrauch des Handbuchs der Gesundheit

Die alphabetisch aufgeführten Stichwörter der gesundheitlichen Störungen oder der zu behandelnden Körperteile oder -organe sind halbfett gedruckt.

Die Zubereitungen sind jeweils in innerliche und äußerliche Anwendung unterteilt.

Halbfett gedruckte, kleine Titel verweisen auf spezielle Anwendungsbereiche.

Nach dem Zeichen ● folgen Dosierung und Einnahmezeit einer Pflanzenzubereitung.

Die nach dem Zeichen ★ erwähnte Einnahmeart gilt jeweils für die im folgenden aufgeführten Zubereitungen.

Es ist ratsam, sich vor einer Zubereitung zu vergewissern, ob bei der Verwendung der Pflanze Vorsicht geboten ist. Das Kapitel «Wilde und verwilderte Pflanzen» gibt darüber Auskunft (siehe das Zeichen ⊖ im Kasten).

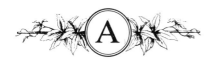

Abszeß Ansammlung von Eiter auf der Hautoberfläche, meist begleitet von einer Entzündung der umgebenden Hautpartie. Heilpflanzen fördern den Reifungsprozeß des Abszesses und damit die Entleerung der Eiterbeule; die Funktion der Pflanzen ist es aber auch, die Entzündung zum Abklingen zu bringen und die Ausheilung der Wunde zu beschleunigen.

ÄUSSERLICH
Zur Reifung des Abszesses und zur Schmerzlinderung
★ Die folgenden Zubereitungen werden alle 2 bis 3 Stunden erneuert und mit einem Verband fixiert: ● In frischem Knoblauchsaft getränkte Kompresse ● Kompresse aus gekneteten Brotkrumen

und frischem Lauchsaft ● Breiumschlag aus folgenden frischen Pflanzen: zerdrückte Blätter von Waldmeister, Hanf, Nachtviolen, Schwarzem Holunder oder Huflattich, geschabte Möhren (Karotten), Wurzel des Echten Eibisch oder des Guten Heinrich, reife zerquetschte Oliven ● Breiumschlag aus zerdrückten Kohlblättern, die im Wundbereich zunächst eine Wärmeentwicklung auslösen; läßt diese nach, müssen die Kohlblätter ersetzt werden. Die Behandlung so lange wiederholen, bis die Entzündung abgeklungen ist ● Breiumschlag aus zerstoßenen Blättern des Schwarzen Holunders, mit Salz oder Essig vermischt ● Breiumschlag aus im Wasser gekochten und anschließend zerquetschten Blättern einer der folgenden Pflanzen: Mangold, Quendelseide, Wilder Fenchel, Linsen oder Sauerampfer ● Breiumschlag aus gekochten Zwiebeln, Winterzwiebeln oder Rhabarberstengeln, die 25 Minuten lang in Wasser gekocht wurden ● Breiumschlag der Kleinblütigen Königskerze, in Milch gekocht ● Breiumschlag aus getrockneten halbierten, in Milch gekochten Feigen ● In einer Pfanne Wurzeln und frische Blätter der Wilden Malve erhitzen und vor dem Auflegen auf den Abszeß zerreiben ● Breiumschlag aus Mehl: dabei 60 g auf einen Liter Wasser kochen, bis ein Brei entsteht; zwischen zwei Tüchern möglichst warm auf den Abszeß auflegen ● Breiumschlag aus Leinsamen, dem eine Handvoll Bittersüßer Nachtschatten beigefügt werden kann ● Breiumschlag aus Gerstenkörnern.

Zur beschleunigten Heilung und Vernarbung der Hautoberfläche nach Entleerung des Abszesses
★ Verband, der täglich erneuert wird: ● Auflegen von frischen Blättern der Großen Klette ● Kompressen aus einem Betonienabsud: 60 g getrocknete Wurzeln und Blätter 15 Minuten lang in 1 Liter Rotwein kochen, erkalten lassen und filtrieren ● 50 g frische Blätter der Betonie in wenig Wasser 10 Minuten kochen und auf den Abszeß auflegen.

Akne Eine von den Talgdrüsen ausgehende Hauterkrankung. Im Zentrum eines Pickels oder Knötchens befindet sich ein Haar. Akne kann im Gesicht, auf dem Rücken oder auf der Brust auftreten. Sehr oft werden die befallenen Hautstellen infiziert.

INNERLICH
● Mahlzeiten mit frisch gepflückten Pflanzen und Früchten bereichern, etwa Echter Brunnenkresse, Petersilie, Rettich, Tomaten, Kohlsaft; dreimal wöchentlich 1/2 Glas ● Gekochter Spinat ● Besonders zu empfehlen ist eine jährliche Traubenkur, bei der während 3 Wochen 250 g Trauben das Frühstück und 500 g Trauben das Abendessen ersetzen.

★ Zwischen den Mahlzeiten täglich 3 Tassen, davon 1 Tasse auf nüchternen Magen: ● Aufguß der Gemeinen Schafgarbe: 20 g getrocknete Blüten oder Blätter auf 1 Liter siedendes Wasser, 10 Minuten ziehen lassen ● Absud der Großen Klette: 50 g frische Wurzeln auf 1 Liter Wasser, 15 Minuten kochen lassen ● Wegraukenaufguß: 40 g blühende Sproßspitzen auf 1 Liter siedendes Wasser, 20 Minuten ziehen lassen.

★ Täglich 2 Tassen, je eine Tasse morgens und abends: ● Absud der Wilden Karde: 50 g getrocknete Wurzeln auf 1 Liter Wasser, 10 Minuten kochen lassen ● Sauerampferaufguß: 20 g Blätter oder 40 g Wurzeln auf 1 Liter siedendes Wasser, 10 Minuten ziehen lassen ● Schwarzdornaufguß: 30 g Blüten auf 1 Liter siedendes Wasser, 10 Minuten ziehen lassen.

★ Während 3 Wochen jeden Morgen eine Schale auf nüchternen Magen: ● Absud von Bittersüßem Nachtschatten: 5 g zerschnittene Stengel auf 1 Liter Wasser, 3 Minuten kochen, 5 Minuten ziehen lassen; Dosierung ständig erhöhen, bis in der dritten Woche die Menge von 10 g auf 1 Liter erreicht wird ● Aufguß von Wildem Stiefmütterchen: 50 g getrocknete Blüten und Blätter gemischt auf 1 Liter siedendes Wasser, 10 Minuten ziehen lassen.

ÄUSSERLICH
★ Die nicht aufgeschürften Hautstellen zweimal täglich mit einem Leinentüchlein betupfen, getränkt in: ● Arnikaabsud: 30 g Blüten auf 1 Liter Wasser, 4 bis 5 Minuten kochen lassen ● Konzentrierten Absud der Großen Klette: 150 g frische Wurzeln auf 1 Liter Wasser, 20 Minuten kochen lassen.

★ Die von Akne befallenen Hautpartien zweimal täglich betupfen mit: ● Frischem Kohlsaft ● Wacholderabsud: 50 g Holzspäne von jungen Zweigen auf 1 Liter Wasser, 15 Minuten kochen lassen ● Salatabsud: 100 g Blätter auf 1 Liter Wasser, 10 Minuten kochen lassen ● Aufguß von Wildem Stiefmütterchen: 50 g getrocknete Blüten und Blätter auf 1 Liter Wasser, 10 Minuten ziehen lassen ● Absud von Echtem Seifenkraut: 100 g getrocknete Wurzeln auf 1 Liter Wasser, 10 Minuten kochen lassen ● Die getrockneten Blätter einer der Wegericharten beschleunigen das Austrocknen und Verheilen der befallenen Hautstellen. ● Dem Toilettenwasser einen Suppenlöffel Lavendelessig beifügen, hergestellt aus blühenden Sproßspitzen des Echten Lavendels, die 8 Tage lang in 1 Liter weißen Essig eingelegt und anschließend filtriert werden.

Albuminurie Ausscheidung von Eiweiß im Harn. Das Eiweiß wird sichtbar, wenn dem Urin im Reagenzglas einige Tropfen Essigsäure beigegeben werden und sich zwischen den beiden Flüssigkeiten ein grauer Ring bildet.

INNERLICH

★ Der frische Saft von: ● Stachelbeeren: dreimal täglich 100 g; ein Quantum auf nüchternen Magen ● Kanadischem Berufkraut: täglich 3 Suppenlöffel ● Zum Abendessen Salat, vermischt mit einer großen, rohen, gehackten Zwiebel oder Winterzwiebel.

★ Zubereitungen: ● Absud von Echtem Sellerie: 25 g getrocknete Wurzeln auf 1 Liter Wasser, 10 Minuten kochen, 10 Minuten ziehen lassen; täglich 3 Tassen ● Heidekrautabsud: Blüten und Blätter, wenn möglich frisch, sonst getrocknet; 40 g auf 1 Liter Wasser, 10 Minuten kochen lassen, im Verlauf von 24 Stunden einnehmen ● Saubohnenabsud: 100 g grüne Hülsen auf 1 Liter Wasser, 10 Minuten kochen, 5 Minuten ziehen lassen; täglich 2 Tassen ● Mistelaufguß: 10 g frische Blätter auf 1 Liter heißes, aber nicht siedendes Wasser, im Verlauf von 24 Stunden trinken ● Gartenbohnenabsud: 40 g getrocknete Hülsen auf 1 Liter Wasser, 10 Minuten kochen, 45 Minuten ziehen lassen, filtrieren; während 10 Tagen täglich 5 Gläser ● Maisabsud: 30 g Maisnarben auf 1 Liter Wasser, 5 Minuten kochen lassen; alle 2 Stunden 1/2 Glas trinken ● Aufguß von Bittersüßem Nachtschatten: 10 g junge, getrocknete Zweige auf 1 Liter siedendes Wasser, 30 Minuten ziehen lassen; 1/2 Liter bis zu 4mal täglich, davon einmal morgens auf nüchternen Magen ● Feldmannstreuabsud: eine kleine Handvoll getrocknete Wurzeln auf 1 Liter Wasser, 5 Minuten kochen; im Verlauf von 48 Stunden zwischen den Mahlzeiten trinken ● Aufguß von Ausgebreitetem Glaskraut: 30 g der frischen Pflanze auf 1 Liter siedendes Wasser, 10 Minuten ziehen lassen; täglich 4 Tassen ● Aufguß von 10 g Ausgebreitetem Glaskraut und 10 g Ackerschachtelhalm auf 1 Liter siedendes Wasser; täglich 4 Tassen ● Aufguß von Kleinem Habichtskraut: 100 g der Pflanze (Blätter, Stengel, frische Wurzeln) auf 1 Liter siedendes Wasser, mindestens 20 Minuten ziehen lassen; täglich 2 oder 3 Tassen zwischen den Mahlzeiten ● Lauchaufguß: 3 g Samen in 50 ml siedendem Weißwein, 10 Minuten ziehen lassen ● Auszug von Echter Goldrute: eine Fingerspitze der getrockneten, pulverisierten Pflanze auf 1 Glas Weißwein, 12 Stunden ziehen lassen, filtrieren ● Winterlindenabsud (zehntägige Kur): 1 Handvoll fein geschnittenes Lindenholz auf 1 Liter Wasser, 10 Minuten kochen, 1 Stunde ziehen lassen; im Verlauf von 48 Stunden, ohne neu aufzuwärmen, trinken.

Alkoholmißbrauch Durch übermäßigen Alkoholgenuß hervorgerufene akute Erscheinungen (Trunkenheit) und chronische Erkrankungen (Zirrhose, Verdauungsstörungen, nervöse Störungen, Schlafstörungen), die durch pflanzliche Zubereitungen gemildert werden können. Das einzig wirksame Heilmittel ist allerdings nur völliger Alkoholentzug.

INNERLICH

Gegen Folgeerscheinungen von Alkoholmißbrauch
● Eine der besten Zubereitungen ist der Aufguß von getrockneten Eicheln: 1 Fingerspitze pulverisierte Eicheln auf 1 Tasse kochendes Wasser; 1 Tasse nach den beiden Hauptmahlzeiten ● Saft von rohem Kohl: täglich 1 Glas ● Passionsblumenaufguß: 20 g getrocknete Blütenknospen auf 1 Liter siedendes Wasser, 10 Minuten ziehen lassen, abseihen; täglich 3 Tassen, davon 1 Tasse am Abend vor dem Schlafengehen ● Petersilienaufguß: 2 g Samen zu jeder der beiden Hauptmahlzeiten ● Petersilienabsud: 50 g Blätter mit einem Stück Orangen- und Zitronenschale auf 1 Liter Wasser, während 15 Minuten auf kleinem Feuer bis zur Hälfte verdampfen lassen, in einer Flasche aufbewahren; 1 Kaffeelöffel vor dem Schlafengehen ● Absud einer Mischung von je 10 g Spanischem Pfeffer und Rippen von Rhabarberblättern auf 1 Liter Wasser, 3 Minuten kochen, über Nacht stehen lassen; täglich 2 Tassen ● Lauchabsud: 6 Stengel auf 1 Liter Wasser, 1 Stunde kochen lassen; täglich 3 Tassen ● Auszug von Zwiebeln oder Winterzwiebeln: 500 g zerquetschte rohe Zwiebeln auf 1/2 Liter Milch, während 24 Stunden stehen lassen; 3mal täglich 1 Likörglas.

Alpdrücken Siehe Schlaf.

Altern Pflanzen können, wenn sie einen regelmäßigen Bestandteil der Ernährung bilden, den Alterungsprozeß wohl etwas verlangsamen, sie können ihn aber nicht verhindern.

INNERLICH

● Viele frische Früchte, grünes Gemüse und Getreide essen. Sie alle haben eine gute Wirkung, ganz besonders aber Aprikosen, Saathafer, Möhren (Karotten), Feigen, Orangen und Trauben.
● Sanddornsaft: die reifen Früchte im Oktober ernten, zerdrücken, den Saft ab-

seihen, die Hälfte seines Gewichtes an Zucker beifügen, 20 Minuten kochen lassen, in einem hermetisch verschlossenen Einmachglas aufbewahren ● Häufig Eschentee trinken: Aufguß von 40 g getrockneten Blättern auf 1 Liter siedendes Wasser ● Täglich Zuckertangpulver einnehmen: 2mal 1 g in 1 Eßlöffel Honig.

Anämie Verminderung der Bestandteile des Blutes, vor allem der roten Blutkörperchen. Ihre Ursachen können zum Teil sehr schwerwiegender Natur sein. Die ernährungsbedingte Anämie wird durch mangelnde Zufuhr von lebenswichtigen Stoffen ausgelöst, wie Proteine, Eisen, Vitamine, usw. Diese Mangelerscheinungen können zum Teil durch Pflanzen kompensiert werden. Bei Anämie ist jedoch unbedingt eine ärztliche Diagnose erforderlich.

INNERLICH

★ Täglich rohe Pflanzen als Nahrungsergänzung: 50 g geraspelten Spargel oder Spargelsaft; 100 g geschabte Rote Rüben oder 50 ml Rübensaft; 100 g Möhren (Karotten) oder 100 ml Karottensaft; 100 g Guter Heinrich, gehackt oder 50 ml seines Saftes; 100 g Wegwartensaft; 200 g Saft von Rotkohl oder Kohl, unter Beigabe einiger Tropfen Zitronensaft (1 Suppenlöffel 20 Minuten vor jeder Mahlzeit); 100 g gehackter Spinat oder 50 ml Spinatsaft; 100 g gehackte Große Brennesseln; 20 g gehackte Petersilie.

● Sehr zu empfehlen sind auch Aprikosen, Süßmandeln, rohe oder gekochte Sauerkirschen, Äpfel, Trauben und Weizenkeime; letztere werden über Nacht eingeweicht, dann in einen Teller geschichtet, befeuchtet und nach 2 oder 3 Tagen konsumiert: 1 Suppenlöffel pro Tag.

★ Täglich einnehmen: ● Eberrautenaufguß: 40 g auf 1 Liter siedendes Wasser, 15 Minuten ziehen lassen; 1 Tasse nach den Mahlzeiten ● Bockshornkleeabsud: 50 g Samen auf 1 Liter Wasser, 15 Minuten kochen lassen; 1 Tasse am Morgen ● Gemahlene Bockshornkleekörner: 2 Kaffeelöffel in Konfitüre oder Honig eingerührt ● Absud von Gelbem Hohlzahn: 15 g der blühenden, frisch getrockneten Pflanze auf 1 Liter Wasser, 5 Minuten kochen, zudecken, 15 Minuten ziehen lassen; 3 Tassen ● Aufguß der Weißen Taubnessel: 25 g der getrockneten blühenden Sproßspitzen auf 1 Liter siedendes Wasser, 10 Minuten ziehen lassen; 2 Tassen zwischen den Mahlzeiten ● Vogelmierenabsud: 20 g der frischen Pflanze auf 1 Liter Wasser, 15 Minuten kochen lassen; 1 Glas vor jeder Mahlzeit ● Walnußbaumaufguß: 20 g Blätter auf 1 Liter siedendes Wasser, 15 Minuten ziehen

lassen; 1 Tasse vor den Mahlzeiten ● Absud der Großen Brennessel: 50 g getrocknete, zerkleinerte Blätter und Stengel auf 1 Liter Wasser, 5 Minuten kochen und 15 Minuten ziehen lassen; 2 Tassen ● Absud von Stumpfblättrigem Ampfer: 2 g pulverisierte Wurzeln, mit Honig vermischt oder in Stärkekapseln, da das Pulver sehr bitter ist; in vier Portionen ● Immergrünabsud: 30 g getrocknete Blätter auf 1 Liter Wasser, 1 Minute kochen und 15 Minuten ziehen lassen; 2 Tassen zwischen den Mahlzeiten ● Absud und Auszug von Meerrettich: 20 g Wurzeln auf 1 Liter Wasser, zum Kochen bringen, erkalten lassen, über Nacht einweichen; 2 Tassen zwischen den Mahlzeiten ● Aufguß von Echtem Thymian: 1 getrocknetes Zweiglein auf 1 Tasse stark siedendes Wasser, 10 Minuten ziehen lassen; 3 Tassen nach den Mahlzeiten, niemals vor dem Essen.

★ Weine, die im voraus zubereitet werden können; ein volles Likörglas davon vor den zwei Hauptmahlzeiten: ● Wein aus dem Gelben Enzian: 30 g getrocknete Wurzeln auf 1 Liter Weißwein, 10 Tage ruhen lassen, filtrieren ● Melissenwein: 20 g Blätter und Blüten auf 1 Liter Weißwein, aufkochen, dann erkalten lassen, abseihen ● Robinienwein: 20 g getrocknete Blüten in 1 Liter siedenden Rotwein geben, 15 Minuten ziehen lassen.

Angina Durch Bakterien verursachte Rötung und Entzündung des Rachens (Mandeln, Rachen, Gaumensegel, usw.). Sie äußert sich zuerst durch Schluckbeschwerden, Schmerzen und in vielen Fällen erhöhte Körpertemperatur. Wirksame Gurgelwasser lassen sich aus zahlreichen Pflanzen herstellen.

ÄUSSERLICH

★ Gurgelwasser: 1 Liter Flüssigkeit für 1 Tag vorbereiten, sorgfältig filtrieren und mit Honig süßen: ● Aufgüsse von: Weißdorn: 30 g Blüten, 10 Minuten ziehen lassen; Gemeinem Beinwell: 30 g Wurzeln, 12 Stunden stehen lassen; Ruprechtskraut: 15 g blühende Sproßspitzen, 15 Minuten ziehen lassen; Schwarzem Maulbeerbaum: 40 g getrocknete Blätter, 10 Minuten ziehen lassen ● Absud von: Gewöhnlichem Odermennig: 50 g getrocknete Blätter, 2 Minuten kochen und 5 Minuten ziehen lassen; Gewöhnlichem Frauenmantel: 100 g der Pflanze, 2 Minuten kochen und 10 Minuten ziehen lassen; Schwarzerle: 40 g Rinden, 15 Minuten kochen und 5 Minuten ziehen lassen; Schlangenknöterich: 60 g Wurzeln, 10 Minuten kochen lassen; der Großen Bibernelle: 50 g Wurzeln, 5 Minuten kochen lassen; der Kleinen Braunelle: 30 g frische Pflanzen, 5 Minuten kochen lassen; der Dornigen Hauhechel: 20 g getrocknete Wurzeln, 20 Minuten kochen und 10 Minuten ruhen lassen; Rapunzelglockenblume: 100 g geschnittene Wurzeln, 20 Minuten kochen lassen; Frauenhaarfarn: 100 g frische oder getrocknete Blätter, 30 Minuten kochen lassen; Stieleiche: 20 g Rinde, 5 Minuten kochen lassen; Waldgeißblatt: 20 g getrocknete Blätter, 10 Minuten kochen lassen; Walderdbeere und Himbeere: 50 g getrocknete Blätter, 10 Minuten ziehen lassen; Immergrün: 50 g Blätter, 3 Minuten kochen und 5 Minuten ziehen lassen; Birnbaum: 40 g getrocknete Blätter, 2 Minuten kochen und 15 Minuten ziehen lassen; Brombeeren: 50 g getrocknete Blätter, 10 Minuten kochen lassen; Echtem Seifenkraut: 100 g getrocknete Blätter, 10 Minuten kochen lassen; Gewöhnlichem Kreuzkraut: 30 g getrocknete Blätter, 5 Minuten kochen und 10 Minuten ziehen lassen; Liguster: 30 g getrocknete Blüten, 15 Minuten kochen lassen; Wolligem Schneeball: 10 g getrocknete Blätter, 5 Minuten kochen und 10 Minuten ziehen lassen; Sanikel: 30 g getrocknete Blätter auf 1 Liter Milch, 2 Minuten kochen und 5 Minuten ziehen lassen • Auszug von Kriechendem Günsel: 50 g getrocknete, blühende Sproßspitzen, 6 Stunden ruhen lassen • Quittenwein: 100 g Fruchtfleisch von Quitten in kleine Stücke schneiden, in 1 Liter Wein geben, mindestens 10 Tage ruhen lassen und dann filtrieren • Gerstenkaffee aus gerösteten und gemahlenen Gerstenkörnern ist ein ausgezeichnetes Gurgelmittel • Säfte, verdünnt mit der fünffachen Menge Wasser: frischer Selleriesaft oder Zitronensaft. • Breiumschlag von frischem gekochtem und gepfeffertem Lauch auf den Hals auflegen. • Mundwasser: Winterbohnenabsud: 100 g frische Blätter auf 1 Liter Wasser, 15 Minuten kochen, 15 Minuten ziehen lassen, abseihen, mit Honig süßen, einen Wattebausch darin tränken und den Rachen bestreichen.

INNERLICH

★ Täglich 3 Tassen: • Gänseblümchenaufguß: 60 g Blüten und Blätter auf 1 Liter siedendes Wasser, 10 Minuten ziehen lassen, zwischen den Mahlzeiten einnehmen • Essigrosen- oder Klatschmohnaufguß: 20 g getrocknete Kronblätter auf 1 Liter siedendes Wasser • Walderdbeer- und Himbeerabsud: 25 g getrocknete Blätter auf 1 Liter Wasser (die halbe Dosis für das Gurgelmittel verwenden), 5 Minuten kochen lassen • Sonnenblumentinktur: 3 g getrocknete Blätter während 10 Tagen in 30 ml 60prozentigem Alkohol ziehen lassen, filtrieren und in einem verschlossenen Fläschchen (beliebig lang) aufbewahren; 3- oder 4mal täglich 20 Tropfen in ein wenig Wasser.

Angst Zustand großer Unruhe und Sorge, begleitet von physiologischen Störungen, wie Zusammenziehen von Magen und Kehle, Beklemmung, dem Gefühl, keine Luft zu bekommen, erhöhter Pulsschlag und beschleunigtes Atmen.

INNERLICH
• Weißdornaufguß: 50 g Blüten auf 1 Liter siedendes Wasser, 1 Pflaume beifügen, 15 Minuten ziehen lassen; während einem Monat täglich 3 Tassen, davon 1 Tasse vor dem Schlafengehen • Schwarznesselaufguß: 40 g blühende Sproßspitzen auf 1 Liter siedendes Wasser; täglich 3 Tassen • Hagebuttenabsud: 30 g frische oder getrocknete, zerkleinerte Früchte der Hundsrose auf 1 Liter Wasser, 1 Stunde lang im kalten Wasser einweichen, dann zum ·Kochen bringen, 3 Minuten kochen und 15 Minuten ziehen lassen; täglich 1 Liter trinken • Aufguß von Gemeinem Hornklee: 40 g Blüten auf 1 Liter siedendes Wasser, zudecken, 10 Minuten ziehen lassen; während 10 Tagen täglich 1 Tasse nach den beiden Hauptmahlzeiten • Gartenmajoranaufguß: 50 g getrocknete Blüten und Blätter auf 1 Liter siedendes Wasser, 10 Minuten ziehen lassen; täglich 3 Tassen, davon 1 Tasse vor dem Schlafengehen • Immenblattaufguß: 50 g der getrockneten Pflanze auf 1 Liter siedendes Wasser; täglich 3 Tassen • Passionsblumenaufguß: 30 g getrocknete Blütenknospen auf 1 Liter siedendes Wasser, zudecken, 15 Minuten ziehen lassen; täglich 2 Tassen, davon 1 Tasse vor dem Schlafengehen • Winterlindenaufguß: 20 g Blüten auf 1 Liter siedendes Wasser, 10 Minuten ziehen lassen, abseihen, sofort trinken • Arzneibaldrianauszug: 100 g frische Wurzeln während 12 Stunden in 1 Liter kaltes Wasser legen; täglich 2 kleine Tassen.

Siehe auch: Bad.

Appetit Das Bedürfnis, Nahrung zu sich zu nehmen. Im Gegensatz zum Hunger – eine physiologische Erscheinung, die, wenn der Hunger nicht gestillt wird, schnell in Magenschmerzen umschlagen kann – ist der Appetit nur der Wunsch nach Nahrungsaufnahme. Übermäßiger Appetit äußert sich im Wunsch, übertriebene Mengen von Nahrung aufzunehmen; Appetitlosigkeit nennt man Anorexie.

INNERLICH
Zur Appetitzügelung
• Kalter Arzneibaldrianauszug: 25 g frische Wurzeln eine Nacht lang in $1/4$ Liter Wasser einlegen; 10 Minuten vor den beiden Hauptmahlzeiten 1 Glas kalt trinken.

APPETIT

Gegen Appetitlosigkeit

● Wermutwein: 40 g getrocknete Blüten und Blätter in 60 ml 28prozentigen Branntwein geben, 1 Liter guten Weißwein beifügen, 1 Woche ruhen lassen, abseihen und in eine Flasche abfüllen; 1 kleines Glas vor jeder der beiden Hauptmahlzeiten ● Wein von Gemeinem Beifuß: 50 g getrocknete, blühende Sproßspitzen während 30 Tagen in 1 Liter Wein einlegen, abseihen; 1 kleines Glas vor jeder Mahlzeit ● Wein aus Römischer Kamille: 50 g Blüten während 30 Tagen in 1 Liter Wein einlegen und ziehen lassen, abseihen; 1 kleines Glas vor jeder der beiden Hauptmahlzeiten ● Wein von Echtem Tausendgüldenkraut: 60 g getrocknete Wurzeln, in Stückchen geschnitten, in 1 Liter siedenden Wein einlegen, 30 Minuten stehen lassen, abseihen, in einer verschlossenen Flasche aufbewahren; 1 Gläschen vor jeder Mahlzeit trinken ● Benediktenkrautwein: 30 g blühende Sproßspitzen in 1 Liter kochenden Wein einlegen; 1 Likörgläschen vor jeder der beiden Hauptmahlzeiten ● Wacholderwein: In einem Fäßchen 1 kg Wacholderbeeren in 20 Liter Wasser einen Monat lang ziehen und gären lassen, abziehen und in verschlossenen Flaschen aufbewahren; 1 Glas vor jeder Mahlzeit ● Wein aus Gelbem Enzian: 40 g getrocknete und zerkleinerte Wurzeln während 12 Tagen in 1 Liter gutem Weißwein ziehen lassen, auspressen und in einer verschlossenen Flasche aufbewahren; 1 Glas vor jeder Mahlzeit ● Wein aus Echtem Gamander: 40 g getrocknete blühende Sproßspitzen in 1 Liter kochendem Wein 15 Minuten ziehen lassen, auspressen und in einer verschlossenen Flasche aufbewahren; 1 Gläschen vor jeder Mahlzeit ● Roter Johannisbeerwein: 100 g junge Schößlinge während 20 Minuten in 1 Liter gut siedendem Wein ziehen lassen, abseihen; 1 Glas vor jeder Mahlzeit ● Wein aus Gemeinem Andorn: 50 g getrocknete Blätter und blühende Sproßspitzen während 2 Wochen in 1 Liter gutem Weißwein ziehen lassen, abseihen; 1 Gläschen vor den beiden Hauptmahlzeiten ● Melissenwein: 20 g blühende Sproßspitzen in 1 Liter Weißwein 3 Minuten kochen lassen; 3mal täglich 3 Suppenlöffel ● Fieberkleewein: 10 g frische Blätter 10 Minuten in 1 Liter siedendem Rotwein ziehen lassen; 2 Eßlöffel vor jeder Mahlzeit ● Immergrünwein: 50 g getrocknete Immergrünblätter und 20 g Blüten der Römischen Kamille in 1 Liter Rotwein 10 Tage ziehen lassen, abseihen; 1 Gläschen vor jeder Mahlzeit ● Rhabarberwein: 100 g getrocknete und in Stücke geschnittene Wurzeln 8 Tage in 100 ml 28prozentigem Branntwein ziehen lassen; in ein anderes Gefäß 100 g Zucker in 1 Liter Rotwein geben, 10 g Süßorangenschalen beifügen, dann beide Zubereitungen mischen, die Orangenschalen herausnehmen, 8 Tage ziehen lassen, abseihen und in einem verschlossenen Glas aufbewahren; 1 Likörglas vor den Mahlzeiten ● Aufguß von Echter Engelwurz: 50 g Samen auf 1 Liter siedendes Wasser, 15 Minuten ziehen lassen, abseihen, mit Honig süßen; 1 Tasse vor den beiden Hauptmahlzeiten ● Likör der Echten Engelwurz: 40 g frische, in Stücke geschnittene Stengel während 6 Tagen in 1 Liter 28prozentigem Alkohol ziehen lassen, 1 Pfund Zucker und 1 Liter Wasser beifügen, nochmals 1 Woche an einem kühlen Ort ziehen lassen, filtrieren und in Flaschen abfüllen; 1 Gläschen vor jeder der beiden Hauptmahlzeiten ● Orangen- und Zitronenlikör: 200 g Schalen von bitteren Orangen und 200 g nicht chemisch behandelten Zitronen während 10 Tagen in 1 Liter 28prozentigem Alkohol ziehen lassen, ausdrücken und dann filtrieren, 1 kg Zucker beifügen und in verschließbare Flaschen abfüllen; 1 Gläschen vor den Mahlzeiten.

Zur Appetitsteigerung

● Absud von Echtem Alant: 15 bis 25 g getrocknete Wurzeln auf 1 Liter Wasser, 5 Minuten kochen lassen ; 1 Tasse vor jeder Mahlzeit ● Eberrautenaufguß: 10 g getrocknete blühende Sproßspitzen und Blätter auf 1 Liter siedendes Wasser; 1 Tasse vor den Mahlzeiten ● Wegwartenaufguß: 20 g getrocknete Blätter auf 1 Liter siedendes Wasser; täglich 2 Tassen ● Silberwurzabsud: 20 g getrocknete und zerkleinerte Blätter auf 1 Liter siedendes Wasser; täglich 2 Tassen ● Bockshornkleeaufguß: 20 g Samen auf 1 Liter siedendes Wasser; 1 Tasse vor jeder Mahlzeit ● Aufguß einer der Edelrauten: 2 g getrocknete blühende Sproßspitzen auf 1 Tasse siedendes Wasser, 15 Minuten ziehen lassen; 1 Tasse vor den Mahlzeiten ● Hopfenaufguß: 15 g getrocknete Zäpfchen auf 1 Liter siedendes Wasser, 10 Minuten ziehen lassen; 1 Tasse vor jeder der beiden Hauptmahlzeiten ● Meisterwurzaufguß: 15 g getrocknete Wurzeln auf 1 Liter siedendes Wasser; 10 Minuten ziehen lassen; 2 Tassen täglich ● Dostaufguß: 20 g getrocknete blühende Sproßspitzen auf 1 Liter siedendes Wasser, nicht länger als 2 Minuten ziehen lassen, abseihen; täglich 2 Tassen ● Absud von Waldehrenpreis, 80 g getrocknete blühende Sproßspitzen auf 1 Liter Wasser, 10 Minuten kochen lassen; täglich 2 Tassen ● Als Fleisch- und Fischgewürz: Sanddornbeeren, frische Minzenblätter ● Als Speisezutat: Knoblauch, in Essig ausgezogene Sauerdornfrüchte, Estragon, Petersilie, Spanischer Pfeffer, Safran, Feldthymian, Echter Thymian ● Als Vorspeise: Echte Brunnenkresse, Gartenkresse, Meerrettich, Tomaten ● Sauerampferabsud: 30 g Blätter in 1 Liter Wasser gekocht ● Als Gemüse: Sellerie ● Als Salatbeigabe: in Essig eingelegte Blüten der Kapuzinerkresse ● Als Gewürz: junge, in Essig eingelegte Blätter von Feldmannstreu ● Stachelbeersaft: täglich 2 Gläser, davon 1 Glas morgens auf nüchternen Magen.

Appetitlosigkeit Siehe Appetit.

Arteriosklerose Es handelt sich dabei um eine chronische Erkrankung, die in der zweiten Lebenshälfte auftritt und das Altern des Gefäßsystems anzeigt. Sie befällt vor allem die Kranzarterien, die das Herz versorgen, sowie die Arterien der unteren Extremitäten. Die Arteriosklerose ist sehr oft eine Ursache schwerer Erkrankungen wie Herzinfarkt oder Gehirnthrombose.

INNERLICH
● Knoblauchabsud: 2 gereinigte, zerstoßene Knoblauchzehen in einer Tasse Milch 5 Minuten kochen lassen ● Absud von Gewöhnlichem Frauenmantel: 40 g getrocknete Blätter auf 1 Liter Wasser, 10 Minuten kochen und dann 10 Minuten ruhen lassen; täglich 3 Tassen zwischen den Mahlzeiten ● Artischockenabsud: 30 g Blätter auf 1 Liter Wasser, 10 Minuten kochen lassen ; täglich 2 Tassen ● Aufguß von Schwarzen Johannisbeeren: 50 g getrocknete Blätter auf 1 Liter siedendes Wasser, 15 Minuten ziehen lassen; während des Winters täglich 3 Tassen ● Täglich frischen Zitronensaft ● Aufguß von Gemeinem Erdrauch: 80 g getrocknete oder 40 g frische blühende Sproßspitzen auf 1 Liter siedendes Wasser, 10 Minuten ziehen lassen; während 8 Tagen pro Monat täglich 1 Tasse ● Mistelaufguß: 15 g frische Blätter auf 1 Liter siedendes Wasser; während 10 Tagen im Monat täglich 1 Liter ● Gartenbohnenabsud: 100 g getrocknete Hülsen während 10 Stunden in 1 Liter kaltem Wasser einweichen; täglich 4 Tassen; einen Monat lang während 3 Tagen pro Woche ● Gartenbohnenabsud: 100 g frische Hülsen in 1 Liter kaltes Wasser legen, zum Sieden bringen, 15 Minuten leicht kochen lassen; einen Monat lang während 3 Tagen pro Woche; täglich 4 Tassen ● Olivenbaumabsud: 40 g getrocknete Blätter auf 1 Liter Wasser, 10 Minuten leicht kochen lassen; täglich 2 Gläser ● Lauchbrühe: 4 in kleine Stücke geschnittene Stengel während 2 Stunden in 2 Liter nicht gesalzenem Wasser kochen; täglich 3 Tassen, davon 1 Tasse auf nüchternen Magen ● Mädesüßaufguß: 30 g blühende Sproßspitzen auf 1 Liter siedendes Wasser, vor dem Filtrieren 15 Minuten erkalten lassen; täglich 3 Gläser zwischen den Mahlzeiten ● Absud von Schwarzem Holunder: 50 g auf 1 Liter Wasser so lange kochen, bis die Hälfte verdampft ist; dreimal täglich trinken ● Frische Ananas, Roggen und Sojabohnen essen ● Im Haushalt Sonnenblumenöl verwenden ● Die Speisen mit Curry würzen, der sich aus Spanischem Pfeffer-, Koriander-, Kurkuma-, Ingwer-, Muskat-, Kardamom-, Zimt- und Nelkenpulver zusammensetzt.

ÄUSSERLICH
● Bäder mit Gewöhnlichem Blasentang.

Siehe auch: Bäder.

Arthritis Entzündung eines (Monoarthritis) oder mehrerer (Polyarthritis) Gelenke.

INNERLICH
● Als Vorspeise Rettiche mit den Blättern essen ● Frischer Saft des Kanadischen Berufkrautes: 3mal täglich 40 g.
★ Während 3 Wochen täglich 2 Tassen: ● Aufguß von Echtem Sellerie: 70 g auf 1 Liter siedendes Wasser, 10 Minuten ziehen lassen ● Osterluzeiaufguß: 15 g getrocknete Wurzeln auf 1 Liter siedendes Wasser, 15 Minuten ziehen lassen ● Süßkirschenabsud: 60 g Stiele auf 1 Liter Wasser, 10 Minuten kochen lassen ● Seifenkrautabsud: 10 g Wurzeln auf 1 Liter Wasser, 10 Minuten kochen lassen, anschließend sofort abseihen.

ÄUSSERLICH
★ Auf die schmerzende Stelle legen: ● Breiumschlag von frischen zerdrückten Rizinusblättern ● Breiumschlag der gekochten und zerquetschten Schmerwurz ● In einem Aufguß von Feldthymian getränkte Kompressen: 50 g blühende Sproßspitzen auf 1 Liter siedendes Wasser.

Asthenie Schwäche des Gesamtorganismus oder Schwächeerscheinung bei einer seiner Funktionen. Die Asthenie kann geistiger oder körperliche Natur (z. B. nach einer Grippeerkrankung) sein.

INNERLICH
★ Tägliche Zubereitungen: ● Aufguß von Gemeinem Erdrauch: 60 g getrocknete blühende Pflanze auf 1 Liter siedendes Wasser, 15 Minuten ziehen lassen; täglich 3 Tassen zwischen den Mahlzeiten, während 3 Monaten 1 Woche pro Monat ● Aufguß einer der Edelrauten: 1/2 Kaffeelöffel getrocknete Pflanze auf 1 Tasse siedendes Wasser; täglich 1 Tasse ● Pulver des Gelben Enzians: 1 g (= 1 Messerspitze) getrocknete und pulverisierte Wurzeln zusammen mit einem Löffel Honig 1mal täglich einnehmen ● Lorbeerbaumaufguß: 3 Blätter

auf 1 Tasse siedendes Wasser, 16 Minuten ziehen lassen; täglich 2 Tassen zwischen den Mahlzeiten ● Aufguß von Sumpfvergißmeinnicht: 20 g blühende Sproßspitzen auf 1 Liter siedendes Wasser; täglich 3 Tassen ● Aufguß von Winterbohnenkraut: 30 g getrocknete Pflanze auf 1 Liter siedendes Wasser; täglich 2 Tassen.

★ Kraftweine, die in gut verschlossenen Flaschen aufbewahrt werden müssen. Vor oder nach den Mahlzeiten 1 Likörgläschen voll: ● Wein aus der Echten Nelkenwurz: 30 g Wurzeln einen Tag lang in 1 Liter Süßwein ziehen lassen, filtrieren; vor den Mahlzeiten trinken ● Knoblauchgamanderwein: 40 g Blütenspitzen auf 1 Liter siedenden Wein, 15 Minuten ziehen lassen, filtrieren ● Salbeiwein: 100 g getrocknete Blätter während 10 Tagen in 1 Liter guten Rotwein einlegen, filtrieren; nach den Mahlzeiten trinken ● Rosmarin- und Salbeiwein: je 10 g Blätter von Rosmarin und Echtem Salbei, 1 Liter Rotwein und 1 Suppenlöffel Honig in einen Tontopf geben, im Wasserbad 30 Minuten erhitzen, ruhen und erkalten lassen, filtrieren; vor dem Essen einnehmen.

★ Gelees mit hohem Vitamin-C-Gehalt: ● Gelee aus Sanddornbeeren: Ausgereifte Beeren pflücken, 20 Minuten auf kleinem Feuer in wenig Wasser leicht kochen lassen, sieben oder zentrifugieren, den gleichen Gewichtsteil Zucker beifügen, erneut aufkochen lassen und unter Umrühren 30 Minuten leicht kochen lassen, in Gläser abfüllen und zudecken ● Hagebuttengelee: Die sehr reifen Früchte der Hundsrose pflücken, Wasser beifügen, bis die Früchte bedeckt sind, auf kleinem Feuer 30 Minuten kochen lassen, die Früchte ausdrücken, sieben oder zentrifugieren, dann das gleiche Gewicht Zucker und den Saft einer Zitrone beifügen, aufkochen und unter Rühren 30 Minuten kochen lassen, in Gläser abfüllen und verschließen ● Gelee aus Sauerdornfrüchten: Die reifen Früchte schneiden, Samen entfernen, Beeren mit Wasser bedecken, 20 Minuten kochen lassen, durchsieben oder zentrifugieren, den gleichen Gewichtsteil Zucker beifügen, unter ständigem Rühren erneut zum Aufkochen bringen, auspressen, in Gläser abfüllen und gut verschließen.

★ Saisonpflanzen: ● Als Speisegewürz: Basilikum, Estragon ● Als Salatkur: Wegwarte, Löwenzahn (mit den Köpfchen) ● Gehackte Zwiebeln oder Winterzwiebeln, roh, oder nachdem sie 1 Stunde lang in ein wenig Olivenöl eingelegt wurden, essen ● Roh essen: Möhren (Karotten), Kohl, Meerrettich, ausgereifte Tomaten, Aprikosen, Süßmandeln, Walderdbeeren, Himbeeren, Feigen, Nüsse, Äpfel, Trauben ● Gekocht essen: Saathafer, Rote Rüben, Weizen, Sellerie, Edelkastanien, Linsen, Rauke, Wiesenbocksbart, Echten Buch-

weizen, Sojabohnen ● Zitronensaft, mit gleicher Menge Wasser verdünnt.

ÄUSSERLICH
● Stärkende Bäder mit: Gartenmajoran; Rosmarin; Echtem Salbei; Winterbohnenkraut; Feldthymian.

Siehe auch: Bäder.

Asthma Asthmatiker können nur mühsam atmen. Anfälle von Atembeklemmung, die sogenannten Krisen, treten meist in der Nacht auf. Der Kranke kann die Atemluft nur mit großer Anstrengung aus der Lunge pressen; beim Einatmen entsteht ein Erstickungsgefühl.

INNERLICH
★ Tägliche Zubereitungen: ● Knoblauchabsud: 25 g Knoblauchzehen in 200 ml Milch 15 Minuten kochen lassen; warm trinken ● Aufguß einer Mischung von 25 g getrockneten Blättern vom Mexikanischen Teekraut und 20 g getrockneten Minzenblättern auf 1 Liter siedendes Wasser, 10 Minuten ziehen lassen; täglich 2 Tassen ● Aufguß von Echter Engelwurz: 10 g Samen auf 1 Liter siedendes Wasser; täglich 2–3 Tassen ● Haselwurzaufguß: 2–3 frische Blätter auf 1 Tasse siedendes Wasser ● Aufguß von Zweiährigem Meerträubel: 10 g getrocknete Blätter auf 1 Liter siedendes Wasser; 1 Tasse vor dem Abendessen ● Ysopaufguß: 30 g getrocknete blühende Sproßspitzen auf 1 Liter siedendes Wasser ● Veilchenwurzelabsud: 15 g Wurzeln und 15 g Süßholzwurzeln in 1 Liter Wasser 15 Minuten kochen und 15 Minuten ziehen lassen; täglich 2 Tassen, davon 1 Tasse am Abend ● Aufguß von Echtem Lavendel: 20 g getrocknete Blüten auf 1 Liter siedendes Wasser; täglich 3 Tassen ● Gundermannaufguß: 20 g getrocknete Pflanze auf 1 Liter siedendes Wasser, 10 Minuten ziehen lassen; im Laufe eines Tages trinken ● Aufguß von Gemeinem Andorn: 30 g getrocknete blühende Sproßspitzen auf 1 Liter siedendes Wasser, 10 Minuten ziehen lassen; 1 Tasse am Abend ● Aufguß der Kleinblütigen Königskerze: 20 g getrocknete Blüten auf 1 Liter siedendes Wasser, 10 Minuten ziehen lassen; täglich 3 Tassen zwischen den Mahlzeiten, davon 1 Tasse am Abend ● Waldkiefernaufguß: 30 g Knospen auf 1 Liter siedendes Wasser; täglich 3 Tassen ● Moorkreuzblumenabsud: 120 g getrocknete und zerkleinerte Wurzeln auf 1 Liter Wasser, 2 Minuten kochen, erkalten lassen, abseihen, mit Honig süßen; 1/2 Liter, verteilt auf den ganzen Tag ● Feldthymianaufguß: 120 g getrocknete Pflanze auf 1 Liter siedendes Wasser, ruhen und erkalten lassen; die ganze Menge sofort

trinken ● Arzneibaldrianaufguß: 50 g getrocknete und in Stücke geschnittene Wurzeln auf 1 Liter siedendes Wasser, zuckern; täglich 2 Gläser.
★ Weine, die auf Vorrat hergestellt werden können und in gut verschlossenen Flaschen aufbewahrt werden müssen: ● Melissenwein: 50 g getrocknete Pflanze während 48 Stunden in 1 Liter Weißwein einlegen; 1–2 Suppenlöffel pro Tag ● Aufguß einer der Wegericharten: 10 g Blätter auf 1 Liter siedendes Wasser, 10 Minuten ziehen lassen; täglich 2 Tassen.

ÄUSSERLICH
● Zigaretten aus getrockneten und zerriebenen Blättern von: Eukalyptus, Fieberklee, Rosmarin, Echtem Salbei, Huflattich ● Inhalationen mit Wilden Malven: 50 g Blüten und getrocknete Blätter auf 1 Liter Wasser, 10 Minuten kochen lassen.

Atem Durch Erkrankung der Verdauungs- oder Atemorgane sowie durch schlechten Zustand der Zähne kann ein unangenehmer Mundgeruch entstehen.

ÄUSSERLICH
★ Zum Kauen: Frische oder getrocknete Blätter von Minze, Pfefferminze, Melisse oder Esche.
★ Mundspülungen: ● Myrtenabsud: 20 g Blätter auf 1 Liter Wasser, 5 Minuten kochen lassen ● Süßholzwein: 100 g in Stücke geschnittene, getrocknete Wurzeln 10 Tage in 1 Liter Weißwein einlegen ● Absud von Echtem Thymian: 30 g auf 1 Liter Wasser, 3 Minuten kochen lassen.

INNERLICH
● Wacholderaufguß: 30 g Beeren auf 1 Liter siedendes Wasser, 10 Minuten ziehen lassen; 1 Tasse nach den Mahlzeiten.

Atemnot Siehe Lunge.

Atmung Siehe Lunge.

Augen und Sehen Die verschmutzte Luft in unseren Städten, ungenügende oder schlechte Beleuchtung oder zu langes Fernsehen können die Ursache von Augen- oder Augenlidentzündungen sowie von Sehstörungen sein. Das Auge, eines der wunderbarsten Organe und, nach Shakespeare, das «Fenster der Seele», ist äußerst empfindlich. Heilpflanzen helfen, unsere Augen klar und gesund zu erhalten.

ÄUSSERLICH
● In der Stadt sollte kein Leitungswasser für die Pflege der Augen und Augenlider verwendet werden. Empfehlenswert ist nur Quell- oder Regenwasser oder destilliertes Wasser.

Zur Erfrischung der Augen
★ 2mal täglich ein Augenbad mit: ● Absud von Echtem Eibisch: 30 g Wurzeln auf 1 Liter Wasser, 10 Minuten kochen lassen ● Absud von Wilden Malven: 40 g Blätter auf 1 Liter Wasser, 15 Minuten kochen lassen.
★ Folgende Lösungen können im voraus zubereitet werden: ● Aufguß: 10 g Kornblumen; 10 g Echter Steinklee; 20 g einer der Wegericharten auf 300 ml siedendes Wasser, 10 Minuten ziehen lassen, filtrieren und in verschlossenen Flaschen aufbewahren.

Lösungen für gerötete und müde Augen
★ Nach dem Augenbad auf jedes Auge eine Kompresse auflegen, die getränkt wurde in: ● Kornblumenaufguß: 40 g Blüten auf 1 Liter siedendes Wasser, 10 Minuten ziehen lassen ● Aufguß der Großen Bibernelle: 50 g der frischen Pflanze auf 1 Liter siedendes Wasser, 15 Minuten ziehen lassen ● Aufguß von Wildem Fenchel: 10 g Körner in einer Schale mit siedendem Wasser 10 Minuten ziehen lassen ● Himbeeraufguß: 20 g Blätter auf 1 Liter siedendes Wasser, 10 Minuten ziehen lassen ● Ruprechtskrautaufguß: 20 g blühende Sproßspitzen auf 1 Liter siedendes Wasser, 20 Minuten ziehen lassen ● Attichaufguß: 50 g Blüten auf 1 Liter siedendes Wasser, 15 Minuten ziehen lassen ● Aufguß von Echtem Steinklee: 40 g blühende Sproßspitzen auf 1 Liter siedendes Wasser, 10 Minuten ziehen lassen ● Sumpfvergißmeinnichtaufguß: 15 g blühende Sproßspitzen auf 1 Liter siedendes Wasser, 10 Minuten ziehen lassen ● Essigrosenaufguß: 20 g Kronblätter auf 1 Liter Wasser, 30 Minuten ziehen lassen ● Aufguß von Schwarzem Holunder, 50 g Blüten auf 1 Liter siedendes Wasser, 15 Minuten ziehen lassen und filtrieren.

Für einen strahlenden und klaren Blick
● In jedes Auge 1 Tropfen Zitronensaft einträufeln ● Die Augen mit der aus Feldulmen gewonnenen Flüssigkeit waschen.

Gegen entzündete Augenlider
● Auf die geschlossenen Augen frische, leicht zerdrückte Blätter der Echten Hauswurz auflegen.
★ Waschen der Augenlider mit: ● Aufguß der Schwarzen Johannisbeere: 50 g Blätter auf 1 Liter siedendes Wasser, 10 Minuten ziehen lassen ● Feldritterspornaufguß: 10 g Blüten in 1/2 Liter Wasser ● Winterlinden-

absud: 50 g getrocknete Blüten auf 1 Liter Wasser, 10 Minuten kochen lassen • Märzveilchenaufguß: 30 g Blätter auf 1 Liter siedendes Wasser, 10 Minuten ziehen lassen.

Gegen Augenringe oder «blaue Augen»
★ 20 Minuten lang Kompressen auflegen, getränkt in: • Aufguß von Römischer Kamille: 20 g Blüten auf 1 Liter siedendes Wasser, 5 Minuten ziehen lassen • Ysopaufguß: 50 g blühende Sproßspitzen und Blätter auf 1 Liter siedendes Wasser, 10 Minuten ziehen lassen • Feine, leicht zerdrückte Scheiben von rohen Kartoffeln auf die geschlossenen Augen schichten.

INNERLICH
Zur Verbesserung der Sehkraft bei Tage
★ Täglich 2 Tassen trinken: • Möhren-(Karotten-)absud: 50 g getrocknete und geschnittene Wurzeln auf 1 Liter Wasser, 15 Minuten kochen und 30 Minuten ziehen lassen.

Augenbindehautentzündung Entzündung der Bindehaut oder des «Weißen» im Auge.

ÄUSSERLICH
★ Augenbad: nicht mehr herstellen, als für eine einmalige, sofortige Anwendung gebraucht wird; sehr sorgfältig filtrieren: • Aufguß von Gewöhnlichem Frauenmantel: 150 g der ganzen, getrockneten Pflanze auf 1 Liter siedendes Wasser, 10 Minuten ziehen lassen • Kornblumenabsud: 30 g getrocknete Blüten auf 1 Liter kaltes Wasser, 15 Minuten kochen lassen • Aufguß der Römischen Kamille: 150 g getrocknete Blüten auf 1 Liter siedendes Wasser, 1 Stunde ziehen lassen • Augentrostabsud: 20 g getrocknete blühende Sproßspitzen auf 1 Liter Wasser, 10 Minuten kochen lassen • Aufguß von Echtem Steinklee: 50 g getrocknete blühende Sproßspitzen auf 1 Liter siedendes Wasser, 10 Minuten ziehen lassen • Immenblattaufguß: 50 g getrocknete Blüten auf 1 Liter siedendes Wasser • Aufguß von Sumpfvergißmeinnicht: 15 g getrocknete Blüten und Blätter auf 1 Liter siedendes Wasser • Aufguß einer der Wegericharten: 80 g getrocknete Blätter auf 1 Liter siedendes Wasser, 20 Minuten ziehen lassen.
★ Kompressen aus: • Gemeinem Knorpeltang: 20 g der getrockneten Pflanze in 1 Liter Wasser kochen, bis die Pflanzenteile weich sind • Walnußbaumabsud: 30 g frische Blätter auf 1 Liter Wasser, 5 Minuten kochen lassen • Süßholzaufguß: 100 g getrocknete und zerkleinerte Wurzeln auf 1 Liter Wasser, 1 Stunde ziehen lassen • Aufguß von roten Weinreben: 50 g getrocknete Blätter auf 1 Liter siedendes Wasser, 10 Minuten ziehen lassen • Breiumschlag von frischen, zerstoßenen Blättern der Echten Nelkenwurz auf die Augen legen.

Augenentzündung Diese Entzündung kann sich auf alle Teile des Auges erstrecken; sie beginnt oft mit einer Augenlid- oder einer Augenbindehautentzündung.

ÄUSSERLICH
• 2mal täglich ein Augenbad aus lauwarmem Augentrostabsud: 25 g der getrockneten, ganzen Pflanze auf 1 Liter Wasser, 10 Minuten kochen lassen • 2 Tropfen Gartenkerbel- oder Petersiliensaft 2mal täglich in jedes Auge träufeln.

Siehe auch: Augenbindehautentzündung, Augenlidentzündung.

Augenlid Siehe Ödem.

Augenlidentzündung Entzündung am Augenlidrand, wodurch die Haut, die Bindehaut, die Drüsen und die Wimpern in Mitleidenschaft gezogen werden können.

ÄUSSERLICH
★ Die Zubereitungen sorgsam filtrieren; die Augenlider mehrmals täglich waschen mit: • Augentrostabsud: 50 g der getrockneten Pflanze auf 1 Liter Wasser, 10 Minuten kochen lassen • Aufguß von Echtem Steinklee: 100 g getrocknete blühende Sproßspitzen auf 1 Liter Wasser, erkalten lassen, filtrieren, im Laufe des Tages aufbrauchen.

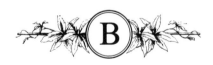

Bäder und Badetherapie Bäder mit Kräutern oder deren konzentrierter Lösung für den ganzen Körper, Füße, Hände oder ein Sitzbad werden in der Pflanzenheilkunde häufig angewendet. Sie werden durchweg warm, d. h. mit 32 Grad oder darüber, genommen. Sehr heiße Bäder ermüden stark und dürfen deshalb nicht länger als 20 Minuten dauern. Für ein Vollbad eines Erwachsenen benötigt man 500 g, für das eines großen Kindes, sofern keine anderen Vorschriften bestehen, 250 g Kräuter. Die Vorbereitung eines solchen Bades besteht aus zwei Etappen. Zunächst wird ein konzentrierter Aufguß oder Absud der Pflanze in 3 oder 4 Liter Wasser zubereitet, anschließend die erhaltene Flüssigkeit abgeseiht und erst kurz vor dem Bad dem Badewasser beigegeben. Hand- oder Fußbäder sind in den meisten Fällen ableitend, d. h. entzündungswidrig, oder dann hautreizend; Fußbäder beeinflussen auch die übermäßige Schweißabsonderung. Die meisten der in diesem Buch beschriebenen Pflanzen eignen sich für ein Bad; die hier getroffene Auswahl könnte somit erweitert werden.

Durch die Auflösung und Ausbreitung ihrer wirksamen Substanzen im warmen Wasser können die Kräuter ihre Eigenschaften gut entfalten. Die gegebenen Anleitungen müssen aber genau befolgt werden.

ÄUSSERLICH

Beruhigendes Bad
● Aufguß von: Weißdornblüten; Mutterkraut; Quittenbaumblättern; Blättern der Wilden Malve, der Melisse oder vom Walnußbaum; Lindenblüten.

Ableitendes Bad
● 500 g Senfmehl für ein Voll- oder 250 g für ein Teilbad: in kaltes Wasser einrühren und dem Bad beifügen.

Nervenberuhigendes Bad
● Aufguß von Blüten und Blättern der Myrte: sehr zu empfehlen nach einer großen nervlichen Belastung.

Anregendes, stärkendes Bad
● Aufguß der jeweils ganzen Pflanze: Echter Lavendel; Minzen; Rosmarin; Echter Salbei ● Mischbad: 185 g Echter Lavendel, 125 g wildwachsende Minzen, 185 g Rosmarin.

Winterbad gegen Bronchitis
● Aufguß von: Eukalyptusblättern; Weißtannenknospen; Echtem Thymian (ganze Pflanze).

Bad gegen Cellulitis
● Absud von frischen Efeublättern: während 2 Stunden in 3 Liter Wasser zugedeckt leicht kochen lassen, abseihen und ins Badewasser leeren.

Bad zur Stärkung der Muskeln
● Heidekrautabsud (ganze Pflanze).

Bad gegen Rheuma
● Vollbad mit einem Absud von Wurmfarnwurzeln; bei Gicht Baden der befallenen Körperteile ● Vollbad mit 150 g Gartenmajoran und 150 g Echtem Salbei.

Stärkendes und antirachitisches Bad
● Aufguß von Mutterkrautblüten ● Gartenmajoranaufguß (ganze Pflanze) ● Absud von Stieleichenrinde ● Blasentangabsud.

Zirkulationsförderndes Bad
● Vollbad mit einem konzentrierten Absud von blühenden Sproßspitzen der Gemeinen Schafgarbe: 50 g auf 1 Liter Wasser, 10 Minuten kochen lassen, filtrieren ● Vollbad mit einem Absud der Rinde von Roßkastanien ● Fußbad mit Blättern der Roten Weinrebe.

Schlankheitsbad
● Vollbad mit einem Blasentangabsud: dem Badewasser 1 kg Meersalz beifügen ● Bad mit einer Mischung von Silberweide und Mädesüß.

Bad für die Haut
Als Tonikum: ● Aufguß von frischen blühenden Sproßspitzen und Blättern des Tüpfeljohanniskrautes. *Gegen Akne:* ● Aufguß von Echtem Salbei. *Gegen Seborrhoe:* ● Zitronenbad: 1,5 kg gehackte Zitronen auf 2 Liter siedendes Wasser, dem Bad beifügen. *Weich- und geschmeidigmachendes Bad:* ● Saathafer- oder Kleiebad: 2 kg in einem Musselinsack dem Bad beifügen. *Zum Desodorieren:* Voll- oder Fußbad: ● Absud von Stieleichenrinde ● Aufguß von: Echtem Lavendel; Walnußbaumblättern; Rosmarin; Echtem Salbei; Echtem Thymian.

Siehe auch: Hämorrhoiden, Transpiration.

Bandwurm Siehe Darmparasiten.

Bein Siehe Ödeme, Krampfadern.

Bettnässen Laufenlassen von Urin, besonders nachts. Die Ursache kann organischer wie psychischer Natur sein. Bei einem Kind spricht man von Bettnässen jedoch erst, wenn es über 5 Jahre alt ist. Die Krankheit kann auch bei alten oder fettleibigen Leuten auftreten.

INNERLICH
★ Die folgenden flüssigen Zubereitungen dürfen nicht nach 18 Uhr eingenommen werden: ● Schlangenknöterichabsud: 30 g getrocknete Wurzeln auf 1 Liter Wasser, 5 Minuten kochen lassen; täglich 2 Tassen ● Heidekrautabsud: 50 g blühende Sproßspitzen auf 1 Liter Wasser, so lange kochen lassen, bis $1/4$ Liter Wasser verdampft ist; ergibt eine Menge für 2 Tage ● Absud von Immergrünen Bärentrauben: 25 g junge, getrocknete Blätter auf 1 Liter Wasser, so lange kochen, bis die Hälfte der Flüssigkeit verdampft ist; ergibt eine Menge für 2 Tage ● Absud von Tüpfeljohanniskraut und Kleinem Habichtskraut: 20 g jeder Pflanze

auf 1 Liter siedendes Wasser, 10 Minuten ziehen lassen; täglich 2 Tassen.

★ Zum Abendessen, anstelle von Brot: ● Brennesselkuchen: Roggen- oder Weizenmehl mit dem Absud von Brennesseln statt Wasser kneten, in der Dosierung von 10 g Samen auf 1 Liter Wasser, 20 Minuten kochen lassen, die Kuchen im Ofen backen.

Blähung Aufgetriebener Unterleib, bedingt durch Ansammlung von Gasen im Darm.

INNERLICH

Man verwendet Samen von windtreibenden Pflanzen.

★ Nach den Mahlzeiten 1 Tasse trinken: ● Aufguß von 30 g Samen oder Früchten jeder der folgenden Pflanzen allein oder, je nach Geschmack, von 30 g Pflanzenmischung: Echter Sellerie, Dill, Anis, Wilde Möhren, Echter Kümmel, Koriander, Wilder Fenchel, Liebstöckel (diesem 1 Stück Zitronenschale beifügen) ● Löwenschwanzaufguß: 20 g der Pflanze auf 1 Liter siedendes Wasser, 10 Minuten ziehen lassen ● Aufguß von Gewöhnlichem Frauenmantel: 30 g der Pflanze auf 1 Liter siedendes Wasser, 10 Minuten ziehen lassen ● Eberrautenaufguß: 30 g auf 1 Liter siedendes Wasser, 10 Minuten ziehen lassen ● Balsamkrautaufguß: 40 g auf 1 Liter siedendes Wasser, 10 Minuten ziehen lassen ● Basilikumaufguß: 40 g auf 1 Liter siedendes Wasser, 10 Minuten ziehen lassen ● Quendelseideaufguß: 15 g der Pflanze auf 1 Liter siedendes Wasser, 10 Minuten ziehen lassen ● Estragonaufguß: 30 g auf 1 Liter siedendes Wasser, 10 Minuten ziehen lassen ● Ysopaufguß: 20 g blühende Sproßspitzen und Blätter auf 1 Liter siedendes Wasser, 10 Minuten ziehen lassen ● Schwarzpappelkohle: 2mal täglich 1 Kaffeelöffel ● Pulver der getrockneten Kalmuswurzel: 1 g in einem Löffel Honig nach jeder Mahlzeit ● Meisterwurzaufguß: 30 g auf 1 Liter siedendes Wasser, 10 Minuten ziehen lassen ● Pfefferminzaufguß: 50 g auf 1 Liter siedendes Wasser, 10 Minuten ziehen lassen ● Aufguß vom Kleinen Wiesenknopf: 30 g auf 1 Liter siedendes Wasser, 10 Minuten ziehen lassen ● Winterbohnenkrautaufguß: 30 g auf 1 Liter siedendes Wasser, 10 Minuten ziehen lassen ● Feldthymianabsud: 20 g auf 1 Liter Wasser, 1 Minute kochen und 10 Minuten ziehen lassen ● Aufguß von Echtem Thymian: 30 g auf 1 Liter siedendes Wasser, 10 Minuten ziehen lassen ● Zitronenstrauchaufguß: 15 g auf 1 Liter siedendes Wasser, 10 Minuten ziehen lassen. ● Rohe Zwiebeln oder Winterzwiebeln, Rettich, Vollreis essen ● 1 Teelöffel kleingeschnittenen Schnittlauch in einer Bouillontasse (150 ml) mit siedendem Wasser übergießen ● Aufguß von wild-

wachsenden Minzen: 3 Eßlöffel Blätter auf 1 Liter Wasser, 5 Minuten ziehen lassen; täglich 2 bis 3 Tassen.

Blase Siehe Blasenentzündung, Urin.

Blasenentzündung Sehr schmerzhafte, auf eine Infektion zurückgehende Entzündung, die eine Behandlung erfordert. Die im folgenden aufgeführten Pflanzen sind wegen ihrer wassertreibenden und desinfizierenden Wirkung empfehlenswert.

INNERLICH

● Preiselbeerabsud: 30 g der ganzen Pflanze auf 1 Liter Wasser, 3 Minuten kochen und 10 Minuten ziehen lassen; täglich 4 Tassen ● Mangoldabsud: eine Handvoll auf 1 Liter Wasser, 15 Minuten kochen lassen; täglich 3 Tassen ● Heidekrautabsud: 40 g blühende Sproßspitzen auf 1 Liter Wasser, so lange kochen lassen, bis ein Drittel der Flüssigkeit verdampft ist, mit Honig süßen und im Verlauf von 24 Stunden trinken ● Absud der Dornigen Hauhechel: 30 g zerkleinerte Wurzeln auf 1 Liter Wasser, 20 Minuten leicht kochen und verdampfen lassen; in 3 Portionen während des Tages trinken ● Aufguß von Immergrüner Bärentraube: 20 g getrocknete Blätter auf 1 Liter siedendes Wasser, erkalten lassen, filtrieren; täglich 2 kleine Tassen ● Aufguß von Sauerkirschenstielen: 8 g auf 1 Liter siedendes Wasser, 10 Minuten ziehen lassen; täglich $\frac{1}{2}$ Liter ● Absud von Gemeinen Quecken: 30 g Wurzeln auf 100 ml Wasser, 2 Minuten kochen lassen, das Wasser weggießen, die Wurzeln zerstoßen und in 1 Liter kaltes Wasser legen, 10 Minuten kochen lassen, mit Süßholz süßen; im Laufe eines Tages tassenweise trinken ● Aufguß von Echtem Eibisch oder der Kleinblütigen Königskerze: 40 g Blüten auf 1 Liter siedendes Wasser, 10 Minuten ziehen lassen; 2 oder 3 Tassen täglich ● Aufguß von Weißen Taubnesseln: 20 g Blüten auf 1 Liter siedendes Wasser; ergibt eine Menge für 1 Tag ● Maisaufguß: 30 g getrockneten Maisbart auf 1 Liter siedendes Wasser; täglich 5 Tassen zwischen den Mahlzeiten ● Tüpfeljohanniskrautaufguß: 30 g blühende Sproßspitzen auf 1 Liter siedendes Wasser; 1 Tasse vor jeder Mahlzeit ● Heidelbeerabsud: 40 g Blätter auf 1 Liter Wasser; täglich 4 Tassen ● Gerstenkeimaufguß: 1 Suppenlöffel auf 1 Liter siedendes Wasser; ergibt eine Tagesdosis ● Aufguß von Ausgebreitetem Glaskraut: 10 g der getrockneten Pflanze ohne Wurzeln auf 1 Liter siedendes Wasser, 10 Minuten ziehen lassen; täglich ¹/₂ Liter ● Aufguß einer Mischung von je 10 g Ausgebreitetem Glaskraut, Weißen Taubnesseln, Ackerschachtelhalm und Heidekraut auf 1 Liter siedendes Wasser, 10 Minuten ziehen lassen; täglich 4 Tassen ● Waldkiefer- oder Weißtannenaufguß: 30 g Schößlinge auf 1 Liter siedendes Wasser; täglich 3 Tassen zwischen den Mahlzeiten ● Birnbaumaufguß: 30 g Blüten auf 1 Liter siedendes Wasser; täglich 4 Tassen ● Portulakaufguß: 25 g junge, frische Blätter auf 1 Liter siedendes Wasser; während 1 Woche 1 Tasse morgens auf nüchternen Magen ● Aufguß der Roten Schuppenmiere: 30 g der ganzen getrockneten Pflanze auf 1 Liter siedendes Wasser, 10 Minuten ziehen lassen; die ganze Menge im Verlauf von 24 Stunden zwischen den Mahlzeiten trinken ● Absud von Kanadischem Berufkraut: eine Handvoll der getrockneten Pflanze auf 1 Liter siedendes Wasser, 3 Minuten kochen und 10 Minuten ziehen lassen; täglich 3 Tassen ● Wacholderwein: 2 Handvoll Wacholderbeeren in 1 Liter Weißwein 8 Tage lang ziehen lassen, filtrieren; täglich 3 Likörgläser ● Wein von Echten Goldruten: 1 Fingerspitze Pulver von getrockneten blühenden Sproßspitzen in 1 Glas Weißwein einlegen, eine Nacht lang ziehen lassen; während 2 Wochen morgens trinken ● Wein von Schwarzem Holunder: 3 Handvoll der zweiten Rinde auf 1 Liter siedenden Wein, umrühren, 2 Tage lang ziehen lassen, abseihen; täglich 2 Gläschen ● Espenwein: gleiche Zubereitung wie für den Wein von Schwarzem Holunder, aber mit 2 Handvoll Rinde ● Rohen oder gekochten Kürbis, rohe oder gekochte Saubohnen essen.

Blutandrang Starker Zufluß von Blut in einem Organ, bei gleichzeitiger Verlangsamung des Körperkreislaufes (Zirkulation). Wir beschränken uns hier auf den Blutandrang im Gehirn. Es handelt sich dabei um eine sehr gefährliche Erkrankung, die eine sofortige ärztliche Behandlung verlangt.

ÄUSSERLICH
● Sofort Eis auf den Kopf des Kranken legen.

Bis die ärztliche Behandlung einsetzt
★ Auf die Fußsohlen einen Breiumschlag auflegen aus: ● Leinsamenmehl, in Wasser kochen: 60 g auf ¹/₄ Liter Wasser, nach dem Kochen zwischen zwei Tücher legen, etwas erkalten lassen, mit Senfpulver, oder – falls nicht vorhanden – Spanischem Pfeffer bestreuen ● Das frische Fruchtfleisch von Meerrettich auflegen ● Fußbad mit Senfpulver (150 g Senfmehl auf 1 Fußbad).

Blutdruck, niedriger Der niedrige Blutdruck ist eine familiär-angeborene Krankheit. Vor allem zu schnell gewachsene Jugendliche können darunter leiden. Die Symptome sind Gesichtsblässe, kalte Gliedmaßen und gesteigertes Schlafbedürfnis. Plötzliches Aufstehen oder längeres Stehen kann zu Ohnmachten führen.

INNERLICH
● Besenginsteraufguß: 20 g auf 1 Liter siedendes Wasser, 10 Minuten ziehen lassen, abseihen; täglich 5mal 2 Eßlöffel.

Bluterguß Siehe Quetschung.

Bluthochdruck, arterieller Erhöhung des Blutdrucks in den Arterien, mit verschiedenen Nebenerscheinungen wie Kopfschmerzen, Seh- und Hörstörungen. Die Krankheitssymptome verlangen eine genaue ärztliche Diagnose. Tritt mit Hilfe von Medikamenten oder auch nach chirurgischen Eingriffen keine Besserung ein, können die Einhaltung gewisser Diätvorschriften sowie pflanzenheilkundliche Zubereitungen dem Erkrankten Linderung verschaffen.

INNERLICH
★ Einfache Zubereitungen: ● Knoblauch, jeden Tag, entweder roh oder gekocht essen ● Knoblauchaufguß oder -sirup: 20 g Knoblauch auf 40 g Wasser, 30 Minuten kochen lassen, unter Ausdrücken abseihen, für den Sirup das gleiche Gewicht an Zucker beifügen; täglich 3 Eßlöffel.
★ Täglich 3 Tassen: ● Weißdornaufguß: 50 g Blüten auf 1 Liter siedendes Wasser; während 3 Wochen pro Monat ● Wiesenbärenklauaufguß: 25 g der Pflanze, Blätter und Wurzeln auf 1 Liter siedendes Wasser, 10 Minuten ziehen lassen; 10 Tage lang einnehmen ● Aufguß von Schwarzen Johannisbeeren oder vom Olivenbaum: je 30 g Blätter auf 1 Liter siedendes Wasser, 10 Minuten ziehen lassen ● Immergrünabsud: 40 g getrocknete Blätter auf 1 Liter Wasser, 3 Minuten kochen und 5 Minuten ziehen lassen ● Aufguß vom Kleinen Habichtskraut: 100 g der frischen Pflanze auf 1 Liter siedendes Wasser, 10 Minuten ziehen lassen ● Mistelwein: 40 g der frischen Pflanze 8 Tage lang in 1 Liter gutem Weißwein ziehen lassen, abseihen; 1 kleines Glas vor jeder Mahlzeit.
Der strikt zu befolgende Diätplan wird vor allem Trauben, Roggenmehl, Sonnenblumenöl und rohen Spinat enthalten.

Bluthusten Siehe Blutung.

Blutkreislauf (Blutzirkulation) Ein physiologischer Vorgang, bei dem das Herz die Funktion des Motors und die Blutgefäße die der Leitungen ausüben. Die hier aufgeführten Pflanzen wirken sich günstig auf Elastizität und Spannung der Gefäßwände aus.

INNERLICH
★ Während 10 Tagen täglich 1 Liter: • Mistelaufguß: 10 g frische Blätter auf 1 Liter siedendes Wasser.
★ Während 20 Tagen täglich 3 Tassen, davon 1 Tasse auf nüchternen Magen: • Aufguß von Schwarzen Johannisbeeren: 50 g getrocknete Blätter auf 1 Liter siedendes Wasser, 10 Minuten ziehen lassen • Sauerdornabsud: 30 g auf 1 Liter Wasser, 10 Minuten kochen lassen • Heidelbeeraufguß: 50 g Blüten auf 1 Liter siedendes Wasser, 10 Minuten ziehen lassen • Absud von Roten Weinreben: 40 g getrocknete Blätter auf 1 Liter Wasser, 3 Minuten kochen lassen.
★ 2 Tassen täglich zwischen den Mahlzeiten: • Klebkrautabsud: 50 g der frischen Pflanze auf 1 Liter Wasser, 10 Minuten kochen lassen; ergibt eine Menge für 3 Tage • Haselstrauchaufguß: 20 g getrocknete Blätter auf 1 Liter siedendes Wasser, ziehen und 8 Stunden ruhen lassen; kalt trinken • Aufguß von Gewöhnlichem Kreuzkraut: 30 g der ganzen getrockneten Pflanze mit den Wurzeln auf 1 Liter siedendes Wasser • Täglich den Saft einer Zitrone trinken • Die Salate und Rohkostteller mit Zitronensaft statt mit Essig würzen • Knoblauch, roh oder gekocht, essen.

ÄUSSERLICH
• Bäder aus Gemeinen Schafgarben, Roßkastanien oder Roten Weinreben (sehr gut für die Kapillargefäße); 2mal wöchentlich.

Siehe auch: Bäder, Herz.

Blutung Ausfluß von Blut aus einem Blutgefäß. Eine Blutung kann äußerlich (sichtbar) oder innerlich (unsichtbar) sein. Die innere Blutung deutet fast immer auf eine schwere Erkrankung hin. Eine Blutung kann aber auch durch eine Blutkrankheit oder Medikamente verursacht werden. Bei jeder verdächtigen Blutung muß der Arzt konsultiert werden. Bluthusten ist ein blutiger Auswurf, der aus den Atmungsorganen (Lunge) stammt, Bluterbrechen das Erbrechen von Blut aus Magen oder Speiseröhre, Metrorrhagie eine Blutung der Gebärmutter, Hämaturie bedeutet Blut im Urin. Auch im Stuhl kann Blut vorkommen. Einige Pflanzen können bei allen Blutungsarten verwendet werden, andere wirken spezifisch auf einzelne Arten von Blutungen.

INNERLICH
Bei allgemeinen Blutungen
Schlangenknöterich, Kriechender Günsel, Hirtentäschelkraut, Stieleichen, Hundsrose (Hagebutten), Gewöhnlicher Gilbweiderich, Vogelmiere, Große Brennessel, Kleines Habichtskraut, Kleiner Wiesenknopf, Gänsefingerkraut, Großer Wiesenknopf, Rote Weinrebe.

Bei Bluthusten
Kriechender Günsel, Hirtentäschelkraut, Stieleiche, Hundsrose (Hagebutten), Weiße Taubnessel, Gewöhnlicher Gilbweiderich, Vogelmiere.

Bei Magenblutungen
Schlangenknöterich, Hirtentäschelkraut, Stieleiche.

Bei Gebärmutterblutung
Schlangenknöterich, Hirtentäschelkraut, Ruprechtskraut, Weiße Taubnessel, Große Brennessel, Wasserpfeffer, Rote Weinrebe.
★ Die Zubereitungen: • Schlangenknöterichabsud: 30 g Wurzeln auf 1 Liter Wasser, 5 Minuten kochen und 5 Minuten ziehen lassen • Aufguß von Kriechendem Günsel: 20 g blühende Sproßspitzen auf 1 Liter siedendes Wasser, 10 Minuten ziehen lassen • Hirtentäschelkrautaufguß: 30 g der getrockneten Pflanze auf 1 Liter siedendes Wasser • Stieleichenabsud: 40 g Rinde auf 1 Liter Wasser, 10 Minuten kochen lassen • Hagebuttenabsud: 30 g Früchte der Hundsrose auf 1 Liter Wasser, 2 Minuten kochen lassen • Ruprechtskrautaufguß: 20 g getrocknete blühende Sproßspitzen auf 1 Liter siedendes Wasser, 15 Minuten ziehen lassen • Aufguß von Weißen Taubnesseln: 50 g Blüten und Blätter gemischt auf 1 Liter siedendes Wasser, 10 Minuten ziehen lassen • Aufguß von Gewöhnlichem Gilbweiderich oder Pfennigkraut: 30 g der Pflanze auf 1 Liter siedendes Wasser, 10 Minuten ziehen lassen • Vogelmierenabsud: 25 g der frischen Pflanze auf 1 Liter Wasser, 20 Minuten kochen lassen (nicht zudecken) • Frischer Saft der Großen Brennessel, 3mal täglich 1/2 Glas • Aufguß vom Kleinen Wiesenknopf: 40 g der frischen Pflanze auf 1 Liter siedendes Wasser • Gänsefingerkrautabsud: 20 g Blüten und Blätter gemischt auf 1 Liter Wasser, 15 Minuten kochen lassen, abseihen; kalt und ungezuckert trinken • Essigrosenaufguß: 15 g Kronblätter auf 1 Liter siedendes Wasser, 10 Minuten ziehen lassen • Aufguß von Roten Weinreben:

50 g Blätter auf 1 Liter Wasser, 10 Minuten kochen lassen.

Bronchitis Akute oder chronische Entzündung der Schleimhäute der Bronchien.

INNERLICH

★ Jede der folgenden Zubereitungen gut kochen, abseihen und mit Honig süßen; ergibt eine Dosis für 24 Stunden: ● Rapsabsud: 30 g frische gereinigte Rapswurzeln; 50 g Wurzeln des Selleries; 1 großes Kohlblatt auf 1 Liter Wasser ● Gartenkerbelaufguß: 40 g frische Pflanzen auf 1 Liter siedendes Wasser, 10 Minuten ziehen lassen ● Absud von: Echter Brunnenkresse, Lauch, Gartenschwarzwurzeln (ohne Salz kochen) ● Zwiebel- oder Winterzwiebelabsud: Eine in kleine Stücke geschnittene, große Zwiebel mit einer Tasse Milch gut kochen; vor dem Schlafengehen trinken ● Gerstenabsud: 20 g auf 1 Liter Wasser, 15 Minuten kochen lassen ● Apfelabsud: 3 ungeschälte Äpfel in kleine Scheiben schneiden, auf 1 Liter Wasser, mit 10 g Süßholz 20 Minuten kochen lassen, abseihen ● Meerrettichaufguß: 20 g frische Wurzeln auf 1 Liter siedendes Wasser.
★ Stündlich 1 Eßlöffel voll einnehmen: ● Myrtenabsud: 20 g Blätter auf 1 Liter Wasser, 5 Minuten kochen, abseihen, süßen ● Konzentrierter Feldthymianaufguß: 150 g der getrockneten Pflanze auf 1 Liter siedendes Wasser, 10 Minuten ziehen lassen, nur 100 g.
★ 2 Tassen pro Tag trinken: ● Balsamkrautaufguß: 40 g blühende Sproßspitzen und Blätter auf 1 Liter siedendes Wasser, 10 Minuten ziehen lassen ● Absud von Gemeinem Knorpeltang: 15 g ausgetrocknete und gewaschene Algen auf 1 Liter Wasser, 10 Minuten kochen lassen, zum Erkalten bringen, mit Honig süßen ● Sanikelaufguß: 15 g der Pflanze auf 1 Liter Wasser, 5 Minuten ziehen lassen ● Aufguß von Wildem Fenchel: 50 g Samen auf 1 Liter siedendes Wasser, 5 Minuten ziehen lassen ● Absud von Gelbem Hohlzahn: 20 g der frisch getrockneten Pflanze auf 1 Liter Wasser, 10 Minuten kochen lassen ● Stechpalmenabsud: 30 g getrocknete Blätter auf 1 Liter Wasser, 10 Minuten leicht kochen und dann erkalten lassen ● Absud einer Mischung von 10 g getrocknete Veilchenwurzeln und 15 g getrocknete Wurzeln des Echten Alants auf 1 Liter Wasser, 2 Minuten kochen und 15 Minuten ziehen lassen ● Efeuaufguß: 20 g frische, gehackte Blätter auf 1 Liter siedendes Wasser, 10 Minuten ziehen lassen ● Absud von Wilden Malven: 15 g Blüten auf 1 Liter Wasser, 10 Minuten kochen lassen, abseihen ● Gänseblümchenabsud: 20 g getrocknete Blüten und Blätter auf 1 Liter Wein, 5 Minuten kochen lassen, abseihen ● Aufguß einer der Wegericharten: 50 g Samen auf 1 Liter siedendes Wasser, 5 Minuten ziehen lassen, abseihen; sofort trinken ● Moorkreuzblumenabsud: 15 g Wurzeln auf 1 Liter Wasser, 5 Minuten kochen lassen, abseihen ● Absud von Echtem Lungenkraut: 30 g getrocknete Blätter auf 1 Liter Wasser, 10 Minuten kochen und erkalten lassen ● Weißtannenaufguß: 80 g Knospen auf 1 Liter siedendes Wasser, filtrieren, mit Honig süßen; tagsüber trinken ● Winterbohnenkrautaufguß: 50 g der ganzen Pflanze auf 1 Liter siedendes Wasser ● Aufguß von Schwarzem Holunder: 50 g getrocknete Blüten auf 1 Liter siedendes Wasser, 10 Minuten ziehen lassen.
★ 3 Tassen täglich trinken: ● Aufguß (30 g auf 1 Liter siedendes Wasser) von: frischen blühenden Sproßspitzen des Löwenschwanzes; Haselwurzblättern; Blüten des Echten Lavendels; blühenden Sproßspitzen des Gemeinen Andorns; Blüten des Echten Steinklees; blühenden Sproßspitzen des Tüpfeljohanniskrauts; Blüten der Kleinblütigen Königskerze; Katzenpfötchenblüten; Schlüsselblumenblüten, blühenden Sproßspitzen der Wegrauke; Märzveilchenblüten ● Schwarzpappelaufguß: 50 g Knospen auf 1 Liter siedendes Wasser, 10 Minuten ziehen lassen ● Tüpfelfarnabsud: 30 g Wurzeln auf 1 Liter Wasser, 15 Minuten kochen, über Nacht stehen lassen, abseihen ● Aufguß einer Mischung von Frauenhaarfarnblättern, Klatschmohnblüten, Ysop, Gundermann, Huflattich, Waldehrenpreis: 5 g jeder Pflanze auf 1 Liter siedendes Wasser.
★ Sirupgetränke: ● Frauenhaarfarnsirup: 100 g der Pflanze auf 1 Liter siedendes Wasser, während 6 Stunden in einem gut verschlossenen Gefäß ziehen lassen, abseihen, die Pflanzen auspressen, das doppelte Gewicht an Zucker beifügen, 1 Minute kochen lassen, abseihen, in verschlossenen Flaschen aufbewahren; 4–5 Eßlöffel täglich ● Waldkiefernsirup: 50 g Knospen 1 Stunde lang in 50 ml Branntwein ziehen lassen, 1 Liter siedendes Wasser daraufgießen, 6 Stunden lang ruhen lassen, filtrieren, 1 kg Zucker beifügen, bis zur Konsistenz von Sirup einkochen lassen; 4 Eßlöffel täglich ● Rettichsirup: waschen, abtrocknen, aushöhlen, einen Deckel behalten, das Rettichfleisch mit Zucker zerquetschen, wieder in die ausgehöhlte Schale zurückgeben, schließen, 10 Stunden ruhen lassen; den Saft kaffeelöffelweise verabreichen; täglich 3mal ● Teufelsabbißirup: 75 g getrocknete Blüten und Blätter in 1 Liter siedendem Wasser 6 Stunden lang ziehen lassen, abseihen, 1½ kg Zucker beifügen, bis zur Sirupkonsistenz leicht kochen lassen; täglich 3 Kaffeelöffel ● Safransirup: 50 g zerriebenen Safran 2 Tage lang in 1 Liter süßen Rotwein einlegen, filtrieren, 1 kg Zucker beifügen; im Wasserbad zum Siedepunkt erhitzen,

aber nicht kochen lassen, in Flaschen abfüllen; täglich 3 Kaffeelöffel.

ÄUSSERLICH

★ Auf die Brust legen: ● Breiumschlag von Echtem Leinsamenmehl: 60 g auf 1 Liter Wasser, zu einem Brei kochen, zwischen 2 Leinentüchlein legen und mit Senfmehl bestreuen ● Breiumschlag von frisch zerquetschtem Wasserpfeffer, zwischen zwei Leinentüchlein eingelegt ● Breiumschlag von roten Pfefferschoten: 50 g (5 ganze Schoten) während 2 Tagen in 100 ml 60-prozentigen Alkohol einlegen, filtrieren; die Brust damit bestreichen, mit Watte bedecken und die Wärmeentwicklung überwachen. ● Inhalation von: Eukalyptus, Meisterwurz ● Räucherung mit Wacholderbeeren.

Brust Jede Veränderung des Brustgewebes (Knötchen) oder Formveränderung der Brust, die nicht auf die Menstruation zurückzuführen ist, muß dem Arzt gemeldet werden, da es sich um ein Krebsgeschwür handeln könnte. Das Alter bringt ein Erschlaffen oder eine Senkung der Brüste mit sich; mit Gymnastik oder kalten Duschen kann man dem jedoch entgegenwirken. Auch Pflanzen können dabei helfen.

ÄUSSERLICH

Schmerzende Brust
● Breiumschlag mit dem Fruchtfleisch von Möhren (Karotten): 20 Minuten auflegen, spülen, indem man die Brust mit kaltem Wasser besprizt, dem man 90prozentigen Alkohol zugesetzt hat ● Ein Kissen von im Ofen erwärmten Blättern des Gartenkerbels auf die Brust legen ● Warmer Breiumschlag von Himbeerblättern, die in Milch gekocht wurden; 30 Minuten auf der Brust liegen lassen ● Breiumschlag mit Blättern des Selleries oder des Ruprechtskrauts, in Wasser gekocht, 30 Minuten auf der Brust liegen lassen.

Schlaffe Brust
★ Bestreichen mit: ● Frauenmanteltinktur: 100 g Blätter während 8 Tagen in ½ Liter 90prozentigem Alkohol ziehen lassen ● Absud von Hirtentäschelkraut: 60 g der frischen Pflanze auf 1 Liter Wasser, 10 Minuten kochen lassen, abseihen, kalt anwenden ● Konzentrierter Feldthymianabsud: 50 g der ganzen Pflanze auf 1 Liter Wasser, 20 Minuten kochen lassen, abseihen, erkalten lassen ● Im erkalteten Absud von Gewöhnlichem Frauenmantel getränkte Kompressen: 50 g Blätter und blühende Sproßspitzen auf 1 Liter Wasser, 10 Minuten kochen lassen, täglich auftragen.

INNERLICH

Schmerzhaftes Anschwellen der Brust vor der Menstruation
★ Täglich 2 Tassen trinken: ● Aufguß von Schwarzen Johannisbeeren: 30 g Blätter auf 1 Liter siedendes Wasser, 10 Minuten ziehen lassen.

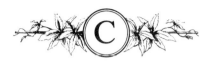

Cellulitis Entzündung des an der Oberfläche oder in den tieferen Schichten liegenden Zellgewebes. Bei der sog. Orangenhaut an Oberschenkeln oder dem Stiernacken sind die tieferen Zellgewebe befallen. Die Cellulitis ist nicht nur unästhetisch, sie kann auch schmerzhaft sein. Gleichzeitig mit der Anwendung von Heilpflanzen sollte immer auch eine lokale Behandlung vorgenommen werden.

ÄUSSERLICH

★ 2- oder 3mal täglich möglichst heiße Kompressen auflegen, getränkt in: ● Efeuabsud: 100 g frische Blätter auf 1 Liter Wasser, 15 Minuten kochen lassen.
★ 3mal wöchentlich Behandlung der betroffenen Stellen mit: ● Breiumschlag aus Bockshornklee: 50 g Samen in etwas Wasser kochen ● Breiumschlag aus frischen, gehackten Efeublättern ● Breiumschlag aus Gewöhnlichem Blasentang: 1 Handvoll getrockneten Tang in Wasser kochen, so heiß wie möglich auflegen ● Breiumschlag aus einer Mischung von Gewöhnlichem Blasentang, Kleie und Salz: 50 g Gewöhnlicher Blasentang, 100 g Kleie und 100 g grobes Salz in wenig Wasser kochen. ● Breiumschlag aus Eisenkraut: 50 g frische Blätter so lange in Essig kochen, bis die Flüssigkeit fast verdunstet; zwischen 2 Leinentüchlein legen.
★ Zum Einreiben: ● Frischer Gewöhnlicher Blasentang ● Getrocknete Ligusterblüten: 150 g getrocknete Blüten in 1 Liter Öl legen, 1 Monat an der Sonne stehen lassen.

INNERLICH

★ Es ist sehr wichtig, die Nerven mit einer Teemischung zu beruhigen. Mit den folgenden Zubereitungen werden Kuren von 3 Wochen empfohlen: ● Arzneibaldrianauszug: 10 g frische Wurzeln über Nacht in 1 Tasse kaltem Wasser ziehen lassen; am Morgen einnehmen und wieder eine Tasse für den Abend zubereiten.
★ Täglich 4 Suppenlöffel: ● Frischer Wurzelsaft der Gemeinen Quecke.
★ Täglich 1 Glas: ● Frischer Zitronensaft mit Wasser, ungezuckert.

★ Täglich 2 Tassen: ● Absud einer Mischung von Gemeinen Quecken und Sauerkirschen: 20 g getrocknete Wurzeln der Gemeinen Quecke und 20 g getrocknete Kirschenstiele auf 1 Liter Wasser, 10 Minuten kochen lassen ● Dostaufguß: 10 g blühende Sproßspitzen auf 1 Liter siedendes Wasser, 10 Minuten ziehen lassen ● Aufguß von Kleinem Habichtskraut: 60 g der ganzen, frischen Pflanze auf 1 Liter siedendes Wasser, 10 Minuten ziehen lassen.

★ Täglich 3 Tassen zwischen den Mahlzeiten, davon 1 Tasse auf nüchternen Magen: ● Aufguß der Gemeinen Schafgarbe: 50 g frische blühende Sproßspitzen auf 1 Liter siedendes Wasser, 10 Minuten ziehen lassen ● Artischockenaufguß: 10 g getrocknete Blätter auf 1 Liter siedendes Wasser, 5 Minuten ziehen lassen ● Aufguß von Blättern des Schwarzen Johannisbeerstrauchs und Eschenblättern: je 10 g auf 1 Liter siedendes Wasser, 15 Minuten ziehen lassen ● Efeuaufguß: 50 g getrocknete und zerkleinerte Blätter auf 1 Liter siedendes Wasser, 10 Minuten ziehen lassen ● Vogelknöterichabsud: 40 g der ganzen Pflanze auf 1 Liter Wasser, bis auf ½ Liter einkochen lassen ● Aufguß von Kanadischem Berufkraut: 50 g getrocknete blühende Stiele in 1 Liter siedendes Wasser geben, 2 Minuten kochen und 15 Minuten ziehen lassen; ergibt eine Menge für 2 Tage ● Absud der Roten Weinrebe: 50 g getrocknete Blätter auf 1 Liter Wasser, aufkochen und 15 Minuten ziehen lassen ● Absud einer Mischung von Roten Weinrebenblättern und Gewöhnlichem Blasentang: je 40 g auf 1 Liter Wasser, 5 Minuten kochen und 10 Minuten ziehen lassen.

★ Täglich 1 Liter: ● Aufguß von Gemeinem Andorn: 35 g getrocknete blühende Sproßspitzen auf 1 Liter siedendes Wasser, 10 Minuten ziehen und dann erkalten lassen, filtrieren.

Siehe auch: Bäder.

Cholesterin Die in den meisten Geweben vorhandene organische Substanz Cholesterin wird vom Organismus hergestellt, aber auch mit der Nahrung aufgenommen. Sehr hoher Cholesteringehalt im Blut (Cholesterinämie) kann zu einer Beschädigung der Arterienwände führen. Einige Pflanzen vermögen den Cholesteringehalt im Blut zu senken.

INNERLICH
★ Täglich 3 Tassen: ● Artischockenabsud: 20 g getrocknete Blätter auf 1 Liter kaltes Wasser, 10 Minuten kochen lassen ● Hängebirkenaufguß: 25 g Blätter auf 1 Liter siedendes Wasser, vor dem Filtrieren abkühlen lassen ● Absud der Echten Gold-

rute: Eine Handvoll getrocknete blühende Sproßspitzen auf 1 Liter kaltes Wasser, 3 Minuten kochen, 10 Minuten stehen lassen; ergibt eine Dosis für zwei Tage.

★ Täglich 1 Liter: ● Absud einer Mischung von 10 g Hängebirkenrinde und 10 g getrockneten Blättern der Esche auf 1 Liter Wasser, 5 Minuten kochen und 5 Minuten ziehen lassen; das erste Glas auf nüchternen Magen trinken.

★ 3 kleine Gläser, davon eines auf nüchternen Magen: ● Löwenzahnabsud: 100 g Wurzeln auf 1 Liter Wasser, 10 Minuten kochen lassen.

★ Während 20 Tagen 1 Glas nach dem Mittagessen: ● Artischockenwein: 80 g getrocknete und zerkleinerte Blätter während 2 Wochen in 1 Liter Rotwein einlegen, filtrieren ● Wasserdostwein: 40 g frisch getrocknete und in kleine Stücke geschnittene Wurzeln 12 Stunden lang in 1 Liter Rotwein einlegen, filtrieren.

★ Während 20 Tagen täglich 2 Gläser: ● Rosmarinwein: 40 g getrocknete, blühende Sproßspitzen in 1 Liter Rotwein 3 bis 4 Tage lang ziehen lassen, filtrieren.

★ Kuren: ● Traubensaft: Während 10 Tagen täglich Saft von 1,5 kg Trauben ● Den Saft einer halben Zitrone, am ersten Tag mit Wasser verdünnt; täglich die Dosis um den Saft einer halben Zitrone erhöhen, nach 2 Wochen die tägliche Dosis wieder um ½ Zitrone verringern.

★ Als Speisezutat: ● Auberginen, Maisöl, Sonnenblumenöl, Sojaöl, davon während 3 Monaten auch morgens auf nüchternen Magen 1 Eßlöffel.

Couperose Blutandrang in den Haargefäßen (Kapillaren) des Blutes. Tritt meistens an Nase und auf Wangen auf. Die Folge ist eine Blutgefäßerweiterung.

ÄUSSERLICH
● Breiumschlag aus frischen, zerstoßenen Blättern von Wasserdost, vom Walderdbeerstrauch, Giftlattich oder Mädesüß.

★ Täglich 2mal Auflegen von Kompressen, getränkt in einer der folgenden Zubereitungen: ● Roßkastanienabsud: 6 geschälte und in Stücke geschnittene Kastanien auf 1 Liter Wasser, 15 Minuten kochen lassen ● Absud von Wilden Malven: 40 g Blätter auf 1 Liter Wasser, 15 Minuten kochen lassen ● Heidelbeerabsud: 30 g frische Beeren auf 1 Liter Wasser, 20 Minuten leicht kochen lassen; vor dem Abseihen erkalten lassen ● Absud von Weißen Seerosen: 5 g getrocknete Blüten auf 150 ml Wasser, abseihen, 1 Löffel Alkohol (mit Kampfer versetzt) beifügen; in verschlossenen Flaschen aufbewahren ● Winterlindenaufguß: 40 g Blüten auf 1 Liter siedendes Wasser, 10 Minuten ziehen lassen, auflegen, mehrmals leicht auf die Kompresse klopfen, damit die medikamentöse Lösung eindringen kann • Absud von Roten Weinreben: 80 g getrocknete und zerkleinerte Blätter auf 1 Liter Wasser, 5 Minuten kochen und 15 Minuten ziehen lassen.

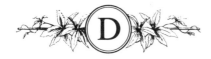

Darm Einige Pflanzen wirken gezielt bei Darmstörungen wie Verstopfung, Koliken, Durchfall, Blähung, Krämpfe, Darmparasiten. Oft kann aber auch eine gründliche Darmentleerung helfen. Andere Pflanzen vermögen einen versehentlich geschluckten Fremdkörper, etwa eine Sicherheitsnadel, einzuhüllen, damit er, ohne innere Verletzungen zu verursachen, den Darm wieder verlassen kann.

Zur Darmentleerung
★ Niemals ohne Einwilligung des Arztes einnehmen: • Färbersaflorabsud: 10 g Samen auf 1 Liter Wasser, 10 Minuten kochen lassen; 1 Glas nüchtern • Gnadenkrautaufguß: 15 g der getrockneten Pflanze auf 1 Liter siedendes Wasser; 1 Tasse • Absud von Einjährigem Bingelkraut: 20 g Blätter auf 1 Liter siedendes Wasser, 5 Minuten kochen lassen; 3 Tassen • Auszug von Weißen Senfsamen: 5 g über Nacht in 1 kleines Glas Wasser geben, morgens auf nüchternen Magen trinken • Saft von Purgierkreuzdorn: 20 Beeren waschen und zerdrücken; 1 Kaffeelöffel in 1 Tasse Echtem Eibischtee einnehmen • Rhabarberwein: 50 g Wurzeln in 1 Liter mildem Wein 12 Tage lang ziehen lassen, abseihen; 1 Suppenlöffel.

Um einen verschluckten Fremdkörper schadlos auszuscheiden
• Spargeln gut kochen, eine größere Menge essen, vor allem die faserigen Teile; diese hüllen den Gegenstand ein und erleichtern somit das Passieren durch den Darm.

Darmparasiten Vorkommen von Eingeweidewürmern im Darm. Die in Europa am häufigsten vorkommenden Rundwürmer sind die Maden- und Spulwürmer. Unter den Flachwürmern unterscheiden wir vor allem die verschiedenen Arten der Bandwürmer. Einige wurmtreibende Pflanzen wirken auf alle diese Darmparasiten; sie verhindern, daß sie sich einnisten und vermehren und treiben sie durch abführende Wirkung aus. Andere Pflanzen wirken spezifisch auf gewisse Arten von Darmparasiten. Es folgt hier zunächst eine Liste der einzelnen Pflanzen und ihrer typischen Wirkungen, anschließend daran die verschiedenen Zubereitungen und Anwendungen.

Zur Bekämpfung aller Wurmarten
Knoblauch, Gemeiner Beifuß, Kohl, Estragon, Tüpfeljohanniskraut, Walnußbaum, Zwiebel oder Winterzwiebel, Pfirsich, Tüpfelfarn, Portulak, Rhabarber, Rainfarn, Echter Thymian.

Gegen Spulwürmer
Wermut, Eberraute, Balsamkraut, Leinsamen, Weiße Lupine, Pfefferminze, Heiligenkraut, Strandbeifuß.

Gegen Madenwürmer
Wermut, Eberraute, Zitrone, Gelber Enzian, Leinsamen, Weiße Lupine, Heiligenkraut, Strandbeifuß.

Gegen Bandwürmer
Möhren (Karotten), Kürbis, Wurmfarn.

INNERLICH
★ Dosierung für Erwachsene: Während 3 Monaten 3 Tage im Monat morgens eine Tasse auf nüchternen Magen: • Wermutaufguß: 5 g blühende Sproßspitzen auf 1 Liter siedendes Wasser, 10 Minuten ziehen lassen • Aufguß einer Mischung von 25 g Gemeinem Beifuß (ganze Pflanze) und 25 g Eberrautenkörnern, 10 Minuten ziehen lassen • Balsamkrautaufguß: 50 g der Pflanze auf 1 Liter siedendes Wasser, 10 Minuten ziehen lassen.
★ Dosierung für Erwachsene: ½ Glas Saft von rohem Kohl • 1 Löffel getrocknete Zitronen- oder Orangenkerne, zermalmt und mit Honig gemischt • 2 g Pulver von Rhabarberwurzeln in 1 Löffel Honig.
★ 21tägige Kur für Erwachsene: • 3 frische, geraspelte Knoblauchzehen während 12 Stunden in 1 Tasse Milch ziehen lassen; jeden Morgen auf nüchternen Magen trinken • 60 g Saft von gekochten Möhren (Karotten); ergibt eine Tagesmenge; die Hälfte morgens auf nüchternen Magen trinken • Estragonaufguß: 25 g auf 1 Liter siedendes Wasser, 10 Minuten ziehen lassen; morgens und abends trinken • Absud von Gelbem Enzian: 20 g Wurzeln auf 1 Liter Wasser, 3 Minuten kochen und 10 Stunden ziehen lassen • Aufguß von Echtem Thymian: 1 Zweig auf 1 Tasse siedendes Wasser, 10 Minuten ziehen lassen.
★ Morgens auf nüchternen Magen; nur für Erwachsene: • 10 g getrocknete und pulverisierte Wurmfarnwurzeln in 1 Glas Wasser einnehmen; nach 4 Stunden ein Abführmittel verabreichen • Absud von Tüpfeljohanniskraut: 3 g blühende Sproßspitzen 2 Minuten lang in 1 Tasse Wasser kochen •

Auszug von Zwiebeln oder Winterzwiebeln: 1 kleine Zwiebel in 250 ml siedendes Wasser legen, während 12 Stunden ziehen lassen, die Zwiebel zerdrücken, abseihen ● Tüpfelfarnabsud: 20 g Wurzeln auf 1 Tasse Wasser, 2 Minuten kochen und eine Nacht ziehen lassen ● Absud von Strandbeifuß: 4 g blühende Sproßspitzen auf 1 Tasse Wasser, 2 Minuten kochen und 5 Minuten ziehen lassen; für Kinder über 5 Jahre nur 1 g der Pflanze nehmen.

Bis zur Vernichtung der Parasiten anwenden
★ Täglich 3 Tassen: ● Walnußbaumabsud: 20 g Nußschalen auf 1 Liter Wasser, 10 Minuten kochen lassen, abseihen ● Portulakaufguß: 20 g auf 1 Liter siedendes Wasser, 10 Minuten ziehen lassen.

Zum Schutz vor Darmparasiten
● Aufguß von Echtem Thymian: 1 Zweig pro Tasse zum Frühstück.

ÄUSSERLICH
★ Auf den Unterleib legen: ● Breiumschlag aus Wermut, 50 g der Pflanze in etwas Wasser kochen ● Breiumschlag aus frischen, zerstoßenen Pfirsichblüten und -blättern ● Warme, in einem Absud von Rainfarn getränkte Kompresse: 50 g Rainfarn auf 1 Liter gesalzenes Wasser, 10 Minuten kochen und 10 Minuten ziehen lassen ● Waschungen mit 50 ml Leinöl in 300 ml lauwarmem Wasser oder einem Aufguß von Weißen Lupinensamen: 30 g auf 1 Liter siedendes Wasser, 24 Stunden ziehen lassen.

Darmwürmer Siehe Darmparasiten.

Desinfektion Vernichten von Bakterien in einem Wohnraum.

ÄUSSERLICH
● Im offenen Kamin oder Kohlebecken Rotbuchenholz verbrennen (das im Rotbuchenholz enthaltene Kreosot übt eine stark desinfizierende Wirkung aus) ● Die Kohlenglut überstreuen mit getrockneten Wacholderbeeren, Lorbeerblättern oder Blättern von Echtem Salbei.Letztere kann man auch in dem zu desinfizierenden Zimmer lange kochen lassen.

Diabetes Diese Krankheit hat verschiedene Schweregrade. Man unterscheidet vor allem die gewöhnliche Zuckerkrankheit, die Wasserharnruhr und die Bronzediabetes. Alle Formen haben aber – von anderen Symptomen abgesehen – eine Erscheinung

gemeinsam: erhöhte Urinausscheidung, intensiven Durst und häufiges Hautjucken. Jeder Diabetiker braucht medizinische Behandlung und muß eine strenge Diät einhalten. Die nachstehend beschriebenen Pflanzen können lediglich auf die einen oder anderen der mit dieser Krankheit verbundenen Beschwerden lindernd wirken.

INNERLICH
Als Brotersatz
● Im Brot enthaltene wichtige Stoffe können mit Artischocken und Kartoffeln zugeführt werden. Anstatt des Morgenkaffees: ● Wegwartenaufguß: 40 g der getrockneten und gedörrten Wurzeln auf 1 Liter siedendes Wasser ● Wegwartenabsud: 20 g getrocknete Wurzeln auf 1 Liter Wasser, 5 Minuten kochen und 10 Minuten ziehen lassen ● Jeden Morgen $\frac{1}{2}$ Glas frischen Saft von grünen Gartenbohnenhülsen trinken ● Saathafer, Wegwarten, rohen und gekochten Kohl, Rainkohl, Mais, Nüsse, rohe Zwiebeln oder Winterzwiebeln essen.
★ Täglich 3 Tassen. ● Aufguß von Gewöhnlichem Odermennig: 30 g blühende Sproßspitzen und Blätter auf 1 Liter siedendes Wasser, 10 Minuten ziehen lassen ● Aufguß von Gewöhnlichem Frauenmantel: 30 g der Pflanze auf 1 Liter siedendes Wasser, 10 Minuten ziehen lassen ● Absud der Großen Klette: 50 g frische Wurzeln auf 1 Liter Wasser, 15 Minuten kochen lassen.
★ Täglich 2 Tassen zwischen den Mahlzeiten: ● Ruprechtskraut- und Vogelknöterichaufguß: je 20 g auf 1 Liter siedendes Wasser, 15 Minuten ziehen lassen ● Absud einer Mischung von 30 g getrockneten Heidelbeerblättern und 10 g getrockneter Echter Geißraute auf 1 Liter siedendes Wasser, 5 Minuten ziehen lassen ● Walnußbaumaufguß: 20 g Blätter auf 1 Liter siedendes Wasser, 15 Minuten ziehen lassen ● Olivenbaumabsud: 30 g frische Blätter auf 1 Liter Wasser, 20 Minuten kochen lassen ● Aufguß der Großen Brennessel: 50 g der ganzen Pflanze auf 1 Liter siedendes Wasser, 15 Minuten ziehen lassen ● Brombeeraufguß: 20 g getrocknete Blätter auf 1 Liter siedendes Wasser, 15 Minuten ziehen lassen ● Aufguß von Echtem Salbei: 15 g Blätter auf 1 Liter siedendes Wasser, 10 Minuten ziehen lassen ● Absud der Knotigen Braunwurz: 15 g Wurzeln auf 1 Liter Wasser, 10 Minuten kochen lassen.
★ Während 10 Tagen im Monat, täglich morgens 1 Tasse: ● Bockshornkleeabsud: 40 g Samen auf 1 Liter Wasser, 15 Minuten kochen lassen.
★ Während 10 Tagen täglich: ● 1 Liter Immergrünabsud: 30 g getrocknete Blätter auf 1 Liter Wasser, 2 Minuten kochen und 10 Minuten ziehen lassen.

Siehe auch: Juckreiz, Durst.

Durchfall (Diarrhöe) Eine Begleiterscheinung verschiedener, zum Teil recht schwerer Erkrankungen, wie Verdauungsstörungen, Lebensmittelvergiftung, Störung der Darmflora, infektiöse oder durch Parasiten verursachte Erkrankungen, neurovegetative Leiden, Krebs. Dauert eine Diarrhöe über längere Zeit an, muß unbedingt ein Arzt konsultiert werden.

INNERLICH
● Aufguß von Echter Hauswurz: 10 g auf 1 Liter siedendes Wasser, 10 Minuten ziehen lassen, alle 2 Stunden 1 Glas trinken.
★ Zubereitungen, die eine Tagesmenge ergeben: ● Heidekrautaufguß: 30 g blühende Sproßspitzen auf 1 Liter siedendes Wasser, 2 Minuten kochen und 10 Minuten ziehen lassen ● Absud von Wildem Fenchel: 20 g getrocknete Wurzeln auf 1 Liter Wasser, 15 Minuten kochen und 3 Minuten ziehen lassen, filtrieren und sehr heiß trinken ● Aufguß von Großen Brennesseln: 25 g getrocknete Stengel und Blätter auf 1 Liter siedendes Wasser, 15 Minuten ziehen lassen ● Absud von Kleinem oder Großem Wiesenknopf: 30 g der frischen Pflanze auf 1 Liter Wasser, 10 Minuten kochen lassen, abseihen.
★ Menge für 2 Tage: ● Aufguß der Echten Nelkenwurz: 35 g Wurzeln auf 1 Liter siedendes Wasser, 10 Minuten ziehen lassen, abseihen ● Aufguß von Kanadischem Berufkraut: 50 g auf 1 Liter siedendes Wasser, 10 Minuten ziehen lassen, abseihen.
★ Täglich 1 Tasse: ● Warmer Wein von Gewöhnlichem Frauenmantel: 40 g der Pflanze auf 1 Liter siedenden Rotwein, 10 Minuten ziehen lassen ● Besenraukenabsud: 20 g der getrockneten Pflanze auf 1 Liter Wasser, 5 Minuten kochen und 10 Minuten ziehen lassen.
★ Täglich 2 Tassen: ● Löwenschwanzaufguß: 20 g der Pflanze auf 1 Liter siedendes Wasser, 10 Minuten ziehen lassen ● Aufguß von Gewöhnlichem Odermennig: 40 g Blüten und Blätter auf 1 Liter siedendes Wasser, 15 Minuten ziehen lassen ● Aufguß von Weißdornbeeren: 10 g reife, getrocknete Früchte auf 1 Liter siedendes Wasser ● Aufguß der Großen Bibernelle: 30 g frische Wurzeln auf 1 Liter siedendes Wasser, 15 Minuten ziehen lassen, filtrieren ● Aufguß von Kriechendem Günsel: 40 g der getrockneten Pflanze auf 1 Liter Wasser, 10 Minuten ziehen lassen ● Absud von Echter Hundszunge: 25 g Wurzeln auf 1 Liter Wasser, 10 Minuten kochen lassen, abseihen ● Silberwurzaufguß: 20 g getrocknete und zerriebene Blätter auf 1 Liter siedendes Wasser, 10 Minuten ziehen lassen ● Aufguß von Schmalblättrigen Weidenröschen: 30 g getrocknete Blätter auf 1 Liter siedendes Wasser, 10 Minuten ziehen lassen

● Absud vom Walderdbeerstrauch: 20 g Wurzeln auf 1 Liter Wasser, 10 Minuten kochen lassen ● Aufguß einer Mischung von 30 g Brombeerblättern und 20 g Blüten von Echtem Eibisch auf 1 Liter siedendes Wasser, 10 Minuten ziehen lassen ● Aufguß von einer Mischung aus 30 g Pfennigkraut und 30 g Blüten und Blättern des Gewöhnlichen Gilbweiderichs auf 1 Liter siedendes Wasser, 10 Minuten ziehen lassen ● Feldulmenabsud: 40 g getrocknete Rinde auf 1 Liter Wasser, kochen und verdampfen lassen, bis eine Menge von ³/₄ Liter erreicht wird, abseihen ● Aufguß vom Kleinen Habichtskraut: 60 g frische, zerhackte Blätter auf 1 Liter siedendes Wasser, 5 Minuten ziehen lassen, abseihen ● Aufguß einer der Wegericharten: 100 g Blätter auf 1 Liter siedendes Wasser, 15 Minuten ziehen lassen ● Sanikelaufguß: 30 g der gesamten getrockneten blühenden Pflanze auf 1 Liter siedendes Wasser, 10 Minuten ziehen lassen ● Ligusteraufguß: 15 g Blätter oder Blüten auf 1 Liter siedendes Wasser, 5 Minuten ziehen lassen, abseihen ● Lungenkrautaufguß: 10 g der Pflanze auf 1 Liter siedendes Wasser, 10 Minuten ziehen lassen.
★ Täglich 3 Tassen: ● Aufguß von Echtem Tausendgüldenkraut: 40 g blühende Sproßspitzen auf 1 Liter siedendes Wasser, 10 Minuten ziehen lassen ● Aufguß von Gemeinem Beinwell: 25 g Wurzeln auf 1 Liter siedendes Wasser, 2 Stunden ziehen lassen, abseihen ● Ruprechtskrautaufguß: 25 g blühende Sproßspitzen und Blätter auf 1 Liter siedendes Wasser, 15 Minuten ziehen lassen ● Mädesüßaufguß: 30 g der Pflanze mitsamt den Wurzeln auf 1 Liter siedendes Wasser, 10 Minuten ziehen lassen ● Absud von Winterbohnenkaut: 80 g der Pflanze auf 1 Liter Wasser, 10 Minuten kochen lassen ● Aufguß von Gewöhnlichem Kreuzkraut: 30 g Wurzeln auf 1 Liter siedendes Wasser, 10 Minuten ziehen lassen.
★ Während einiger Tage essen: Möhren (Karotten); Fruchtfleisch von Johannisbrot oder Kürbis; Edelkastanien; Kohl; Hirse; Fruchtfleisch von überreifen Mispeln; Nüsse; Gerste; Birnen; geraspelte Äpfel; Trauben; Reis; Fruchtfleisch von Ebereschenbeeren ● Jeden Tag mit Wasser verdünnten Saft von frischen Preiselbeeren oder Stachelbeeren trinken.

Zubereitungen, die aufbewahrt werden können
★ Wein aus: Gänsefingerkraut; Kriechendem Fingerkraut; Blutwurz: 75 g getrocknete und zerriebene Wurzeln in 1 Liter Rotwein 8 Tage lang ziehen lassen, abseihen; täglich 3 Likörgläschen voll ● Stechpalmenwein: 30 g Blätter in 1 Liter siedendem Rotwein 10 Minuten kochen lassen; eßlöffelweise bis zu 100 g täglich einnehmen ● Hagebuttensirup: 200 g Hagebutten zerdrücken, dem Saft das gleiche Gewicht Zucker beifügen, unter umrühren

eindicken lassen; in verschlossenen Flaschen aufbewahren; 3 Eßlöffel für einen Erwachsenen, die Hälfte für Kinder • Gelee von Gemeinem Knorpeltang: 15 g der getrockneten, geschnittenen Pflanze in 1 Liter Wasser so lange kochen, bis die Konsistenz von Gelee erreicht wird; 1–2 Eßlöffel täglich.

Durst Subjektives Empfinden, welches das Bedürfnis des Körpers nach Flüssigkeit ausdrückt. Durst ist oft eine Begleiterscheinung des Fiebers und beginnt meist mit einer trockenen Mundschleimhaut.

INNERLICH
Zu den besten Durststillern unter den Früchten zählen Walderdbeeren.
• Eine Wurzel der Rapunzelglockenblume, einige Sauerampfer- oder Sauerkleeblätter kauen • Sauerampferaufguß: 15 g Blätter auf 1 Liter siedendes Wasser, 5 Minuten ziehen lassen.

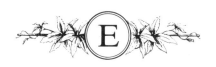

Eiterflechte (Impetigo) Ansteckende Hauterkrankung, die vor allem Kinder im Gesicht befällt. Früher nannte man diese Krankheit Milchschorf.

ÄUSSERLICH
• Breiumschlag von Großen Kletten: einige frische Blätter in einer geringen Menge Milch kochen; zwischen 2 Tücher geben und lauwarm auflegen • Kohlkompressen: den Saft aus frischen Blättern auspressen, morgens und abends auf die Flechten auflegen.

Ekzem Hautleiden, das sich aus kleinen Pusteln entwickelt. Jede einzelne beginnt mit dem Erscheinen eines kleinen, roten, stark juckenden Fleckes, der in der Folge von einem Bläschen überdeckt wird. Nach einer gewissen Zeit öffnen sich die Blasen, und die Flüssigkeit tritt aus; der Herd überzieht sich darauf mit einer Kruste. Ekzeme, gleich welcher Ursache, reagieren sehr gut auf pflanzliche Heilmittel. Als vorbeugende Maßnahme kann auch jedes Jahr eine blutreinigende Frühjahrskur gemacht werden.

INNERLICH
★ Täglich 2 Tassen: • Absud der Wilden Karde: 40 g getrocknete Wurzeln auf 1 Liter Wasser, 10 Minuten kochen lassen • Silberdistelabsud: 20 g Wurzeln auf 1 Liter Wasser, 10 Minuten kochen lassen • Absud von Wilden Möhren: 30 g Samen auf 1 Liter Wasser, 1 Minute kochen lassen, sofort abseihen und trinken; nicht mehr als 1 Tasse herstellen • Aufguß von Gemeinem Erdrauch: 20 g blühende Sproßspitzen auf 1 Liter siedendes Wasser, 10 Minuten ziehen lassen, nur wenig zuckern • Absud von Wilden Stiefmütterchen: 20 g frische Blüten und Blätter auf 1 Liter Wasser, 1 Minute kochen und 10 Minuten ziehen lassen • Absud einer Mischung aus 20 g Blüten und Blättern Wilder Stiefmütterchen, 10 g Wurzeln der Dornigen Hauhechel und 10 g Wurzeln des Echten Seifenkrauts auf 1 Liter Wasser, 15 Minuten kochen lassen • Absud einer Mischung aus je 20 g Wurzeln des Echten Seifenkrauts und 40 g getrockneten Wurzeln der Gemeinen Quecke auf 1 Liter Wasser, 30 Minuten kochen lassen • Absud von Echten Goldruten: 40 g blühende Sproßspitzen auf 1 Liter Wasser, 5 Minuten kochen und 10 Minuten ziehen lassen.

ÄUSSERLICH
★ Die befallenen Stellen täglich 2mal betupfen mit: • frischem Saft der Knoblauchsrauke (die Pflanze vorher gut waschen) • Absud von Weißen Lupinen: 30 g Samen auf 1 Liter Wasser, langsam zum Sieden bringen, 15 Minuten kochen und dann erkalten lassen, abseihen, 50 g Essig beifügen, in verschlossenen Flaschen aufbewahren und innerhalb von 5 Tagen verbrauchen • Heidelbeerabsud: 50 g Beeren und zerquetschte Blätter auf 1 Liter Wasser, 10 Minuten kochen lassen, abseihen • Blutweiderichabsud: 80 g blühende Sproßspitzen und getrocknete Blätter auf 1 Liter Wasser, 1 Minute kochen, erkalten lassen, filtrieren.

Siehe auch: Frühjahrskur.

Epidemie Ausbreitung einer Krankheit durch Ansteckung.

INNERLICH
• Rote Rüben und geschabte Möhren (Karotten) essen • Zu jeder Mahlzeit rohen Knoblauch essen • Säfte: Möhren: 1 Glas täglich; Zitronensaft: täglich 200 ml.

Während Epidemien
★ Täglich 3 Tassen: • Aufguß von Echtem Thymian: 25 g der frischen oder getrockneten Pflanzen auf 1 Liter siedendes Wasser, 10 Minuten ziehen lassen.

Erbrechen Ein Erbrechen kann gutartig sein; ist der Magen einmal entleert, beruhigt er sich bald; Erbrechen kann aber auch das Anzeichen einer schweren Erkrankung sein, wie z. B. Vergiftung, Hirnhautentzündung, Herzinfarkt, Blinddarmentzündung, usw. Kennt man die Ursache des Erbrechens nicht und dauert es länger an, muß unbedingt der Arzt konsultiert werden.

INNERLICH

★ Bei Übelkeit 1 Tasse: • Kalmusabsud: 30 g getrocknete Wurzeln auf 1 Liter Wasser, 5 Minuten kochen und 5 Minuten ziehen lassen • Dillaufguß: 30 g Samen auf 1 Liter siedendes Wasser, 10 Minuten ziehen lassen • Anisaufguß: 30 g Körner auf 1 Liter siedendes Wasser, 10 Minuten ziehen lassen • Aufguß von Gemeinem Beifuß: 10 g blühende Sproßspitzen auf 1 Liter siedendes Wasser, 10 Minuten ziehen lassen • Absud von Echtem Alant: 10 g Wurzeln auf 1 Liter siedendes Wasser, 5 Minuten kochen und 5 Minuten ziehen lassen • Basilikumaufguß: 50 g der Pflanze auf 1 Liter siedendes Wasser, 10 Minuten ziehen lassen • Zitronenaufguß: 1/2 Zitrone, in Scheiben geschnitten, auf 1 Tasse siedendes Wasser • Absud von Isländisch Moos: 15 g auf 1 Liter Wasser, 2 Minuten kochen lassen • Pfefferminzaufguß: 30 g Blätter auf 1 Liter siedendes Wasser, 10 Minuten ziehen lassen • Orangenaufguß: 50 g Blüten auf 1 Liter siedendes Wasser, 10 Minuten ziehen lassen • Aufguß von Muskatellersalbei: 20 g blühende Sproßspitzen und Blätter auf 1 Liter siedendes Wasser, 10 Minuten ziehen lassen • Zitronenstrauchaufguß: 15 g Blätter auf 1 Liter siedendes Wasser, 10 Minuten ziehen lassen • Pulver von Spanischem Pfeffer: 0,5 g mit ein wenig Honig vermischt.

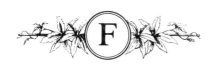

Fettleibigkeit Als fettleibig bezeichnet man einen Menschen, dessen Gewicht sein Normalgewicht um 15 Prozent übersteigt. Dieses Normalgewicht kann auf verschiedene Arten berechnet werden. Eine der Formeln geht von der Körpergröße aus: Größe (in m) minus 100 minus 10 Prozent; ergibt das Körpergewicht in kg. Fettleibigkeit läßt sich je nach Ursachen in verschiedene Kategorien einteilen. Im allgemeinen unterscheidet man eine durch Überernährung entstandene und eine durch Konstitution und Vererbung bedingte Fettleibigkeit; letztere ist sehr oft mit Zurückhalten von Wasser im Körper (Retention) gekoppelt. Die meist bei Männern auftretende Fettleibigkeit durch Überernährung kann durch eine Einschränkung der Nahrungsmittelzufuhr und durch Appetitzügelung bekämpft werden. Die psychologisch bedingte Ursache von Fettleibigkeit dagegen betrifft häufiger Frauen und ist weit schwieriger zu beseitigen.

Pflanzen können Fettleibigkeit von verschiedenen Seiten her bekämpfen. Sie werden hier zunächst ihren Eigenschaften nach und gemäß ihrer Hauptwirkung aufgeführt; die entsprechenden Zubereitungen folgen dann weiter unten. Manche Pflanzen sind auf verschiedene Weise wirksam. Es sollen davon diejenigen ausgesucht werden, die am besten der jeweils zu bekämpfenden Form von Fettleibigkeit entsprechen. Wichtig sind dabei vor allem Beharrlichkeit und Geduld.

Zur Verminderung der Nahrungszufuhr
Auberginen.

Zur Appetitzügelung
Arzneibaldrian.

Für eine kalorienarme Diät
Sellerie, Sauer- oder Süßkirschen, Feldsalat, Äpfel, Trauben.

Zur Anregung des Stoffwechsels und der innersekretorischen Drüsen
Zuckertang, Hasel, Gewöhnlicher Blasentang.

Zur Krampflösung und Beruhigung
Gewöhnlicher Frauenmantel, Weißdorn.

Zur Anregung der Gallenabsonderung
Artischocken, Löwenzahn.

Zur Blutreinigung
Hängebirken, Zitronen, Gemeiner Erdrauch, Roter Johannisbeerstrauch, Gemeiner Andorn.

Zum Wassertreiben
Gewöhnlicher Odermennig, Schwarzer Johannisbeerstrauch, Sauerkirschen, Wilder Fenchel, Eschen, Mais, Süßkirschen, Olivenbaum, Pastinak, Apfelbaum, Mädesüß.

Zum Abführen
Faulbaum, Gemeiner Knorpeltang, Wilde Malven, Lauch.

Zur Stärkung der Venen
Roßkastanienbaum, Hasel, Rote Weinreben.

Bei einer strengen und blutreinigenden Diät
Kirschen, Äpfel, Trauben.

Die Pflanzen und die Ernährung bei Fettleibigkeit
• Zur Verminderung des Hungergefühls vor den Mahlzeiten einen Apfel essen.

★ Als Vorspeise: Auberginen; sie sind arm

an Kalorien; Sellerie, denn er füllt den Magen; Feldsalat ● Knorpeltanggelee: aus einem Absud von 50 g Gemeinem Knorpeltang auf 1 Liter Wasser; 1 Eßlöffel einnehmen ● Der Pastinak wirkt wassertreibend.

★ Während einer Kur: ● Kirschensaft; 1 kg Kirschen enthält etwa 500 Kalorien ● Apfelsaft; 1 kg oder 1 Liter enthält ca. 500 Kalorien ● Traubensaft; 1 Liter täglich ergibt 900 Kalorien. Eine solche 10tägige Diätkur bringt eine Gewichtsreduktion; die Kalorien müssen zu denen der anderen Nahrungsmittel gezählt werden, so daß 1000 Kalorien pro Tag nicht überschritten werden. Diäten mit 800 oder sogar nur 600 Kalorien müssen von einem Arzt verordnet oder überwacht werden und können sogar einen Krankenhausaufenthalt erfordern.

★ Täglich 3 Tassen: ● Aufguß von Gewöhnlichem Odermennig: 30 g Blüten und Blätter auf 1 Liter siedendes Wasser, 10 Minuten ziehen lassen ● Aufguß von Gewöhnlichem Frauenmantel: 30 g der Pflanze auf 1 Liter siedendes Wasser, 10 Minuten ziehen lassen ● Artischockenaufguß: 20 g frische Blätter auf 1 Liter siedendes Wasser ● Hängebirkenaufguß: 30 g Blätter auf 1 Liter siedendes Wasser, 10 Minuten ziehen lassen; 1 Messerspitze doppeltkohlensaures Natron beifügen ● Absud von 10 g getrockneter Faulbaumrinde und 25 g getrocknetem Gewöhnlichem Blasentang, 5 Minuten kochen lassen, abseihen ● Aufguß vom Schwarzen Johannisbeerstrauch: 50 g Blätter auf 1 Liter siedendes Wasser, 10 Minuten ziehen lassen ● Aufguß von Wildem Fenchel: 30 g Wurzeln auf 1 Liter siedendes Wasser, erkalten lassen, abseihen ● Eschenaufguß: 40 g Blätter auf 1 Liter siedendes Wasser, 10 Minuten ziehen lassen ● Zuckertangabsud: 100 g der getrockneten Pflanze 3 Stunden lang in 1 Liter kaltem Wasser einweichen, 5 Minuten kochen lassen, filtrieren ● Maisabsud: 40 g Maisnarben auf 1 Liter Wasser, 10 Minuten kochen lassen ● Roßkastanienabsud: 40 g Rinde auf 1 Liter Wasser, 5 Minuten kochen und 5 Minuten ziehen lassen ● Aufguß von Gemeinem Andorn: 30 g blühende Sproßspitzen auf 1 Liter siedendes Wasser, 10 Minuten ziehen lassen ● Aufguß von Wilden Malven: 40 g Blüten und Blätter auf 1 Liter siedendes Wasser, 10 Minuten ziehen lassen ● Absud von Kirschenstielen: 30 g auf 1 Liter Wasser, 10 Minuten kochen lassen ● Haselabsud: 50 g Kätzchen auf 1 Liter Wasser, 5 Minuten kochen und 10 Minuten ziehen lassen ● Olivenbaumabsud: 30 g Blätter auf 1 Liter Wasser, 10 Minuten kochen lassen ● Löwenzahnabsud: 80 g Wurzeln auf 1 Liter Wasser, 5 Minuten kochen lassen, abseihen ● Mädesüßaufguß: 50 g Blüten auf 1 Liter Wasser, 10 Minuten ziehen lassen ● Lauchabsud: 100 g auf 1 Liter Wasser, 15 Minuten ko-

chen lassen; 1 Tasse 10 Minuten vor jeder Mahlzeit ● Kaltauszug von Arzneibaldrian: 50 g getrocknete Wurzeln auf 1 Liter Wasser, eine Nacht stehen lassen; 1 Tasse 15 Minuten vor den Mahlzeiten.

Fieber Erhöhung der Körpertemperatur, oft begleitet von einer Beschleunigung des Pulses. Fieber ist eine Begleiterscheinung vieler Krankheiten.

INNERLICH
● Aufguß von Gemeinen Küchenschellen: 15 g getrocknete Blüten und Blätter pulverisiert, auf 1 Liter siedendes Wasser, 15 Minuten ziehen lassen, filtrieren; alle 2 Stunden 2 große Tassen trinken ● Aufguß von Gemeinem Beifuß: 10 g getrocknete blühende Sproßspitzen auf 1 Liter siedendes Wasser, 10 Minuten ziehen lassen; 1 Tasse ● Borretschaufguß: 30 g Blüten auf 1 Liter siedendes Wasser, 10 Minuten ziehen lassen; 1 Tasse ● Buchsbaumabsud: 15 g getrocknete Blätter auf 1 Liter Wasser, 20 Minuten kochen lassen, abseihen, zuckern; in 2 Portionen trinken ● Mutterkrautaufguß: 20 g getrocknete Blätter auf 1 Liter siedendes Wasser, 10 Minuten ziehen lassen; 1 Tasse, etwas später eine zweite ● Aufguß von Echtem Tausendgüldenkraut: 20 g blühende Sproßspitzen auf 1 Liter siedendes Wasser, 10 Minuten ziehen lassen; täglich 2 Tassen ● Absud von Sternflockenblumen: 30 g blühende Sproßspitzen und Blätter auf 1 Liter Wasser, 5 Minuten kochen, 10 Minuten ziehen lassen, abseihen; ergibt eine Menge für 48 Stunden ● Benediktenkrautaufguß: 30 g blühende Sproßspitzen und Blätter auf 1 Liter siedendes Wasser, 10 Minuten ziehen lassen, abseihen; tagsüber 3 Tassen ● Eukalyptusaufguß: 25 g getrocknete Blätter auf 1 Liter siedendes Wasser, 15 Minuten ziehen lassen; 4 Tassen täglich ● Rotbuchenaufguß: 50 g getrocknete, zerkleinerte Rinde auf 1 Liter Wasser, 15 Minuten auf kleinem Feuer kochen lassen, abseihen; alle 2 Stunden 2 Tassen ● Fliederabsud: 50 g getrocknete Blüten auf 1 Liter Wasser, 5 Minuten kochen lassen, sofort abseihen, in Gläsern tagsüber trinken ● Aufguß von Gemeinem Andorn: 40 g getrocknete blühende Sproßspitzen auf 1 Liter siedendes Wasser, ziehen und erkalten lassen, abseihen; ergibt eine Menge für 1 Tag ● Haselabsud: 25 g Rinde von jungen Schößlingen auf 1 Liter Wasser, 10 Minuten kochen und 10 Minuten ziehen lassen; 1 Tasse ● Schwarzpappelaufguß: 20 g Rinde auf 1 Liter Wasser, 20 Minuten kochen lassen, abseihen; täglich 2 Tassen ● Katzenpfötchenabsud: 10 g Blüten auf 1 Liter Wasser, 30 Minuten kochen lassen, sofort abseihen; während des Tages in 3 Portionen trinken ● Zwetsch-

genbaumabsud: 25 g getrocknete Blätter auf 1 Liter Wasser, 5 Minuten kochen und 10 Minuten ziehen lassen; 2 Tassen • Absud von Kriechendem Fingerkraut: 30 g getrocknete Wurzeln auf 1 Liter Wasser, 10 Minuten kochen lassen; täglich 3 Tassen • Eisenkrautaufguß: 20 g der Pflanze auf 1 Liter siedendes Wasser, 10 Minuten ziehen lassen; täglich 3 Tassen. Sofern man ungespritzte Früchte zur Verfügung hat: • Orangenaufguß: die Früchte zusammen mit der Schale in Stücke schneiden, in eine große Fruchtschale legen, einen Eßlöffel Zucker und 400 ml siedendes Wasser beifügen, ziehen lassen, anschließend die Früchte leicht ausdrücken; kalt trinken.

Einige Medizinalweine zur Fieberbekämpfung
• Stechpalmenwein: 25 g frische, gehackte Blätter auf ½ Glas 60prozentigen Alkohol, eine Woche ziehen lassen, dann eine Tasse Weißwein beifügen und nochmals eine Woche stehen lassen; 3mal täglich 6 Eßlöffel • Silberweidenwein: 40 g getrocknete und zerriebene Rinde in 1 Liter Rotwein während 2 Wochen ziehen lassen, abseihen; täglich 2 Gläschen.
★ Zubereitungen, die lange haltbar sind und deshalb als Reserve hergestellt werden können. • Sonnenblumentinktur: 5 g getrocknete Blätter 10 Tage lang in 50 g 60prozentigem Alkohol ziehen lassen, abseihen und in einem getönten Glas aufbewahren; 20 Tropfen auf 1 Glas Wasser, wenn nötig nach 3 Stunden wiederholen • Ein Kaffeelöffel Honig, vermischt mit 2 g Wermutpulver.

ÄUSSERLICH
• Breiumschlag von frischen Portulakblättern, gesalzen, gehackt, mit Essig gemischt auf die Fußsohle auflegen.

Finger- und Zehennägel Man sagt, daß Fingernägel über den Zustand des Gesamtorganismus Aufschluß geben. Wie die Haare besitzen auch die Nägel eine Art Eigenleben. Die Pflanzen können lediglich dazu beitragen, sie schön und fest zu erhalten und sie widerstandsfähiger zu machen. Die folgenden Zubereitungen sind für Finger- und Zehennägel geeignet.

ÄUSSERLICH
• Jeden Abend vor dem Schlafengehen die Nägel mit einer Mischung von lauem Olivenöl und Zitronensaft bestreichen, einmassieren und über Nacht einwirken lassen (Stoffhandschuhe überstreifen) • Die Nägel mit reinem Zitronensaft einreiben • Die Nägel mit einer Lösung bestreichen, die zur Hälfte aus Zitronensaft und einem Rosenblütenaufguß aus 40 g Kronblättern und 1 Liter Wasser besteht.

Flechte Siehe Hautflechte, Kopfflechte, Schuppenflechte.

Frostbeule Örtlich begrenzte, rote, harte und schmerzhafte, durch Kälte ausgelöste Geschwulst an Fingern oder Zehenspitzen.

ÄUSSERLICH
★ Fuß- oder Handbäder, Einreibungen, Kompressen, Breiumschläge: • Möhren-(Karotten-)absud: 100 g Blätter auf 1 Liter Wasser, 20 Minuten kochen lassen, abseihen, morgens und abends mit der Flüssigkeit waschen • Sellerieabsud: eine ganze, frische, gehackte Sellerie mit ihren Wurzeln und Blättern während 1 Stunde in 3 Liter Wasser kochen lassen, abseihen; morgens und abends die erkrankten Stellen an Füßen oder Händen mit der möglichst warmen Flüssigkeit waschen oder ein lokales Bad nehmen • Stieleichenabsud: 50 g getrocknete, pulverisierte Rinde auf 1 Liter Wasser, 10 Minuten kochen, 30 Minuten ruhen lassen, die befallenen Körperteile 1mal täglich in der warmen Flüssigkeit baden. • Quittenabsud: 50 g Fruchtfleisch von Quittenkernen in 100 g Wasser während 30 Minuten kochen lassen, filtrieren, mit der erhaltenen Flüssigkeit waschen • Absud der Kleinblütigen Königskerze: 60 g frische Blüten und Blätter auf 1 Liter Milch, 10 Minuten kochen lassen; jeden Abend die befallenen Stellen mit dieser Milch waschen. Nicht abtrocknen • Walnußbaumabsud: 50 g getrocknete Blätter auf 1 Liter Wasser, 20 Minuten kochen lassen; Hände oder Füße 30 Minuten lang darin baden, mit den Blättern frottieren • Weißtannenabsud: 50 g Schößlinge auf 1 Liter Wasser, 10 Minuten kochen lassen, filtrieren • Absud von Schwarzem Holunder: 30 g getrocknete Blüten auf 1 Liter Wasser, 10 Minuten kochen und 10 Minuten ziehen lassen; die befallenen Stellen damit heiß waschen oder baden. • Breiumschlag aus Raps: eine Wurzel schälen, in sehr wenig Wasser kochen, dann zerdrücken; lauwarm auflegen • Breiumschlag von Madonnenlilien: 1 Lilienzwiebel in Milch kochen, zerdrücken; lauwarm auflegen • Breiumschlag aus Roßkastanien: etwa 15 Kastanien in wenig Wasser 30 Minuten kochen lassen, schälen, zerdrücken, erkalten lassen; die Frostbeulen damit bestreichen und mit einer Binde abdecken • Breiumschlag mit gekochten Blüten der Ringelblume; lauwarm anwenden. • Absud von Echtem Lungenkraut: 50 g Blätter auf 1 Liter Wasser, 10 Minuten sieden lassen, die Frostbeulen mit der Flüssigkeit waschen, damit Juckreiz und Schmerz gelindert werden.
• Rohen Saft von Zwiebeln oder Winter-

zwiebeln aufstreichen oder frische, zerstoßene Kohlblätter auflegen.

Frühjahrskur Frühjahrskuren dienen der Entschlackung des Organismus, wobei die Entgiftungskraft des Körpers erhöht wird. Solche Kuren sollen 3 Wochen dauern, während deren täglich 4–6 große Tassen der Zubereitungen, davon je 1 Tasse morgens auf nüchternen Magen und vor dem Schlafengehen, getrunken werden. Ausnahmen von dieser Regel sind im folgenden erwähnt. Die verwendeten Pflanzen wirken durch ihre wasserlösenden, schweißtreibenden oder stärkenden Eigenschaften. Jeder kennt die «schwachen» Stellen seines Körpers (Niere, Leber, Darm, Haut) und kann deshalb aus den zahlreichen Pflanzen diejenige auswählen, die speziell für ihn in Frage kommt.

INNERLICH
Während der Frühjahrskur reichlich grünes Gemüse essen, dafür wenig Proteine und tierische Fette. Feldsalat und Rauke sind ausgezeichnete blutreinigende Pflanzen.
● Getrocknete Schalen von nicht chemisch behandelten Äpfeln: 100 g auf 1 Liter Wasser, 15 Minuten ziehen lassen; täglich 1 Liter ● Traubensaft: Täglich 3 Gläser zwischen den Mahlzeiten, davon je 1 Glas auf nüchternen Magen und vor dem Schlafengehen ● Stachelbeer- oder Roter Johannisbeersaft: täglich 1- bis 2mal 150 ml ● Waldmeisteraufguß: 50 g getrocknete blühende Sproßspitzen auf 1 Liter siedendes Wasser ● Aufguß aus einer Mischung von Borretsch, Wegwarte, Gemeinem Erdrauch und Löwenzahn: 20 g jeder Pflanze auf 1 Liter siedendes Wasser, 10 Minuten ziehen lassen ● Aufguß von Gemeiner Ochsenzunge: 50 g der getrockneten Pflanze auf 1 Liter siedendes Wasser, 10 Minuten ziehen lassen ● Buchsbaumabsud: 25 g getrocknete Blätter auf 1 Liter Wasser, 10 Minuten kochen lassen ● Hagebuttenabsud: 50 g zerstoßene Früchte der Hundsrose auf 1 Liter Wasser, 1 Minute kochen lassen, sorgfältig abseihen ● Aufguß einer Mischung von 20 g blühenden Ysopsproßspitzen und 10 g Hängebirkenblättern auf 1 Liter siedendes Wasser, 15 Minuten ziehen lassen, abseihen ● Aufguß von Bittersüßem Nachtschatten: 5 g getrocknete Stengel auf 1 Liter siedendes Wasser, 15 Minuten ziehen lassen, die zweite Woche 10 g, die dritte Woche 15 g des Krautes nehmen ● Absud der Großen Brennessel: 50 g Wurzeln und Blätter auf 1 Liter Wasser, 4 Minuten kochen lassen ● Sauerampferabsud: 30 g Wurzeln auf 1 Liter Wasser, 5 Minuten kochen lassen ● Absud von Stumpfblättrigem Ampfer: 20 g Wurzeln auf 1 Liter Wasser, 4 Minuten kochen und 4 Minuten ziehen lassen ● Schwarzdornaufguß: 20 g getrocknete Blüten auf 1 Liter siedendes Wasser, 5 Minuten ziehen lassen; täglich nur 2 Tassen ● Wegraukenaufguß: 30 g blühende Sproßspitzen und Blätter auf 1 Liter siedendes Wasser, 15 Minuten ziehen lassen ● Sauerkleeaufguß: 25 g Wurzeln und 10 g getrocknete Blätter auf 1 Liter siedendes Wasser, 10 Minuten ziehen lassen.

Furunkel Hautentzündung, in deren Zentrum ein Haar sitzt. Furunkel werden durch Bakterien, die sog. Staphylokokken, ausgelöst. Das nacheinanderfolgende Entstehen mehrerer Furunkel nennt man Furunkulose, eine Ansammlung von Furunkeln Karbunkel. Wegen der Gefahr von Bakterienverbreitung im Organismus sollte ein Furunkel niemals ausgedrückt werden. Um seine Reifung zu beschleunigen, kann er tagsüber mehrmals mit Breiumschlägen oder Kompressen behandelt werden.

ÄUSSERLICH
★ Auf den Furunkel auflegen: ● Frisch zerstoßene Hanfblätter ● Breiumschlag von Bockshornklee: 50 g in wenig Wasser gekochte blühende Sproßspitzen ● Gehackten Gundermann (Gundelrebe) ● Breiumschlag von Leinsamenmehl ● Madonnenlilienzwiebel im Ofen backen und zerdrücken ● Breiumschlag von Blättern der Kleinblütigen Königskerze, in Milch gekocht ● In einem Gänseblümchenabsud getränkte Kompressen: 150 g getrocknete Blüten und Blätter auf 1 Liter Wasser, 5 Minuten kochen lassen.

Fuß Strümpfe, Socken und Schuhe aus synthetischen Materialien begünstigen die Entstehung von Fußleiden wie Pilzerkrankungen, die eine feuchte Umgebung lieben. Modische, nicht der natürlichen Fußform angepaßte Schuhe führen zu Zehenverformung, eingewachsenen Zehen, Plattfüßen und Zirkulationsstörungen. Einige Pflanzen können schmerzhafte Folgeerscheinungen dieser Übel mildern.

ÄUSSERLICH
Müde und angeschwollene Füsse
● Fußbad mit Gemeinem Beifuß: 100 g der Pflanze während 15 Minuten in 3 Liter Wasser kochen lassen, in ein Becken gießen, erkalten lassen, nicht abseihen; die Füße 5 Minuten lang darin bewegen ● Wurmfarnkompressen: Absud von frischen, in Stücke geschnittenen Wurzeln, 15 Minuten in 1 Liter Essig kochen, abseihen; die Kompressen im kalten Absud tränken.

Kalte Füße
• Die Socken innen mit Senfmehl bestreuen • Fußbad mit 100 g Senfmehl, das in ein Leinensäckchen gefüllt und in eine Schüssel mit warmem Wasser getaucht wird.

Feuchte und schweißige Füße
• Die Socken innen mit dem Pulver von Ackerschachtelhalm oder Echtem Salbei bestreuen • Jeden Tag vor dem Anziehen der Socken oder Strümpfe die Fußsohlen und Zehen mit einer Tinktur von Ackerschachtelhalm bestreichen: 100 g der Pflanze während 3 Wochen in 100 ml 95prozentigem Alkohol ziehen lassen, in gut verschlossenen Flaschen aufbewahren • Huflattichbad: 100 g getrocknete Blätter auf 1 Liter Wasser, 10 Minuten kochen lassen, abseihen.

Schmerzende Füße
• Silberweidenbad: 60 g getrocknete Rinde auf 1 Liter Wasser, 10 Minuten kochen und 10 Minuten ziehen lassen, 2 Liter sehr heißes Wasser dazuleeren; die Füße 10 Minuten darin baden.

Siehe auch: Bad, Frostbeulen, Hühnerauge.

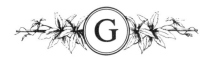

Gallenblase Die Gallenblase ist ein Auffangorgan, in dem sich die Galle sammelt, um im Moment der Verdauung verfügbar zu sein. Die Pflanzen, die ein Zusammenziehen der Gallenblase und die Regulierung des Gallenflusses bewirken, werden als gallentreibend bezeichnet. Sie werden bei zu geringer Gallenblasentätigkeit verwendet.

INNERLICH
• Aufguß von Gemeinem Beifuß: 20 g Blüten und Blätter auf 1 Liter siedendes Wasser, 10 Minuten ziehen lassen; 2 Tassen täglich • Artischockenabsud: 30 g Blätter auf 1 Liter Wasser, 10 Minuten kochen lassen; täglich 2 Tassen • Waldmeisteraufguß: 30 g blühende Sproßspitzen auf 1 Liter siedendes Wasser, 5 Minuten ziehen lassen; täglich 3 Tassen • Faulbaumpulver: 1–2 g zerstoßene, ausgetrocknete Rinde in 1 Löffel Honig • Goldregenaufguß: 40 g getrocknete Blätter auf 1 Liter siedendes Wasser, 10 Minuten ziehen lassen; 1 Tasse vor dem Schlafengehen • Wasserdostaufguß: 30 g Wurzeln auf 1 Liter siedendes Wasser, 10 Minuten ziehen lassen; 2 Tassen vor jeder Mahlzeit • Aufguß von Gemeinem Erdrauch: 50 g blühende Sproßspitzen auf 1 Liter siedendes Wasser, 10 Minuten ziehen lassen; während 8 Tagen täglich 2 Tassen • Katzenpfötchenaufguß: 20 g Blüten auf 1 Liter siedendes Wasser, erkalten lassen und abseihen; täglich 2 Tassen • Frischer Rettichsaft, durch Zentrifugieren gewonnen, täglich 100 ml • Mariendistelaufguß: 1 Teelöffel Früchte mit siedendem Wasser übergießen, 15 Minuten ziehen lassen, abseihen; morgens auf nüchternen Magen, $1/2$ Stunde vor dem Mittagessen, abends vor dem Schlafengehen jeweils 1 Tasse heiß, schluckweise trinken. • Aufguß von Gemeiner Pestwurz: 10 g Blätter auf 1 Liter Wasser, 10 Minuten ziehen lassen, täglich 2 Tassen. • Rosmarinaufguß: 10 g der Pflanze auf 1 Liter Wasser, 10 Minuten ziehen lassen; 3 kleine Tassen über den Tag verteilt.

Gedächtnis Das Gedächtnis erlaubt es uns, vergangene Erlebnisse im Bewußtsein zu speichern. Gedächtnisschwäche kann verschiedene Ursachen haben, die häufigste ist jedoch das Alter.

INNERLICH
★ Während 3 Monaten an je 10 Tagen täglich 3 Tassen: • Melissenaufguß: 30 g blühende Sproßspitzen und Blätter auf 1 Liter siedendes Wasser, 10 Minuten ziehen lassen, abseihen • Rosmarinaufguß: 30 g blühende Sproßspitzen auf 1 Liter siedendes Wasser, 10 Minuten ziehen lassen, abseihen.

Gelbsucht (Ikterus) Ein typisches Symptom der Gelbsucht ist eine durch Gallenfarbstoffe in den Blutbahnen hervorgerufene Gelbfärbung der Haut und der Schleimhäute. Die Gelbfärbung kann verschiedene Ursachen haben. Oft wird der normale Gallenausfluß verhindert (Stauung durch einen Gallenstein), es kann sich aber auch um eine Erkrankung der Leber handeln. Eine ärztliche Diagnose ist unbedingt erforderlich.

INNERLICH
• Täglich 20 g reife und frische Judenkirschen essen.
★ Täglich 2 Tassen: • Wegwartenabsud: 30 g Wurzeln auf 1 Liter Wasser, 2 Minuten kochen und 2 Minuten ziehen lassen, filtrieren.
★ Täglich 3 Tassen: • Gartenkerbelaufguß: 30 g frische Pflanzen auf 1 Liter siedendes Wasser • Mäusedornaufguß: 20 g Wurzeln auf 1 Liter siedendes Wasser, 50 Minuten ziehen lassen, abseihen • Klebkrautabsud: 30 g der Pflanze auf 1 Liter Wasser, 2 Minuten kochen und 10 Minuten ziehen lassen • Aufguß einer Mischung von 20 g Gänseblümchenblüten und -blättern und 20 g Löwenzahnblättern und -wurzeln auf 1

Liter siedendes Wasser, 10 Minuten ziehen lassen • Absud von Echtem Seifenkraut: 30 g Blätter auf 1 Liter Wasser, 5 Minuten kochen lassen.

Siehe auch: Leber.

Gerstenkorn Furunkel am Augenlidrand.

ÄUSSERLICH
Alle nachstehenden Zubereitungen müssen sehr sorgfältig filtriert werden. Sie werden kalt angewendet.
★ Augenbäder: • Augentrostabsud: 20 g der Pflanze auf 1 Liter Wasser, 15 Minuten kochen lassen • Aufguß von Schwarzem Holunder: 100 g frische oder getrocknete Blüten auf 1 Liter siedendes Wasser, 10 Minuten ziehen lassen.

Gesichtsfarbe Eine trübe und fahle Gesichtshaut ist oft ein Anzeichen einer Vergiftung im Organismus. Blutreinigende Pflanzen können in solchen Fällen am meisten helfen und verschönern außerdem bei äußerlicher Anwendung die Haut.

INNERLICH
★ Während 10 Tagen täglich 3 Tassen: • Absud von Echtem Sellerie: 30 g Wurzeln auf 1 Liter Wasser, 10 Minuten kochen lassen • Absud von Großen Kletten: 60 g Wurzeln auf 1 Liter Wasser, 10 Minuten kochen lassen • Borretschaufguß: 20 g Blüten auf 1 Liter siedendes Wasser, 10 Minuten ziehen lassen • Aufguß von Gemeiner Ochsenzunge: 20 g Blüten auf 1 Liter siedendes Wasser, 10 Minuten ziehen lassen • Wegwartenaufguß: 10 g getrocknete Blätter auf 1 Liter siedendes Wasser, 10 Minuten ziehen lassen • Aufguß von Gemeinem Erdrauch: 30 g der Pflanze auf 1 Liter siedendes Wasser, 10 Minuten ziehen lassen.

ÄUSSERLICH
★ Auf das Gesicht auftragen: • Hängebirkenabsud: 60 g Rinde auf 1 Liter Wasser, 10 Minuten kochen und 10 Minuten ziehen lassen • Erdbeermilch: 50 g zerquetschte Walderdbeeren in etwas Milch geben; mit der erhaltenen Paste die Gesichtshaut bestreichen • Löwenzahnabsud: 60 g frische Wurzeln auf 1 Liter Wasser, 30 Minuten kochen und dann erkalten lassen • Lauchmilch: Den frischen Saft eines Lauchs auspressen, mit etwas Milch mischen • Salbeiwasser: 60 g der Pflanze 6 Wochen lang in 1 Liter Kölnisch Wasser ziehen lassen, filtrieren.

Siehe auch: Haut.

Gicht Eine Krankheit, die durch einen übermäßigen Anteil an Harnsäure im Organismus ausgelöst wird. Sie macht sich in schmerzhaften Anschwellungen der Gelenke bemerkbar und beginnt meist bei den großen Zehen. Sie befällt in der Folge oft andere Gelenke und bewirkt dort Ablagerungen von Harnsäurekristallen. Man nennt diese Gichtknoten. Die bei Gicht verwendeten Pflanzen wirken schweißfördernd, wassertreibend und harnsäureausscheidend. Lokale Behandlungen können eine Schmerzlinderung bewirken.

ÄUSSERLICH
★ Um das schmerzende Gelenk legen: • Breiumschlag von frischen, zerdrückten Blättern der Großen Klette, der Hängebirke oder des Schwarzen Johannisbeerstrauchs • Eine geschälte Knoblauchzehe gut zerdrücken.
★ Das entzündete Gelenk bestreichen mit oder eintauchen in: • Lösung: 1 Wurmfarnwurzel auf 1 Liter Wasser, 20 Minuten kochen lassen, abseihen • Farnbad: Absud mit 3 Wurmfarnwurzeln und 3 Liter Wasser, in eine Wanne gießen, 15 Minuten im Bad verbleiben • Waldkiefernbad: 250 g frische Schößlinge auf 1 Bad.

INNERLICH
• Kohl, Mais, Birnen, Trauben, Wiesenbocksbart, Schwarzwurzeln, Tomaten essen.

Zum Ausscheiden von Harnsäure
• Kalmusaufguß: 10 g getrocknete Wurzeln auf 1 Liter siedendes Wasser, 10 Minuten ziehen lassen; täglich 2 Likörgläser • Judenkirschenabsud: 40 g getrocknete Beeren auf 1 Liter Wasser, 5 Minuten kochen und 10 Minuten ziehen lassen; täglich 3 Tassen • Kornblumenwein: 60 g getrocknete Blüten während 8 Tagen in 1 Liter gutem Rotwein unter zeitweiligem Rühren ziehen lassen; täglich 2 kleine Gläser • Hängebirkenaufguß: 60 g zerriebene Blätter auf 1 Liter siedendes Wasser, umrühren, 15 Minuten ziehen lassen • Aufguß vom Schwarzen Johannisbeerstrauch: 30 g Blätter auf 1 Liter siedendes Wasser, 10 Minuten ziehen lassen • Mäusedornabsud: 40 g Wurzeln auf 1 Liter Wasser, 10 Minuten ziehen lassen, kurz aufwallen lassen • Absud einer Mischung von je 20 g Eschenblättern und Wurzeln der Großen Klette: 10 Minuten kochen lassen, abseihen, ohne ziehen zu lassen • Meerrettichabsud: 30 g auf 1 Liter Wasser, 5 Minuten kochen lassen, abseihen, während einer Woche 1 Tasse morgens auf nüchternen Magen • Mädesüßaufguß: 50 g Blüten und Blätter auf 1 Liter siedendes Wasser, 10 Minuten ziehen lassen • Absud der Roten Schuppenmiere: 80 g der Pflanze auf 1 Liter Wasser, 2

Minuten kochen und 10 Minuten ziehen lassen • Absud von Schwarzem Holunder: 70 g der Zweitrinde auf 1 Liter Wasser, 2 Minuten kochen lassen, abseihen; nur 2 kleine Gläser täglich • Aufguß von Kanadischem Berufkraut: 50 g der Pflanze auf 1 Liter siedendes Wasser, 10 Minuten ziehen lassen.

Wasser- und schweißtreibende Pflanzen
• Preiselbeerabsud: 30 g der getrockneten Pflanze auf 1 Liter Wasser, 5 Minuten kochen und 10 Minuten ziehen lassen • Osterluzeiaufguß: 20 g Blätter auf 1 Liter siedendes Wasser, 10 Minuten ziehen lassen • Artischockenabsud: 10 g Blätter auf 1 Liter siedendes Wasser, 10 Minuten kochen lassen, abseihen • Aufguß von Gewöhnlichem Barbarakraut: 20 g Blätter auf 1 Liter siedendes Wasser • Betonienaufguß: 15 g Wurzeln auf 1 Liter Wasser, 2 Minuten kochen, 10 Minuten ziehen lassen; täglich nur 2mal 1/2 Tasse • Borretschabsud: 20 g Blätter auf 1 Liter Wasser, 20 Minuten kochen lassen, abseihen • Absud von Sauerdorn: 30 g Wurzeln und Rinde gemischt auf 1 Liter Wasser, 10 Minuten kochen lassen • Absud von Echtem Steinsamen: 30 g der Pflanze auf 1 Liter Weißwein, 5 Minuten kochen lassen, abseihen; 1 kleines Glas morgens auf nüchternen Magen • Nachtviolenaufguß: 5 g Blätter auf 1 Liter siedendes Wasser, 10 Minuten ziehen lassen • Süßkirschenabsud: 40 g Blütenstiele auf 1 Liter Wasser, 10 Minuten kochen lassen • Waldkiefernabsud: 50 g Nadeln auf 1 Liter Wasser, 25 Minuten kochen und erkalten lassen, abseihen • Löwenzahnabsud: 100 g Wurzeln auf 1 Liter Wasser, 10 Minuten kochen und 5 Minuten ziehen lassen • Vogelknöterichabsud: 40 g Blätter auf 1 Liter Wasser, 30 Minuten kochen lassen • Winterlindenaufguß: 20 g Blüten auf 1 Liter siedendes Wasser, 10 Minuten ziehen lassen.

Grippe Durch ein Virus verursachte, sehr ansteckende, oft epidemische Krankheit, die sich in erhöhter Körpertemperatur, körperlicher Ermattung und Nasen-Hals-Erkrankungen äußert. Die Grippe kann zu gefährlichen Komplikationen führen. Nach einer Grippeerkrankung leidet der Patient oft an starker Müdigkeit, die lange andauern kann.

INNERLICH
★ Täglich 3 Tassen: • Borretschaufguß: 20 g Blüten auf 1 Liter siedendes Wasser, 10 Minuten ziehen lassen • Aufguß der Gemeinen Ochsenzunge: 30 g blühende Stengel und Blätter auf 1 Liter siedendes Wasser, 10 Minuten ziehen lassen • Silberdistelabsud: 10 g getrocknete Wurzeln auf 1 Liter Wasser, 5 Minuten kochen und 5 Minuten ziehen lassen, filtrieren; erst bei Gebrauch frisch zubereiten • Eukalyptusaufguß: 20 g getrocknete Blätter auf 1 Liter siedendes Wasser, 15 Minuten ziehen lassen • Aufguß von Echter Kamille: 40–50 g Blüten auf 1 Liter siedendes Wasser, 15 Minuten ziehen lassen. • Silberweidenaufguß: 40 g Blätter und Kätzchen auf 1 Liter siedendes Wasser, 10 Minuten ziehen lassen • Aufguß von Echtem Thymian: 20 g getrocknete blühende Sproßspitzen auf 1 Liter siedendes Wasser, 10 Minuten ziehen lassen.
★ Täglich 2mal einnehmen: • Wermutpulver: 1 g Pulver der getrockneten Pflanze mit Honig vermengt • Sanddornsaft: den Saft von reifen Sanddornbeeren mit der Hälfte ihres Gewichtes Zucker 15 Minuten kochen lassen, in gut verschlossene Flaschen abfüllen; 3 Eßlöffel täglich einnehmen • Spargelabsud: 50 g Wurzeln auf 1 Liter Wasser, 5 Minuten kochen lassen • Aufguß einer Mischung von 30 g getrockneten Zitronenbaumblättern und 20 g getrocknetem Echtem Thymian auf 1 Liter siedendes Wasser, lauwarm werden lassen, abseihen • Hirseabsud: 500 g Körner in 1 Liter Rotwein während 30 Minuten kochen lassen, abseihen, zuckern; täglich 2 Gläser • Absud einer Mischung von 30 g frischen Olivenbaumblättern und 20 g Silberweidenrinde, 10 Minuten kochen lassen, abseihen; warm trinken.

Wenn das Fieber gefallen ist
• Sauerkirschenwein: 1 kg frische oder getrocknete Kirschen, bedeckt mit Rotwein kochen lassen, reichlich zuckern, wie ein Kompott servieren.

Siehe auch: Epidemie.

Gürtelrose Siehe Herpes.

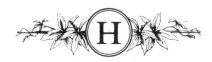

Haar Das Haar besteht zur Hauptsache aus Keratin. Farbe, Fülle, Wuchs und Länge sind von Erbfaktoren abhängig. Die Lebensdauer eines Haares liegt, je nach Körperpartie und Pflege, zwischen 2 und 6 Jahren. Zahlreiche Pflanzen haben eine günstige Wirkung auf das Haar und seinen Wuchs, keine vermag jedoch bei Kahlheit Abhilfe zu schaffen.

ÄUSSERLICH
★ Flüssige Shampoos: • Efeuabsud: 50 g

Blätter auf 1 Liter Wasser, 10 Minuten kochen, abseihen und auspressen, mit siedendem Wasser auf 2 Liter auffüllen; gut einreiben ● Aufguß von: 5 g Gartenkresse, 5 g Seifenkraut, 5 g Tausendgüldenkraut auf 1 Liter siedendes Wasser, kurz ziehen lassen, gut abseihen.
★ Trocken-Shampoos: ● Das Haar mit Mehl bepudern, nach 15 Minuten ausbürsten.
★ Spülung: ● Aufguß von Echten Lavendelblüten, Kornblumen oder dem Saft einer Zitrone in 1 Liter Wasser, etwas Hängebirkensaft in Wasser oder 1 Löffel Arnikablütenabsud; wirkt desinfizierend und gegen Parasiten.

Haarwuchsfördernde Lösungen

★ Täglich die Kopfhaut einreiben und massieren mit: ● Absud der Gemeinen Schafgarbe: 50 g frische zerhackte Pflanze auf 1 Liter Wasser 10 Minuten lang kochen lassen ● Eberrautenaufguß: 20 g getrocknete Blätter und blühende Sproßspitzen auf 1 Liter siedendes Wasser ● Salbe aus der Großen Klette: eine frische, kleine Wurzel in etwas Wasser zu einem Brei kochen; während einer Woche jeden Abend die Kopfhaut damit massieren ● Absud einer Mischung von je 30 g Wurzeln von Großer Klette, Großer Brennessel und Rauke auf 1 Liter Wasser, 15 Minuten kochen lassen ● Saft der Echten Brunnenkresse ● Saft frischer Blätter der Großen Brennessel ● Absud von Echtem Thymian: 80 g auf 1 Liter Wasser, 20 Minuten kochen, abseihen.

Für glänzendes, geschmeidiges Haar

● Spülung mit Blättern der Großen Klette: 50 g auf 1 Liter siedendes Wasser ● Saft von frischem Gemeinem Fettkraut ● Friktion mit einem Absud von Weißen Taubnesseln: 50 g der ganzen, zerhackten Pflanze auf 1 Liter Wasser, 10 Minuten kochen lassen ● Absud von Echtem Salbei: 250 g getrocknete Blätter auf 1 Liter Wasser, 15 Minuten kochen, 48 Stunden ruhen lassen, von Zeit zu Zeit umrühren, filtrieren, 1/4 Liter Rum beifügen; alle 2 oder 3 Tage anwenden.

Gegen Haarausfall

● Frische Echte Brunnenkresse essen.
★ Haarwasser: ● Konzentrierter Basilikumabsud: 150 g Blätter auf 1 Liter siedendes Wasser, 20 Minuten ziehen lassen, die Blätter zerstoßen, abseihen ● Auszug einer Mischung von 50 g Kapuzinerkressesamen und -blättern und 50 g gehackten Stielen und blühenden Sproßspitzen von Feldthymian; während 10 Tagen in 1 Liter 60prozentigen Alkohol einlegen, abseihen ● Absud von Echtem Tausendgüldenkraut: 50 g blühende Sproßspitzen auf 1 Liter Wasser, 10 Minuten kochen lassen ● Fri-

scher Saft der Echten Brunnenkresse ● Olivenöl: während 8 Tagen jeden Abend die Haare damit bestreichen ● Auszug von Spanischem Pfeffer: 30 g während 8 Tagen in 1 Liter 60prozentigem Alkohol ziehen lassen, von Zeit zu Zeit umrühren, abseihen ● Balsam vom Walnußbaum: 50 g Schößlinge im Wasserbad mit 150 g Schweineschmalz 45 Minuten kochen lassen, gut zerreiben; jeden Abend die Kopfhaut damit einmassieren.

Gegen Schuppen

★ Haarwasser aus: ● Absud von Frauenhaarfarn: 100 g der getrockneten Pflanze auf 1 Liter Wasser, 30 Minuten kochen lassen, filtrieren ● Aufguß von Blättern der Edelkastanie: 60 g auf 1 Liter siedendes Wasser ● Stieleichen- und Schwarzpappelabsud: je 30 g Rindenpulver auf 1 Liter Wasser, 20 Minuten ohne Zudecken leicht kochen lassen, abseihen ● Absud von Wurzeln der Weißen Seerose: 20 g auf 1 Liter Wasser, 5 Minuten kochen lassen ● Frischer Saft der Großen Brennessel: 50 g mit 2 Eßlöffel Rizinusöl ● Auszug aus einer Mischung von Dost und Großer Brennessel: 50 g jeder Pflanze in 1 Liter 60prozentigen Alkohol einlegen, das Gefäß 2 Wochen an der Sonne stehen lassen; 2 Eßlöffel in 1 Tasse Wasser geben, täglich 2mal die Kopfhaut damit massieren.

Zum Färben

★ Spülungen für blondes Haar ● Absud von Echten Kamillen: 100 g getrocknete Blüten auf 1 Liter Wasser, 10 Minuten kochen, filtrieren.
★ Spülungen für braunes Haar: ● Aufguß von Echtem Salbei ● Aufguß von Echtem Thymian.

Haarausfall Siehe Haar.

Halsweh Siehe Angina, Rachenentzündung, Stimme.

Hämorrhoiden Erweiterung von Venen an Mastdarm oder After. Bei einem Auftreten von Hämorrhoiden sollte die innerliche Anwendung von Heilpflanzen durch eine äußerliche ergänzt werden.

INNERLICH

★ Täglich 2 Tassen: ● Aufguß von Weißen Taubnesseln: 50 g Blüten und Blätter auf 1 Liter siedendes Wasser, 10 Minuten ziehen lassen ● Aufguß von Kleinblütigen Königskerzen: 40 g Blüten auf 1 Liter siedendes Wasser, 10 Minuten ziehen lassen ●

Myrtenaufguß: 30 g Blätter auf 1 Liter siedendes Wasser, 20 Minuten ziehen lassen ● Wasserpfefferaufguß: 30 g der Pflanze auf 1 Liter siedendes Wasser, 10 Minuten ziehen lassen; alle 15 Minuten einen Eßlöffel voll einnehmen ● Aufguß von Echtem Lungenkraut: 40 g blühende Sproßspitzen auf 1 Liter siedendes Wasser, 10 Minuten ziehen lassen ● Aufguß vom Großen Wiesenknopf: 30 g der Pflanze auf 1 Liter siedendes Wasser, 10 Minuten ziehen lassen ● Absud von Roten Weinreben: 50 g auf 1 Liter Wasser, 10 Minuten kochen und 10 Minuten ziehen lassen.

ÄUSSERLICH
● Breiumschlag von geschälten Quittenkernen: während 15 Minuten in Milch kochen und in ein Säckchen einfüllen ● Breiumschlag von frischen, zerstoßenen Blättern der Echten Hauswurz, der Vogelmiere, der Knotigen Braunwurz, des Kleinen Wiesenknopfs oder von zerstoßenen Stengeln und Blättern des Bachehrenpreis ● Warme Breiumschläge von in Milch gekochten Blättern der Kleinblütigen Königskerze oder vom Ausgebreiteten Glaskraut ● Breiumschlag von in Wasser gekochten Blättern des Gewöhnlichen Kreuzkrautes ● Breiumschlag von in Olivenöl eingelegten, frischen Blättern der Roten Fetthenne.
★ Kompressen, getränkt in: ● Absud der Gemeinen Schafgarbe: 50 g blühende Sproßspitzen und Blätter auf 1 Liter Wasser, 10 Minuten kochen lassen ● Schlangenknöterichabsud: 60 g der Pflanze auf 1 Liter Wasser, 15 Minuten kochen lassen ● Absud von Kleinen Braunellen: 40 g auf 1 Liter Wasser, 10 Minuten kochen lassen ● Pfennigkrautabsud: 30 g der Pflanze auf 1 Liter Wasser, 10 Minuten kochen lassen ● Heidelbeerabsud: 150 g Beeren auf 1 Liter Wasser, 30 Minuten kochen lassen; unter Ausdrücken der Beeren abseihen ● Pfingstrosenabsud: 30 g Wurzeln auf 1 Liter Wasser, 10 Minuten kochen lassen ● Aufguß von Schwarzem Holunder: 80 g Blüten auf 1 Liter siedendes Wasser, 10 Minuten ziehen lassen ● Blutwurzabsud: 50 g Wurzeln auf 1 Liter Wasser, 10 Minuten kochen lassen ● Walnußbaumabsud: 40 g Blätter auf 1 Liter Wasser, 15 Minuten kochen und 10 Minuten ziehen lassen.
★ Dampfsitzbäder, wobei die sehr heiße Zubereitung ohne Filtrieren in eine Wanne gegossen wird: ● Scharbockskrautaufguß: 100 g der Pflanze auf 1 Liter siedendes Wasser.
★ Sitzbäder: ● Stieleichenbad: 80 g Eichenrinde auf 1 Liter Wasser, 10 Minuten kochen lassen, abseihen ● Löwenzahnbad: 40 g der Pflanze mit den Wurzeln auf 1 Liter Wasser, 10 Minuten kochen lassen, abseihen.

Harnausscheidung Absonderung des Urins und damit der Abfallstoffe des Körpers, die durch ihn transportiert werden. Zahlreiche harntreibende Pflanzen können je nach individuellem Geschmack verwendet werden.

INNERLICH
Spargelabsud: 50 g Wurzeln auf 1 Liter Wasser, 10 Minuten kochen lassen, abseihen, im Verlauf von 2 Tagen trinken ● Absud von Gemeiner Ochsenzunge: 30 g getrocknete blühende Sproßspitzen und Blätter auf 1 Liter kaltes Wasser, 10 Minuten kochen lassen; täglich 3 Tassen zwischen den Mahlzeiten ● Sauerkirschenabsud: 45 g Stiele auf 1 Liter Wasser, 10 Minuten kochen lassen; täglich 2 große Tassen ● Aufguß von Echtem Labkraut: 20 g auf 1 Liter siedendes Wasser, 10 Minuten ziehen lassen; täglich 2 Tassen ● Goldlackaufguß: 25 g getrocknete Blüten auf 1 Liter siedendes Wasser; täglich 3 Tassen zwischen den Mahlzeiten ● Absud von Echtem Steinsamen: 30 g der ganzen Pflanze auf 1 Liter guten Weißwein; 3 Minuten kochen und 10 Minuten ziehen lassen, abseihen; während 8 Tagen jeden Morgen 1 Glas auf nüchternen Magen ● Olivenbaumabsud: 30 g frische oder getrocknete Blätter auf 1 Liter Wasser, 10 Minuten kochen und 10 Minuten ziehen lassen, abseihen; 1 Tasse so heiß wie möglich vor den beiden Hauptmahlzeiten trinken ● Absud von Feldmannstreu: 40 g auf 1 Liter Wasser, 5 Minuten kochen und abseihen; täglich 4 Tassen, zwischen den Mahlzeiten ● Birnbaumabsud: 45 g Blätter auf 1 Liter Wasser 3 Minuten kochen, 15 Minuten ziehen lassen, abseihen; täglich 2 Tassen ● Absud einer Mischung von je 40 g getrockneten Apfelschalen und getrockneten Birnbaumblättern auf 1 Liter siedendes Wasser ● Absud von Knöllchensteinbrech: 30 g der frischen Pflanze auf 1 Liter Wasser, 5 Minuten kochen, abseihen; ergibt eine Menge für 2 Tage ● Lauchwein: 5 g Körner einen Morgen lang in 1 Liter Weißwein ziehen lassen, abseihen; täglich 3 Likörgläser ● Mädesüßwein: 50 g frische Blüten in 1 Liter siedenden Weißwein geben, 10 Minuten ziehen lassen, abseihen; täglich 2 kleine Gläser ● Wein von der Knotigen Braunwurz: 20 g der getrockneten und zerriebenen Pflanze auf 1 Liter guten Weißwein; während 1 Woche täglich 2 Likörgläser ● Auszug der Sternflockenblume: 4 g Samen auf 1 Liter Wasser, 10 Tage ausziehen lassen, abseihen, zu jeder Hauptmahlzeit ein kleines Glas.
● Sehr zu empfehlen: Lauchsuppe oder Echter Sellerie, frisch als Salat.

Harnlassen Siehe Bettnässen.

Harnstoff Abfallprodukt des Körpers, das über die Niere mit dem Urin ausgeschieden wird. Bei einem Nachlassen der Nierentätigkeit steigt der Gehalt an Harnstoff im Blut an, ein Zustand, der verschiedene Störungen nach sich ziehen kann.

INNERLICH
Folgende Pflanzen sind als Nahrungsmittel oder als Gewürz empfehlenswert: ● Säfte aus: Heidelbeeren, Zwiebeln oder Winterzwiebeln, Petersilie, Löwenzahn, Lauch, Tomaten ● Getreide: Reis.
★ Täglich 3 Tassen: ● Judenkirschenabsud: 20 g getrocknete Früchte auf 1 Liter Wasser, 5 Minuten kochen und 5 Minuten ziehen lassen ● Artischockenaufguß: 10 g auf 1 Liter siedendes Wasser, 10 Minuten ziehen lassen ● Absud von Echtem Alant: 10 g Wurzeln auf 1 Liter Wasser, 2 Minuten kochen und 10 Minuten ziehen lassen ● Hängebirkenaufguß: 30 g Blätter auf 1 Liter siedendes Wasser, 10 Minuten ziehen lassen; man kann 1 Messerspitze Natriumbikarbonat beifügen ● Absud von Immergrünen Bärentrauben: 40 g Blätter auf 1 Liter Wasser, 5 Minuten kochen und 10 Minuten ziehen lassen ● Aufguß von Schwarzen Johannisbeeren: 30 g auf 1 Liter siedendes Wasser, 10 Minuten ziehen lassen ● Eschenaufguß: 40 g Blätter auf 1 Liter siedendes Wasser, 10 Minuten ziehen lassen ● Absud von Feldmannstreu: 30 g Wurzeln auf 1 Liter Wasser, 5 Minuten kochen und 10 Minuten ziehen lassen ● Aufguß vom Kleinen Habichtskraut: 80 g der frischen Pflanze auf 1 Liter siedendes Wasser, 10 Minuten ziehen lassen ● Löwenzahnabsud: 60 g Wurzeln auf 1 Liter Wasser, 10 Minuten kochen und 2 Stunden ziehen lassen ● Lauchauszug: 30 g geschnittene Rondellen in 1 Liter Weißwein 8 Tage lang ziehen lassen, abseihen; jeden Tag ein kleines Glas ● Mädesüßaufguß: 50 g getrocknete Blätter auf 1 Liter siedendes Wasser, 10 Minuten ziehen lassen ● Absud von Echter Goldrute: 40 g der Pflanze auf 1 Liter Wasser, 3 Minuten kochen und 5 Minuten ziehen lassen.

Harnverhalten Siehe Harnausscheidung.

Haut Junge Haut fühlt sich schmiegsam, elastisch und seidig an. Im Alter wird sie faltig und ledrig. Fette Haut ist anfällig für Infektionen; trockene Haut schuppt, neigt zu Rötungen und nutzt sich rasch ab. Ist die Haut krank, können Störungen wie Ausschläge, Abschürfungen, Schuppenbildung, Geschwüre und Verfärbungen auftreten. Junge wie alte Haut aber kann fett oder trocken sein oder auch beide Phänomene zugleich aufweisen; dann spricht man von Mischhaut.

Nachstehend werden einige Zubereitungen aufgeführt, von denen man je nach Hautbeschaffenheit und der zur Verfügung stehenden Zeit die geeignetsten auswählen kann. Zubereitungen für die Gesichtshaut können auch für den ganzen Körper und die Hände angewandt werden. Bäder oder Dampfbäder sind unentbehrlich für die Hygiene des Körpers.

INNERLICH
Bei plötzlicher Veränderung der Hautbeschaffenheit und fahler Gesichtshaut
★ Während 3 Wochen täglich 3 Tassen: ● Absud der Großen Klette: 60 g frische, geschnittene Wurzeln auf 1 Liter Wasser, 10 Minuten kochen lassen ● Möhren-(Karotten-)absud: 30 g getrocknete Wurzeln auf 1 Liter Wasser, 10 Minuten kochen lassen ● Wegwartenaufguß: 20 g getrocknete Wurzeln auf 1 Liter siedendes Wasser, 10 Minuten ziehen lassen ● Aufguß von Echtem Eibisch: 25 g Wurzeln auf 1 Liter siedendes Wasser, 10 Minuten ziehen lassen ● Aufguß der Großen Brennessel: 50 g Blätter auf 1 Liter siedendes Wasser, 10 Minuten ziehen lassen ● Sauerampfer- oder Sauerkleeabsud: 40 g Wurzeln auf 1 Liter Wasser, 5 Minuten kochen und 5 Minuten ziehen lassen ● Absud von Stumpfblättrigem Ampfer: 20 g Wurzeln auf 1 Liter Wasser, 5 Minuten kochen und 5 Minuten ziehen lassen ● Absud von Wilden Stiefmütterchen: 15 g Blüten und getrocknete Blätter auf 1 Liter Wasser, 5 Minuten kochen lassen ● Löwenzahnabsud: 30 g Blätter und frische Wurzeln auf 1 Liter Wasser, 20 Minuten kochen und 3 Stunden ruhen lassen ● Absud von Wiesenbocksbart: 50 g Wurzeln auf 1 Liter Wasser, 20 Minuten kochen lassen.
★ 10 Tage lang jeden Morgen trinken: ● Lauchsaft; 1 Glas ● Teufelsabbißsirup: 70 g Blüten und Blätter auf 1 Liter siedendes Wasser, 5 Stunden ziehen lassen, abseihen, 1,75 kg Zuckersirup beifügen, kurz aufkochen, in Flaschen abfüllen.

ÄUSSERLICH
GESICHTSPFLEGE, LOTIONS
Für alle Hautarten
★ Zum Reinigen: ● Frischer Saft von Echter Brunnenkresse ● Frischer Saft von Gartenkresse ● Nachtviolenaufguß: 50 g Blätter auf 1 Liter siedendes Wasser, 10 Minuten ziehen lassen ● Feldulmenabsud: 20 g Rinde auf 1 Liter Wasser, 10 Minuten kochen lassen ● Absud von Gartenschwarzwurzel: 50 g geschnittene Wurzeln auf 1 Liter Wasser, 30 Minuten kochen lassen.
★ Zum Abschminken und Reinigen der Haut: ● Mandelmilch: in ein wenig Rosen-

wasser der Essigrose 50 g süße Mandeln zerstoßen, unter ständigem Rühren 200 ml Rosenwasser nachgießen, gut mischen, 1 g Meisterwurzpulver beifügen ● Gurkenmilch: Absud von 400 g ungeschälten, geschnittenen Gurken in 1 Liter Wasser 5 Minuten lang bis zu Püreekonsistenz kochen lassen, das Wasser wegschütten, evtl. in einen Mixer geben, 30 ml süßes Mandelöl beifügen ● Auszug von Gemeinem Beinwell: 150 g Wurzeln über Nacht in 1 Liter Wasser einlegen ● Zuckertangabsud: 100 g der Pflanze auf 1 Liter Wasser, 2 Stunden ziehen lassen, dann 15 Minuten kochen lassen ● Rosenwasser: Aufguß von 150 g getrockneten Kronblättern der Gartenrose auf 1 Liter siedendes Wasser, 45 Minuten ziehen lassen, abseihen ● Ringelblumenaufguß: 50 g Blüten auf 1 Liter siedendes Wasser, 15 Minuten ziehen lassen.

★ Für eine feine und zarte Haut: ● Gartenkerbellotion: 50 g der Pflanze auf 1 Liter siedendes Wasser, 10 Minuten ziehen lassen ● Ysoplotion: 50 g blühende Sproßspitzen auf 1 Liter siedendes Wasser, 10 Minuten ziehen lassen ● Lotion von Weißen Seerosen: 25 g Blüten auf 100 ml Wasser, 30 Minuten kochen lassen, abseihen, 20 g Kampfergeist beifügen ● Lotion von Schwarzem Holunder: 100 g Blüten auf 1 Liter siedendes Wasser, 10 Minuten ziehen lassen.

★ Zur Stärkung der Haut: ● Lotion aus Römischer Kamille: 50 g Blüten auf 1 Liter siedendes Wasser, 10 Minuten ziehen lassen ● Hopfenlotion: 15 g Hopfenzäpfchen auf 1 Liter siedendes Wasser, 10 Minuten ziehen lassen ● Lotion von der Großen Brennessel: Aufguß von 50 g Blättern auf 1 Liter Wasser, 10 Minuten ziehen lassen ● Löwenzahnlotion: Absud von 60 g Wurzeln auf 1 Liter Wasser, 30 Minuten kochen und 2 Stunden ziehen lassen ● Frischer Apfelsaft.

★ Gegen Blutandrang im Gesicht: ● Frischer Gurkensaft, gemischt mit einem geschlagenen Eiweiß ● Frischer Saft von Vogelmieren ● Dampf mit Blättern des Haselstrauches: den Boden eines Siebes mit mehreren Schichten von frischen Blättern auslegen, auf ein Geschirr mit siedendem Wasser stellen, das Gesicht den Dämpfen aussetzen.

★ Zur Desinfektion: ● Lotion von Knoblauchsrauke, 100 g der frischen Pflanze auf 1 Liter Wasser, 10 Minuten kochen lassen.

Gegen fettige Haut

● Aufguß der Gemeinen Schafgarbe: 50 g blühende Sproßspitzen auf 1 Liter siedendes Wasser, 10 Minuten ziehen lassen ● Kohl- oder Lauchkochwasser ● Frischer Zitronensaft ● Gurkenabsud: eine ungeschälte Gurke von 200 g, in Scheiben geschnitten, auf 1 Liter Wasser, 15 Minuten kochen

lassen, unter Ausdrücken der Gurke abseihen ● Himbeerlotion: 20 g Blätter auf 1 Liter siedendes Wasser, 10 Minuten kochen lassen ● Rosmarinlotion: 50 g blühende Sproßspitzen auf 1 Liter siedendes Wasser, 10 Minuten ziehen lassen ● Silberweidenlotion: 50 g Rinde auf 1 Liter Wasser, 10 Minuten kochen lassen ● Huflattichaufguß: 50 g Blüten auf 1 Liter siedendes Wasser, 10 Minuten ziehen lassen.

Gegen trockene Haut

● Absud von Echtem Eibisch: 50 g der ganzen Pflanze auf 1 Liter Wasser, 20 Minuten kochen lassen ● Melonensaft: 200 ml, vermischt mit je 200 ml Regenwasser und roher Milch; vor Gebrauch gut schütteln ● Olivenöl und Mandelöl.

Bei Akne

● Absud von Wilden Stiefmütterchen: 50 g Blüten und Blätter auf 1 Liter Wasser, 10 Minuten kochen lassen, abseihen.

Gegen fahle und matte Haut

● Löwenzahnabsud: 50 g Wurzeln auf 1 Liter Wasser, 10 Minuten kochen und 15 Minuten ziehen lassen.

SCHÖNHEITSMASKEN
Zum Erfrischen der Haut

★ 20 Minuten auf dem Gesicht belassen: ● Paste aus einer Mischung von Zitronensaft und Honig ● Paste aus einer Mischung von Zitronensaft und 1 Eigelb ● Einen Apfel in Milch kochen und zerdrücken; lauwarm auflegen.

Zum Verjüngen

● 1 Zitrone in feine Scheiben schneiden, auf das Gesicht auflegen, auf die Augenlider einen in einem Kornblumenaufguß getränkten Wattebausch geben ● Eine Schicht zerstoßener, frischer Besenraukenblätter auflegen; mindestens 2 Stunden lang einwirken lassen.

Zum Zusammenziehen der Poren

● Eine Schicht zerstoßener frischer Mispelblätter auflegen ● In Scheiben geschnittene frische Möhren (Karotten), Gurken oder Tomaten auflegen ● Honigmaske.

Gegen Hautrötung

● Frische, zerstoßene Blätter der Gemeinen Pestwurz auflegen ● Eine Salomonssiegelwurzel im Ofen backen, die Wurzel ausdrücken und aufs Gesicht auftragen.

Zum Beruhigen und gegen Falten

● Frische, gehackte Mangoldblätter mit ein wenig Mandelöl auftragen ● 25–30 g Quittenkerne in sehr wenig Wasser zerstoßen und auf dem Gesicht verteilen ● Absud aus Saathafer oder Mais; in Mehlform lauwarm auflegen.

Gegen aufgedunsene Haut
● Eine Schicht kleiner roher Kartoffelscheiben oder geraspelte Kartoffeln auf das Gesicht auflegen.

Zum Entspannen und Beleben
● Maske aus Möhren-(Karotten-)fruchtfleisch mit frischem Rahm ● Mit Honig oder frischem Rahm zubereitete Fruchtmasken von Aprikosen oder Walderdbeeren ● Nußmaske: Walnüsse in Milch zerstoßen.

Gegen fette Haut
● Rohe Kohlblätter hacken und in wenig Olivenöl geben.

HANDPFLEGE
Zum Schutz der Hände
● Mit einer Creme aus Zitronensaft und Talg einreiben ● Reinen Zitronensaft oder frische Tomatenscheiben auf die Hände träufeln ● Warmes Salzwasserbad: 80 g Salz auf 1 Liter Wasser, anschließend die Hände mit Mandelöl einreiben.

Bei sehr schmutzigen Händen
● Die Hände sorgfältig mit einem lauwarmen Hafermehlbrei einreiben.

Gegen geschwollene Hände
● Die Hände mit einer Paste aus Maismehl, Kleie und Wasser einreiben; nach 15 Minuten abwechselnd unter warmes und kaltes Wasser, zuletzt in kaltes Wasser legen.

Pflege für empfindliche Hände
● Lotion von Echter Kamille: Absud von 50 g Blüten auf 1 Liter Milch.

Gegen Nikotinflecken auf Fingern
● Reinigen mit reinem Zitronensaft.

KÖRPERPFLEGE
★ Vor dem Bad: ● 45 Minuten vorher den ganzen Körper mit Mandelöl einreiben.
★ Nach dem Bad: ● Abreibung mit einer stärkenden Hängebirkenlotion aus einem Absud von 150 g Blättern auf 1 Liter Wasser, 10 Minuten kochen lassen ● Die Achselhöhlen und Körperfalten mit Reispuder aus Reisstärke, die nach eigenem Gutdünken parfümiert werden kann, behandeln ● Rosenessig: 100 g getrocknete Kronblätter von Essigrosen 12 Tage lang in 1 Liter Essig einlegen, jeden Tag umrühren, anschließend filtrieren; dem Waschwasser im Verhältnis von 100 g der Zubereitung auf 2 Liter Wasser beifügen.

Coldcreme
Die drei Grundstoffe der Coldcreme sind weißes Wachs, Mandelöl und Walrat. Diese Mischung, der man noch verschiedene pflanzliche Säfte zusetzt, ergibt eine weiche, verschönernde Creme. Man massiert damit zumindest das Gesicht und den Hals, kann sie aber auch am ganzen Körper verwenden. Das folgende Rezept ist einfach: ● 50 g Walrat und 40 g weißes Wachs in 300 ml Mandelöl im Wasserbad unter dauerndem Rühren mit einem Spatel auflösen, in ein Steingutgeschirr gießen und unter Beigabe von 150 ml Gurkensaft erkalten lassen. Die lauwarme Mischung mit dem Schneebesen schlagen oder in einen Mixer geben, bis sie luftig und schaumig ist. Kühl aufbewahren.

Siehe auch: Akne, Bad, Cellulitis, Couperose, Fettleibigkeit, Frostbeule, Fuß, Gesichtsfarbe, Hautflechte, Hautrötung, Mitesser, Runzeln, Schrunde, Schwangerschaftsstreifen, Schwielen, Sommersprossen, Warze.

Hautflechte Sammelname für verschiedenartige Hauterkrankungen, die alle auf der Oberfläche feine Schuppen aufweisen.

ÄUSSERLICH
★ Die Flechten morgens und abends, ohne zu reiben, bestreichen mit: ● Aufguß von Gemeinen Küchenschellen: 20 g getrocknete und zerriebene Blüten und Blätter auf 1 Liter siedendes Wasser, 15 Minuten ziehen und dann erkalten lassen ● Gartenmeldenabsud: 50 g frische Blätter auf 1 Liter Wasser, 15 Minuten kochen lassen ● Absud von Echtem Alant: 80 g getrocknete Wurzeln auf 1 Liter Wasser, 10 Minuten kochen lassen ● Absud von Großen Kletten: 100 g frische, in Stücke geschnittene Wurzeln auf 1 Liter Wasser, 15 Minuten kochen lassen ● Hängebirkenabsud: 25 g getrocknete Rinde auf 1 Liter Wasser, 10 Minuten kochen lassen ● Faulbaumabsud: 80 g getrocknete Rinde auf 1 Liter Wasser, 10 Minuten kochen lassen ● Aufguß von Gemeinem Erdrauch: 45 g der ganzen, frischen Pflanze auf 1 Liter siedendes Wasser, 15 Minuten ziehen lassen ● Absud von Echtem Labkraut: 20 g der frischen, blühenden, gehackten Pflanze auf 1 Liter Wasser, 5 Minuten kochen und 10 Minuten ziehen lassen ● Ruprechtskrautaufguß: 25 g der blühenden Pflanze auf 1 Liter siedendes Wasser, 20 Minuten ziehen lassen ● Absud von Bittersüßem Nachtschatten: 50 g geschnittene Stiele während 4 Stunden in 1 Liter kaltem Wasser ziehen lassen, vorsichtig erhitzen, 5 Minuten kochen lassen, lauwarm trinken ● Feldulmenabsud: 60 g getrocknete Rinde 1 Stunde lang in 1 Liter kaltem Wasser einweichen, vorsichtig erhitzen, 5 Minuten kochen und 15 Minuten ziehen lassen ● Absud von Echtem Lungenkraut: 30 g frische blühende Sproßspitzen auf 1 Liter Wasser, 5 Minuten kochen und

10 Minuten ziehen lassen • Absud von Echtem Seifenkraut: 75 g getrocknete Wurzeln auf 1 Liter Wasser, 10 Minuten in einem zugedeckten Gefäß kochen lassen, sofort abseihen • Teufelsabbißabsud: 50 g der ganzen, getrockneten Pflanze auf 1 Liter Wasser, 5 Minuten kochen und 10 Minuten ziehen lassen • Absud der Knotigen Braunwurz: 100 g der ganzen, getrockneten Pflanze auf 1 Liter Wasser, 30 Minuten kochen lassen • Absud von Bachehrenpreis: 50 g Blüten und Blätter auf 1 Liter kaltes Wasser, zudecken, 10 Minuten kochen und 15 Minuten ziehen lassen; lauwarm auflegen • Frischer Saft von Gurken, Echter Hauswurz oder Großer Fetthenne, mit der doppelten Menge Wasser verdünnen.

INNERLICH

Zur Kombination mit äußerlicher Anwendung
★ 1 Woche lang täglich 3 Tassen: • Absud von Stumpfblättrigem Ampfer: 25 g getrocknete und in Stücke geschnittene Wurzeln auf 1 Liter Wasser, 2 Minuten kochen und 15 Minuten ziehen lassen • Aufguß von Wilden Stiefmütterchen: 30 g Blüten auf 1 Liter siedendes Wasser, 10 Minuten ziehen lassen, abseihen; zwischen den Mahlzeiten trinken • Schwarzpappelaufguß: 50 g Schößlinge auf 1 Liter siedendes Wasser, 15 Minuten ziehen lassen, abseihen.
• Frischer Saft von Roten Johannisbeeren: täglich 4mal 250 ml unverdünnt oder mit etwas Wasser, aber ungezuckert, auf nüchternen Magen.

Hautflecken Jeder abnormale Hautfleck und jeder Fleck, der sein Aussehen verändert, muß dem Arzt gemeldet werden. Andere Hautflecken, etwa die Gesichtsflecken während der Schwangerschaft, Altersflecken oder Sommersprossen können mit Pflanzen behandelt werden.

ÄUSSERLICH
• Gänseblümchenabsud: 60 g der Pflanze auf 1 Liter Regenwasser, 5 Minuten kochen und 10 Minuten ziehen lassen • Aufguß von Ausgebreitetem Glaskraut: 50 g der frischen Pflanze auf 1 Liter siedendes Wasser, 10 Minuten ziehen lassen • Salomonssiegelabsud: 50 g Wurzeln auf 1 Liter Wasser, 5 Minuten kochen lassen • Winterlindenabsud: 80 g Blüten auf 1 Liter Wasser, 5 Minuten kochen lassen • Breiumschlag von Bachehrenpreis: 1 Handvoll der Pflanze in wenig Wasser kochen • Petersilienaufguß: 60 g der Pflanze auf 1 Liter siedendes Wasser, 10 Minuten ziehen lassen; den Saft einer Zitrone beifügen, abseihen.

Siehe auch: Sommersprossen.

Hautgeschwür Hautgeschwüre entstehen durch eine schlechte Blutversorgung, die zu einem Verlust an Hautsubstanz führt und dadurch die Heilung erschwert. Hautgeschwüre sind häufig an den Beinen anzutreffen (Krampfadergeschwüre). Man muß versuchen, sie auszutrocknen und ihre Vernarbung zu fördern.

ÄUSSERLICH
★ Waschlösungen: • Aufguß von Gemeinem Beifuß: 20 g der Pflanze auf 1 Liter siedendes Wasser, 10 Minuten ziehen lassen • Schwarzerlenabsud: 30 g Rinde auf 1 Liter Wasser, 10 Minuten kochen lassen • Aufguß von Gewöhnlichem Barbarakraut: 30 g auf 1 Liter siedendes Wasser, 10 Minuten ziehen lassen • Absud von Gemeinen Waldreben: 30 g frische Blätter auf 1 Liter Wasser, 5 Minuten kochen lassen, das Geschwür vorsichtig damit waschen • Aufguß von Echtem Löffelkraut: 2 g Wurzeln auf 100 g Milch, kurz kochen, abseihen • Pfaffenhütchenessig: 80 g Blätter auf 1 Liter Essig, 5 Minuten kochen und 5 Minuten ziehen lassen, abseihen • Knoblauchgamanderaufguß: 40 g blühende Sproßspitzen auf 1 Liter siedendes Wasser, 10 Minuten ziehen lassen • Tüpfeljohanniskrautöl: 1 Liter Olivenöl, 1/2 Liter Weißwein und 500 g frische, gehackte Blüten von Tüpfeljohanniskraut: mischen, im Wasserbad kochen, bis der Weißwein verdunstet ist, erkalten lassen und unter Ausdrücken der Blüten abseihen • Zwiebel- oder Winterzwiebelessig: 50 g zerquetschte Zwiebeln auf 1 Liter siedendes Wasser, 30 Minuten ziehen lassen • Rosenwasser: 60 g Kronblätter von Essigrosen auf 1 Liter siedendes Wasser, 10 Minuten ziehen lassen • Blutweiderichabsud: 60 g . blühende Sproßspitzen auf 1 Liter Wasser, 5 Minuten kochen und 5 Minuten ziehen lassen • Weißtannenaufguß: 30 g Knospen auf 1 Liter siedendes Wasser, 10 Minuten ziehen lassen • Absud von Muskatellersalbei: 50 g der Pflanze auf 1 Liter Wein, 10 Minuten kochen und 10 Minuten ziehen lassen • Ringelblumenabsud: 100 g Kronblätter auf 1 Liter Wasser, 30 Minuten kochen lassen • Absud von Waldehrenpreis: 50 g auf 1 Liter Wasser, 10 Minuten kochen lassen.
★ Breiumschläge: • Zerstoßene Blätter von Echter Engelwurz, Betonie, Karotten, Gemeinem Fettkraut oder Gnadenkraut • In Öl ausgezogene Blätter der Großen Klette • Frische Wurzeln von Gemeinem Beinwell oder Stumpfblättrigem Ampfer • Ausgetrocknetes und zu Pulver zerriebenes Klebkraut • Walnußbaumblätter, in wenig Wasser gekocht • Silberweidenabsud: 50 g Rinde auf 1 Liter Wasser, 20 Minuten kochen lassen • Getrocknete Blüten und Blätter von Echter Goldrute • Gekochte Blätter des Bachehrenpreis.

Hautjucken Diese Erkrankung kann durch Parasiten, Infektionen oder Stoffwechselstörungen ausgelöst werden oder aber nervlich bedingt sein. Pflanzen können den Reiz mildern, bis die ärztliche Behandlung die Ursachen beseitigt hat.

ÄUSSERLICH
★ Auf die Haut auflegen: ● Mandelöl ● Rohes Möhren-(Karotten-)fruchtfleisch ● Frischen, rohen Gartenkerbelsaft ● Zerstoßene Blätter der Echten Hundszunge ● Frischen Gurkensaft.
★ Mehrmals täglich die befallenen Stellen, ohne anschließend zu spülen, waschen mit: ● Osterluzeiabsud: 100 g der ganzen, frischen Pflanze auf 1 Liter Wasser, 3 Minuten kochen und 10 Minuten ziehen lassen ● Absud der Großen Klette: 100 g frische Wurzeln auf 1 Liter Wasser, 15 Minuten kochen und 10 Minuten ziehen lassen ● Absud von Wilden Möhren: 40 g Wurzeln auf 1 Liter Wasser, 10 Minuten kochen lassen ● Absud der Kleinblütigen Königskerze: 60 g Blätter und Blüten auf 1 Liter Wasser, 10 Minuten kochen lassen ● Teufelsabbißabsud: 40 g der ganzen Pflanze auf 1 Liter Wasser, 10 Minuten kochen lassen.
★ Speziell wirksam bei Hautjucken der weiblichen Geschlechtsorgane: ● Absud von Gewöhnlichem Frauenmantel: 40 g Blätter auf 1 Liter Wasser, 10 Minuten kochen lassen ● Aufguß von Römischer Kamille: 30 g Blüten auf 1 Liter siedendes Wasser, 10 Minuten ziehen lassen, abseihen, 2 Kaffeelöffel Essig beifügen.

Hautkrankheiten (Dermatosen) Siehe Haut.

Hautrötung (Erythem) Entzündliche Rotfärbung der Haut, die auf ein kleines Gebiet beschränkt oder auch ausgebreitet sein kann. Ursachen können verschiedener Natur sein – so kann es sich um ein Anzeichen für eine Infektion oder auch um Hormon- oder Zirkulationsstörungen handeln. Bei Hautrötungen, ausgelöst durch eine Reizung, z. B. Reiben, sind die folgenden pflanzlichen Zubereitungen anwendbar.

ÄUSSERLICH
● Betupfen mit süßem Mandelöl, frischem Gurkensaft oder Olivenöl ● Überpudern mit Pulver von Silberweidenrinde.

Siehe auch: Haut, Nase.

Heiserkeit Veränderung der Stimme, die bis zur Stimmlosigkeit führen kann. Bei jeder Heiserkeit, die länger andauert, muß der Arzt konsultiert werden.

ÄUSSERLICH
★ 3mal täglich mit einer der folgenden, mit Honig gesüßten, und sorgfältig filtrierten Zubereitungen gurgeln: ● Konzentrierter Absud von Gewöhnlichem Odermennig: 100 g getrocknete Blätter auf 1 Liter Wasser, 4 Minuten kochen lassen ● Absud von Großen Bibernellen: 40 g frische oder getrocknete Wurzeln auf 1 Liter Wasser, 10 Minuten kochen lassen ● Absud der Kleinblütigen Königskerze: 30 g getrocknete Blüten auf 1 Liter Wasser, 10 Minuten kochen lassen, abseihen, wenn die Flüssigkeit lauwarm ist ● Waldkiefernabsud: 40 g zerriebene, frische Schößlinge auf 1 Liter Wasser, 30 Minuten kochen lassen; nicht zuckern ● Konzentrierter Brombeerabsud: 100 g Blätter auf 1 Liter Wasser, 15 Minuten kochen lassen.

INNERLICH
● Tinktur von Rundblättrigem Sonnentau: 50 g der zerdrückten Pflanze während 10 Tagen in 250 ml 60prozentigen Alkohol einlegen und ziehen lassen, abseihen; täglich 3mal 10 Tropfen ● Aufguß von Wildem Fenchel: 5 g Früchte auf 1 Tasse siedende Milch, 10 Minuten ziehen lassen; mit Honig süßen; sehr heiß trinken ● Meerrettichsirup: in einem gut verschlossenen Gefäß einige mit Zucker überstreute frische Meerrettichscheiben einlegen; Kindern 1–2 Eßlöffel der erhaltenen Flüssigkeit eingeben.

Siehe auch: Stimme.

Herpes *(Herpes simplex)* Viruserkrankung der Haut und der Schleimhäute. Dabei bilden sich geschwürige und schmerzhafte Bläschen. Die am häufigsten befallenen Körperpartien sind die Lippen (Fieberbläschen) und die Geschlechtsorgane. Eine weitere Herpesart ist die Gürtelrose *(Herpes zoster),* die häufig von mehr oder minder starken Nervenschmerzen begleitet ist. Die Bläschen bilden sich bei der Gürtelrose meistens halbseitig um Oberkörper und Taille. Die Krankheit verlangt unbedingt ärztliche Behandlung.

INNERLICH
★ Täglich 3 Tassen: Borretschaufguß: 30 g Blüten auf 1 Liter siedendes Wasser, 10 Minuten ziehen lassen ● Gartenkerbelaufguß: 40 g frische Pflanzenteile auf 1 Liter siedendes Wasser, 10 Minuten ziehen lassen.
★ Täglich 2 Tassen: ● Aufguß von Bittersüßem Nachtschatten: 20 g getrocknete und geschnittene Stengel auf 1 Liter siedendes Wasser, 1 Stunde ziehen lassen ●

Absud von Echtem Seifenkraut: 40 g Wurzeln auf 1 Liter Wasser, 5 Minuten kochen lassen, sofort abseihen.

ÄUSSERLICH
★ Die Bläschen bestreichen mit: ● Aufguß von Bittersüßem Nachtschatten ● Absud von Echtem Seifenkraut. Diese Zubereitungen werden mit der doppelten Menge Pflanzen wie für die innerliche Anwendung hergestellt.

Herz Herzerkrankungen können verschiedensten Ursprungs sein. Alle erfordern jedoch eine genaue Diagnose und ärztliche Behandlung. Pflanzen können auf verschiedene Arten das Herz entlasten, in keinem Fall jedoch den Arzt ersetzen.

INNERLICH
● Weißdornaufguß: 15 g getrocknete Blüten auf 1 Liter siedendes Wasser, 10 Minuten ziehen lassen; während 20 Tagen täglich 2 Tassen ● Aufguß von Gemeinem Andorn: 15 g getrocknete blühende Sproßspitzen auf 1 Liter siedendes Wasser, 15 Minuten ziehen lassen; täglich 3 Tassen vor den Mahlzeiten ● Anstelle von Kaffee geröstete Gerste verwenden ● Gerstenkeim-(Malz-)aufguß: 10 g in einer Tasse mit sehr heißem Wasser 10 Minuten ziehen lassen ● Passionsblumenaufguß: 100 g getrocknete Blüten und Blätter auf 1 Liter siedendes Wasser, umrühren, sofort abseihen; täglich 2 Tassen, davon eine zwischen den Mahlzeiten, die andere vor dem Schlafengehen ● Schwarzer Holunderwein: 200 g der getrockneten zweiten Rinde vom Schwarzen Holunderstrauch auf 1 Liter Rotwein, 48 Stunden ziehen lassen, filtrieren, erst am Tag darauf trinken; täglich 2 kleine Gläser. ● Viel Knoblauch und Äpfel mit der Schale essen.

Herzklopfen Herzklopfen ist zwar nur selten ein Anzeichen für eine Herzkrankheit, ist für die betreffende Person jedoch unangenehm. Starkes Herzklopfen und unregelmäßige Herzschläge sind oft die Ursache von Angst und Beklemmung. Beruhigende Pflanzen verschaffen hier Abhilfe.

INNERLICH
Zur Beruhigung des Herzens
★ 1 Tasse: ● Löwenschwanzaufguß: 20 g blühende Sproßspitzen auf 1 Liter siedendes Wasser, 10 Minuten ziehen lassen ● Weißdornaufguß: 20 g Blüten auf 1 Liter siedendes Wasser, 5 Minuten ziehen lassen ● Waldmeisteraufguß: 40 g der getrockneten Pflanze auf 1 Liter siedendes Wasser, 10 Minuten ziehen lassen ● Aufguß der Großen Bibernelle: 30 g der ganzen, getrockneten Pflanze auf 1 Liter siedendes Wasser, 10 Minuten ziehen lassen ● Aufguß einer Mischung von 30 g Blüten von Gemeinem Hornklee und 10 g Orangenbaumblüten auf 1 Liter siedendes Wasser, 10 Minuten ziehen lassen ● Maiglöckchenaufguß: 10 g Blüten auf 1 Liter siedendes Wasser, 10 Minuten ziehen lassen; langsam, in kleinen Schlücken trinken ● Pfingstrosenaufguß: 40 g getrocknete Blüten auf 1 Liter siedendes Wasser, 2 Minuten ziehen lassen ● Pfefferminzaufguß: 40 g frische Blätter auf 1 Liter siedendes Wasser, 10 Minuten ziehen lassen ● Winterlindenaufguß: 20 g getrocknete Blüten auf 1 Liter siedendes Wasser, 10 Minuten ziehen lassen ● Aufguß einer Mischung von 1 g Arzneibaldrianwurzeln (in Pulverform) und 3 g Sproßspitzen vom Zitronenstrauch auf 1 Tasse siedendes Wasser; sofort sehr heiß und gezuckert trinken.

ÄUSSERLICH
● Frische Blätter von Echtem Lungenkraut zu einem Tampon kneten und auf die Herzregion auflegen (ein altbewährtes Hausmittel).

Hexenschuß Lendenschmerz, der durch einen akuten Rheumatismus oder durch einen Vorgang in der Wirbelsäule ausgelöst werden kann.

ÄUSSERLICH
● Breiumschlag mit aufgebrühten, zerstoßenen Kohlblättern ● Breiumschlag von im Ofen erhitztem, frischem Echtem Thymian ● Breiumschlag aus frischen Eisenkrautblättern, überbrüht, zerstoßen und mit einem Eiweiß vermischt, oder in 1 Glas Essig gekocht; zwischen 2 Tücher legen und so heiß wie möglich anwenden.

INNERLICH
● Winterlindenabsud: 30 g Holz auf 1 Liter Wasser, auf kleinem Feuer 15 Minuten kochen lassen; diese Zubereitung im Laufe von 2 Tagen trinken.

Hühnerauge Hornartige, schmerzhafte Verdickung an der Oberhaut des Fußes. Ihre häufigste Ursache sind zu enge oder zu kleine Schuhe.

ÄUSSERLICH
Bei den folgenden Behandlungen muß das umliegende Gewebe vor der starken Wirkung der angewendeten Pflanzen durch eine Fettcreme geschützt werden.
★ 4mal täglich auflegen: ● Frischen Saft von Schöllkraut, vom Feigenbaum, von

Echter Hauswurz, roten Zwiebeln oder von der Roten Fetthenne • Frische Ringelblumenblätter • Auszug von Blättern der Roten Fetthenne in Öl: die Blätter immer wieder auflegen, bis das Hühnerauge aufgelöst ist • Efeublätteraufguß in Essig: nach 4 Tagen die Blätter mit einer Schere zerschneiden, die Blattstückchen auf dem Hühnerauge aufschichten, mit einem festen Verband gut andrücken, 3 Tage einwirken lassen. Wiederholen, falls sich nach dieser Zeit das Hühnerauge nicht gänzlich lösen läßt.

Husten Zur Hustenbekämpfung verwendete Pflanzen können in zweifacher Weise wirken: Sie beruhigen den Hustenreiz oder fördern den Auswurf des Schleimes. Obwohl einige Pflanzen beide Eigenschaften besitzen, werden sie hier in zwei verschiedene Gruppen eingeteilt und sind jeweils in der für sie spezifischen Wirkungsgruppe zu finden. Keine dieser Zubereitungen kann jedoch den Kranken davon entbinden, die Ursache des Hustens zu behandeln. Der Husten ist lediglich ein Symptom, und Pflanzen können ihn zwar lindern, aber nicht heilen.

INNERLICH
Krampfhafter Husten
★ Täglich 3 Tassen zwischen den Mahlzeiten: • Mandelbaumaufguß: 30 g Blätter auf 1 Liter siedendes Wasser, 10 Minuten ziehen lassen • Anisaufguß: 15 g Körner auf 1 Liter siedendes Wasser, 10 Minuten ziehen lassen • Balsamkrautaufguß: 15 g blühende Sproßspitzen und Blätter auf 1 Liter siedendes Wasser, 10 Minuten ziehen lassen • Basilikumaufguß: 20 g blühende Sproßspitzen und Blätter auf 1 Liter siedendes Wasser, 10 Minuten ziehen lassen • Aufguß von Großen Bibernellen: 30 g blühende Sproßspitzen auf 1 Liter siedendes Wasser, 10 Minuten ziehen lassen • Aufguß von Echter Katzenminze: 20 g der Pflanze auf 1 Liter siedendes Wasser, 10 Minuten ziehen lassen • Edelkastanienaufguß: 40 g getrocknete Blätter auf 1 Liter siedendes Wasser, 10 Minuten ziehen lassen • Aufguß von Waldgeißblatt: 5 g Blüten auf 1 Liter siedendes Wasser, 5 Minuten ziehen lassen • Aufguß von Rundblättrigem Sonnentau: 15 g der Pflanze auf 1 Liter siedendes Wasser, 10 Minuten ziehen lassen • Aufguß von Wildem Fenchel: 15 g Körner auf 1 Liter siedendes Wasser, 10 Minuten ziehen lassen • Mistelaufguß: 25 g fein geschnittene Blätter auf 1 Liter siedendes Wasser, 10 Minuten ziehen lassen • Attichaufguß: 30 g Blüten auf 1 Liter siedendes Wasser, 10 Minuten ziehen lassen • Giftlattichpulver: 2 g pulverisierte Samen täglich 2mal in Honig • Seifenkrautabsud:

15 g Wurzeln auf 1 Liter siedendes Wasser, 10 Minuten ziehen lassen, abseihen; täglich 1 Tasse • Lungenkrautaufguß: 10 g der Pflanze auf 1 Liter siedendes Wasser, 10 Minuten ziehen lassen; täglich 2 Tassen. • Aufguß einer Mischung von je 20 g Echtem Lavendel und blühenden Sproßspitzen und Blättern von Minzen auf 1 Liter siedendes Wasser, 5 Minuten ziehen lassen • Aufguß von Weißen Seerosen: 25 g Blüten auf 1 Liter siedendes Wasser, 10 Minuten ziehen lassen • Zwiebelaufguß: 250 g geschälte Zwiebeln oder Winterzwiebeln auf 1 Liter siedendes Wasser, 10 Minuten ziehen lassen, abseihen, stark zuckern • Dostaufguß: 10 g blühende Sproßspitzen auf 1 Liter siedendes Wasser, 10 Minuten ziehen lassen • Pfingstrosenaufguß: 40 g Blüten auf 1 Liter siedendes Wasser, 10 Minuten ziehen lassen • Absud von der Moorkreuzblume: 120 g Wurzeln auf 1 Liter Wasser, 3 Minuten kochen und 10 Minuten ziehen lassen • Süßholzauszug: 40 g Wurzeln auf 1 Liter kaltes Wasser, über Nacht ziehen lassen • Absud von Feldthymian oder Echtem Thymian: 250 g der Pflanze auf 1 Liter Wasser, 10 Minuten kochen lassen, abseihen, 250 g Honig beifügen; eßlöffelweise einnehmen.
★ Auswurffördernde Zubereitungen: • Absud von Echtem Sellerie: 25 g Wurzeln auf 1 Liter Wasser, 10 Minuten kochen lassen • Aufguß von Echtem Alant: 15 g getrocknete Wurzeln auf 1 Liter siedendes Wasser, 10 Minuten ziehen lassen • Aufguß von Borretsch oder Gemeiner Ochsenzunge: 30 g Blüten auf 1 Liter siedendes Wasser, 10 Minuten ziehen lassen • Frischer Kapuzinerkressesaft: täglich 30 ml in Milch, mit Honig gesüßt • Möhren-(Karotten-)absud: 100 g Wurzeln auf 1 Liter Wasser, 10 Minuten kochen lassen • Gartenkerbelaufguß: 40 g der Pflanze auf 1 Liter siedendes Wasser, 5 Minuten ziehen lassen • Feigenbaumabsud: 100 g getrocknete Feigen auf 1 Liter Wasser, 10 Minuten kochen lassen, abseihen • Absud von Isländisch Moos: 20 g der Pflanze 3 Stunden lang in 1 Liter kaltem Wasser ziehen lassen, dabei das Wasser 3mal wechseln, dann zum Kochen bringen, 5 Minuten kochen lassen, das Wasser weggießen, nochmals durch 1 Liter Wasser ersetzen, 15 Minuten kochen lassen, abseihen • Aufguß von Gemeinem Andorn: 20 g blühende Sproßspitzen und Blätter auf 1 Liter siedendes Wasser, 10 Minuten ziehen lassen • Absud von Wilden Malven: 15 g Blüten auf 1 Liter Wasser, 10 Minuten kochen lassen • Aufguß der Kleinblütigen Königskerze: 20 g blühende Sproßspitzen auf 1 Liter siedendes Wasser, 5 Minuten ziehen lassen • Aufguß von Gemeiner Pestwurz: 20 g Wurzeln auf 1 Liter siedendes Wasser, 10 Minuten ziehen lassen • Absud von Echten Schlüsselblumen: 20 g Wurzeln auf 1 Liter Wasser, 10 Minuten kochen lassen • Absud von

Gewöhnlichem Kreuzkraut: 30 g der getrockneten Pflanze auf 1 Liter Wasser, 10 Minuten kochen lassen ● Wegraukenaufguß: 30 g der Pflanze auf 1 Liter siedendes Wasser, 20 Minuten ziehen lassen ● Ebereschenaufguß: 20 g Blätter auf 1 Liter siedendes Wasser, 10 Minuten ziehen lassen ● Huflattichaufguß: 50 g Blüten auf 1 Liter siedendes Wasser, 10 Minuten ziehen lassen ● Märzveilchenabsud: 10 g Wurzeln auf 1 Liter Wasser, 20 Minuten kochen lassen, abseihen.

★ Täglich 2–4 Eßlöffel: ● Eibischsirup: 40 g Echte Eibischwurzeln auf 1 Liter Wasser, 15 Minuten kochen lassen, abseihen, 1,5 kg Zucker beifügen, wieder zum Kochen bringen und in Flaschen abfüllen ● Ysopsirup: 100 g der Pflanze auf 1 Liter siedendes Wasser, 10 Minuten ziehen lassen, abseihen, 1,5 kg Zucker beifügen, mischen, bis zur Sirupkonsistenz kochen lassen, in Flaschen abfüllen ● Myrtensirup: 75 g Blätter auf 1 Liter fast siedendes Wasser, 6 Stunden ziehen lassen, abseihen, 1,75 kg Zucker beifügen, schmelzen und kochen lassen ● Pfirsichblütensirup: 1 kg Blüten zentrifugieren, den Saft mit 2 kg Zucker mischen, bis zur Sirupkonsistenz kochen und in Flaschen abfüllen ● Lauchsirup: 150 g der Pflanze auf 1 Liter Wasser, 30 Minuten kochen lassen, das gleiche Gewicht Honig beifügen ● Rettichsirup: 1 Rettich in Scheiben schneiden, auf ein Sieb legen, mit Puderzucker bedecken, die Flüssigkeit unter dem Sieb auffangen ● Meerrettichsirup: eine in Scheiben geschnittene Meerrettichwurzel in einem Sieb übereinanderschichten und mit Puderzucker gut bestreuen, 3 Stunden lang ziehen lassen und die Flüssigkeit unter dem Sieb auffangen.

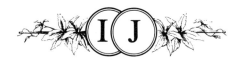

Ikterus Siehe Gelbsucht.

Impotenz Die Unfähigkeit, den Sexualakt zu vollziehen. Sie kann organische oder funktionelle Ursachen haben und sowohl beim Mann als auch bei der Frau vorkommen. Organische Ursachen (Mißbildung) können operativ behoben werden, funktionelle Störungen werden durch Psychotherapie behandelt. Einige für ihre sexuell stimulierende Wirkung bekannte Pflanzen können bei Impotenz wirksam sein.

INNERLICH
● Den Salaten Raukenblätter, den Fleischplatten rohe, gehackte Petersilie beifügen

● Saathafer (er regt die Hormonproduktion an) und Weizenkeime essen ● Pfefferminzaufguß: 20 g blühende Sproßspitzen und Blätter auf 1 Liter siedendes Wasser; 1 Tasse ● Aufguß von Tüpfeljohanniskraut: 20 g blühende Sproßspitzen auf 1 Liter siedendes Wasser, 5 Minuten ziehen lassen; 1 Tasse ● Aufguß von Winterbohnenkraut: 50 g Blätter auf 1 Liter siedendes Wasser; 1 Tasse ● Wein von Wiesenbärenklau: 50 g in kleine Stückchen geschnittene Wurzeln und Blätter während 24 Stunden in 1 Liter Rotwein ziehen lassen, abseihen; 1 kleines Glas vor jeder der beiden Hauptmahlzeiten ● Wein von Wildem Fenchel: 100 g Körner in 1 Liter Portwein geben, 3 Wochen lang ziehen lassen, täglich umrühren; 1 kleines Glas nach dem Abendessen.

Insekten Pflanzen helfen, Insekten zu vertreiben, oder können sie vernichten.

Gegen Mücken und Fliegen
● Topf mit Basilikum aufs Fensterbrett stellen und von Zeit zu Zeit schütteln ● Gemeinen Beifuß zu Sträußen binden, trocknen, dann anzünden; meist in Ställen.

Gegen Ameisen
● 1/2 schimmelige Zitrone in die Bahnen der Insekten legen.

Gegen Wanzen
● Gartenbohnenblätter zwischen oder unter die Matratzen legen.

Gegen Flöhe
● Stiele vom Wermutkraut, Mutterkraut oder blühende Sproßspitzen vom Rainfarn in die Kopfkissenfüllung geben ● In den Zimmern Pfefferminzblüten verbrennen.

Gegen Motten und Mücken
● Wermut, Waldmeister, Zitronenschalen, Echten Lavendel, Winterbohnenkraut aufhängen oder zwischen die Wäsche legen ● Pulver vom Insektenpulverkraut (für Hunde und Katzen nicht giftig). Mauersockel damit bestäuben.

Zum Schutz der Kleider
● Kalmuswurzelpulver schützt die Pelze ● Heiligenkraut gebündelt in Kleiderschränke verteilen und zwischen die Wäsche legen.

Insektenstich

ÄUSSERLICH
Wenn ein Stachel in der Haut zurückgeblieben ist
★ Zuerst den Stachel entfernen, dann die Stichstelle abreiben mit: ● Frischer Zitrone

- Frischen, zerstoßenen Blättern von Wermut, Kohl, Meisterwurz, Echter Hauswurz, Wilden Malven, Melissen, einer der Wegericharten, Lauch, Winterbohnenkraut, Echtem Salbei, Ringelblumen oder von Gewöhnlichem Kreuzkraut, Tomatenstrauch oder vom Olivenbaum.

Gegen Mückenstiche
- Petersilie, Lauch.

Gegen Spinnenstiche
- Lauch.

Gegen Bienen- und Wespenstiche
- Mit Zwiebeln oder Winterzwiebeln einreiben • Zerstoßene frische Sauerampfer- oder Schwarze Holunderblätter auflegen.

Siehe auch: Läusebefall.

Ischias Starke Schmerzen entlang dem Ischiasnerv, vor allem im oberen Gesäßteil, an der hinteren Seite des Oberschenkels und der äußeren Seite des Beines.

ÄUSSERLICH
- Kohlbreiumschlag: Kohl: Die Blätter in im Wasserbad geschmolzenes Schweineschmalz eintauchen, auf die schmerzende Stelle auflegen, mit einem Leinentuch zudecken • Mit Fliederöl einreiben: 300 g Blüten und Blätter gemischt während 4 Wochen in 1 Liter Olivenöl an der Sonne stehen lassen, filtrieren • Die schmerzenden Stellen mit frischen Großen Brennesseln schlagen, anschließend mit etwas Weißwein oder Essig einreiben • Eisenkrautbreiumschlag: Eine Handvoll frische Blüten und Blätter in Essig kochen, zwischen 2 Tücher legen und auftragen.

Juckreiz Siehe Hautjucken.

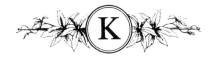

Kalkmangel Siehe Mineralsalzmangel.

Karbunkel Siehe Furunkel.

Katarrh Unter Katarrh versteht man normalerweise eine Entzündung der Nasenschleimhäute (Schnupfen) oder eine Rachen-Brust-Entzündung. Die nachfolgenden Zubereitungen können zur Eindämmung des Katarrhs beitragen und sein rasches Abklingen bewirken.

ÄUSSERLICH
Bei verstopfter Nase
- Schnupfpulver aus getrockneten Basilikum- oder Betonienblättern • Augentrostabsud: 25 g getrocknete Pflanzen auf 1 Liter Wasser, 10 Minuten kochen lassen, abseihen, lauwarm werden lassen und salzen; durch die Nase aufziehen; nicht einnehmen • Inhalation mit Gundermann: 100 g der ganzen Pflanze auf 1 Liter siedendes Wasser, 10 Minuten ziehen lassen.

INNERLICH
- ★ Ein großes Glas mit den folgenden gut gezuckerten Zubereitungen: • Augentrostaufguß: 25 g der getrockneten Pflanze auf 1 Liter siedendes Wasser, 10 Minuten ziehen lassen • Aufguß von Echten Schlüsselblumen: 15 g getrocknete Blätter und Blüten auf 1 Liter siedendes Wasser, 5 Minuten ziehen lassen.

Kehle Siehe Angina, Heiserkeit, Kehlkopfentzündung, Stimme.

Kehlkopfentzündung Akute oder chronische, oft schmerzhafte Erkrankung des Kehlkopfes, die Heiserkeit oder Veränderungen der Stimmlage zur Folge haben kann.

INNERLICH
- Wegraukenaufguß: 80 g der möglichst frischen Pflanze auf 1 Liter siedendes Wasser, 15 Minuten ziehen lassen, filtrieren; täglich 3 Tassen zwischen den Mahlzeiten, mit Honig gesüßt, langsam trinken; jede Zubereitung sofort trinken.

Siehe auch: Heiserkeit, Stimme.

Keuchhusten Sehr ansteckende und epidemische Infektionskrankheit. Sie zeigt sich im typischen, anfallähnlichen und langgezogenen Husten. Häufige Begleiterscheinungen sind Erbrechen und Schleimauswurf. Keuchhusten muß ärztlich behandelt werden; Pflanzen können nur eine gewisse Linderung verschaffen.

INNERLICH
- Basilikumaufguß: 30 g Blätter und Blüten auf 1 Liter siedendes Wasser • Veilchenwurzelaufguß: 20 g getrocknete Wurzeln auf 1 Liter siedendes Wasser, 10 Minu-

ten ziehen lassen; täglich 2 Tassen • Efeu-aufguß: 15 g frische, gehackte Blätter auf 1 Liter siedendes Wasser, 10 Minuten ziehen lassen; täglich 2 Tassen. • Pfefferminz-aufguß: 60 g getrocknete Blätter auf 1 Liter siedendes Wasser • Pfirsichbaumaufguß: 30 g Blüten auf 1 Liter siedendes Wasser, 10 Minuten ziehen lassen; höchstens 200 ml auf einmal zubereiten; 3mal täglich 3 Eßlöffel • Aufguß einer Mischung von 300 g getrockneten Wurzeln und Blüten der Echten Schlüsselblume und 50 g getrockne-ten und gehackten Zweigen von Echtem Thymian: gut mischen, für 1 Liter Aufguß 50 g Mischung verwenden, gut filtrieren • Aufguß von Muskatellersalbei: 20 g ge-trocknete Blätter auf 1 Liter siedendes Was-ser; täglich 2 Tassen • Knoblauchsirup: 100 g geschälte und zerstoßene Knoblauch-zwiebeln in 250 ml siedendes Wasser ge-ben, 15 Minuten ziehen lassen, abseihen, 250 g Zucker beifügen; täglich 2 Eßlöffel • Sirup von Echter Katzenminze: 25 g blü-hende Sproßspitzen auf $^1/_4$ Liter siedendes Wasser, 15 Minuten ziehen lassen, absei-hen, zuckern, bis die Lösung dickflüssig wird; von Zeit zu Zeit 1 Kaffeelöffel voll einnehmen • Extrakt von Gemeinem Fett-kraut: Über 50 g der Pflanze in $^1/_4$ Liter siedendes Wasser geben, über Nacht ziehen lassen, abseihen, kochen, bis die Hälfte der Flüssigkeit verdunstet ist; 3mal täglich 5 Tropfen in einer Tasse Tee.

Siehe auch: Husten.

Kolik Krampfartige Unterleibsschmerzen (Darm, Galle, Harnwege). Die nachste-henden Pflanzenzubereitungen sind vor allem bei Koliken des Dickdarms wirksam.

ÄUSSERLICH
★ Zwischen zwei Tüchern auf den Unter-leib auflegen: • Breiumschlag von Echtem Steinklee: 50 g getrocknete, blühende Sproßspitzen, in sehr wenig Wasser ge-kocht • Breiumschlag von gekochten und zerstoßenen Kartoffeln.

INNERLICH
• Aufguß einer Mischung von je 20 g ge-trockneten Blüten der Römischen Kamille und getrockneten, zerkleinerten Arznei-baldrianwurzeln: auf 1 Liter siedendes Was-ser, 20 Minuten ziehen lassen; täglich 1–2 Tassen • Absud von Wilden Möhren: 30 g Samen auf 1 Liter Wasser, 1 Minute kochen lassen • Klatschmohnaufguß: 20 g ge-trocknete Blüten auf 1 Liter siedendes Was-ser, abseihen; 1 Tasse trinken, eine weitere Tasse, falls die Schmerzen nicht nachlassen • Aufguß der Kleinblütigen Königskerze: 40 g getrocknete Blüten und Blätter auf 1 Liter siedendes Wasser, 10 Minuten ziehen

lassen; wenn nötig, bis 3 Tassen im Verlauf von 24 Stunden • Aufguß einer Mischung von 20 g getrockneten Blüten und Blättern der Passionsblume und 20 g getrockneten Blüten der Römischen Kamille: auf 1 Liter siedendes Wasser, 10 Minuten ziehen las-sen; sehr warm trinken • Aufguß einer Mischung von 40 g getrockneten Blüten und Wurzeln der Echten Schlüsselblume und 10 g getrockneten Klatschmohnblüten: auf 1 Liter siedendes Wasser, 10 Minuten ziehen lassen; 2 Tassen • Sirup von Römi-schen Kamillen: in einem Tongefäß 250 g frische Blüten mit $^1/_2$ Liter siedendem Wasser übergießen, zudecken, 24 Stunden ziehen lassen, unter Ausdrücken der Blüten abseihen, 250 ml Zuckersirup beifügen, er-hitzen, ohne Kochen zu lassen, erkalten lassen und in Flaschen abfüllen; bei Koliken 2 Eßlöffel voll nehmen • Quitten-sirup: Zwei ungeschälte, nicht ausgekernte Quitten in kleine Stückchen schneiden, mit Wasser bedecken, das gleiche Gewicht Zuk-ker beifügen, aufkochen lassen, abseihen; täglich 2 Gläser • Gekochte und geschälte Gurken essen • Ein Stück Zucker kauen, auf das 3–5 Tropfen Bergamotteessenz geträufelt wurden.

Siehe auch: Blähungen, Durchfall.

Komedonen Siehe Mitesser.

Kopfflechte Durch einen Pilz verursachte Erkrankung des Haarbodens. Die Folge ist Haarausfall. Diese Krankheit erfordert ärztliche Behandlung.

ÄUSSERLICH
• Lavendellotion: 100 g Echte Lavendel-blüten während 2 Wochen in $^1/_2$ Liter 30-prozentigem Branntwein ziehen lassen, fil-trieren; die betroffenen Stellen damit betupfen.

INNERLICH
★ Zusätzlich zur äußerlichen Behandlung täglich 3 Tassen: • Absud von Wilden Stiefmütterchen: 10 g der getrockneten Pflanze auf 1 Liter Wasser, 5 Minuten ko-chen und 10 Minuten ziehen lassen • Kochwasser von Gartenschwarzwurzeln.

Kopfschmerzen Die nachstehenden Zube-reitungen können bei allen Arten von Kopf-schmerzen angewendet werden.

INNERLICH
★ Nach dem Einnehmen einer der folgen-den Zubereitungen sollte man sich an einem

ruhigen und dunklen Ort entspannen: ● Aufguß der Echten Nelkenwurz: 50 g frische Wurzeln auf 1 Liter siedendes Wasser, 5 Minuten kochen lassen ● Aufguß von Römischer Kamille: 20 g Blüten auf 1 Liter siedendes Wasser, 5 Minuten ziehen lassen ● Gartenmajoranaufguß: 40 g getrocknete Blüten und Blätter auf 1 Liter siedendes Wasser, 10 Minuten ziehen lassen ● Aufguß von Echter Kamille: 5 g Blüten auf 1 Liter siedendes Wasser, 5 Minuten ziehen lassen ● Pfefferminzaufguß: 25 g getrocknete blühende Sproßspitzen und getrocknete Blätter auf 1 Liter siedendes Wasser, 10 Minuten ziehen lassen ● Aufguß von Echten Schlüsselblumen: 40 g getrocknete und zerkleinerte Blüten auf 1 Liter siedendes Wasser, 10 Minuten ziehen lassen ● Robinienaufguß: 35 g getrocknete Blüten auf 1 Liter siedendes Wasser, 10 Minuten ziehen lassen ● Winterlindenaufguß: 30 g getrocknete Blüten auf 1 Liter siedendes Wasser, 10 Minuten ziehen lassen; sofort trinken ● Zitronenstrauchaufguß: 30 g getrocknete Blüten auf 1 Liter siedendes Wasser, 10 Minuten ziehen lassen.

ÄUSSERLICH
★ Niespulver (die Wirkung ist oft erstaunlich): ● getrocknete Basilikumblätter zu Pulver zerreiben und schnupfen.
★ Auf die Stirne, oder falls die Leber Ursache der Kopfschmerzen ist, auf die Umgebung der Leber legen: ● Breiumschlag von frischen, zerstoßenen Waldmeisterblättern.

Körperpflege Siehe Haut.

Krampfadern Als Krampfadern werden allgemein die Erweiterungen von Venenbahnen bezeichnet, die überall am Körper, vor allem aber an den Beinen auftreten können. Wir beschäftigen uns hier nur mit den Krampfadern an den unteren Gliedmaßen.

INNERLICH
★ Täglich 2 Tassen: ● Aufguß der Gemeinen Schafgarbe: 30 g blühende Sproßspitzen auf 1 Liter siedendes Wasser, 10 Minuten ziehen lassen ● Sauerdornaufguß: 40 g Rinde von Wurzeln auf 1 Liter siedendes Wasser, 10 Minuten ziehen lassen ● Mäusedornabsud: 50 g Wurzeln auf 1 Liter Wasser, 5 Minuten kochen und 15 Minuten ziehen lassen ● Roßkastanienabsud: 40 g getrocknete Rinde von jungen Zweigen auf 1 Liter Wasser, 10 Minuten kochen lassen ● Aufguß von Echtem Steinklee: 40 g blühende Sproßspitzen auf 1 Liter siedendes Wasser, 10 Minuten ziehen lassen ● Auf-

guß von Roten Weinreben: 80 g Blätter auf 1 Liter siedendes Wasser, 10 Minuten ziehen lassen; täglich 2 Tassen zwischen den Mahlzeiten ● Haselaufguß: 25 g Blätter auf 1 Liter Wasser, 2 Stunden ziehen lassen.

ÄUSSERLICH
★ Beinbäder: ● Löwenzahnabsud: 40 g der Pflanze auf 1 Liter Wasser, 5 Minuten kochen, dann erkalten lassen, abseihen.
★ Abends gut in die Beine einmassieren: ● Weißtannenabsud: 1 kg Nadeln auf 1 Liter Wasser, 10 Minuten kochen lassen, unter Ausdrücken der Nadeln abseihen, in Flaschen abfüllen ● Pfingstrosenabsud: 20 g Wurzeln auf 1 Liter Wasser, 10 Minuten kochen und 10 Minuten ziehen lassen; abseihen, in Flaschen aufbewahren.

Krämpfe Plötzliches schmerzhaftes Zusammenziehen von Muskeln, vor allem aber auch der inneren Organe, wie Speiseröhre, Magen, Darm, Bronchien, Gebärmutter.

INNERLICH
● Anisaufguß: 30 g Körner auf 1 Liter siedendes Wasser, 10 Minuten ziehen lassen ● Basilikumaufguß: 30 g der Pflanze auf 1 Liter siedendes Wasser, 10 Minuten ziehen lassen ● Aufguß von Waldbergminze: 30 g ganze Pflanzen auf 1 Liter siedendes Wasser, 10 Minuten ziehen lassen ● Korianderaufguß: 30 g Samen auf 1 Liter siedendes Wasser, 10 Minuten ziehen lassen ● Waldziestaufguß: 30 g der Pflanze auf 1 Liter siedendes Wasser, 10 Minuten ziehen lassen ● Pfefferminzaufguß: 20 g blühende Sproßspitzen und Blätter auf 1 Liter siedendes Wasser, 10 Minuten ziehen lassen ● Passionsblumenaufguß: 30 g Blätter und Blüten auf 1 Liter siedendes Wasser, 10 Minuten ziehen lassen ● Süßholzaufguß: 50 g Wurzeln auf 1 Liter Wasser, 3 Minuten kochen und 10 Stunden ziehen lassen ● Labkrautabsud: 10 g der Pflanze auf 1 Liter kaltes Wasser, 5 Minuten kochen und 5 Minuten ziehen lassen; täglich 2 Tassen ● Winterlindenaufguß: 10 g auf 1 Liter siedendes Wasser, 10 Minuten ziehen lassen; täglich 2 Tassen heiß trinken.
★ Einige kompliziertere Zubereitungen: ● Weißdorntinktur: 20 g Früchte und Blüten 2 Wochen lang in 100 ml 70prozentigem Alkohol ziehen lassen, filtrieren; 20 Tropfen vor dem Schlafengehen einnehmen ● Flüssiger Extrakt der Gemeinen Nachtkerze: 20 g der Pflanze auf 200 ml siedendes Wasser, 20 Minuten ziehen lassen, filtrieren, kochen lassen, bis $1/10$ der Flüssigkeit zurückbleibt; $1/2$ Kaffeelöffel voll in eine Tasse Pfefferminztee geben ● Alkoholauszug aus Pfingstrosen: 10 g frische Wurzeln 10 Tage lang in 40 ml 70prozentigem

Alkohol ziehen lassen, filtrieren; 5 Tropfen in eine Tasse Pfefferminztee träufeln.

Krätze Sehr ansteckende, von heftigem Jucken begleitete Hauterkrankung. Sie wird durch einen Parasiten verursacht, der sich in der Haut einnistet.

ÄUSSERLICH
Achtung! Keine der hier aufgeführten Zubereitungen einnehmen; die mit den Flüssigkeiten oder Salben in Berührung gekommenen Finger nicht zum Mund führen. Als erstes muß das Bettzeug des Patienten desinfiziert werden; der Patient selbst wird gebadet, mit Kernseife eingeseift und mit einer Bürste kräftig abgerieben.
★ Bestreichen mit: • Faulbaumabsud: 20 g Rinde auf 1 Liter Wasser, 15 Minuten kochen lassen, abseihen, 1 Glas Essig dazugeben • Pfaffenhütchenabsud: 15 g Früchte auf 1 Liter Wasser, 45 Minuten kochen lassen; 1 Glas Essig beifügen • Pfefferminzabsud: 100 g getrocknete Pflanzen auf 1 Liter Wasser • Konzentrierter Absud von 100 g Feldthymian oder 100 g Echtem Thymian: 100 g auf 1 Liter Wasser, 15 Minuten kochen lassen, 1 Glas Essig beifügen • Salbe von Gemeiner Schafgarbe: 10 g geraspelte Wurzeln, gemischt mit 20 g Schweineschmalz • Salbe von der Knotigen Braunwurz: 20 g geraffelte Wurzeln, gemischt mit 20 g Butter • Salbe von Feldrittersporn: 15 g pulverisierte Samen, gemischt mit 150 g Schweineschmalz.

Kropf Geschwulst auf der Halsvorderseite. Der Kropf ist eine Vergrößerung der Schilddrüse, deren Ursache im medizinischen Labor festgestellt werden muß.

ÄUSSERLICH
★ Auf den Kropf legen und mit einer Binde befestigen: • Breiumschlag aus Gewöhnlichem Blasentang: 60 g frische Algen abbrühen, aufquellen lassen, zwischen zwei Tücher geben und auflegen.

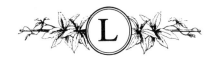

Läusebefall Durch Kopf- oder Körperläuse hervorgerufene Hauterkrankung, auch Pedikulose genannt.

ÄUSSERLICH
★ Körperhaare rasieren, Kopfhaare sehr kurz schneiden, die befallenen Stellen bestreichen mit: • Arnikaabsud (nur anwenden, wenn sich auf der Kopfhaut keine Schürfung durch Kratzen befindet): 10 g Blüten auf 1 Liter Wasser, 5 Minuten kochen und 5 Minuten ziehen lassen, abseihen; so heiß wie möglich anwenden • Lavendelessig: 100 g frische blühende Sproßspitzen während 2 Wochen in ½ Liter Essig einlegen, von Zeit zu Zeit umrühren, abseihen • Dostabsud: 40 g blühende Sproßspitzen auf 1 Liter Wasser, 10 Minuten kochen lassen.
★ Haarwäsche mit: • Pfaffenhütchenabsud: 50 g getrocknete Früchte auf 1 Liter Wasser, 1 Glas Essig beifügen, 10 Minuten kochen lassen.
★ Die befallenen Stellen bepudern mit: • Pulver von Feldrittersporn aus zerstoßenen, getrockneten Samen • Pulver von Insektenpulverkraut aus zerquetschten, getrockneten Blüten.

Leber Organ, das verschiedene Sammel- und Reinigungsfunktionen ausübt und für die ständige Sekretion der Galle sorgt. Pflanzen, die diese Tätigkeit fördern, werden Choleretika genannt.

INNERLICH
★ Zahlreiche Pflanzen haben eine günstige Wirkung auf die Leber. Hier einige Pflanzen, die roh oder gekocht gegessen werden können: • Spargel, Auberginen, Rote Rüben, Möhren (Karotte), Gartenkerbel, Wegwarte, Gartenkresse, Gartenbohnen, Löwenzahn, Rettich, Wiesenbocksbart (junge, rohe Blätter und gekochte Wurzeln) • Olivenöl dem Salat beimischen oder morgens auf nüchternen Magen 1 Eßlöffel voll einnehmen • Unter den Früchten sind besonders Melonen, Orangen, Zwetschgen und Trauben zu empfehlen • Man kann auch täglich 3 Eßlöffel Rainkohlsaft einnehmen. Diese Pflanzen regen die Leberfunktion und die Produktion der Galle an und entgiften die Zellen.
★ Wenn nicht anders angegeben, täglich 3 Tassen, davon 1 morgens auf nüchternen Magen: • Aufguß einer Mischung von je 20 g Artischocken- und Buchsbaumblättern: auf 1 Liter siedendes Wasser, 10 Minuten ziehen lassen • Silberdistelabsud: 30 g Wurzeln auf 1 Liter Wasser, 5 Minuten kochen lassen, filtrieren, zuckern, sofort trinken • Absud einer Mischung aus 30 g Blättern vom Schwarzen Johannisbeerstrauch, 20 g Artischockenblätter, 20 g Löwenzahnblätter, 10 g blühende Sproßspitzen der Ringelblume: die getrockneten Pflanzen gut mischen, jedesmal 15 g auf 1 Tasse kaltes Wasser nehmen, 1 Minute kochen und 10 Minuten ziehen lassen • Sauerdornabsud: 30 g Rinde auf 1 Liter siedendes Wasser, 3 Minuten

kochen und 10 Minuten ziehen lassen • Besenginsteraufguß: 30 g Blüten auf 1 Liter siedendes Wasser, 10 Minuten ziehen lassen; ½ Tasse am ersten Tag, dann allmählich die Menge bis auf höchstens 2 Tassen täglich erhöhen. • Zaunwindenaufguß: 5 g Blätter auf 1 Liter siedendes Wasser, 10 Minuten ziehen lassen • Liebstöckelaufguß: 50 g Samen auf 1 Liter siedendes Wasser, 10 Minuten ziehen lassen • Aufguß einer Mischung aus 20 g blühenden Sproßspitzen und Blättern der Melisse und 10 g Winterlindenblüten auf 1 Liter siedendes Wasser, 10 Minuten ziehen lassen • Walnußbaumaufguß: 25 g Blätter auf 1 Liter siedendes Wasser, 10 Minuten ziehen lassen • Absud von Stumpfblättrigem Ampfer: 20 g Wurzeln auf 1 Liter Wasser, 5 Minuten kochen und 10 Minuten ziehen lassen • Tüpfelfarnabsud: 40 g Wurzeln auf 1 Liter Wasser, 1 Minute kochen und 10 Minuten ziehen lassen • Robinienaufguß: 30 g Blüten auf 1 Liter siedendes Wasser, 10 Minuten ziehen lassen • Absud von Echtem Seifenkraut: 40 g Wurzeln auf 1 Liter Wasser, 5 Minuten kochen lassen, sofort abseihen, immer frisch zubereiten • Knöllchensteinbrechabsud: 20 g der Pflanze auf 1 Liter Wasser, 5 Minuten kochen lassen • Hirschzungenaufguß: 20 g Blätter auf 1 Liter siedendes Wasser, 10 Minuten ziehen lassen • Absud der Knotigen Braunwurz: 15 g Wurzeln auf 1 Liter Wasser, 15 Minuten kochen lassen • Aufguß von Schwarzem Holunder: 50 g getrocknete Blüten in 1 Liter siedendes Wasser geben, umrühren, nicht ziehen lassen, filtrieren • Waldehrenpreisabsud: 80 g getrocknete Blüten und Blätter auf 1 Liter Wasser, 10 Minuten kochen und 10 Minuten ziehen lassen.

★ Morgens 1 Tasse auf nüchternen Magen: • Rosmarinabsud: 40 g auf 1 Liter Wasser, 5 Minuten kochen lassen • Mariendistelaufguß: 10 g Körner in 1 Tasse Wasser über Nacht einweichen, am Morgen zum Kochen bringen, abseihen; über den ganzen Tag verteilt in kleinen Schlücken trinken.

Siehe auch: Gallenblase, Gelbsucht, Steinerkrankungen.

Leberschrumpfung (Zirrhose) Siehe Alkoholmißbrauch.

Luft Siehe Blähung, Luftschlucken.

Luftröhrenentzündung Die Entzündung der Luftröhren ist oft von einer Bronchitis begleitet.

INNERLICH
• Efeuabsud: 5 g Blätter auf 1 Liter Wasser, 5 Minuten kochen lassen, abseihen; täglich 2 kleine Tassen • Aufguß von Kleinblütigen Königskerzen: 40 g Blüten auf 1 Liter siedendes Wasser, 10 Minuten ziehen lassen; täglich 3 Tassen • Dostabsud: 30 g blühende Sproßspitzen auf 1 Liter Wasser, 5 Minuten kochen lassen, sofort abseihen; ergibt eine Menge für 24 Stunden • Wegraukenaufguß: 50 g der Pflanze, wenn möglich frisch, auf 1 Liter siedendes Wasser, 5 Minuten ziehen lassen, abseihen; sofort trinken, täglich 2 Tassen • Huflattichaufguß: 50 g Blüten auf 1 Liter siedendes Wasser, 10 Minuten ziehen lassen; täglich 3 Tassen.

Luftschlucken (Aerophagie) Schlucken von Luft, die sich im Magen ansammelt.

INNERLICH
★ Die folgenden Zubereitungen warm, vor oder nach den Hauptmahlzeiten trinken: • Aufguß einer Mischung von 40 g Dill-, 15 g Anissamen, 15 g Samen der Echten Engelwurz und 30 g Samen von Wildem Fenchel 10 Minuten in 1 Liter siedendem Wasser ziehen lassen, eine Messerspitze Zimt beifügen • Je 5 g Anis- und Echte Engelwurzsamen mischen, in 1 Liter siedendes Wasser geben und 10 Minuten ziehen lassen • Balsamkrautaufguß: 20 g getrocknete Blüten und Blätter auf 1 Liter siedendes Wasser; 1 Tasse nach den beiden Hauptmahlzeiten • Aufguß von Waldbergminzen: 30 g auf 1 Liter siedendes Wasser, 10 Minuten ziehen lassen; 1 Tasse nach den Mahlzeiten • Estragonaufguß: 25 g der Pflanze auf 1 Liter siedendes Wasser; 1 Tasse nach jeder Mahlzeit • Aufguß von Echter Pfefferminze: 10 g Blüten und Blätter auf 1 Liter siedendes Wasser; 1 Tasse nach jeder Mahlzeit • Orangenbaumaufguß: 10 g Blüten auf 1 Liter siedendes Wasser • Dostaufguß: 25 g getrocknete blühende Sproßspitzen auf 1 Liter siedendes Wasser • Rainfarnaufguß: 50 g getrocknete und zerkleinerte blühende Sproßspitzen auf 1 Liter siedendes Wasser, zudecken und 10 Minuten ziehen lassen • Aufguß von Waldehrenpreis: 100 g zerkleinerte Blätter auf 1 Liter siedendes Wasser, 10 Minuten ziehen lassen; 1 Tasse 5 Minuten vor den Mahlzeiten • Süßholzabsud: 50 g getrocknete Wurzeln auf 1 Liter Wasser, 5 Minuten kochen, über Nacht stehen lassen, filtrieren; vom kalten Tee täglich 3–4 Tassen trinken • Absud von Waldehrenpreis: 100 g getrocknete blühende Sproßspitzen und getrocknete Blätter in 1 Liter kaltes Wasser geben, 10 Minuten kochen und 10 Minuten ziehen lassen; 1 Tasse 20 Minuten nach den beiden Hauptmahlzeiten.

LUNGE UND ATMUNG

★ Zubereitungen, die aufbewahrt werden können: ● Anislikör: 60 g gemahlene Samen einen Monat lang in 1 Liter Branntwein ziehen lassen, eine Fingerspitze Zimt und 350 g Zucker beifügen, filtrieren; 1 Likörglas nach den Mahlzeiten ● Tinktur von Echtem Gamander: 10 g blühende Sproßspitzen und Blätter in 100 g 75prozentigem Alkohol ziehen lassen, filtrieren und in einem gut verschlossenen Fläschchen aufbewahren; 25 Tropfen auf ½ Glas Wasser vor den beiden Hauptmahlzeiten nehmen.

Lunge und Atmung Einige Pflanzen haben eine vorzügliche Wirkung auf Erkrankungen der Atemwege. Die nachstehenden Zubereitungen, die gegen Lungenblähung, Bronchitis, Asthma und Husten wirksam sind, befreien zum Teil von der Atembeklemmung, die die meisten Erkrankungen der Lunge begleiten.

INNERLICH

★ Täglich 2 Tassen: ● Knoblauchabsud: ½ in kleine Stücke geschnittene Knoblauchzehe in ¼ Liter Milch 15 Minuten kochen lassen, abseihen, zuckern ● Aufguß von 20 g Mexikanischem Teekraut und 10 g Pfefferminze: auf 1 Liter siedendes Wasser, 10 Minuten ziehen lassen ● Spargelabsud: 40 g Wurzeln auf 1 Liter Wasser, 10 Minuten kochen lassen ● Buchenabsud: 20 g getrocknete Rinde auf 1 Liter Wasser, 20 Minuten kochen lassen ● Aufguß von Echtem Lavendel: 50 g Blüten auf 1 Liter siedendes Wasser, 10 Minuten ziehen lassen ● Absud von Isländisch Moos: 20 g der Pflanze 3 Minuten in 1 Liter Wasser kochen lassen, Wasser weggießen, die Pflanze unter fließendem Wasser waschen, 30 Minuten in 1 Liter frischem Wasser kochen lassen, abseihen, stark zuckern ● Absud von Gemeinem Andorn: 20 g getrocknete blühende Sproßspitzen auf 1 Liter Wasser, 2 Minuten kochen und 10 Minuten ziehen lassen ● Melissenaufguß: 50 g blühende Sproßspitzen auf 1 Liter siedendes Wasser, 10 Minuten kochen lassen ● Aufguß von Tüpfeljohanniskraut: 20 g blühende Sproßspitzen auf 1 Liter siedendes Wasser, 10 Minuten ziehen lassen ● Aufguß von Kleinblütigen Königskerzen: 40 g Blüten auf 1 Liter siedendes Wasser, 20 Minuten ziehen lassen ● Zwiebelabsud: Eine in Scheiben geschnittene Zwiebel in ¼ Liter Milch kochen, abseihen, zuckern ● Absud von Moorkreuzblumen: 60 g geschnittene Wurzeln auf 1 Liter Wasser, 3 Minuten kochen und 15 Minuten ziehen lassen, abseihen ● Aufguß von Gänsefingerkraut: 30 g auf 1 Liter siedendes Wasser, 10 Minuten ziehen lassen ● Aufguß von einer der Wegericharten: 10 g Blätter auf 1 Liter siedendes Wasser, 10 Minuten ziehen lassen, abseihen.

ÄUSSERLICH

● Breiumschlag von Schwarzem Senfmehl auf Brust und Rücken ● Lösung zur Brustmassage: 10 g Spanischer Pfeffer 48 Stunden lang in 60 ml 33prozentigen Alkohol einlegen, filtrieren.

Lungenblähung Ausdehnung der Lungenbläschen, die nun mehr Luft enthalten als im Normalfall. Die Ausatmung der Luft wird durch eine Verminderung der Gewebeelastizität erschwert. Es ist eine schmerzhafte Erkrankung, die vor allem nach dem 50. Lebensjahr auftreten kann.

ÄUSSERLICH

● Inhalation mit einem Betonienabsud: 50 g Wurzeln und Blätter auf 1 Liter Wasser, 10 Minuten kochen lassen, vom Feuer wegnehmen; die Dämpfe so heiß wie möglich einatmen, indem man ein Tuch über den Kopf legt. Diese Zubereitung, die wieder erwärmt werden kann (man soll sie aber nicht filtrieren), reicht für 3malige Anwendung.

INNERLICH

● Borretschaufguß: 60 g Blüten auf 1 Liter siedendes Wasser, 15 Minuten ziehen lassen; warm trinken ● Kapuzinerkresseabsud: 30 g frische Blätter auf 1 Liter Wasser, 3 Minuten kochen; während 3 Tagen täglich 3 Tassen zwischen den Mahlzeiten ● Gundermannaufguß: 20 g getrocknete Blätter auf 1 Liter siedendes Wasser, 2 Minuten kochen und 10 Minuten ziehen lassen, sofort filtrieren; ergibt eine Menge für 1 Tag ● Weißtannenaufguß: 45 g frische Schößlinge auf 1 Liter siedendes Wasser, 10 Minuten ziehen lassen; täglich 3 Tassen zwischen den Mahlzeiten ● Aufguß von Echtem Salbei: 20 g Blüten und Blätter auf 1 Liter siedendes Wasser, 10 Minuten ziehen lassen; täglich 3 Tassen zwischen den Mahlzeiten ● Wein von Gemeinem Andorn: 50 g blühende Sproßspitzen und getrocknete Blätter während 10 Tagen in 1 Liter Süßwein ziehen lassen, anschließend filtrieren; als Aperitif vor den beiden Hauptmahlzeiten nehmen ● Sonnenblumenwein: 100 g der Pflanze (ohne Wurzel) in Stücke schneiden, während 4 Stunden in einem durchsichtigen Behälter an der Sonne in 200 ml 60prozentigem Alkohol ziehen lassen, filtrieren, in verschlossenen Gläsern an einem dunklen Ort aufbewahren, 8 Tage ruhen lassen, 1 Liter guten Weißwein beifügen; 4 Eßlöffel pro Tag nehmen, davon 2 Löffel morgens auf nüchternen Magen. Die Kur dauert eine Woche ● Zu jeder Hauptmahlzeit rohen Knoblauch essen.

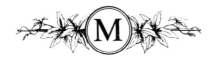

Magen Eine der schmerzhaftesten Magenerkrankungen ist die Gastritis, die ein Magengeschwür anzeigen kann. Aber auch andere Krankheiten können sich durch Magenkrämpfe, Luftschlucken und Verdauungsstörungen anzeigen. Die richtige Diagnose kann nur der Arzt stellen.

INNERLICH
Zu den magenwirksamen Nahrungsmitteln gehören Möhren (Karotten), Süßorangen, Gerste, Kartoffeln und Äpfel.

Schlaffheit des Magens
★ Täglich 2 Tassen: • Aufguß von Echtem Alant: 15 g getrocknete Wurzeln auf 1 Liter siedendes Wasser, 10 Minuten ziehen lassen; vor den Mahlzeiten • Balsamkrautwein: 20 g der ganzen getrockneten Pflanze auf 1 Liter guten Rotwein, 8 Tage lang ziehen lassen, abseihen; vor oder nach den Mahlzeiten • Aufguß von Waldbergminze: 40 g der Pflanzen auf 1 Liter siedendes Wasser, 10 Minuten ziehen lassen; nach den Mahlzeiten • Aufguß von Echter Katzenminze: 50 g getrocknete blühende Sproßspitzen auf 1 Liter siedendes Wasser, 10 Minuten ziehen lassen; zwischen den Mahlzeiten • Eukalyptusaufguß: 15 g getrocknete Blätter auf 1 Liter siedendes Wasser, 10 Minuten ziehen lassen; zwischen den Mahlzeiten • Vogelmierenaufguß: 25 g frische oder getrocknete, blühende Pflanzen auf 1 Liter siedendes Wasser, 15 Minuten ziehen lassen; vor den Mahlzeiten • Rhabarberaufguß: 20 g getrocknete und in Stücke geschnittene Wurzeln auf 1 Liter siedendes Wasser, 5 Minuten ziehen lassen; vor den Mahlzeiten • Aufguß vom Winterbohnenkraut: 20 g blühende Sproßspitzen auf 1 Liter siedendes Wasser, 10 Minuten ziehen lassen; vor oder nach den Mahlzeiten • Aufguß von Feldthymian oder Echtem Thymian: 20 g der getrockneten Pflanze in 1 Liter siedendes Wasser geben; einige Sekunden kochen und 10 Minuten ziehen lassen; zwischen den Mahlzeiten • Aufguß von Gemeiner Pestwurz: 10 g Blätter auf 1 Liter Wasser, 10 Minuten ziehen lassen • Sanikelaufguß: 15 g der Pflanze auf 1 Liter siedendes Wasser, 5 Minuten ziehen lassen • Rainfarnaufguß: 5 g der Pflanze auf 1 Liter siedendes Wasser, 5 Minuten ziehen lassen; auf den Tag verteilt 1 Tasse.

Krämpfe und krampfhafte Magenschmerzen
• Anistinktur: 20 Körner 10 Tage lang in 100 ml 60prozentigem Alkohol ziehen lassen, abseihen; in verschlossenen Flaschen aufbewahren; 10 Tropfen mit Wasser verdünnt, in Lindenblütentee oder einem kleinen Glas Zuckerwasser • Basilikumaufguß: 20 g der Pflanze auf 1 Liter siedendes Wasser, 15 Minuten ziehen lassen; nach den Mahlzeiten • Majoranaufguß: 30 g blühende Sproßspitzen und Blätter auf 1 Liter siedendes Wasser, 10 Minuten ziehen lassen; zwischen den Mahlzeiten • Dostwein: 50 g blühende Sproßspitzen auf 1 Liter guten Rotwein, 1 Woche ziehen lassen, abseihen; 1 kleines Glas zu den Mahlzeiten • Absud von Gänsefingerkraut: 30 g getrocknete Blätter auf 1 Liter kaltes Wasser, bis zum Siedepunkt erhitzen, 30 Sekunden kochen, 10 Minuten ziehen lassen; zwischen den Mahlzeiten • Robinienaufguß: 30 g Blüten auf 1 Liter siedendes Wasser, 10 Minuten ziehen lassen; vor den Mahlzeiten.

Schmerzende Geschwüre
• 150 g Wurzeln von Gemeinem Beinwell auf 1 Liter Wasser, bis knapp unter den Siedepunkt erhitzen, 1 Nacht ziehen lassen, abseihen; ergibt eine Menge für 24 Stunden • Melissenaufguß: 50 g blühende Sproßspitzen auf 1 Liter siedendes Wasser, 10 Minuten ziehen lassen; 1 Tasse nach den Mahlzeiten • Süßholzabsud: 50 g Wurzeln auf 1 Liter Wasser, 5 Minuten kochen und die ganze Nacht ziehen lassen; ergibt eine Menge für einen Tag.

Magenkrampf Siehe Magen.

Magenverstimmung Schmerzhafte Verdauungsstörung, die meist nach einem zu reichlichen Essen auftritt und manchmal von Übelkeit und Erbrechen begleitet ist.

INNERLICH
In manchen Fällen den Magen am besten durch Erbrechen entleeren.

Auslösen des Brechreizes
• Absud von Wilden Stiefmütterchen: 2 g Pulver der Wurzel in 1 Glas Zuckerwasser • Märzveilchenabsud: 15 g auf 200 ml Wasser, 10 Minuten kochen lassen; in 2 Portionen trinken.

Den Brechreiz stillen
★ Sehr heiß und langsam trinken: • Melissenaufguß: 60 g Blüten und Stiele auf 1 Liter siedendes Wasser, 10 Minuten ziehen lassen, abseihen • Immergrünaufguß: 30 g getrocknete Blätter auf 1 Liter siedendes Wasser, 10 Minuten ziehen lassen • Robinienaufguß: 40 g getrocknete, vor dem Aufblühen gepflückte Blüten auf 1 Liter siedendes Wasser, 5

MAGERKEIT

Minuten ziehen lassen ● Winterlindenaufguß: 60 g Blüten auf 1 Liter Wasser,
15 Minuten kochen lassen, abseihen ●
Zitronenstrauchaufguß: 15 g Blätter und
blühende Sproßspitzen auf 1 Liter siedendes Wasser.

Magerkeit Das als Magerkeit bezeichnete
Untergewicht äußert sich durch Verschwinden der Fettreserven, Muskel-
schwund und Eingeweideschrumpfung. Jede krankhafte Ursache von Magerkeit erfordert eine ärztliche Diagnose. Die Pflanzenzubereitungen können die Gewichtszu-
nahme erleichtern, da sie auf die Verdauungsfunktionen, den Gesamtstoff-
wechsel oder das Nervensystem wirken.

INNERLICH
● Milch von Gemeinem Knorpeltang: 10 g
in 1 Liter Milch kochen, mit Honig süßen;
täglich ½ Liter ● Pulver von Bockshornklee: 2mal täglich 3 g in Honig ● Wein
vom Gelben Enzian: 10 g getrocknete und
klein geschnittene Wurzeln 5 Tage lang in 1
Liter Süßwein (Portwein, Malaga) ziehen
lassen, 1 Stück Bitterorangenschale beifügen, filtrieren; 1 kleines Glas nach jeder
Mahlzeit ● Hopfenaufguß: 20 g getrocknete Zäpfchen auf 1 Liter siedendes Wasser;
täglich 2 Tassen zwischen den Mahlzeiten.

Siehe auch: Appetit, Nervosität, Verdauung.

Masern Sehr ansteckender, fiebriger Hautausschlag, der durch ein Virus ausgelöst
wird. Der Ausschlag dauert in der Regel
3 bis 4 Tage; er beginnt im Gesicht und
breitet sich dann auf den ganzen Körper aus.
Die Krankheit muß ärztlich behandelt werden. Die hier aufgeführten Pflanzen wirken
lindernd.

INNERLICH
★ Zubereitungen, die der Dosis für einen
Erwachsenen entsprechen: ● Absud von
Großen Kletten: 60 g frische, geschnittene
Wurzeln auf 1 Liter Wasser, 10 Minuten
kochen lassen; alle 5 Minuten 1 Kaffeelöffel
voll einnehmen ● Borretschaufguß: 30 g
Blüten auf 1 Liter siedendes Wasser, 30
Minuten ziehen lassen, filtrieren; alle 2
Stunden ein Glas von der mit Honig ge-
süßten Flüssigkeit trinken.

Menstruation (Regelblutung) Monatliche
Blutung der Frau, die mit der Pubertät einsetzt. Die Menstruation dauert durch-
schnittlich 4 bis 6 Tage und tritt in der Regel
im Abstand von 28 Tagen auf, die Intervalle
können aber auch länger oder kürzer sein.
In den Wechseljahren tritt die Menstruation
zunächst unregelmäßig auf und bleibt
schließlich ganz aus. Typische Menstruationsstörungen sind unregelmäßige, zu
starke oder zu geringe Blutungen. Die
Menstruation kann außerdem schmerzhaft
und von Unwohlsein begleitet sein.

Im folgenden werden zunächst die Pflanzen aufgeführt, die bei den verschiedenen
Menstruationsstörungen angewendet werden können. Im Anschluß daran stehen die
entsprechenden Zubereitungen.

INNERLICH
Zu starke Blutung
Sauerdorn.

Zu geringe Blutung
Gemeiner Andorn, Gemeiner Beifuß, Fie-
berklee, Gänsefingerkraut, Immenblatt,
Gewöhnliches Kreuzkraut, Echter Küm-
mel, Liebstöckel, Löwenschwanz, Wilde
Möhre, Ringelblume, Muskatellersalbei,
Gemeine Schafgarbe, Weiße Taubnessel,
Echter Thymian, Wermut, Ziestarten
(Sumpf- oder Waldziest).

Schmerzhafte Menstruation (Dysmenorrhö)
Dost, Eberraute, Himbeere, Echte Kamille, Römische Kamille, Petersilie, Gewöhnlicher Schneeball, Wermut.

**Trotz ankündigender Symptome ausbleibende
Menstruation**
Gemeiner Beifuß, Estragon.
★ Im folgenden werden die Zubereitungen
der Pflanzen in alphabetischer Reihenfolge
aufgeführt. Eine Woche vor Eintritt der
Menstruation sollen täglich 2 Tassen von
diesen Zubereitungen getrunken werden:
● Aufguß von Gemeinem Andorn: 20 g
der getrockneten Pflanze auf 1 Liter siedendes Wasser, 15 Minuten ziehen lassen ●
Aufguß von Gemeinem Beifuß: 30 g blühende Sproßspitzen und getrocknete Blätter auf 1 Liter siedendes Wasser, 5 Minuten
ziehen lassen ● Dostaufguß: 10 g blühende
Sproßspitzen auf 1 Liter siedendes Wasser,
10 Minuten ziehen lassen ● Eberrautenaufguß: 5 g getrocknete Blätter auf 1 Liter
siedendes Wasser, 5 Minuten kochen und 5
Minuten ziehen lassen ● Estragonaufguß:
50 g der getrockneten Pflanze auf 1 Liter
siedendes Wasser, 10 Minuten ziehen lassen
● Fieberkleeaufguß: 20 g Blätter auf 1 Liter
siedendes Wasser, 5 Minuten ziehen lassen
● Aufguß von Gänsefingerkraut: 30 g Blüten und Blätter auf 1 Liter siedendes Wasser, 5 Minuten ziehen lassen ● Himbeeraufguß: 40 g Blätter auf 1 Liter siedendes
Wasser, 10 Minuten ziehen lassen ● Aufguß von Hirtentäschelkraut: 2 Teelöffel der
Pflanze auf 1 Tasse siedendes Wasser, 5
Minuten ziehen lassen ● Immenblattauf-

guß: 50 g blühende Sproßspitzen und Blätter auf 1 Liter siedendes Wasser, 5 Minuten ziehen lassen ● Aufguß von Echter Kamille: 5 g Blüten auf 1 Liter siedendes Wasser, 10 Minuten ziehen lassen ● Aufguß von Römischer Kamille: 20 g Blüten auf 1 Liter siedendes Wasser, 10 Minuten ziehen lassen ● Aufguß von Gewöhnlichem Kreuzkraut: 50 g Wurzeln auf 1 Liter siedendes Wasser, 10 Minuten ziehen lassen ● Kümmelaufguß: 15 g Körner auf 1 Liter siedendes Wasser, 10 Minuten ziehen lassen ● Liebstöckelaufguß: 25 g Samen auf 1 Liter siedendes Wasser, 10 Minuten ziehen lassen ● Löwenschwanzaufguß: 30 g Blätter auf 1 Liter siedendes Wasser ● Aufguß der Wilden Möhre: 15 g Samen auf 1 Liter siedendes Wasser, 10 Minuten ziehen lassen ● Aufguß von Muskatellersalbei: 15 g Blätter auf 1 Liter siedendes Wasser, 10 Minuten ziehen lassen ● Frischer Petersiliensaft: täglich 100 ml ● Ringelblumenaufguß: 30 g Blüten auf 1 Liter siedendes Wasser, 10 Minuten ziehen lassen ● Sauerdornaufguß: 30 g Wurzeln und Rinde auf 1 Liter siedendes Wasser, 5 Minuten ziehen lassen ● Aufguß der Gemeinen Schafgarbe: 30 g blühende Sproßspitzen auf 1 Liter siedendes Wasser, 10 Minuten ziehen lassen ● Aufguß von Gewöhnlichem Schneeball: 15 g Rinde auf 1 Liter siedendes Wasser, 5 Minuten ziehen lassen ● Aufguß der Weißen Taubnessel: 20 g der Pflanze auf 1 Liter siedendes Wasser, 10 Minuten ziehen lassen ● Aufguß von Echtem Thymian: 20 g der Pflanze auf 1 Liter siedendes Wasser, 10 Minuten ziehen lassen ● Wermutaufguß: 5 g blühende Sproßspitzen auf 1 Liter siedendes Wasser, 5 Minuten ziehen lassen ● Absud von Wiesenbärenklau: 20 g Wurzeln auf 1 Liter Wasser, 5 Minuten kochen und 5 Minuten ziehen lassen ● Ziestaufguß (Sumpf- oder Waldziest): 20 g Blätter auf 1 Liter siedendes Wasser, 5 Minuten ziehen lassen.

Migräne Intensive Kopfschmerzen, meist nur über eine Kopfhälfte. Sie tritt anfallartig auf und kann von Erbrechen begleitet sein.

INNERLICH
★ 1 Tasse trinken und sich möglichst im Dunkeln ausruhen: ● Absud von Gewöhnlichem Frauenmantel: 40 g auf 1 Liter Wasser, 20 Minuten kochen und 10 Minuten ziehen lassen ● Liebstöckelaufguß: 30 g Samen auf 1 Liter siedendes Wasser, 10 Minuten ziehen lassen ● Aufguß von wildwachsenden Minzen: 20 g Blätter auf 1 Liter siedendes Wasser, 10 Minuten ziehen lassen ● Passionsblumenaufguß: 20 g Blüten auf 1 Liter siedendes Wasser, 15 Minuten ziehen lassen.

Milchbildung Siehe Stillen.

Mineralsalzmangel Verminderung des Mineralsalzgehaltes in Knochen, Zähnen und Nägeln.

INNERLICH
Getreidearten sind reich an Mineralsalzen, vor allem aber Weizen, Roggen, den man in allen erhältlichen Formen konsumieren kann, Echter Buchweizen, Soja, wegen ihres Gehaltes an Kalzium, Phosphor und Magnesium. Zu den mineralsalzreichen Gemüsen zählen vor allem Spinat, Rettich und Rote Rüben. Sie alle können für sich allein oder mit anderen Rohkostgemüsesorten gegessen werden. Außer sämtlichen Früchten, die zudem Vitaminträger sind, enthalten auch gekochte Edelkastanien und Orangen Mineralsalze. Die am häufigsten verwendete Pflanze bei Mineralsalzmangel ist der Ackerschachtelhalm. Er enthält Kalzium, Natrium, Magnesium, Eisen, Phosphor und Silicium ● Man verwendet vor allem den getrockneten Stengel des Ackerschachtelhalms als Absud: 50 g auf 1 Liter Wasser, 30 Minuten kochen lassen; täglich 3 Weingläser vor den Mahlzeiten.

Mitesser (Komedonen) Weißliche Hauterhebungen, in deren Mittelpunkt sich ein schwarzes Pünktchen befindet. Komedonen treten meistens im Gesicht auf und werden durch eine Anhäufung von Talg in den Talgdrüsen verursacht.

ÄUSSERLICH
★ Waschwasser: ● Gartenrosenwasser: 50 g frische Kronblätter im Dampf destillieren, bis man ½ Liter Flüssigkeit kondensiert hat.

Motten Siehe Insekten.

Müdigkeit Zustand eines einzelnen Organs oder des ganzen Organismus, der sich in der subjektiven Empfindung von Ermüdung äußert. Die Müdigkeit kann sich bis zur Erschöpfung steigern.

ÄUSSERLICH
Entspannendes Bad
● Zuckertang: 250 g der getrockneten und zerstoßenen Pflanze auf 1 Liter siedendes Wasser, in ein Vollbad einlaufen lassen.

INNERLICH
● Wein von Wildem Fenchel: 30 g Körner 2 Wochen lang in 1 Liter guten Rotwein ziehen lassen, abseihen; täglich 2 kleine Gläser ● Zwetschgensaft als Aperitif vor den beiden Hauptmahlzeiten ● Meerrettich essen ● Meerrettichabsud: 30 g frischer Meerrettich auf 1 Liter Wasser, 5 Minuten kochen lassen; 1 Tasse zu jeder Mahlzeit ● 4 g Isländisch Moos auf 1 Liter Wasser, 2 Minuten kochen lassen, Wasser weggießen, erneut in 1 Liter Wasser kochen, 7 bis 8 Minuten ziehen lassen, auf 100 g Marmelade 3 Eßlöffel vom Absud daruntermischen, gut umrühren; täglich 1 Kaffeelöffel einnehmen ● Aufguß von Waldbergminze: 20 g der blühenden Pflanze auf 1 Liter siedendes Wasser, 10 Minuten ziehen lassen; täglich 1 Tasse ● Korianderaufguß: 40 g Früchte auf 1 Liter siedendes Wasser, 10 Minuten ziehen lassen; 1 Tasse nach jeder Mahlzeit ● Schwarzdornabsud: 40 g Früchte auf 1 Liter Wasser, 5 Minuten kochen lassen; täglich 1 Liter ● Aufguß von Waldehrenpreis: 20 g blühende Sproßspitzen auf 1 Liter siedendes Wasser, 5 Minuten ziehen lassen; täglich 1 Tasse.

Mund Die Mundschleimhaut weist oft kleine Verletzungen auf, deren Heilung durch Gärung oder Infektion der vielen in der Mundhöhle angesiedelten Bakterien verzögert wird.

ÄUSSERLICH
★ Lauwarme Mundspülungen (die Flüssigkeit nicht einnehmen!); täglich 4mal: ● Schwarzerlenabsud: 40 g getrocknete Rinde auf 1 Liter Wasser, 10 Minuten kochen lassen, abseihen ● Aufguß der Großen Bibernelle: 50 g frische Wurzeln auf 1 Liter siedendes Wasser ● Aufguß von Kleinen Braunellen: 50 g getrocknete Pflanzen auf 1 Liter siedendes Wasser, 5 Minuten stehen lassen, filtrieren ● Quittensirup: einige ungeschälte Quitten in wenig Wasser kochen. Die Hälfte ihres Gewichtes an Zucker beifügen, zerstoßen, abseihen, den Saft auffangen; 1 Eßlöffel in 1 Tasse heißem Wasser auflösen ● Absud von Echter Hundszunge: 10 g getrocknete Wurzeln auf 1 Liter Wasser, 5 Minuten kochen lassen, filtrieren ● Augentrostabsud: 30 g der Pflanze auf 1 Liter Wasser, 10 Minuten kochen lassen ● Himbeerabsud: 50 g getrocknete Blätter auf 1 Liter Wasser, 10 Minuten kochen lassen ● Ruprechtskrautabsud: 40 g der getrockneten Pflanze auf 1 Liter Wasser, 10 Minuten kochen lassen ● Rotbuchenabsud: 30 g gereinigte, aber nicht gewaschene Rinde auf 1 Liter Wasser, 15 Minuten kochen lassen ● Pfennigkrautabsud: 40 g der Pflanze auf 1 Liter Wasser, 10 Minuten kochen lassen, filtrieren ● Aufguß

der Echten Kamille: 60 g Blüten auf 1 Liter siedendes Wasser, 10 Minuten ziehen lassen ● Absud von Wilden Malven: 20 g Wurzeln auf 1 Liter Wasser, kochen lassen, bis 1/3 der Flüssigkeit verdunstet ist ● Heidelbeerabsud: 2 Eßlöffel Beeren auf 1 Liter Wasser, 30 Minuten kochen und anschließend 5 Minuten stehen lassen ● Mispelabsud: 60 g getrocknete Rinde auf 1 Liter Wasser, 10 Minuten kochen lassen ● Süßholzabsud: 200 g Wurzeln auf 1 Liter Wasser, 5 Minuten kochen lassen ● Essigrosenauszug: 30 g getrocknete Kronblätter in 1 Liter kaltes Wasser geben, 30 Stunden lang stehen lassen ● Hirschzungenaufguß: 30 g frische Blätter auf 1 Liter Wasser ● Absud von Echter Goldrute: 50 g blühende Sproßspitzen auf 1 Liter Wasser, 10 Minuten kochen, über Nacht ruhen lassen ● Frische Knoblauchsraukenblätter.
★ Die Wunden mit einem Wattebausch betupfen, getränkt in: ● frischem Dostsaft: ● Schlangenknöterichabsud: 100 g getrocknete Wurzeln auf 1 Liter Wasser, 30 Minuten kochen lassen, abseihen, erkalten lassen.

INNERLICH
● Einige frische Blätter von Echtem Löffelkraut, Echter Brunnenkresse, Gartenkresse oder Minzen kauen ● Zitronen essen.

Mundschleimhaut Im Bereich der Mundschleimhaut können kleine, schmerzhafte Geschwüre, sogenannte Aphthen entstehen. Eine Reihe von Pflanzen können diese Geschwüre zum Abklingen bringen.

INNERLICH
● Heidelbeeren kauen, den Saft vor dem Hinunterschlucken kurz im Mund behalten.

ÄUSSERLICH
★ Gurgelmittel, die gut filtriert werden müssen. Die Aphthen mehrmals täglich mit einem Wattestäbchen bestreichen, getränkt in: ● Frischem Zitronensaft: mit der gleichen Menge lauwarmem Wasser verdünnen und mit Honig süßen ● Quittenabsud: 150 g Kerne auf 1 Liter Wasser, 15 Minuten kochen lassen ● Absud von Wilden Malven: 50 g Blüten auf 1 Liter Wasser, 20 Minuten kochen lassen ● Mispelabsud: 50 g Blätter und 50 g getrocknete Rinde auf 1 Liter Wasser, 10 Minuten kochen lassen ● Rosenhonig: 50 g getrocknete Kronblätter von Essigrosen in 200 ml siedendes Wasser geben, 30 Minuten ziehen lassen, dabei die Flüssigkeit im Wasserbad stets sehr heiß halten, die Blätter ausdrücken, abseihen und 50 g Honig beifügen.

★ Gurgelwasser oder Mundbad für mehrmalige tägliche Anwendung: • Silberwurzelaufguß: 20 g getrocknete Blätter auf 1 Liter siedendes Wasser, 10 Minuten ziehen lassen. • Absud von Schmalblättrigen Weidenröschen: 30 g getrocknete Wurzeln auf 1 Liter Wasser, 10 Minuten ziehen lassen • Ruprechtskrautaufguß: 50 g Blätter auf 1 Liter siedendes Wasser, zuckern • Absud von Gewöhnlichem Gilbweiderich: 30 g getrocknete Blüten und Blätter auf 1 Liter Wasser, 5 Minuten kochen lassen • Absud von der Großen Brennessel: 100 g getrocknete Pflanzen auf 1 Liter Wasser, 20 Minuten kochen lassen • Absud von Ackerschachtelhalm: 50 g frische oder 20 g getrocknete Pflanzen auf 1 Liter Wasser, 30 Minuten kochen lassen • Aufguß von Kriechendem Fingerkraut: 20 g getrocknete Blätter auf 1 Liter siedendes Wasser, 15 Minuten ruhen lassen • Brombeerabsud: 100 g frische Blätter auf 1 Liter Wasser, 20 Minuten kochen lassen • Teufelsabbißabsud: 50 g getrocknete Blätter auf 1 Liter Wasser, 20 Minuten kochen lassen, bis die Flüssigkeit auf die Hälfte reduziert ist • Blutwurzaufguß: 20 g getrocknete Blätter auf 1 Liter siedendes Wasser, 15 Minuten ziehen lassen • Ligusterabsud: 20 g getrocknete Blüten und Blätter auf 1 Liter Wasser, 10 Minuten kochen lassen.

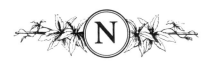

Nagelentzündung, eitrige Akute Entzündung eines Fingers in der Nähe des Fingernagels. Die Entzündung kann entweder nur lokal auftreten oder sich um den ganzen Nagel herum ausdehnen. Die oberflächlichen Entzündungen können mit Pflanzen behandelt werden, bei den anderen Entzündungen dagegen muß der Arzt konsultiert werden.

ÄUSSERLICH

★ Mehrmals täglich wiederholen: • Warmer Breiumschlag von Bockshornklee: blühende Sproßspitzen in sehr wenig Wasser kochen und in gefaltete Gaze legen • Warmer Breiumschlag von gekochten Madonnenlilien- oder Küchenzwiebeln • Warmer Breiumschlag von weißen Lauchteilen • Warmer Breiumschlag vom Salomonssiegel: gekochte und zerstoßene Wurzeln • Kalter Breiumschlag von Kriechendem Fingerkraut: pulverisierte, getrocknete Wurzeln, mit einem rohen Ei vermischt.

Nasenbluten

ÄUSSERLICH

★ In das blutende Nasenloch Watte einführen, getränkt in: • Hirtentäschelkraut-, Zitronen-, Wegerich-, Blutweiderich- oder Vogelknöterichsaft, oder im Saft von frischen Großen Brennesselblättern • Absud von Ackerschachtelhalm: 30 g auf 1 Liter Wasser; 4 Minuten kochen lassen.

★ In das Nasenloch einführen: • 1 Fingerspitze voll Eichenrindenpulver • Je 1 Fingerspitze vom Pulver getrockneter Blätter des Kleinen Habichtkrauts und des Schwarzen Holunders.

INNERLICH

• Absud von Ackerschachtelhalm: 80 g auf 1 Liter Wasser, 10 Minuten kochen lassen • Haselwein: 5 g männliche Blüten auf 1/4 Liter siedenden Wein, 10 Minuten ziehen lassen; 1 Glas.

Nase, rote Eine ständig rote Nase deutet auf Couperose (siehe Stichwort) hin. Wenn sich eine Nase bei Kälte- oder Wärmeeinwirkung rötet, können die Ursachen dafür eine schlechte Blutzirkulation oder neurovegetative Störungen sein.

ÄUSSERLICH

• Fußbäder mit abwechselnd heißem und sehr kaltem Wasser (immer mit kaltem Wasser beenden).

★ Lauwarmes, abschwellendes Nasenbad mit: • Gartenkerbelaufguß: 40 g der Pflanze auf 1 Liter siedendes Wasser • Aufguß von Orangenbaumblüten: 20 g auf 1 Liter siedendes Wasser • Rosenaufguß: 20 g Kronblätter auf 1 Liter siedendes Wasser.

Nervenentzündung Schmerzhafte und mit Tätigkeitsausfall verbundene Erkrankung der Nerven, auch ausgelöst durch Erkältungen und Herdinfektionen.

• Breiumschläge aus zerriebenen frischen Wurzeln des Gemeinen Beinwells.

Nervenkrise Stadium unkontrollierter Emotionen, oft von Steifheit oder Zittern der Glieder begleitet. Sie endet meist in haltlosem Schluchzen.

INNERLICH

• Aufguß von Römischer Kamille: 30 g Blüten auf 1 Liter siedendes Wasser, 10 Minuten ziehen lassen; 1 Tasse sehr heiß trinken.

NERVOSITÄT

Nervosität Gesteigerte Reizbarkeit, Unruhe und Empfindlichkeit sind deutliche Zeichen von Nervosität und können Vorläufer einer Neurose sein.

INNERLICH
Die folgenden Pflanzenzubereitungen wirken zur Beruhigung der Nerven.
★ Täglich 2 Tassen: ● Schwarznesselaufguß: 40 g der Pflanze auf 1 Liter siedendes Wasser, 10 Minuten ziehen lassen ● Hopfenaufguß: 30 g Zäpfchen auf 1 Liter siedendes Wasser, 10 Minuten ziehen lassen ● Kopfsalatabsud: 500 g Blätter auf 1 Liter Wasser, 5 Minuten kochen und erkalten lassen und abseihen; gezuckert trinken ● Giftlattichabsud: 50 g Blätter auf 1 Liter Wasser, 5 Minuten kochen lassen, abseihen ● Passionsblumenaufguß: 40 g Blüten auf 1 Liter siedendes Wasser, 10 Minuten ziehen lassen ● Silberweidenaufguß: 40 g Blätter und Kätzchen auf 1 Liter siedendes Wasser, 10 Minuten ziehen lassen ● Aufguß einer Mischung von 50 g Arzneibaldrianwurzeln und 40 g Orangenbaumblüten: gut mischen und 30 g auf 1 Liter siedendes Wasser nehmen, 5 Minuten ziehen lassen, abseihen; sofort trinken.

Zur Bekämpfung der Krämpfe und zum Wiedererlangen der Nervenruhe
★ Täglich 2 Tassen: ● Kalmusabsud: 10 g Wurzeln auf 1 Liter Wasser, 2 Minuten kochen und 10 Minuten ziehen lassen ● Aufguß von Echter Engelwurz: 10 g frische Blätter auf 1 Liter siedendes Wasser, 10 Minuten ziehen lassen ● Waldmeisteraufguß: 40 g getrocknete Blüten auf 1 Liter siedendes Wasser, 10 Minuten ziehen lassen ● Weißdornaufguß: 30 g Blüten auf 1 Liter siedendes Wasser, 10 Minuten ziehen lassen ● Balsamkrautaufguß: 40 g der Pflanze auf 1 Liter siedendes Wasser, 10 Minuten ziehen lassen ● Basilikumaufguß: 40 g blühende Sproßspitzen auf 1 Liter siedendes Wasser, 10 Minuten ziehen lassen ● Aufguß von Echter Katzenminze: 40 g blühende Sproßspitzen auf 1 Liter siedendes Wasser, 10 Minuten ziehen lassen ● Klatschmohnaufguß: 20 g Blüten auf 1 Liter siedendes Wasser, 5 Minuten ziehen lassen ● Aufguß von Echtem Labkraut: 30 g Blüten auf 1 Liter siedendes Wasser, 10 Minuten ziehen lassen ● Aufguß von Gemeinem Hornklee: 40 g Blüten auf 1 Liter siedendes Wasser, 10 Minuten ziehen lassen ● Gartenmajoranaufguß: 30 g blühende Sproßspitzen auf 1 Liter siedendes Wasser, 10 Minuten ziehen lassen ● Aufguß von Gemeinem Andorn: 40 g blühende Sproßspitzen auf 1 Liter siedendes Wasser, 20 Minuten ziehen lassen ● Aufguß von Wilden Malven: 40 g Blüten und Blätter auf 1 Liter siedendes Wasser, 20 Minuten ziehen lassen ● Aufguß von Echtem Steinklee:

30 g blühende Sproßspitzen auf 1 Liter siedendes Wasser, 20 Minuten ziehen lassen ● Rosmarinaufguß: 20 g blühende Sproßspitzen auf 1 Liter siedendes Wasser, 20 Minuten ziehen lassen ● Aufguß von Gewöhlichem Kreuzkraut: 40 g Wurzeln auf 1 Liter siedendes Wasser, 10 Minuten ziehen lassen ● Sonnenblumenabsud: 20 g gedörrte und pulverisierte Kerne auf 1 Liter Wasser, 5 Minuten kochen und erkalten lassen, abseihen ● Aprikosen, Weizen, Äpfel essen.

ÄUSSERLICH
● Bäder mit Echtem Lavendel: 200 g der Pflanzen auf 3 Liter siedendes Wasser, unter Ausdrücken der Pflanzenteile abseihen, die erhaltene Flüssigkeit in ein heißes Vollbad gießen.

Nesselfieber Schubweises Auftreten von roten, stark juckenden Bläschen auf dem ganzen Körper. Der Grund ist eine allergische Reaktion des Körpers auf einen Stoff, der entweder mit der Nahrung oder einem Medikament eingenommen wurde.

INNERLICH
● Aufguß von Zweiährigem Meerträubel: 10 g der Pflanze auf 1 Liter siedendes Wasser, 10 Minuten ziehen lassen; 1 Tasse ● Absud von Großer Brennessel: 50 g ganze Pflanzen auf 1 Liter Wasser, 15 Minuten kochen lassen; täglich 3 Tassen.

ÄUSSERLICH
● Aufguß von Gemeinem Erdrauch: 60 g ganze Pflanzen auf 1 Liter siedendes Wasser, 15 Minuten ziehen lassen; die befallenen Körperstellen damit bestreichen oder in den Aufguß eintauchen.

Neuralgie Intensiver Schmerz entlang von Nervenbahnen.

ÄUSSERLICH
Schmerzableitende Pflanzen
★ Die schmerzenden Stellen mit einer der folgenden Zubereitungen abreiben: ● Alkoholischer Auszug von Gemeiner Waldrebe: 10 g frische Blätter 2 Tage lang in 100 ml 60prozentigen Alkohol einlegen, abseihen ● Öl von Echter oder Römischer Kamille: 80 g Blüten in 1 Liter Olivenöl legen, während 3 Stunden im Wasserbad warm halten, dann zerdrücken und filtrieren ● Alkoholischer Auszug aus roten Paprikaschoten (Spanischer Pfeffer): 5 Schoten 2 Tage lang in 100 ml 60prozentigem Alkohol ziehen lassen, filtrieren.
★ Auf die schmerzende Stelle eine Kompresse auflegen, getränkt in: ● Eschen-

absud: 50 g Blätter auf 1 Liter Wasser, 20 Minuten kochen lassen • Aufguß von Echtem Steinklee: 200 g blühende Sproßspitzen auf 1 Liter siedendes Wasser, 5 Minuten ziehen lassen; kalt anwenden • Ein kleines, mit Hopfenzäpfchen gefülltes Kissen im Ofen erwärmen und auflegen.

Bei einer durch Kälte ausgelösten Gesichtsneuralgie
• Dampfbad aus einem konzentrierten Pfefferminzaufguß: 50 g auf 1 Liter siedendes Wasser; das Gesicht den Dämpfen aussetzen • Breiumschlag aus gekochten Blättern der Kleinblütigen Königskerze • Breiumschlag mit Mehl von Schwarzem Senf • Breiumschlag aus in etwas Rotwein gekochten Dostblüten und -blättern • Breiumschlag aus frischen, in wenig Essig gekochten Eisenkrautblüten und -blättern.

INNERLICH
★ Täglich 3 Tassen: • Aufguß von Orangenbaumblättern: 10 g auf 1 Liter siedendes Wasser, 10 Minuten ziehen lassen • Passionsblumenaufguß: 50 g getrocknete Blüten und Blätter auf 1 Liter siedendes Wasser; nicht mehr als eine Tasse auf einmal herstellen, heiß trinken.

des Wasser, 10 Minuten ziehen lassen • Gartenkerbelaufguß: 40 g der Pflanze auf 1 Liter siedendes Wasser, 10 Minuten ziehen lassen • Sauerkirschenaufguß: 30 g Stiele auf 1 Liter siedendes Wasser, 10 Minuten ziehen lassen • Absud von Gemeinen Quecken und vom Walderdbeerstrauch: je 15 g Wurzeln auf 1 Liter Wasser, 10 Minuten kochen lassen • Himbeeraufguß: 30 g Blätter auf 1 Liter siedendes Wasser, 10 Minuten ziehen lassen • Attichabsud: 30 g Rinde auf 1 Liter Wasser, 10 Minuten kochen lassen • Maisabsud: 30 g Maisnarben auf 1 Liter Wasser, 10 Minuten kochen und 10 Minuten ziehen lassen • Gänseblümchenaufguß: 40 g Blüten und Blätter gemischt auf 1 Liter siedendes Wasser, 10 Minuten ziehen lassen • Aufguß von Waldehrenpreis: 40 g blühende Sproßspitzen auf 1 Liter siedendes Wasser, 10 Minuten ziehen lassen.

ÄUSSERLICH
Nierenkolikanfall
• Einen schmerzlindernden Breiumschlag aus Kohlblättern auf den Unterleib legen.

Siehe auch: Steinerkrankungen.

Niere Durch die Nieren werden Stoffwechselendprodukte des Eiweißumsatzes, Wasser, Salze und sämtliche körperfremde Stoffe ausgeschieden. Bei ungenügender Nierenfunktion werden diese Stoffe nicht oder zu langsam ausgeschieden, so daß sie im Körper als Gift wirken. Dies führt zu verschiedenen Krankheiten, z. B. Nierenbeckenentzündung, Nierenentzündung oder Nierensteinen. Es gibt gegenwärtig noch kein wirksames Medikament gegen Nierensteine. Nierenkoliken entstehen durch Wanderung von Nierensteinen und Gries in Richtung Harnleiter. Einige Pflanzen wirken schmerzlindernd, müssen aber oft jahrelang eingenommen werden. Die folgenden Zubereitungen können jeweils als 3wöchige Kuren genommen werden (nach jeder Kur wieder einige Zeit aussetzen).

INNERLICH
• Lauchwein: 4 g Samen über Nacht in 1 Liter Weißwein ziehen lassen; täglich 2 Gläser • Wein von Schwarzem Holunder: 10 g Rinde in 1 Liter gutem Weißwein während 48 Stunden ziehen lassen, abseihen; täglich 2 kleine Gläser.
★ Täglich 3 Tassen: • Mangoldaufguß: 30 g auf 1 Liter Wasser, 15 Minuten kochen lassen, abseihen • Aufguß von Immergrünen Bärentrauben: 30 g Blätter auf 1 Liter siedendes Wasser, 15 Minuten ziehen lassen • Aufguß vom Schwarzen Johannisbeerstrauch: 30 g Blätter auf 1 Liter sieden-

Nierenentzündung Sie kann akut, chronisch, infektiös oder vergiftend sein. Oft wird sie von arteriellem Bluthochdruck, Ödemen sowie Schwierigkeiten beim Harnlassen begleitet. Eine Entzündung des Nierenbeckens nennt man Pyelonephritis.

INNERLICH
• Als Speisezutat: Fruchtfleisch von gekochtem Kürbis.
★ Tagsüber trinken: • Heidekrautabsud: 30 g der blühenden Pflanze auf 1 Liter Wasser, 15 Minuten kochen lassen; täglich 4 Tassen • Aufguß der Gemeinen Ochsenzunge: 20 g getrocknete Blüten auf 1 Liter siedendes Wasser, 10 Minuten ziehen lassen: täglich 3 Tassen • Ruprechtskrautaufguß: 30 g blühende Sproßspitzen auf 1 Liter siedendes Wasser, 10 Minuten ziehen lassen; täglich 3 Tassen • Maisabsud: 30 g Maisnarben auf 1 Liter Wasser, 30 Minuten kochen lassen, lauwarm trinken • Aufguß von Ausgebreitetem Glaskraut: 10 g der Pflanze auf 1 Liter siedendes Wasser, 5 Minuten ziehen lassen; täglich 3 Tassen.

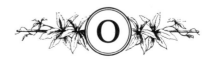

Ödem (Wassersucht) Ansammlung von Flüssigkeit in den Geweben. Ödeme kön-

ÖDEM

nen lokal oder am ganzen Körper auftreten. Auf der Haut zeigen sie sich wie eine Schwellung oder Aufschwemmung an. Die Ursache kann bei den Nieren, beim Herz oder in einer Behinderung der normalen Blutzirkulation liegen. Diese Krankheit muß ärztlich behandelt werden.

INNERLICH

★ Während 3 Wochen täglich 3 Tassen: ● Kornblumenaufguß: 30 g der Pflanze auf 1 Liter siedendes Wasser, 10 Minuten ziehen lassen ● Borretschaufguß: 60 g Blüten auf 1 Liter siedendes Wasser, 10 Minuten ziehen lassen ● Aufguß der Dornigen Hauhechel: 30 g Blüten und Blätter auf 1 Liter siedendes Wasser, 10 Minuten ziehen lassen ● Mäusedornabsud: 30 g Wurzeln auf 1 Liter Wasser, 15 Minuten kochen und 15 Minuten ziehen lassen ● Liebstöckelabsud: 20 g Wurzeln auf 1 Liter Wasser, 5 Minuten kochen und 5 Minuten ziehen lassen ● Absud von der Großen Brennessel: 50 g Wurzeln auf 1 Liter Wasser, 10 Minuten kochen und 10 Minuten ziehen lassen; ergibt eine Menge für 2 Tage ● Feldmannstreuabsud: 40 g Wurzeln auf 1 Liter Wasser, 5 Minuten kochen und 10 Minuten ziehen lassen; ergibt eine Menge für 2 Tage ● Gänseblümchenaufguß: 50 g Blüten und Blätter auf 1 Liter siedendes Wasser, 10 Minuten ziehen lassen ● Aufguß von Kleinem Habichtskraut: 80 g der frischen Pflanze auf 1 Liter siedendes Wasser, 10 Minuten ziehen lassen ● Meerrettichaufguß: 15 g Wurzeln auf 1 Liter siedendes Wasser, eine Nacht stehen lassen, dann filtrieren ● Mädesüßaufguß: 60 g getrocknete Blüten und Blätter auf 1 Liter siedendes Wasser, 10 Minuten ziehen lassen ● Absud von Echten Goldruten: 40 g blühende Sproßspitzen und Stengel auf 1 Liter Wasser, 3 Minuten kochen und 10 Minuten ziehen lassen; ergibt eine Menge für 2 Tage.

Ödeme an Beinen und Knöcheln

★ Täglich 3 Tassen: ● Maisabsud: 40 g Maisnarben auf 1 Liter Wasser, 10 Minuten kochen und 10 Minuten ziehen lassen ● Klebkrautabsud: 30 g der Pflanze auf 1 Liter Wasser, 10 Minuten kochen und 10 Minuten ziehen lassen.
★ Täglich 1 Tasse, in kleinen Schlücken trinken: ● Gnadenkrautaufguß: 10 g der getrockneten Pflanze auf 1 Liter siedendes Wasser, 5 Minuten ziehen lassen.
★ Zubereitungen von Pflanzenweinen; morgens 1 kleines Glas: ● Judenkirschenwein: 30 g Stiele, Blätter und Beeren während 10 Tagen in 1 Liter Weißwein ziehen lassen, abseihen ● Hängebirkenwein: 50 g Rinde während 8 Tagen in 1 Liter Rotwein ziehen lassen, abseihen ● Wacholderwein: 50 g zerdrückte Beeren in 1 Liter Rotwein geben, 1 Minute kochen und 48 Stunden ziehen lassen, abseihen ● Zwiebelwein:

500 g rohe und gänzlich zerstoßene Zwiebeln oder Winterzwiebeln in 1 Liter Weißwein geben, 100 g Zuckersirup beifügen; 2 Eßlöffel vor jeder Mahlzeit ● Lauchwein: 3 g Samen auf 1 Glas siedenden Weißwein geben, 10 Minuten ziehen lassen und sofort trinken.

ÄUSSERLICH

Geschwollene Beine

★ Lauwarme Bäder von 10 Minuten, darauf die Beine in kaltem Wasser spülen, erneut in der Zubereitung baden, dann die Beine hochlagern: ● Walnußbaumbad: Absud von 500 g Blättern auf 4 Liter kaltes Wasser, 10 Minuten kochen lassen, abseihen ● Bad mit Muskatellersalbei: 300 g Blätter auf 4 Liter siedendes Wasser, 10 Minuten ziehen lassen, abseihen.

Geschwollene Knöchel

★ Kompressen, getränkt in: ● Attichaufguß: 50 g Blüten auf 1 Liter siedendes Wasser, 10 Minuten ziehen lassen und abseihen ● Efeuabsud: 100 g Blätter auf 1 Liter Wasser, 10 Minuten ziehen lassen und abseihen.

Aufgedunsene Augenlider

★ Kompressen, getränkt in: ● Haselaufguß: 20 g Blätter auf 1 Liter siedendes Wasser, 10 Minuten ziehen lassen, abseihen.

Ohr Einige Pflanzen vermögen gewisse, vor allem durch Erkrankungen im äußeren Gehörgang (Furunkel, Abszeß) ausgelöste Ohrenschmerzen zu lindern. Die Ursache von stechenden Schmerzen jedoch liegt meist in einer Mittelohrentzündung, die unbedingt ärztlich behandelt werden muß.

ÄUSSERLICH

Zur Schmerzbekämpfung

★ In den äußeren Gehörgang einen Gazestreifen einführen, getränkt in: ● Zitronensaft.
★ Auf das schmerzende Ohr einen Breiumschlag auflegen: ● Blühende Sproßspitzen und Blätter von Sumpfvergißmeinnicht, in sehr wenig Wasser gekocht, oder gehacktes und in wenig Milch gekochtes Eisenkraut.
★ In den äußeren Gehörgang träufeln: ● 3 Tropfen Madonnenlilienöl, hergestellt durch Kaltauszug von 100 g Kronblättern in Olivenöl; ohne zu filtrieren in einer gut verschlossenen Flasche, vor Licht geschützt, aufbewahren.

Um verstopfte Ohren zu befreien

● 20 Tropfen lauwarmes Olivenöl ins Ohr träufeln, sich nach 5 Minuten auf das verstopfte Ohr legen, damit das Öl wieder ausfließen kann.

Um ein in den Gehörgang eingedrungenes Insekt zu entfernen
● Einige Tropfen Olivenöl ins Ohr träufeln, den Kopf hin und her drehen, damit das Insekt herausgleiten kann.

Ohrensausen Siehe Ohrgeräusche.

Ohrgeräusche Empfindung von Geräuschen im Ohr ohne äußere Ursache. Diese Geräusche können als Brummen, Zischen, Pfeifen, Läuten, usw. auftreten.

INNERLICH
● Schwarznesselaufguß: 40 g blühende Sproßspitzen auf 1 Liter siedendes Wasser, 10 Minuten ziehen lassen; täglich 2 Tassen ● Aufguß von Waldbergminze: 50 g Blüten und getrocknete Stengel auf 1 Liter siedendes Wasser, 10 Minuten ziehen lassen; 1 Tasse nach den Mahlzeiten ● Aufguß von Sumpf- oder Waldziest: 50 g getrocknete blühende Sproßspitzen auf 1 Liter siedendes Wasser, 10 Minuten ziehen lassen; täglich 3 Tassen ● Melissenaufguß: 60 g getrocknete Blüten und Stengel auf 1 Liter siedendes Wasser, gut mischen, zudecken, 10 Minuten ziehen lassen, abseihen; täglich 3 Tassen nach den Mahlzeiten ● Zitronenstrauchaufguß: 30 g Blätter auf 1 Liter siedendes Wasser; 1 Tasse nach dem Abendessen.

ÄUSSERLICH
● Den Saft einer Zwiebel auspressen, ein kleines Stofftuch damit tränken, ins Ohr einlegen ● Geröstete Hirsekörner mit der gleichen Menge Salz mischen, in ein Säckchen einfüllen und auf das Ohr legen.

Orangenhaut Siehe Cellulitis.

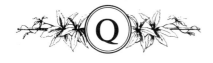

Quetschung Durch einen Aufprall hervorgerufene Verletzung von Haut- und Gewebeteilen. Die folgenden Pflanzenzubereitungen werden bei Verletzungen ohne offene Wunden angewandt.

ÄUSSERLICH
★ Folgende frische, rohe Pflanzen auf die betroffene Stelle legen: ● Gehackte Petersilie mit Salz und Olivenöl ● Zerstoßene Blätter von Echter Engelwurz, Gartenkerbelkraut, Kohl, Attich, der Vogelmiere, Petersilie, Immergrün, Roter Fetthenne oder Schmerwurz ● Die ganze, gehackte Pflanze von Gewöhnlichem Frauenmantel oder Sanikel.
★ Die folgenden gekochten Pflanzen auflegen: ● Madonnenlilienzwiebeln ● Zerstoßene Salomonssiegelwurzeln.
★ Die folgenden, einfach herzustellenden Kompressen auflegen: ● Absud von Gewöhnlichem Odermennig: 100 g getrocknete Blätter auf 1 Liter Wasser, 15 Minuten kochen, 5 Minuten ruhen lassen, filtrieren, warm auflegen ● Ysopaufguß: 100 g getrocknete blühende Sproßspitzen auf 1 Liter siedendes Wasser ● Myrtenaufguß: 25 g getrocknete Blätter auf 1 Liter siedendes Wasser ● Absud von Echten Schlüsselblumen: 100 g getrocknete und geschnittene Wurzeln auf 1 Liter Wasser ● Ringelblumenaufguß: 30 g getrocknete Blüten auf 1 Liter siedendes Wasser, 10 Minuten ziehen lassen ● Rainfarnaufguß: 20 g getrocknete Blüten und Blätter auf 1 Liter Wasser, ein wenig Salz beifügen ● Wundkleeabsud: 100 g Blätter und Wurzeln auf 1 Liter Wasser.

INNERLICH
● Myrtenaufguß: 20 g Blätter auf 1 Liter siedendes Wasser, 10 Minuten ziehen lassen; 1 Tasse.

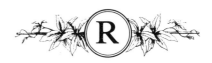

Rachenentzündung Entzündung der Rachengegend, die oft auf die Nasenhöhlen übergreift und zu einer Nasen-Rachen-Schleimhautentzündung führen kann.

ÄUSSERLICH
★ Täglich 4mal mit einer der folgenden, sorgfältig filtrierten Zubereitungen gurgeln; die Pflanzenmenge ist auf 1 Liter siedendes Wasser berechnet und ergibt eine Tagesdosis: ● Edelkastanienaufguß: 40 g getrocknete Blätter, 15 Minuten ziehen lassen ● Augentrostabsud: 40 g der Pflanze, 10 Minuten kochen lassen ● Aufguß von Wilden Malven: 40 g Blüten, 10 Minuten ziehen lassen; sehr heiß anwenden.

Rachitis Kinderkrankheit, die durch einen Mangel an Vitamin D entsteht, der seinerseits durch zu geringe Sonnenbestrahlung ausgelöst wird. Dies erklärt auch, weshalb Stadtkinder dieser Krankheit gegenüber anfälliger sind als Kinder, die auf dem Land aufwachsen. Rachitis hat Veränderungen des Knochenskelettes zur Folge, und oft ist auch der Allgemeinzustand des Kindes angegriffen. Das beste natürliche Heil- oder Vorbeugungsmittel ist genügend frische Luft und Sonnenbestrahlung. Pflanzen können nur eine zusätzliche Hilfe sein.

INNERLICH
● Den Speisezettel mit Weizenkeimen, Spinat, Petersilie, Meerrettich und Trauben bereichern.
★ Täglich 2 stark gesüßte Tassen: ● Kapuzinerkresseaufguß: 10 g Blätter auf 1 Liter siedendes Wasser, 10 Minuten ziehen lassen ● Walnußbaumaufguß: 40 g Blätter auf 1 Liter siedendes Wasser, 10 Minuten ziehen lassen.

ÄUSSERLICH
● Das Kind soll auf einer Matratze schlafen, die mit frischem oder getrocknetem Königsfarn, gemischt mit getrockneten Mutterkrautblüten und Stroh, gefüllt wurde.
★ Wöchentlich 2mal anwenden: ● Algenbad (Zuckertang oder Gemeiner Knorpeltang): Ein Säckchen mit einem Absud von 150 g der gut getrockneten Pflanze ins Bad legen ● Walnußbaumbad: Absud von 100 g Blättern auf 2 Liter Wasser, abseihen, ins Bad gießen.

Reisekrankheit Übelkeit, die durch schaukelnde oder ruckartige Bewegungen von Transportmitteln, wie Auto, Eisenbahn, Flugzeug oder Schiff ausgelöst werden kann.

INNERLICH
● Absud von Isländisch Moos: 15 g der Pflanze auf 1 Liter Wasser 30 Minuten in einem offenen Gefäß kochen und anschließend erkalten lassen; ungezuckert trinken.

Rekonvaleszenz Man bezeichnet damit eine kürzere oder längere Genesung, die einer Krankheit oder einem chirurgischen Eingriff folgt. Sie bringt oft verschiedene gesundheitliche Störungen mit sich, wie z. B. große Müdigkeit, physische und psychische Schwäche, Appetitlosigkeit, manchmal auch Blutarmut, die ärztlich behandelt werden muß. Sehr zu empfehlen sind in dieser Zeit stärkende Bäder. Die Ernährung muß reichhaltig, aber leicht verdaulich sein, und sie soll reichlich Vitamine, Mineralstoffe und Metallsalze enthalten. Besonders wichtig sind daher Getreide (Hafer, Hirse, Gerste, Echter Buchweizen), Gemüse (Soja, Möhren [Karotten], Spinat, Echte Brunnenkresse, Gartenkresse, Lauch), frischer Saft aus grünen Bohnenschoten (täglich 50 ml) und Früchte (Aprikosen, Süßmandeln, gekochte Kastanien, Stachelbeeren, Feigen, Walderdbeeren, Orangen, Äpfel).

INNERLICH
● Wasserdostaufguß: 25 g Blätter auf 1 Liter siedendes Wasser, 10 Minuten ziehen lassen; täglich 2 Tassen ● Pulver von Bockshornklee: 1 Kaffeelöffel Samenpulver, mit Honig oder Konfitüre ● 2 g Isländisch Moos auf 1 Liter Wasser, 2 Minuten kochen lassen, Wasser weggießen, erneut in 1 Liter Wasser kochen, 7 bis 8 Minuten ziehen lassen, auf 100 g Marmelade 3 Eßlöffel des Absuds daruntermischen, gut umrühren; täglich 1 Kaffeelöffel einnehmen ● Vogelmierenabsud: 20 g der frischen blühenden Pflanze auf 1 Liter kaltes Wasser, vorsichtig erhitzen, 20 Minuten leicht kochen lassen; 1 Tasse vor jeder Mahlzeit ● Absud von Kleinem Habichtskraut: 80 g der Pflanze auf 1 Liter Wasser, 2 Minuten kochen und 10 Minuten ziehen lassen; täglich 3 Tassen ● Muskatellersalbeiaufguß: 20 g blühende Sproßspitzen auf 1 Liter siedendes Wasser; 1 Tasse nach jeder der beiden Hauptmahlzeiten ● Aufguß von Feld- oder Echtem Thymian: 20 g auf 1 Liter siedendes Wasser; täglich 2 Tassen.
★ Vor den beiden Hauptmahlzeiten ein kleines Glas: ● Wein aus Wermut und Gelbem Enzian: 5 g Enzianwurzeln und 20 g blühende Sproßspitzen von Wermut 4 Tage lang in 1 Liter Rotwein ziehen lassen, abseihen ● Wein von Echter Engelwurz: 8 Tage lang 40 g Stengel und Wurzeln in Rotwein ziehen lassen, abseihen ● Wein von Echtem Tausendgüldenkraut: 50 g blühende Sproßspitzen 4 Tage lang in 1 Liter Wein ausziehen lassen, abseihen ● Benediktenkrautwein: 30 g Blüten in 1 Liter siedenden Rotwein geben, 10 Minuten ziehen lassen, abseihen ● Immergrünwein: 80 g Blätter 10 Tage lang in 1 Liter gutem Wein ziehen lassen, anschließend abseihen.

Rheumatismus Es gibt über 100 verschiedene Formen von akutem, chronischem, entzündlichem oder degenerativem Rheumatismus. Die weitaus schmerzhafteste Form ist der degenerative Rheumatismus; dabei können die Gelenke versteifen und sich deformieren, so daß jede Bewegung mit großen Schmerzen verbunden ist. Rheumatische Erscheinungen müssen täglich bekämpft werden, um ihre Ausbreitung zu verhindern.

INNERLICH
● Tüpfelfarnabsud: 10 Wurzeln auf 1 Liter siedendes Wasser, 2 Minuten ziehen lassen; täglich 2 Tassen.

★ Als Speisezutat: ● Rohen oder gekochten Knoblauch, frischen Zitronensaft den Rohkostspeisen beifügen, Fruchtfleisch von gekochtem Kürbis ● 3wöchige Kur: täglich 50 ml Selleriesaft, 50 ml Saft aus grünen Gartenbohnenhülsen, 200 ml Birnensaft oder 300 ml Tomatensaft ● 8tägige Kur: täglich 100 ml Kirschensaft oder 150 ml Roten Johannisbeersaft.

Bei Schmerzanfällen
★ 1 kleines Glas nach den Mahlzeiten: ● Rainfarnwein: 60 g blühende Sproßspitzen 8 Tage lang in 1 Liter Süßwein (Port, Malaga) ziehen lassen.
★ Während 3 Wochen täglich 3 Tassen: ● Aufguß aus einer der folgenden Pflanzen; auf 1 Liter siedendes Wasser, 10 Minuten ziehen lassen: 30 g Hängebirkenblätter; 50 g Blätter vom Schwarzen Johannisbeerstrauch; 10 g getrocknete Wilde Stiefmütterchen ohne Wurzeln; 50 g getrocknete und pulverisierte Apfelschalen; 25 g Blüten der Echten Schlüsselblume; 50 g Mädesüßblüten; 20 g Winterlindenblüten.
★ Während 10 Tagen täglich 2 Tassen: ● Absud einer der folgenden Pflanzen in 1 Liter Wasser 10 Minuten kochen und 5 Minuten ziehen lassen (sofern nicht anders angegeben): 30 g der ganzen Pflanze von der Preiselbeere; 20 g ganze Kornblumen ohne Wurzeln; 30 g Eschenblätter; 30 g Stechpalmenblätter; 30 g Maisnarben; 40 g Blätter der Großen Brennessel; 40 g Löwenzahnwurzeln; 20 g Silberweidenrinde, 50 g Wurzeln des Wiesenbocksbarts, 20 Minuten kochen lassen.

ÄUSSERLICH
★ Auf das schmerzende Gelenk auflegen: ● Sehr dicker Breiumschlag aus in Wasser gekochten Blättern der Großen Klette, rohen Kohlblättern, rohen Zwiebelringen, getrockneten und erhitzten Sumpfdotterblumen, von im Ofen erhitztem, frischem Feldthymian, Echtem Thymian oder in Essig gekochtem frischem Eisenkraut ● Schmerzableitender Breiumschlag aus Schwarzem Senfmehl oder frischem Meerrettich ● Den kranken Arm oder das kranke Bein in ein mit frischen Hängebirkenblättern gefülltes Kopfkissen stecken.
★ Das schmerzende Gelenk eintauchen in: ● Heidekrautbad: 150 g auf 1 Liter Wasser ● Bad aus 30 g Rosmarin und 20 g Schwarzem Holunder, mit einer Handvoll Meersalz gekocht ● Vollbad: je 30 g Heidekraut, Besenginster und Echter Lavendel, mehrere Stunden lang ziehen lassen, ins Bad gießen ● Vollbad mit Wurmfarn oder Waldkiefernnadeln und -zapfen.
★ Kompressen: ● Efeuabsud: 60 g Blätter auf 1 Liter Wasser, 10 Minuten kochen lassen ● Salomonssiegelabsud: 60 g Wurzeln 5 Minuten in 1 Liter Wasser sieden lassen.

★ Das schmerzende Gelenk mit einer Zubereitung einreiben, die auf Vorrat angelegt werden kann: ● Heidekrautöl: 100 g gehackte blühende Sproßspitzen 8 Tage lang in $1/2$ Liter Olivenöl ziehen lassen, jeden Tag umrühren, anschließend filtrieren ● Lavendelöl: 40 g Blüten 3 Tage lang in 1 Liter Olivenöl an der Sonne stehen lassen, abseihen ● Lorbeeröl: 50 g getrocknete Lorbeerblätter 24 Stunden lang in 50 ml 70prozentigem Alkohol in einem verschlossenen Gefäß ziehen lassen; $1/2$ Liter Olivenöl beifügen, im Wasserbad 5 bis 6 Stunden erhitzen, ohne kochen zu lassen, filtrieren, in Flaschen abfüllen ● Flieder- oder Ligusteröl: 300 g frische Blüten und Blätter 1 Monat lang in Olivenöl an der Sonne ziehen lassen ● Alkoholische Lösung von Spanischem Pfeffer (Paprikaschoten): 20 g gehackte, rote Paprikaschoten 48 Stunden lang in 100 g 60prozentigem Alkohol ziehen lassen, abseihen ● Unmittelbar vor Anwendung eine Mischung von zerstoßenem Knoblauch und Olivenöl herstellen ● Auf einer mit getrocknetem Wurmfarn oder Schwarzen Holunderblättern gefüllten Matratze schlafen.

Siehe auch: Arthritis.

Runzeln Furchen und Falten in der Haut.

ÄUSSERLICH
★ Jeden Abend auf das gut gereinigte Gesicht oder den Hals eine Kompresse auflegen, getränkt in: ● frischem Gartenkerbelsaft ● einem alkoholischen Auszug von Quittenschalen oder ganzen, getrockneten Quitten: 100 g in 500 ml 45prozentigem Alkohol 10 Tage lang ziehen lassen, filtrieren ● Rosmarinaufguß: 50 g Blüten und Blätter auf 1 Liter siedendes Wasser, 10 Minuten ziehen lassen ● Huflattichabsud: 40 g Blätter auf 1 Liter Wasser, 10 Minuten kochen lassen.

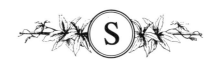

Schlaf Schlaf ist für Mensch und Tier lebensnotwendig; Schlafentzug würde bald zum Tod führen. Obwohl es verschiedene Gründe für schlechten Schlaf gibt, sind häufig nervliche Spannungszustände dafür verantwortlich. Pflanzen mit ihrer natürlichen Kraft können uns die für einen erquickenden Schlaf notwendige Ruhe wieder geben. Es können verschiedene der folgenden Rezepte ausprobiert werden, bis jene Pflanze und jene Zubereitung gefunden

SCHLAFLOSIGKEIT

ist, die im individuellen Fall am besten Abhilfe bei Schlaflosigkeit schafft.

INNERLICH

★ Vor dem Schlafengehen 1 Tasse: ● Waldmeisteraufguß: 30 g blühende Sproßspitzen auf 1 Liter siedendes Wasser, 10 Minuten ziehen lassen ● Weißdornaufguß: 30 g Blüten auf 1 Liter siedendes Wasser, 10 Minuten ziehen lassen ● Absud von Saathaferstroh: 30 g auf 1 Liter Wasser, 5 Minuten kochen lassen ● Schwarznesselaufguß: 30 g Blüten auf 1 Liter siedendes Wasser, 10 Minuten ziehen lassen ● Basilikumaufguß: 20 g der Pflanze auf 1 Liter siedendes Wasser, 10 Minuten ziehen lassen ● Mutterkrautaufguß: 20 g auf 1 Liter siedendes Wasser, 5 Minuten ziehen lassen ● Aufguß von Echter Katzenminze: 20 g der Pflanze auf 1 Liter siedendes Wasser ● Klatschmohnaufguß: 15 g Blüten auf 1 Liter siedendes Wasser ● Hopfenabsud: 30 g Zäpfchen auf 1 Liter Wasser, 3 Minuten kochen und dann abkühlen lassen, abseihen ● Giftlattichabsud: 30 g Blätter und Stengel auf 1 Liter Wasser, 5 Minuten kochen lassen, abseihen ● Lorbeeraufguß: 15 g Blätter auf 1 Liter siedendes Wasser, 10 Minuten ziehen lassen ● Aufguß von Gemeinem Hornklee: 80 g der Pflanze auf 1 Liter siedendes Wasser, 10 Minuten ziehen lassen ● Aufguß von Gemeinem Andorn: 20 g der getrockneten Pflanze auf 1 Liter siedendes Wasser, 10 Minuten ziehen lassen ● Steinkleeaufguß: 20 g blühende Stengel auf 1 Liter siedendes Wasser, 10 Minuten ziehen lassen ● Melissenaufguß: 30 g blühende Sproßspitzen und Blätter auf 1 Liter siedendes Wasser, 10 Minuten ziehen lassen ● Aufguß der Kleinblütigen Königskerze: 25 g Blüten auf 1 Liter siedendes Wasser, 10 Minuten ziehen lassen ● Orangenbaumaufguß: 20 g Blüten auf 1 Liter siedendes Wasser, 10 Minuten ziehen lassen ● Rosmarinaufguß: 20 g der Pflanze auf 1 Liter siedendes Wasser, 10 Minuten ziehen lassen ● Winterlindenaufguß: 20 g Blüten auf 1 Liter siedendes Wasser, 5 Minuten ziehen lassen ● 1 Kopfsalat in Wasser kochen; vor dem Schlafengehen 2 Blätter zusammen mit 2 Löffel Honig einnehmen.
★ Ein Gläschen abends vor dem Schlafengehen: ● Sirup von Weißen Seerosen: 80 g Blüten während 6 Stunden in 1 Liter siedendem Wasser ziehen lassen, abseihen, 1,5 kg Zucker beifügen, nochmals aufkochen lassen, nach dem Erkalten in Flaschen abfüllen.
★ Vor dem Schlafengehen 20 Tropfen einnehmen: ● Passionsblumentinktur: 10 g blühende Sproßspitzen während 8 Tagen in 50 ml 60prozentigem Alkohol ziehen lassen, abseihen ● Arzneibaldriantinktur: 10 g getrocknete Wurzeln 8 Tage lang in 50 ml 60prozentigem Alkohol ziehen las-

sen, abseihen● Majoranaufguß: 50 g Blätter und blühende Sproßspitzen auf 1 Liter siedendes Wasser, 10 Minuten ziehen lassen ● Pfirsichsirup: dem Saft von 500 g zerstoßenen Blüten 1 kg Zucker beifügen, im Wasserbad zugedeckt kochen lassen, in Flaschen abfüllen.

ÄUSSERLICH
● Vor dem Schlafengehen ein warmes Bad mit einem konzentrierten Aufguß folgender Pflanzen: Waldmeister, Weißdorn, Schwarznesseln, Klatschmohn, Giftlattich, Gemeiner Hornklee, Echter Steinklee, Süßorangenblüten, Passionsblumen, Winterlinde, Arzneibaldrian.

Schlaflosigkeit Siehe Schlaf.

Schluckauf Krampfhaftes Zusammenziehen des Zwerchfelles. Jeder Mensch bekommt gelegentlich Schluckauf. Tritt er jedoch häufig auf, kann dies auf einen krankhaften Vorgang in der Nähe des Zwerchfelles oder nervöse Störungen hinweisen. Die folgenden Zubereitungen helfen, den Schluckauf zu bekämpfen.

INNERLICH
● Aufguß von: 3 g Dill- oder Anissamen, eine Fingerspitze Estragon, in 1 Tasse siedendem Wasser 3 Minuten ziehen lassen, abseihen; warm trinken ● Aufguß von: 10 g wildwachsenden Minzen auf 1 Liter Wasser, 15 Minuten ziehen lassen, abseihen; sofort trinken ● ¹/₂ Kaffeelöffel frische Pfefferminzblätter mit einigen Tropfen Essig mischen und einnehmen.

Schmerz Die Empfindung eines Schmerzes kann an verschiedenen Punkten des Körpers auftreten. Ursachen und Intensität können sehr unterschiedlich sein.

ÄUSSERLICH
● Breiumschlag von frischen, zwischen den Fingern zerriebenen, erhitzten Wermutblättern ● Breiumschlag von in Wasser gekochten Blüten der Römischen Kamille ● Auszug der Gemeinen Waldrebe: 200 g frische, in Streifen geschnittene Blätter 8 Tage lang in 1 Liter 60prozentigen Alkohol einlegen, jeden Tag umrühren, abseihen, in verschlossenen Flaschen aufbewahren; einreiben ● Lorbeerabsud: 150 g Blätter auf 1 Liter Wasser, 2 Stunden kochen lassen, abseihen; die schmerzende Stelle damit einreiben ● Silberweidenweinabsud: 50 g Blätter 2 Stunden in 1 Liter Weißwein vorsichtig in zugedecktem Gefäß kochen.

INNERLICH

Gegen Muskelschmerzen
- Eschenaufguß: 40 g Blätter auf 1 Liter siedendes Wasser, 20 Minuten ziehen lassen, abseihen; täglich 2 Tassen.

Gegen alle Arten von Schmerzen
- Korianderaufguß: 30 g Früchte auf 1 Liter siedendes Wasser; 1 Tasse.

Siehe auch: Arthritis, Kolik, Magen, Neuralgie, Verstauchung, Wunde, Zahn, Zerschlagenheit.

Schorf Durch abgestorbene Gewebe entstandene Kruste. Schorf wird oft durch Druckstellen während langer Bettlägerigkeit hervorgerufen.

ÄUSSERLICH
- Ligusteröl: 150 g Ligusterblüten in ein Glasgefäß geben, 1 Liter Olivenöl hinzufügen, 1 Monat lang an der Sonne ziehen lassen; den Schorf täglich sorgfältig mit der im Öl getränkten Watte betupfen.

Schrunde Schmerzhafter Hautriß, der meistens an Händen, Brustwarzen oder Lippen auftritt.

ÄUSSERLICH
- Die Schrunden mit Mandelöl bestreichen.
- ★ Eine Kompresse auflegen, getränkt in: ● Quittenauszug: 100 g Kerne auf 1 Liter Wasser, zerstoßen, 12 Stunden im Wasser ruhen lassen; höchstens eine Menge für 2 Tage herstellen ● Absud von Echter Hundszunge: 10 g Wurzeln auf 1 Liter Wasser, 5 Minuten kochen lassen, abseihen, lauwarm anwenden.

Schrunden an den Händen
Vor dem Schlafengehen bestreichen: ● Mischung von Olivenöl und Zitronensaft ● In Olivenöl ausgezogene Blätter der Roten Fetthenne ● Schwarzpappelöl: 400 g zerdrückte Schößlinge auf 1 Liter Öl im Wasserbad ziehen lassen; über Nacht Handschuhe anziehen.
★ Auf die Schrunde legen: ● Breiumschlag aus einer Mischung von einem zerstoßenen Blatt der Echten Hauswurz, einer rohen, gehackten Zwiebel und frisch zerstoßenen oder gekochten Märzveilchenblättern.
★ Die Hände 3mal täglich baden in: ● Eichenrindenabsud: 60 g Rinde auf 1 Liter Wasser, 30 Minuten kochen lassen, abseihen; für das Handbad wieder erwärmen ● Absud einer Mischung von je 40 g Eichenrinde und Blättern von Gewöhnlichem Odermennig auf 1 Liter Wasser,

15 Minuten kochen lassen, abseihen ● Absud von Echtem Lungenkraut: 30 g blühende Sproßspitzen und Blätter auf 1 Liter Wasser, 15 Minuten kochen, 5 Minuten ziehen lassen, abseihen.

Schrunden an den Brustwarzen
- Breiumschlag von frischen Rainkohlblättern.

Aufgesprungene Lippen
- Mit frischer Gurkenscheibe einreiben.

Schuppen Siehe Haar.

Schuppenflechte Hauterkrankung, bei der rote, schuppenbedeckte Flecken auftreten. Häufig werden Ellbogen und Knie davon befallen.

ÄUSSERLICH
- Frisch zerstoßene Blätter der Tomatenstaude auf die befallenen Stellen auflegen.
- ★ Eine Kompresse auflegen, getränkt in: ● Auszug von Gemeinem Beinwell: 200 g Wurzeln auf 1 Liter siedendes Wasser, 12 Stunden ziehen lassen ● Myrtenaufguß: 30 g auf 1 Liter siedendes Wasser, 10 Minuten ziehen lassen ● Absud von Großer Brennessel: 80 g Stengel und getrocknete Blätter auf 1 Liter Wasser, 5 Minuten kochen und 15 Minuten ziehen lassen.

INNERLICH
★ Während mindestens 3 Wochen im Monat täglich 3 Tassen trinken: ● Aufguß von Wilden Stiefmütterchen: 40 g Blüten auf 1 Liter siedendes Wasser, 10 Minuten ziehen lassen ● Silberweidenabsud: 40 g getrocknete Rinde auf 1 Liter Wasser, 5 Minuten kochen und 10 Minuten ziehen lassen ● Absud von Gewöhnlichem Blasentang: 15 g auf 1 Liter Wasser, 5 Minuten kochen und 5 Minuten ziehen lassen.

Schürfung Siehe Wunde.

Schwangerschaft Während der Schwangerschaft soll ohne ärztliche Verordnung kein Medikament eingenommen werden. Die folgenden Pflanzenzubereitungen sind jedoch für Mutter und Kind ungefährlich und können bei Unwohlsein eingenommen werden.

INNERLICH
★ Bei Bedarf 1 Tasse, nicht mehr als 3 Tassen täglich: ● Aufguß von Echter Engel-

wurz: 20 g getrocknete Wurzeln oder frische Stengel auf 1 Liter siedendes Wasser, 10 Minuten ziehen lassen • Sauerdornabsud: 20 g auf 1 Liter Wasser, 2 Minuten kochen und 2 Minuten ziehen lassen • Melissenaufguß: 20 g getrocknete, blühende Pflanze auf 1 Liter siedendes Wasser, 10 Minuten ziehen lassen • Während 8 Tagen 1 Kaffeelöffel Weizenkeime einnehmen.

Siehe auch: Erbrechen, Hautflecken, Schwangerschaftsstreifen.

Schwangerschaftsstreifen Vor allem rötlich gefärbte Hautstreifen, die in einem späteren Stadium narbenförmig aussehen. Sie werden verursacht durch ein Überdehnen oder Reißen von elastischem Gewebe der Unterhaut während der Schwangerschaft.

ÄUSSERLICH
★ Zweimal täglich auf die befallenen Stellen legen: • In einem Absud von Gewöhnlichem Frauenmantel getränkte Kompressen: 100 g Blätter auf 1 Liter Wasser, 5 Minuten kochen und 10 Minuten ziehen lassen, abseihen • Breiumschlag von Efeu: Einige Blätter in sehr wenig Wasser kochen, zerdrücken und zwischen zwei Tücher legen • In einem Absud von Ackerschachtelhalm getränkte Kompressen: 40 g getrocknete Pflanzen auf 1 Liter Wasser, 3 Minuten kochen und nachher erkalten lassen, abseihen.

Schwielen Durch starke Beanspruchung oder Reibung entstandene hornartige Verdickung der Oberhaut. Sie treten meist an den Fußsohlen, den Fußgelenken oder den Fersen auf, können sich aber auch an den Händen bilden.

ÄUSSERLICH
• Frischer Schöllkrautsaft • Die umgebende Haut muß mit einer fetthaltigen Salbe bestrichen werden • Frischer Saft der Roten Fetthenne.

Schwindel Das unangenehme Gefühl, als kreisten der eigene Körper oder die Gegenstände in der Umgebung. Tritt ein solcher Schwindelanfall öfters auf, muß der Arzt konsultiert werden.

INNERLICH
• Melissenwasser: 50 g blühende Melissen und 20 Gewürznelkenköpfchen, 10 g geriebene Muskatnüsse und 10 g Zitronenschalen (nur wenn nicht chemisch behandelt, sonst darauf verzichten) während 2 Wochen in 1 Liter Branntwein einlegen, sehr oft umrühren, auspressen, abseihen, in verschlossenen Flaschen aufbewahren; kaffeelöffelweise einnehmen • Immenblattaufguß: 50 g der Pflanze auf 1 Liter siedendes Wasser, 10 Minuten ziehen lassen • Pfefferminzenaufguß: 30 g Blätter auf 1 Liter siedendes Wasser, 10 Minuten ziehen lassen • Immergrünwein: 100 g Blätter während 12 Tagen in 1 Liter Süßwein (Portwein, Malaga) ziehen lassen, abseihen; 1 kleines Glas täglich • Zitronenstrauchaufguß: 30 g Blätter auf 1 Liter siedendes Wasser, 10 Minuten ziehen lassen; so heiß wie möglich trinken.

Schwitzen Siehe Transpiration.

Seborrhöe (Talgfluß) Siehe Haut, Haar.

Skorbut Durch Mangel an Vitamin C ausgelöste Krankheit, die heute nur noch selten vorkommt. Praktisch alle frischen Früchte und Gemüse sowie Getreidekeime sind reich an Vitamin C.

INNERLICH
• Aufguß von Gewöhnlichem Barbarakraut: 30 g frische Blätter auf 1 Liter siedendes Wasser, 10 Minuten ziehen lassen; täglich 3 Tassen • Mindestens dreimal wöchentlich rohen, gehackten, mit Olivenöl und dem Saft einer Zitrone angemachten Kohl essen • Täglich 1 Glas Kohl- oder Löffelkrautsaft • Espenabsud: 20 g Rinde von jungen Zweigen auf 1 Liter Wasser, 30 Minuten kochen lassen, abseihen; täglich 2 Tassen.
★ Einige Zubereitungen, die vor allem während der Wintermonate ausgezeichnet wirken: • Sanddornsaft: Die reifen Beeren zerquetschen, unter Ausdrücken abseihen, dem gewonnenen Saft den gleichen Gewichtsteil Zucker beifügen, erhitzen, 15 Minuten kochen, in Flaschen abfüllen • Sauerdorngelee: Reife Sauerdornbeeren in einem Gefäß mit Wasser bedecken, 20 Minuten kochen lassen, durchsieben, den gleichen Gewichtsteil Zucker beifügen, wieder aufkochen lassen, 2mal abschäumen, in Töpfe abfüllen.

Sodbrennen Siehe Magen.

Sommersprossen Durch eine Unregelmäßigkeit der Pigmentverteilung verur-

sachte Hautflecken. Ausgelöst werden die Sommersprossen durch Sonneneinstrahlung.
Wenn Sommersprossen auch nicht zum Verschwinden gebracht werden können, tragen Pflanzenzubereitungen dazu bei, sie abzuschwächen.

ÄUSSERLICH

★ Die Flecken betupfen mit: ● Saft von Echter Brunnenkresse, Petersilie oder vom Löwenzahn ● Saft von Schößlingen der Roten Weinrebe: 200 g frische Schößlinge zerstampfen, ¹/₂ Liter 60prozentigen Alkohol beifügen, kochen, filtrieren; 2 mal täglich betupfen. Möchte man von dieser Zubereitung einen Vorrat anlegen, ist es empfehlenswert, sie zu destillieren.
★ Sich zweimal täglich waschen mit: ● Löwenzahnabsud: 50 g Blüten auf 1 Liter kaltes Wasser, 30 Minuten kochen und abseihen ● In warmem Hängebirkenwein getrocknete Kompressen: 60 g Rinde in 1 Liter Rotwein während 8 Tagen ziehen lassen ● Salomonssiegelabsud: 50 g Wurzeln auf 1 Liter Wasser, 15 Minuten kochen lassen. ● Zwiebel-Essig-Paste: 1 rohe Küchen- oder Winterzwiebel in Essig zerdrücken, jeden Tag die betroffenen Stellen mit dieser Paste betupfen.

Sonnenbrand Durch übermäßige Sonnenbestrahlung hervorgerufene, starke Hautentzündung. Es können dabei auch Kopfschmerzen, Fieber und Durchfall auftreten. Der Sonnenbrand ist im medizinischen Sinne eine Verbrennung.

ÄUSSERLICH

● Rohe Kartoffelscheiben auf die schmerzhaften Stellen legen. ● Die entzündeten Hautpartien mit frischen, gewaschenen Efeublättern bedecken ● Öl von Echter Kamille: 25 g getrocknete Blüten auf 250 ml; das Öl im Wasserbad 2 Stunden lang leicht erhitzen, abseihen und die Blüten dabei ausdrücken, in mehreren kleinen, verschlossenen Fläschchen aufbewahren ● Tüpfeljohanniskrautöl: 300 g getrocknete blühende Sproßspitzen 4 Tage lang in 300 ml trockenen Weißwein und 600 ml Olivenöl einlegen, von Zeit zu Zeit umrühren, anschließend im Wasserbad erhitzen, während 3 Stunden leicht kochen lassen, unter Ausdrücken filtrieren; in kleinen, gut verschlossenen Fläschchen aufbewahren ● Essigrosenessig: In einen hitzebeständigen Glasbehälter 100 g frische Kronblätter und 1 Liter siedenden Essig geben, die Flasche verschließen, 2 Wochen lang an der Sonne stehen lassen, filtrieren.

Siehe auch: Verbrennung.

Spinnenbiß Siehe Insektenstich.

Steinerkrankungen (Lithiase) Bildung von Grieß oder Verhärtungen (Steine), die normalerweise im Urin aufgelöst werden. Im Folgenden sind zwei Arten solcher Steinkrankheiten erwähnt, bei denen Pflanzen eine medikamentöse Behandlung unterstützen.

INNERLICH

Nieren- und Gallensteine

● Sauerkirschen, Walderdbeeren und Trauben essen ● Absud von Echter Sellerie: 30 g Wurzeln auf 1 Liter Wasser, 5 Minuten kochen und 10 Minuten ziehen lassen; täglich 2 Tassen ● Judenkirschenabsud: 30 g getrocknete Beeren auf 1 Liter Wasser, 5 Minuten kochen und 10 Minuten ziehen lassen; ergibt eine Menge für 24 Stunden ● Absud von Gemeinen Quecken: 30 g Wurzeln mit Wasser bedecken, 2 Minuten kochen lassen, das Wasser wegschütten, die Wurzeln zerdrücken, in 1 Liter Wasser erneut zum Kochen bringen, 15 Minuten kochen lassen, abseihen; täglich 4 Tassen.
★ Täglich 3 Tassen: ● Sauerdornabsud: 30 g auf 1 Liter Wasser, 5 Minuten kochen und 10 Minuten ziehen lassen ● Nachtviolenaufguß: 5 g Blätter auf 1 Liter siedendes Wasser, 10 Minuten ziehen lassen ● Königsfarnabsud: 30 g Wurzeln auf 1 Liter Wasser, 5 Minuten in einem geschlossenen Gefäß kochen und 5 Minuten ziehen lassen ● Löwenzahnabsud: 50 g der getrockneten Pflanze auf 1 Liter Wasser, 3 Minuten kochen und 10 Minuten ziehen lassen ● Vogelknöterichabsud: 50 g der Pflanze auf 1 Liter Wasser, 15 Minuten kochen lassen, abseihen ● Eisenkrautaufguß: 30 g der Pflanze auf 1 Liter siedendes Wasser, 10 Minuten ziehen lassen ● Aufguß von Ausgebreitetem Glaskraut: 10 g der Pflanze auf 1 Liter siedendes Wasser, 5 Minuten ziehen lassen.

Nierensteine

● Apfelaufguß: 50 g getrocknete Schalen auf 1 Liter siedendes Wasser, 15 Minuten ziehen lassen; ergibt eine Menge für 1 Tag.
★ Folgende Zubereitungen trinken: ● Hängebirkensaft: Während 2 Monaten jeweils 2 Wochen lang ¹/₂ Glas auf nüchternen Magen ● Besenginsteraufguß: 25 g Blüten auf 1 Liter siedendes Wasser, 10 Minuten ziehen lassen; zunächst täglich 2 mal 1 Tasse, später 2 Tassen ● Maisabsud: 40 g Maisnarben auf 1 Liter Wasser, 10 Minuten kochen lassen; ergibt eine Menge für 48 Stunden ● Wasserpfefferaufguß: 30 g der ganzen zerkleinerten Pflanze auf 2 Liter siedendes Wasser, 10 Minuten ziehen

STERILITÄT

lassen; tagsüber eßlöffelweise einnehmen, bis die Menge einer Tasse erreicht wird.

★ Jeden Tag trinken: • Knoblauchabsud: 3 zerstoßene Knoblauchzehen in 150 ml Milch zum Kochen bringen, abseihen • Mäusedornabsud: 40 g Wurzeln auf 1 Liter Wasser, 2 Minuten kochen und 10 Minuten ziehen lassen • Eschenabsud: 40 g Rinde auf 1 Liter Wasser, 10 Minuten kochen und 10 Minuten ziehen lassen, abseihen.

★ Täglich 2 Tassen: • Weißdornabsud: 15 g getrocknete Beeren auf 1 Liter Wasser, 5 Minuten kochen und 10 Minuten ziehen lassen • Absud von Ackerschachtelhalm: 50 g auf 1 Liter Wasser, 30 Minuten kochen lassen, abseihen.

★ Täglich 3 Tassen: • Waldmeisteraufguß: 20 g blühende Sproßspitzen auf 1 Liter siedendes Wasser, 10 Minuten ziehen lassen • Aufguß von Gewöhnlichem Barbarakraut: 20 g frische Blätter auf 1 Liter siedendes Wasser, 10 Minuten ziehen lassen • Absud von Großen Kletten: 30 g frische Wurzeln auf 1 Liter Wasser, 5 Minuten kochen und 10 Minuten ziehen lassen • Aufguß der Dornigen Hauhechel: 30 g Blüten und Blätter auf 1 Liter siedendes Wasser, 10 Minuten ziehen lassen • Hundsrosenabsud: 40 Hagebutten auf 1 Liter Wasser, 3 Minuten kochen lassen, abseihen • Saubohnenabsud: 30 g blühende Sproßspitzen auf 1 Liter Wasser, 5 Minuten kochen und 10 Minuten ziehen lassen • Birnbaumaufguß: 40 g Blätter auf 1 Liter siedendes Wasser, 25 Minuten ziehen lassen • Mädesüßaufguß: 40 g Blüten auf 1 Liter siedendes Wasser, 10 Minuten ziehen lassen.

Gallensteine
• Jeden Morgen auf nüchternen Magen 1 Kaffeelöffel Olivenöl zuzunehmen.
★ Täglich 2 Tassen: • Leberblümchenaufguß: 25 g der getrockneten Pflanze auf 1 Liter Wasser, 10 Minuten ziehen lassen • Balsamkrautaufguß: 30 g der Pflanze auf 1 Liter siedendes Wasser • Borretschaufguß: 40 g Stengel, Blüten und Blätter gemischt auf 1 Liter Wasser, 5 Minuten kochen und 10 Minuten ziehen lassen.

Siehe auch: Niere.

Sterilität (Unfruchtbarkeit) Zeugungs- bzw. Empfängnisunfähigkeit. Wenn keine organische oder psychische Ursache vorliegt, können in manchen Fällen Pflanzen helfen.

INNERLICH
• Saathafer und Weizen in allen ihren Erscheinungsformen (Flocken, Mehlbrei, Kuchen, Vollkornbrot) essen.

Stillen Ernährung des Säuglings mit Muttermilch. Milchtreibende Pflanzen können die Milchsekretion anregen, während andere Pflanzen auf diese Sekretion hemmend wirken.

Zur Steigerung der Milchsekretion (milchtreibende Pflanzen)
INNERLICH
• Der Nahrung beifügen: Gekochte Linsen • Dillaufguß: 50 g Samen auf 1 Liter siedendes Wasser; täglich 3 Tassen • Aufguß von Anis- oder Kümmelsamen: 50 g auf 1 Liter siedendes Wasser, zudecken, 10 Minuten ziehen lassen; 1 Tasse nach den Mahlzeiten • Basilikumaufguß: 50 g Blätter auf 1 Liter siedendes Wasser; 1 Tasse nach den Mahlzeiten • Möhren- (Karotten-)aufguß: 30 g getrocknete Samen auf 1 Liter siedendes Wasser • Aufguß von Wildem Fenchel: 30 g Körner auf 1 Liter siedendes Wasser, zudecken, 10 Minuten ziehen lassen; täglich 4 Tassen zwischen den Mahlzeiten • Aufguß der Echten Geißraute: 20 g der getrockneten, blühenden Pflanze auf 1 Liter siedendes Wasser; täglich 3 Tassen • Malzaufguß (gekeimte Gerste): 15 g auf 1 Liter heißes Wasser, 10 Minuten ziehen lassen, abseihen; täglich 2 Tassen • Eisenkrautaufguß: 30 g getrocknete blühende Sproßspitzen auf 1 Liter siedendes Wasser; täglich 4 Tassen.

Zur Hemmung der Milchsekretion
ÄUSSERLICH
• Breiumschlag aus gekochten Blättern von Immergrün • Breiumschlag frischer, zerstoßener Blätter von Schwarzerle, Gartenkerbel, Minzen, Einjährigem Bingelkraut, Rainkohl, Vogelmiere, Petersilie oder Gewöhnlichem Kreuzkraut • Breiumschlag von frischen, zerstoßenen und dann erhitzten Blättern des Bittersüßen Nachtschattens.

INNERLICH
• Absud von Einjährigem Bingelkraut: 30 g frische Blätter auf 1 Liter kaltes Wasser, zum Sieden bringen, 5 Minuten kochen lassen, abseihen; täglich 4 Tassen • Aufguß von Echtem Salbei: 20 g getrocknete Blätter auf 1 Liter siedendes Wasser; täglich 3 Tassen • Hirschzungenaufguß: 20 g frische Blätter auf 1 Liter siedendes Wasser; täglich 4 Tassen.

Stimme Die hier aufgeführten Zubereitungen helfen, die Stimme vor Reizungen und Entzündungen zu schützen.

ÄUSSERLICH
• Absud von Gewöhnlichem Odermennig: 100 g Blätter und Blüten auf 1 Liter

Wasser, 10 Minuten kochen lassen, 2 mal täglich damit gurgeln.

INNERLICH
★ Täglich 3 Tassen: • Huflattichaufguß: 60 g Blüten auf 1 Liter siedendes Wasser, 10 Minuten ziehen lassen.

Stirnhöhlenentzündung Entzündung der Knochenhöhlen im Gebiet des Oberkiefers und der Stirne. Die Entzündung kann bis zur Nasenhöhle gehen, so daß die Entzündungssekrete bis dorthin wandern.

ÄUSSERLICH
★ Täglich 3 mal inhalieren mit: • Eukalyptus: 50 g Blätter auf 1 Liter siedendes Wasser • Myrte: 50 g Blätter auf 1 Liter siedendes Wasser • Echtem Thymian: 50 g der Pflanze auf 1 Liter siedendes Wasser.

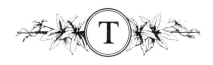

Tabakmißbrauch Der Tabak ist eine giftige Pflanze, die neben anderen Schädigungen auch Erkrankungen der Mundhöhle verursachen kann. Pflanzen können helfen, sich das Rauchen abzugewöhnen.

ÄUSSERLICH
• Mundbad mit konzentriertem Absud von Ligusterblättern: 50 g auf 1 Liter Wasser, 5 Minuten kochen lassen; nicht einnehmen • Man kann die unschädlichen, getrockneten Blätter folgender Pflanzen rauchen: Waldmeister, Betonie, Sumpfdotterblume, Echter Salbei, Schwarzer Holunder, Huflattich, eine Mischung von Waldmeister und Huflattich, eine Mischung von Betonie und Huflattich; jeder dieser Pflanzen und den Mischungen einige Minzenblätter beigeben • Die gleiche Menge gut getrockneter Huflattich-, Minzen- und Waldmeisterblätter über Nacht in mit Honig gesüßtes Wasser legen, so rasch wie möglich an der Luft trocknen lassen, zusammenpressen und schneiden; in Zigarettenpapier rollen und rauchen.

INNERLICH
• Rohen Knoblauch essen; er ist sehr wirsam gegen die Nikotinschäden im Körper.

Siehe auch: Mund.

Transpiration Die Transpiration ist eine übermäßige Absonderung von Schweiß durch die Schweißdrüsen; sie kann durch Hitzeeinwirkung oder körperliche Anstrengung, aber auch durch Fieber und andere Krankheiten ausgelöst werden. Pflanzen können die Schweißbildung auslösen oder auch hemmen.

INNERLICH
Um die Schweißbildung anzuregen
★ Täglich 3 Tassen: • Borretschaufguß: 30 g Blüten auf 1 Liter siedendes Wasser, 10 Minuten ziehen lassen • Aufguß von Schwarzem Holunder: 40 g getrocknete Blüten auf 1 Liter siedendes Wasser, 10 Minuten ziehen lassen.

Gegen Nachtschweiß und zur allgemeinen Schweißhemmung
★ Täglich 2 Tassen, davon 1 Tasse vor dem Schlafengehen: • Aufguß einer Mischung von je 20 g Hängebirken- und Stieleichenblätter auf 1 Liter siedendes Wasser, 10 Minuten ziehen lassen • Absud von Ackerschachtelhalm: 50 g der getrockneten Pflanze auf 1 Liter Wasser, 20 Minuten kochen lassen. • Tannenbad: 5 Liter Absud aus 5 g Nadeln auf 1 Liter Badewasser • Aufguß vom Echten Salbei: 15 g Blätter auf 1 Liter siedendes Wasser, 5 Minuten ziehen lassen; über den Tag verteilt 2 Tassen • Aufguß von Bittersüßem Nachtschatten: 10 g der Pflanze auf 1 Liter siedendes Wasser, 5 Minuten ziehen lassen; täglich 1 Tasse in kleinen Schlücken trinken.

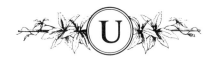

Übelkeit Siehe Erbrechen.

Urin Durch die Nieren ausgeschiedene Flüssigkeit, die durch die Harnleiter in die Blase gelangt, sich dort sammelt und die Harnabsonderung veranlaßt. Jede Infektion und jedes Harnverhalten müssen sofort ärztlich behandelt werden. Die hier aufgeführten Pflanzen leisten nur eine kleine Hilfe; sie dürfen nicht länger als über eine Zeitspanne von einigen Stunden angewandt werden.

ÄUSSERLICH
Bei Harnverhalten
• Breiumschlag von frischem, zerstoßenem Feldrittersporn auf den Unterleib auflegen.

INNERLICH
★ Eine Tasse der folgenden wassertreibenden Pflanzenzubereitungen trinken: •

Aufguß von Kleinem Habichtskraut: 100 g frische Pflanze in 1 Liter siedendes Wasser geben, 30 Sekunden kochen und 10 Minuten ziehen lassen • Aufguß von Gewöhnlichem Schneeball: 15 g Rinde auf 1 Liter Wasser, nicht ziehen lassen, nur 1 Tasse zubereiten.

Siehe auch: Bettnässen.

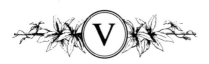

Venenentzündung Entzündung einer Venenwand. Bei dieser schweren Erkrankung können Komplikationen auftreten, deshalb muß unbedingt der Arzt konsultiert werden.

★ Die hier aufgeführten Pflanzen sollen nur zur Unterstützung einer laufenden Behandlung verwendet werden; sie dienen im Besonderen zur Linderung der Krankheitsfolgen.

INNERLICH

• Aufguß einer Mischung von 5 g Aniskörnern und 50 g der Pflanze einer der Wegericharten auf 1 Liter siedendes Wasser; täglich 4 Tassen • Mäusedornaufguß: 40 g Wurzeln auf 1 Liter siedendes Wasser, 3 Minuten kochen und 10 Minuten ziehen lassen; im Laufe des Tages trinken • Haselabsud: 10 g getrocknete Blätter auf $1/2$ Liter Wasser, 5 Minuten kochen und 5 Minuten ziehen lassen, abseihen; in Portionen von jeweils $1/2$ Glas im Laufe des Tages einnehmen • Aufguß von Roten Weinreben: 50 g Blätter auf 1 Liter siedendes Wasser, 10 Minuten ziehen lassen; 1 Tasse nach jeder der beiden Hauptmahlzeiten.

Verbrennung Durch Hitze hervorgerufene Verletzung des Gewebes, wobei die Verbrennung oberflächlich oder tief sein kann. Ihre Schwere hängt sowohl von der Größe der verbrannten Hautoberfläche als auch vom Grad der Verbrennung ab.
Man unterscheidet 3 Verbrennungsgrade. Bei der Verbrennung 1. Grades ist die Haut gerötet und schmerzt. Die Oberhaut kann sich abschälen und dann vorübergehend bräunlich verfärben. Bei der Verbrennung 2. Grades kommt es zur Bildung von Blasen, die mit Flüssigkeit gefüllt sind. Die Hautoberfläche darunter ist stark rot und näßt, wenn die Blasendecke aufplatzt. Bei der Verbrennung 3. Grades ist die verletzte Hautoberfläche außerdem verkohlt, d. h. schwarzgefärbt. Verbrennungen 2. und 3. Grades können hohes Fieber, hohen Puls und Schockzustände bewirken. Verbrennungen 3. Grades können zum Tod führen. Verbrennungen sind sehr anfällig für Infektionen. Alle im folgenden aufgeführten frischen Heilpflanzen müssen deshalb vor ihrer Anwendung sorgfältig gewaschen werden. Es dürfen außerdem nur Pflanzen verwendet werden, deren Identität und Herkunft man genau kennt.
Pflanzen können allerdings nur bei Verbrennungen 1. und 2. Grades angewendet werden.

ÄUSSERLICH

★ Auf die Verbrennung legen: • Breiumschlag von: in Olivenöl gekochten Blättern der Gartenmelde; geschälten, rohen Wilden Möhren oder Möhren (Karotten); rohen, zerstoßenen Kohlblättern; frischem Kürbisfruchtfleisch; rohem Gemeinem Beinwell; in wenig Wasser gekochten Blättern der Echten Hundszunge; in Olivenöl gekochten und zerstoßenen Spinatblättern; gehackten und zerdrückten Gartenbohnen; frischen, zerstoßenen Blättern der Echten Hauswurz; frischen Efeublättern; frischem, zerriebenem Fruchtfleisch der Melone; rohen, in Scheiben geschnittenen Zwiebeln oder Winterzwiebeln; frischen, zerstoßenen Blättern des Kleinen Wiesenknopfes; rohen Kartoffeln; in Öl ausgezogenen Blättern der Roten Fetthenne; frischen, zerstoßenen Blättern des Großen Wiesenknopfes; frisch gehackten Ringelblumenblüten • Kompressen, getränkt in: Mandel- oder Tüpfeljohanniskrautöl: 500 g frische Pflanzen in 1 Liter Olivenöl ziehen lassen; Quittenkernabsud: 10 g in einem Glas kaltem Wasser, 10 Minuten kochen lassen, mit Schweineschmalz vermengen; Aufguß von Blüten und Blättern der Hundsrose: 50 g auf 1 Liter siedendes Wasser, 10 Minuten ziehen lassen; Aufguß der Kleinblütigen Königskerze: 30 g Blüten auf 1 Liter siedendes Wasser; Absud von Flohsamenwegerich: 100 g Samen auf 1 Liter Wasser, zum Sieden bringen und 15 Minuten kochen lassen; Aufguß von Waldehrenpreis: 10 g Blüten auf 1 Liter siedendes Wasser, 10 Minuten ziehen lassen • Aufguß von Ausgebreitetem Glaskraut: 10 g der Pflanze auf 1 Liter siedendes Wasser, 5 Minuten ziehen lassen.

Verdauung Man versteht darunter die Umwandlung der aufgenommenen Nahrung durch die Verdauungsorgane, welche sie in eine dem Organismus zugängliche Form bringen. Verdauungsstörungen können durch ungenügendes Funktionieren der betreffenden Organe, bzw. Drüsen hervorgerufen werden. Die folgenden Pflanzenzubereitungen helfen bei Folgeerscheinungen einer gestörten Verdauung, wie Schmerzen, Appetitlosigkeit oder Aufstoßen.

INNERLICH

★ 1 Tasse nach den beiden Hauptmahlzeiten: ● Kalmusaufguß: 8 g getrocknete Wurzeln auf 1 Liter siedendes Wasser ● Aufguß der Großen Knorpelmöhre: 40 g Samen auf 1 Liter siedendes Wasser, 10 Minuten ziehen lassen ● Absud von Wiesenbärenklau: 15 g Wurzeln auf 1 Liter Wasser, 10 Minuten ziehen lassen ● Aufguß von Waldbergminze: 50 g der getrockneten Pflanze auf 1 Liter siedendes Wasser, 10 Minuten ziehen lassen ● Korianderaufguß: 40 g Körner auf 1 Liter siedendes Wasser, 10 Minuten ziehen lassen ● Kümmelabsud: 30 g Körner auf 1 Liter Wasser, 5 Minuten kochen und 10 Minuten ziehen lassen ● Hopfenabsud: 15 g getrocknete, blühende Zäpfchen auf 1 Liter Wasser, 2 Minuten kochen lassen, abseihen; sofort trinken ● Lorbeeraufguß: 30 g frische oder getrocknete Blätter auf 1 Liter siedendes Wasser, 10 Minuten ziehen lassen ● Immenblattaufguß: 50 g der getrockneten Pflanze auf 1 Liter siedendes Wasser, 10 Minuten ziehen lassen.

★ 1 Tasse vor den beiden Hauptmahlzeiten: ● Benediktenkrautaufguß: 40 g blühende Sproßspitzen auf 1 Liter siedendes Wasser, 10 Minuten ziehen lassen ● Aufguß von Echtem Löffelkraut: 50 g Blätter auf 1 Liter siedendes Wasser, 10 Minuten ziehen lassen ● Fieberkleeaufguß: 60 g der Pflanze auf 1 Liter siedendes Wasser, 10 Minuten ziehen lassen ● Petersilienaufguß: 4 g Samen auf 1 Liter siedendes Wasser, 10 Minuten ziehen lassen ● Mariendistelaufguß: 10 g Körner in 1 Tasse Wasser über Nacht einweichen, am Morgen zum Kochen bringen, abseihen; über den ganzen Tag verteilt schluckweise trinken ● Rosmarinaufguß: 10 g der Pflanze auf 1 Liter siedendes Wasser, 10 Minuten ziehen lassen; 3 kleine Tassen über den Tag verteilt ● 1 Teelöffel frischen, gewaschenen und geschnittenen Schnittlauch in 1 Tasse Bouillon (60–80 g) mischen und ½ Teelöffel zerquetschte Kümmelsamen beifügen.

★ Das ganze Jahr hindurch: ● Den Nahrungsmitteln möglichst oft Safran beigeben ● Mindestens einmal wöchentlich Lauch oder Erbsen essen ● Jeden Tag Minzentee trinken: Dem grünen Tee in der Teekanne 40 g frische Minzenblätter beifügen, 10 Minuten ziehen lassen; in eine Tasse Tee wenn möglich einen frischen Zweig Minzen geben, gut zuckern.

★ Wohlschmeckende Zubereitungen, die in verschlossenen Flaschen aufbewahrt werden können; täglich 1 kleines Glas nach den Mahlzeiten (wenn nicht anders angegeben): ● Wermutlikör: 40 g getrocknete Wermutblätter während 2 Wochen unter Umrühren in 500 ml 60prozentigem Alkohol ziehen lassen, 500 ml Zuckersirup beifügen ● Likör aus Echter Engelwurz: 15 g frische Stengel der Echten Engelwurz und 15 g zerstoßene Bittermandeln 5 Tage lang in 1 Liter Branntwein ziehen lassen, filtrieren, 500 ml Zuckersirup beifügen, nochmals filtrieren. ● Waldmeisterwein: in einem verschlossenen Gefäß 40 g der getrockneten Pflanze zusammen mit 20 g Zucker und einigen Orangenstücken 5 Stunden lang in 1 Liter Weißwein ziehen lassen, abseihen, über Nacht stehen lassen, am nächsten Morgen durch einen Papierfilter filtrieren; vor den Mahlzeiten ● Wein aus der Echten Nelkenwurz: 40 g in Stücke geschnittene Wurzeln 24 Stunden lang in 1 Liter gutem Rotwein ziehen lassen, filtrieren; nach den Hauptmahlzeiten ● Wein aus Echter oder Römischer Kamille oder Mutterkraut: 80 g getrocknete Blüten in 1 Liter mildem Weißwein 5 Tage lang ziehen lassen, filtrieren ● Kümmellikör: 25 g Körner in 1 Liter Branntwein eine Woche lang ziehen lassen, filtrieren, 400 ml Zuckersirup beifügen ● Estragonlikör: 60 g frische Blätter 2 Monate lang in 1 Liter Branntwein ziehen lassen, abseihen, 300 ml Zuckersirup beifügen ● Süßkirschenlikör: 1 kg entstielte, zerdrückte Kirschen mit ihren Steinen 2 Monate lang in 3 Liter Branntwein ziehen lassen, durch ein feines Sieb abseihen, 500 g Zucker pro Flasche beifügen, diese verschließen und einige Zeit ruhen lassen.

★ Zubereitungen, die in kleinen Flaschen aus getöntem Glas gut verschlossen aufbewahrt werden müssen; jeweils 20 g Tropfen auf 1 Glas mit leicht gezuckertem Wasser; nach den Mahlzeiten: ● Tinktur von Gelbem Enzian: 60 g getrocknete und geschnittene Wurzeln während 6 Tagen in 60 ml 60prozentigem Alkohol ziehen lassen, filtrieren.

★ Vor den Mahlzeiten: ● Tinktur von Echtem Gamander: 5 g getrocknete blühende Sproßspitzen und Blätter während einer Woche in 50 ml 60prozentigem Alkohol ziehen lassen, filtrieren.

★ 10 Tropfen nach den Mahlzeiten: ● Zitronentinktur: 60 g Schalen von ungespritzten Zitronen 1 Woche lang in 100 ml 60prozentigem Alkohol ziehen lassen, filtrieren ● Ysoptinktur: 20 g blühende Sproßspitzen und 20 g Pfefferminzblätter in 1 Liter 60prozentigem Alkohol 3 Wochen lang ziehen lassen, filtrieren.

Siehe auch: Darm, Leber, Magen.

Vergiftung Eine Vergiftung entsteht durch Aufnahme eines giftigen Stoffes in den Körper. Es muß sofort ein Arzt, Apotheker oder die Notfallstation des nächstgelegenen

VERLETZUNG

Krankenhauses alarmiert werden. In der Zwischenzeit keine Milch eingeben und keinen Brechreiz erzeugen, wenn das eingenommene Gift ätzend ist. Sollte der Vergiftete erbrechen, darauf achten, daß er am Erbrochenen nicht erstickt. Wie man sich im Fall einer Vergiftung verhalten soll und welche Erste-Hilfe-Maßnahmen zu treffen sind, kann auf Seite 348 nachgeschlagen werden.

INNERLICH

Um Brechreiz zu erzeugen
● Stieleichenabsud: 60 g Rinde auf 1 Liter Wasser, 10 Minuten kochen lassen, abseihen; davon 1/2 Liter, gemischt mit dem geschlagenen Eiweiß von 2 Eiern trinken ● Märzveilchenabsud: 15 g zerstoßene Wurzeln auf 250 ml siedendes Wasser; in 2 Portionen trinken.

Wenn es sich bei der eingenommenen Substanz um eine Säure handelt
Bis zum Eintreffen des Arztes soll das eventuell Erbrochene, sowie etwas vom Stuhl aufbewahrt werden, ebenfalls der möglicherweise übriggebliebene Rest der eingenommenen, giftigen Substanz. Auf keinen Fall selbst behandeln. Selbst wenn eine Besserung eintritt, können tödliche Komplikationen erfolgen, wenn das Gift von der Leber oder den Nieren aufgenommen wird. Der Arzt kann Magenspülungen vornehmen; er verfügt außerdem über Reanimationsgeräte und wirksame Gegengifte.
Wir empfehlen unseren Lesern, das Kapitel über die giftigen Pflanzen (Seite 337–348) genau zu lesen.

Verletzung Siehe Wunde.

Verstauchung Schmerzhafte Überdehnung der Gelenkbänder, die eine mehr oder weniger schwere Schädigung des Gelenkes hervorruft. Eine Verstauchung ist immer schmerzhaft.

ÄUSSERLICH
★ Die verstauchte Stelle leicht einreiben mit:
● Tüpfeljohanniskrautöl: 200 g blühende Sproßspitzen 3 Stunden lang in 1/2 Liter Olivenöl kochen, erkalten lassen, filtrieren; in einer gut verschlossenen Flasche vor Licht geschützt aufbewahren.
★ Auf ein Tuch streichen und auflegen: ● Breiumschlag von Blättern des Gewöhnlichen Odermennig: In Essig kochen, mit etwas Kleie vermischen ● Breiumschlag aus frisch geraspelten Wurzeln vom Gemeinen Beinwell; getränkt in Olivenöl ● Breiumschlag von 50 g getrockneten At-

tichblättern: Bei schwacher Hitze 2 Stunden lang in 100 ml Olivenöl kochen.
★ Auf die Gelenke Kompressen auflegen, getränkt in: ● Tinktur von Rosmarin und Echtem Salbei: 2 Wochen lang in 1/2 Liter Alkohol ziehen lassen ● Rainfarnaufguß: 60 g getrocknete, blühende Stengel auf 1 Liter siedendes Wasser, gut mischen, zudecken, 10 Minuten ziehen lassen, filtrieren; die Kompressen auflegen, das Gelenk anschließend verbinden, Kompressen alle 3 Stunden erneuern ● Frische Gänseblümchen- oder Huflattichblätter zerdrücken, die Kompressen mit dem Saft dieser Pflanzen tränken.

Verstopfung Diese Störung der Darmfunktion kann verschiedene Ursachen haben. Die bei Verstopfung wirksamen Arzneipflanzen werden je nach ihrem Wirkungsmechanismus in zwei Gruppen eingeteilt. Zur einen gehören Pflanzen, die durch ihren Schleimgehalt einen mechanischen, gleitendmachenden Effekt haben, zur andern Pflanzen, die durch ihre chemischen Bestandteile abführend wirken.
★ Die am häufigsten verwendeten Pflanzen sind: ● Wegwarte, Quendelseide, Tüpfelfarn, Süßholzwurzel. Man wird durch eigene Erfahrung die Pflanze herausfinden, mit der im individuellen Fall beste Wirkung erzielt wird. Es wird jedoch geraten, keine der Pflanzen ein Jahr oder länger anzuwenden.

Die Hausmittel
★ Öle, die in akuten Fällen morgens eingenommen werden: ● Olivenöl, mit einigen Tropfen Zitronensaft; 1 Eßlöffel jeden Morgen auf nüchternen Magen ● Süßmandelöl: 3 Eßlöffel; nur 1 Eßlöffel für Kinder und ältere Leute ● Rizinusöl (sehr nützlich trotz seines schlechten Geschmacks); 1 Eßlöffel für Erwachsene; 1 Kaffeelöffel für Kinder.
★ Speisezettel bereichern mit: ● Gemüse: Auberginen, Mangold, Möhren (Karotten), Gutem Heinrich, Spinat, Zwiebeln oder Winterzwiebeln, Sauerampfer, Lauch, Kartoffeln oder Tomaten ● Salaten, vermischt mit einigen Wegerichblättern ● Salaten von Wegwarte, Rainkohl, Löwenzahn ● Rohen Früchten: Sauerkirschen, Roten Johannisbeeren, Stachelbeeren, Süßkirschen, Orangen, Pfirsichen, Äpfeln, Zwetschgen, Trauben ● Morgens auf nüchternen Magen ein Feigen- oder Kürbiskompott.

Die Zubereitungen
● Blasenstrauchaufguß: 20 g Blätter auf 1 Liter siedendes Wasser, 5 Minuten ziehen lassen; 1 Tasse, gezuckert, vor dem Schlafengehen ● Absud von Gemeinen Quecken: 30 g frische Wurzeln in etwas Wasser

kurz aufkochen lassen, die Flüssigkeit weggießen, 1 Liter Wasser auf die Wurzeln geben, 15 Minuten in einem nicht zugedeckten Geschirr kochen lassen, 10 g getrocknete Süßholzwurzeln beifügen, abseihen; täglich 3 bis 4 Tassen • Quendelseideaufguß: 30 g auf 1 Liter siedendes Wasser, 5 Minuten ziehen lassen, filtrieren; täglich 2 Tassen • Sauerdornabsud: 40 g Rinde auf 1 Liter Wasser, 10 Minuten kochen und 10 Minuten ziehen lassen; täglich 3 Tassen • Wasserdostabsud: 30 g getrocknete und zerkleinerte Wurzeln auf 1 Liter Wasser, 2 Minuten kochen, 15 Minuten ziehen lassen; 1 Tasse vor den beiden Hauptmahlzeiten • Himbeeraufguß: 20 g Blätter auf 1 Liter siedendes Wasser, 10 Minuten ziehen lassen; täglich 2 Tassen • Eschensaft: 2 ml mit einem Kaffeelöffel Marmelade vermischen; morgens auf nüchternen Magen • Absud der Gemeinen Kugelblume: 50 g Blätter auf 1 Liter Wasser, 5 Minuten kochen, 5 Minuten ziehen lassen, filtrieren; 1 Tasse abends vor dem Schlafengehen • Attichabsud: 80 g getrocknete Beeren auf 1 Liter Wasser, 3 Minuten kochen lassen, abseihen; je 1/2 Glas morgens auf nüchternen Magen und vor dem Schlafengehen • Absud von Stumpfblättrigem Ampfer: 20 g in kleine Stückchen geschnittene Wurzeln auf 1 Liter Wasser, 5 Minuten kochen, 5 Minuten ziehen lassen; im Laufe von 48 Stunden trinken • Tüpfelfarnabsud: 30 g auf 1 Liter Wasser, aufkochen und 10 Minuten ziehen lassen, abseihen, ergibt eine Menge für 2 Tage; aus Gläsern trinken • Vogelknöterichabsud: 80 g Samen auf 1 Liter Wasser, 5 Minuten kochen; 1 Tasse auf nüchternen Magen, die zweite vor dem Schlafengehen • Gartenrosenaufguß: 50 g getrocknete Kronblätter auf 1 Liter siedendes Wasser, 10 Minuten ziehen lassen; täglich 2 Tassen • Roggenabsud: 30 g Körner auf 1 Liter Wasser, 10 Minuten kochen lassen; täglich 2 Tassen • Feldthymianaufguß: 10 g auf 1 Liter siedendes Wasser, 10 Minuten ziehen lassen; täglich 3 Tassen • Zaunwindenaufguß: 5 g der Pflanze auf 1 Liter Wasser, 2 Minuten kochen und 10 Minuten ziehen lassen; täglich 2mal.

Siehe auch: Darm.

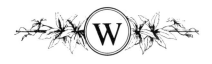

Wachstum Größerwerden verschiedener Teile des Organismus, das sich in verschiedenen Perioden vollzieht. Eine der wichtigsten Wachstumsperioden ist die Pubertät des Jugendlichen.

INNERLICH
Zur Förderung des Wachstums
• Nach Belieben essen: Süße Mandeln, gekochten Mangold, rohe oder gekochte Möhren, Sauerkirschen, rohen oder gekochten Spinat, Feigen, Nüsse, Orangen, rohen oder gekochten Wiesenbocksbart • Die Hauptmahlzeiten anreichern mit: Saathafer (Flocken, Grütze), Weizen (Vollmehl, Weizenkeime), Gerste in allen ihren Formen (Grütze, Flocken, Malz), Echtem Buchweizen (als Gemüse oder Gebäck), Soja (Körner, Mehl) • Dem Salat eine Handvoll frisch gehackte Petersilie beifügen • Als stärkendes Getränk: Schwarzdornabsud: 50 g auf 1 Liter Wasser, 5 Minuten kochen lassen.

Siehe auch: Asthenie.

Wallungen Siehe Wechseljahre.

Warze Gutartiger Hauttumor. Warzen werden durch ein Virus hervorgerufen und sind ansteckend.

ÄUSSERLICH
★ Auf der Warze ausdrücken, umliegende Hautpartien schützen: Frische Blätter der Rapunzelglockenblume, der Roten Fetthenne oder Ringelblume.
★ Auf die Warze auftragen: • Frischen Saft aus Schöllkrautwurzeln, zu gleichen Teilen mit Glycerin gemischt • Frischen Saft von: Zwiebeln oder Winterzwiebeln, Löwenzahn, Wiesenbocksbart.

Wechseljahre (Klimakterium) Physiologischer Vorgang in der Frau um das 50. Lebensjahr, währenddessen die Menstruation ausbleibt. Oft sind die Wechseljahre von verschiedenen Störungen begleitet, denen mit pflanzlichen Zubereitungen wirksam begegnet werden kann, sei es durch die blutreinigende, wassertreibende, gefäßstärkende, krampflösende oder auch die blutstillende Wirkung gewisser Pflanzen.

INNERLICH
• Zuckertangabsud: 100 g der gehackten Pflanze auf 1 Liter kaltes Wasser, 3 Stunden ziehen lassen, 2 Minuten kochen, abseihen; täglich 3 Tassen • Aufguß von Einjährigem Bingelkraut: 30 g Blätter auf 1 Liter siedendes Wasser, 15 Minuten ziehen lassen; täglich 3 Tassen; 10 Tage im Monat.

Beruhigende Wirkung
• Schwarznesselaufguß: 30 g der Pflanze auf 1 Liter siedendes Wasser; täglich 2

Tassen ● Arzneibaldrianauszug: 10 g frische Wurzeln über Nacht in 1 Tasse kaltem Wasser ziehen lassen; morgens auf nüchternen Magen trinken.

Gegen Wallungen, Herzklopfen, usw.
★ Täglich 3 Tassen: ● Aufguß von Echtem Salbei: 20 g Blüten und Blätter auf 1 Liter siedendes Wasser, 10 Minuten ziehen lassen.

Gegen Gefäßstörungen, Beckenschmerzen, unregelmäßige Blutungen
★ Täglich 3mal trinken: ● Frischen Saft der Großen Brennessel: täglich 100 ml ● Absud von Gewöhnlichem Frauenmantel: 30 g auf 1 Liter Wasser, 10 Minuten kochen und 5 Minuten ziehen lassen ● Absud vom Hirtentäschelkraut: 30 g auf 1 Liter Wasser, 10 Minuten kochen und 10 Minuten ziehen lassen ● Sumpf- oder Waldziestaufguß: 30 g auf 1 Liter siedendes Wasser, 10 Minuten ziehen lassen ● Sauerdornabsud: 30 g Rinde auf 1 Liter Wasser, 10 Minuten kochen lassen ● Mäusedornabsud: 30 g geschnittene Wurzeln auf 1 Liter Wasser, 2 Minuten kochen und 10 Minuten ziehen lassen ● Roßkastanienabsud: 30 g Rinde auf 1 Liter Wasser, 10 Minuten kochen und 5 Minuten ziehen lassen ● Aufguß vom Großen oder Kleinen Wiesenknopf: 30 g der Pflanze auf 1 Liter siedendes Wasser, 10 Minuten ziehen lassen ● Absud von Roten Weinreben: 50 g Blätter auf 1 Liter Wasser, 10 Minuten kochen und 10 Minuten ziehen lassen.

★ Tagsüber trinken: ● Wasserpfefferaufguß: 30 g auf 1 Liter siedendes Wasser, 10 Minuten ziehen lassen; nur 1 Tasse zubereiten, in kleinen Schlücken im Laufe von 24 Stunden trinken.

Weißfluß Ausfluß aus der Scheide. Er ist ungefährlich, wenn er nur schwach und von kurzer Dauer ist. Dauert er aber länger an und ist er von Ausscheidungen der Scheide oder der Gebärmutter verfärbt, muß der Arzt konsultiert werden.

ÄUSSERLICH
★ Mit einer der folgenden körperwarmen Zubereitungen täglich einmal ohne Druck eine Scheidenspülung vornehmen: ● Schlangenknöterichabsud: 80 g Wurzeln auf 1 Liter Wasser, 10 Minuten kochen lassen ● Aufguß von Kriechendem Günsel: 40 g der blühenden Pflanze auf 1 Liter siedendes Wasser, 10 Minuten ziehen lassen ● Stieleichenabsud: 80 g Rinde auf 1 Liter Wasser ● Quittenbaumabsud: 5 g Blätter auf 1 Liter Wasser, 5 Minuten kochen, erkalten lassen, filtrieren ● Mistelabsud: 20 g der Pflanze auf 1 Liter Wasser, 10 Minuten kochen lassen ● Absud der Wei-

ßen Taubnessel: 40 g in Stücke geschnittene Pflanzen auf 1 Liter Wasser, 10 Minuten kochen lassen ● Absud von Gewöhnlichem Gilbweiderich: 50 g der Pflanze auf 1 Liter Wasser, 10 Minuten kochen lassen ● Walnußbaumabsud: 40 g Blätter auf 1 Liter Wasser, 20 Minuten kochen lassen ● Petersilienabsud: 80 g Samen auf 1 Liter Wasser, 5 Minuten kochen und 10 Minuten ziehen lassen ● Brombeerabsud: 25 g Blätter auf 1 Liter Wasser, 3 Minuten kochen und 15 Minuten ziehen lassen ● Blutweiderichabsud: 80 g blühende Sproßspitzen auf 1 Liter Wasser, 5 Minuten kochen lassen ● Sanikelabsud: 15 g der ganzen blühenden Pflanze auf 1 Liter Wasser, 5 Minuten kochen lassen, abseihen ● Blutwurzabsud: 30 g Wurzeln auf 1 Liter Wasser, 10 Minuten kochen und 10 Minuten ziehen lassen ● Ligusterabsud: 50 g getrocknete Blätter auf 1 Liter Wasser, 5 Minuten kochen lassen, abseihen.

★ 1 Woche lang jeden Tag: ● Weißtannenbad: von 100 g Schößlingen zunächst einen Aufguß in 1 Liter siedendem Wasser bereiten, dann unter Ausdrücken der Pflanzenteile ins Bad gießen.

INNERLICH
★ Morgens und abends 1 Tasse: ● Stieleichenabsud: 15 g Blätter auf 1 Liter Wasser ● Aufguß von Tüpfeljohanniskraut: 20 g blühende Sproßspitzen auf 1 Liter siedendes Wasser, erkalten lassen, abseihen ● Myrtenaufguß: 20 g Blätter auf 1 Liter siedendes Wasser, 15 Minuten ziehen lassen ● Absud vom Großen Wiesenknopf: 25 g der frischen Pflanze auf 1 Liter Wasser, 5 Minuten kochen lassen ● Absud von Kanadischem Berufkraut: 40 g blühende Stengel und Blätter auf 1 Liter siedendes Wasser, 3 Minuten kochen und 10 Minuten ziehen lassen ● Frauenmantelabsud: 1 Teelöffel der Pflanze auf 1 Tasse Wasser, 5 Minuten ziehen lassen; 1 Tasse vor dem Schlafengehen.

★ Morgens und abends während 10 Tagen 1/2 Glas: ● Frischen Saft der Großen Brennessel: Die Blätter waschen, in eine Serviette legen, um den Saft auszudrücken oder zu zentrifugieren.

Wunde Es gibt eine ganze Reihe von Pflanzen mit entzündungswidrigen, adstringierenden, vernarbenden und wundheilenden Eigenschaften. Die hier aufgeführten Anwendungen gelten natürlich nur für oberflächliche Wunden, wie Schnitte oder Abschürfungen. Jede tiefe, klaffende oder verschmutzte Wunde muß ärztlich behandelt werden.

ÄUSSERLICH
★ Die Wunde mit einem Absud waschen,

der während 10 Minuten in 1 Liter Wasser gekocht wurde: • Gewöhnlicher Odermennig: 80 g Blätter und blühende Sproßspitzen; Schwarzerle: 30 g Rinde; Eberraute: 20 g Blätter und blühende Sproßspitzen (das Wasser salzen); Schlangenknöterich: 30 g Wurzeln; Osterluzei: 80 g Wurzeln; Hängebirke: 60 g Blätter; Benediktenkraut: 50 g Blätter; Schmalblättriges Weidenröschen: 30 g Wurzeln; Wurmfarn: 10 g Wurzeln; Mispel: 80 g entkernte und von den Stielen befreite Mispeln; Gänsefingerkraut: 30 g Wurzeln; Kriechendes Fingerkraut: 30 g Wurzeln; Sanikel: 30 g Blätter und Wurzeln; Blutwurz: 30 g Wurzeln.

★ Die Wunde mit einem Aufguß waschen, den man während 10 Minuten in 1 Liter Wasser ziehen ließ: • Wermut: 10 g Blätter und blühende Sproßspitzen; Echte Katzenminze: 10 g blühende Sproßspitzen; Königsfarn: 20 g Wurzeln; Quendelseide: 30 g der Pflanze; Hundsrose: 50 g Blätter; Echter Lavendel: 60 g blühende Sproßspitzen; Pfennigkraut: 50 g der Pflanze; Myrte: 30 g Blätter; Hasel: 25 g Blätter; Katzenpfötchen: 20 g Blüten; Essigrose: 50 g Kronblätter; Strandbeifuß: 10 g blühende Sproßspitzen; Echter Thymian: 20 g der Pflanze; Wundklee: 30 g Blätter und Wurzeln.

★ Auf die Wunde auflegen: • Rohe, zerstoßene Blätter von Gemeiner Schafgarbe; Knoblauchsrauke; Echter Nelkenwurz; Kriechendem Günsel; Kleiner Braunelle; Echtem Sellerie; Echtem Tausendgüldenkraut; Kohl; Wasserdost; Walderdbeeren; Ruprechtskraut; der Stachelbeere; Echter Hauswurz; Walnußbaum; Wasserpfeffer; Kleinem Wiesenknopf; Wegericharten; Ackerschachtelhalm; Mädesüß; Vogelknöterich; Hirtentäschelkraut; Großem Wiesenknopf; Roter Fetthenne; Besenrauke; Huflattich • In Wasser gekochte Blätter von: Großer Klette; Betonie; Lauch • In Wein gekochte Leberblümchenblätter • Rohe, gehackte Blüten der Echten Kamille oder Ringelblume • In Wasser gekochte Gänseblümchenblüten • Knoblauch- und Zwiebelschalen; die innere Seite auf die Wunde legen • Möhren-(Karotten-)fruchtfleisch.

★ Auf die Wunde geben: • Reinen Zitronensaft • Mit siedendem Wasser vermischter Saft von Knoblauch oder (Küchen-) oder Winterzwiebel.

★ Einige Lösungen können auf Vorrat hergestellt und in verschlossenen Flaschen aufbewahrt werden: • Auszug von Blättern des Gewöhnlichen Barbarakrautes: Mindestens 12 Stunden lang in Olivenöl einlegen • Auszug aus Kronblättern der Madonnenlilie: 6 Stunden in Branntwein ziehen lassen; die Kronblätter auf die Wunde legen • Tüpfeljohanniskrautöl: 500 g frische blühende Sproßspitzen 10 Tage lang in einem verschlossenen Glas in 1 Liter Olivenöl ziehen lassen; an die Sonne stellen • Umschlag aus zerquetschtem frischem Gundermann • Blätter vom Steinklee in sehr wenig Wasser kochen, ausdrücken und auf die Wunde auflegen.

Würmer Siehe Darmparasiten.

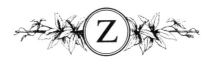

Zahn Pflanzen können sowohl zur täglichen Zahnpflege, als auch zur Vorbeugung gegen Karies verwendet werden. Einige Pflanzen vermögen sogar vorübergehend Zahnschmerzen zu lindern, was aber den Besuch beim Zahnarzt nicht ersetzt.

Zur Vorbeugung gegen Karies
• Frische Blätter der Knoblauchsrauke kauen • Die Zähne mit Ackerschachtelhalm-Pulver putzen • Ackerschachtelhalm-Kur: 1 g Pulver der getrockneten Pflanze mit $1/2$ Löffel Honig vermengen; jährlich 3 Monate lang während 3 Wochen pro Monat täglich 2 mal anwenden.

Zum Reinigen und Weißermachen der Zähne
• Zähne mit dem Pulver von Anissamen, gemischt mit gleichviel Schwarzpappelkohle, reinigen • Reinen Zitronensaft oder ein Zitronenschnitzchen auf den Zähnen zerreiben; 1 mal wöchentlich.

Gegen Zahnstein
• Eine Erdbeere auf der Zahnbürste ausdrücken und die Zähne damit bürsten.

Zur Linderung von Zahnschmerzen
• Ein frisches Blatt von der Echten Katzenminze, Wilden Malve, von Echtem Löffelkraut oder Ausgebreitetem Glaskraut kauen • Mundwasser aus Rainfarnaufguß: 50 g blühende Sproßspitzen auf 1 Liter siedendes Wasser, 10 Minuten ziehen lassen • Mundspülungen: Je 20 g Dost, Rosmarin, Echten Thymian in 1 Liter 90prozentigem Alkohol 15 Tage lang ziehen lassen, filtrieren und in verschlossenen Flaschen aufbewahren.

Zahnfleisch Bei Erkrankungen des Zahnfleisches können dieselben Pflanzen wie für die Mund- und Zahnpflege angewendet werden. Einige Pflanzen und Zubereitungen sind jedoch speziell in diesen Fällen wirksam.

ÄUSSERLICH

Schmerzhaftes und geschwollenes Zahnfleisch bei Kleinkindern
• Mit dem in reinen Safran oder einer Mischung aus Safran und Honig eingetauchten Zeigefinger sanft das Zahnfleisch massieren.

Zur Straffung des Zahnfleisches und zur Vorbeugung von Zahnfleischschwund
★ Jeden Tag kauen: • Ein Stück Kalmuswurzel (wieder ausspucken, denn sie ist sehr bitter) oder ein Meerrettichblatt.
★ Mehrere Male täglich Mundbäder machen mit: • Kalmuswurzelabsud: 20 g auf 1 Liter Wasser, 3 Minuten kochen und 5 Minuten ziehen lassen, abseihen • Aufguß von Knoblauchsrauke: 20 g der Pflanze auf 1 Liter siedendes Wasser • Blutwurzabsud: 40 g Wurzeln auf 1 Liter Wasser, 5 Minuten kochen und 10 Minuten ziehen lassen, abseihen • Absud von Wolligem Schneeball: 30 g Blätter auf 1 Liter Wasser, 3 Minuten kochen lassen, abseihen (nicht einnehmen!).

Gegen Zahnfleischentzündung
★ Mundbäder: • Absud von Echtem Eibisch: 50 g Wurzeln auf 1 Liter Wasser, 5 Minuten kochen lassen • Brombeerabsud: 30 g Blätter auf 1 Liter Wasser, 3 Minuten kochen und 10 Minuten ziehen lassen, abseihen • Aufguß von Echtem Salbei: 50 g auf 1 Liter siedendes Wasser, 10 Minuten ziehen lassen.

Zahnfleischabszeß
• Eine halbe frische, gekochte Feige in lauwarmes Wasser geben; auf den Abszeß legen.

ÄUSSERLICH UND INNERLICH
Gegen Zahnfleischbluten
• Stieleichenwein: 25 g frische Rinde auf 1 Liter Rotwein, 4 Tage lang ziehen lassen, abseihen; jeden Tag ein kleines Glas trinken, zusätzlich mehrmals täglich mit diesem Wein eine Mundspülung vornehmen.

Siehe auch: Mund, Zahn.

Zerschlagenheit Schmerzhafte Ermüdung der Muskeln, die durch eine sportliche Höchstleistung ausgelöst werden oder Anzeichen einer Infektionskrankheit (z.B. Grippe) sein kann.

ÄUSSERLICH UND INNERLICH

• Mit einer halben Zitrone massieren • Schwarzpappelaufguß: 20 g getrocknete Schößlinge auf 1 Liter siedendes Wasser, 30 Minuten ziehen lassen; täglich 3 Tassen. Gleichzeitig die schmerzenden Stellen mit einem Schwarzpappelauszug massieren: 100 g getrocknete und zerriebene Schößlinge 1 Monat lang in 1 Liter Branntwein einlegen. Die Pflanzenteile sollen nicht aus der Zubereitung herausgenommen werden.

Zuckungen, krampfhafte Eine nervliche Reaktion, die zumeist das Kind befällt. Sie wird durch eine Erregung oder einen Streit hervorgerufen. Derartige krampfhafte Zuckungen können jedoch auch im Anfangsstadium gewisser Krankheiten auftreten.

ÄUSSERLICH
• Arzneibaldrianwaschung: 50 g frische Wurzeln auf 1 Liter siedendes Wasser, einen Tag lang ruhen und ziehen lassen, filtrieren, abends anwenden.

Pflanzen
in der Tierheilkunde

Dank der modernen Wissenschaft haben die Krankheiten, die Mensch wie Tier befallen, viel von ihren Schrecknissen verloren; man kennt zahlreiche Krankheitserreger und die oft komplexe Kette von Überträgern und Zwischenwirten. «Böser Blick» und Behexung von Viehherden haben keine Daseinsberechtigung mehr. Die Gesetzgebung der verschiedenen Staaten zur Bekämpfung von Tierseuchen verpflichtet die Tierhalter, gewisse Vorschriften einzuhalten. Dazu gehören Präventivimpfungen, Melden von ansteckenden Krankheiten, Isolieren verdächtiger und Notschlachtung kranker Tiere sowie Stalldesinfektionen. Diese sanitären Maßnahmen haben bewirkt, daß einige der gefährlichsten Tierseuchen, wie die Maul- und Klauenseuche, heute äußerst selten geworden sind; ihnen ist es auch zu verdanken, daß Krankheitserreger, wie etwa Tollwut und Tuberkulose, heute kaum mehr auf den Menschen übertragen werden.

Die Krankheiten unserer Haustiere verdienen ebenso große Beachtung wie unsere eigenen. Obwohl der Heilwirkung der Pflanzen voll vertraut werden kann, müssen wir uns bewußt sein, daß nur der Tierarzt die vielfältigen Krankheitsursachen erkennen und mit Hilfe der Untersuchungslaboratorien eine genaue Diagnose stellen kann.

Die meisten Tiere kennen instinktiv die Wirkung der Kräuter; Hunde und Katzen etwa fressen Gras, um den Speichelfluß oder die Verdauung zu fördern oder um zu erbrechen. Mit Ausnahme einiger für Tiere schädlicher Pflanzen, wie Echter Kümmel und Petersilie, sind die meisten der in diesem Werk erwähnten Kräuter für die Tiere ebenso nützlich wie für den Menschen. Aus Platzgründen war es jedoch nicht möglich, auch die tierheilkundliche Verwendung jeder einzelnen Pflanze anzugeben.

Dieses Kapitel enthält deshalb eine Auswahl von Pflanzen, die entweder leicht zu finden oder von denen bestimmte Teile in den meisten Apotheken und Drogerien erhältlich sind. Die giftigen Pflanzen sind hier nicht berücksichtigt, obwohl einige darunter in der Tierheilkunde eine Rolle spielen oder sogar ausschließlich in der Veterinärmedizin verwendet werden.

Die einfachste Art, den Tieren die Aufnahme frischer Pflanzen zur Erhaltung ihrer Gesundheit zu ermöglichen, ist der freie Auslauf auf dem Land, wo sie die für sie bekömmlichen Kräuter vorfinden.

Es ist nicht immer leicht, einem kranken Tier ein Heilmittel einzugeben (am schwierigsten ist dies bei Katzen und Schweinen). Man braucht viel Geduld, mit Zwang wird nichts erreicht. Wasser und verwendete Gefäße müssen sauber sein und Verwendungsdauer und Zubereitungsart der Pflanzen genau eingehalten werden. Und natürlich dürfen die verwendeten Pflanzen nicht chemisch behandelt sein. Im allgemeinen sind die Dosen für pflanzenfressende Tiere, unabhängig von ihrem Körpergewicht, höher als die für fleischfressende Tiere. Die Heilpflanzen gibt man frisch oder getrocknet der gewohnten Nahrung bei. Sie können aber auch als Aufguß, mit Kleie, Melasse, Honig oder Fleisch vermischt verabreicht werden. Die Dosierung wird in der Regel nach einer Handvoll, einem Eßlöffel oder einem Kaffeelöffel bemessen, manchmal auch nach Prisen (siehe Tabelle S. 370) oder Einheiten, wenn es sich um Körner oder Fruchtkapseln handelt. Mit Ausnahme ganz kleiner Tiere braucht die Dosierung nicht so genau zu sein wie bei einer Zubereitung für den Menschen. Wenn sie dem Gewicht eines Tieres angepaßt werden muß, ist dies angegeben. Alle im «Handbuch der Gesundheit» für den äußerlichen Gebrauch aufgeführten Heilkräuter können in gleicher Weise bei Tieren angewandt werden. Aus diesem Grund werden hier weder die Zubereitungen gegen Abszesse, Verbrennungen, Hautkrankheiten, Blutergüsse, Wunden, Geschwüre und Warzen, noch jene für die Pflege von Mundhöhle, Zähnen, Nägeln, Ohren, Füßen und Augen oder die lokalen Bäder und Pflaster wiederholt. Spezielle Beachtung verdienen die Parasiten und Insekten, welche die Tiere belästigen, sie oft leiden lassen, ihre Haut schädigen und sogar tödliche Krankheiten übertragen können. Alle Stich- und Kratzverletzungen und die durch Geschirr, Halsbänder oder Stacheldraht verursachten Wunden müssen gereinigt und behandelt werden (siehe Stichworte Haut und Wunde im «Handbuch der Gesundheit»).

Im folgenden sind einige Pflanzen oder pflanzliche Substanzen aufgeführt, die sich ausschließlich zur Tierbehandlung eignen. Sie dürfen niemals auf die menschliche Haut aufgetragen werden, da sie empfindlicher und durchlässiger ist als die der Tiere.

PFLANZEN IN DER TIERHEILKUNDE

Behandlungen für alle Tierarten

Eines der wichtigsten und wirksamsten Heilkräuter in der Tiermedizin ist der Knoblauch. Zunächst soll man dem Tier, gleichgültig woran es leidet, einen halben bis zwei Tage lang keine Nahrung, sondern nur reichlich mit Honig gesüßtes Wasser zu trinken geben. Anschließend wird gehackter Knoblauch wegen seiner desinfizierenden Eigenschaft entweder in einer Kleiemischung, in einem Löffel voll Honig oder als Aufguß verabreicht.

PFLEGE DER TIERBEHAUSUNGEN
Zum Desinfizieren
● Räumlichkeiten reinigen (dazu Tiere vorübergehend aus der Behausung nehmen), dann Türen und Fenster schließen und einige Stengel getrockneten Knoblauch und Cayennepfeffer verbrennen.
Zum Vertreiben der Fliegen
● Ein Büschel von Gemeinem Beifuß an der Decke aufhängen, wo sich die Fliegen sammeln. Das Büschel mit den darauf sitzenden Fliegen in einem Sack verbrennen. Für den Hühnerstall: ● Einen Schwarzerlenzweig mit Blättern aufhängen und ihn dann mit den daran haftenden Parasiten verbrennen.
Zum Vertreiben von Läusen und Wanzen
● Walnußbaumblätter oder Rainfarn unters Stroh mischen.

TIERPFLEGE
Zur Blutstillung
● Wunde in einem Aufguß von Eichelfruchtbechern baden, mit Schwarzem Pfeffer oder Rosmarinpulver bestäuben ● Wunde mit einem Aufguß von Gemeinem Beinwell, Schwarzem Holunder oder Rosmarin waschen: 1 Handvoll der frischen Pflanze auf 1 Liter siedendes Wasser, unter Beigabe von 25 g Gänseblümchen.
Zur Desinfektion und Beschleunigung der Narbenbildung
● Kapaloetinktur: 10 g getrocknete Blätter in 50 ml Alkohol oder Essig ziehen lassen ● Wermutabsud: 50 g blühende Sproßspitzen und Blätter auf 1 Liter Wasser ● Aufguß von Gewöhnlichem Odermennig: 100 g blühende Sproßspitzen und Blätter auf 1 Liter siedendes Wasser ● Salbe aus Gemeinem Fettkraut: Blätter in Schweineschmalz zerdrücken, auf die Wunde auftragen ● Zu gleichen Teilen Medizinalkohle und Chinarindenpulver mischen, die Wunde damit bepudern.
Gegen Ekzeme
● Eicheln pulverisieren, die kranken Stellen damit bepudern.
Gegen Fliegen und Bremsen
Haarkleid waschen mit: ● Schwarzerlenabsud: 80 g Blätter auf 1 Liter Wasser ●

Pfaffenhütchenabsud: 50 g Blätter auf 1 Liter Wasser.
Gegen Insekten- und Spinnenstiche
● Stichstelle mit Knoblauch oder Zwiebeln einreiben, die in rohem Zustand in Essig, Zitronensaft oder im Saft von grünen Tomaten zerrieben wurden. In einer Flasche als Vorrat zubereiten: ● Zu gleichen Teilen gehackten Rosmarin und Eberraute mischen, 2 Eßlöffel Essig beigeben. Flasche zu einem Drittel mit Olivenöl auffüllen, gut verschließen und drei Wochen lang an der Sonne ziehen lassen.
Gegen Krätzeräude
● Haarkleid mit Wacholderöl einreiben. Vorsicht: färbt die Haare!
Gegen Läuse
● Ganzes Tier mit einem starken Nußbaumblätterabsud waschen und anschließend mit Wermut oder mit Eberrautenpulver einpudern ● Ganzes Haarkleid mit Wasser und Seife waschen (kein Waschpulver verwenden), mit einem konzentrierten Quassiaholzabsud einreiben.
Siehe auch: Räude.
Gegen Ohrparasiten
● Einige Tropfen lauwarmes Leinsamenöl ins Ohr träufeln.
Gegen alle äußerlichen Parasiten
● Einpudern mit Pulver aus Insektenpulverkraut; es ist für warmblütige Tiere harmlos, so daß sie sich ohne Gefahr lecken können. Geflügel und Vögeln muß das Pulver mit einem Zerstäuber unter das Gefieder geblasen werden, bei den Haustieren gibt man es ins Waschmittel. Für kaltblütige Tiere ist Insektenpulverkraut ein starkes Gift, besonders für Schildkröten und Echsen.
Gegen Räude
Räude bei Schafen, Rindern und Pferden ist ansteckend und daher anzeigepflichtig. Zuerst das Tier in einem starken Seifenwasser baden oder mit einer Bürste abschrubben, spülen: ● Die befallenen Stellen anschließend waschen mit einer Lösung aus 30 g Samen der Weißen Lupine und 2 Gläsern Essig in 1 Liter Wasser, 15 Minuten kochen lassen, filtrieren ● Waschen mit Kampfersalz: 100 ml 90prozentigen Alkohol und 10 g Kampfer eine Woche lang ansetzen ● Waschen mit Arnikaauszug: 10 g Arnikablüten 8 Tage lang in Alkohol einlegen ● Waschen mit einem konzentrierten Absud von je 1 Handvoll Schwarzem Holunder, Knoblauch (ganze Pflanze) und Ruprechtskraut, auf 1 Liter Wasser, 15 Minuten kochen lassen ● Waschen mit einer Handvoll Quassiaholzspänen auf 1/2 Liter Wasser, 5 Minuten kochen lassen ● Gebrauchte Zitronenhälften in etwas Wasser in einem gedeckten Gefäß an der Sonne

PFLANZEN IN DER TIERHEILKUNDE

verschimmeln lassen, Saft ausdrücken, Vorgang wiederholen. Die befallenen Stellen mit der Flüssigkeit einreiben ● Mit einem konzentrierten Absud von Rosmarin, anschließend mit Rizinusöl einreiben.

Gegen rheumatische Schmerzen oder Erkrankungen der Lunge
● Brustkorb resp. schmerzende Stelle mit frischen Schwarzerlenblättern oder einem Liniment aus je 100 ml Terpentinöl und Olivenöl einreiben.

Geflügel

Ente

Enten fressen alle Arten von Körnern, alle Mehlsorten, zerkleinerte rohe Rote Rüben, Kürbis und gekochte Kartoffeln.

Zur Kräftigung von jungen Enten
● Frische Große Brennesseln hacken, mit Kleie vermischen und mit Sauermilch anfeuchten; mit etwas Salat geben.

Gans und Truthahn

Zum allgemeinen Wohlbefinden
● Knoblauch, Saathafer, Weizen, Kastanien, Buchennüßchen, Eicheln, Schalotten, Zwiebeln oder Winterzwiebeln, Gerste. Beide Tierarten fressen gern Weißdorn- und Wacholderbeeren sowie Sonnenblumensamen.

Kraftfutter: ● Teig aus Echtem Buchweizenmehl zubereiten, eine Prise Wurzelpulver vom Gelben Enzian beifügen und mit Sauermilch anfeuchten.
⊖ Gänse fressen oft den für sie giftigen Gefleckten Schierling sowie den ebenfalls gefährlichen Roten Fingerhut und das Schwarze Bilsenkraut.

Henne und Hahn

Dieselben Körnerarten wie den Ziervögeln füttern, dazu Früchte, rohe Rote Rüben, in Würfelchen geschnittene gekochte Kartoffeln und Salat. Im Winter: Beeren von Weißdorn oder Hagebutten, Eicheln, Kastanien und Buchennüßchen.

Durchfall: ● Kamillenaufguß: 15 g blühende Sproßspitzen auf 1 Liter Wasser; täglich 2–3 Eßlöffel in etwas Wein.

Infektionskrankheiten: ● Gehackte Zwiebeln geben.

Legetätigkeit: ● Hanfsamen ● Blätter und Samen von getrockneten Großen Brennesseln; im Winter getrocknete Algen zum Fressen geben.

Verstopfung: ● Die tägliche Grünzeugnahrung mit Kohl, Kresse, Spinat oder Rizinus bereichern.

Wurmmittel: ● Knoblauch (sehr wirksam).

Schwan

Schwäne fressen alle Körner und Samen. Besonders gern haben sie Saathafer, gehackte Kräuter oder Brot, aber auch Fisch, Fleisch, Insekten und Frösche.

Taube

Tauben fressen alle Körner und Samen. Besonders zuträglich sind Echter Kümmel, Linsen, gekochte und zerdrückte Kartoffeln sowie Traubenkerne.
⊖ Den Jungtauben keinen Saathafer füttern, da sie sich sonst Kropfverletzungen zuziehen können.

Haustiere

Hund

ATMUNGSAPPARAT
Bronchitis und Husten: ● Aufguß von Moorkreuzblumen: 5 g vom Wurzelstock 15 Minuten in $^1/_2$ Liter Wasser kochen lassen; ergibt eine Tagesmenge ● Aufguß von Rundblättrigem Sonnentau: 5 g der Pflanze auf $^1/_2$ Liter Wasser; ergibt eine Tagesmenge.

GESCHLECHTSAPPARAT, TRÄCHTIGKEIT, WERFEN, SÄUGEN
Scheidenblutungen: ● Zaubernußabsud (gezuckert und filtriert): 5 g getrocknete Blätter auf 1 Liter Wasser; während des Tages eingeben.

441

PFLANZEN IN DER TIERHEILKUNDE

Zum Beruhigen von Hündinnen
● Passionsblumenaufguß: 0,30 g Blüten auf 1 Schale Wasser.

Hündinnen geschlechtlich erregen
● Wermut: Täglich 2 g Pulver aus getrockneten blühenden Sproßspitzen ● Wilder Fenchel: 4 g Samenpulver.

Zur Anregung der Milchsekretion
● Aufguß von Echter Geißraute: 8 g getrocknete Pflanze als Pulver auf 1 Liter Wasser, filtrieren; davon täglich 1 Schale ● 10 g Puderzucker, 10 g Anissamen, 10 g zerquetschte Wilde Fenchelsamen; täglich 3mal 2 g dieser Mischung eingeben.

Um den Austritt der Milch zu erleichtern
Äußerlich: ● Gesäuge mit Zaubernußblätter- (Hamamelis-)absud einreiben, 10 g auf 100 ml Wasser ● Breiumschläge aus frischen Petersilienblättern auf das Gesäuge legen.
Innerlich: ● Petersilienaufguß: 10 g Samen auf 1 Schale Wasser; ergibt eine Tagesmenge ● Abführen mit Purgierkreuzdorn oder Senna; während 4 Tagen.

Zur Wehenanregung beim Werfen
● Lorbeeraufguß: 10 g Blätter auf 1 Liter Wasser; täglich ½ Liter ● Ingweraufguß: 0,10 g Pulver auf 1 Schale Wasser ● Gewürznelkenaufguß: 0,20–0,50 g Pulver auf 1 Schale Wasser.

HAUT
Ekzem: ● Zuerst ein Abführmittel eingeben, dann dem täglichen Futter Echte Brunnenkresse und Bachehrenpreis beimischen ● Aufguß von Mädesüß oder Großer Brennnessel: 50 g Blätter auf 1 Liter siedendes Wasser; täglich 2mal 2 Eßlöffel voll ● Haut mit einem Brombeerblätteraufguß oder mit rohem Gurkensaft einreiben.

LEBER UND NIERE
Blutharnen: ● Aufguß der Immergrünen Bärentraube: 1 Prise getrocknete, zerriebene Blätter auf 1 Schale Wasser, filtrieren, gut zuckern.

Gelbsucht: ● 2 zerstoßene Knoblauchzwiebeln in Milch geben; dann einen Löwenzahn-, Hopfen- oder Waldehrenpreisaufguß verabreichen; je 0,30 g auf ¼ Liter Wasser; 2 Löffel auf einmal ● Boldeaabsud: 15 g Blätter auf 1 Liter Wasser, 2 Minuten kochen lassen; 1 Kaffeelöffel auf 1 Schale Wasser ● Javatee: 1 Kaffeelöffel auf 1 Schale Wasser.

Leberunterfunktion: ● Artischockenblätterabsud: 0,50 g auf 1 Liter Wasser; je 1 Tasse morgens und abends.

VERDAUUNGSAPPARAT, NAHRUNG, STOFFWECHSEL
Abführmittel: ● Absud von Beeren des Purgierkreuzdorn: 30 g auf 1 Liter Wasser

● Saft von 10 g Kapaloeblättern ● 3 Sennaschoten 4 Stunden lang im kalten Wasser ziehen lassen.

Appetit
Zur Appetitanregung
● Aufguß von Römischer Kamille: 1 Prise Blüten auf 1 Tasse Wasser ● Zimtaufguß: 2 g Pulver auf 1 Tasse.

Atem
Gegen schlechten Atem
● Gehackte Große Brennessel unters Futter mischen.

Blutreinigung: ● Aufguß von Großer Klette und Walnußbaumblättern: täglich ½ Eßlöffel.

Dickleibigkeit: ● Mehl aus den Hülsen des Johannisbrotbaums unter das Futter mischen.

Durchfall: ● Blutweiderichaufguß: 0,50 g auf 1 Liter Wasser ● Aufguß von pulverisiertem Fruchtfleisch des Johannisbrotbaums: 50 g auf 1 Liter Wasser ● Ratanhiawurzelaufguß: 5 g auf ½ Liter Wasser; ergibt eine Tagesdosis; in 3 Portionen verabreichen.

Rekonvaleszenz: ● 1 g Kolanußpulver in Honig oder gesüßter Milch ● 1 g Muskatnuß in Honig oder gesüßter Milch ● Chinarindenabsud: täglich 2 g Pulver ● In ¼ Liter Rotwein einlegen: eine Mischung von 5 g Chinarindenpulver, 5 g Wacholderbeeren, und 5 g Zimt; täglich 3 Eßlöffel.

Verdauung
Zur Vorbeugung von Verdauungsstörungen
Den Hund grundsätzlich mit rohem Fleisch füttern. Vom Jungalter an das Fleisch täglich mit einem Eßlöffel voll zerhackter Petersilien-, Kresse-, Löwenzahn- und Sellerieblätter überstreuen.
Zur Verdauungsanregung
● 0,50 g Aufguß von Quassiaholzspänen ● Condurangoaufguß: 4 g Wurzelrinde ● Absud von 2 g Chinarindenpulver.

Verstopfung: ● Faulbaumaufguß: 10 g mindestens 2 Jahre alte Rinde in 150 ml Wasser ½ Stunde lang kochen und 4 Stunden ziehen lassen, filtrieren ● 1 Kaffeelöffel voll Süßmandelöl eingeben.

Wurmmittel: ● 4 zerdrückte Knoblauchzwiebeln in gesüßter Milch eingeben, nach ½ Stunde 1 Kaffeelöffel Rizinusöl beifügen ● Farnabsud: etwa 30 g frische Farnwurzelstöcke ; das Innere von 2 Wurzeln und ein Stück Rinde auf ½ Liter Wasser ● Hundsrose: 2 zerkleinerte Hagebutten unters Futter mischen.

ZIRKULATIONSAPPARAT

Atemnot und Herzschwäche: ● Arzneibaldrianaufguß: 10 g Wurzeln in 30 ml Wasser; solange die Krise andauert, stündlich 1 Kaffeelöffel voll ● Mateabsud: 5 g Blätter auf 100 ml Wasser.

Kaninchen

Als kräftigendes Futter, zusätzlich zu frischem, nicht chemisch behandeltem Gras geben: Saathafer, Wiesenbärenklau, Sellerie, Maisblätter, Gerste, Kleiner Wiesenknopf. Im Winter: Kohl, Mohrrüben (Karotten), Rote Rüben, geschälte und gekochte Roßkastanien, Wiesenbocksbart, gekochte Kartoffeln. Dem Futter stets etwas Petersilie beifügen.
Besonders gern fressen Kaninchen Wegwarte und Zaunwinde.

Aufgeblasener Leib (Kokzidiose, Trommelsucht): ● Dem Futter Echten Thymian oder eine Handvoll Besenginsterblüten beigeben.

Bindehautentzündung: ● Die Augen mit schwachem Echtem Kamillentee auswaschen.

Säugen: ● Saathafer verabreichen.

Wurmmittel: ● Dem Futter Gemeinen Beifuß oder Rainfarn beimischen.

Katze

Abführmittel: ● Gezuckerter Sennaaufguß: 2 Schoten auf 1 Tasse Wasser.

Bronchitis und Schnupfen: ● Eukalyptusaufguß: 20 g Blätter auf 1 Liter stark gezuckertes Wasser; täglich 2 Tassen.

Durchfall: ● Blutweiderichaufguß: 50 g getrocknete Pflanze auf 1 Liter Wasser; täglich 1 Tasse.

Leber- und Nierenleiden: ● Javateeaufguß: 0,50 g Blätter auf 1 Tasse Wasser.

Zur Nervenberuhigung: ● Passionsblumenaufguß: 0,20 g Blüten auf 1 Tasse Wasser ● Arzneibaldrianauszug: 1 g Arzneibaldrianwurzel 8 Stunden in 100 ml kaltem Wasser ziehen lassen.

Verdauungsstörung: ● Artischockenaufguß: 3 g Blätter auf 1 Tasse Wasser.

Verstopfung: ● Faulbaumabsud: pro Tasse 0,50 g mindestens 2 Jahre alte Rinde 30

Minuten kochen, 4 Stunden ziehen lassen, filtrieren.

Pferd und Esel

ALLGEMEINE UND SPEZIFISCHE BEHANDLUNGEN

Asthenie (Schwäche): ● 0,50 g Pulver von getrockneten Wurzeln des Echten Alant mit Honig vermischen; ergibt eine Tagesmenge.

Fieber: ● Mit etwas gehackter Petersilie angereicherten kalten Schwarztee trinken lassen ● Sauerampferaufguß ● Aufguß von Schwarzen Johannisbeerblättern ● Schwarze Johannisbeeren in Honig zerdrücken und eingeben.

Geburtshilfe
Wehenförderung
● 15 g Gewürznelkenköpfchen eingeben.

Nieren und Harnwege: ● Zum Fressen geben: Petersilie; Wegwarte; Kirschenstiele; Kirschbaumzweige ● Warme Kompressen aus einem Aufguß von Echtem Thymian, Schwarzem Senf oder Waldehrenpreis auflegen ● Bei beginnender Besserung Gerste, Möhren (Karotten) oder gekochte Große Brennesseln füttern.

Rekonvaleszenz: ● Kolanuß: 10 g in Honig eingeben ● Eine Portion Saathafer, mit lauwarmem Wasser leicht angefeuchtet, dazu 1 Eßlöffel Kümmelsamen oder eine Handvoll Eichelmehl; erleichtert die Verdauung.

Rheumatismus: Alle örtlichen Behandlungen wie auf Seite 424 beschrieben. Zusätzlich: ● Aufguß von Großer Brennessel: 2 Handvoll in 1 Liter Wasser, 5 Minuten kochen lassen ● Heu, Saathafer und Kleie füttern, folgende Pflanzen dazugeben: Gehackter Sellerie (Stengel und Blätter), Kresse, Petersilie, Gemeiner Beinwell, Silberweiden- oder Wacholderrinde, Stumpfblättriger Ampfer, Große Klette, Rosmarin.

Schlangenbiß: ● Auf Vorrat eine Salbe zubereiten aus 120 g Olivenöl, 60 g zerstoßenen Wurzeln von Rapunzelglockenblumen, 60 g zerstoßenen Efeublättern und 60 g Terpentinöl; nach dem Auspressen des Giftes die Salbe in die Bißwunde einreiben; gleichzeitig Knoblauch oder frisches Kraut der Gemeinen Ochsenzunge füttern.

Verstauchung: ● Gliedmaßen in warmem Salzwasser baden, anschließend einreiben mit Olivenöl oder einem starken Aufguß von Gemeinem Beinwell, Verband darin tränken und bandagieren.

ATMUNGSAPPARAT

Bronchitis und Husten: ● Heu gut anfeuchten, um Staub zu verhindern ● Täglich als Futterzusatz 2–3 rohe, in Scheiben geschnittene Mohrrüben (Karotten) und rohen Knoblauch ● Aufguß von Holunderblüten, Blättern von Schwarzen Johannisbeeren oder Echtem Salbei, mit Honig gesüßt ● Eukalyptusblätteraufguß ● Huflattichaufguß: 2 Handvoll auf 1 Liter Wasser ● Aufguß von 1 Handvoll Waldkiefernnadeln, Zweigen und Blättern der Silberweide: 45 g auf 1 Liter Wasser.

VERDAUUNGSAPPARAT

Abführmittel: ● 20 g Sennaschoten auf ¼ Liter Wasser, 2 zerstoßene und in ½ Liter Wasser gekochte Knoblauchzwiebeln beifügen; ergibt 2 Portionen.

Durchfall: ● Paste aus 15 g pulverisiertem Schlangenknöterich, 15 g pulverisierter getrockneter Eichenrinde und 50 g Honig; ergibt eine Tagesmenge; bei Bedarf tags darauf wiederholen.

Gelbsucht: ● 3 Handvoll Hopfen oder Waldehrenpreis; täglich eingeben.

Kolik mit Blähsucht: ● Wilden Fenchel (ganze Pflanze) und Löwenzahnblätter füttern ● Dillabsud: 50 g auf 1 Liter Wasser.

Magenkatarrh: ● Absud von Wilden Malven: 500 g Blätter in 10 Liter Wasser; lauwarm trinken lassen.

Verdauungsstörung mit Kolik: ● Gut getrocknetes Heu füttern.

Verstopfung: ● Faulbaumabsud: 100 g mindestens 2 Jahre alte Rinde auf 1 Liter Wasser oder Wein, 30 Minuten kochen lassen.

Wurmmittel: ● Nach einem Fastentag 2 geraffelte Knoblauchzwiebeln mit Kleie, Honig oder Melasse vermischt eingeben; anschließend rohe Mohrrüben (Karotten), Gemeine Quecken- oder Brombeerblätter zum Fressen geben ● Wurmfarnabsud: 200 g Wurzelstock.
Zur Vorbeugung gegen Verwurmung
● In der Weide aussäen: Schwarzer Senf, Gemeine Quecke, Brombeere, Besenginster, Wurmfarn, Schwarzer Holunder.

Ziervögel

● Die Beeren der folgenden Sträucher werden von den Vögeln gern gefressen und tragen zu ihrer Gesunderhaltung bei: Weißdorn, Wacholder, Mistel, Stechpalme, Schwarzdorn, Schwarzer Holunder, Liguster, Gewöhnlicher Schneeball. ● Körner von: entspelztem Saathafer (wirkt erwärmend); Weizen; Krapp (besonders für Papageien); Klatschmohn (macht singfreudig); Koriander (verdauungsanregend); Wildem Fenchel, Leinsamen, Löwenzahn und Flohsamenwegerich (wirken erweichend), Mais (sehr nahrhaft), Echter Hirse; Vogelmiere; Gerste (wirken erfrischend und mästend); Reis und Echtem Buchweizen (wirken erwärmend); Sonnenblumenkerne (regen den Bruttrieb an); Hanfsamen (wirken anregend und fördern das Eierlegen und Brüten).
Roggen ist bei Kleinvögeln nicht beliebt.
⊖ Echter Kümmel und Petersilie sind für Kleinvögel giftig.

Die kleinen Wiederkäuer: Schafe und Ziegen

ALLGEMEINE PFLEGE VON SCHAFEN UND ZIEGEN
Zur Gesunderhaltung
● Petersilie, Kleiner Wiesenknopf, Blätter von Stieleiche, Esche, Rotbuche, Hopfen, Feldulme und Robinie. Im Winter: Saathaferstroh, gehackte Rote Rüben, Kohl.

Abführmittel: 6 Sennaschoten auf 1 Schale Wasser.

Asthenie (Schwäche) und Rekonvaleszenz: ● Muskatnußpulver: 3 g mit Honig gemischt oder in Zuckerwasser ● Wurzelpulver des Echten Alant: 10 g in Honig ● Mateabsud: 15 g Blätter auf ½ Liter Wasser.

Euterentzündung: Auf das Euter auflegen: ● Breiumschläge aus zerstoßenen, frischen Kohlblättern ● Breiumschläge aus frischen Blättern und Blüten von Echtem Eibisch ● Kompressen, getränkt in einem Aufguß von Stumpfblättrigem Ampfer.

Verdauungsstörung, Kolik, Blähsucht, Durchfall: ● 1 rohe zerstoßene Knoblauchzwiebel in 1 Liter kalter Milch; gleiche Zubereitung wie für Rinder; glasweise eingeben ● Dillabsud: 130 g Samen auf 1 Liter Wasser mit 10 g Süßholz, 5 Minuten kochen, 2 Stunden ziehen lassen ● Quassiaaufguß: 5–8 g Holzspäne ● Gezuckerte Milch, unter Beigabe von 20 g Medizinalkohle.

Wurmmittel: Wurmfarnabsud: 50 g Wurzeln auf $^1/_2$ Liter Wasser.

Schaf

GESCHLECHTSAPPARAT
Zur Geburtserleichterung
● Echte Brunnenkresse, Hundsrose, Himbeeren, Gundermann, Echte Leinsamen, Poleiminze oder Brombeeren eingeben.

Fußfäule: ● Tiere auf eine trockene Weide bringen ● Klauen mit Fichtenteer behandeln ● Saathafer, Weizen, rohe Mohrrüben (Karotten), grünen Kohl; alles fein gehackt, mit Melasse gemischt eingeben.

Rheumatismus: ● Unters Futter mischen: Gemeiner Beinwell, Esche, Vogelmiere, Petersilie, Große Klette ● Gesalzener Rosmarinaufguß: 80 g der Pflanze auf $^1/_2$ Liter Wasser; ergibt eine Tagesmenge; in 2 Portionen eingeben ● Gelenke mit gesalzenem Rosmarinaufguß einreiben ● Gleiche Behandlung mit Aufguß von Schwarzem Holunder: 40 g Blüten auf $^1/_2$ Liter Wasser.

Wurmmittel: ● Ganze Knoblauchpflanze hacken, mit Kleie oder Melasse vermischen ● Gewöhnlicher Blasentang (hoher Jodgehalt) ● Schwarzer Senf.

Ziege

Abort (Fehlgeburt): ● Mohrrüben (Karotten), gehackte Kohlstrünke, Echte Leinsamen, Sonnenblumensamen, alle Grünge-müse und wildwachsenden Beeren, Früchte, Blätter vom wildwachsenden Himbeer- und Brombeerstrauch, Rainfarn.
⊖ Außer Gerste keine Getreidekörner füttern.

Kolik: ● Wildwachsende Minze, Echten Thymian oder Feldthymian füttern ● Gerstengrütze mit Milch und Honig zubereiten, 20 g Feldulmenrinde daruntermischen.

Lungenentzündung: ● Frischer Rosmarin, Fichtenzweige ● Absud von Echtem Salbei: 50 g frische Blätter auf 1 Liter Wasser, 2 Minuten kochen lassen, abseihen, mit Honig süßen und in kleinen Portionen verabreichen; im ganzen täglich $^1/_2$ Liter ● Gleichzeitig Breiumschläge aus Schwarzem Senfmehl auf den Brustkorb legen.

Erkrankungen der Nieren und Harnwege:
● Unters Futter mischen: Spargel, Hirtentäschelkraut, Mohrrüben (Karotten), Kirschenstiele, Kirschbaumzweige, Wegwarte, Gemeine Quecke, Gemeiner Beinwell, Ackerschachtelhalm ● Gerste oder Echte Leinsamen (abführende Wirkung).

Sterilität: ● Knoblauch, Getreidekörner, Hagebutten, Himbeerblätter, Hopfen, Echte Leinsamen, Wildwachsende Minzen, Pfingstrosenwurzeln, Cayennepfeffer, Süßholz, Sonnenblumenkerne, Gewöhnlicher Blasentang.

Verstopfung: ● Alle Beerenarten (mit Ausnahme von Heidelbeeren), außerdem Feigen, Rhabarberwurzeln und Süßholzpulver.

Die großen Wiederkäuer:
Rinder

ALLGEMEINZUSTAND
Anämie beim Stier: ● Saathafer, Große Klette, Dornige Hauhechel, Wegwarte, Gartenkresse, Vogelmiere, Brombeerblätter füttern ● Futterzugaben: Möhren (Karotten), Kohl, Isländisch Moos.

Asthenie, Rekonvaleszenz: ● Echte Alantwurzeln: 0,50 g Pulver mit Honig vermischen; ergibt eine Tagesmenge ● 10 g Muskatnuß ● Chinarindenabsud: 20 g auf 1 Liter Wasser ● Wein: je 15 g Chinarinde und Wacholderbeeren und 5 g Zimt auf 1 Liter Wein; ergibt eine Tagesmenge ● Mischung aus je 40 g Wurzelpulver von Gelbem Enzian, gehackten wildwachsenden Minzen; täglich 1 Handvoll davon unters Futter mischen.

ATMUNGSAPPARAT
Bronchitis und Husten: ● Süßholzpulver ins Tränkewasser geben.

HARNWEGE
Nierenentzündung: Absud von Ausgebreitetem Glaskraut: 100 g getrocknete Blätter auf 1 Liter Wasser.

TRÄCHTIGKEIT, GEBURT,
MILCHLEISTUNG
Wenn ein Abort (Fehlgeburt) vermutet wird
● Zum Fressen frische Blätter von: Weißdorn, Schwarzen Johannisbeeren, Hundsrosen oder Walderdbeeren.
Zur Förderung des Nachgeburtsabganges
● Aufguß von Gemeinem Beifuß: 100 g getrocknete Blätter auf 1 Liter Wasser ●

Konzentrierter Aufguß von 25 g Echten Kamillenblättern und 75 g Himbeerblättern auf 1 Liter gezuckertes Wasser; nach Abgang der Nachgeburt dem Tier einen Aufguß von Efeublättern zu trinken geben.

Zur Förderung des Milchflußes

• Keine Körner und kein Fett füttern • Spargel, Mohrrüben (Karotten), Melasse, frische Kräuter füttern • Zum Abführen: • 15 Sennaschoten auf $1/4$ Liter Wasser, unter Beigabe einer Prise Ingwer • Während 2 Wochen täglich dem Futter beigeben: Abwechselnd an einem Tag 2 Handvoll Minzenblätter, am anderen 2 Handvoll Immergrün.

Milchtreibende Mittel

• Mischung aus je 100 g pulverisierten Anissamen, pulverisierten Wilden Fenchelsamen und Pulver aus getrockneten Wacholderbeeren; während einer Woche täglich 1 Portion davon ins Tränkewasser geben • Aufguß von Echter Geißraute: 30 g der getrockneten Pflanze auf 1 Liter siedendes Wasser, filtrieren. • Als frische Pflanzen füttern: Anis, Borretsch, Kresse, Hundsrose, Wilder Fenchel, Melisse, Große Brennessel, Klee • Saubohnen, Linsen, Silberweidenzweige, Blütenköpfe von Sonnenblumen, Gewöhnlichen Blasentang zum Fressen geben • Dill- und Koriandersamen unters Futter mischen • Dem Winterfutter getrocknete Blätter der Großen Brennessel beigeben • Echter Lavendel, Dost, Rosmarin, Echter Salbei, Echter Thymian oder Feldthymian können der Milch einen angenehmen Geschmack verleihen; Eschenblätter verursachen einen bitteren Geschmack.

Zur Verbesserung der Butterqualität

• Echte Leinsamen, Echten Buchweizen, Sonnenblumenkerne dem Futter beimischen • Saathafer, Mohrrüben (Karotten), Maisblätter, Kiefernnadelspitzen oder Ringelblumen unters Futter mischen.

VERDAUUNGSAPPARAT

Abführmittel: 100 g Saft von Kapaloeblättern in Honig.

Durchfall bei Kälbern: • Absud von Kastanienkätzchen, vermischt mit Reis • Absud von je 15 g Ratanhiawurzel und Eicheln; 15 Minuten in 1 Liter Wasser kochen lassen; in 4 Portionen eingeben.

Durchfall bei Rind und Stier: • Brei aus 15 g pulverisiertem Schlangenknöterich, 15 g getrockneter, pulverisierter Stieleichenrinde und 50 g Honig; ergibt eine Tagesmenge.

Kolik: • Keine Getreidekörner geben, mit Ausnahme von Gerste • Mischung aus 50 g Dillsamen, 20 g Gerstenmehl und 50 g Pulver von Feldulmenrinde in 1 Liter gezuckerter Milch.

Verdauungsstörung, Blähsucht: • 1 rohe, zerstoßene Knoblauchzwiebel in 1 Liter kalter Milch; in einer verschlossenen Flasche aufbewahren; $1/2$ Liter auf einmal eingeben • Geraffelte Mohrrüben (Karotten) oder Sonnenblumenkerne • Großer Brennesselaufguß: 5 Handvoll auf 1 Liter Wasser • Weißdorn- und Hundsrosenzweige zum Fressen geben • Knospen von Hopfen, Esche, Hundsrose, Silberweide, Schwarzem Holunder • 1 Glas Nußöl • Mischung aus je 15 g Anis- und Kümmelsamen und 60 g Medizinalkohle mit 1 Liter lauwarmem Bier vermischen; während 10 Tagen jeden Abend.

Wurmmittel: • Wurmfarnabsud: 130 g Wurzeln.

Das Schwein

Abführmittel: • Saft von 10 g Kapaloeblättern; die Dosis nie überschreiten.

Kräftigung: • Dem Futter täglich 2 Handvoll Mehl beifügen aus: Saathafer, Kastanien, Gerste, Echtem Buchweizen, Roggen, Eicheln (ohne Schale) • Gekochte Kartoffeln füttern • Wegwarte, Kohl, Salat roh zum Fressen geben.

Mästen: • Dem Futter täglich 1 Handvoll Bockshornkleesamen beigeben.

Wörterbuch der Botanik

A

a Vorsilbe, bedeutet ohne, -los.
Abart Gesamtheit der Exemplare einer Pflanzenart, die spezifische geringgradige Veränderungen (Varietäten) aufweisen. Die Eigenschaften dieser Varietäten sind nicht immer stabil.
Ableger Junger, dem Stamm oder der Wurzel entsprossener Zweig, der sich beim Verpflanzen bewurzelt und zur selbständigen Pflanze wird. Beispiel: Weidenrute.
Abschnitt Teil eines Blattes (auch Segment), das durch Einschnitte bis fast zur Haupttrippe vom übrigen Blatt getrennt ist.

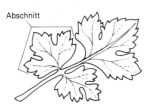

Achäne Aus unterständigem Fruchtknoten hervorgegangene einsamige Schließfrucht (Nüßchen), bei der Samen- und Fruchtwand miteinander verwachsen sind; Fruchtform vor allem der Korbblütler.
Achse Der meist senkrechte Teil der Pflanze, der die Verzweigungen trägt (Wurzelachse, Stengelachse, Ährenachse).
Achselknospe Siehe Blattachsel.
Adventivpflanze In einem bestimmten Gebiet nicht ursprünglich vorhandene, d. h. nicht einheimische, sondern in jüngerer Zeit eingeschleppte oder eingewanderte Pflanze. Auch Pflanzen, die sich in einer bestimmten Region vorübergehend oder dauernd angesiedelt haben, nennt man Adventivpflanzen.
Adventivwurzeln An Sproßachsen (oder Blättern) nachträglich entstandene Wurzeln, die dem Halt und der Ernährung der Pflanze dienen.
Ährchen Kleine Einzelblütenstände, die zu komplexeren ähren- oder rispenartigen Blütenständen vereinigt sind. Beispiel: Gräser.

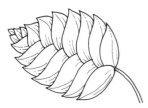

Ähre Blütenstand mit einer gestreckten Achse, der die Blüten (bei Gräsern die Ährchen) ungestielt ansitzen.
ährenförmig Von der Form einer Ähre.

Androeceum Gesamtheit der Staubblätter (männlicher Blütenteil).
Art Grundeinheit im System der Pflanzen (wie der Tiere). In einer Art werden alle Individuen zusammengefaßt, die in sämtlichen wesentlichen Merkmalen übereinstimmen und sich fruchtbar miteinander kreuzen lassen.
aufrecht Ziemlich senkrecht nach oben wachsend, z. B. Stengel oder Blütenstand (Gegenteil: kriechend, niederliegend oder aufsteigend).
aufsteigend Sich aus niederliegender Basis zu fast senkrechter Stellung aufrichtend (meist Stengel).
ausdauernd (perennierend) Mehrere Jahre hindurch blühende Pflanze. Beispiel: Stauden und Holzgewächse.
ausgerandet Leicht eingebuchtet bis eingeschnitten, vor allem bei Kronblättern. Beispiel: Wilde Malve.
Ausläufer Dicht unter oder über der Erde verlaufende, kriechende umgewandelte Seitensprosse, die an den Knoten Wurzeln und Sprosse treiben und dadurch die Pflanze vegetativ vermehren. Ausläufer bildende Pflanzen treten oft gruppenweise oder in größeren Herden auf. Beispiel: Kriechendes Fingerkraut, Erdbeere.

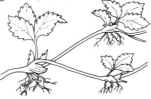

Außenkelch Kelchartige Bildung, die meist aus Hochblättern besteht. Beispiel: Kriechendes Fingerkraut.

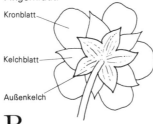

B

Balgfrucht Aus einem Fruchtblatt gebildete, bei Reife an der Bauchnaht aufspringende Streufrucht (im Gegensatz dazu öffnet sich die Hülse an Bauch- und Rückennaht).

basal Untensitzend (grundständige Blätter).
Baum Ausdauernde Pflanze mit hölzernem Stamm und Ästen und perennierender Keimschicht (Kambium). Mindesthöhe 5 m. Lebt meist einige Jahrzehnte bis mehrere Jahrhunderte. Beispiel: Eiche, Birke, Tanne.
Becher (Cupula) Auswuchs, der die Basis einer Frucht glockenförmig umgibt. Beispiel: Eichel.
Bedecktsamige (Angiospermen) Unterabteilung der Gefäßpflanzen, deren Samen bis zur Reife in einem Fruchtknoten (oder einer Frucht) eingeschlossen sind. Beispiel: Kirschbaum, Melone, Pfirsichbaum, Birnbaum.
Beere Eine in allen Teilen bis auf die Samen fleischige oder saftige, sich nicht selbst öffnende Frucht (Schließfrucht). Beispiel: Johannisbeere, Heidelbeere.
Befruchtung Vorgang, bei welchem sich die männliche und die weibliche Geschlechtszelle vereinigen. Bei der Blüte ist dies die Vereinigung des Pollenkorns mit der Eizelle. Die männliche Geschlechtszelle dringt dabei mittels des Pollenschlauches von der Narbe durch den Griffel in den Fruchtknoten ein und von dort in die Eizelle.
bespitzt Mit einer kurzen, ziemlich weichen, nicht stechenden Spitze versehen.

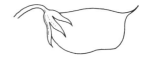

blasenartig Organ in Form einer Blase. Beispiel: Frucht des Blasenstrauches.

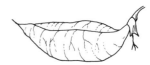

Blatt Meist flächig ausgebildetes, chlorophyllreiches, der Synthese organischen Materials (Photosynthese) dienendes vegetatives Organ, ohne oder mit Blattstiel am Stengel sitzend.
Blattachsel Innerer Winkel zwischen Stengel und Blattstiel. In der Blattachsel sitzt meistens eine Knospe, die Achselknospe.

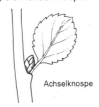

447

WÖRTERBUCH DER BOTANIK

blattachselständig In der Blattachsel ansitzendes Organ, z. B. eine Blüte (Gegenteil: endständig).

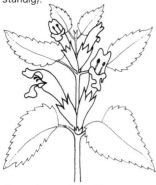

Blattadern Siehe Blattnerven.
blattartig Von Form und Funktion eines Blattes (blattartiger Kelch, blattartige Nebenblätter). Beispiel: Erbse.

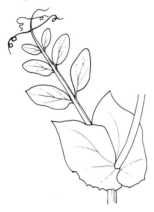

Blättchenstiel Stiel eines Fiederblättchens oder Verzweigung des Blattstieles bei zusammengesetzten Blättern.

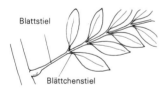

Blatthäutchen (Ligula) Kleines häutiges, meist farbloses bis weißliches Organ am Übergang von Blattscheide zu Blattspreite. Kommt bei vielen Gräsern vor.

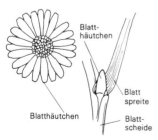

Blattnerven (Blattadern) Aus dem Blattstiel austretende Leitbündel, die die Blattspreite unverzweigt oder mehr oder weniger stark netzig verzweigt durchqueren. Sie dienen dem Wasser- und Stofftransport.

448

Blattöhrchen Siehe geöhrt.
Blattscheide Unterster Teil eines Blattes, der den Stengel umfaßt. Beispiel: Gräser, viele Doldenblütler.

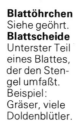

Blattspindel (Rachis) Hauptnerv eines gefiederten Blattes; trägt die einzelnen Fiederblättchen.
Blattspreite Ausgebreiteter Teil eines Blattes oder eines Blütenblattes.
Blattstiel Stengelartiger Teil des Blattes zwischen Blattspreite und Sproß.
Blühen Öffnen der Blütenknospe. Die Blütenblätter breiten sich aus, Staub- und Fruchtblätter schwellen an und vollziehen die Befruchtung; diese kann auch vor dem Erblühen stattfinden.
Blüte Am Ende von Sproßachsen sitzende Organe mit Staub- und/oder Fruchtblättern, die der geschlechtlichen Fortpflanzung der Pflanze dienen. Typisches Organ der Blüten- oder Samenpflanzen.
Blütenboden (Fruchtboden, Rezeptakel) Schwellung am Ende des Blütenstieles, auf dem die verschiedenen Teile der Blüte angewachsen sind.

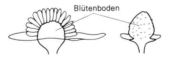

Blütenhülle (Perianth) Die äußeren sterilen blattartigen Organe der Blüte, die die Staub- und Fruchtblätter umgeben.
Blütenpflanzen Siehe Samenpflanzen.
Blütenscheide (Spatha) Grünes, weißes oder buntes Hochblatt, das einen Blütenkolben umgibt. Beispiel: Gefleckter Aronstab.
Blütenstand Sproßabschnitt mit mehreren Blüten, gegen den laubblatt-tragenden Teil der Pflanze meist gut abgegrenzt, ohne Blätter oder mit Hochblättern. Beispiel: Stengelspitze des Wollkrautes oder der Kleinblütigen Königskerze.
Blütenstaub (Pollen) Meist gelbliche, winzige Körnchen, die im Staubbeutel entstehen und männliche Geschlechtszellen enthalten.
Blütenstielchen Verzweigung eines Blütenstieles, der die einzelnen Blüten eines Blütenstandes mit der Hauptachse verbindet.

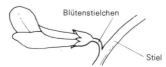

Borsten Kleine derbe Haare.
Brutzwiebel (Bulbille) Kleine Zwiebel, die nicht unterirdisch, sondern in den Blattachseln sitzt. Beispiel: Scharbockskraut, Lauch.
Buchecker Frucht der Buche.

D

Deckspelzen Häutige, häufig begrannte Deckblätter, die die einzelnen Blüten innerhalb des Ährchens bedecken. Beispiel: Gräser.
dichotom Siehe gabelig.
Dolde Einfacher oder zusammengesetzter Blütenstand, bei dem alle Blütenstiele an derselben Stelle entspringen.
Doldenrispe Siehe Doldentraube.
Doldentraube Schirmartiger Blütenstand mit ungleich langen Blütenstielen.
Doppelachäne Spaltfrucht der Doldenblütler (siehe Spaltfrucht).
doppelt fiederteilig Siehe fiederteilig.
doppelt gefiedert Siehe gefiedert.
Dornen Zugespitzte Gebilde, die meist durch Umwandlung von Zweigen (oder Blättern) entstanden sind und sich, im Gegensatz zu Stacheln, nicht leicht ablösen lassen.

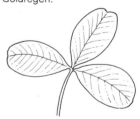

dreiblättrig Aus drei Teilblättchen bestehend. Beispiel: Viele Schmetterlingsblütler, Klee, Goldregen.

dreikantig Stengel mit drei mehr oder weniger scharfen Kanten. Beispiel: Viele Sauer- oder Riedgräser.
dreilappig Blatt oder Blütenblatt, dessen Spreite in drei Lappen aufgeteilt ist. Beispiel: Blatt des Leberblümchens, Lippen der Orchideen.

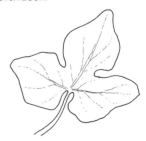

dreizählig Gefiedert bzw. gefingert; aus drei Fiederblättchen bestehendes Blatt.
Drüsen Organe (oft auch Einzelzellen), die wässerige oder ätherische Duftstoffe produzieren und absondern, oft charakteristisch geformt (Drüsenhaare usw.). Beispiel: Lavendel, Minze, Brennessel.
drüsig Mit Drüsen versehen. Drüsige Pflanzenteile sehen oft wie punktiert aus oder sind mit Drüsenhaaren bedeckt und fühlen sich klebrig an.

E

eiförmig Blattform, bei der die größte Breite näher beim Blattansatz ist.

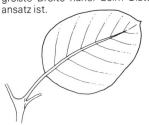

einfach Nicht zusammengesetzt; meist bei Blättern (nicht gefiedert oder gefingert) oder Stengeln (unverzweigt).
eingebürgert Nicht einheimische, wildwachsende Pflanze, die eingeschleppt oder eingeführt wurde, sich aus eigener Kraft vermehrt und fester Bestandteil der Flora geworden ist.
eingeschlechtig (monogam) Blüte, die nur männliche oder weibliche Geschlechtsorgane besitzt. Die fehlenden Geschlechtsorgane sitzen auf anderen Blüten. Sind männliche und weibliche Geschlechtsorgane auf derselben Blüte vereint, nennt man sie zwittrig.
einhäusig (monözisch) Pflanze, die eingeschlechtige männliche und weibliche Blüten auf demselben Sproß trägt. Beispiel: Haselstrauch.
einjährig Pflanze, deren Vegetationszyklus (Aufkeimung, Wachstum, Blüte, Samenreife, Tod) innerhalb eines Jahres abläuft.
Einkeimblättrige (Monokotyledonen) Klasse des Pflanzenreiches, die diejenigen Blütenpflanzen umfaßt, deren Samen nur 1 Keimblatt enthält. Beispiel: Gräser, Liliengewächse.
einsamig Frucht mit nur einem Samen.
elliptisch Von der Form einer Ellipse; in der Mitte am breitesten, nach oben und unten gleichmäßig abgerundet (Blätter).

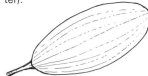

endständig Organ an der Spitze eines Stengels.

F

Fahne Oberes Kronblatt der Schmetterlingsblüte.

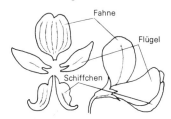

Familie Rangstufe im System der Pflanzen, der Gattung übergeordnet; nahe verwandte Gattungen werden zu einer Familie zusammengefaßt (Kreuzblütler, Lippenblütler, Kürbisgewächse).
faserig Faserreich, d. h. mit vielen langgezogenen mehr oder weniger verholzten Zellen. Beispiel: Nesselstengel. Wurzeln werden faserig genannt, wenn sie ein Büschel einfacher, wenig verzweigter Fäden bilden.

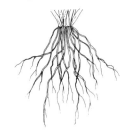

federig Nach Art einer Vogelfeder geteilt oder zerschlitzt. Früchte vieler Pflanzen sind mit federigen Anhängseln versehen.

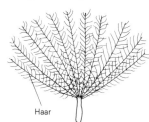

Federkrone (Haarkrone, Pappus) Aus feinen, mitunter gezähnten oder gefiederten Haaren bestehender Haarschopf an den Früchten, vor allem der Korbblütler; dient der Ausbreitung durch den Wind. Beispiel: Löwenzahn.

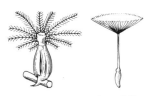

fertil Fruchtbar, also Blüten, Früchte und Samen bildend (Gegenteil: steril, unfruchtbar).
Fieder, Fiederblättchen Teil eines zusammengesetzten Blattes; Einzelblättchen eines gefiederten bzw. gefingerten Blattes (im Gegensatz zum Blatt trägt das Blättchen nie achselständige Knospen oder Sprosse).

fiederschnittig Die Blattspreite ist mehr oder weniger tief in fiederförmig angeordnete Abschnitte, aber nicht in völlig getrennte Blättchen geteilt. Beispiel: Viele Doldenblütler.
fiederspaltig Blatt, das durch paarig angeordnete, mäßig bis ziemlich tiefe Einschnitte aufgeteilt ist.
Bei **doppelt fiederspaltigen** Blättern sind die Fiedern 1. Ordnung fiederspaltig.
fiederteilig Blatt, das durch paarig angeordnete mehr oder weniger tiefe Einschnitte aufgeteilt ist (siehe auch kammförmig).
Bei **doppelt fiederteiligen** Blättern sind die Fieder 1. Ordnung fiederteilig. Beispiel: Rainfarn.

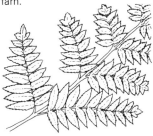

filzig Mit dichter, filzartiger Behaarung versehen.
Flachsprosse (Kladodien) Blattartig verbreiterte Sprosse, die die Aufgaben von Blättern erfüllen. Beispiel: Mäusedorn.

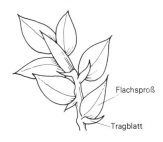

flaumhaarig Weich- und kurzhaarig.
Flügel a) Name der seitlichen Blütenblätter bei Schmetterlingsblütlern.

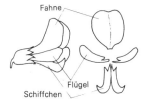

b) Dem Stengel oder Blattstiel entlang laufende Leisten; sie erscheinen wie eine Verlängerung der Blattspreite. Beispiel: Gemeiner Beinwell.

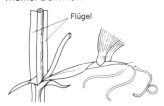

Flügelfrucht Trockenfrucht mit einem membranösen, flügelartigen Anhängsel. Beispiel: Früchte von Ahorn, Esche, Ulme.
freiblättrig Krone, bzw. Kelch- oder Blütenhülle, bei der die Kron- bzw. Kelch- oder Blütenblätter einzeln am Blütenboden angewachsen sind.
Frucht Teil der Pflanze, der durch Reifung aus der Blüte entsteht und die Samen enthält.
Fruchtblatt (Karpell) Blätter, die die Samenanlagen enthalten.
Fruchtboden Siehe Blütenboden.
Früchtchen Siehe Spaltfrucht, Nüßchen, Teilfrucht.
Fruchtklappen Bei Reife aufspringende Teile der Fruchtwand.
Fruchtknoten Von den Fruchtblättern gebildeter Raum, in dem die Samenanlagen sitzen.
Fruchtwand (Perikarp) Schale der Frucht, die in der Regel aus der Fruchtknotenwand, manchmal auch aus dem Blütenachsengewebe gebildet wird.

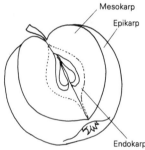

Beim Apfel z. B. setzt sich die Fruchtwand aus Epikarp, auch Exokarp (Schale), Mesokarp (Fruchtfleisch) und Endokarp (membranartige Umhüllung der Kerne) zusammen.

G

gabelig (dichotom) Nach Art einer Gabel verzweigt.

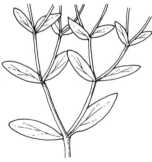

ganzrandig Blatt, dessen Ränder weder Zähnung noch Kerbung aufweisen.
Gattung Rangstufe im System der Pflanzen, der Familie unter-, der Art übergeordnet; nahe verwandte Arten sind unter dem Begriff Gattung zusammengefaßt.
geadert Farbige oder hervorragende Äderung bei einigen Blütenblättern. Beispiel: Schwarzes Bilsenkraut.

gebündelt a) Wurzel ohne zentrale Pfahlwurzel. b) Blütenstiele, die alle fast vom gleichen Punkt ausgehen.
Gefäßpflanzen Farne und Blütenpflanzen (Kormophyten). Diese Pflanzen besitzen Leitbündel mit echten Gefäßen, im Gegensatz zu den Thalluspflanzen (Thallophyten).
gefiedert Zusammengesetzte Blätter, die in selbständige Teilblättchen aufgegliedert sind, welche beidseits der Mittelrippe (Blattspindel) angeordnet sind. Beispiel: Viele Schmetterlingsblütler.
Bei **doppelt gefiederten** Blättern ist die Fiederung 1. Ordnung selbst wieder gefiedert und bringt wiederum Blättchen 2. Ordnung hervor.

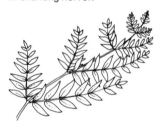

gefingert Ein zusammengesetztes Blatt, dessen Teilblättchen (Fiedern) von einem Punkt aus gehen.
Beispiel: Weiße Lupine, Roßkastanie. Fünfzählig gefingert ist z. B. das Blatt mancher Fingerkräuter, dreizählig gefingert das Blatt von Kleearten.

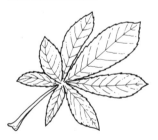

geflügelt Stiel oder Stengel mit flachen längslaufenden Leisten.
gefranst Am Rand in schmale Zipfel auslaufendes Blütenblatt.

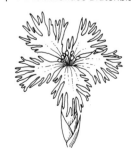

gefurcht Stiele mit kännelartiger Längsfurchung.

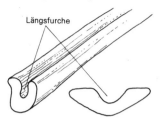

gegenständig Stellung zweier Organe, die einander gegenüberstehen.
gegliedert Mit Gliedern versehen, die zum Teil bei der Reife auseinanderfallen (siehe auch Glieder).

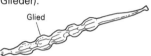

gekerbt Blattrand mit abgerundeten Vorsprüngen, zwischen denen spitze Einschnitte liegen. Beispiel: Sumpfdotterblume, Gundermann.
gelappt Durch Einschnitte in einzelne breite Lappen unterteiltes Blatt oder Blütenblatt.

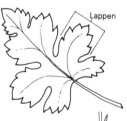

geöhrt Mit Öhrchen versehen; dies sind paarige Auswüchse am Grund der Blattspreite.
gereinigt Bei bestimmten Blüten müssen, für den Verkauf in der Apotheke, Stiel, Hochblätter und manchmal auch der Kelch entfernt werden.
gerieft Mit parallelen hervorspringenden Rippen versehen, die durch regelmäßige parallele Furchen voneinander getrennt sind. Beispiel: Früchte (auch Samen) vieler Doldenblütler, Meisterwurz.
gesägt Blattrand mit spitzen Zähnen, zwischen denen spitze Einschnitte liegen. Beispiel: Eberesche.
gespornt Mit einem Sporn versehen (siehe Sporn).

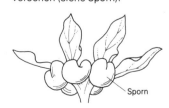

gestielt Mit Stiel versehen, vor allem bei Blättern und Blüten (Gegenteil: sitzend).
Gewebe Gruppe von beieinanderliegenden Zellen, die innige Verbände bilden und gemeinsame Aufgaben erfüllen.
gewimpert Wimpern tragendes Organ, meist Blattränder (siehe Wimpern).

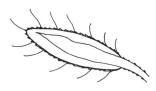

gezähnt, gezähnelt Blattrand mit spitzen Zähnen, zwischen denen gerundete Einbuchtungen liegen. Beispiel: Huflattich, Echter Steinklee.
Glieder Durch Einschnürungen gegliederte und manchmal abgetrennte Teile von Pflanzenorganen, z. B. bei Gliederfrüchten, die in einsamige Abschnitte zerfallen. Beispiel: Rettichschoten.
glockig Kelch- oder Blütenblätter in Form einer Glocke, aufrecht oder hängend. Nur verwachsenblättrige (gamopetale) Kelch- und Kronblätter können Glocken bilden. Beispiel: Gemeiner Beinwell, Tollkirsche.
Granne Borstenförmiger Fortsatz, z. B. an Spelzen der Gräser.
Griffel Oft faden- oder säulenförmige Verbindung zwischen Fruchtknoten und Narbe.
Griffelpolster Polsterartige oder ringförmige Anschwellung der Blütenachse, die Nektar absondert. Beispiel: Doldenblütler, Efeu.
grubig Von kleinen winkligen Grübchen übersäte Oberfläche. Beispiel: Mohnsame.
grundständig Am Grund des Stengels ansitzende Blätter.
Gummiharz Plastische und klebrige, zum großen Teil aus Zucker zusammengesetzte Substanz. Wird von Wunden einiger Bäume abgesondert. Beispiel: Pfirsichbaum, Kirschbaum, Kiefer.
Gynoeceum Gesamtheit der weiblichen Blütenteile.

H

Haar Schlauchartige einfache oder verzweigte, ein- oder mehrzellige Auswüchse der Oberhautzellen.

Haarkrone, Haarschopf (Pappus) Siehe Federkrone.
Halm Knotiger und hohler – mit Ausnahme an den Knoten – Stengel der Gräser. Beispiel: Getreide.
handförmig geteilt, handförmig geschnitten Blatt, dessen mehr oder weniger tiefe Einschnitte in Form einer Hand nach dem Grund der Spreite gerichtet sind, ihn aber nicht erreichen. Beispiel: Scharfer Hahnenfuß, Sanikel.

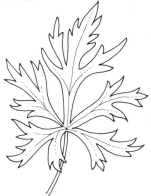

herablaufend Sitzende Blätter, deren Basis sich flügelartig am Stengel herabzieht. Beispiel: Kleinblütige Königskerze.

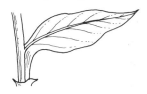

hinfällig Schnell verwelkende oder abfallende Kelch-, Kron- oder Laubblätter. Beispiel: Kronblätter mancher Nelkengewächse.
Hochblätter Meist kleine, einfach gestaltete Blätter zwischen Laubblättern und Blüten, die manchmal zur Bildung der Blütenhülle beitragen. Beispiel: Hüllblätter der Korbblütler und Doldenblütler.

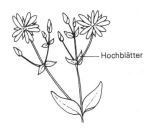

holzig (verholzt) Zellen und Gewebe, deren Zellwände Holzstoff (Lignin) enthalten, um sie widerstandsfähiger und undurchlässiger zu machen. Holzfasern sind meist abgestorbenes Gewebe.
Honigblüte Nektarbildende Blüte. Aus dem Nektar bereiten die Bienen den Honig auf.

Honigdrüsen (Nektarien) Meist am Grunde der Blütenblätter oder des Schlundes sitzende Drüsen, die Nektar absondern. Beispiel: Kirschbaum. Auch Blätter können Honigdrüsen aufweisen.

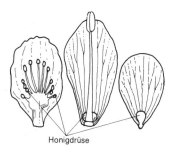

Honiglippe (Labellum) Unteres Perigonblatt der Orchideenblüte; es ist breit, oft verlängert und hängend, oft bunt gefärbt. Viele Orchideenarten werden an den Unterschieden der Honiglippe bestimmt.
Hüllblätter Siehe Hochblätter.
Hüllchen Gesamtheit der Hochblätter (Hüllchenblätter) an der Basis eines Döldchens in einer zusammengesetzten Dolde.

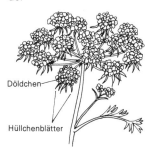

Hülle Gesamtheit der Hochblätter an der Basis einer Dolde.
Hüllspelze Deckblätter der Ährchen bei den Gräsern. Es sind umgewandelte, meist häutige Blätter. Zwei Hüllspelzen decken das Ährchen ganz oder teilweise. Die häufig mit Grannen versehenen Deckspelzen umhüllen jede einzelne Blüte des Ährchens.

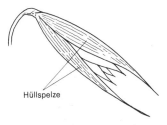

Hülse An zwei Nähten aufspringende Streufrucht. Beispiel: Schmetterlingsblütler oder Hülsenfrüchte.
Hybride Kreuzungsprodukt aus zwei verschiedenen Pflanzenarten gleicher oder verschiedener Gattung. Solche Kreuzungen sind selten fruchtbar und meist unbeständig.. Sind sie fertil, können daraus neue Arten entstehen.

WÖRTERBUCH DER BOTANIK

J

Jahrestrieb Innerhalb einer Vegetationsperiode gebildeter Trieb bei Bäumen und Sträuchern.

K

kahl Ohne Haare und Wimpern (Gegenteil: behaart, wollig, filzig).

Kallus Wundgewebe, das am Rand einer Wunde entsteht und die Wunde allmählich überwallt.

kammförmig In schmale Abschnitte gegliedert, wie die Zähne eines Kammes (bei Blättern).

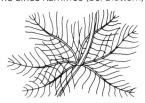

Kapsel Trockene Frucht mit einer Anzahl innerer Fächer, die sich öffnen, um die Samen freizusetzen, z. B. durch Löcher beim Mohn, durch Klappen bei der Gemeinen Akelei.

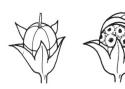

Karpell (Carpell) Siehe Fruchtblatt.

Karyopse Frucht der Gräser, bei der Samen und Fruchtwand miteinander verwachsen sind. Die Karyopse geht aus einem oberständigen Fruchtknoten hervor (im Gegensatz zur Achäne). Beispiel: Getreidekorn.

Kätzchen Hängender, aus eingeschlechtigen Blüten gebildeter, meist vergänglicher Blütenstand in Form einer einfachen Ähre. Beispiel: Männliche Kätzchen der Hasel, männliche und weibliche Kätzchen der Weide.

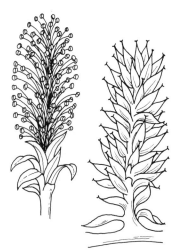

keilförmig Organ in Form eines Keiles, wie er zum Spalten von Holz verwendet wird.

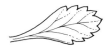

Keimblätter (Kotyledonen) Bereits im Samen angelegte erste Blätter, die bei der Keimung erscheinen. Sie sind oft Träger von Reservestoffen und daher unfähig, die Rolle echter Blätter zu übernehmen.

Keimling Pflanzenembryo, wie er im Samen enthalten ist, oder als kleines Pflänzchen nach der Keimung entsteht. Besteht aus Würzelchen, Stengelstück, 1 oder 2 Keimblättern und Knospe, mit oder ohne Reservestoffe, Nährstoffe.

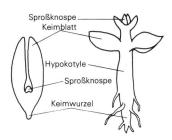

Kelch Äußerste, durch die Kelchblätter gebildete Blütenhülle.

Kern Der den Samen enthaltende Steinkern, der von der harten inneren Schicht der Fruchtwand gebildet wird. Beispiel: Steinobst (Kirsche, Pflaume) oder Same nach Entfernung der Samenschale.

Kernholz Sehr dichter und meist harter Holzteil im Zentrum eines Stammes.

Kiel Scharfkantige, längs verlaufende Erhebung, z. B. bei Samen, Blättern oder Früchten.

Klausenfrucht In 4 nüßchenartige Teilfrüchte zerfallende Frucht. Beispiel: Lippenblütler.

kletternd An festen Gegenständen mit Hilfe von Ranken, Klimmhaaren oder Haftscheiben emporwachsender Stengel.

Knäuel Blütenstand, zusammengesetzt aus sitzenden Blüten, die eine Kugel bilden. Beispiel: Quendelseide.

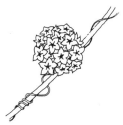

Knolle Unterirdische Verdickung eines Sprosses (Kartoffel) oder einer Wurzel (Dahlie) zur Nährstoffspeicherung.

Knöllchen tragend Kleine Wurzelknollen der Hülsenfrüchte (Schmetterlingsblütler), die Knöllchenbakterien enthalten, welche zur Verarbeitung des Luftstickstoffes befähigt sind.

Knospe Embryonale Anlage eines Blatt- oder Blütentriebes für das folgende Jahr. Schützende Schuppen, ein Filz- oder Wachsüberzug helfen der Knospe, den Winter schadlos zu überstehen.

Knoten Ringförmige Stengelverdickung an der Blattansatzstelle. Beispiel: Gräser.

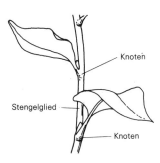

Kolbenblüte Blütenform, bei der der Kolben von einer grünen oder farbigen Hülle der Blütenscheide (Spatha) umgeben ist. Beispiel: Gefleckter Aronstab.

Konzeptakel Einsenkung im Thallus bei einigen Algen (Blasentang), in der die männlichen und weiblichen Geschlechtsorgane vereinigt sind.

Köpfchen Blütenstand, bei dem die Blüten auf einer Verdickung des Blütenstieles sitzen. Beispiel: Alle Körbchenblütler.

Körbchen Siehe Köpfchen.

Korkwarzen (Lentizelle) Kleine Öffnung in der Korkschicht vieler Bäume zur Luftzirkulation. Gut sichtbar bei der Birke.

körnig Organ mit Auswüchsen in Form kleiner Körner. Beispiel: Viele Steinbrecharten.

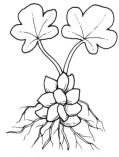

krautig Dem Aussehen und der Konsistenz nach ein Kraut mit geschmeidigem, aus Zellulose bestehendem Aufbau (Gegenteil: holzig, verholzt).

kriechend Stengel, der auf der Erdoberfläche kriecht und sich nicht erhebt.

Kronblatt Teil der Blütenhülle. Neben der Schutzfunktion spielen die Kronblätter eine indirekte Rolle bei der Bestäubung, indem sie die Insekten durch ihre Farben und ihren Nektar anlocken.

kronblattähnlich (petaloid) Kelchblatt, das in Form und Farbe

einem Kronblatt ähnelt. Beispiel: Schwertlilie.
kronblattlos Blüte ohne Kronblätter, vor allem bei windbestäubten Pflanzen.

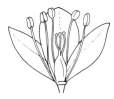

kronblättrig, getrenntblättrig (dialypetal) Nicht miteinander verwachsene Kronblätter.
Krönchen Kreis von Anhängseln am Schlund von verwachsenkronblättrigen Blüten.
Krone Besteht aus einzelnen oder verwachsenen Kronblättern, bildet den inneren Kreis einer doppelten Blütenhülle.
Kronröhre Bei den verwachsenblumenblättrigen Pflanzen (Gamopetalen) sind die Blütenblätter an ihrer Basis verwachsen, um eine geschlossene oder teilweise geschlossene Röhre zu bilden.

L

länglich Blattform, länger als breit, an den Enden abgerundet.

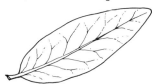

lanzettlich Blattform, die lanzenförmig, an beiden Enden zugespitzt und im Mittelteil breiter ist. Beispiel: Spitzwegerichblatt.

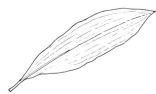

Lappen Durch Einschnitte begrenzter Teil eines Blattes.
leierförmig Gelapptes Blatt mit vergrößertem Endlappen. Beispiel: Rainkohl.

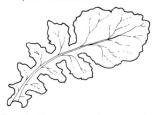

lineal Organ, meistens ein Blatt, das länger als breit ist und

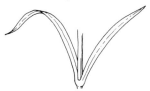

nahezu parallele Blattränder aufweist. Beispiel: Grasblätter.
lippenförmig Der Saum von Kelch- oder Blütenkrone kann in eine Ober- und in eine Unterlippe geteilt sein.

M

männlich Blüte, die nur Staubblätter aufweist. Beispiel: Kätzchen der Hasel.
membranös Häutig.
Milchsaft (Latex) Flüssigkeit aus einer Lösung von Ausscheidungsstoffen (Gummi, Zucker, Eiweiß), in der fein verteilte Fetttröpfchen und Kautschukkörnchen schweben. Im weiteren Sinne Saft, den viele Pflanzen bei Verletzungen ausscheiden und der beim Eintrocknen einen Verschluß bildet. Beispiel: Gummibaum, Feigenbaum, Schwalbenwurz.

N

Nacktsamer (Gymnospermen) Blütenpflanzen, bei denen der Same nicht in einen Fruchtknoten eingeschlossen, sondern nackt auf einer Schuppe oder einem Fruchtblatt liegt. Beispiel: Nadelhölzer.
Nadel Blatt der Nadelhölzer (Koniferen). Beispiel: Tanne, Fichte, Kiefer.
Narbe Oberster Teil des Stempels, oft kopfig verdickt, drüsigklebrig oder pinsel-federförmig, damit die Pollenkörner besser haften und keimen können.

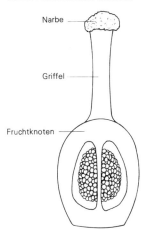

Nebenblätter Meist kleine, sitzende Anhängsel, die sich paarweise am Blattansatz vieler Pflanzen entwickeln. In einigen Fällen sind die Nebenblätter größer als das dazugehörige Blatt. Beispiel: Erbse.

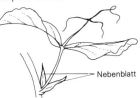

Nektar Zuckerhaltiger Saft, der von bestimmten Pflanzenteilen,

vor allem in der Blüte, abgesondert und von den Insekten aufgenommen wird.
Nektarien Siehe Honigdrüsen.
netzaderig Blattoberfläche mit netzförmig verzweigten Blattrippen.

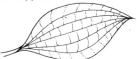

niederliegend Stengel oder Sproß, der sich auf dem Boden ausbreitet, ohne daß sich die Stengel bewurzeln.
nierenförmig Organ oder Blatt in Form einer Niere. Beispiel: Bohnensamen.

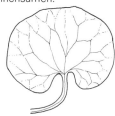

Nüßchen Trockene Frucht, die sich nicht spontan öffnet. Beispiel: Nuß.

O

oberständig Fruchtknoten, der am Ende der Blütenachse über den anderen Blütenteilen steht (Gegenteil: unterständig).

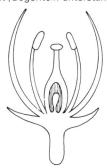

Ochrea Stengelumfassende Röhre, die durch Verwachsung von Nebenblättern entstanden ist. Typisches Merkmal der Knöterichgewächse. Beispiel: Vogelknöterich.

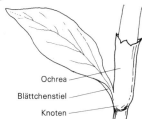

Okulierschildchen Knospe mit kleinem anhängenden, schildförmigen Rindenstück zum Veredeln von Pflanzen beim Obstbau. Manch-

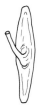

mal wird auch etwas Holz mitgeschnitten.
oval Siehe eiförmig.

P

paarig gefiedert Gefiedertes Blatt mit gegenständigen (paarigen) Blättchen ohne Endblättchen (Gegenteil: unpaarig gefiedert, mit Endblättchen).

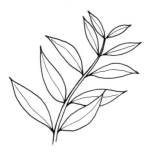

paarweise Zu zweien nebeneinander stehende Organe, z. B. Blüten.

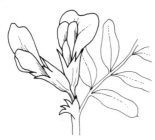

Papillen Kegelförmige Vorbiegungen oder Ausstülpungen auf der Oberfläche eines Organes.
Parenchym Pflanzliches Gewebe aus lebenden Zellen mit zellulosehaltigen Zellwänden. Beispiel: Chlorophyllgewebe der Blätter.
Pfahlwurzel Wurzel mit zentralem, gut entwickeltem Längstrieb.
Pollen Siehe Blütenstaub.
Pollinien Die miteinander verklebten, eine gestielte Keule bildenden Blütenstaubkörner. Beispiel: Orchideen.

Q

Quirl Siehe Wirtel.

R

Rand Begrenzung eines Organes. Verläuft der Rand durch eine Fortsetzung der Blattspreite längs des Blattstieles, wird er Flügel genannt. Einige Früchtchen, wie die des Ahorns, sind von einem solchen geflügelten Rand umgeben, der dem Wind bei der Verbreitung als Angriffsfläche dient.
Ranke Umgewandelte Stengel oder fadenförmige Verlängerung der Hauptblattrippe, die sich um eine Stütze winden können. Kletternde Stengel, die nicht selbstwindend oder mit Stacheln bewehrt sind, können sich somit befestigen.

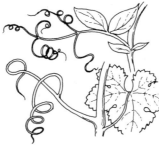

regelmäßig Blüten, die sich durch mehrere Symmetrieebenen in je zwei spiegelbildlich gleiche Hälften teilen lassen. Kelch- und Kronblätter sind untereinander gleich und nach allen Seiten um die Blütenachse angeordnet. Beispiel: Apfelblüte.
Rhizom Siehe Wurzelstock.
Rinde Schutzüberzug von Wurzel, Stamm, Stengel und Zweigen. Junge Rinde ist lebendes Gewebe; später verwandeln sich Teile davon in Holz oder Kork und sterben ab.
Rippen a) Stützende Teile der Blattspreite, welche die Gefäßstränge enthalten; b) erhabene Linien an Samen; verlaufen sie parallel, nennt man sie Striemen. Beispiel: Viele Samen von Doldenblütlern.
Rispe Großer, lockerer, stark verzweigter Blütenstand. Beispiel: Rispengräser.
Röhrenblüte Röhrenförmige Blüten im Innern der Körbchen von Korbblütlern, im Gegensatz zu den sich am Rand befindlichen Zungenblüten.
Rosette Anordnung der Blätter an der Basis des Sprosses. Vorkommen bei stengellosen Pflanzen und solchen mit Stengel und Stengelblättern. Beispiel: Hirtentäschelkraut.

S

Saft In der Pflanze auf- und absteigende Nährlösung. Man unterscheidet a) Nährsalzlösung, die aus Wasser und gelösten Mineralsalzen besteht und von den Wurzeln zu den Blättern aufsteigt; b) Nährstofflösung, die aus der Photosynthese mit Hilfe des Chlorophylls entstanden ist und von den Blättern zu den Wachstumsstellen transportiert wird.
Same (Kern) Entsteht nach der Befruchtung aus der Samenanlage bei den Blütenpflanzen. Er enthält den Keimling oder Embryo, mit Würzelchen, Stengelstück und 1 oder 2 Keimblättern mit Reserve-Nährstoffen.
Samenanlage Umfaßt die weiblichen Geschlechtszellen, die im Fruchtknoten eingeschlossen sind. Sie entwickelt sich nach der Befruchtung zum Samen.
Samenfach Abteil des Innenraumes eines Fruchtknotens oder einer Frucht. Wenn keine Trennwände vorhanden sind, spricht man von einem einfächerigen, wenn Trennwände vorhanden sind, von einem mehrfächerigen Fruchtknoten.

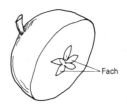

Samenpflanzen (Phanerogamen) Blüten und Samen bildende Pflanzenarten; bilden eine Abteilung des Pflanzenreiches. Beispiel: Alle ein- und zweikeimblättrigen Blütenpflanzen (z. B. Rosen, Gräser) und Nadelbäume.
Saugwarzen (Haustorien) Befestigungs- und Ernährungsorgane einiger Schmarotzerpflanzen.
Saugwurzeln Aus den Saugwarzen gehen Saugwurzeln hervor, die in den Wirt eindringen und ihm organische Nährstoffe entziehen. Beispiel: Quendelseide.
Schaft Blattloser, blütentragender, sich aus einer Blattrosette erhebender Stengel. Beispiel: Primeln.

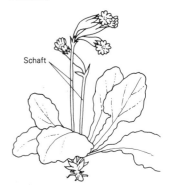

scheidenförmig Siehe Blattscheide.
Scheidewand Membranöse Trennwand (Septum), die das Innere einer Frucht in Fächer trennt. Scheidewände sind entweder komplett oder unvollständig, je nachdem, ob sie die ganze Höhe der Frucht einnehmen. Beispiel: Mohn.
Scheindolde Siehe Doldentraube.
Schiffchen Die zwei kahnförmig miteinander verwachsenen unteren Blütenblätter der Schmetterlingsblütler. Beispiel: Gemeiner Hornklee.

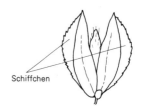

schildförmig Blatt in der Form eines Schildes, mit Stielansatz nahe der Blattmitte.

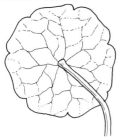

Schleier (Indusium) Membran, die die Sporangienhäufchen (Sori) der Farnkräuter bedeckt. Die sehr vielgestaltige Befestigungsart des Schleiers dient als Erkennungsmerkmal beim Bestimmen von Farnen.

Schließfrucht Trockenfrucht, die sich bei Reife nicht von selbst öffnet und geschlossen abfällt.

Schlund Eingang einer verwachsenblättrigen Krone oder eines verwachsenblättrigen Kelches.

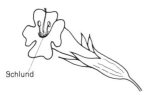

Schlundring Siehe Krönchen.

Schmetterlingsblüte Blüte, deren Blütenblätter in Form und Anordnung einem Schmetterling ähneln. Sie bestehen aus Fahne, Flügel und Schiffchen. Beispiel: Schmetterlingsblütler (Erbse, Gartenbohne, Robinie, Gemeiner Hornklee).

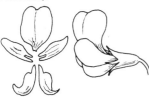

Schnabel Sterile Spitze gewisser Samen.

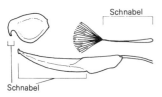

Schößling Junger Stengel, der dem Wurzelstock entspringt und dessen oberirdische Teile im Herbst absterben. Beispiel: Spargel.

Schote Trockenfrucht mit Scheidewand, die bestehen bleibt, wenn sich die Frucht mit zwei Klappen öffnet. Beispiel: Früchte der Kreuzblütler.

Schötchen Kleine Schote, die höchstens dreimal so lang wie breit ist.

Schraubel Zymöser Blütenstand, dessen jeweilige, mit einer Blüte endende Hauptachse sich nur nach einer Seite verzweigt. Beispiel: Gemeiner Beinwell.

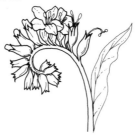

schrotsägeförmig Blatt mit grob gezähnten, nach der Basis gewendeten Zipfeln (Abschnitt). Beispiel: Löwenzahn.

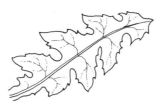

Schuppen Meist umgewandelte, in der Entwicklung zurückgebliebene, häutige bis derbe, selten grüne Blätter, die Schutzfunktionen erfüllen. Beispiel: Knospenschuppen, Zwiebelschuppen oder Schuppen der Zapfen von Nadelhölzern.

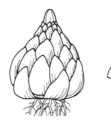

schwielig Mit Schwielen bedeckt, d. h. mit örtlichen Anschwellungen, die voneinander durch Eindellungen getrennt sind.

sitzend Blätter oder Blüten ohne Stiel werden sitzend genannt. Oft werden Blätter oder Blüten durch deren fast unsichtbaren Stiel scheinbar stiellos (subsessil).

Spaltfrucht Mehrsamige Schließfrucht, die bei Reife in meist einsamige Teilfrüchtchen zerfällt. Beispiel: Doldenblütler, Ahorn.

spaltfrüchtig Pflanze mit Trockenfrüchten, die sich bei der Reife in mehrere Teilfrüchte teilen.

spatelförmig Blatt, das an der Spitze breiter ist als an der Basis.

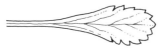

spindelförmig In der Form einer Spindel, in der Mitte verdickt, an beiden Enden zugespitzt.

spitzig Mit Spitze versehen.

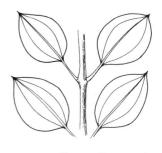

spontan Ohne Zutun des Menschen wachsend, nicht absichtlich eingeführt, gepflanzt oder kultiviert; wildwachsend.

Sporangien Sporenbehälter, die, in Gruppen angeordnet, die Sporangienhäufchen (Sori) bilden; sie sind, durch einen Schleier verdeckt, auf der Unterseite der Farnwedel sichtbar und dienen der Fortpflanzung der Farnkräuter.

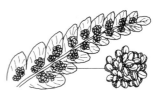

Spore Anfangsstadium der Entwicklung bei den Gefäßkryptogamen. Selber ungeschlechtlich, keimt die Spore zu einem Vorkeim (Prothallium) aus, auf dem sich die männlichen und weiblichen Gameten entwickeln und befruchten.

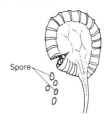

Sporenbehälter Siehe Sporangien.

Sporenfrucht Siehe Zystokarp.

Sporenpflanze Pflanzen, die sich mittels Sporen vermehren.

Sporn Hohles, kegel- bis schlauchförmiges Anhängsel von Kelch- oder Kronblättern. Beispiel: Märzveilchen, Gemeine Akelei, Feldrittersporn.

Spreublätter Stark reduzierte, schuppen- bis borstenförmige Deckblätter der Einzelblüten in den Körbchen von Korbblütlern. Beispiel: Sonnenblume.

Springfrucht (Streufrucht) Frucht, bei der die Fruchtwand bei der Reife aufspringt.

Sproßspitzen (Triebe) Spitze des Sprosses. Ausgezeichnet durch intensive Zellteilung und die Anlage der Blätter und Seitenzweige.

Stachel Scharfe und stechende Erhebung, die sich hauptsächlich auf der Oberfläche von Sten-

geln entwickelt und ziemlich leicht ablösbar ist, im Gegensatz zum Dorn, der im Holzteil entsteht und viel widerstandsfähiger ist. Beispiel: Rosen, Brombeeren.
stachelspitzig Organ, das kleine, fast unsichtbare Stachelspitzchen trägt. Beispiel: Teilblättchen des Honigklees.

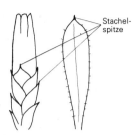

Stachelzahn Etwas stechende, spitze Zähne am Blattrand.
Staminodien Umgewandelte, unfruchtbare, mannigfaltig geformte Staubblätter ohne Blütenstaub.
Staubbeutel (Antheren) Verdicktes Ende der Staubfäden. Der Staubbeutel enthält die Keimzellen der Pollenkörner, die ihrerseits zu männlichen Gameten werden. Er ist innen in vier Pollensäcke aufgeteilt, die durch Zusammenschluß zwei Staubbeutel bilden.
Staubblätter Männliche Vermehrungsorgane der Blütenpflanzen, die den Blütenstaub erzeugen; sie bestehen aus einem meist dünnen Staubfaden und den Staubbeuteln.
Staubfaden Stielchen des Staubblattes, das den Staubbeutel trägt.
Steckling Zweig oder Ast, der sich bewurzelt, wenn man ihn ins Erdreich steckt, und so zu einer neuen Pflanze heranwächst. Beispiel: Weidenrute.
Steinfrucht Fleischige Frucht, deren Samen (Kern) in einer stark verholzten Schale eingeschlossen sind. Beispiel: Pfirsich, Mandel, Kirsche.
Stempel Gesamtheit der weiblichen Vermehrungsorgane einer Blüte. Er besteht aus Fruchtknoten, Griffel und Narbe.
Stengel Oberirdischer Teil der Pflanze, der Blätter und Blüten trägt.
stengellos Oberirdischer Stengel fehlt; die Blätter entspringen meist direkt über dem Boden, nur die Blütenstiele können sich darüber erheben. Eine stengellose Pflanze kann jedoch einen unterirdischen Stengel besitzen. Beispiel: Löwenzahn, Silberdistel.
stengelständig Am Stengel wachsende Blätter, im Gegensatz zu grundständigen Rosettenblättern.
stengelumfassend Blätter, deren Blattspreite oder Blattstiel den Stengel am Blattansatz umfassen. Beispiel: Waldgeißblatt.

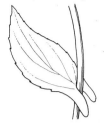

Strahlen Strahlenförmig angeordnete Blütenstiele (Strahlen 1. und 2. Ordnung der Doldenblütler).
Strahlenblüten (Zungenblüten) Randblüten der Korbblütler, die wie Strahlen nach allen Seiten gerichtet sind (Gegenteil: zentrale Röhrenblüten).
Strauch Von der Basis an verzweigte, oft mehrere Meter hohe Holzgewächse. Beispiel: Blasenstrauch, Buchsbaum, Liguster.
Streufrucht Siehe Springfrucht.
stumpf Blattform, bei der das Blattende ungefähr ebenso breit ist wie die Blattbasis (Gegenteil: spitzig oder zugespitzt).

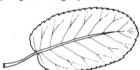

sub Lateinische Vorsilbe, bedeutet beinahe oder ein wenig. Beispiel: subsessil (beinahe sitzend, d. h. fast ohne Stiel).
subspontan Eine Pflanze, die sich ohne menschliches Zutun, von einer Kultur ausgehend, in der Umgebung verbreitet. Bei Aufgabe dieser Kultur erlischt die Pflanze auch in der Umgebung.

T

Teilfrucht (Mericarp) Frucht der Doldenblütler, die aus zwei einsamigen Fruchtblättern entstanden ist (siehe Spaltfrucht). Beispiel: Wilder Fenchel.

Thallus Vegetatives Gewebe der Algen, Pilze und Flechten, mit der Funktion von Stengeln und Blättern. Man kann bei diesen Pflanzen keine Gliederung in Wurzel, Stengel und Blätter unterscheiden, auch bestehen keine Leitgefäße.
Traube Blütenstand, bei dem die Einzelblüten mit einem kurzen Blütenstiel längs der Hauptachse angebracht sind.
Triebe Siehe Sproßspitzen.
Trugdolde Doldenartiger Blütenstand mit symmetrischer Verzweigung der Blütenstandstiele.

U

überdauernd Kelch, der nach Abfall der Blüte auf der Pflanze sitzenbleibt (Gegenteil: hinfällig).
unpaarig gefiedert Blatt mit einer ungeraden Zahl von Teilblättchen; der Blattstiel trägt auf seiner ganzen Länge einander gegenüberstehende Blättchen und an seiner Spitze ein Endblättchen (Gegenteil: paarig gefiedert, ohne Endblättchen). Beispiel: Esche, Robinie.

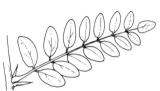

unregelmäßig Blüte, bei der die Blätter eines und desselben Kreises von ungleicher Größe und Gestalt sind. Beispiel: Blüten der Schmetterlingsblütler und Orchideen.
unterbrochen gefiedert Abwechselnd kleine und große Fiederblättchen. Beispiel: Gänsefingerkraut.
unterständig Blüte, bei der Blütenhülle und Staubgefäße auf dem oberen Rand des Blütenbechers entspringen, der mit dem Fruchtknoten verwachsen ist. Beispiel: Korbblütler, Doldenblütler.

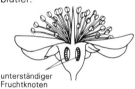

unterständiger Fruchtknoten

V

verholzt Siehe holzig.
verkehrt eiförmig Form eines ovalen Blattes, dessen Spitzenteil deutlich breiter ist als die Basis.

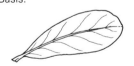

verwachsen Läßt sich nicht von Nachbarorganen trennen. Bezieht sich speziell auf Fruchtknoten gewisser Pflanzen, die in eine Stengelverdickung versenkt sind. Beispiele: Wildrose, Mispel.
verwachsenblättrig Blütenhülle, bei der die Kron- oder Kelchblätter zumindest am Grunde miteinander verwachsen sind.
verwachsenkelchblättrig (gamosephal) Kelchblätter, die mehr oder weniger miteinander verwachsen sind.
verwachsenstammblättrig (diadelphisch) Staubblätter einer Blüte, die zu 2 Bündeln oder auch alle bis auf ein freistehendes miteinander verbunden sind.

verwachsenstaubblättrig (synantherisch) Pflanzen, deren Staubfäden miteinander verwachsen sind und so eine Röhre bilden. Beispiel: Korbblütler.
vierkantig Stengel oder Stiel mit vier scharfen Kanten. Beispiel: Viele Lippenblütler, darunter Weiße Taubnessel und Echter Salbei.
Vorblätter Kleine Hochblätter an gewissen Blütenstielen. Beispiel: Einige Korbblütler.

W

Wachsschicht Wachsartiger, bläulicher, leicht verletzbarer Überzug auf der Oberhaut eines Organes, hauptsächlich von Früchten. Mit Wachsschicht überzogene Früchte zeugen von ihrer ungestörten Lagerung. Sie enthält hervorragende Fermente für Verdauung und Gärung.
Wasser- oder Schwimmblätter Häufig schmale, lange, fadenförmige Blätter mit fast parallelen Blatträndern. Beispiel: Viele Wasserpflanzen.

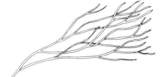

wechselständig Auf verschiedener Höhe angeordnete einzeln stehende Blätter am Stengel (Gegenteil: gegenständig).
Wedel Die großen gefiederten Blätter der Farne und Palmen.

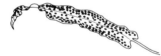

Wickel Trauben- bis ährenähnlicher Blütenstand mit Blüten in 2 Reihen, dessen Achse eine Scheinachse ist.
Wimpern Aus mehreren Zellen bestehende, wie Augenwimpern angeordnete Haare am Rand eines Organes. Beispiel: Rundblättriger Sonnentau.
windend Stengel, der, sich um seine Stütze windend, in die Höhe wächst.
Wirtel Gesamtheit von mehr als zwei Laubblättern oder Blütenstielen, die in gleicher Höhe radspeichenförmig dem Stengel entwachsen. Beispiel: Labkräuter, Waldmeister.

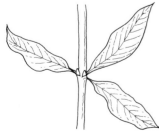

Wurzel Unterirdisches Organ der Pflanze zur Verankerung im Erdreich und zur Nährstoffversorgung.
Würzelchen Embryonale Anlage der Wurzel beim Keimling. Diese verschwindet oft beim Austreiben der späteren Wurzeln.
Wurzelhaare Schlauchförmige Auswüchse der Wurzelhautzellen zur Nährstoff- und Wasseraufnahme.
Wurzelsprosse Sprosse, die sich aus Wurzelknospen entwickeln.
Wurzelstock (Rhizom) Unterirdischer Teil der Sprosse lebender Pflanzen. Dem Stock entsprießen oft Ableger (Stockausschläge), die das Überleben der Pflanze sicherstellen, wenn der Stamm abstirbt. Beispiel: Viele Laubbäume.
wurzeltreibend Niederliegende Stengel können Sekundärwurzeln treiben. Beispiel: Brombeere.

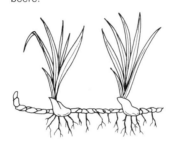

Z

Zapfen Stark umgebildete Sprosse mit mehr oder weniger vielen verholzten Deckschuppen, in deren Achseln Fruchtschuppen je 2 nackte Samenanlagen tragen; diese entwickeln sich zu nußartigen, oft geflügelten Samen.

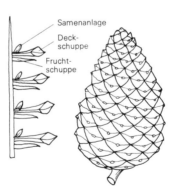

zugespitzt Pflanzenteil, der plötzlich in einer beweglichen und ausgezogenen Spitze endet. Beispiel: Blatt der Feldulme.

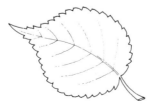

Zungenblüten Siehe Strahlenblüten.
zusammengesetzt Gefiederte oder gefingerte, aus Einzelblättchen zusammengesetzte Blätter. Beispiel: Robinie.
zweihäusig (diözisch) Männliche und weibliche Blüten auf verschiedenen Pflanzen. Die Befruchtung kann mit Hilfe des Windes oder der Insekten geschehen. Beispiel: Weiden.
zweijährig Pflanze, die normalerweise 2 Jahre zur Vollendung ihres Vegetationszyklus braucht. 1. Jahr: Keimung und Wachstum; 2. Jahr: Fruchtreife und Tod. Beispiel: Karotte.
Zweikeimblättrige (Dikotyledonen) Alle Blütenpflanzen, deren Keimlinge 2 Keimblätter besitzen. Die Mehrzahl der Blütenpflanzen gehört dieser Klasse an.

zweispaltig Durch einen Spalt mehr oder weniger tief geteilt, vor allem bei Kronblättern. Beispiel: Viele Nelkengewächse, wie Hornkraut und Sternmiere.

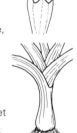

zweizeilig Organe, die regelmäßig beidseitig einer Achse angeordnet sind. Beispiel: Zweizeilige Gerste.
Zwiebel Unterirdischer Stengel, angeschwollen und gefüllt mit Reservenährstoffen. Beispiel: Knoblauch, Tulpe.
zwittrig (hermaphroditisch) Blüte mit männlichen und weiblichen Vermehrungsorganen.
zygomorph (dorsiventral) Blüten mit nur einer Symmetrieebene (z. B. Lippenblütler, Schmetterlingsblütler); rechte und linke Blütenhälfte sind spiegelbildlich gleich.
Zymen Blütenstände, bei denen die Hauptachse kurz und einblütig bleibt; alle weiteren Blüten entwickeln sich jeweils als Endblüten an Seitenachsen, die wieder einblütig sind, aber die Hauptachse oft überragen. Dieser Hergang wiederholt sich viele Male. Je nach der Zahl der Seitenachsen, die sich jeweils entwickeln, spricht man von einem Monochasium (1 Seitenast), einem Dichasium (2 gegenständige Seitenäste) oder von einem Pleiochasium (mehr als 2 Seitenäste). Monochasiale Zymen sind Wickel und Schraubel. Die scheinbar durchgehenden Achsen dieser Blütenstände sind in Wirklichkeit keine echten Hauptachsen, sondern aus vielen Stücken von Seitenachsen zusammengesetzte Scheinachsen (Sympodien).
Zystokarp (Sporenfrucht) Blasenförmiger Sporenbehälter der Rotalgen. Er entsteht durch die Entwicklung eines Eis.
Zytoplasma Lebende Substanz im Innern der Zellmembran mit Ausnahme des Zellkerns.

Register

Auf diesen Seiten sind die im Kapitel «Illustrierter Führer durch die Welt der Pflanzen» erwähnten deutschen und lateinischen *(kursiv)* Pflanzennamen aufgeführt. Halbfett gedruckte Seitenzahlen bedeuten, daß die Pflanze auf dieser Seite ausführlich beschrieben, mager gedruckte, daß sie dort erwähnt ist.

A

Abbißkraut **270**
Abies alba **291**
Abrus precatorius 337
Absinth **292**
Acacia catechu **355**
Acacia dealbata **355**
Acanthus mollis **44**
Achillea millefolium **230**
Achillea moschata 81
Achillea ptarmica **230**
Achilleskraut **230**
Ackergauchheil **345**
Ackermennig **206**
Ackerminze **190**
Ackerringelblume **328**
Ackerrittersporn **95**
Ackersalat **311**
Ackerschachtelhalm **43**, 112
Ackerstiefmütterchen **259**
Ackerwinde **303**
Aconitum napellus 337, **338**, 340
Acorus calamus **144**
Actaea spicata **342**
Adiantum capillus-veneris **104**
Adonis vernalis **345**
Adventsstern 337, 341, **347**
Aesculus hippocastanum **220**
Aethusa cynapium **194**, 345
Agrimonia eupatoria **206**, 284
Agropyronm repens **213**, 346
Ajuga genevensis 118
Ajuga reptans **118**
Akanthus **44**
Akazie, Echte **355**
Akazie, Falsche **218**, 337, 343
Akelei, Gemeine **45**
Alant, Echter **46**
Alchemilla vulgaris **105**
Alliaria petiolata **155**
Allium ampeloprasum 318
Allium ascalonicum 336
Allium cepa **336**, 334
Allium fistulosum **334**
Allium porrum **318**
Allium sativum **316**, 335
Allium schoenoprasum **330**
Alnus glutinosa **240**
Aloë 333
Aloe ferox 333, **354**
Aloysia triphylla **335**
Alpenfettkraut **100**
Alraunwurzel **344**, 352
Alsidium helminthochorton **301**
Althaea officinalis **83**
Amaryllis **340**
Ammi majus **157**
Ammi visnaga **157**
Ampfer, Stumpfblättriger **47**, 274
Amygdalus communis **320**
Anagallis arvense **345**

Ananas **349**
Ananas sativus **349**
Anchusa officinalis **205**
Andorn, Gemeiner **48**
Andorn, Schwarzer **241**
Anemone **249**
Anemone nemorosa **345**
Anethum graveolens **77**
Angelica archangelica **85**
Angelica sylvestris **85**
Anis 63, 295, **306**, 322
Antennaria dioica **149**
Anthriscus cerefolium **311**, 345
Anthriscus silvestris **346**
Anthyllis vulneraria **299**
Apfel, Armenischer 306
Apfelbaum **193**, 306
Apfelsine **323**
Apium graveolens **245**
Apium graveolens var. *dulce* **330**, 346
Apium graveolens var. *rapaceum* **330**, 346
Aprikosenbaum **306**, 337
Aprilglocke **340**
Aquilegia vulgaris **45**
Arachis hypogaea **351**
Arbutus unedo **87**
Arctium lappa **153**
Arctostaphylos uva-ursi **55**
Aristolochia clematitis **207**
Armeniacum malum 306
Armoracia rusticana **321**
Arnica montana **49**
Arnika **49**
Aronstab, Gefleckter 340, 341, **343**
Artemisia 81
Artemisia abrotanum **309**
Artemisa absinthium **292**, 344
Artemisia cina **261**
Artemisia dranunculus **310**
Artemisia genipi 81
Artemisia glacialis 81
Artemisia maritima **261**
Artemisia mutellina 81
Artemisia vulgaris **56**
Artischocke 125, 247, 257, **307**
Artischocke, Wilde **183**
Arum maculatum 340, 341, **343**
Arzneibaldrian **50**
Arzneischlüsselblume **233**
Asarum europaeum **123**
Asparagus acutifolius **331**
Asparagus officinalis **331**, 340
Aspe **90**
Aster **346**
Astragalus gummifer **353**
Atriplex hortensis **312**
Atropa belladonna **338**, 340, 337
Attich **51**, 332
Aubérgine **307**
Augentrost **52**
Avena fatua **329**

Avena sativa **329**
Avocadobirne **349**

B

Bachbunge **53**
Bachehrenpreis **53**
Baldrian, Gebräuch-
licher **50**, 148, 311
Baldrian, Gemeiner **50**
Ballota nigra **241**
Balsamkraut **307**
Bananenbaum **349**
Barbarakraut, Gewöhnliches **54**
Barbarea vulgaris **54**
Barbenkraut, Echtes **54**
Bärenklau **293**
Bärentraube, Immergrüne **55**, 238
Basilienkraut **308**
Basilikum **308**
Baumwolle 73, **350**
Beifuß **310**, 346
Beifuß, Bitterer **292**
Beifuß, Gemeiner **56**, 301
Beinwell, Gemeiner **57**, 205
Beinwurz **57**
Beißkohl **320**
Bellis perennis **107**
Benedicta **58**
Benediktenkraut **58**, 204
Benediktinerdistel **58**
Benzoëbaum **350**
Berberis vulgaris **228**
Berberitze **228**
Bergamotte **308**
Bergamottzitrone **308**
Bergenia cordifolia **156**
Bergflockenblume **161**
Bergkalaminthe **297**
Bergmelisse **277**
Bergminze, Echte **277**
Bergthymian **277**
Bergulme **97**
Bergwohlverleih **49**
Berufkraut, Kanadisches **59**
Besenginster **60**, 341
Besenheide **126**
Besenpfriem **60**
Besenrauke **61**
Beta maritima 320
Beta vulgaris var. *cicla* **320**
Beta vulgaris var. *conditiva* **328**
Betonie **62**
Betula pendula **121**
Betula pubescens 121
Bibernelle **296**
Bibernelle, Große **63**
Bibernelle, Kleine **63**
Bickbeere **127**
Bienensaug **139**
Bilsenkraut, Schwarzes **339**, 348

REGISTER

Bingelkraut, Ausdauerndes 64,
312
Bingelkraut, Einjähriges 64
Birke 121, 240, 346
Birnbaum **308**
Bitterdistel 58
Bitterklee **101**
Bittermandel 320, 337
Bitterorange **323**
Bittersüß **201**, 340
Bitterwurz 86
Blasenkirsche **143**
Blasenstrauch 65
Blasentang, Gewöhnlicher 66
Blattkohl **317**
Blaubeere **127**
Bleichsellerie 245, **330, 331,** 346
Blutrose **325**
Blutweiderich **67,** 178
Blutwurz **68,** 102, 108
Bocksbart, Gemeiner **343**
Bocksdorn, Europäischer **343,**
340
Bocksdorn, Gemeiner 340, **343**
Bockshornklee **69**
Bodenkohlrabi 322
Bohne **311,** 330
Bohnenbaum **115**
Bohnenkraut 297, 311, 319, 330
Boldea **350**
Borago officinalis **70**
Borretsch **70,** 340
Brassica napus 322, **326**
Brassica napus var.
napobrassica 326
Brassica nigra **246,** 321, 326
Brassica oleracea **317**
Brassica oleracea var. *capitura*
rubra 317
Brassica rápa 326
Brassica rápa var. *silvestris*
326
Braunelle, Kleine **71,** 118
Braunwurz, Geflügelte **72**
Braunwurz, Knotige **72**
Brautmyrte **198**
Brechwurz **123**
Breitwegerich **286**
Brennessel, Große **73,** 267, 346
Brennessel, Kleine 73
Brennpastinak 346
Breslauertee **269**
Brombeere **74,** 129, 321
Brunnenkresse, Echte 70, **75,**
312
Brustlattich **136**
Brustwurz **85**
Bryonia dioica 314, **345**
Buche 193, **221**
Buchs, Wilder **55**
Buchsbaum **76**
Buchweizen, Echter **309**
Burrone **325**
Burzelkraut **325**
Buschwindröschen 221, **345**
Buxus sempervirens 76

C

Calamintha sylvatica **277**
Calendula arvensis 328
Calendula officinalis **327**
Calluna vulgaris **126**
Caltha palustris **262**
Calystegia sepium **303**
Camellia sinensis **359**
Campanula patula 217
Campanula rapunculus **217**

Cannabis indica 314
Cannabis sativa **314**
Capsella bursa-pastoris **131**
Capsicum annuum **324**
Capsicum frutascens 324
Carageen **158**
Cardamine amara 75
Cardy 307
Carex arenaria 358
Carlina acaulis **247**
Carthamus tinctorius **92**
Carum carvi 166
Cassia angustifolia **359**
Cassis **315,** 342
Castanea sativa 80
Caucus carota 346
Centaurea calcitrapa **257**
Centaurea cyanus **161**
Centaurea montana 161
Centaurium erythraea **268**
Cerasus vulgaris **330**
Ceratonia siliqua **315**
Cetraria islandica **141,** 333
Chamaemelum nobile **146,** 197
Chasmanthera palmata **356**
Cheiranthus cheiri **114**
Chelidonium majus **237**
Chenopodium ambrosioides **269**
Chenopodium bonus-henricus
119
Chicorée 288, 294
Chinarindenbaum 102, 333, **350,**
360
Chondrus crispus **158**
Christophskraut **342**
Christrose **343**
Chrysanthemum cinerariifolium
315
Chrysanthemum parthenium
197
Cicer arietinum **309**
Cichorium intybus **288**
Cicuta virosa **339,** 341
Cinchona succirubra 333, **350**
Cinnamomum camphora **354**
Cinnamomum zeylanicum **360**
Citronelle **335**
Citrullus colocynthis **314**
Citrus aurantium ssp. *amara* **323**
Citrus bergamia **308**
Citrus limonum **335**
Citrus medica 335
Citrus sinensis **323**
Claviceps purpurea 328
Clematis recta 283
Clematis vitalba **283**
Clivie 340
Cnicus benedictus **58**
Cochlearia officinalis **174**
Coffea arabica **353**
Cola acuminata **355**
Colchicum autumnale **338,** 340
Colutea arborescens 65
Condurangorinde **351**
Condurangowurzel 333
Conium maculatum 323, **338**
Consolida regalis **95**
Convallaria majalis **180,** 337
Convolvulus arvensis **303**
Conyza canadensis **59**
Coriandrum sativum **317**
Cornichon 314, 336
Corylus avellana **122**
Crataegus laevigata **290**
Crataegus monogyna **290**
Crinum 340
Crithmum maritimum **186**
Crocus sativus **329**
Cucumis melo **321**
Cucumis sativus **314**

Cucurbita maxima **318**
Cucurbita pepo **318**
Cupressus sempervirens **336**
Curcuma zanthorrhiza **356**
Cuscuta epithymum **214**
Cydonia oblonga **326**
Cydonia vulgaris **326**
Cynara cardunculus 307
Cynara scolymus **307**
Cynodon dactylon 213
Cynoglossum officinale
138
Cytisus scoparius **60,** 341

D

Dachwurz **125**
Daphne laureola **339**
Daphne mezereum **343**
Dattelpalme **351**
Datura stramonium **339**
Daucus carota **194,** 346
Daucus sativus carota ssp. *sativa*
322
Descurainia sophia **61**
Dichternarzisse 340
Dieffenbachia picta **347,** 337
Dieffenbachie 337, **347**
Digitalis purpurea 113, 180, **338,**
351, 337
Dill **77,** 98
Dipsacus sativus 147
Dipsacus silvester **147**
Donnerbart **99**
Dost **78,** 312
Dost, Wilder **78**
Dosten **78,** 312
Dragon **310**
Dreifaltigkeitskraut **259**
Dreifingersteinbrech 156
Drosera rotundifolia **250**
Dryas octopetala **249**
Dryopteris filix-femina **300**
Dryopteris filix-mas **300**

E

Eberesche **79**
Eberraute **309**
Eberreis **309**
Eberwurz, Stengellose **247**
Ecballium elaterium 251·
Edelgamander **106**
Edelkastanie **80,** 346, 355
Edelraute, Echte **81**
Edelraute, Schwarze **81**
Edelrauten **81**
Edelsalbei **223**
Edeltanne **291**
Efeu **82,** 340
Ehrenpreis, Echter **278**
Eibe **342,** 341
Eibisch, Echter **83**
Eiche 66, 106, 193, 221, 242,
260, 281, 346
Eierfrucht **307**
Eierpflanze **307**
Einbeere 340, **345**
Einkorn 334
Eisenhut, Blauer 95, 337, **338,**
340, 341, 348
Eisenkraut **84,** 335
Elettaria cardamomum **354**
Endivie 294
Engelsüß **272**
Engelwurz **272**

459

REGISTER

Engelwurz, Echte **85**, 257, 295
Enzian, Gelber **86**, 268, 340, 342
Epf 245, 330
Ephedra distachya **187**
Ephedra helvetica 187
Ephedra sinica 187
Epilobium angustifolium **289**
Eppich 245, 330
Eppick 330
Equisetum arvense **43**
Erbse 309, 320, 344
Erdbeerbaum **87**
Erdbeere, Wilde 108, **279**
Erdbeerfingerkraut 279
Erdnuß **351**
Erdrauch, Gemeiner **88**, 107
Erika 126, 346
Erle 346
Eruca sativa **326**
Ervum lens **318**
Eryngium campestre **94**
Erythroxylum coca **355**
Erzengelwurz 85
Esche **89**, 346
Espe **90**
Essigrose **310**, 313
Essigzwiebel 336
Eßkastanie 80, 220
Estragon 308, **310**
Eucalyptus globulus **91**
Eukalyptus **91**, 297
Euonymus europaea **209**
Eupatorium cannabinum **284**
Euphorbia helioscopia **343**
Euphorbia marginata **347**
Euphorbia pulcherrima 337,
347
Euphrasia officinalis **52**

F

Fagus silvatica **221**
Färberdistel **92**
Färberrebe **334**
Färberröte **162**
Färbersaflor **92**
Faulbaum **93**, 212
Faulbaum, Nordamerikanischer
351
Federbaum **283**
Feigenbaum **310**
Feigwurz **231**
Feldgarbe **230**
Feldmannstreu **94**
Feldrittersporn **95**
Feldsalat **311**
Feldsalat, Gekielter **311**
Feldsalat, Gezähnter **311**
Feldthymian **96**, 271
Feldulme **97**
Fenchel, Wilder 77, **98**, 322, 332
Fenchelholzbaum **358**
Fetthenne, Große **99**
Fetthenne, Rote **99**
Fettkraut, Blaues **100**
Fettkraut, Gemeines **100**
Feuerkraut **289**
Feuermohn **151**
Ficaria ranunculoides **231**
Fichte 221, 258, 291
Ficus carica **310**
Fieberbaum **91**
Fieberklee **101**
Fieberkraut **197**
Fieberwurz **86**
Filipendula ulmaria **179**
Fingerhut, Roter 113, 180, 287,
337, **338**, 348, 351

Fingerkraut, Kriechendes **102**,
108
Fingertang **168**
Flachs **171**
Flattergras **314**
Flatterulme **97**
Fleckenschierling **338**
Flieder **311**, 346
Fliegenkraut 56,**310**
Flockenblume, Distelartige 257
Flohsamenwegerich **103**
Flughafer 329
Foeniculum vulgare **98**, 322, 332
Föhre **281**, 346
Forche **281**
Fragaria vesca **279**
Frangula alnus **93**
Franzosenholz **352**
Frauendistel **183**
Frauenfarn **300**
Frauenhaar **283**
Frauenhaarfarn **104**
Frauenmantel, Gewöhnlicher
105
Frauenviole **202**
Fraxinus excelsior **89**
Frühlingsadonis **345**
Frühlingsadonisröschen **345**
Fucus vesiculosus **66**
Fumaria officinalis **88**
Fünffingerkraut **102**
Fußangelflockenblume **257**

G

Galanthus nivalis 340
Galega officinalis **109**
Galeopsis dubia **132**
Galeopsis tetrahit 132
Galium aparine **152**
Galium odoratum **282**
Galium verum **167**
Gamander, Echter **106**
Gänseblümchen 107, 352
Gänsefingerkraut **108**
Gänsekraut 108
Gänserich 108
Garbenkraut **230**
Gartenangelik 85
Gartenbohne **311**
Gartendost **312**
Gartenkamille **146**
Gartenkerbel **311**, 312, 345
Kartenkresse **312**, 326
Gartenlattich **317**
Gartenmajoran **312**
Gartenmelde **312**
Gartenmöhre **322**
Gartenrettich **313**
Gartenringelblume **327**
Gartenrose **310**, 313
Gartensalat **317**
Gartensalbei **223**
Gartenschierling **345**
Gartenschneeball **235**
Gartenschwarzwurzel **313**
Gartenspargel **331**
Gartenthymian **271**
Gathau, Weißer **249**
Gauchheilehrenpreis 53
Geißblatt, Deutsches **280**
Geißblatt, Windendes 280
Geißblatt, Wohlriechendes 280
Geißklee **109**
Geißraute, Echte **109**
Gelbveigel **114**
Gelbwurz **356**
Gelbwurz, Kanadische 131

Gemüsekohl **317**
Gemüsespargel **331**
Genfergünsel **118**
Genippikraut **81**
Gentiana lutea **86**, 340, 342
Geranium robertianum **222**
Germer, Weißer 86, 340, **342**
Gerste 309, **313**, 316, 346
Gerste, Zweizeilige 313
Geum urbanum 58, **204**
Gewürzlorbeer 339, 342, 344
Gewürznelkenbaum **352**
Gichtrose **325**
Gichtstrauch **315**
Gideonswurzel **250**
Gifthahnenfuß **341**
Giftlattich **110**
Giftsalat **110**
Gilbweiderich, Gewöhnlicher
111
Ginkgo biloba **347**
Ginkgobaum **347**
Ginseng **352**
Ginster, Spanischer 341, **342**
Glaskraut, Aufrechtes 112, 346
Glaskraut, Ausgebreitetes **112**
Glechoma hederaceum **117**
Gletscheredelraute **81**
Globularia cordifolia **165**
Globularia elongata **165**
Globularia nudicaulis 165
Glockenblume **217**
Glycine soja **331**
Glycyrrhiza glabra **265**
Glyzine **341**
Gnadenkraut **113**
Goldlack **114**, 202
Goldregen 115, **343**
Goldrute, Echte **116**
Goldrute, Kanadische 116
Goldrute, Späte 116
Goldwurz **237**
Gossypium arboreum **350**
Gossypium vitifolium **350**
Gratiola officinalis **113**
Greiskraut, Gewöhnliches **163**
Grindelia **352**
Grindelia robusta **352**
Guaiacum officinale **352**
Guajakbaum **352**
Gugelkraut **118**
Güldengünsel **118**
Gummitragant **353**
Gundelrebe **117**
Gundermann **117**
Günsel, Kriechender 71, **118**
Gurke 77, 94, 186, **314**, 321, 323
Gurkenkraut **70**, 77
Guter Heinrich **119**

H

Haarbirke 121
Habermark 313
Habichtskraut, Kleines **120**
Hafer 316, **329**, 346
Haffdorn **225**
Hagedorn **290**
Hahnenfuß, Scharfer 341, **345**
Hamamelis virginiana **360**
Hanf **314**
Hanf, Indischer 314
Hanfnessel, Bleiche **132**
Hängebirke **121**
Harnkraut **124**
Hartheu **273**
Hasel **122**, 240
Hasenkohl **216**

Haselnuß 122
Haselwurz 123
Hasenwurz 204
Hauhechel, Dornige 124
Hauspflaume 336
Hauswurz, Echte 99, 125
Hauszwetschge 336
Hechelkraut 124
Heckenkirsche 340
Heckenrose, Gemeine 137
Hedera helix 82, 340
Heidegünsel 118
Heidekorn 309
Heidekraut 112, **126**, 150, 214, 346
Heidelbeere 127, 150, 211
Heiligenholz 352
Heiligenkraut 128
Heilwurz 83
Heilziest 62
Heinrich, Stolzer 67
Helianthus annuus 331
Helleborus niger 343
Hepatica nobilis 170
Heracleum mantegazzianum 346
Heracleum sphondylium 293, 346
Herbstzeitlose 338, 340, 348
Herrgottsbart 283
Herrgottsstroh 167
Herzgespann, Echtes 176
Herzheil 176
Herzkirsche 330
Hesperis matronalis 202
Heu, Griechisches 69
Hexenhasel 360
Hieracium pilosella 120
Himbeere 74, **129**, 321
Himmelsschlüsselchen 233
Himmelstau 250
Hippophaë rhamnoides 225
Hirschzunge 130
Hirse, Echte 309, **314**, 346
Hirtentäschel 131
Hirtentäschelkraut 131
Hohlzahn, Gelber 132
Hohlzahn, Gewöhnlicher 132
Holder 133
Holler 133
Holunder, Schwarzer 51, **133**, 280
Honigklee 255
Hopfen, Wilder **134**
Hordeum distichon 313
Hordeum vulgare 313
Hornklee, Gemeiner 135
Huflattich 136
Hühnerdarm 275, 345
Hülsen 253
Humulus lupulus 134
Hundskamille 145
Hundspetersilie 194, 345
Hundsrose 137
Hundszahngras 213
Hundszunge, Echte 138
Hyazinthe 340
Hydrastis canadensis 131
Hyoscyamus niger 339
Hypericum perforatum 273
Hyssopus officinalis 302

I

Igelföhre 258
Ilex aquifolium 253, 340
Ilex paraguariensis 356
Illicium verum 359
Immenblatt 139

Immergrün 140
Immortelle 149
Indigo 92
Ingwer 353
Ingwer, Deutscher 144
Insektenblume, Dalmatinische 315
Insektenpulverkraut 315
Inula helenium 46
Iris florentina 332, 333
Iris germanica 333
Iris pallida 333
Iris pseudacorus 263
Isländisch Moos 141, 333

J

Jakobsgreiskraut 163
Jasmin, Echter 218
Jateorhiza palmata 356
Javateepflanze 353
Jesuitentee 269, 356
Johannisbeere, Rote 142, 252, 254, 343, 345
Johannisbeere, Schwarze 315, 342
Johannisbrotbaum 315
Johanniskraut, Echtes 273
Judenkirsche 143
Juglans regia 333
Juniperus communis 276, 344
Juniperus sabina 344

K

Kaffeestrauch 359, **353**
Kaiserwurz 188
Kakaobaum 354
Kaliander 317
Kalmus 144, 263
Kamille, Echte 111, **145**, 146, 197
Kamille, Römische 68, **146**, 197
Kamille, Welsche 146
Kampferbaum 354
KapaloR 333, **354**
Kapuziner 340
Kapuzinerkresse 316
Kapuzinerkresse, Kleine 316
Kardamompflanze 355
Karde, Wilde 147
Karotte 322, 339
Kartäusertee 269
Kartoffel 307, **316**
Karwendel 96
Käsepappel, Große 181
Kassie 359
Kastanie, Echte 80
Katechubaum 355
Katzenkraut 50, 148, 324
Katzenminze, Echte 148
Katzenpfötchen 149
Katzenschnurrbart 353
Katzenschwanz 43
Katzenschweif, Kanadischer 59
Kaukasusbärenklau 346
Kehlrose 313
Kellerhals 343
Kerbel 311
Keulenbärlapp 150
Kichererbse 309
Kiefer 193, 258
Kirsche 239, **330**, 337
Kirschenpflaume 336
Kirschlorbeer 339, 342, **344**
Klatschmohn 151

Klatschrose 151
Klebkraut 152
Kleebaum 115
Kleesalz 227
Klette, Große 153
Klettenlabkraut 152
Knoblauch 316, 327, 335, 336
Knoblauch, Großer 318
Knoblauchgamander 154
Knoblauchhederich 155
Knoblauchsrauke 155
Knöllchensteinbrech 156
Knollensellerie 245, 330, **331**, 346
Knollenziest 304
Knorpelmöhre, Große 157
Knorpeltang, Gemeiner 158
Knöterich, Milder 285
Kohl 317, 337
Kohlrübe 337, 341, 338, 340, 344
Kokastrauch 355
Kolabaum 355
Kolbenbärlapp 150
Kolbenhirse 314
Kolombopflanze 356
Koloquinte 314
Kompaßpflanze 110
Königsfarn 159
Königskerze, Kleinblütige 160
Kopfsalat 317
Koriander 317, 318
Kornblume 151, 161
Körnersteinbrech 156
Dosten 312
Krameria triandra 357
Kranawit 276
Kransbeere 211
Krapp 162
Kratzbeere 74
Krausampfer 47
Krauseminze 190
Krautstiel 321, 337
Kren 321
Kresse, Echte 53, 54, 75, 312
Kreuzblume, Bittere 195
Kreuzdorn, Echter 93, 212
Kreuzkraut, Gewöhnliches 163
Küchenschelle, Gemeine 164
Küchenzwiebel 334, 335
Kuckucksklee 229
Kuckucksknabenkraut 182
Kugelblume, Gemeine 165
Kugelblume, Herzblättrige 165
Kugelblume, Nacktstengelige 165
Kuhblume 177
Kuhschelle 164
Kümmel, Echter 77, **166**
Kunigundenkraut 284
Kürbis 315, **318**
Kurkuma 356

L

Labkraut, Echtes 167
Labkraut, Gelbes 167
Laburnum anagyroides 115, **343**
Lachenknoblauch 154
Lactuca sativa 317
Lactuca scariola 317
Lactuca serriola 110
Lactuca virosa 110
Lakritze 265
Laminaria digitata 168
Laminaria hyperborea 168
Laminaria saccharina 168
Laminarien 168
Laminum album 267

461

REGISTER

Laminum maculatum 267
Lämmerzunge **232**
Lapsana cummunis **216**
Lärche 258
Larkhum 310
Lattich, Wilder 110, **317**
Lauch **318**
Lauchhederich **155**
Lauchkraut **155**
Laufdistel 94
Laurus nobilis **175**, 339, 342, 344
Lavandula latifolia 169
Lavandula officinalis **169**
Lavandula stoechas 169
Lavendel, Echter **169**, 219
Leberblümchen **170**
Leberklette **206**
Lein, Echter **171**
Lens culinaris **318**
Lentiske 346
Leonurus cardiaca **176**
Lepidium sativum 75, **312**
Levisticum officinale **172**
Lewat 322
Liebäugel **205**
Liebstöckel **172**
Liguster **173**, 346
Ligustrum vulgare **173**
Lilie, Weiße **319**
Lilium candidum **319**
Limone 335
Linde 193, 346
Linse 309, **318, 319**
Linum usitatissimum **171**
Lithospermum officinale **256**
Lithospermum ruderale 256
Löffelkraut **321, 207**
Löffelkraut, Echtes **174**
Löffelkresse **174**
Lonicera caprifolium 280
Lonicera periclymenum **280**, 340
Lonicera xylosteum 340
Lorbeer **175**
Lorbeer-Seidelbast **339**
Lotus corniculatus **135**
Löwenschwanz **176**
Löwenzahn 70, 103, 107, **177,** 216
Lungenkraut, Echtes **178**
Lupine, Weiße **319**
Lupinus albus **319**
Lycium europaeum **343**, 340
Lycium halimifolium 340, **343**
Lycopodium clavatum **150**
Lysimachia nummularia **210**
Lysimachia vulgaris **111**
Lythrum salicaria **67**

M

Machangel **276**
Mädesüß **179**
Madonnenlilie **319**
Magenwurz **144**
Maggikraut **172**
Magistranz **188**
Magnolie **359**
Maiglöckchen **180**, 224, 337, 340, 348
Mais 112, 311, **319, 320**
Majoran **312**
Majoran, Wilder **78**, 139, 312
Malus domestica **306**
Malva silvestris **181**, 321
Malve, Wilde **181**, 321
Mandelbaum **320**
Mandragora officinarum **344**
Mangold **320**, 321, 339

Mannsknabenkraut **182**
Mannskraftwurzel **204**
Margerite 315
Mariendistel **183**
Marienkraut **307**
Marille **306**
Marrubium vulgare **48**
Marsdenia cundurango 333, **351**
Märzveilchen **184**
Märzwurz **204**
Maßliebchen **107**
Mastixstrauch 346, **341**
Mate-Teestrauch **356**
Matricaria chamomilla **145**
Matronenblume **202**
Matronenkraut **197**
Mauerpfeffer, Scharfer **99**
Maulbeerbaum, Schwarzer **321**
Maulbeerbaum, Weißer **321**
Maudorn **185**
Mäusedorn, Stechender **185,** 332, 340
Mausöhrchen **264**
Meereiche **66**
Meerfenchel **186**
Meerrettich **321**, 341
Meerträubchen **187**
Meerträubel, Schweizer **187**
Meerträubel, Zweiähriges **187**
Mehlbanane **349**
Mehlbeere **290**
Meisterwurz **188**
Melissa officinalis **189**, 307, 335
Melisse 139, **189**, 307
Melissenblatt **139**
Melilotus altissima 255
Melilotus officinalis **255**
Melittis melissophyllum **139**
Melone **321**
Mentha aquatica **190**, 191, 324
Mentha arvensis **190**, 191
Mentha longifolia **190**
Mentha piperita **191**, 324
Mentha pulegium **190**, 191
Mentha spicata **190**, 324
Mentha spicata var. *crispata* **190**
Mentha suaveolens **190**
Menyanthes trifoliata **101**
Mercurialis **312**
Mercurialis annua **64**, 312
Mespilus germanica **192**
Milchdistel **183**
Milium effusum **314**
Mimose **355**
Minze, Englische **324**
Minze, Grüne **190**, 191, 324
Minze, Rundblättrige **190**
Minzen **190, 191**, 318, 350
Mispel **192**
Mistel **193**, 340
Mohairhirse **314**
Möhre 188, 194, **322**, 323, 339
Möhre, Wilde **194**, 346
Mohrrübe **322**
Molkenkraut **312**
Monatsblume **101**
Monatsrettich **327**
Monatsrose **313**
Moorbirke **121**
Moorkreuzblume **195**
Moos, Irländisches **158**
Moosrose **313**
Morus alba **321**
Morus nigra **321**
Moschusschafgarbe **81**
Musa paradisiaca **349**
Musa sapientum **349**
Muskatellersalbei **196**
Muskatnußbaum **356**

Mutterkorn **328**
Mutterkramille **197**
Mutterkraut **197**, 324
Myosotis palustris **264**
Myristica fragrans **356**
Myrte **198**
Myrte, Echte **198**
Myrtus communis **198**

N

Nabelkraut, Gemeines **199**
Nabelkraut, Hängendes **199**
Nachtkerze, Gemeine **200**
Nachtschatten, Bittersüßer **201,** 340
Nachtschatten, Schwarzer 340, **344**
Nachtviole **202**
Narcissus poeticus 340
Narcissus pseudo-narcissus **203**, 340
Narcissus tazetta 340
Narzisse, Gelbe **203**, 340
Nasturtium officinale **75**, 312
Nektarine **325**
Nelke **204**
Nelkenwurz 58, **204**
Nepeta cataria **148**
Nerium oleander **342**, 337
Nicotiana tabacum **344**
Niele **283**
Nieswurz **343**
Nuphar luteum **243**
Nuß, Spanische **351**
Nuß, Welsche **333**
Nußbaum 281, **333**
Nüßlisalat **311**
Nymphaea alba **243**

O

Obstbanane **349**
Ochsenzunge, Gemeine **205**
Ocimum basilicum **308**
Ocimum minimum **308**
Odermennig, Gewöhnlicher **206,** 217, 226, 284
Oenanthe aquatica **339**
Oenanthe crocata 323, **339**, 341
Oenanthe phellandrium **339**
Oenothera biennis **200**
Ölbaum **322**
Olea europaea **322**
Oleander **337**, 342
Olivenbaum **322**
Ölraps **326**
Ononis spinosa **124**
Orange 308, **323**
Orchis mascula **182**
Origanum majorana **312**
Origanum vulgare **78**, 312
Orthosiphon spicatus **353**
Oryza sativa **327**
Osmunda regalis **159**
Osterblume **203**
Osterglocke **203**, 340
Osterluzei **207**
Oxalis acetosella **229**

P

Paeonia officinalis **325**
Palma Christi **328**

Palmentang **168**
Panax schinseng **352**
Panicum miliaceum **314**
Päonie **325**
Papaver rhoeas **151**
Pappel **193**
Paprika **324**
Paprikafrucht **324**
Paprikaschote **324**
Paprikastrauch **324**
Paraguaytee **356**
Parietaria judaica **112**
Parietaria officinalis **112**
Paris quadrifolia **345**, 340
Passiflora incarnata **323**
Passionsblume **323**
Pastinaca sativa **322**, **323**, 346
Pastinaca urens **324**, 346
Pastinak **322**, **323**, 346
Pastinak, Brennender **323**, 346
Paternostererbsen **337**
Perlmoos **158**
Persea americana **349**
Persica vulgaris **325**
Perückenstrauch **341**, **347**
Pestwurz, Gemeine **208**
Pestwurz, Rote **208**
Petasites hybridus **208**
Petersilie **311**, **312**, **324**, **332**, 338 339, 345
Petersilie, Arabische **317**
Petonen **325**
Petroselinum crispum **324**, 332
Peucedanum ostruthium **188**
Peumus boldus **350**
Pfaffenhütchen **209**
Pfeffer, Schwarzer **354**, **357**
Pfeffer, Spanischer **324**
Pfeffer, Weißer **357**
Pfefferbaum, Peruanischer **346**, 341
Pfefferknöterich **285**
Pfefferminze, Echte **77**, **191**, 277, 295, **324**, **325**
Pfefferwurz **123**
Pfeifenblume **207**
Pfennigkraut **111**, **210**
Pferdebohne **329**
Pfingstrose **325**
Pfirsichbaum **239**, **325**, **337**
Pflaume, Gelbe **347**
Pfriemenstrauch **60**
Phaseolus vulgaris **311**
Phoenix dactylifera **351**
Phyllitis scolopendrium **130**
Physalis alkekengi **143**
Pimpinella anisum **63**, **306**, 322
Pimpinella major **63**
Pimpinella saxifraga **63**
Pinguicula alpina **100**
Pinguicula vulgaris **100**
Pinus pinaster **258**
Pinus silvestris **281**
Piper nigrum **357**
Pirus cydonia **326**
Pistacia lentiscus **346**, 341
Pisum sativum **309**
Plantago afra **103**
Plantago lanceolata **286**
Plantago major **286**
Plantago media **286**
Pockholz **352**
Poinsettie **337**, **341**, **347**
Poleiminze **190**, **191**, **219**
Polygala amarella **195**
Polygala senaga **195**
Polygonatum multiflorum **224**
Polygonatum odoratum **224**, 340
Polygonum aviculare **274**
Polygonum bistorta **232**

Polygonum convalvulus **285**
Polygonum fagopyrum **309**
Polygonum hydropiper **285**
Polypodium vulgare **272**
Pomeranze **323**
Populus nigra *242*
Populus tremula **90**
Porree **318**
Portulaca oleracea **325**, 343
Portulak **53**, **325**, **326**, 343
Potentilla anserina **108**
Potentilla erecta **68**
Potentilla reptans **102**
Potentilla sterilis **279**
Preiselbeere **211**
Primel, Chinesische **346**
Primula elatior **233**
Primula obconica **346**
Primula sinensis **346**
Primula veris **233**
Prominze **324**
Prunella vulgaris **71**
Prunus amygdalus **320**
Prunus armeniaca **306**
Prunus avium **266**, 330
Prunus cerasifera **336**
Prunus cerasus **330**
Prunus domestica **336**
Prunus duracina **330**
Prunus juliana **330**
Prunus laurocerasus **339**, **344**, 342
Prunus persica **325**
Prunus spinosa **239**, **336**, 345
Puffbohne **329**
Pulmonaria officinalis **178**
Pulsatilla vulgaris **164**
Pulverholz **93**
Punica granatum **314**
Purgierkreuzdorn **212**
Pyramidenpappel **242**
Pyrus communis **308**
Pyrus pyraster **308**

Q

Quassia amara **357**
Quassiaholzbaum **357**
Quecke, Gemeine **213**, 346
Quecke, Kriechende **213**
Quendel **96**, **271**
Quendelseide **214**
Quercus marina **66**
Quercus petraea **260**
Quercus robur **260**

R

Radieschen **327**
Rainfarn **215**, **301**, **307**
Rainkohl **216**
Rainweide **173**, **346**
Ranunculus acer **341**, **345**
Ranunculus flammula **341**
Ranunculus sceleratus **341**
Raphanus sativus **327**
Rapontikawurzel **200**
Raps **322**, **326**
Rapunzel **311**
Rapunzelglockenblume **217**
Ratanhia **357**
Rauke **326**
Raukenkohl **326**
Raute **344**
Rauwolfia **358**
Rauwolfia serpentina **358**

Rebendolde, Safrangelbe **323**, **339**, 341
Reineclauden **347**
Reis **309**, **314**, **327**
Reps **326**
Rettich **326**, **327**
Rhabarber **229**, **327**
Rhabarber, Gemeiner **327**
Rhamnus cathartica **212**
Rhamnus purshianus **351**
Rhapontik Rhabarber **327**
Rheum rhabarbarum **327**
Rheum rhaponticum **327**
Rhododendron **346**
Rhus cotinus **341**, **347**
Ribes nigrum **315**
Ribes rubrum **142**
Ribes uva-crispa **252**
Ricinus communis **328**, **337**
Riesenkürbis **318**
Ringelblume, Gebräuchliche **327**
Ringelblume, Gemeine **327**, **328**
Rizinusbaum **328**, **337**, **348**, **346**
Robinia pseudacacia **218**, **337**, 343
Robinie **218**
Roggen **328**
Rosa alba **313**
Rosa canina **137**
Rosa centifolia **313**
Rosa damascena **313**
Rosa gallica **310**, **313**
Rose, Blasse **313**
Rose, Damaszener **313**
Rose, Weiße **313**
Rosmarin **219**
Rosmarinus officinalis **219**
Roßkastanie **185**, **220**, **337**, **346**
Roßminze **190**
Roßpappel **181**
Rotbuche **221**
Rote Bete **328**
Rote Rübe **320**, **328**, **329**
Roterle **240**
Rotkohl **317**
Rübe, Gelbe **194**, **322**
Rübe, Weiße **338**, **344**
Rübenrettich **326**
Rubia tinctorum **162**
Rübsen **326**
Rubus caesius **74**
Rubus fruticosus **74**
Rubus idaeus **129**
Ruke **326**
Rumex acetosa **227**, **339**
Rumex crispus **47**
Rumex obtusifolius **47**
Rumex patientia **47**
Runkelrübe **320**
Ruprechtskraut **222**
Ruscus aculeatus **185**, **332**, **340**
Rüster **97**
Rüsterstaude **179**
Ruta graveolens **344**

S

Saatgerste **313**
Saathafer **329**
Sadebaum **344**
Safran, Echter **92**, **329**
Safran, Falscher **92**
Salatrübe **328**
Salbei, Echter **196**, **223**, **311**, 319, 330
Salbei, Römischer **196**
Salix alba **248**
Salix babylonica **248**

463

Salomonssiegel 224, 340
Salvia officinalis 223, 319, 330
Salvia sclarea 196
Sambucus ebulus 51, 332
Sambucus nigra 133
Sammetpappel 83
Sammetrose 310
Sandbirke 121
Sanddorn 225
Sandelholzbaum 358
Sanguisorba minor 296
Sanguisorba officinalis 295
Sanicula europaea 226
Sanikel 226
Santalum album 358
Santolina chamaecyparissus 128
Saponaria officinalis 244
Sarothamnus scoparius 341
Sarsaparille 358
Sarsaparille, Deutsche 358
Sassafras 358
Sassafras officinale 358
Satureja hortensis 297
Satureja montana 297, 319, 330
Saubohne 329, 330
Sauerampfer 47, 227, 229, 274, 339
Sauerdorn, Gemeiner 228
Sauerkirsche 330
Sauerklee 227, 229
Saxifraga granulata 156
Saxifraga tridactylites 156
Scabiosa 270
Schabziegerklee, Griechischer 69
Schafgarbe, Gemeine 230
Schaflinse 65
Schafzunge 232
Schalotte 336
Scharbockskraut 231
Schaumkraut, Bitteres 75
Scheinakazie 218, 337, 343
Schierling, Gefleckter 323, 338
Schilf 144
Schinkenkraut 200
Schinus molle 346
Schlafmohn 237, 337, 348
Schlangenknöterich 232, 274
Schlangenkraut 310
Schlangenmoos 150
Schlangenwurz 232
Schlehe 239, 336
Schlüsselblume, Duftende 233
Schlüsselblume, Echte 178, 233
Schlüsselblume, Große 233
Schlüsselblume, Hohe 233
Schlutte 143
Schmerwurz 234, 340
Schnee-auf-dem-Berge 347
Schneeball, Gemeiner 235
Schneeball, Gewöhnlicher 235, 236, 280
Schneeball, Wolliger 236
Schneeglöckchen 340
Schneerose 343
Schnittlauch 330, 340
Schnittmangold 320
Schnürgras 213
Schöllkraut 237
Schopflavendel 169
Schotenklee 255
Schuppenmiere, Rote 238
Schwarzbeere 127
Schwarzdorn 239, 336, 345
Schwarzerle 240
Schwarznessel 241
Schwarzpappel 242
Schwarzrettich 327
Schwarztee 359
Schwarzwurz 57

Schwarzwurzel 153, 200, 313
Schweinerübe 304
Schwertlilie, Florentiner 332, 333
Schwertlilie, Gelbe 263
Scorzonera hispanica 294, 313
Scrophularia alata 72
Scrophularia nodosa 72
Secale cereale 328
Sedum acre 99
Sedum telephium 99
Seedorn 225
Seerose 243
Seerose, Weiße 243
Seidelbast, Gemeiner 343
Seifenkraut, Echtes 244
Sellerie 172, 188, 330, 331, 339, 341, 346
Sellerie, Echter 245, 330
Sempervivum tectorum 125
Senecio jacobaea 163
Senf, Brauner 246
Senf, Schwarzer 61, 155, 246, 321, 326
Senf, Weißer 246
Senfrauke 326
Senna 359
Sennesblätter 65
Setaria italica 314
Silberdistel 247
Silberkraut 108
Silberweide 242, 248, 257, 281
Silberwurz 249
Silberzwiebel 334
Silybum marianum 183
Sinapis alba 246
Sisymbrium officinale 287
Skabiose 270
Smilax aspera 254
Smilax ornata 358
Soja hispida 331
Sojabohne 319, 331
Solanum dulcamara 201, 340
Solanum lycopersicum 332
Solanum melongena 307
Solanum nigrum 340, 344
Solanum tuberosum 316
Solidago canadensis 116
Solidago gigantea 116
Solidago virgaurea 116
Sommerbohnenkraut 297
Sommerlinde 298
Sommerweizen 334
Sonnenblume 331
Sonnentau, Rundblättriger 250
Sonnenwend-Wolfsmilch 343
Sophienkraut 61
Sorbus aucuparia 79
Spargel 134, 294, 331, 332, 340
Spargel, Spitzblättriger 331
Spartium junceum 341, 342
Speik, Großer 169
Spergularia rubra 238
Spierstaude 179
Spinacia oleracea 332, 312
Spinat 47, 117, 119, 229, 232, 267, 294, 312, 321, 326, 332, 337, 339
Spinat, Englischer 47
Spinat, Spanischer 312
Spinat, Wilder 119
Spindelbaum 209
Spitzwegerich 286
Spörgel, Roter 238
Spritzgurke 251
Stachelbeere 252
Stachellattich 317
Stachys 304
Stachys officinalis 62
Stachys palustris 304

Stachys silvatica 304
Stangensellerie 245
Stechapfel 339, 348
Stechdorn 227
Stechmyrte 185
Stechpalme 253, 340, 356
Stechwinde 254, 358
Steinklee, Echter 135, 255, 264
Steinklee, Hoher 255
Steinsame, Echter 256
Stellaria media 275, 345
Steppenhexe 94
Sternanis 359
Sternbergenia 156
Sternflockenblume 257
Sternkiefer 258
Stiefmütterchen, Wildes 259
Stieleiche 260
Stielsellerie 330
Stinkandorn 241
Storchschnabel, Stinkender 222
Strandbeifuß 261, 301
Strandkiefer 258
Sturmhut 338, 340, 337
Styrax tonkinensis 350
Succisa pratensis 270
Sumpfdotterblume 262
Sumpfhahnenfuß, Kleiner 341
Sumpfschafgarbe 230
Sumpfschwertlilie 263
Sumpfvergißmeinnicht 264
Sumpfziest 304
Süßholz 265
Süßkirsche 266, 330
Süßmandel 320
Süßorange 323
Süßzwiebel 336
Symphytum officinale 57, 205
Syringa vulgaris 311
Syzygium aromaticum 352

T

Tabak 55, 254, **344**
Tamarinde 359
Tamarindus indica 359
Tamus communis 234, 340
Tanacetum balsamita 307
Tanacetum vulgare 215
Tanne 193, 258, 291
Tannenklee 299
Taraxacum officinale 177
Taschenkraut 131
Taubecher 105
Taubnessel, Gefleckte 267
Taubnessel, Weiße 112, 267
Taumantel 105
Tausendgüldenkraut, Echtes 58, 268
Tausendschön 107
Taxus baccata 341, 342
Tazette 340
Teekraut, Mexikanisches 269
Teestrauch 359
Teichrose 243
Teichrose, Gelbe 243
Teucrium chamaedrys 106
Teucrium scordium 154
Teufelsabbiß 270
Teufelszwirn 214
Theobromac cacao 354
Thymian, Echter 96, 271, 318, 335
Thymian, Wilder 96
Thymus serpyllum 96
Thymus vulgaris 271, 335
Tibeterprimel 346
Tilia cordata 298

REGISTER

Tilia platyphyllos 298
Tollkirsche 337, **338**, 340, 348
Tomate 307, **332**
Tormentill **68**
Tragopogon dubius 294
Tragopogon pratensis **294**, 313
Traubeneiche 260
Trauerweide 248
Trigonella foenum-graecum **69**
Triticum aestivum **334**
Triticum durum 334
Triticum monococcum 334
Triticum vulgare **334**
Tropaeolum majus 316
Tropaeolum minus 316
Tulpe 340
Tüpfelfarn 272
Tüpfelhartheu **273**
Tüpfeljohanniskraut **273**
Tüpfelstern **111**
Tussilago farfara **136**

U

Ulme 346
Ulmus minor **97**
Umbilicus pendulinus **199**
Urtica dioica **73**

V

Vaccinium myrtillus **127**
Vaccinium vitis-idaea **211**
Valeriana officinalis **50**
Valerianella carinata **311**
Valerianella dentata **311**
Valerianella locusta **311**
Vanilla planifolia **360**
Vanille **360**
Veilchen **184**, 202, 259
Veilchenwurzel **332**, **333**
Venushaar **104**
Venusnabel **199**
Veratrum album **86**, 340, **342**
Verbascum thapsus **160**
Verbena odorata **84**
Verbena offinicalis **84**, 335
Vergißmeinnicht 264
Veronica anagallis aquatica **53**
Veronica beccabunga **53**
Veronica officinalis **278**
Viburnum lantana **236**
Viburnum opulus **235**
Vicia faba **329**
Vinca minor **140**
Viola odorata **184**
Viola tricolor **259**
Vipernwurzel **313**
Viscum album **193**, 340
Vitis vinifera **333**
Vogelbeere **79**
Vogelkirsche **266**
Vogelknöterich **226**, 274
Vogelmiere **275**

W

Wacholder **276**, 344
Waldbergminze **277**
Waldehrenpreis **278**
Waldengelwurz **85**
Walderdbeere **379**
Waldgeißblatt **280**, 340
Waldheckenkirsche **280**
Waldhirse **314**
Waldkiefer **258**, **281**
Waldmeister 217, **282**
Waldmelisse **139**
Waldnessel **304**
Waldquende **277**
Waldrebe, Aufrechte, **283**
Waldrebe, Gemeine **283**
Waldweidenröschen **289**
Waldziest **304**
Wallwurz, Gemeine **57**
Walnußbaum 122, **333**
Wanzendill **317**
Warzenbirke **121**
Warzenkraut **237**
Wasserdost **284**
Wasserfenchel **339**
Wassergamander **154**
Wasserhanf **284**
Wasserkresse **312**
Wasserminze **190**, **191**, 324
Wasserpfeffer 274, **285**
Wasserschierling **339**, 341
Wasserschwertlilie **263**
Weberkarde **147**
Wegericharten **286**
Wegerich, Mittlerer **286**
Wegrauke **287**
Wegwarte **288**
Weiberkrieg **124**
Weichsel **330**
Weide **341**
Weidendorn **227**
Weidenröschen, Schmal-
 blättriges **289**
Weihnachtsstern 337, 341, **347**
Weinrebe 82, **134**, **333**, **334**, 351
Weinrebe, Europäische **333**
Weißbirke **121**
Weißdorn, Eingriffeliger **290**
Weißdorn, Zweigriffeliger **290**
Weißtanne **221**, **291**
Weißwurz, Gemeine **224**
Weißwurz, Wohlriechende **224**
Weißwurz, Vielblütige **224**
Weizen 309, 310, 313, 316, 320, 328, **334**, 337, 346
Wermut 56, 58, **257**, **292**, 309, 344
Wetterdistel **247**
Wiesenbärenklau **293**, 346
Wiesengeißbart **179**
Wiesenbocksbart **294**, 313
Wiesenglockenblume **217**
Wiesenkerbel **346**
Wiesenknopf, Großer **295**, 296
Wiesenknopf, Kleiner **295**, 296
Wiesenknöterich **232**
Wiesenkümmel **166**

Wildkirsche **266**
Winterbohnenkraut **297**
Winterendivie **288**
Winterkresse **54**
Winterlinde **298**
Winterraps **326**
Winterweizen **334**
Winterzwiebel **330**, 334
Wolfsbeere **55**
Wolfsbohne, Weiße **319**
Wolfskraut **207**
Wollblume **160**
Wunderbaum **328**
Wunderklee **299**
Wundklee, Gemeiner **299**
Wurmfarn **300**
Wurmkraut 215, **292**
Wurmmoos, Korsisches **301**
Wurstkraut **312**
Wurzelsellerie 245, **330**

Y

Yamswurzel **234**
Ysop **302**

Z

Zahnstocherkraut **157**
Zahnwurzel **357**
Zauberhasel **360**
Zaubernuß **360**
Zaunrübe, Zweihäusige 314, **345**
Zaunwinde **303**
Zea mays **319**
Zellerich **330**
Zentifolie **313**
Zichorie **288**
Ziegenraute **109**
Ziest, Echter **62**
Ziestarten **304**
Zimtbaum 351, **360**
Zimtstrauch 351, **360**
Zingiber officinale **353**
Zinnkraut **43**
Zitronatzitronenbaum **335**
Zitrone 309, 323, **335**
Zitronenbaum **335**
Zitroneneisenkraut **335**
Zitronenkraut **309**
Zitronenmelisse **189**, 307, 335
Zitronenstrauch **335**
Zitterpappel **90**
Zitwer, Deutscher **144**
Zuckerrohr **337**
Zuckerrose **310**
Zuckerrübe **320**
Zuckertang **168**
Zwergholunder **51**, 332
Zwetsche **336**
Zwetschge 239, **336**, 337
Zwiebel 318, **336**, 340
Zypresse **336**
Zypresse, Echte **336**
Zypressenkraut **128**

465

Photonachweis

Die Ziffern vor den Namen beziehen sich
jeweils auf die Seite, auf der die Aufnahme erscheint.

---

43 JACANA/B. Mallet. **44** M. BUZZINI. **45** J.-C. HAYON. **46** M. BUZZINI. **47** O. POLUNIN. **48** P. LIEUTAGHI. **49** PITCH/Binois. **50** PITCH/J.-C. Hayon. **51** JACANA/C. Nardin. **52** ARDEA/I. und L. Beames. **53** M. KERAUDREN-AYMONIN. **54** Photothèque J. VINCENT. **55** HEATHER ANGEL. **56** M. BROSSELIN. **57** Pitch/J.-C. Hayon. **58** O. POLUNIN. **59** P. LIEUTAGHI. **60** Photothèque J. VINCENT. **61** P. LIEUTAGHI. **62** O. POLUNIN. **63** R. LONGO. **64** J.-C. HAYON. **65** M. BUZZINI. **66** BRUCE COLEMAN/J. Burton. **67** Photothèque J. VINCENT. **68** M. BROSSELIN. **69** O. POLUNIN. **70** M. BROSSELIN. **71** M. BUZZINI. **72** BRUCE COLEMAN/J. Markham. **73** BRUCE COLEMAN/N. Fox-Davies. **74** PITCH/J.-F. Gonnet. **75** M. BUZZINI. **76** JACANA/Frédéric. **77** JACANA/C. Nardin. **78** JACANA/J.-P. Champroux. **79** M. BUZZINI. **80** JACANA/D. Lecourt. **81** JACANA/C. Pissavini. **82** JACANA/M. Bibin. **83** M. KERAUDREN-AYMONIN. **84** JACANA/M.-C. Noailles. **85** R. LONGO. **86** PITCH/Binois. **87** JACANA/Laboute. **88** JACANA/Chaumeton. **89** J. SIX. **90** BRUCE COLEMAN/D. und J. Bartlett. **91** Photothèque J. VINCENT. **92** M. BUZZINI. **93** HEATHER ANGEL. **94** J. BOSSER. **95** PITCH/A. Malvina. **96** JACANA/M.-C. Noailles. **97** J. SIX. **98** Photothèque J. VINCENT. **99** ARDEA/I. und E. Beames. **100** PITCH/J.-F. Gonnet. **101** JACANA/Ruffier-Lanche. **102** P. LIEUTAGHI. **103** SRD/J.-P. Germain. **104** JACANA/C. de Klemm. **105** Photothèque J. VINCENT. **106** PITCH/A. Malvina. **107** JACANA/J.-P. Thomas. **108** BRUCE COLEMAN/J. Markham. **109** J.-C. Hayon. **110** G. LACZ-E. LEMOINE. **111** M. BROSSELIN. **112** HEATHER ANGEL. **113** J.-C. HAYON. **114** JACANA/M.-C. Noailles. **115** J.-C. HAYON. **116** JACANA/R. Volot. **117** J.-C. HAYON. **118** J.-C. HAYON. **119** JACANA/Ruffier-Lanche. **120** M. BROSSELIN. **121** PITCH/C. Azema. **122** M. BROSSELIN. **123** M. KERAUDREN-AYMONIN. **124** R.P. BILLE. **125** R.P. BILLE. **126** M. BUZZINI. **127** J.-C. HAYON. **128** JACANA/Ruffier-Lanche. **129** PITCH/F. Peuriot. **130** JACANA/C. de Klemm. **131** M. BROSSELIN. **132** SRD/J.-P. Germain. **133** PITCH/J. Prissette. **134** HEATHER ANGEL. **135** JACANA/Ruffier-Lanche. **136** J.-C. HAYON. **137** BRUCE COLEMAN/S.C. Porter. **138** J.-C. HAYON. **139** P. LIEUTAGHI. **140** J.-C. HAYON. **141** R. P. BILLE. **142** G. LACZ-E. LEMOINE. **143** M. BUZZINI. **144** JACANA/C. Nardin. **145** P2 Archivio Foto. **146** CEDRI/Bevilacqua. **147** JACANA/J.-P. Champroux. **148** P. LIEUTAGHI. **149** HEATHER ANGEL. **150** HEATHER ANGEL. **151** Photothèque J. VINCENT. **152** M. BROSSELIN. **153** JACANA/J.-P. Champroux. **154** O. POLUNIN. **155** J.-C. HAYON. **156** J.-C. HAYON. **157** SRD/J.-P. Germain. **158** HEATHER ANGEL. **159** JACANA/Gillon. **160** JACANA/P. Pilloud. **161** CEDRI/C. Rives. **162** R. LONGO. **163** PITCH/J.-F. Gonnet. **164** JACANA/J.-P. Champroux. **165** JACANA/R. Volot. **166** R. LONGO. **167** JACANA/C. Nardin. **168** PITCH/F. Bricout. **169** JACANA/M.-C. Noailles. **170** JACANA/R. Volot. **171** M. BROSSELIN. **172** P. DELAVEAU. **173** M. BROSSELIN. **174** J. BOSSER. **175** M. BUZZINI. **176** R. LONGO. **177** J.-C. HAYON. **178** PITCH/J.-C. Hayon. **179** JACANA/Lieutier. **180** M. BROSSELIN. **181** M. BROSSELIN. **182** JACANA/Nadeau. **183** JACANA/B. Mallet. **184** PITCH/A. Malvina. **185** R.P. BILLE. **186** PITCH/C. Azema. **187** PITCH/A. Malvina. **188** R. LONGO. **189** G. LACZ-E. LEMOINE. **190** C. NURIDSANY. **191** J.-C. HAYON. **192** G. LACZ-E. LEMOINE. **193** M. BROSSELIN. **194** PITCH/A. Malvina. **195** M. BROSSELIN. **196** PITCH/J.-C. Hayon. **197** P. BRIOLLE. **198** J.-C. HAYON. **199** JACANA/R. Volot. **200** PITCH/Binois. **201** M. BUZZINI. **202** J.-C. HAYON. **203** PITCH/Binois. **204** J.-C. HAYON. **205** JACANA/C. de Klemm. **206** M. KERAUDREN-AYMONIN. **207** PITCH/J.-P. Bourret. **208** JACANA/C. Nardin. **209** J.-C. HAYON. **210** M. BUZZINI. **211** PITCH/R. Engel. **212** M. BROSSELIN. **213** SRD/J.-P. Germain. **214** HEATHER ANGEL. **215** JACANA/P. Pilloud. **216** JACANA/C. Nardin. **217** J.-C. HAYON. **218** PITCH/Binois. **219** M. BUZZINI. **220** JACANA/D. Lecourt. **221** PITCH/J.-C. Hayon. **222** M. BUZZINI. **223** G. LACZ-E. LEMOINE. **224** M. BROSSELIN. **225** M. BUZZINI. **226** HEATHER ANGEL. **227** JACANA/C. Nardin. **228** HEATHER ANGEL. **229** R. LONGO. **230** M. BUZZINI. **231** JACANA/L. Lacoste. **232** PITCH/J.-C. Hayon. **233** Photothèque J. VINCENT. **234** ARDEA/I. und E. Beames. **235** M. BUZZINI. **236** J.-C. HAYON. **237** J.-C. HAYON. **238** ARDEA/I. und L. Beames. **239** M. BUZZINI. **240** M. BUZZINI. **241** P. LIEUTAGHI. **242** R.P. BILLE. **243** C. NURIDSANY. **244** P. LIEUTAGHI. **245** R. LONGO. **246** P. DELAVEAU. **247** BRUCE COLEMAN/T. Schneiders. **248** HEATHER ANGEL. **249** JACANA/C. Carré. **250** HEATHER ANGEL. **251** M. KERAUDREN-AYMONIN. **252** M. BROSSELIN. **253** M. BROSSELIN. **254** M. BUZZINI. **255** JACANA/C. Nardin. **256** P. LIEUTAGHI. **257** JACANA/C. de Klemm. **258** M. BUZZINI. **259** PITCH/J.-P. Ferrero. **260** M. BUZZINI. **261** R. LONGO. **262** M. BUZZINI. **263** PITCH/F. Peuriot. **264** HEATHER ANGEL. **265** M. BUZZINI. **266** M. BROSSELIN. **267** M. BROSSELIN. **268** JACANA/R. Volot. **269** SRD/Grands-Augustins. **270** HEATHER ANGEL. **271** Pitch/A. Malvina. **272** PITCH/A. Malvina. **273** JACANA/C. de Klemm. **274** HEATHER ANGEL. **275** J.-C. HAYON. **276** JACANA/ Frédéric. **277** P. BRIOLLE. **278** JACANA/P. Pilloud. **279** JACANA/R. Volot. **280** BRUCE COLEMAN/S.C. Porter. **281** JACANA/Frédéric. **282** M. BUZZINI. **283** JACANA/M.-C. Noailles. **284** PITCH/J.-C. Hayon. **285** P. LIEUTAGHI. **286** J.-C. HAYON. **287** SRD/J.-P. Germain. **288** M. BROSSELIN. **289** M. BUZZINI. **290** JACANA/H. Veiller. **291** JACANA/Frédéric. **292** M. BUZZINI. **293** PITCH/J.-C. Hayon. **294** M. BROSSELIN. **295** JACANA/C. Nardin. **296** M. BROSSELIN. **297** J. SIX. **298** M. BUZZINI. **299** M. KERAUDREN-AYMONIN. **300** A. MARGIOCCO. **301** PITCH/J.-C. HAYON. **302** M. KERAUDREN-AYMONIN. **303** J. SIX. **304** J.-C. HAYON. **305** SRD/J.-P. Germain. **338** (unten rechts, oben rechts, Mitte unten links, Mitte oben rechts, Mitte oben links) P. DELAVEAU. **338** (unten links, oben links, Mitte unten rechts) J.-C. HAYON. **339** (oben rechts, Mitte unten links, oben rechts, oben links) P. DELAVEAU. **339** (unten links, unten rechts, Mitte oben links) J.-C. HAYON. **342** (oben links, unten rechts, Mitte rechts) J.-C. HAYON. **342** (oben rechts, Mitte rechts) P. DELAVEAU. **342** (Mitte links) HEATHER ANGEL. **343** (unten links, oben links, Mitte links, unten rechts, oben rechts) P. DELAVEAU. **343** (Mitte rechts) JACANA/D. Lecourt. **344** (Mitte links) POLUNIN. **344** (oben links, oben rechts) M. BUZZINI. **344** (Mitte rechts) HEATHER ANGEL. **344** (unten links) JACANA/Ruffier-Lanche. **344** (unten rechts) J.-C. HAYON. **345** (Mitte links, Mitte unten rechts) P. DELAVEAU. **345** (Mitte oben rechts, oben rechts, oben links, unten rechts) J.-C. HAYON. **345** (unten links) JACANA/P. Lorne. **347** (Mitte links) P. DELAVEAU. **347** (Mitte rechts, unten rechts) J.-C. HAYON. **347** (oben rechts) JACANA/Y. Lalanne. **347** (unten links) JACANA/C. Carré. **349** (unten) JACANA/R. König. **349** (oben) SHOSTAL/E. Carle. **349** (Mitte) ROEBILD/W. Schacht. **350** (Mitte oben) SRD/J.-P. Germain. **350** (oben) JACANA/Fiore. **350** (Mitte unten) Y. DELANGE. **350** (unten) SHOSTAL. **351** (unten) R. LONGO. **351** (Mitte oben) BRUCE COLEMAN/S. Prato. **351** (oben) P. DELAVEAU. **351** (Mitte unten) ROEBILD. **352** (Mitte unten) R. LONGO. **352** (unten) Y. DELANGE. **352** (Mitte oben) RAPHO/R. Michaud. **352** (oben) ZEFA/K. Scholz. **353** (unten) ROEBILD/W. Schacht. **353** (oben) ROEBILD/W. Rauh. **353** (Mitte unten) J. VERNIN. **353** (Mitte oben) SRD/J.-P. Germain. **354** (unten) SRD/J.-P. Germain. **354** (Mitte oben) HEATHER ANGEL. **354** (Mitte unten) BAVARIA-VERLAG/G. Schmidt. **354** (oben) ZEFA/Starfoto. **355** (unten) R. LONGO. **355** (oben) Y. DELANGE. **355** (Mitte oben) ZEFA/E.G. Carle. **355** (Mitte unten) J.-M. PELT. **356** (Mitte unten) SHOSTAL. **356** (unten) ZEFA/ Starfoto. **356** (oben) ROEBILD/W. Rauh. **356** (Mitte oben) ROEBILD/ W. Schacht. **357** (oben) BRUCE COLEMAN/ S.C. Porter. **357** (Mitte unten) SRD/J.-P. Germain. **357** (unten) P. DELAVEAU. **357** (Mitte oben) BILDARCHIV SCHUSTER/Liebelt. **358** (Mitte oben und unten) SRD/J.-P. Germain. **358** (unten) BRUCE COLEMAN/R. und J. Spurr. **358** (oben) W. RAUH. **359** (Mitte unten) HEATHER ANGEL. **359** (oben) ROEBILD. **359** (Mitte oben) W. RAUH. **359** (unten) H. BECHTEL. **360** (unten) HEATHER ANGEL. **360** (Mitte) J.-C. HAYON. **360** (oben) INTERNATIONALES BILDARCHIV. **362–363** BULLOZ. Buchdeckel SRD/Dewolf.

Geheimnisse und Heilkräfte
der Pflanzen

Herausgegeben von
Das Beste aus Reader's Digest AG

Fotosatz: SADRAG, Zürich
Lithos: S.N.P., Lyon / Typoffset, Paris
Druck: Großdruckerei Gebr. Rath, Stuttgart/Fricke & Co., Stuttgart
Binden: Großbuchbinderei Sigloch, Künzelsau
Papier: Papiergroßhandlung Geiger, Stuttgart